# Radiologie der Syndrome

Hooshang Taybi
Übersetzt von Wolfgang Seger

220 Abbildungen

Georg Thieme Verlag Stuttgart · New York 1982

# Radiology of Syndromes

**Autor**
Hooshang Taybi, M. D., M. Sc.
Professor für Klinische Radiologie, University of California School of Medicine, San Francisco;
Chefarzt der Röntgenabteilung, Children's Hospital Medical Center, Oakland;
beratender Radiologe, Children's Hospital of San Francisco und Letterman General Hospital, San Francisco

**Übersetzer**
Dr. med. Wolfgang Seger
Institut für Klinische Radiologie, Medizinische Hochschule Hannover

**CIP-Kurztitelaufname der Deutschen Bibliothek**
Taybi, Hooshang:
Radiologie der Syndrome / Hooshang Taybi. Übers.
von W. Seger. – Stuttgart ; New York : Thieme,
1982.
   Einheitssacht.: Radiology of syndromes <dt.>
   ISBN 3-13-604801-6

**Wichtiger Hinweis**

Medizin als Wissenschaft ist ständig im Fluß. Forschung und klinische Erfahrung erweitern unsere Kenntnisse, insbesondere was Behandlung und medikamentöse Therapie anbelangt. Soweit in diesem Werk eine Dosierung oder eine Applikation erwähnt wird, darf der Leser zwar darauf vertrauen, daß Autoren, Herausgeber und Verlag größte Mühe darauf verwandt haben, daß diese Angabe genau dem Wissensstand bei Fertigstellung des Werkes entspricht. Dennoch ist jeder Benutzer aufgefordert, die Beipackzettel der verwendeten Präparate zu prüfen, um in eigener Verantwortung festzustellen, ob die dort gegebene Empfehlung für Dosierungen oder die Beachtung von Kontraindikationen gegenüber der Angabe in diesem Buch abweicht. Eine solche Prüfung ist besonders wichtig bei selten verwendeten Präparaten oder solchen, die neu auf den Markt gebracht worden sind.

© 1982 Georg Thieme Verlag, Rüdigerstraße 14, Postfach 732, D-7000 Stuttgart 30 – Printed in Germany –
Satz: Kittelberger, Reutlingen 24, gesetzt auf Linotron 303, Druck: Grammlich, Pliezhausen

ISBN 3-13-604801-6

# Geleitwort zur deutschen Ausgabe

Die Zahl der Syndrome, die die Kombination bestimmter gemeinsam auftretender krankhafter Veränderungen beschreiben, ist sehr groß. In der Krankheitslehre kommt den Syndromen nicht nur bei der Erkennung, Beschreibung und Zuordnung, sondern vor allem auch in der Verständigung unter den Ärzten eine große Bedeutung zu. Die Erfassung der typischen Zeichen gestattet bei den Syndromen mit geklärter Ätiologie prognostische Aussagen und eröffnet darüber hinaus auch bei den Gruppen mit ungeklärter Genese gezielte therapeutische Ansätze.

Ein Teil der Syndrome geht mit charakteristischen Erscheinungen im Röntgenbild einher und wird durch die Röntgenuntersuchung festgestellt. TAYBI ist im Verlauf von 20 Jahren den röntgendiagnostischen Aspekten einer Vielzahl von Syndromen nachgegangen und hat in diesem Buch 541 mit ihren typischen röntgenologischen Erscheinungsformen zusammengestellt. Die radiologische Erkennung und Zuordnung von angeborenen Mißbildungen, genetisch bestimmten Erkrankungen und erworbenen Krankheiten mit typischer Symptomenkombination, die als Syndrom beschrieben sind, stehen im Mittelpunkt der systematischen Darstellung. Die klinischen Manifestationen sind kurz charakterisiert. Die Art des Erbganges wird aufgezeigt. Bei der Aufschlüsselung der Synonyme werden die pathologischen Charakteristika und die Eigennamen angegeben. Hierdurch wird die Verständigung erleichtert und die Nomenklatur vereinfacht. Wichtige Literaturangaben sind zu jedem Syndrom aufgeführt und ermöglichen einen erweiterten Überblick und eine klärende Vertiefung.

Die Gliederung des Buches in 3 Hauptteile erleichtert die schnelle Orientierung ganz wesentlich. Zunächst sind die Syndrome unter ihren teils mehrfachen Bezeichnungen alphabetisch aufgeführt. Die dann folgende Einzelbeschreibung der klinischen und radiologischen Manifestationen beschränkt sich auf die typischen, für die Charakterisierung wichtigen Phänomene, die durch gute Röntgenbilder oder Zeichnungen veranschaulicht werden. Der abschließende Teil ordnet dann in 15 nach Organbereichen unterteilten Sektionen bestimmte klinische Erscheinungsbilder den Syndromen zu, wodurch die Differentialdiagnostik erleichtert wird. In der klaren und auf das Typische abgestimmten Darstellung der Syndrome und ihrer radiologischen Erscheinungen hat TAYBI ein informatives Handbuch zusammengestellt, das Radiologen, Klinikern und Praktikern aller Fachgebiete bei der oft schwierigen Erkennung und Zuordnung der Syndrome eine große Hilfe leistet. Die Notwendigkeit einer vertieften Kenntnis auf diesem Gebiet wird beim Lesen und Studium dieser Syndromfibel sehr deutlich.

Herrn Dr. SEGER ist zu danken, daß er durch seine Übersetzung diesem für alle Ärzte sehr instruktiven Buch eine stärkere Verbreitung im deutschsprachigen Raum eröffnet.

Hannover, im Frühjahr 1982                                   Prof. Dr. H. St. STENDER, Hannover

# Vorwort

Der Beitrag der Radiologie zur Erstellung einer akkuraten Diagnose von Syndromen bekannter und unbekannter Ätiologie hat ständig zugenommen. In den meisten Lehrbüchern über Syndrome wird im allgemeinen kurz auf die Röntgenbefunde eingegangen. Nähere Informationen über die radiologischen Manifestationen von Syndromen erfordern eine ausgedehnte und oft zeitaufwendige Literatursuche. In diesem Buch stellt der Autor die klinischen und radiologischen Manifestationen von 541 Syndromen in kurzer und kompakter Form vor. Es wird damit die Hoffnung verbunden, daß dieser Beitrag sowohl für den Kliniker wie für den Radiologen von Wert sein wird. Neben den Karteikarten und mehreren tausend Sonderdrucken, die der Autor im Verlauf von über 20 Jahren gesammelt hat, wurden zur Vorbereitung dieses Buches die in der „Ausgewählten Literatur" angegebenen Literaturstellen herangezogen. Ein Leitartikel aus dem „American Journal of Roentgenology, Radium Therapy and Nuclear Medicine", der in der Einleitung wiedergegeben wird, gibt die allgemeinen Ansichten des Autors über die Rolle der Syndromologie innerhalb der Medizin wieder.

Der Autor möchte seinem Mitarbeiter, Herrn Dr. PETER E. KANE, seine Anerkennung aussprechen, der während der letzten Vorbereitungsphase für dieses Buch die Hauptlast unserer radiologischen Klinik am Children's Hospital Medical Center auf sich nahm.

Mein besonderer Dank gilt meiner Sekretärin, Frau MARILYN MERRELL, für die Zeit und die Mühe, die sie auf die Vorbereitung dieses Handbuches verwandte.

San Francisco, 1975 HOOSHANG TAYBI

# Inhaltsverzeichnis

Geleitwort zur deutschen Ausgabe ............................................ III
Vorwort ..................................................................... IV
Anmerkungen zum Gebrauch des Buches ......................................... V
Einleitung .................................................................. VII
Alphabetisches Verzeichnis der Syndrome und ihrer Synonyme .................. IX
Syndrome .................................................................... 1
Anhang ...................................................................... 318
Ausgewählte Literatur ....................................................... 320
Stichwortverzeichnis ........................................................ 321

# Anmerkungen zum Gebrauch des Buches

1. Das alphabetische Verzeichnis der Syndrome und ihrer Synonyme beginnt auf Seite IX. Die im Text aufgeführten Überschriften der Syndrome sind halbfett gedruckt. Hinter jedem Syndrom wird die zugehörige Kapitelnummer angegeben.

2. Die wichtigsten klinischen und radiologischen Manifestationen der Syndrome sind im Text kursiv gedruckt.

3. Ein Stichwortverzeichnis wurde am Ende des Buches angelegt. Die Syndrome, bei denen klinische und radiologische Befunde besonders konstant auftreten, sind kursiv gedruckt.

# Einleitung

## Humangenetik und Syndrome in der Radiologie*

Mit der Wiederentdeckung von MENDELS Arbeiten in den frühen Jahren dieses Jahrhunderts wurde die Genetik als wissenschaftliche Disziplin etabliert. In der Agrikultur leistete die Genetik ihre Hauptbeiträge, von denen die Menschheit enorm profitierte. Die Fortschritte der Humangenetik waren bis zur heutigen Zeit sehr langsam und relativ unbedeutend. Forschungsaktivitäten der Molekularbiologie über zugrundeliegende biochemische und enzymatische Defekte sowie Gewebekulturen lassen hoffen, daß einige der humangenetischen Probleme in Zukunft gelöst werden können.

Bis in das frühe 20. Jahrhundert hinein beschränkte sich das Wissen über Erbkrankheiten auf klinische Beobachtungen einiger besonders auffallender Anomalien. Die Fortschritte der Chemie ermöglichten die Erkennung einiger angeborener Stoffwechselstörungen. Die Alkaptonurie war das erste dieser entdeckten Stoffwechselleiden. Einige andere konstitutionelle Krankheiten bekannter Pathogenese, die sich mit Labormethoden nachweisen lassen, sind Mukopolysaccharidosen, Mukolipidosen, Lipidosen und verschiedene Störungen des Kalzium- und Phosphatstoffwechsels. Die Verbesserung zytologischer Techniken in den vergangenen 15 Jahren ermöglichte den Nachweis einer Zahl von Chromosomenaberrationen, die mit Mißbildungen und in einigen Fällen mit einem charakteristischen Phänotyp einhergehen. Die nachteiligen teratogenen Effekte von Röntgenstrahlen, Drogen und Infektionen wie Toxoplasmose, Röteln und Zytomegalie wurden sicher nachgewiesen.

Von vielen kongenitalen Mißbildungen nimmt man an, daß sie autosomal rezessiv übertragen werden (McKUSICK 1971). Genaue klinische, radiologische, biologische und genetische Untersuchungen sind für eine sinnvolle genetische Beratung notwendig.

Im Laufe der Jahre hat die Radiologie bei der Erkennung einiger Mißbildungs-Syndrome und genetisch determinierter Krankheiten einen wichtigen Platz eingenommen. Die korrekte Diagnose der meisten Knochendysplasien und einiger Mißbildungs-Syndrome hängt von den Röntgenbefunden ab. Die Abklärung dieser seltenen Syndrome nimmt in der allgemeinen radiologischen Praxis nur einen kleinen Platz ein. Wenn der Radiologe jedoch zu einem solchen Problem Stellung nehmen soll, dann ist eine korrekte Diagnosestellung in diesem spezifischen Fall für die Familie von besonderer Bedeutung.

Eine fehlerhafte Diagnose kann schnell gestellt werden, wenn der konsultierte Radiologe nicht mit den diagnostischen Merkmalen vertraut ist. Beispielsweise kann ein Zwergwuchs bei einem Neugeborenen durch irgendeines der folgenden Syndrome verursacht sein: Achondroplasie, Achondrogenesis, Thorax-Asphyxie-Syndrom, metatropischer Zwergwuchs, thanatophorer Zwergwuchs, diastrophischer Zwergwuchs, kamptomele Dysplasie, Chondrodysplasia punctata, chondro-ektodermale Dysplasie, Dysplasia spondylo-epiphysaria congenita, mesomeler Zwergwuchs, Osteogenesis imperfecta congenita und Hypophosphatasie. Die Prognose und die genetische Beratung kann für den Patienten in diesen Fällen unterschiedlich sein. Eines der Probleme der Vergangenheit war die fehlende Übereinstimmung der in allen Teilen der Welt gebräuchlichen Terminologie. Solange so viele Mißbildungs-Syndrome und Erbkrankheiten ätiologisch ungeklärt sind, bleibt uns nichts anderes übrig, als die klinischen und radiologischen Ähnlichkeiten zur Grundlage der Diagnostik und Nomenklatur als Kommunikationsmittel zu verwenden. Eine Expertengruppe hat eine solche Nomenklatur vorbereitet, die hoffentlich dazu beitragen wird, die bestehende Verwirrung etwas zu verringern (LANGER 1971). Es sollte betont werden, daß es besser ist, einen klinisch und radiologisch nicht

---

* Leitartikel: Am. J. Roentgenol. Radium Ther. Nucl. Med. 118 (1973) 232

sicher einem der bekannten Syndrome oder Erbkrankheiten zuschreibbaren Fall nicht zu etikettieren, statt eine fragliche Diagnose mit wichtigen genetischen Folgerungen anzubieten. Im Januar 1969 wurde mit Unterstützung der National Foundation-March of Dimes eine Stelle zur Beratung der behandelnden Ärzte und zur Identifikation von Syndromen gegründet (FEINGOLD u. GELLIS 1971). In einem im Januar 1971 publizierten Bericht wurde festgestellt, daß bei den ersten 100 überwiesenen Patienten in 18% der Fälle eine endgültige Diagnose gestellt werden konnte. Die meisten der in dieser Arbeit aufgeführten diagnostizierten Fälle wiesen Röntgenbefunde auf, die erheblich zur korrekten Diagnose beitrugen. Es wäre zu wünschen, daß mehr Ärzte von dieser Stelle in unklaren Fällen Gebrauch machen würden. Dies sollte letztendlich die Beratung und Behandlung der Patienten erleichtern.

Die Literatur wurde in letzter Zeit mit Arbeiten über neue Mißbildungs-Syndrome überflutet. Um WARKANY zu diesem Problem zu zitieren: „Jede Beobachtung eines Syndroms kann von praktischer und theoretischer Bedeutung sein, besonders wenn es die ätiologische Forschung, die statistische Auswertung oder das Experiment stimuliert ... Aber wenn eine Zusammenstellung von Zeichen und Symptomen ohne Rücksicht auf die Ätiologie, Pathogenese und den prognostischen Wert etikettiert wird, dann kann daraus eine oberflächliche Bezeichnung werden, die eher hemmt, als daß sie die Gedanken und die Forschung fördert" (WARKANY 1971).

Die Radiologen sollten ermutigt werden, nicht nur ihre Meinung zu den Röntgenbefunden einer Krankheit oder eines Syndroms zu äußern, sondern sie sollten sich mit allen Seiten des Problemfalles beschäftigen, einschließlich der genetischen Folgerungen ihrer Befunde. Diese Form der aktiven Zusammenarbeit führt im allgemeinen zu einer intellektuell anregenderen radiologischen Tätigkeit.

HOOSHANG TAYBI

## Literatur

Feingold, M., and Gellis, S. S.: Syndrome identification and consultation service, Am. J. Dis. Child. 121:82, 1971.

Langer, L. O., and Maroteaux, P.: Nomenclature for the constitutional (intrinsic) disease of bone, Radiology 99:699, 1971.

McKusick, V. A.: *Mendelian Inheritance in Man: Catalogs of Autosomal Dominant, Autosomal Recessive and X-linked Phenotypes* (3d ed.; Baltimore: Johns Hopkins Press, 1971).

Warkany, J.: Syndromes, Am. J. Dis. Child. 121:365, 1971.

# Alphabetisches Verzeichnis der Syndrome und ihrer Synonyme

(Die Kapitelüberschriften der Syndrome sind **halbfett** gedruckt, die Synonyma in Normalschrift. Hinter jeder Kapitelüberschrift ist die jeweilige Kapitelnummer angegeben.)

## A

Aarskog-Scott-Syndrom → **Fazial-digital-genital-Syndrom** Kap. 146

Aarskog-Syndrom → **Fazial-digital-genital-Syndrom** Kap. 146

Abderhalden-Fanconi-Syndrom → **Lignac-Fanconi-Syndrom** Kap. 278

**Abetalipoproteinämie** Kap. 1

Abt-Letterer-Siwe-Syndrom → **Letterer-Siwe-Syndrom** Kap. 276

**Achondrogenesis** Kap. 2

Achondrogenesis, Typ II → **Grebe-Syndrom** Kap. 175

Achondrogenesis vom brasilianischen Typ → **Grebe-Syndrom** Kap. 175

Achondroplasia tarda → **Hypochondroplasie** Kap. 213

**Achondroplasie** Kap. 3

Acid pulmonary aspiration syndrome → **Mendelson-Syndrom** Kap. 313

**Acrodermatitis enteropathica** Kap. 4

Acropathia ulcero-mutilans familiaris → **Thévenard-Syndrom** Kap. 484

Acropathie ulcéromutilant familiale → **Thévenard-Syndrom** Kap. 484

Adamantiades-Behçet-Syndrom → **Behçet-Syndrom** Kap. 58

**Adams-Stokes-Syndrom** Kap. 5

Addison-Melanoderma → **Addison-Syndrom** Kap. 6

**Addison-Syndrom** Kap. 6

**Adrenogenitales Syndrom (kongenitales)** Kap. 7

Afferent loop syndrome → **Syndrom der zuführenden Schlinge** Kap. 474

Agammaglobulinämie vom Schweizer Typ mit Skelettdysplasie → **Immundefekt-Syndrom: Immundefekt mit Zwergwuchs** Kap. 225

**Aglossie-Adaktylie-Syndrom** Kap. 8

Ainhoum → **Ainhum-Syndrom** Kap. 9

**Ainhum-Syndrom** Kap. 9

Akanthrozytose → **Abetalipoproteinämie** Kap. 1

Akro-faziale Dysmorphie → **Akro-faziale Dysostose** (Weyers) Kap. 10

**Akro-faziale Dysostose** (Weyers) Kap. 10

**Akro-renale Mißbildung** Kap. 11

**Akrodysostose** Kap. 12

Akrodystrophische Neuropathie → **Thévenard-Syndrom** Kap. 484

**Akromesomeler Zwergwuchs** Kap. 13

Akroosteolysen (familiär dominant) → **Osteolyse-Syndrom: Cheney-Syndrom** Kap. 374

Akrosklerose-Syndrom → **Sklerodermie** Kap. 454

**Akrozephalopolysyndaktylie, Typ I** Kap. 14

**Akrozephalopolysyndaktylie, Typ II** Kap. 15

**Akrozephalopolysyndaktylie, Typ III** Kap. 16

**Akrozephalosyndaktylie, Typ I** Kap. 17

**Akrozephalosyndaktylie, Typ II** Kap. 18

**Akrozephalosyndaktylie, Typ III** Kap. 19

**Akrozephalosyndaktylie, Typ IV** Kap. 20

**Akrozephalosyndaktylie, Typ V** Kap. 21

Akrozephalosyndaktylie-Syndrom vom Waardenburg-Typ → **Akrozephalo-syndaktylie, Typ IV** Kap. 20

Akute disseminierte Histiozytose X → **Letterer-Siwe-Syndrom** Kap. 276

Akutes Flexura-lienalis-Syndrom → **Milzflexur-Syndrom** Kap. 329

Akutes Hypervitaminose-A-Syndrom → **Marie-Sée-Syndrom** Kap. 298

Albers-Schönberg-Krankheit → **Osteopetrosis** Kap. 382

**Albright-Butler-Bloomberg-Syndrom** Kap. 22

Aldosteronom → **Conn-Syndrom** Kap. 96

Aldrich-Syndrom → **Wiskott-Aldrich-Syndrom** Kap. 530

**Alienie-Syndrom** Kap. 23

Alkalose-Syndrom → **Milch-Alkali-Syndrom** Kap. 325

Allergische Angiitis und Granulomatose → **Wegener-Syndrom** Kap. 516

Allergische Purpura → **Schönlein-Henoch-Syndrom** Kap. 440

Allison- und Johnstone-Anomalie → **Barrett-Syndrom** Kap. 51

**Alpha-1-Antitrypsinmangel-Syndrom** Kap. 24

**Alport-Syndrom** Kap. 25

**Alveoläre Lungenproteinose** Kap. 26

**Alveolarkapillar-Block-Syndrom** Kap. 27

Alymphoplasie des Thymus und Skelettdysplasie → **Immundefekt-Syndrom: Immundefekt mit Zwergwuchs** Kap. 225

**Amenorrhö-Galaktorrhö-Syndrome** Kap. 28

Aminodiabetes → **Fanconi-de Toni-Syndrom** Kap. 144

Aminopterin- und Amethopterin-Fetopathie-Syndrom → **Aminopterininduziertes Syndrom** Kap. 29

**Aminopterininduziertes Syndrom** Kap. 29

Analgia congenita → **Analgie-Syndrom (kongenitales)** Kap. 30

**Analgie-Syndrom (kongenitales)** Kap. 30

Anaphylaktoide Purpura → **Schönlein-Henoch-Syndrom** Kap. 440

Angeborene Zungen-Gaumen-Verwachsung → **Glossopalatine Ankylose, Mikroglossie, Hypodontie und Extremitätenanomalien** Kap. 169

Angelman-Syndrom → **„Happy puppet"-Syndrom** Kap. 186

Angiokeratoma corporis diffusum universale → **Fabry-Syndrom** Kap. 138

Angioosteohypertrophie-Syndrom → **Klippel-Trenaunay-Syndrom** Kap. 253

Anhidrotische ektodermale Dysplasie → **Ektodermale hypohidrotische Dysplasie** Kap. 128

**Aniridie-Wilms-Tumor-Syndrom** Kap. 31

Ankyloglossum-superius-Syndrom → **glossopalatine Ankylose, Mikroglossie, Hypodontie und Extremitätenanomalien** Kap. 169

**Anonychie-Ektrodaktylie-Syndrom** Kap. 32

Anophthalmie mit Digitalanomalien → **Mikrophthalmie mit Digitalanomalien** Kap. 323

Anosteogenesis → **Achondrogenesis** Kap. 2

**Anus imperforatus mit Hand- und Fußanomalien und Taubheit** Kap. 33

Anzapf-Syndrom der Arteria vertebralis → **Subklavia-Entzugs-Syndrom** Kap. 467

Anzapf-Syndrome → **Entzugs-Syndrome (vaskuläre)** Kap. 132

Aortenbifurkationsverschluß-Syndrom → **Leriche-Syndrome** Kap. 274

**Aortenbogen-Syndrom** Kap. 34

Aortenbogen-Syndrom → **Takayasu-Syndrom** Kap. 477

**Aortoiliakales Entzugs-Syndrom** Kap. 35

Apert-Crouzon-Krankheit → **Akrozephalosyndaktylie, Typ II** Kap. 18

Apert-Syndrom → **Akrozephalosyndaktylie, Typ I** Kap. 17

Aphthose de Touraine → **Behçet-Syndrom** Kap. 58

Apical systolic click syndrome → **Mitralklappenprolaps-Klick-Syndrom** Kap. 331

**Aplasia cutis congenita** Kap. 36

**Arachnodaktylie-Syndrom (kongenital, kontraktural)** Kap. 37

Arcuate ligament syndrome → **Arteria-coeliaca-Syndrom** Kap. 39

Arhinenzephalie → **Holoprosenzephalie** Kap. 198

Armenische Krankheit → **Mittelmeerfieber (familiäres)** Kap. 333

Arnold-Chiari-Mißbildung → **Arnold-Chiari-Syndrom** Kap. 38

**Arnold-Chiari-Syndrom** Kap. 38

Arrilaga-Ayerza-Syndrom → **Ayerza-Syndrom** Kap. 49

**Arteria-coeliaca-Syndrome** Kap. 39

Arteria-coeliaca-Verschluß-Syndrome → **Arteria-coeliaca-Syndrom** Kap. 39

**Arteria-mesenterica-superior-Syndrom** Kap. 40

**Arteria-poplitea-Syndrom** Kap. 41

Arteriomesenterialer Darmverschluß → **Arteria-mesenterica-superior-Syndrom** Kap. 40

Arteriomesenteric duodenal compression syndrome → **Arteria-mesenterica-superior-Syndrom** Kap. 40

Arteriovenöses Transfusions-Syndrom → **Zwillings-Transfusions-Syndrom** Kap. 541

Arthritis deformans juvenilis → **Still-Syndrom** Kap. 464

Arthro-Onychodysplasie → **Osteo-Onychodysplasie** Kap. 370

Arthro-Ophthalmopathia progressiva → **Stickler-Syndrom** Kap. 462

Arthro-Ophthalmopathie → **Stickler-Syndrom**
Kap. 462
**Arthrochalasis multiplex congenita** Kap. 42
Arthrogryposis multiplex congenita → **Arthrogryposis-Syndrom** Kap. 43
**Arthrogryposis-Syndrom** Kap. 43
Arthrogryposis-Syndrom der Eskimos → **Kuskokwim-Syndrom** Kap. 264
Asplenie-Syndrom → **Alienie-Syndrom**
Kap. 23
Ataxia hereditaria → **Friedreich-Ataxie**
Kap. 155
**Ataxia teleangiectatica** Kap. 44

Ateleiosis → **Lorain-Levi-Syndrom** Kap. 286
Ateliosis → **Lorain-Levi-Syndrom** Kap. 286
**Atemnot-Syndrom (des Erwachsenen)** Kap. 45
**Atemnot-Syndrom (des Neugeborenen)**
Kap. 46
Atrio-digitale Dysplasie → **Holt-Oram-Syndrom** Kap. 199
**Audry-Syndrom** Kap. 47
**Aurikulo-Osteodysplasie-Syndrom** Kap. 48
Ayerza-Arrillaga → **Ayerza-Syndrom** Kap. 49
Ayerza-Krankheit → **Ayerza-Syndrom**
Kap. 49
**Ayerza-Syndrom** Kap. 49

# B

Baader-Dermatostomatitis → **Stevens-Johnson-Syndrom** Kap. 459
Baader-Syndrom → **Stevens-Johnson-Syndrom**
Kap. 459
Babington-Syndrom → **Rendue-Osler-Weber-Syndrom** Kap. 423
Babinski-Fröhlich-Syndrom → **Fröhlich-Syndrom** Kap. 156
Bakwin-Eiger-Syndrom → **Hyperphosphatasämie** Kap. 209
Ballooning mitral leaflet syndrome → **Mitralklappenprolaps-Klick-Syndrom** Kap. 331
Ballooning syndrome → **Mitralklappenprolaps-Klick-Syndrom** Kap. 331
Bamatter-Franceschetti-Klein-Sierro-Syndrom → **Gerodermia osteodysplastica hereditaria**
Kap. 167
**Banti-Syndrom** Kap. 50
Bardet-Biedl-Syndrom → **Laurence-Moon-Biedl-Bardet-Syndrom** Kap. 268
Barraquer-Simons-Krankheit → **Lipodystrophie-Syndrom (partielles)** Kap. 279
Barrett-Ösophagus → **Barrett-Syndrom**
Kap. 51
**Barrett-Syndrom** Kap. 51
**Bársony-Polgár-Syndrom** Kap. 52
Bársony-Teschendorf-Syndrom → **Bársony-Polgár-Syndrom** Kap. 52
Bartholin-Patau-Syndrom → **Chromosomopathie-Syndrom: Trisomie 13** Kap. 87
**Bartter-Syndrom** Kap. 53
Basal cell nevi-odontogenic keratocysts-skeletal anomalies → **Basalzellen-Naevus-Syndrom**
Kap. 54
**Basalzellen-Naevus-Syndrom** Kap. 54

Bassen-Kornzweig-Syndrom → **Abetalipoproteinämie** Kap. 1
Battered child syndrome → **Kindsmißhandlungs-Syndrom** Kap. 248
**Bauchdeckenaplasie-Syndrom** Kap. 55
Bauchmuskelaplasie-Syndrom → **Bauchdeckenaplasie-Syndrom** Kap. 55
Baumgarten-Zirrhose → **Cruveilhier-Baumgarten-Syndrom** Kap. 101
BBB-Syndrom → **Hypertelorismus-Hypospadie-Syndrom** Kap. 212
Beatmungslunge → **Broncho-pulmonale Dysplasie** Kap. 71
**Becken-Schulter-Dysplasie** Kap. 56
Beckwith-Syndrom → **Beckwith-Wiedemann-Syndrom** Kap. 57
**Beckwith-Wiedemann-Syndrom** Kap. 57
Béquez-César-Steinbrinck-Chediak-Higashi-Syndrom → **Chediak-Higashi-Syndrom**
Kap. 80
Behçet-Tripels-Symptomenkomplex → **Behçet-Syndrom** Kap. 58
**Behçet-Syndrom** Kap. 58
Benigne intrakranielle Druckerhöhung → **Pseudotumor cerebri** Kap. 416
Benigne paroxysmale Peritonitis → **Mittelmeerfieber (familiäres)** Kap. 333
Benigne unkonjugierte Bilirubinämie → **Gilbert-Syndrom** Kap. 168
Berardinelli-Syndrom → **Lawrence-Seip-Syndrom** Kap. 269
Bernard-Horner-Syndrom → **Horner-Syndrom** Kap. 201
Bernard-Syndrom → **Horner-Syndrom**
Kap. 201

Bernheim-Syndrom   Kap. 59

Berry-Treacher-Collins-Syndrom → Treacher-
Collins-Syndrom   Kap. 495

Besnier-Boeck-Schaumann-Syndrom   Kap. 60

Beuren-Syndrom → Williams-Syndrom
Kap. 526

Biemond-Syndrom I   Kap. 61

Biemond-Syndrom II   Kap. 62

Biemond-van-Bogaert-Syndrom → Biemond-
Syndrom II   Kap. 62

Bilateral incurving of the terminal phalanges of
the fifth fingers → Kirner-Syndrom
Kap. 249

Bilateral polyzystisches Ovarium → Stein-Leventhal-Syndrom   Kap. 458

Biörck-Thorson-Syndrom → Karzinoid-Syndrom   Kap. 241

Bird-headed dwarfism → Vogelkopf-Zwergwuchs   Kap. 509

Black liver-jaundice syndrome → Dubin-Johnson-Syndrom   Kap. 112

Bland-White-Garland-Syndrom   Kap. 63

Blind loop syndrome → Syndrom der blinden
Schlinge   Kap. 472

Blind pouch syndrome → Syndrom der blinden
Schlinge   Kap. 472

Bloch-Siemens-Syndrom → Bloch-Sulzberger-
Syndrom   Kap. 64

Bloch-Sulzberger-Syndrom   Kap. 64

Bloom-German-Syndrom → Bloom-Syndrom
Kap. 65

Bloom-Syndrom   Kap. 65

„Bobble-head doll"-Syndrom   Kap. 66

Boder-Sedgwick-Syndrom → Ataxia teleangiectatica   Kap. 44

Boeck-Sarkoidose → Besnier-Boeck-Schaumann-Syndrom   Kap. 60

Boerhaave-Syndrom   Kap. 67

Bonnevie-Ulrich-Syndrom → Chromosomopathie-Syndrom: Turner-Syndrom   Kap. 90

Böök-Syndrom   Kap. 68

Borries-Syndrom → Pseudotumor cerebri
Kap. 416

Bourneville-Brissaud-Krankheit → Bourneville-
Pringle-Syndrom   Kap. 69

Bourneville-Pringle-Syndrom   Kap. 69

Bourneville-Syndrom → Bourneville-Pringle-
Syndrom   Kap. 69

Brachmann-de-Lange-Syndrom → Cornelia-de-
Lange-Syndrom   Kap. 97

Brachydactyly, peculiar facies and mental retardation syndrome → Rubinstein – Taybi-
Syndrom   Kap. 435

Brachydaktylie-Nystagmus-zerebellare Ataxie
→ Biemond-Syndrom I   Kap. 61

Brachymesodaktylie-Nageldysplasie-Syndrom   Kap. 70

Brandt-Syndrom → Acrodermatitis enteropathica   Kap. 4

Bridges- und Good-Syndrom → Neutrophilendysfunktions-Syndrom: chronischgranulolo-
töse Krankheit des Kindesalters   Kap. 356

Broad thumb-hallux syndrome → Rubinstein-
Taybi-Syndrom   Kap 435

Broad thumbs and toes and mental retardation
syndrome → Rubinstein-Taybi-Syndrom
Kap. 435

Broncho-pulmonale Dysplasie   Kap. 71

Bronzekrankheit → Addison-Syndrom
Kap. 6

Brown-Séquard-Syndrom   Kap. 72

Bruton-Agammaglobulinämie → Immundefekt-Syndrom: Bruton-Agammaglobulinämie   Kap. 222

Budd-Chiari-Syndrom   Kap. 73

Budd-Krankheit → Budd-Chiari-Syndrom
Kap. 73

Burnett-Syndrom → Milch-Alkali-Syndrom
Kap. 325

Buschkesche Erkrankung → Madelung-Syndrom   Kap. 291

Butler-Lightwood-Albright-Syndrom → Lightwood-Syndrom   Kap. 277

# C

C-Syndrom mit multiplen kongenitalen Anomalien   Kap. 74

Caffey-Kempe-Syndrom → Kindsmißhandlungs-Syndrom   Kap. 248

Caffey-Krankheit → Infantile kortikale Hyperostose (CAFFEY)   Kap. 228

Caffey-pseudo-Hurler-Syndrom → Mukolipidose, GM$_1$ Gangliosidose I   Kap. 337

Caffey-Silverman-Krankheit → Infantile kortikale Hyperostose (CAFFEY)   Kap. 228

Caffey-Smyth-Krankheit → Infantile kortikale Hyperostose (CAFFEY)   Kap. 228

Calcifying collagenolysis → Tumoröse Kalzinose   Kap. 499

Calcinosis infantum → Lightwood-Syndrom   Kap. 277

Calcinosis interstitialis universalis → Tumoröse Kalzinose   Kap. 499

Calcinosis universalis   Kap. 75

Campomelic syndrome → Kamptomeler Zwergwuchs   Kap. 234

Camurati-Engelmann-Krankheit → Engelmann-Syndrom   Kap. 131

Caplan-Collinet-Syndrom → Caplan-Syndrom   Kap. 76

Caplan-Syndrom   Kap. 76

Cardiac glycogenesis → Pompe-Syndrom   Kap. 403

Cardiac-limb syndrome → Holt-Oram -Syndrom   Kap. 199

Cardiacos negros → Ayerza-Syndrom   Kap. 49

Cardiomegalia glycogenica diffusa → Pompe-Syndrom   Kap. 403

Cardiopathia nigra → Ayerza-Syndrom   Kap. 49

Cardiorespiratory-obesity syndrome → Pickwick-Syndrom   Kap. 396

Carpenter-Syndrom → Akrozephalopolysyndaktylie, Typ II   Kap. 15

Cartilage hair hypoplasia syndrome → Metaphysäre Chondrodysplasie (MC KUSICK)   Kap. 318

Cassidy-Syndrom → Karzinoid-Syndrom   Kap. 241

Cast-Syndrom   Kap. 77

Cat cry syndrome → Chromosomopathie-Syndrom: Katzenschrei-Syndrom   Kap. 85

Cat eye syndrome → Katzenaugen-Syndrom   Kap. 244

Cauda-equina-Syndrom   Kap. 78

Caudal dysplasia syndrome → Kaudale Dysplasie   Kap. 245

Caudal regression syndrome → Kaudale Dysplasie   Kap. 245

Caudal regressive syndrome → Kaudale Dysplasie   Kap. 245

Ceelen-Gellerstedt-Syndrom → Ceelen-Syndrom   Kap. 79

Ceelen-Syndrom   Kap. 79

Celand-Arnold-Chiari-Syndrom → Arnold-Chiari-Syndrom   Kap. 38

Celiac axis compression syndrome → Arteria-coeliaca-Syndrom   Kap. 39

Celiac disease → Zöliakie-Syndrom   Kap. 538

Celiac sprue → Zöliakie-Syndrom   Kap. 538

Cephalic celosomia → Ventrales Defekt-Syndrom   Kap. 506

Cephalic fold defect → Ventrales Defekt-Syndrom   Kap. 506

Cephaloskeletal dysplasia → Zephalo-ossäre Dysplasie   Kap. 535

Cerebral gigantism → Sotos-Syndrom   Kap. 456

Chalazodermie → Cutis-laxa-Syndrom   Kap. 103

Chalodermie → Cutis-laxa-Syndrom   Kap. 103

Chatelain-Syndrom → Osteo-Onychodysplasie   Kap. 370

Chauffard-Ramon-Syndrom → Still-Syndrom   Kap. 464

Chauffard-Still-Syndrom → Still-Syndrom   Kap. 464

Chediak-Higashi-Syndrom   Kap. 80

Chediak-Steinbrinck-Higashi-Syndrom → Chediak-Higashi-Syndrom   Kap. 80

Cheney-Syndrom → Osteolyse-Syndrom: Cheney-Syndrom   Kap. 374

Cherubismus-Syndrom   Kap. 81

Chiari-Krankheit → Budd-Chiari-Syndrom   Kap. 73

Chilaiditi-Syndrom   Kap. 82

Chondro-ektodermale Dysplasie → Ellis-van-Creveld-Syndrom   Kap. 130

Chondro-Osteodystrophie → Mukopolysaccharidose IV   Kap. 343

Chondroangiopathia calcarea seu punctata → Chondrodysplasia punctata   Kap. 83

Chondrocalcinosis articularis → **Pseudogicht-Syndrom** Kap. 414

Chondrodysplasia ectodermatica → **Ellis-van-Creveld-Syndrom** Kap. 130

**Chondrodysplasia punctata** Kap. 83

Chondrodysplasia tridermica → **Ellis-van-Creveld-Syndrom** Kap. 130

Chondrodysplasie → **Achondroplasie** Kap. 3

Chondrodystrophia calcificans congenita → **Chondrodysplasia punctata** Kap. 83

Chondrodystrophia fetalis → **Achondroplasie** Kap. 3

Chondrohypoplasie → **Hypochondroplasie** Kap. 213

Chondropathia tuberosa → **Tietze-Syndrom** Kap. 492

Chotzen-Syndrom → **Akrozephalosyndaktylie, Typ III** Kap. 19

Christ-Siemens-Touraine-Syndrom → **Ektodermale hypohidrotische Dysplasie** Kap. 128

Chromosome number 4 short arm deletion syndrome → **Chromosomopathie-Syndrom: Wolf-Syndrom** Kap. 91

**Chromosomopathie-Syndrome** Kap. 84–92

**Chromosomopathie-Syndrom: Down-Syndrom** Kap. 84

**Chromosomopathie-Syndrom: Katzenschrei-Syndrom** Kap. 85

**Chromosomopathie-Syndrom: Klinefelter-Syndrom** Kap. 86

**Chromosomopathie-Syndrom: Trisomie 13** Kap. 87

**Chromosomopathie-Syndrom: Trisomie 18** Kap. 88

**Chromosomopathie-Syndrom: Trisomie 22** Kap. 89

**Chromosomopathie-Syndrom: Turner-Syndrom** Kap. 90

**Chromosomopathie-Syndrom: Wolf-Syndrom** Kap. 91

**Chromosomopathie-Syndrom: XXXXY-Syndrom** Kap. 92

Chronic airway obstruction syndrome → **Kardio-respiratorisches Syndrom (erhöhter Widerstand der Atemwege)** Kap. 238

Chronisch-kongestive Splenomegalie → **Banti-Syndrom** Kap. 50

Chronische Hyperphosphatasämie → **Van-Buchem-Syndrom** Kap. 503

Chronische idiopathische Hyperphosphatasämie → **Hyperphosphatasämie** Kap. 209

Chronische Obstruktion der Atemwege → **Kardio-respiratorisches Syndrom** Kap. 238

Chronische Polychondritis → **Meyenburg-Syndrom** Kap. 321

Ciuffini-Pancoast-Syndrom → **Pancoast-Syndrom** Kap. 387

Cloverleaf skull syndrome → **Kleeblattschädel-Syndrom** Kap. 250

**Cockayne-Syndrom** Kap. 93

**Coecum-mobile-Syndrom** Kap. 94

**Coffin-Syndrom** Kap. 95

Colonic neurosis → **Irritables Kolon-Syndrom** Kap. 229

Compound Volvulus → **Kombinierter Dünn/Dickdarmvolvulus** Kap. 257

Cone-shaped epiphyses, nephropathy, retinitis pigmentosa → **Zapfenepiphysen – Nephropathie – Retinitis pigmentosa** Kap. 534

Congenital German measles → **Rubella-Syndrom (kongenitales)** Kap. 434

Congenital hypercholeremic acidosis syndrome → **Lightwood-Syndrom** Kap. 277

Congenital stippled epiphyses → **Chondrodysplasia punctata** Kap. 83

**Conn-Syndrom** Kap. 96

Conradi-Hünermann-Syndrom → **Chondrodysplasia punctata** Kap. 83

Conradi-Krankheit → **Chondrodysplasia punctata** Kap. 83

**Cornelia-de-Lange-Syndrom** Kap. 97

Costochondral junction syndrome → **Tietze-Syndrom** Kap. 492

**Cowden-Syndrom** Kap. 98

**Coxitis fugas** Kap. 99

Coxitis serosa seu simplex → **Coxitis fugas** Kap. 99

Craniopathia metabolica → **Stewart-Morel-Syndrom** Kap. 460

„Cri du chat"-Syndrom → **Chromosomopathie-Syndrom: Katzenschrei-Syndrom** Kap. 85

**Cronkhite-Canada-Syndrom** Kap. 100

Crouzon-Krankheit → **Kranio-faziale Dysostose (CROUZON)** Kap. 260

CRST-Syndrom → **Kalzinose – Raynaud-Phänomen – Sklerodaktylie – Teleangiektasien** Kap. 233

**Cruveilhier-Baumgarten-Syndrom** Kap. 101

Cruveilhier-Baumgarten-Zirrhose → **Cruveilhier-Baumgarten-Syndrom** Kap. 101

Curschmann-Batten-Steinert-Syndrom → **Myotone Dystrophie** Kap. 347

Curtius-Syndrom → **Hemihypertrophie-Syndrom (kongenitales)** Kap. 189

**Cushing-Syndrom** Kap. 102

Cutaneo-intestinal mortal syndrome → **Degos-Syndrom** Kap. 107
Cutis elastica → **Ehlers-Danlos-Syndrom** Kap. 126
Cutis hyperelastica → **Ehlers-Danlos-Syndrom** Kap. 126
Cutis hyperelastica dermatorrhexis → **Ehlers-Danlos-Syndrom** Kap. 126

Cutis laxa → **Ehlers-Danlos-Syndrom** Kap. 126
**Cutis-laxa-Syndrom** Kap. 103
Cyclical edema syndrome → **Idiopathisches zyklisches Ödem** Kap. 221

## D

Dacryosialadenopathia atrophicans → **Sjögren-Syndrom** Kap. 453
Dactylolysis essentialis → **Ainhum-Syndrom** Kap. 9
Dactylolysis spontanea → **Ainhum-Syndrom** Kap. 9
Danbolt-Closs-Syndrom → **Acrodermatitis enteropathica** Kap. 4
Danbolt-Syndrom → **Acrodermatitis enteropathica** Kap. 4
**Dandy-Walker-Syndrom** Kap. 104
Darier-Syndrom → **Pseudoxanthoma elasticum** Kap. 417
De-Lange-Syndrom → **Cornelia-de-Lange-Syndrom** Kap. 97
**De-Morsier-Syndrom** Kap. 105
**De-Sanctis-Cacchione-Syndrom** Kap. 106
De-Toni-Debré-Fanconi-Syndrom → **Fanconi-de-Toni-Syndrom** Kap. 144
Death-producing dwarfism → **Thanatophorer Zwergwuchs** Kap. 483
Degos-Delort-Tricot-Syndrom → **Degos-Syndrom** Kap. 107
**Degos-Syndrom** Kap. 107
4-Deletion-Syndrom → **Chromosomopathie-Syndrom: Wolf-Syndrom** Kap. 91
Demons-Meigs-Syndrom → **Meigs-Syndrom** Kap. 308
Dermatitis papulo-squamosa atrophicans → **Degos-Syndrom** Kap. 107
Dermatolyse → **Cutis-laxa-Syndrom** Kap. 103
Dermatomegalie → **Cutis-laxa-Syndrom** Kap. 103
Dermatorrhexis mit Dermatochalasis und Arthrochalasis → **Ehlers-Danlos-Syndrom** Kap. 126
Di-George-Syndrom → **Immundefekt-Syndrom: Di-George-Syndrom** Kap. 223
**Diamond-Blackfan-Syndrom** Kap. 108

Diaphyseal aclasis → **Exostosen (multiple, kartilaginäre)** Kap. 136
Diaphysensklerose → **Ribbing-Syndrom** Kap. 425
**Diastrophischer Zwergwuchs** Kap. 109
Diekinson-Syndrom → **Alport-Syndrom** Kap. 25
Diencephalic syndrome of emaciation → **Dienzephalon-Syndrom** Kap. 110
Diencephalic syndrome of infancy → **Dienzephalon-Syndrom** Kap. 110
**Dienzephalon-Syndrom** Kap. 110
Diffuse gastrointestinale Polypose mit ektodermalen Veränderungen → **Cronkhite-Canada-Syndrom** Kap. 100
Diffuse idiopathische interstitielle Lungenfibrose → **Hamman-Rich-Syndrom** Kap. 180
Diffuse interstitielle Lungenfibrose → **Hamman-Rich-Syndrom** Kap. 180
Diffuse Kalzinose → **Calcinosis universalis** Kap. 75
Diffuse Perichondritis → **Meyenburg-Syndrom** Kap. 321
Diffuse sklerosierende Alveolitis → **Hamman-Rich-Syndrom** Kap. 180
Diffuse tubular dysfunction syndrome → **Fanconi-de-Toni-Syndrom** Kap. 144
Digital constrictions, keratopachydermia and deafness → **Vohwinkel-Syndrom** Kap. 511
Digitale Anomalien mit Mikrophthalmie → **Mikrophthalmie mit Digitalanomalien** Kap. 323
Digitofacial-mental retardation syndrome → **Rubinstein-Taybi-Syndrom** Kap. 435
Dimitri-Sturge-Weber-Syndrom → **Sturge-Weber-Syndrom** Kap. 466
Disappearing bone disease → **Osteolyse-Syndrom: Gorham-Krankheit** Kap. 375
Disseminierte Lipogranulomatose → **Farber-Syndrom** Kap. 145

Distichiasis-Lymphödem-Syndrom   Kap. 111

„Distorted limb"-Zwergwuchs → **Parastrem-matischer Zwergwuchs**   Kap. 390

Doan-Wiseman-Syndrom → **Hypersplenie-Syndrom**   Kap. 210

Dolichostenomelie – Arachnodaktylie – kongenitale mesodermale Dystrophie → **Marfan-Syndrom**   Kap. 296

Donahue-Syndrom → **Leprechaunismus**   Kap. 272

Doppelter Volvulus → **Kombinierter Dünn-/Dickdarmvolvulus**   Kap. 257

Double-outlet right ventricle (Typ II A von NEUFELD) → **Taussig-Bing-Syndrom**   Kap. 479

Down-Syndrom → **Chromosomopathie-Syndrom: Down-Syndrom**   Kap. 84

Dressler-Syndrom → **Postmyokardinfarkt-Syndrom**   Kap. 409

**Dubin-Johnson-Syndrom**   Kap. 112

Dubin-Sprinz-Krankheit → **Dubin-Johnson-Syndrom**   Kap. 112

Duchenne-Dystrophie → **Pseudohypertrophische Muskeldystrophie** (DUCHENNE)   Kap. 415

Duchenne-Griesinger-Krankheit → **Pseudohypertrophische Muskeldystrophie** (DUCHENNE)   Kap. 415

Ductus-hepaticus-Stenose-Syndrom → **Mirizzi-Syndrom**   Kap. 330

Ductus-hepaticus-Verschluß-Syndrom → **Mirizzi-Syndrom**   Kap. 330

**Dumping-Syndrom**   Kap. 113

Duodenal stasis syndrome → **Arteria-mesenterica-superior-Syndrom**   Kap. 40

Dwarfism with congenital anterior bowing of the legs → **Weismann-Netter-Syndrom**   Kap. 519

**Dyke-Davidoff-Masson-Syndrom**   Kap. 114

Dyke-Davidoff-Syndrom → **Dyke-Davidoff-Masson-Syndrom**   Kap. 114

Dyschondroplasie → **Ollier-Syndrom**   Kap. 365

Dyschondroplasie-Syndrom mit Gesichtsanomalien und Polysyndaktylie → **C-Syndrom mit multiplen kongenitalen Anomalien**   Kap. 74

Dyschondrosteose → **Léri-Weill-Syndrom**   Kap. 273

Dyschondrostéose → **Léri-Weill-Syndrom**   Kap. 273

Dysencephalia splanchnocystica → **Meckel-Syndrom**   Kap. 303

Dysenzephalie vom Typ Saethre-Chotzen → **Akrozephalosyndaktylie, Typ III**   Kap. 19

Dysgammaglobulinämie und intestinale lymphatische Hyperplasie → **Immundefekt-Syndrom: Dysgammaglobulinämie und intestinale lymphatische Hyperplasie**   Kap. 224

Dysgammaglobulinämie – kongenitale Anomalien – Zwergwuchs → **Immundefekt-Syndrom: Dysgammaglobulinämie – kongenitale Anomalien – Zwergwuchs**   Kap. 226

Dysgenesis mesodermalis corneae et iridis → **Rieger-Syndrom**   Kap. 426

Dyskranio-pygo-phalangie → **Ulrich-Feichtiger-Syndrom**   Kap. 502

**Dysmorphogenese-Syndrom von Gelenken, Gehirn und Gaumen**   Kap. 115

Dysostosis acrofacialis → **Akro-faziale Dysostose** (WEYERS)   Kap. 10

Dysostosis cranio-orbitofacialis → **Kranio-faziale Dysostose** (CROUZON)   Kap. 260

Dysostosis craniofacialis hereditaria → **Kranio-faziale Dysostose** (CROUZON)   Kap. 260

Dysostosis multiplex → **Mukopolysaccharidose I (MPS I–H)**   Kap. 340

**Dysplasia epiphysealis capitis femoris**   Kap. 116

**Dysplasia epiphysealis hemimelica**   Kap. 117

**Dysplasia epiphysealis multiplex**   Kap. 118

Dysplasia epiphysealis punctata → **Chondrodysplasia punctata**   Kap. 83

Dysplasia linguofacialis → **Oro-digito-fazial-Syndrom I** (PAPILLON u. LEAGE)   Kap. 368

Dysplasia pelvico-cleidocranialis → **Kleidokraniale Dysplasie**   Kap. 251

Dysplasia renofacialis → **Potter-Syndrom**   Kap. 410

**Dysplasia spondylo-epiphysaria congenita**   Kap. 119

**Dysplasia spondylo-epiphysaria tarda**   Kap. 120

**Dysplasia spondylo-metaphysaria** (KOZLOWSKI)   Kap. 121

**Dysplasia spondylo-thoracica**   Kap. 122

Dysplasie polyépiphysaire → **Dysplasia epiphysealis multiplex**   Kap. 118

Dystelephalangie → **Kirner-Syndrom**   Kap. 249

Dystrophia adiposogenitalis → **Fröhlich-Syndrom**   Kap. 156

**Dystrophia dermo-chondro-cornealis** (FRANCOIS)   Kap. 123

Dystrophia mesodermalis congenita → **Ehlers-Danlos-Syndrom** Kap. 126
Dystrophia myotonica → **Myotone Dystrophie** Kap. 347

Dystrophie ostéochondrale polyépiphysaire → **Dysplasia epiphysealis multiplex** Kap. 118

# E

E-Syndrom → **Chromosomopathie-Syndrom: Trisomie 18** Kap. 88
Earth-eating syndrome → **Geophagie-Zwergwuchs-Hypogonadismus-Syndrom** Kap. 166
**Eaton-Lambert-Syndrom** Kap. 124
Ectodermal dysplasia syndrome → **Ektodermale hypohidrotische Dysplasie** Kap. 128
Ectodermosis erosiva pluriorificialis → **Stevens-Johnson-Syndrom** Kap. 459
Eddowes-Syndrom → **Osteogenesis imperfecta tarda** Kap. 372
Edwards-Syndrom → **Chromosomiepathie-Syndrom: Trisomie 18** Kap. 88
**EEC-Syndrom** Kap. 125
Efferent loop (gastrojejunostomy) syndrome → **Syndrom der abführenden Schlinge** Kap. 471
**Ehlers-Danlos-Syndrom** Kap. 126
Einseitiges Lungenemphysem-Syndrom → **Swyer-James-Syndrom** Kap. 470
Eisenmenger-Komplex → **Eisenmenger-Syndrom** Kap. 127
**Eisenmenger-Syndrom** Kap. 127
Ekman-Lobstein-Syndrom → **Osteogenesis imperfecta tarda** Kap. 372
Ekman-Syndrom → **Osteogenesis imperfecta tarda** Kap. 372
**Ektodermale hypohidrotische Dysplasie** Kap. 128
**Ektromelie- und Ichthyosis-Syndrom** Kap. 129
Ekzem-Thrombozytopenie-Syndrom → **Wiskott-Aldrich-Syndrom** Kap. 530
Elastosis dystrophica → **Pseudoxanthoma elasticum** Kap. 417
**Ellis-van-Creveld-Syndrom** Kap. 130
Enchondromatose → **Ollier-Syndrom** Kap. 365
Enchondromatose mit Hämangiomen → **Maffucci-Syndrom** Kap. 292
Endokrines Adenom-Syndrom → **Wermer-Syndrom** Kap. 521
**Engelmann-Syndrom** Kap. 131

Enostale Hyperostose (Ribbing-Form) → **Ribbing-Syndrom** Kap. 425
**Entzugs-Syndrome (vaskuläre)** Kap. 132
Enzephalo-faziale Angiomatose → **Sturge-Weber-Syndrom** Kap. 466
Enzephalo-trigeminale Angiomatose → **Sturge-Weber-Syndrom** Kap. 466
**Eosinophile Lungeninfiltrat-Syndrome** Kap. 133
Eosinophilic lung syndromes → **Eosinophile Lungeninfiltrat-Syndrome** Kap. 133
**Eosinophilie-Syndrome** Kap. 134
Epidermaler Naevus → **Naevus-sebaceus-linearis-Syndrom** Kap. 349
**Epidermolysis-bullosa-dystrophica-Syndrom** Kap. 135
Epiloia syndrome → **Bourneville-Pringle-Syndrom** Kap. 69
Epiphysenosteochondrom → **Dysplasia epiphysealis hemimelica** Kap. 117
Epiphyseo-metaphysäre Akrodysplasie (BRAILSFORD) → **Periphere Dysostose** (BRAILSFORD) Kap. 393
Epstein-Syndrom (idiopathisches nephrotisches Syndrom) → **Nephrotisches Syndrom** Kap. 352
Erbliche kutaneo-mandibulare Polyonkose → **Basalzellen-Naevus-Syndrom** Kap. 54
Erdfraß-Syndrom → **Geophagie-Zwergwuchs-Hypogonadismus-Syndrom** Kap. 166
Erythema multiforme bullosum → **Stevens-Johnson-Syndrom** Kap. 459
Erythema multiforme exsudativum → **Stevens-Johnson-Syndrom** Kap. 459
Erythrogenesia imperfecta → **Diamond-Blackfan-Syndrom** Kap. 108
Essentielle multifokale Osteolysen mit Nephropathie → **Osteolyse-Syndrom mit Nephropathie (nichtfamiliär)** Kap. 379
Exokrine Pankreasinsuffizienz mit Neutropenie → **Shwachman-Syndrom** Kap. 448
Exomphalos-Makroglossie-Gigantismus-Syndrom (EMG-Syndrom) → **Beckwith-Wiedemann-Syndrom** Kap. 57
**Exostosen (multiple, kartilaginäre)** Kap. 136

# F

F-Form der akro-pektoro-vertebralen Dysplasie → **F-Syndrom**   Kap. 137

**F-Syndrom**   Kap. 137

Fabry-Anderson-Syndrom → **Fabry-Syndrom** Kap. 138

**Fabry-Syndrom**   Kap. 138

**Fahr-Syndrom**   Kap. 139

Fairbank-Krankheit → **Dysplasia epiphysealis hemimelica**   Kap. 117

**Fallot-Syndrom**   Kap. 140

Fallot-Tetralogie → **Fallot-Syndrom** Kap. 140

Familial osteoectasia → **Hyperphosphatasämie**   Kap. 209

Familiäre amaurotische Idiotie → **Tay-Sachs-Syndrom**   Kap. 480

Familiäre Dysautonomie → **Riley-Day-Syndrom**   Kap. 428

Familiäre fibröse Kieferdysplasie → **Cherubismus-Syndrom**   Kap. 81

Familiäre fibröse Kieferschwellung → **Cherubismus-Syndrom**   Kap. 81

Familiäre hämorrhagische Teleangiektasien → **Rendue-Osler-Weber-Syndrom** Kap. 423

Familiäre histiozytäre Dermato-Arthritis → **Histiozytäre (familiäre) Dermato-Arthritis** Kap. 196

**Familiäre idiopathische Osteo-Arthropathie** Kap. 141

Familiäre juvenile Nephronophthisis → **Nephronophthisis** (FANCONI)   Kap. 351

Familiäre Kraniostenose („Pseudo-Crouzon") → **Akrozephalosyndaktylie, Typ III** Kap. 19

Familiäre Lipoidose (WOLMAN) → **Wolman-Syndrom**   Kap. 532

Familiäre Metaphysendysplasie → **Pyle-Syndrom**   Kap. 419

Familiäre neuro-viszerale Lipidose → **Mukolipidose, GM$_1$ Gangliosidose I**   Kap. 337

**Familiäre Osteodysplasie**   Kap. 142

Familiäre rezidivierende Polyserositis → **Mittelmeerfieber (familiäres)**   Kap. 333

Familiäre spinale Muskelatrophie → **Werdnig-Hoffmann-Syndrom**   Kap. 520

Familiäre symmetrische Krümmung der terminalen Phalangen der Kleinfinger → **Kirner-Syndrom**   Kap. 249

Familiäre Thoraxdystrophie mit Asphyxie → **Thorax-Asphyxie-Syndrom**   Kap. 487

Familiäre Xanthomatose → **Wolman-Syndrom**   Kap. 532

Familiärer Telekanthus mit begleitenden Anomalien → **Hypertelorismus-Hypospadie-Syndrom**   Kap. 212

Familiäres Lymphödem → **Nonne-Milroy-Meige-Syndrom**   Kap. 360

**Fanconi-Anämie**   Kap. 143

**Fanconi-de-Toni-Syndrom**   Kap. 144

Fanconi-Syndrom der Panzytopenie und multiplen Anomalien → **Fanconi-Anämie** Kap. 143

FANCONIS hypoplastische Anämie → **Fanconi-Anämie**   Kap. 143

**Farber-Syndrom**   Kap. 145

Fatal granulomatous disease of childhood → **Neutrophilendysfunktions-Syndrom: chronisch granulomatöse Krankheit des Kindesalters**   Kap. 356

**Fazial-digital-genital-Syndrom**   Kap. 146

Faziale Trophoneurose → **Romberg-Syndrom**   Kap. 432

Felsenbeinspitzen-Syndrom → **Gradenigo-Syndrom**   Kap. 174

**Felty-Syndrom**   Kap. 147

Fetal face syndrome → **Robinow-Silverman-Syndrom**   Kap. 431

Fibrodysplasia elastica generalisata → **Ehlers-Danlos-Syndrom**   Kap. 126

Fibrodysplasia ossificans congenita → **Myositis ossificans progressiva**   Kap. 346

Fibrodysplasia ossificans progressiva → **Myositis ossificans progressiva**   Kap. 346

**Fibrogenesis imperfecta ossium**   Kap. 148

Fibröse Dysplasie mit Hautpigmentierung und Pubertas praecox → **McCune-Albright-Syndrom**   Kap. 302

**Fibröse polyostotische Dysplasie**   Kap. 149

Fibrositis-Syndrom → **Myositis ossificans progressiva**   Kap. 346

Fiessinger-Leroy-Reiter-Syndrom → **Reiter-Syndrom**   Kap. 422

Fiessinger-Leroy-Syndrom → **Reiter-Syndrom**   Kap. 422

Fiessinger-Rendue-Syndrom → **Stevens-Johnson-Syndrom**   Kap. 459

**Flachrücken-Syndrom**   Kap. 150

Flat chest syndrome → **Flachrücken-Syndrom** Kap. 150

Floppy valve syndrome → **Herzklappenprolaps-Syndrom** Kap. 193

Flüchtige Epiphysitis → **Coxitis fugas** Kap. 99

Flüchtige Hüftgelenksynovitis → **Coxitis fugas** Kap. 99

**Flüchtige Neugeborenentachypnoe** Kap. 151

Fluktuierende Muskelrigidität → **„Stiff-man"-Syndrom** Kap. 463

Fokales dermales Hypoplasie-Syndrom → **Goltz-Syndrom** Kap. 171

**Fokales Sklerodermie-Syndrom** Kap. 152

**Fölling-Syndrom** Kap. 153

Foramen-jugulare-Syndrom → **Vernet-Syndrom** Kap. 508

Fossa-jugularis-Syndrom → **Vernet-Syndrom** Kap. 508

Fourth phacomatosis → **Sturge-Weber-Syndrom** Kap. 466

Fragilitas ossium → **Osteogenesis imperfecta congenita** Kap. 371

Fragilitas ossium hereditaria tarda → **Osteogenesis imperfecta tarda** Kap. 372

Fragilitas ossium tarda → **Osteogenesis imperfecta tarda** Kap. 372

Franceschetti-Klein-Syndrom → **Treacher-Collins-Syndrom** Kap. 495

Franceschetti-Zwahlen-Klein-Syndrom → **Treacher-Collins-Syndrom** Kap. 495

François-Syndrom → **Hallermann-Streiff-Syndrom** Kap. 179

François-Syndrom Nr. II → **Dystrophia-dermochondro-cornealis** (FRANÇOIS) Kap. 123

Faser-Syndrom → **Kryptophthalmie-Syndrom** Kap. 263

**Freeman-Sheldon-Syndrom** Kap. 154

Fremery-Dohna-Syndrom → **Hallermann-Streiff-Syndrom** Kap. 179

**Friedreich-Ataxie** Kap. 155

Frimodt-Möller-Syndrom → **Weingarten-Syndrom** Kap. 518

Fröhlich-Babinski-Syndrom → **Fröhlich-Syndrom** Kap. 156

**Fröhlich-Syndrom** Kap. 156

Fröhlich-Syndrom → **Bauchdeckenaplasie-Syndrom** Kap. 55

**Fronto-digital-Syndrom** Kap. 157

**Fronto-metaphysäre Dysplasie** Kap. 158

Fronto-nasale Dysplasie → **Medianes Gesichtsspalten-Syndrom** Kap. 304

# G

**G-Syndrom** Kap. 159

**Gallenpfropf-Syndrom** Kap. 160

**Ganglio-biliäres Syndrom** (DE VINCENTI) Kap. 161

Gardner-Bosch-Syndrom → **Gardner-Syndrom** Kap. 162

**Gardner-Syndrom** Kap. 162

Gargoylismus → **Mukopolysaccharidose I** (MPS I–H) Kap. 340

Gastric remnat syndrome → **Dumping-Syndrom** Kap. 113

Gastrointestinal tract-endocrine syndrome → **Wermer-Syndrom** Kap. 521

Gastropathia hypertrophica gigantea → **Ménétrier-Syndrom** Kap. 314

Gaucher-Schlagenhaufer-Syndrom → **Gaucher-Syndrom** Kap. 163

**Gaucher-Syndrom** Kap. 163

Gee-Herter-Heubner-Syndrom → **Zöliakie-Syndrom** Kap. 538

Gee-Herter-Krankheit → **Zöliakie-Syndrom** Kap. 538

Gee-Thaysen-Krankheit → **Zöliakie-Syndrom** Kap. 538

**Gefäß-Syndrome** Kap. 164

Geistige Retardierung (Mietens-Weber-Typ) → **Mietens-Weber-Syndrom** Kap. 322

Gelbe Fingernägel – Bronchiektasen – Lymphödem → **Syndrom der gelben Fingernägel** Kap. 473

Generalisierte Dysostose → **Kleido-kraniale Dysplasie** Kap. 251

Generalisierte Elastolyse → **Cutis-laxa-Syndrom** Kap. 103

**Generalisierte familiäre Dysostose mit Pseudarthrose und Hypercholesterinämie** Kap. 165

Generalisierte kortikale Hyperostose (Typ Worth) → **Hyperostosis corticalis generalisata (Typ Worth)** Kap. 208

Generalisierte Lipodystrophie → **Lawrence-Seip-Syndrom** Kap. 269

Geophagie-Zwergwuchs-Hypogonadismus-Syndrom   Kap. 166
**Gerodermia osteodysplastica hereditaria**   Kap. 167
Gerota-Faszitis → **Ormond-Syndrom**   Kap. 367
Giant hypertrophic gastritis → **Ménétrier-Syndrom**   Kap. 314
Giant hypertrophy of the gastric mucosa → **Ménétrier-Syndrom**   Kap. 314
Gilbert-Behçet-Syndrom → **Behçet-Syndrom**   Kap. 58
Gilbert-Lereboullet-Syndrom → **Gilbert-Syndrom**   Kap. 168
**Gilbert-Syndrom**   Kap. 168
Glinski-Simmonds-Syndrom → **Sheehan-Syndrom**   Kap. 447
**Glossopalatine Ankylose, Mikroglossie, Hypodontie und Extremitätenanomalien**   Kap. 169
Gluten-induced enteropathy → **Zöliakie-Syndrom**   Kap. 538
Glykogenose, Typ Cori II → **Pompe-Syndrom**   Kap. 403
Glykogenspeicherkrankheit, Typ I → **Von-Gierke-Syndrom**   Kap. 512
Glykogenspeicherkrankheit, Typ II → **Pompe-Syndrom**   Kap. 403
$GM_2$-Gangliosidose → **Tay-Sachs-Syndrom**   Kap. 480
**Goldenhar-Syndrom**   Kap. 170
Goldschneider-Syndrom → **Epidermolysis-bullosa-dystrophica-Syndrom**   Kap. 135
Goldstein-Syndrom → **Rendue-Osler-Weber-Syndrom**   Kap. 423
Goltz-Gorlin-Syndrom → **Goltz-Syndrom**   Kap. 171
**Goltz-Syndrom**   Kap. 171

Gonadendysgenesie-Syndrom → **Chromosomopathie-Syndrom: Turner-Syndrom**   Kap. 90
**Goodpasture-Syndrom**   Kap. 172
Gorham-Krankheit → **Osteolyse-Syndrom: Gorham-Krankheit**   Kap. 375
**Gorlin-Chaudhry-Moss-Syndrom**   Kap. 173
Gorlin-Goltz-Syndrom → **Basalzellen-Naevus-Syndrom**   Kap. 54
Gorlin-Syndrom → **Basalzellen-Naevus-Syndrom**   Kap. 54
Gougerot-Houwer-Sjögren-Syndrom → **Sjögren-Syndrom**   Kap. 453
Gougerot-Mikulicz-Sjögren-Syndrom → **Sjögren-Syndrom**   Kap. 453
Gougerot-Sjögren-Syndrom → **Sjögren-Syndrom**   Kap. 453
**Gradenigo-Syndrom**   Kap. 174
Graham-Burford-Mayer-Syndrom → **Mittellappen-Syndrom**   Kap. 332
**Grebe-Syndrom**   Kap. 175
Greenfield-Krankheit → **Metachromatische Leukodystrophie**   Kap. 316
**Greig-Syndrom**   Kap. 176
**Grisel-Syndrom**   Kap. 177
Grönblad-Strandberg-Syndrom → **Pseudoxanthoma elasticum**   Kap. 417
Grönblad-Strandberg-Touraine-Syndrom → **Pseudoxanthoma elasticum**   Kap. 417
Gruber-Syndrom → **Meckel-Syndrom**   Kap. 303
Guérin-Stern-Syndrom → **Arthrogryposis-Syndrom**   Kap. 43
**Guillain-Barré-Syndrom**   Kap. 178
Gynäkomastie-Aspermatogenesie-Syndrom → **Chromosomopathie-Syndrom: Klinefelter-Syndrom**   Kap. 86

# H

Hagner-Krankheit → **Marie-Bamberger-Syndrom**   Kap. 297
Hallermann-Streiff-François-Syndrom → **Hallermann-Streiff-Syndrom**   Kap. 179
**Hallermann-Streiff-Syndrom**   Kap. 179
Halushi-Behçet-Syndrom → **Behçet-Syndrom**   Kap. 58
Hämangioblastomatose → **Hippel-Lindau-Syndrom**   Kap. 194

Hämangiom-Thrombozytopenie-Syndrom → **Kasabach-Merritt-Syndrom**   Kap. 242
**Hamman-Rich-Syndrom**   Kap. 180
**Hämolytisch-urämisches Syndrom**   Kap. 181
Hämorrhagische pulmo-renale Krankheit → **Goodpasture-Syndrom**   Kap. 172
**Hand-Fuß-Syndrom**   Kap. 182
**Hand-Fuß-Uterus-Syndrom**   Kap. 183
**Hand-Schüler-Christian-Syndrom**   Kap. 184

Hanhart-Syndrom   Kap. 185

„Happy puppet"-Syndrom   Kap. 186

Hare-Syndrom → **Pancoast-Syndrom**
Kap. 387

Heiner-Syndrom   Kap. 187

Hemiakrosomie → **Hemihypertrophie-Syndrom (kongenitales)**   Kap. 189

**Hemifaziales Mikrosomie-Syndrom**
Kap. 188

Hemigigantismus → **Hemihypertrophie-Syndrom (kongenitales)**   Kap. 189

**Hemihypertrophie-Syndrom (kongenitales)**
Kap. 189

Hemiparaplegic syndrome → **Brown-Séquard-Syndrom**   Kap. 72

Henoch-Schönlein-Syndrom → **Schönlein-Henoch-Syndrom**   Kap. 440

Hepatic fibrosis-renal tubular ectasia syndrome → **Hepatofibrose-Nierentubulusektasie-Syndrom**   Kap. 191

**Hepato-arterielles Dysplasie-Syndrom**
Kap. 190

Hepato-lentikuläre Degeneration → **Wilson-Syndrom**   Kap. 528

Hepato-renale Glykogenose → **Von-Gierke-Syndrom**   Kap. 512

**Hepatofibrose-Nierentubulusektasie-Syndrom**   Kap. 191

Hepatonephromegalie glycogenica → **Von-Gierke-Syndrom**   Kap. 512

Hereditär multizentrisches Osteolyse-Syndrom → **Osteolyse-Syndrom: hereditär multizentrisches Osteolyse-Syndrom**   Kap. 376

Hereditäre Adenomatose → **Gardner-Syndrom**   Kap. 162

Hereditäre Arthro-Ophthalmopathie → **Stickler-Syndrom**   Kap. 462

Hereditäre Ataxie → **Friedreich-Ataxie**
Kap. 155

Hereditäre deformierende Dyschondroplasie → **Exostosen (multiple, kartilaginäre)**
Kap. 136

Hereditäre dystrophische Lipoidose → **Fabry-Syndrom**   Kap. 138

Hereditäre Elastodystrophie → **Pseudoxanthoma elasticum**   Kap. 417

Hereditäre hämorrhagische Teleangiektasien → **Rendue-Osler-Weber-Syndrom**
Kap. 423

Hereditäre Hyperammonämie → **Hyperammonämie-Syndrom (kongenitales)**
Kap. 206

Hereditäre Hyperphosphatasämie → **Hyperphosphatasämie**   Kap. 209

Hereditäre Hypophosphatämie → **Albright-Butler-Bloomberg-Syndrom**   Kap. 22

Hereditäre multiple ankylosierende Arthropathie → **Strasburger-Hawkins-Eldridge-Syndrom**   Kap. 465

Hereditäre multiple Diaphysensklerose → **Ribbing-Syndrom**   Kap. 425

Hereditäre Nephropathie mit Taubheit → **Alport-Syndrom**   Kap. 25

Hereditäre Onychodysplasie (H. O. O. D.) → **Osteo-Onychodysplasie**   Kap. 370

**Hereditäre Osteodystrophie** (ALBRIGHT)
Kap. 192

Hereditäre Osteolysen → **Osteolyse-Syndrom: hereditäre Osteolysen**   Kap. 377

Hereditäre Polypose und Osteomatose → **Gardner-Syndrom**   Kap. 162

Hereditäre progressive Arthro-Ophthalmopathie → **Stickler-Syndrom**   Kap. 462

Hereditäre sensorische Radikuloneuropathie → **Thévenard-Syndrom**   Kap. 484

Hereditäre zerebello-lentale Degeneration mit geistiger Retardierung → **Marinesco-Sjögren-Syndrom**   Kap. 299

Hereditärer familiärer Hypogonadismus → **Reifenstein-Syndrom**   Kap. 421

Hereditäres Lymphödem, Typ I (NONNE u. MILROY), und hereditäres Lymphödem Typ II (MEIGE) → **Nonne-Milroy-Meige-Syndrom**   Kap. 360

Hereditäres Ödem → **Nonne-Milroy-Meige-Syndrom**   Kap. 360

Hereditary multiple system hamartomatosis → **Bourneville-Pringle-Syndrom**   Kap. 69

**Herzklappenprolaps-Syndrom**   Kap. 193

**Hippel-Lindau-Syndrom**   Kap. 194

Hippel-Syndrom → **Hippel-Lindau-Syndrom**
Kap. 194

**Hirnnerven-Syndrome**   Kap. 195

**Histiozytäre (familiäre) Dermato-Arthritis**
Kap. 196

**Histiozyten-Syndrom (meerblaue Histiozyten)**   Kap. 197

HMC-Syndrom → **Hypertelorismus, Mikrotie und Gesichtsspalte (facial clefting)**   Kap. 21

**Holoprosenzephalie**   Kap. 198

Holotelenzephalie → **Holoprosenzephalie**
Kap. 198

**Holt-Oram-Syndrom**   Kap. 199

Holtermüller-Wiedemann-Syndrom → **Kleeblattschädel-Syndrom**   Kap. 250

**Homozystinurie**   Kap. 200

Horner-Symptomenkomplex → **Horner-Syndrom**   Kap. 201

Horner-Syndrom   Kap. 201

HS-Mukopolysaccharidose (SANFILIPPO) →
   **Mukopolysaccharidose III**   Kap. 342

Hüftgelenksynovitis bei Kindern → **Coxitis fugas** Kap. 99

**Hughes-Stovin-Syndrom**   Kap. 202

„Humoral"-Syndrome   Kap. 203

Hünermann-Syndrom → **Chondrodysplasia
punctata**   Kap. 83

Hunter-Syndrom → **Mukopolysaccharidose
II**   Kap. 341

**Huntington-Chorea**   Kap. 204

Hurler-Syndrom → **Mukopolysaccharidose I
(MPS I–H)**   Kap. 340

Hutchinson-Boeck-Syndrom → **Besnier-Boeck-
Schaumann-Syndrom**   Kap. 60

Hutchinson-Gilford-Syndrom → **Progerie**
Kap. 412

Hutchinson-Weber-Peutz-Syndrom → **Peutz-
Jeghers-Syndrom**   Kap. 394

Hyalinosis cutis et mucosae → **Lipoidproteinose**   Kap. 281

**Hydrometrokolpos mit hereditärer Polydakty-
lie**   Kap. 205

Hyperaldosteronismus mit Hyperplasie des
   juxtaglomerulären Apparates und hypokaliämischer Alkalose → **Bartter-Syndrom**
Kap. 53

**Hyperammonämie-Syndrom (kongenitales)**
Kap. 206

**Hyperkalzämie-Syndrom (idiopathisches)**
Kap. 207

Hyperkeratosis palmaris et plantaris → **Keratoderma palmaris et plantaris familiaris**
Kap. 247

Hyperkeratosis palmoplantaris mit Periodontose → **Papillon-Lefèvre-Syndrom**
Kap. 389

Hyperkortizismus → **Cushing-Syndrom**
Kap. 102

Hyperostose en coulée de bougie → **Melorheostose**   Kap. 312

Hyperostosis corticalis deformans juvenilis
   → **Hyperphosphatasämie**   Kap. 209

**Hyperostosis corticalis generalisata (Typ
Worth)**   Kap. 208

Hyperostosis corticalis generalisata familiaris
   → **Van-Buchem-Syndrom**   Kap. 503

Hyperostosis frontalis interna → **Stewart-Morel-Syndrom**   Kap. 460

**Hyperphosphatasämie**   Kap. 209

Hyperplastische Achondroplasie → **Metatropischer Zwergwuchs**   Kap. 320

Hyperplastische Chondrodystrophia fetalis
   → **Metatropischer Zwergwuchs**   Kap. 320

**Hypersplenie-Syndrom**   Kap. 210

**Hypertelorismus, Mikrotie und Gesichtsspal-
te**   Kap. 211

**Hypertelorismus-Hypospadie-Syndrom**
Kap. 212

Hypertrophe pulmonale Osteo-Arthropathie
   → **Marie-Bamberger-Syndrom**   Kap. 297

Hypertrophische Gastropathie → **Ménétrier-
Syndrom**   Kap. 314

Hypervitaminose-Hydrozephalus → **Marie-
Sée-Syndrom**   Kap. 298

Hypochlorämisches glykosurisches Osteo-Nephropathie-Syndrom → **Fanconi-de-Toni-
Syndrom**   Kap. 144

**Hypochondroplasie**   Kap. 213

Hypodontia and mesodermal dysgenesis of the
   iris and the cornea → **Rieger-Syndrom**
Kap. 426

**Hypoparathyreoidismus- und Steatorrhö-Syn-
drom**   Kap. 214

Hypophosphatämische familiäre Rachitis
   → **Albright-Butler-Bloomberg-Syndrom**
Kap. 22

**Hypophosphatasämie**   Kap. 215

Hypophysäre Post-partum-Nekrose → **Sheehan-Syndrom**   Kap. 447

Hypophysärer Hypogonadismus (Typ I) → **Lorain-Levi-Syndrom**   Kap. 286

Hypophysärer Nanismus → **Lorain-Levi-Syndrom**   Kap. 286

Hypophysärer Zwergwuchs → **Lorain-Levi-
Syndrom**   Kap. 286

Hypoplastic left ventricle syndrome → **Hypoplastisches Linksherz-Syndrom**   Kap. 218

Hypoplastic right heart complex → **Hypoplastisches Rechtsherz-Syndrom**   Kap. 219

**Hypoplastische Anämie – triphalangealer Dau-
men**   Kap. 216

**Hypoplastischer, hypokalzifizierter Zahn-
schmelz, Onycholyse und funktionelle Hypohidrose**   Kap. 217

**Hypoplastisches Linksherz-Syndrom**
Kap. 218

**Hypoplastisches Rechtsherz-Syndrom**
Kap. 219

Hypospadie-Hypertelorismus-Syndrom → **Hypertelorismus-Hypospadie-Syndrom**
Kap. 212

Hypothalamischer Infantilismus mit Fettleibigkeit → **Fröhlich-Syndrom**   Kap. 156

**Hypothenar-Hammer-Syndrom**   Kap. 220

# I

„I-Zell"-Krankheit → **Mukolipidose II** Kap. 338

Iatrogenes Syndrom der zuführenden Schlinge → **Syndrom der zuführenden Schlinge** Kap. 474

Ichthyosis palmaris et plantaris → **Keratoderma palmaris et plantaris familiaris** Kap. 247

Icterus-hepatic pigmentation syndrome → **Dubin-Johnson-Syndrom** Kap. 112

Idiopathic unilateral hyperlucent lung syndrome → **Swyer-James-Syndrom** Kap. 470

Idiopathische familiäre zerebro-vaskuläre Ferrokalzinose → **Fahr-Syndrom** Kap. 139

Idiopathische hereditäre Osteolysen → **Osteolyse-Syndrom: hereditäre Osteolysen** Kap. 377

Idiopathische Hyperkalzämie → **Hyperkalzämie-Syndrom (idiopathisches)** Kap. 207

Idiopathische hypertrophische Osteo-Arthropathie → **Touraine-Solente-Golé-Syndrom** Kap. 494

Idiopathische Lungenhämosiderose → **Ceelen-Syndrom** Kap. 79

Idiopathische Osteo-Arthropathie mit Schädeldefekt → **Familiäre idiopathische Osteo-Arthropathie** Kap. 141

Idiopathische Panarteriitis → **Takayasu-Syndrom** Kap. 477

Idiopathische Tracheomegalie mit Tracheomalazie → **Mounier-Kuhn-Syndrom** Kap. 335

Idiopathische unkonjugierte Hyperbilirubinämie → **Gilbert-Syndrom** Kap. 168

Idiopathischer diffuser Ösophagusspasmus → **Bársony-Polgár-Syndrom** Kap. 52

**Idiopathisches zyklisches Ödem** Kap. 221

**Immundefekt-Syndrom: Bruton-Agammaglobulinämie** Kap. 222

**Immundefekt-Syndrom: Di-George-Syndrom** Kap. 223

**Immundefekt-Syndrom: Dysgammaglobulinämie und intestinale lymphatische Hyperplasie** Kap. 224

**Immundefekt-Syndrom: Immundefekt mit Zwergwuchs** Kap. 225

**Immundefekt-Syndrom: Dysgammaglobulinämie – kongenitale Anomalien – Zwergwuchs** Kap. 226

**Immundefekt-Syndrom: Waldenström-Syndrom** Kap. 227

**Immundefekt-Syndrome** Kap. 222–227

Incontinentia pigmenti → **Bloch-Sulzberger-Syndrom** Kap. 64

Infantile hypercalcemia-mental retardation syndrome → **Hyperkalzämie-Syndrom (idiopathisches)** Kap. 207

Infantile Hyperkalzämie – charakteristische Gesichtsbildung – supravalvuläre Aortenstenose → **Williams-Syndrom** Kap. 526

Infantile kortikale Hyperostose → **Infantile kortikale Hyperostose** (CAFFEY) Kap. 228

**Infantile kortikale Hyperostose** (CAFFEY) Kap. 228

Infantile Thoraxdystrophie → **Thorax-Asphyxie-Syndrom** Kap. 487

Innere Chondromatose → **Ollier-Syndrom** Kap. 365

Inspissated bile syndrome → **Gallenpfropf-Syndrom** Kap. 160

Intermittierende Hydrarthrose → **Coxitis fugas** Kap. 99

Interpositio hepatodiaphragmatica → **Chilaiditi-Syndrom** Kap. 82

Intestinal knot syndrome → **Kombinierter Dünn-/Dickdarmvolvulus** Kap. 257

Intestinale Lipodystrophie → **Whipple-Syndrom** Kap. 523

Intestinale Lipogranulomatose → **Whipple-Syndrom** Kap. 523

Intrauterines parabiotisches Syndrom → **Zwillings-Transfusions-Syndrom** Kap. 541

Iriskolobom und Analatresie → **Katzenaugen-Syndrom** Kap. 244

Irritable bowel syndrome → **Irritables Kolon-Syndrom** Kap. 229

Irritable Hüfte → **Coxitis fugas** Kap. 99

**Irritables Kolon-Syndrom** Kap. 229

Ivemark-Syndrom → **Alienie-Syndrom** Kap. 23

# J

Jaffé-Lichtenstein-Krankheit → **Fibröse polyostotische Dysplasie** Kap. 149

Jaffé-Lichtenstein-Uehlinger-Syndrom → **Fibröse polyostotische Dysplasie** Kap. 149

Jansens metaphysäre Dysostose → **Metaphysäre Chondrodysplasie** (Jansen) Kap. 317

„Japanische zerebro-vaskuläre Krankheit" → **Moya-Moya** Kap. 336

Jejunum-Syndrom → **Dumping-Syndrom** Kap. 113

**Jejunumdivertikulose – makrozystische Anämie – Steatorrhö-Syndrom** Kap. 230

**Jervell- und Lange-Nielsen-Syndrom** Kap. 231

Jeune-Syndrom → **Thorax-Asphyxie-Syndrom** Kap. 487

Jones-Krankheit → **Cherubismus-Syndrom** Kap. 81

Josephs-Diamond-Blackfan-Syndrom → **Diamond-Blackfan-Syndrom** Kap. 108

**Juberg-Hayward-Syndrom** Kap. 232

Jugendliche aseptische Epiphysennekrose → **Thiemann-Syndrom** Kap. 486

Julien-Marie-Sée-Syndrom → **Marie-Sée-Syndrom** Kap. 298

Jüngling-Krankheit → **Besnier-Boeck-Schaumann-Syndrom** Kap. 60

Juvenile Gicht mit Hirnbeteiligung → **Lesch-Nyhan-Syndrom** Kap. 275

Juvenile Hyperurikämie → **Lesch-Nyhan-Syndrom** Kap. 275

Juvenile rheumatoide Arthritis → **Still-Syndrom** Kap. 464

Juveniler Morbus Paget → **Hyperphosphatasämie** Kap. 209

Juveniles Xanthogranulom → **Naevoxanthoendotheliom** Kap. 348

# K

**Kalzinose – Raynaud-Phänomen – Sklerodaktylie – Teleangiektasien** Kap. 233

**Kamptomeler Zwergwuchs** Kap. 234

Kamptomelie-Syndrom → **Kamptomeler Zwergwuchs** Kap. 234

Kapillartoxische Purpura → **Schönlein-Henoch-Syndrom** Kap. 440

Kardio-auditives Syndrom → **Jervell- und Lange-Nielsen-Syndrom** Kap. 231

**Kardio-auditives Syndrom (Taubheit mit Herzkrankheiten)** Kap. 235

**Kardio-faziales Syndrom** Kap. 236

**Kardio-faziales Syndrom (Pulmonalklappendysplasie)** Kap. 237

Kardio-kutanes Syndrom → **Lentiginosis profusa** Kap. 270

Kardio-pulmonales Syndrom des Adipösen → **Pickwick-Syndrom** Kap. 396

**Kardio-respiratorisches Syndrom (erhöhter Widerstand der Atemwege)** Kap. 238

**Karpaltunnel-Syndrom** Kap. 239

**Kartagener-Syndrom** Kap. 240

**Karzinoid-Syndrom** Kap. 241

**Kasabach-Merritt-Syndrom** Kap. 242

**Kashin-Bek-(Kashin-Beck-)Syndrom** Kap. 243

**Katzenaugen-Syndrom** Kap. 244

Katzenschrei-Syndrom → **Chromosomopathie-Syndrom: Katzenschrei-Syndrom** Kap. 85

**Kaudale Dysplasie** Kap. 245

Kaudales Regressions-Syndrom → **Kaudale Dysplasie** Kap. 245

Kelly-Paterson-Syndrom → **Plummer-Vinson-Syndrom** Kap. 398

**Kenny-Caffey-Syndrom** Kap. 246

**Keratoderma palmaris et plantaris familiaris** Kap. 247

Keratoma hereditarium mutilans → **Vohwinkel-Syndrom** Kap. 511

Keratopachydermie, digitale Schnürfurchen und Taubheit → **Vohwinkel-Syndrom** Kap. 511

Keratosis palmaris et plantaris familiaris (Tylosis) → **Papillon-Lefèvre-Syndrom** Kap. 389

**Kindsmißhandlungs-Syndrom** Kap. 248

Kinky-hair syndrome → **Kraushaar-Syndrom** Kap. 262

Kinnier-Wilson-Syndrom → **Wilson-Syndrom** Kap. 528

Kirner-Deformität → **Kirner-Syndrom** Kap. 249

**Kirner-Syndrom** Kap. 249

Klauder-Syndrom → **Stevens-Johnson-Syndrom** Kap. 459

Kleeblattschädel-Anomalie → **Kleeblattschädel-Syndrom** Kap. 250

**Kleeblattschädel-Syndrom** Kap. 250

Kleido-kraniale Dysostose → **Kleido-kraniale Dysplasie** Kap. 251

**Kleido-kraniale Dysplasie** Kap. 251

Klinefelter-Reifenstein-Albright-Syndrom → **Chromosomopathie-Syndrom: Klinefelter-Syndrom** Kap. 86

Klinefelter-Syndrom → **Chromosomopathie-Syndrom: Klinefelter-Syndrom** Kap. 86

**Klippel-Feil-Syndrom** Kap. 252

**KlippelTrenaunay-Syndrom** Kap. 253

Klippel-Trenaunay-Weber-Syndrom → **Klippel-Trenaunay-Syndrom** Kap. 253

**Klüver-Bucy-Syndrom** Kap. 254

Klüver-Bucy-Terzian-Syndrom → **Klüver-Bucy-Syndrom** Kap. 254

**Kniest-Syndrom** Kap. 255

Knochendysplasie-Syndrom mit Netzhautablösung und Taubheit → **Kniest-Syndrom** Kap. 255

Knorpel-Haar-Hypoplasie-Syndrom → **Metaphysäre Chondrodysplasie** (McKusick) Kap. 318

**Kocher-Debré-Sémélaigne-Syndrom** Kap. 256

Köhlmeier-Degos-Syndrom → **Degos-Syndrom** Kap. 107

**Kombinierter Dünn/Dickdarmvolvulus** Kap. 257

Kongenitale Abduzens-Fazialis-Paralyse → **Möbius-Syndrom** Kap. 334

Kongenitale Agyrie → **Lissenzephalie-Syndrom** Kap. 284

Kongenitale aplastische Anämie → **Fanconi-Anämie** Kap. 143

Kongenitale aregeneratorische Anämie → **Diamond-Blackfan-Syndrom** Kap. 108

Kongenitale Asymmetrie → **Hemihypertrophie-Syndrom (kongenitales)** Kap. 189

Kongenitale doppelseitige Fazialisparese → **Möbius-Syndrom** Kap. 334

Kongenitale Elephantiasis → **Nonne-Milroy-Meige-Syndrom** Kap. 360

Kongenitale generalisierte Schmerzindifferenz → **Analgie-Syndrom (kongenitales)** Kap. 30

Kongenitale hypoplastische Anämie → **Diamond-Blackfan-Syndrom** Kap. 108

Kongenitale okulo-faziale Paralyse → **Möbius-Syndrom** Kap. 334

Kongenitale Schlaffheit der Gelenke → **Arthrochalasis multiplex congenita** Kap. 42

Kongenitale Schmerzindifferenz → **Analgie-Syndrom (kongenitales)** Kap. 30

Kongenitaler Brevicollis → **Klippel-Feil-Syndrom** Kap. 252

Kongenitaler Defekt des Schädels und der Kopfhaut → **Aplasia cutis congenita** Kap. 36

Kongenitaler familiärer Zwergwuchs mit zephalo-ossärer Dysplasie → **Zephalo-ossäre Dysplasie** Kap. 535

Kongenitaler Hautdefekt → **Aplasia cutis congenita** Kap. 36

Kongenitales Beckenhorn-Syndrom → **Osteo-Onychodysplasie** Kap. 370

Kongenitales hypoplastisches Thrombozytopenie-Phokomelie-Syndrom → **Thrombozytopenie-Radiusaplasie-Syndrom** Kap. 488

Kongenitales Thrombopenie-Syndrom → **Thrombozytopenie-Radiusaplasie-Syndrom** Kap. 488

Kopfwackel-Puppen-Syndrom → **„Bobblehead doll"-Syndrom** Kap. 66

**Kortikale Hyperostose mit Hyperphosphatämie** Kap. 258

Krabbe-Syndrom → **Sturge-Weber-Syndrom** Kap. 466

Kranio-diaphysäre Dysostose → **Kranio-diaphysäre Dysplasie** Kap. 259

**Kranio-diaphysäre Dysplasie** Kap. 259

Kranio-faziale Dysostose → **Kranio-faziale Dysostose** (Crouzon) Kap. 260

**Kranio-faziale Dysostose** (Crouzon) Kap. 260

Kranio-karpo-tarsal-Dystrophie → **Freeman-Sheldon-Syndrom** Kap. 154

Kranio-metaphysäre Dysostose → **Kranio-metaphysäre Dysplasie** Kap. 261

**Kranio-metaphysäre Dysplasie** Kap. 261

Kranio-ossäre Dysplasie mit Akroosteolysen → **Osteolyse-Syndrom: Kranioossäre Dysplasie mit Akroosteolysen** Kap. 378

Krankheit von Toulouse-Lautrec → **Pyknodysostose-Syndrom** Kap. 418

**Kraushaar-Syndrom** Kap. 262

Kretinismus mit Muskelhypertrophie → **Kocher-Debré-Sémélaigne-Syndrom** Kap. 256

KRST-Syndrom → **Kalzinose-Raynaud-Phäno-men – Sklerodaktylie – Teleangiektasien** Kap. 233

Kryptogene Polyzythämie → **Vaquez-Osler-Syndrom** Kap. 504

**Kryptophthalmie-Syndrom** Kap. 263

Kryptophthalmos-Syndaktylie-Syndrom → **Kryptophthalmie-Syndrom** Kap. 263

Kundrat-Syndrom → **Holoprosenzephalie** Kap. 198

**Kuskokwim-Syndrom** Kap. 264

**Kwashiorkor** Kap. 265

# L

**Lakrimo-aurikulo-dento-digital-Syndrom** Kap. 266

Lamy-Maroteaux-Syndrom → **Diastrophischer Zwergwuchs** Kap. 109

Landing-Norman-Krankheit → **Mukolipidose, GM$_1$ Gangliosidose I** Kap. 337

Landry-Guillain-Barré-Strohl-Syndrom → **Guillain-Barré-Syndrom** Kap. 178

Lange-Syndrom → **Cornelia-de-Lange-Syndrom** Kap. 97

Lannois-Gradenigo-Syndrom → **Gradenigo-Syndrom** Kap. 174

**Larsen-Syndrom** Kap. 267

Laterale Asymmetrie → **Hemihypertrophie-Syndrom (kongenitales)** Kap. 189

Launois-Bensaude-Syndrom → **Madelung-Syndrom** Kap. 291

Launois-Cléret-Syndrom → **Fröhlich-Syndrom** Kap. 156

Laurence-Biedl-Syndrom → **Laurence-Moon-Biedl-Bardet-Syndrom** Kap. 268

**Laurence-Moon-Biedl-Bardet-Syndrom** Kap. 268

Laurence-Moon-Biedl-Syndrom → **Laurence-Moon-Biedl-Bardet-Syndrom** Kap. 268

**Lawrence-Seip-Syndrom** Kap. 269

Lawrence-Syndrom → **Lawrence-Seip-Syndrom** Kap. 269

Leber-Milz-Syndrom → **Banti-Syndrom** Kap. 50

Lebervenen-Thrombosen-Syndrom → **Budd-Chiari-Syndrom** Kap. 73

Lejeune-Syndrom → **Chromosomopathie-Syndrom: Katzenschrei-Syndrom** Kap. 85

Lentiginose-polypose digestive → **Peutz-Jeghers-Syndrom** Kap. 394

Lentiginosis → **Lentiginosis profusa** Kap. 270

**Lentiginosis profusa** Kap. 270

Lenz-Mikrophthalmie-Syndrom → **Lenz-Syndrom** Kap. 271

**Lenz-Syndrom** Kap. 271

Lenz-Syndrom → **Thalidomid-Embryopathie** Kap. 482

Leopard-Syndrom → **Lentiginosis profusa** Kap. 270

**Leprechaunismus** Kap. 272

Léri-Joanny-Syndrom → **Melorheostose** Kap. 312

Léri-Krankheit → **Melorheostose** Kap. 312

Léri-Pleonosteose → **Pleonosteose** Kap. 397

Léri-Syndrom → **Pleonosteose** Kap. 397

**Léri-Weill-Syndrom** Kap. 273

Léri's flowing periostitis → **Melorheostose** Kap. 312

**Leriche-Syndrom** Kap. 274

Leroys „I-Zell"-Krankheit → **Mukolipidose II** Kap. 338

**Lesch-Nyhan-Syndrom** Kap. 275

Letale Granulomatose → **Wegener-Syndrom** Kap. 516

**Letterer-Siwe-Syndrom** Kap. 276

Levi-Syndrom → **Lorain-Levi-Syndrom** Kap. 286

Lightwood-Albright-Syndrom → **Lightwood-Syndrom** Kap. 277

**Lightwood-Syndrom** Kap. 277

Lignac-de-Toni-Fanconi-Syndrom → **Lignac-Fanconi-Syndrom** Kap. 278

**Lignac-Fanconi-Syndrom** Kap. 278

Lin Kuatang-tz'w → **Kashin-Bek-(Kashin-Beck-)Syndrom** Kap. 243

Linear pigmented verrucae → **Naevus-sebaceus-linearis-Syndrom** Kap. 349

Linear sebaceous nevus syndrome → **Naevus-sebaceus-linearis-Syndrom** Kap. 349

Lip pits-cleft lip and palate-popliteal pterygia syndrome → **Popliteal-Pterygium-Syndrom** Kap. 404

Lipoatrophischer Diabetes mellitus → **Lawrence-Seip-Syndrom** Kap. 269

Lipoatrophischer Diabetes mit Acanthosis nigricans → **Lawrence-Seip-Syndrom** Kap. 269

Lipodystrophia facialis → **Lipodystrophie-Syndrom (partielles)** Kap. 279

**Lipodystrophie-Syndrom (partielles)** Kap. 279

Lipogranulomatose → **Farber-Syndrom** Kap. 145

**Lipoid-Dermato-Arthritis** Kap. 280

Lipoidkalzinogranulomatose → **Tumoröse Kalzinose** Kap. 499

Lipoidkalkgicht → **Tumoröse Kalzinose** Kap. 499

Lipoidnephrose → **Nephrotisches Syndrom** Kap. 352

Lipoidosis cutis et mucosae → **Lipoidproteinose** Kap. 281

**Lipoidproteinose** Kap. 281

**Lippen-Gaumen-Spalte, Tetraphokomelie und Genitalvergrößerung** Kap. 282

**Lippen- und/oder Gaumenspalte mit Lippenfistel (Syndrom)** Kap. 283

**Lissenzephalie-Syndrom** Kap. 284

Lobstein-Krankheit → **Osteogenesis imperfecta tarda** Kap. 372

**Loeffler-Syndrom** Kap. 285

Löffler-Lungeninfiltrat → **Loeffler-Syndrom** Kap. 285

Löffler-Pneumonie → **Loeffler-Syndrom** Kap. 285

Löffler-Syndrom → **Loeffler-Syndrom** Kap. 285

Lokalisierte Magendrüsenhypertrophie → **Ménétrier-Syndrom** Kap. 314

Lokalisierter Gigantismus mit Macrodystrophia lipomatosa → **Macrodystrophia lipomatosa** Kap. 290

Looser-Debray-Milkman-Syndrom → **Milkman-Syndrom** Kap. 327

**Lorain-Levi-Syndrom** Kap. 286

Lorain-Syndrom → **Lorain-Levi-Syndrom** Kap. 286

Louis-Bar-Syndrom → **Ataxia teleangiectatica** Kap. 44

**Lowe-Syndrom** Kap. 287

**Lumbo-kosto-vertebral-Syndrom** Kap. 288

Lund-Huntington-Chorea → **Huntington-Chorea** Kap. 204

Lungeneosinophilie → **Weingarten-Syndrom** Kap. 518

Lupus pernio → **Besnier-Boeck-Schaumann-Syndrom** Kap. 60

**Lutembacher-Syndrom** Kap. 289

Lymphogranulomatosis benigna → **Besnier-Boeck-Schaumann-Syndrom** Kap. 60

# M

Macleod-Syndrom → **Swyer-James-Syndrom** Kap. 470

**Macrodystrophia lipomatosa** Kap. 290

Madelung-Deformität mit kurzen Unterarmen → **Léri-Weill-Syndrom** Kap. 273

Madelung-Fetthals → **Madelung-Syndrom** Kap. 291

**Madelung-Syndrom** Kap. 291

Maffucci-Kast-Syndrom → **Maffucci-Syndrom** Kap. 292

**Maffucci-Syndrom** Kap. 292

Makroglobulinämie (WALDENSTRÖM) → **Immundefekt-Syndrom: Waldenström-Syndrom** Kap. 227

Makroglossie-Omphalozele-Syndrom → **Beckwith-Wiedemann-Syndrom** Kap. 57

**Malabsorptions-Syndrom** Kap. 293

Maligne Retikuloendotheliose → **Letterer-Siwe-Syndrom** Kap. 276

Malignes Granulom → **Wegener-Syndrom** Kap. 516

Malignes Unterernährungs-Syndrom → **Kwashiorkor** Kap. 265

**Mallory-Weiss-Syndrom** Kap. 294

Malnutritions-Syndrom → **Kwashiorkor** Kap. 265

Mandibuläre Dysostose mit Peromelie → **Hanhart-Syndrom** Kap. 185

Mandibulo-faziale Dysostose → **Treacher-Collins-Syndrom** Kap. 495

Mandibulo-faziale Dysostose mit epibulbären Dermoidzysten → **Goldenhar-Syndrom** Kap. 170

Mandibulo-okulo-faziale Dyszephalie → **Hallermann-Streiff-Syndrom** Kap. 179

**Mandibulo-temporales Syndrom** Kap. 295

„Männliches" Turner-Syndrom → **Noonan-Syndrom** Kap. 361

Marchesani-Syndrom → **Weill-Marchesani-Syndrom**  Kap. 517

Marfan-Arachnodaktylie-Kontraktur-Syndrom → **Arachnodaktylie-Syndrom (kongenital, kontraktural)**  Kap. 37

**Marfan-Syndrom**  Kap. 296

**Marie-Bamberger-Syndrom**  Kap. 297

**Marie-Sée-Syndrom**  Kap. 298

**Marinesco-Sjögren-Syndrom**  Kap. 299

Markstenose der Röhrenknochen → **Kenny-Caffey-Syndrom**  Kap. 246

Marmorknochenkrankheit → **Osteopetrosis**  Kap. 382

Maroteaux-Lamy-Syndrom → **Mukopolysaccharidose VI**  Kap. 345

**Marshall-Syndrom**  Kap. 300

Martorell-Syndrom II → **Takayasu-Syndrom**  Kap. 477

Massive aspiration syndrome → **Mekonium-Aspirations-Syndrom**  Kap. 309

**Maxillo-nasale Dysplasie**  Kap. 301

**McCune-Albright-Syndrom**  Kap. 302

**Meckel-Syndrom**  Kap. 303

Meconium aspiration syndrome → **Mekonium-Aspirations-Syndrom**  Kap. 309

Meconium blockage syndrome → **Mekonium-Pfropf-Syndrom**  Kap. 310

Median arcuate ligament syndrome → **Arteria-coeliaca-Syndrom**  Kap. 39

Median nerve compression syndrome → **Karpaltunnel-Syndrom**  Kap. 239

Median-Syndrom → **Peitschenhieb-Syndrom**  Kap. 391

**Medianes Gesichtsspalten-Syndrom**  Kap. 304

Medulläres Schilddrüsenkarzinom-Phäochromozytom-Syndrom → **Sipple-Syndrom**  Kap. 451

Medullary stenosis of the tubular bones – hypocalcemic convulsion – dwarfism → **Kenny-Caffey-Syndrom**  Kap. 246

Meekeren-Ehlers-Danlos-Syndrom → **Ehlers-Danlos-Syndrom**  Kap. 126

**Megalozephalie-Syndrome**  Kap. 305

**Megasigmoid-Syndrom**  Kap. 306

Megaureter-Megazystitis-Syndrom → **Megazystitis-Syndrom**  Kap. 307

**Megazystitis-Syndrom**  Kap. 307

Meige-Milroy-Syndrom → **Nonne-Milroy-Meige-Syndrom**  Kap. 360

Meigs-Cass-Syndrom → **Meigs-Syndrom**  Kap. 308

**Meigs-Syndrom**  Kap. 308

**Mekonium-Aspirations-Syndrom**  Kap. 309

Mekonium-Ileus-Syndrom → **Mekonium-Pfropf-Syndrom**  Kap. 310

**Mekonium-Pfropf-Syndrom**  Kap. 310

Melasma suprarenale → **Addison-Syndrom**  Kap. 6

Méléda-Krankheit → **Keratoderma palmaris et plantaris familiaris**  Kap. 247

**Melnick-Needles-Syndrom**  Kap. 311

**Melorheostose**  Kap. 312

**Mendelson-Syndrom**  Kap. 313

**Ménétrier-Syndrom**  Kap. 314

MENKES' kinky-hair syndrome → **Kraushaar-Syndrom**  Kap. 262

Menkes-Syndrom → **Kraushaar-Syndrom**  Kap. 262

Menourie → **Youssef-Syndrom**  Kap. 533

Menourie nach Kaiserschnitt → **Youssef-Syndrom**  Kap. 533

Mesenterialarterien-Syndrom → **Aortoiliakales Entzugs-Syndrom**  Kap. 35

Mesoektodermale Dysplasie → **Ellis-van-Creveld-Syndrom**  Kap. 130

**Mesomeler Zwergwuchs** (LANGER)  Kap. 315

Mesomeler Zwergwuchs (LERI u. WEILL) → **Léri-Weill-Syndrom**  Kap. 274

Mesomeler Zwergwuchs (Typ Nievergelt) → **Nievergelt-Syndrom**  Kap. 359

**Metachromatische Leukodystrophie**  Kap. 316

**Metaphysäre Chondrodysplasie** (JANSEN)  Kap. 317

**Metaphysäre Chondrodysplasie** (McMuSICK)  Kap. 318

**Metaphysäre Chondrodysplasie** (SCHMID)  Kap. 319

Metaphysäre Chondrodysplasie mit hereditärer lymphopenischer Agammaglobulinämie → **Immundefekt-Syndrom: Immundefekt mit Zwergwuchs**  Kap. 225

Metaphysäre Chondrodysplasie mit Malabsorption und Neutropenie → **Shwachman-Syndrom**  Kap. 448

Metaphysäre Chondrodysplasie mit Thymolymphopenie → **Immundefekt-Syndrom: Immundefekt mit Zwergwuchs**  Kap. 225

**Metaphysäre Chondrodysplasien**  Kap. 317–319

Metaphysäre Dysostose mit Pankreasinsuffizienz → **Shwachman-Syndrom**  Kap. 448

Metaphysäre Dysostosis congenita → **Metaphysäre Chondrodysplasie** (JANSEN)  Kap. 317

**Metatropischer Zwergwuchs**  Kap. 320

Meulengracht-Syndrom → **Gilbert-Syndrom** Kap. 168

Meyenburg-Altherr-Uehlinger-Syndrom → **Meyenburg-Syndrom** Kap. 321

**Meyenburg-Syndrom** Kap. 321

Meyer-Dysplasie des Femurkopfes → **Dysplasia epiphysealis capitis femoris** Kap. 116

Meyer-Krankheit → **Dysplasia epiphysealis capitis femoris** Kap. 116

Meyer-Schwickerath-Syndrom → **Okulo-dento-ossäre Dysplasie** Kap. 363

Middle aortic syndrome → **Takayasu-Syndrom** Kap. 477

Midsystolic click syndrome → **Mitralklappenprolaps-Klick-Syndrom** Kap. 331

**Mietens-Weber-Syndrom** Kap. 322

Mikrognathie, Polydaktylie und Anomalien der Genitalia → **Ulrich-Feichtiger-Syndrom** Kap. 502

**Mikrophthalmie mit Digitalanomalien** Kap. 323

Mikrozelluläres Striatum-Syndrom → **Huntington-Chorea** Kap. 204

**Mikulicz-Syndrom** Kap. 324

**Milch-Alkali-Syndrom** Kap. 325

Milchallergie-Syndrom der Lungen → **Heiner-Syndrom** Kap. 187

**Milchpfropf-Syndrom** Kap. 326

Milchtrinker-Syndrom → **Milch-Alkali-Syndrom** Kap. 325

Milchvergiftung → **Milch-Alkali-Syndrom** Kap. 325

Milkman-Looser-Syndrom → **Milkman-Syndrom** Kap. 327

**Milkman-Syndrom** Kap. 327

Milroy-Krankheit → **Nonne-Milroy-Meige-Syndrom** Kap. 360

**Milz-Gonaden-Fusion mit Ektromelie und Mikrognathie** Kap. 328

**Milzflexur-Syndrom** Kap. 329

Minderwuchs-Onychodysplasie-Syndrom → **Senior-Syndrom** Kap. 445

**Mirizzi-Syndrom** Kap. 330

Mißbildung, bei der die Koronararterien aus der Arteria pulmonalis entspringen → **Bland-White-Garland-Syndrom** Kap. 63

Mitchell-Syndrom → **Horner-Syndrom** Kap. 201

Mitchell-Syndrom → **Lipodystrophie-Syndrom (partielles)** Kap. 279

**Mitralklappenprolaps-Klick-Syndrom** Kap. 331

**Mittellappen-Syndrom** Kap. 332

**Mittelmeerfieber (familiäres)** Kap. 333

Mljet-Syndrom → **Keratoderma palmaris et plantaris familiaris** Kap. 247

**Möbius-Syndrom** Kap. 334

Moersch-Woltmann-Syndrom → **„Stiff-man"-Syndrom** Kap. 463

Mohr-Syndrom → **Oro-digito-fazial-Syndrom II** (MOHR) Kap. 369

Möller-Boeck-Krankheit → **Besnier-Boeck-Schaumann-Syndrom** Kap. 60

Mongolismus → **Chromosomopathie-Syndrom: Down-Syndrom** Kap. 84

Mongoloide Idiotie → **Chromosomopathie-Syndrom: Down-Syndrom** Kap. 84

Morbus Addison → **Addison-Syndrom** Kap. 6

Morbus Osler → **Vaquez-Osler-Syndrom** Kap. 504

Morgagni-Adams-Stokes-Syndrom → **Adams-Stokes-Syndrom** Kap. 5

Morgagni-Pende-Morel-Moore metabolic craniopathy syndrome → **Stewart-Morel-Syndrom** Kap. 460

Morgagni-Stewart-Morel-Syndrom → **Stewart-Morel-Syndrom** Kap. 460

Morgagni-Syndrom → **Stewart-Morel-Syndrom** Kap. 460

Morquio-Brailsford-Syndrom → **Mukopolysaccharidose IV** Kap. 343

Morquio-Syndrom → **Mukopolysaccharidose IV** Kap. 343

Morquio-Ulrich-Krankheit → **Mukopolysaccharidose IV** Kap. 343

**Mounier-Kuhn-Syndrom** Kap. 335

**Moya-Moya** Kap. 336

Mucosal-respiratory syndrome → **Stevens-Johnson-Syndrom** Kap. 459

Mucoserous dyssecretosis → **Sjögren-Syndrom** Kap. 453

Mucous colon syndrome → **Irritables Kolon-Syndrom** Kap. 229

**Mukolipidose, GM$_1$ Gangliosidose I** Kap. 337

**Mukolipidose II** Kap. 338

**Mukolipidose III** Kap. 339

**Mukopolysaccharidose I (MPS I–H)** Kap. 340

**Mukopolysaccharidose II** Kap. 341

**Mukopolysaccharidose III** Kap. 342

**Mukopolysaccharidose IV** Kap. 343

**Mukopolysaccharidose V** Kap. 344

**Mukopolysaccharidose VI** Kap. 345

Mukosaneurom-Syndrom → **Neuroendokrine Dysplasie** Kap. 353

Mukosaneurome mit endokrinen Tumoren → **Neuroendokrine Dysplasie** Kap. 353

Multiple Enchondrome → **Ollier-Syndrom**
Kap. 365

Multiple endokrine Adenomatose (MEA-Ulkus-Syndrom) → **Wermer-Syndrom**
Kap. 521

Multiple endokrine Neoplasie, Typ II (Wermer, Typ I) → **Sipple-Syndrom**  Kap. 451

Multiple epiphyseal dysplasia → **Dysplasia epiphysealis multiplex**  Kap. 118

Multiple epiphyseal dysplasia (Fairbank) → **Dysplasia epiphysealis multiplex**
Kap. 118

Multiple epiphyseal dysplasia tarda → **Dysplasia epiphysealis multiplex**  Kap. 118

Multiple Epiphysenstörungen → **Dysplasia epiphysealis multiplex**  Kap. 118

Multiple hamartoma syndrome → **Cowden-Syndrom**  Kap. 98

Multiple Hamartome → **Cowden-Syndrom**
Kap. 98

Multiple lentigines syndrome → **Lentiginosis profusa**  Kap. 270

Multiple Neurofibromatose → **Von-Recklinghausen-Syndrom**  Kap. 513

Multiple nevoid basal cell carcinoma syndrome → **Basalzellen-Naevus-Syndrom**  Kap. 54

Multiple Osteo-Chondromatose → **Exostosen (multiple, kartilaginäre)**  Kap. 136

Multiple osteogene Exostosen → **Exostosen (multiple, kartilaginäre)**  Kap. 136

Multiple progressive intrakranielle Arterienverschlüsse→ **Moya-Moya**  Kap. 336

Multizentrische Retikulohistiozytose → **Lipoid-Dermato-Arthritis**  Kap. 280

Münchmeyer-Krankheit → **Myositis ossificans progressiva**  Kap. 346

Mutational dysostosis → **Kleido-kraniale Dysplasie**  Kap. 251

Mutilierende Palmoplantarkeratose → **Keratoderma palmaris et plantaris familiaris**
Kap. 247

Mutilierendes Keratoderma → **Vohwinkel-Syndrom**  Kap. 511

Muzinartige Degeneration der Herzklappen → **Herzklappenprolaps-Syndrom**  Kap.193

Myoklonische Enzephalopathie → **Okulo-zerebello-myoklonisches Syndrom**  Kap. 364

**Myositis ossificans progressiva**  Kap. 346

**Myotone Dystrophie**  Kap. 347

Myotonia atrophica → **Myotone Dystrophie**
Kap. 347

Myxomatöse Mitralklappendegeneration → **Herzklappenprolaps-Syndrom**  Kap. 193

# N

**Naevoxanthoendotheliom**  Kap. 348

Naevus sebaceus (JADASSOHN) → **Naevus-sebaceus-linearis-Syndrom**  Kap. 349

**Naevus-sebaceus-linearis-Syndrom**  Kap. 349

Naevus unus lateris → **Naevus-sebaceus-linearis-Syndrom**  Kap. 349

Nagel-Patella-Syndrom → **Osteo-Onychodysplasie**  Kap. 370

Nanisme diastrophique → **Diastrophischer Zwergwuchs**  Kap. 109

Nanisme thanatophore → **Thanatophorer Zwergwuchs**  Kap. 483

Narrow lumbar spinal canal syndrome → **Syndrom des engen lumbalen Spinalkanals**
Kap. 475

Nebennierenrindeninsuffizienz → **Addison-Syndrom**  Kap. 6

Neck contortions with hiatus hernia → **Sandifer-Syndrom**  Kap. 438

**Nelson-Syndrom**  Kap. 350

Neonatale fokale Lungenüberblähung→ **Wilson-Mikity-Syndrom**  Kap. 527

**Nephronophthisis** (FANCONI)  Kap. 351

**Nephrotisches Syndrom**  Kap. 352

Neumann-Aphthose → **Stevens-Johnson-Syndrom**  Kap. 459

Neuro-Arthro-Myodysplasie → **Arthrogryposis-Syndrom**  Kap. 43

**Neuroendokrine Dysplasie**  Kap. 353

Neurofibromatose → **Von-Recklinghausen-Syndrom**  Kap. 513

**Neurokutane Syndrome**  Kap. 354

**Neurovaskuläres Kompressions-Syndrom**
Kap. 355

**Neutrophilendysfunktions-Syndrom: chronisch granulomatöse Krankheit des Kindesalters**  Kap. 356

**Neutrophilendysfunktions-Syndrom: Job-Syndrom**  Kap. 357

**Neutrophilendysfunktions-Syndrome**
Kap. 356–357

Nevo-xantho-endothelioma → **Naevoxanthoendotheliom** Kap. 348

Nichtfamiliäre Osteolysen mit Nephropathie
→ **Osteolyse-Syndrom mit Nephropathie
(nichtfamiliär)** Kap. 379

Nichtinfektiöse nekrotisierende Granulomatose → **Wegener-Syndrom** Kap. 516

Nichtlipoide Retikuloendotheliose → **Letterer-
Siwe-Syndrom** Kap. 276

Niemann-Krankheit → **Niemann-Pick-Syndrom** Kap. 358

Niemann-Pick-Syndrom Kap. 358
**Nievergelt-Syndrom** Kap. 359
Nishimoto-Takeuschi-Kudo-Syndrom
→ **Moya-Moya** Kap. 336
Nishimoto-Takeuschi-Syndrom → **Moya-
Moya** Kap. 336
Noack-Syndrom → **Akrozephalopolysyndakty-
lie, Typ I** Kap. 14
**Nonne-Milroy-Meige-Syndrom** Kap. 360
**Noonan-Syndrom** Kap. 361

# O

Oberes Mesenterialarterien-Syndrom → **Arteria-mesenterica-superior-Syndrom** Kap. 40

Obesity-hypoventilation syndrome → **Pickwick-Syndrom** Kap. 396

Obrinsky-Syndrom → **Bauchdeckenaplasie-
Syndrom** Kap. 55

Observation hip syndrome → **Coxitis fugas**
Kap. 99

„Obstruktion" des rechten Ventrikels mit
Rechtsinsuffizienz → **Bernheim-Syndrom**
Kap. 59

**Obui-Himo-Syndrom** Kap. 362

OFD-Syndrom I → **Oro-digito-fazial-Syndrom
I** (PAPILLON U. LEAGE) Kap. 368

OFD-Syndrom II → **Oro-digito-fazial-Syndrom
II** (MOHR) Kap. 369

Okulärer Hypertelorismus (GREIG) → **Greig-
Syndrom** Kap. 176

Okulo-aurikulo-vertebrale Dysplasie → **Goldenhar-Syndrom** Kap. 170

Okulo-aurikulo-vertebrales Syndrom → **Goldenhar-Syndrom** Kap. 170

Okulo-dento-digitale Dysplasie → **Okulo-dento-ossäre Dysplasie** Kap. 363

Okulo-dento-digitales Syndrom → **Okulo-dento-ossäre Dysplasie** Kap. 363

**Okulo-dento-ossäre Dysplasie** Kap. 363

Okulo-mandibulo-Dyszephalie mit Hypotrichose → **Hallermann-Streiff-Syndrom**
Kap. 179

Okulo-pupilläres Syndrom → **Horner-Syndrom** Kap. 201

Okulo-sympathisches Syndrom → **Horner-Syndrom** Kap. 201

Okulo-urethro-artikuläres Syndrom → **Reiter-
Syndrom** Kap. 422

**Okulo-zerebello-myoklonisches Syndrom**
Kap. 364

Okulo-zerebro-renales Syndrom → **Lowe-Syndrom** Kap. 287

Oligophrenia phenylpyruvica → **Fölling-Syndrom** Kap. 153

**Ollier-Syndrom** Kap. 365

Ombanja (Bantu) → **Ainhum-Syndrom**
Kap. 9

Onycho-Osteo-Arthro-Dysplasie → **Osteo-
Onychodysplasie** Kap. 370

Onycho-Osteodysplasie → **Osteo-Onychodysplasie** Kap. 370

OPD-Syndrom → **Oto-palato-digital-Syndrom** Kap. 385

**Ophthalmo-mandibulo-melische Dysplasie**
Kap. 366

Opitz-Syndrom → **Hypertelorismus-Hypospadie-Syndrom** Kap. 212

Oral-fazial-digitales Syndrom I → **Oro-digito-
fazial-Syndrom I** (PAPILLON U. LEAGE)
Kap. 368

Oral-fazial-digitales Syndrom II → **Oro-digito-
fazial-Syndrom II** (MOHR) Kap. 369

**Ormond-Syndrom** Kap. 367

**Oro-digito-fazial-Syndrom I** (PAPILLON U. LEA-
GE) Kap. 368

**Oro-digito-fazial-Syndrom II** (MOHR)
Kap. 369

Oro-kranio-digital-Syndrom → **Juberg-Hayward-Syndrom** Kap. 232

Osler-Syndrom → **Rendue-Osler-Weber-Syndrom** Kap. 423

Osteo-chondro-muskuläre Dystrophie
→ **Schwartz-Jampel-Syndrom** Kap. 442

Osteo-dentale Dysplasie → **Kleido-kraniale Dysplasie** Kap. 251

**Osteo-Onychodysplasie** Kap. 370

Osteo-unguale Dysplasie → **Osteo-Onychodysplasie** Kap. 370

Osteoarthrosis deformans endemica → **Kashin-Bek-(Kashin-Beck-)Syndrom** Kap. 243

Osteochalasia desmalis familiaris → **Hyperphosphatasämie** Kap. 209

Osteochondritis juvenilis of the epiphyses of the phalanges of the hand → **Thiemann-Syndrom** Kap. 486

Osteochondrom der Epiphysen → **Dysplasia epiphysealis hemimelica** Kap. 117

Osteodysmetamorphosis foetalis → **Hypophosphatasie** Kap. 215

Osteodysplasie → **Melnick-Needles-Syndrom** Kap. 311

Osteodystrophia fibrosa universalis → **Fibröse polyostotische Dysplasie** Kap. 149

**Osteogenesis imperfecta congenita** Kap. 371

Osteogenesis imperfecta gravis → **Osteogenesis imperfecta congenita** Kap. 371

Osteogenesis imperfecta letalis → **Osteogenesis imperfecta congenita** Kap. 371

**Osteogenesis imperfecta tarda** Kap. 372

**Osteolyse-Syndrom: Akroosteolysen (familiäre)** Kap. 373

**Osteolyse-Syndrom: Cheney-Syndrom** Kap. 374

**Osteolyse-Syndrom: Gorham-Krankheit** Kap. 375

**Osteolyse-Syndrom: hereditär multizentrisches Osteolyse-Syndrom** Kap. 376

**Osteolyse-Syndrom: hereditäre Osteolysen** Kap. 377

**Osteolyse-Syndrom: kranio-ossäre Dysplasie mit Akroosteolysen** Kap. 378

**Osteolyse-Syndrom mit Nephropathie (nichtfamiliär)** Kap. 379

**Osteolyse-Syndrome** Kap. 373–379

**Osteopathia condensans disseminata** Kap. 380

Osteopathia hyperostotica congenita membri unius → **Melorheostose** Kap. 312

Osteopathia hyperostotica sclerotisans multiplex infantilis → **Engelmann-Syndrom** Kap. 131

**Osteopathia striata** Kap. 381

**Osteopetrosis** Kap. 382

Osteopetrosis congenita (maligne) → **Osteopetrosis** Kap. 382

Osteopetrosis generalisata → **Osteopetrosis** Kap. 382

Osteopoikilose → **Osteopathia condensans disseminata** Kap. 380

**Osteoporose (idiopathische, juvenile)** Kap. 383

**Osteoporose der Hüfte (flüchtige)** Kap. 384

Osteopsathyrosis → **Osteogenesis imperfecta tarda** Kap. 372

Osteosis eburnisans monomelica → **Melorheostose** Kap. 312

Österreicher-Turner-Syndrom → **Osteo-Onychodysplasie** Kap. 370

Oto-mandibuläre Dysostose → **Hemifaziales Mikrosomie-Syndrom** Kap. 188

**Oto-palato-digital-Syndrom** Kap. 385

Otogener Hydrozephalus → **Pseudotumor cerebri** Kap. 416

Otto-Syndrom → **Arthrogryposis-Syndrom** Kap. 43

Ovarian aszites-pleural effusion syndrome → **Meigs-Syndrom** Kap. 308

# P

4-p-Syndrom → **Chromosomopathie-Syndrom: Wolf-Syndrom** Kap. 91

Pachydermoperiostose → **Touraine-Solente-Golé-Syndrom** Kap. 494

Pachydermoperiostosis plicata → **Touraine-Solente-Golé-Syndrom** Kap. 494

Paget-Schrötter-Syndrom → **Paget-von-Schroetter-Syndrom** Kap. 386

**Paget-von-Schroetter-Syndrom** Kap. 386

Pancoast-Lungenspitzen-Syndrom → **Pancoast-Syndrom** Kap. 387

**Pancoast-Syndrom** Kap. 387

Pancoast-Tobias-Syndrom → **Pancoast-Syndrom** Kap. 387

Pancreas-blood-bone syndrome → **Shwachman-Syndrom** Kap. 448

**Pankreasinsuffizienz-Syndrom mit chronischer Atemwegserkrankung und Leberschaden** Kap. 388

Pankreatogene „Cholera" → **Verner-Morrison-Syndrom** Kap. 507

Pannikulitis → **Weber-Christian-Syndrom** Kap. 515

Panzytopenie-Dysmelie-Syndrom → **Fanconi-Anämie** Kap. 143

Papillon-Leage- und Psaume-Syndrom → **Oro-digito-fazial-Syndrom I** (PAPILLON u. LEAGE) Kap. 368

Papillon-Leage-Syndrom → **Oro-digito-fazial-Syndrom I** (PAPILLON u. LEAGE) Kap. 368

**Papillon-Lefèvre-Syndrom** Kap. 389

Parabiotisches Syndrom → **Zwillings-Transfusions-Syndrom** Kap. 541

Parak-Durante-Syndrom → **Osteogenesis imperfecta congenita** Kap. 370

**Parastremmatischer Zwergwuchs** Kap. 390

Parkes-Weber-Syndrom → **Klippel-Trenaunay-Syndrom** Kap. 253

Paroxysmal syndrome → **Mittelmeerfieber (familiäres)** Kap. 333

Parrot-Krankheit → **Achondroplasie** Kap. 3

Parry-Romberg-Syndrom → **Romberg-Syndrom** Kap. 432

Partieller Gigantismus → **Hemihypertrophie-Syndrom (kongenitales)** Kap. 189

Patau-Syndrom → **Chromosomopathie-Syndrom: Trisomie 13** Kap. 87

Paterson-Kelly-Syndrom → **Plummer-Vinson-Syndrom** Kap. 398

Payr-Syndrom → **Milzflexur-Syndrom** Kap. 329

Pegot-Cruveilhier-Baumgarten-Syndrom → **Cruveilhier-Baumgarten-Syndrom** Kap. 101

**Peitschenhieb-Syndrom** Kap. 391

Peliosis rheumatica → **Schönlein-Henoch-Syndrom** Kap. 440

Pelvic-shoulder dysplasia → **Becken-Schulter-Dysplasie** Kap. 56

Pelvino-thorako-phalangeale Dystrophie → **Thorax-Asphyxie-Syndrom** Kap. 487

**Pendred-Syndrom** Kap. 392

Peptische Aspirationspneumonie → **Mendelson-Syndrom** Kap. 313

Periodic abdominalgia → **Mittelmeerfieber (familiäres)** Kap. 333

**Periodische Krankheit** ↑ **Mittelmeerfieber (familiäres)** Kap. 333

**Periphere Dysostose** (BRAILSFORD) Kap. 393

Peritubal syndrome → **Trotter-Syndrom** Kap. 498

Periureterale Fibrose → **Ormond-Syndrom** Kap. 367

Peromelie mit Mikrognathie → **Hanhart-Syndrom** Kap. 185

**Peutz-Jeghers-Syndrom** Kap. 394

Peutz-Touraine-Syndrom → **Peutz-Jeghers-Syndrom** Kap. 394

Pfaundler-Hurler-Syndrom → **Mukopolysaccharidose I (MPS I–H)** Kap. 340

Pfeifer-Weber-Christian-Krankheit → **Weber-Christian-Syndrom** Kap. 515

Pfeiffer-Syndrom → **Akrozephalosyndaktylie, Typ V** Kap. 21

Phalangeal microgeodic syndrome of infancy → **Phalanges Mikrogeoden-Syndrom (des Kleinkindalters)** Kap. 395

Phalangeale Arthrose → **Strasburger-Hawkins-Eldridge-Syndrom** Kap. 465

**Phalangeales Mikrogeoden-Syndrom (des Kleinkindalters)** Kap. 395

Phantomhüfte → **Coxitis fugas** Kap. 99

Phantomknochen → **Osteolyse-Syndrom: Gorham-Krankheit** Kap. 375

„PHC"-Syndrom → **Böök-Syndrom** Kap. 68

Phenylketonurie → **Fölling-Syndrom** Kap. 153

Phenylurie → **Fölling-Syndrom** Kap. 153

Phosphatdiabetes → **Albright-Butler-Bloomberg-Syndrom** Kap. 22

P./I.A./V.A. syndrome → **Polydaktylie – Anus imperforatus – Wirbelsäulenanomalien** Kap. 400

Pick-Krankheit → **Niemann-Pick-Syndrom** Kap. 358

**Pickwick-Syndrom** Kap. 396

„Pierre de la peau"-Syndrom → **Calcinosis universalis** Kap. 75

Pierre-Robin-Syndrom → **Robin-Syndrom** Kap. 430

Pietrificatio cutis → **Calcinosis universalis** Kap. 75

Plantar perforating disease → **Thévenard-Syndrom** Kap. 484

Plaquelike gastric adenoma → **Ménétrier-Syndrom** Kap. 314

Platelet-trapping hemangioma → **Kasabach-Merritt-Syndrom** Kap. 242

**Pleonosteose** Kap. 397

Pleonosteosis familiaris → **Pleonosteose** Kap. 397

**Plummer-Vinson-Syndrom** Kap. 398

Poikiloderma atrophicans und Katarakt → **Rothmund-Syndrom** Kap. 433

Poikiloderma congenita → **Rothmund-Syndrom** Kap. 433

Poland-Syndaktylie → **Poland-Syndrom**
  Kap. 399
**Poland-Syndrom**   Kap. 399
Polyadenomatose → **Wermer-Syndrom**
  Kap. 521
Polychondropathie → **Meyenburg-Syndrom**
  Kap. 318
Polycythaemia rubra → **Vaquez-Osler-Syn-
drom**   Kap. 504
Polycythaemia rubra vera → **Vaquez-Osler-
Syndrom**   Kap. 504
Polycythaemia vera → **Vaquez-Osler-Syn-
drom**   Kap. 504
Polydactyly-imperforate anus-vertebral ano-
malies syndrome → **Polydaktylie – Anus im-
perforatus – Wirbelsäulenanomalien**
  Kap. 400
**Polydaktylie – Anus imperforatus – Wirbelsäu-
lenanomalien**   Kap. 400
Polydystrophische Obligophrenie → **Mukopo-
lysaccharidose III**   Kap. 342
Polydystrophischer Zwergwuchs → **Mukopo-
lysaccharidose VI**   Kap. 345
**Polylienie-Syndrom**   Kap. 401
Polyosteochondritis → **Dysplasia epiphysealis
multiplex**   Kap. 118
Polyostotische fibröse Dysplasie → **Fibröse po-
lyostotische Dysplasie**   Kap. 149
**Polyzythämie mit gleichzeitigem Vorkommen
von Tumoren und Zysten**   Kap. 402
**Pompe-Syndrom**   Kap. 403
Popliteal artery entrapment syndrome → **Arte-
ria-poplitea-Syndrom**   Kap. 41
**Popliteal-Pterygium-Syndrom**   Kap. 404
Popliteal web syndrome → **Popliteal-Ptery-
gium-Syndrom**   Kap. 404
Porak-Durante-Syndrom → **Osteogenesis im-
perfecta congenita**   Kap. 371
Post-traumatic reflex dystrophy → **Sudeck-Syn-
drom**   Kap. 468
Postalimentäres Dumping-Frühsyndrom
  → **Dumping-Syndrom**   Kap. 113
Postalimentäres Syndrom → **Dumping-Syn-
drom**   Kap. 113
**Postcholezystektomie-Syndrom**   Kap. 405
Postgastrectomy pseudodeficiency syndrome
  → **Dumping-Syndrom**   Kap. 113
Postgastrektomie-Syndrom → **Dumping-Syn-
drom**   Kap. 113
**Postgastrektomie-Syndrome**   Kap. 406
Postinfarkt-Syndrom → **Postmyokardinfarkt-
Syndrom**   Kap. 409
**Postkardiotomie-Syndrom**   Kap. 407
**Postkoarktektomie-Syndrom**   Kap. 408

Postkommissurotomie-Syndrom → **Postkardio-
tomie-Syndrom**   Kap. 407
**Postmyokardinfarkt-Syndrom**   Kap. 409
Postpartale Hypophyseninsuffizienz → **Shee-
han-Syndrom**   Kap. 447
Postperikardiotomie-Syndrom → **Postkardio-
tomie-Syndrom**   Kap. 407
Postvagotomie-Syndrom → **Dumping-Syn-
drom**   Kap. 113
**Potter-Syndrom**   Kap 410
Prader-Labhart-Willi-Fanconi-Syndrom → **Pra-
der-Willi-Syndrom**   Kap. 411
Prader-Labhart-Willi-Syndrom → **Prader-Wil-
li-Syndrom**   Kap. 411
**Prader-Willi-Syndrom**   Kap. 411
Prämaturenretinopathie → **Terry-Syndrom**
  Kap. 481
Präpubertärer Panhypopituitarismus (Typ III)
  → **Lorain-Levi-Syndrom**   Kap. 286
Premature senility → **Progerie**   Kap. 412
Primär embryonaler Hypertelorismus → **Greig-
Syndrom**   Kap. 176
Primäre Elastolyse → **Cutis-laxa-Syndrom**
  Kap. 103
Primäre Hyperurikämie → **Lesch-Nyhan-Syn-
drom**   Kap. 275
Primäre splenogene Neutropenie mit Arthritis
  → **Felty-Syndrom**   Kap. 147
Primäres splenisches Neutropenie-Syndrom
  → **Hypersplenie-Syndrom**   Kap. 210
Profichet-Syndrom → **Calcinosis universalis**
  Kap. 75
Progeria adultorum → **Werner-Syndrom**
  Kap. 522
**Progerie**   Kap. 412
Progerieähnliches Syndrom → **Cockayne-Syn-
drom**   Kap. 93
Progressive diaphysäre Dysplasie → **Engel-
mann-Syndrom**   Kap. 131
Progressive faziale Hemiatrophie → **Romberg-
Syndrom**   Kap. 432
Progressive hemifaziale Atrophie → **Romberg-
Syndrom**   Kap. 432
Progressive Lipodystrophie → **Lipodystrophie-
Syndrom (partielles)**   Kap. 279
Progressive muscular tautness → **„Stiff-man"-
Syndrom**   Kap. 463
Progressive spleno-adenomegalic polyarthritis
  → **Still-Syndrom**   Kap. 464
Progressive systemische Sklerose → **Skleroder-
mie**   Kap. 454
Progressive zephalo-thorakale Lipodystrophie
  → **Lipodystrophie-Syndrom (partielles)**
  Kap. 279

Prune-belly syndrome → **Bauchdeckenaplasie-Syndrom** Kap. 55

Pseudo-Hurler-Polydystrophie → **Mukolipidose III** Kap. 339

Pseudo-hurler-Syndrom → **Mukolipidose III** Kap. 339

Pseudo-Pseudohypoparathyreoidismus → **Hereditäre Osteodystrophie** (ALBRIGHT) Kap. 192

Pseudo-Turner-Syndrom → **Noonan-Syndrom** Kap. 361

**Pseudoachondroplastische Dysplasie** Kap. 413

**Pseudogicht-Syndrom** Kap. 414

**Pseudohypertrophische Muskeldystrophie** (DUCHENNE) Kap. 415

Pseudohypoparathyreoidismus (PH) → **Hereditäre Osteodystrophie** (ALBRIGHT) Kap. 192

Pseudoklaudikatio-Syndrom → **Cauda-equina-Syndrom** Kap. 78

Pseudorheumatoide Arthritis „Mukopolysaccharidose" → **Winchester-Grossman-Syndrom** Kap. 529

Pseudothalidomid-Syndrom → **SC-Phokomelie-Syndrom** Kap. 439

**Pseudotumor cerebri** Kap. 416

**Pseudoxanthoma elasticum** Kap. 417

„PTC"-Syndrom → **Sipple-Syndrom** Kap. 451

Pulmo-hämorrhagische Krankheit mit Glomerulonephropathie → **Goodpasture-Syndrom** Kap. 172

Pulmonal dysmaturity → **Wilson-Mikity-Syndrom** Kap. 527

Pulmonale Fibroplasie → **Broncho-pulmonale Dysplasie** Kap. 71

Pulmonary infiltrate with eosinophilia (P.I.E.) syndromes → **Eosinophile Lungeninfiltrat-Syndrome** Kap. 133

Pulslose Krankheit → **Takayasu-Syndrom** Kap. 477

Pure red cell anemia → **Diamond-Blackfan-Syndrom** Kap. 108

Pyknodysostose (MAROTEAUX u. LAMY) → **Pyknodysostose-Syndrom** Kap. 418

**Pyknodysostose-Syndrom** Kap. 418

Pyknodysostosis → **Pyknodysostose-Syndrom** Kap. 418

**Pyle-Syndrom** Kap. 419

## Q

Quadrupel-Syndrom → **Popliteal-Pterygium-Syndrom** Kap. 404

Quincke-Meningitis → **Pseudotumor cerebri** Kap. 416

## R

Rathbun-Krankheit → **Hypophosphatasie** Kap. 215

**Raynaud-Syndrom** Kap. 420

Recklinghausen-Krankheit → **Von-Recklinghausen-Syndrom** Kap. 513

Recurrent biliary tract syndrome → **Postcholezystektomie-Syndrom** Kap. 405

Refraktäre Rachitis → **Albright-Butler-Bloomberg-Syndrom** Kap. 22

**Reifenstein-Syndrom** Kap. 421

REIMANNS periodische Krankheit → **Mittelmeerfieber (familiäres)** Kap. 333

**Reiter-Syndrom** Kap. 422

Reiter-Trias → **Reiter-Syndrom** Kap. 422

Relapsing polychondritis syndrome → **Meyenburg-Syndrom** Kap. 321

**Rendue-Osler-Weber-Syndrom** Kap. 423

Reno-faziales Syndrom → **Potter-Syndrom** Kap. 410

Respirator lung → **Broncho-pulmonale Dysplasie** Kap. 71

Respiratory distress syndrome (adult) → **Atemnot-Syndrom (des Erwachsenen)** Kap. 45

Retching erosions → **Mallory-Weiss-Syndrom** Kap. 294

**Retinablindheit, polyzystische Nieren und Hirnmißbildungen** Kap. 424

Retrolentale Fibroplasie → **Terry-Syndrom**
Kap. 481

Retroperitoneale Fibrose → **Ormond-Syndrom** Kap. 367

Reye-Sheehan-Syndrom → **Sheehan-Syndrom** Kap. 447

Rezidivierende genito-orale Aphthose und Hypopyonuveitis → **Behçet-Syndrom** Kap. 58

Rheumatische Sialose → **Sjögren-Syndrom** Kap. 453

Rheumatoide Arthritis mit Hypersplenie → **Felty-Syndrom** Kap. 147

Rheumatoide Arthritis mit Splenomegalie und Leukopenie → **Felty-Syndrom** Kap. 147

Rheumatoides Pneumokoniose-Syndrom → **Caplan-Syndrom** Kap. 76

Phino-tricho-phalangeales Syndrom → **Tricho-rhino-phalangeal-Syndrom** (GIEDION) Kap. 496

**Ribbing-Syndrom** Kap. 425
**Rieger-Syndrom** Kap. 426
Right middle lobe syndrome → **Mittellappen-Syndrom** Kap. 332
**Riley-Syndrom** Kap. 427
**Riley-Day-Syndrom** Kap. 428
Riley-Smith-Syndrom → **Riley-Syndrom** Kap. 427
**Robertson-Kihara-Syndrom** Kap. 429
**Robin-Syndrom** Kap. 430
**Robinow-Silverman-Syndrom** Kap. 431
Rocher-Sheldon-Syndrom → **Arthrogryposis-Syndrom** Kap. 43

Rokitansky-Syndrom → **Budd-Chiari-Syndrom** Kap. 73
**Romberg-Syndrom** Kap. 432
Rosen-Castleman-Liebow-Syndrom → **Alveoläre Lungenproteinose** Kap. 26
Röske-de-Toni-Caffey-Smyth-Krankheit → **Infantile kortikale Hyperostose** (CAFFEY) Kap. 228
Rossi-Syndrom → **Arthrogryposis-Syndrom** Kap. 43
Rössle-Urbach-Wiethe-Lipoproteinose → **Lipoidproteinose** Kap. 281
Rötelnembryopathie → **Rubella-Syndrom (kongenitales)** Kap. 434
**Rothmund-Syndrom** Kap. 433
Rothmund-Thomson-Syndrom → **Rothmund-Syndrom** Kap. 433
**Rubella-Syndrom (kongenitales)** Kap. 434
**Rubinstein-Taybi-Syndrom** Kap. 435
Ruhrrheumatismus → **Reiter-Syndrom** Kap. 422
Ruiter-Pompen-Syndrom → **Fabry-Syndrom** Kap. 138
**Russel-Silver-Syndrom** Kap. 436
Russel-Syndrom → **Dienzephalon-Syndrom** Kap. 110
Russel-Syndrom → **Russel-Silver-Syndrom** Kap. 436
**Rutherford-Syndrom** Kap. 437

# S

Sakati-Syndrom → **Akrozephalopolysyndaktylie, Typ III** Kap. 16
**Sandifer-Syndrom** Kap. 438
Sanfilippo-Syndrom → **Mukopolysaccharidose III** Kap. 342
Sarkoidose → **Besnier-Boeck-Schaumann-Syndrom** Kap. 60
Say-Gerald-Syndrom → **Polydaktylie – Anus imperforatus – Wirbelsäulenanomalien** Kap. 400
**SC-Phokomelie-Syndrom** Kap. 439
SC-Syndrom → **SC-Phokomelie-Syndrom** Kap. 439
Scheie-Syndrom → **Mukopolysaccharidose V** Kap. 344

Scheuthauer-Marie-Sainton-Syndrom → **Kleido-kraniale Dysplasie** Kap. 251
Schlottergelenk → **Arthrochalasis multiplex congenita** Kap. 42
Schmerzhafte Ophthalmoplegie → **Tolosa-Hunt-Syndrom** Kap. 493
**Schönlein-Henoch-Syndrom** Kap. 440
**Schulter-Hand-Syndrom** Kap. 441
**Schwartz-Jampel-Syndrom** Kap. 442
**Schwarz-Lélek-Syndrom** Kap. 443
Schwere Osteopetrose → **Osteopetrosis** Kap. 382
**Scimitar-Syndrom** Kap. 444
Sclerocystic ovarian syndrome → **Stein-Leventhal-Syndrom** Kap. 458

Sea-blue histiocyte disease → **Histiozyten-Syndrom (meerblaue Histiozyten)** Kap. 197

Sea-blue histiocyte syndrome → **Histiozyten-Syndrom (meerblaue Histiozyten)** Kap. 197

Seabright-Bantam-Syndrom → **Hereditäre Osteodystrophie** (ALBRIGHT) Kap. 192

Seat belt syndrome → **Sicherheitsgurt-Syndrom** Kap. 449

Seckel-Syndrom → **Vogelkopf-Zwergwuchs** Kap. 509

Secreto-inhibitor syndrome → **Sjögren-Syndrom** Kap. 453

Segmentale Ösophagusspasmen → **Bársony-Polgár-Syndrom** Kap. 52

Seip-Syndrom → **Lawrence-Seip-Syndrom** Kap. 269

Sekundäre hypertrophe Osteo-Arthropathie → **Marie-Bamberger-Syndrom** Kap. 297

**Senior-Syndrom** Kap. 445

Septo-optic dysplasia and pituitary dwarfism → **De-Morsier-Syndrom** Kap. 105

Seröse Meningitis → **Pseudotumor cerebri** Kap. 416

**Shapiro-Syndrom** Kap. 446

**Sheehan-Syndrom** Kap. 447

**Shwachman-Syndrom** Kap. 448

Sicca-Syndrom → **Sjögren-Syndrom** Kap. 453

**Sicherheitsgurt-Syndrom** Kap. 449

Sideropenische Dysphagie → **Plummer-Vinson-Syndrom** Kap. 398

Siegal-Cattan-Mamou-Krankheit → **Mittelmeerfieber (familiäres)** Kap. 333

Siemens-Bloch-Syndrom → **Bloch-Sulzberger-Syndrom** Kap. 64

Siemens-Syndrom → **Ektodermale hypohidrotische Dysplasie** Kap. 128

Siliko-Arthritis → **Caplan-Syndrom** Kap. 76

Silver-Russel-Syndrom → **Russel-Silver-Syndrom** Kap. 436

Silver-Russel-Zwerg → **Russel-Silver-Syndrom** Kap. 436

Silver-Syndrom → **Russel-Silver-Syndrom** Kap. 436

Silverman-Syndrom → **Kindsmißhandlungs-Syndrom** Kap. 248

Simmonds-Sheehan-Syndrom → **Sheehan-Syndrom** Kap. 447

Simons-Syndrom → **Lipodystrophie-Syndrom (partielles)** Kap. 279

**Singleton-Merten-Syndrom** Kap. 450

Sino-bronchiales Syndrom → **Kartagener-Syndrom** Kap. 240

Sinus of Morgagni syndrome → **Trotter-Syndrome** Kap. 498

**Sipple-Syndrom** Kap. 451

**Sjögren-Larsson-Syndrom** Kap. 452

**Sjögren-Syndrom** Kap. 453

**Sklerodermie** Kap. 454

Sklerosierende Fibrose → **Ormond-Syndrom** Kap. 367

**Smith-Lemeli-Opitz-Syndrom** Kap. 455

Soft hand syndrome → **Coffin-Syndrom** Kap. 95

**Sotos-Syndrom** Kap. 456

Spaltrippenmißbildungen mit Mikrognathie → **Zerebro-kosto-mandibular-Syndrom** Kap. 537

Spastisches Kolon → **Irritables Kolon-Syndrom** Kap. 229

Spens-Syndrom → **Adams-Stokes-Syndrom** Kap. 5

Spherophakie-Brachymorphie-Syndrom → **Weill-Marchesani-Syndrom** Kap. 517

Sphingomyelinlipidose → **Niemann-Pick-Syndrom** Kap. 358

Sphingomyelinose → **Niemann-Pick-Syndrom** Kap. 358

Spinale Hemiparaplegie → **Brown-Séquard-Syndrom** Kap. 72

Spinale hereditäre Ataxie → **Friedreich-Ataxie** Kap. 155

Splenic anemia → **Banti-Syndrom** Kap. 50

Splenic flexure syndrome → **Milzflexur-Syndrom** Kap. 329

Spleno-gonadal fusion with ectromelia and micrognathia → **Milz-Gonaden-Fusion mit Ektromelie und Mikrognathie** Kap. 328

Spondylo-epiphysäre Dysplasie (pseudoachondroplastischer Typ) → **Pseudoachondroplastische Dysplasie** Kap. 413

Spondylo-kostale Dysostose → **Dysplasia spondylo-thoracica** Kap. 122

Spondylo-metaphysäre Dysostose → **Dysplasia spondylo-metaphysaria** (KOZLOWSKI) Kap. 121

Spontane Ösophagusruptur → **Boerhaave-Syndrom** Kap. 67

Spotted bone → **Osteopathia condensans disseminata** Kap. 380

Spurway-Eddowes-Syndrom → **Osteogenesis imperfecta tarda** Kap. 372

Stanesco-Dysostose-Syndrom → **Stanesco-Syndrom** Kap. 457

Stanesco-Dysplasie → **Stanesco-Syndrom** Kap. 457

**Stanesco-Syndrom** Kap. 457

Status degenerativus typus Rostockiensis → Ulrich-Feichtiger-Syndrom   Kap. 502

Steal syndromes → Entzugs-Syndrome (vaskuläre)   Kap. 132

Steatorrhoea arthropericarditica → Whipple-Syndrom   Kap. 523

Steifer-Mann-Syndrom → „Stiff-man"-Syndrom   Kap. 463

Stein-Leventhal-Syndrom   Kap. 458

Stein-Syndrom → Stein-Leventhal-Syndrom   Kap. 458

Steiner-Syndrom → Hemihypertrophie-Syndrom (kongenitales)   Kap. 189

Steinert-Batten-Dystrophie → Myotone Dystrophie   Kap. 347

Steinert-Syndrom → Myotone Dystrophie   Kap. 347

Stevens-Johnson-Syndrom   Kap. 459

Stewart-Morel-Syndrom   Kap. 460

Stewart-Treves-Syndrom   Kap. 461

Stickler-Syndrom   Kap. 462

Stiff-lung syndrome → Atemnot-Syndrom (des Erwachsenen)   Kap. 45

„Stiff-man"-Syndrom   Kap. 463

Still-Syndrom   Kap. 464

„Stippled epiphyses" → Chondrodysplasia punctata   Kap. 83

Stokes-Adams-Syndrom → Adams-Stokes-Syndrom   Kap. 5

Stokes-Syndrom → Adams-Stokes-Syndrom   Kap. 5

Straight back syndrome → Flachrücken-Syndrom   Kap. 150

Strasburger-Hawkins-Eldridge-Syndrom   Kap. 465

Strøm-Zollinger-Ellison-Syndrom → Zollinger-Ellison-Syndrom   Kap. 539

Sturge-Weber-Kalischer-Syndrom → Sturge-Weber-Syndrom   Kap. 466

Sturge-Weber-Krabbe-Syndrom → Sturge-Weber-Syndrom   Kap. 466

Sturge-Weber-Syndrom   Kap. 466

Subakute oder chronische disseminierte Histiozytose X → Hand-Schüler-Christian-Syndrom   Kap. 184

Subclavian steal effect → Subklavia-Entzugs-Syndrom   Kap. 467

Subklavia-Entzugs-Syndrom   Kap. 467

Subphrenic interposition syndrome → Chilaiditi-Syndrom   Kap. 82

Subsepsis allergica → Wissler-Syndrom   Kap. 531

Sudeck-Atrophie → Sudeck-Syndrom   Kap. 468

Sudeck-Kienböck-Syndrom → Sudeck-Syndrom   Kap. 468

Sudeck-Leriche-Syndrom → Sudeck-Syndrom   Kap. 468

Sudeck-Syndrom   Kap. 468

Sulcus-pulmonalis-superior-Syndrom → Pancoast-Syndrom   Kap. 387

Sulfatidlipidose → Metachromatische Leukodystrophie   Kap. 316

Superior mediastinal syndrome → Vena-cava-superior-Syndrom   Kap. 505

Suprarenales Melasma → Addison-Syndrom   Kap. 6

Suprasulcus-Syndrom → Pancoast-Syndrom   Kap. 387

Supravalvuläre Aortenstenose – geistige Retardierung – charakteristische Gesichtsbildung → Williams-Syndrom   Kap. 526

Supravalvuläre Pulmonalstenose mit Gesichtsanomalie   Kap. 469

Supravalvuläres Aortenstenose-Syndrom (S.A.S.-Syndrom) → Williams-Syndrom   Kap. 526

Surdo-kardiales Syndrom → Jervell- und Lange-Nielsen-Syndrom   Kap. 231

Sutton-Babington-Rendue-Osler-Weber-Krankheit → Rendue-Osler-Weber-Syndrom   Kap. 423

Sweeley-Klionsky-Syndrom → Fabry-Syndrom   Kap. 138

Swyer-James-Macleod-Syndrom → Swyer-James-Syndrom   Kap. 470

Swyer-James-Syndrom   Kap. 470

Symmetrische Extremitätenkeratose → Keratoderma palmaris et plantaris familiaris   Kap. 247

Symonds-Syndrom → Pseudotumor cerebri   Kap. 416

Sympathetic dystrophy → Sudeck-Syndrom   Kap. 468

Symphalangie-Taubheits-Syndrom → Strasburger-Hawkins-Eldridge-Syndrom   Kap. 465

Symphalangism-surdity syndrome → Strasburger-Hawkins-Eldridge-Syndrom   Kap. 465

Syndaktylie mit Dysplasie des Musculus pectoralis → Poland-Syndrom   Kap. 399

Syndrom der abführenden Schlinge   Kap. 471

Syndrom der „Arteriitis mesenterialis" → Postkoarktektomie-Syndrom   Kap. 408

Syndrom der blinden Schlinge   Kap. 472

Syndrom der breiten Daumen → Rubinstein-Taybi-Syndrom   Kap. 435

Syndrom der Cutis verticis gyrata mit geistiger Retardierung → Audry-Syndrom   Kap. 47

Syndrom der 3. und 4. Schlundtasche → **Immundefekt-Syndrom: Di-George-Syndrom** Kap. 223

Syndrom der gastroösophagealen Lazerationen → **Mallory-Weiss-Syndrom** Kap. 294

**Syndrom der gelben Fingernägel** Kap. 473

Syndrom der hyalinen Membranen → **Atemnot-Syndrom (des Neugeborenen)** Kap. 46

Syndrom der hyalinen Membranen (des Erwachsenen) → **Atemnot-Syndrom (des Erwachsenen)** Kap. 45

Syndrom der oberen Thoraxapertur → **Neurovaskuläres Kompressions-Syndrom** Kap. 355

Syndrom der peripheren Dysostose, nasalen Hypoplasie und geistigen Retardierung → **Akrodysostose** Kap. 12

Syndrom der phokomelischen diabetischen Embryopathie → **Kaudale Dysplasie** Kap. 245

Syndrom der sino-pulmonalen Infektionen → **Ataxia teleangiectatica** Kap. 44

Syndrom der symmetrischen Adrenolipomatose → **Madelung-Syndrom** Kap. 291

Syndrom der unreifen Lunge → **Wilson-Mikity-Syndrom** Kap. 527

**Syndrom der zuführenden Schlinge** Kap. 474

**Syndrom des engen lumbalen Spinalkanals** Kap. 475

Syndrom des 1. Kiemenbogens → **Treacher-Collins-Syndrom** Kap. 495

Syndrom des 1. und 2. Kieferbogens → **Goldenhar-Syndrom** Kap. 170

Syndrom des geschlagenen Kindes → **Kindsmißhandlungs-Syndrom** Kap. 248

Syndrom des pfeifenden Gesichts → **Freeman-Sheldon-Syndrom** Kap. 154

Syndrom des Pulmonalarterienaneurysmas mit Pulmonalarterienthromben und peripherer Venenthrombose → **Hughes-Stovin-Syndrom** Kap. 202

Syndrom des Vogelzüchters → **Vogelzüchterlunge** Kap. 510

Syndrom des vorderen Tibiaabschnittes → **Tibialis-anterior-Syndrom** Kap. 491

Syndrom mit Hypomelie, Hypotrichose und Gesichtshämangiomen → **SC-Phokomelie-Syndrom** Kap. 439

Syndrom mit Makrozephalie, Pseudopapillenödem und Hämangiomen → **Riley-Syndrom** Kap. 427

Syndrom mit Reifungsbeschleunigung und relativer Gedeihstörung → **Marshall-Syndrom** Kap. 300

Syndrom mit Teleangiektasien, Pigmentierungen und Katarakt → **Rothmund-Syndrom** Kap. 433

Syndrom mit wäßriger Diarrhoe und Hypokaliämie → **Verner-Morrison-Syndrom** Kap. 507

Syndrom von AMBROISE TARDIEU → **Kindsmißhandlungs-Syndrom** Kap. 248

Syndrome de defilé costo-claviculaire → **Neurovaskuläres Kompressions-Syndrom** Kap. 355

**Syndrome des 1. Kiemenbogens** Kap. 476

Syndrome of hiatal hernia with torsion spasm and abnormal posturing → **Sandifer-Syndrom** Kap. 438

Syndrome of hypotonia-hypomentia-hypogonadism-obesity (HHHO) → **Prader-Willi-Syndrom** Kap. 411

Syndrome of increased airway resistance → **Kardio-respiratorisches Syndrom** Kap. 238

Systemic elastic disease → **Pseudoxanthoma elasticum** Kap. 417

Systemische Chondromalazie → **Meyenburg-Syndrom** Kap. 321

Systemische Elastorrhexis → **Pseudoxanthoma elasticum** Kap. 417

Systemische idiopathische Fibrose → **Ormond-Syndrom** Kap. 367

Systemische Sklerodermie → **Sklerodermie** Kap. 454

# T

Takayasu-Syndrom   Kap. 477

Takayasu's arteropathy → Takayasu-Syndrom   Kap. 477

Tarso-epiphyseal aclasis → Dysplasia epiphysealis hemimelica   Kap. 117

Tarsomégalie → Dysplasia epiphysealis hemimelica   Kap. 117

Taubenzüchterkrankheit → Vogelzüchterlunge   Kap. 510

Taubheit, Keratopachydermie und digitale Schnürfurchen → Vohwinkel-Syndrom   Kap. 511

Taubheit-Kropf-Syndrom → Pendred-Syndrom   Kap. 392

Taubheits-Syndrom mit Mutismus und euthyreoter Struma   Kap. 478

Taussig-Bing-Komplex → Taussig-Bing-Syndrom   Kap. 479

Taussig-Bing-Syndrom   Kap. 479

Tay-Sachs-Syndrom   Kap. 480

Taybi-Syndrom → Oto-palato-digital-Syndrom   Kap. 385

Teleangiectasia hereditaria haemorrhagica → Rendue-Osler-Weber-Syndrom   Kap. 423

Temporal-Syndrom → Gradenigo-Syndrom   Kap. 174

Temporomandibular joint (TMJ) – pain-dysfunction syndrome → Mandibulotemporales Syndrom   Kap. 295

Tendofascitis calcarea → Calcinosis universalis   Kap. 75

Terminale Aortenthrombose → Leriche-Syndrom   Kap. 274

Terry-Syndrom   Kap. 481

Teutschländer-Syndrom → Tumoröse Kalzinose   Kap. 499

Thalidomid-Embryopathie   Kap. 482

Thanatophorer Zwergwuchs   Kap. 483

Thévenard-Syndrom   Kap. 484

Thibierge-Weissenbach-Syndrom   Kap. 485

Thiemann-Syndrom   Kap. 486

Thoracic outlet syndrome → Neurovaskuläres Kompressions-Syndrom   Kap. 355

Thoraco-abdominal wall defect syndrome → Ventrales Defekt-Syndrom   Kap. 506

Thorako-abdominaler Wanddefekt → Ventrales Defekt-Syndrom   Kap. 506

Thorako-zervikale Verschlußkrankheit → Aortenbogen-Syndrom   Kap. 34

Thorax-Asphyxie-Syndrom   Kap. 487

Thoraxdystrophie mit Asphyxie → Thorax-Asphyxie-Syndrom   Kap. 487

Thorson-Biörck-Syndrom → Karzinoid-Syndrom   Kap. 241

Thromboangiitis cutaneo-intestinalis disseminata → Degos-Syndrom   Kap. 107

Thrombocytopenia-absent radius (TAR) syndrome → Thrombozytopenie-Radius-aplasie-Syndrom   Kap. 488

Thrombozytopenie-Radiusaplasie-Syndrom   Kap. 488

Thymus-Tumor-Syndrome   Kap. 489

Thyreoides Akropachie-Syndrom   Kap. 490

Tibiale und fibulare diaphysäre Dysmorphie → Weismann-Netter-Syndrom   Kap. 519

Tibialis-anterior-Syndrom   Kap. 491

Tietze-Syndrom   Kap. 492

Tokut-ze-Krankheit → Kashin-Bek-(Kashin-Beck-)Syndrom   Kap. 243

Tolosa-Hunt-Syndrom   Kap. 493

Torticolis naso-pharyngien (franz.) → Grisel-Syndrom   Kap. 177

Torticollis atlanto-epistrophealis → Grisel-Syndrom   Kap. 177

Torus-supraorbitalis-Syndrom → Fronto-metaphysäre Dysplasie   Kap. 158

Total lipodystrophy → Lawrence-Seip-Syndrom   Kap. 269

Total lipodystrophy and acromegaloid gigantism → Lawrence-Seip-Syndrom   Kap. 269

Touraine-Solent-Golé-Syndrom   Kap. 494

Toxischer Hydrozephalus → Pseudotumor cerebri   Kap. 416

Toxopachyostéose diaphysaire tibio-péronière → Weismann-Netter-Syndrom   Kap. 519

Trachealdivertikulose → Mounier-Kuhn-Syndrom   Kap. 335

Tracheobronchiektasie → Mounier-Kuhn-Syndrom   Kap. 335

Tracheobronchiopathia malacia → Mounier-Kuhn-Syndrom   Kap. 335

Tracheobronchomegalie → Mounier-Kuhn-Syndrom   Kap. 335

Tracheomegalie → Mounier-Kuhn-Syndrom   Kap. 335

Trachiektasie → Mounier-Kuhn-Syndrom   Kap. 335

Transient osteoporosis of the hip → Osteoporose der Hüfte (flüchtige)   Kap. 384

Transient respiratory distress of the newborn → **Flüchtige Neugeborenentachypnoe** Kap. 151

Transient tachypnea of the newborn → **Flüchtige Neugeborenentachypnoe** Kap. 151

**Treacher-Collins-Syndrom** Kap. 495

Trefoil skull syndrome → **Kleeblattschädel-Syndrom** Kap. 250

Trevor-Krankheit → **Dysplasia epiphysealis hemimelica** Kap. 117

Trias-Syndrom → **Bauchdeckenaplasie-Syndrom** Kap. 55

**Tricho-rhino-phalangeal-Syndrom** (GIEDION) Kap. 496

Triphalangealer Daumen – hypoplastische Anämie → **Hypoplastische Anämie – triphalangealer Daumen** Kap. 216

Trisomie 13 → **Chromosomopathie-Syndrom: Trisomie 13** Kap. 87

Trisomie 13–15 → **Chromosomopathie-Syndrom: Trisomie 13** Kap. 87

Trisomie 18 → **Chromosomopathie-Syndrom: Trisomie 18** Kap. 88

Trisomie 21 → **Chromosomopathie-Syndrom: Down-Syndrom** Kap. 84

Trisomie 22 → **Chromosomopathie-Syndrom: Trisomie 22** Kap. 89

Trisomie-$D_1$-Syndrom → **Chromosomopathie-Syndrom: Trisomie 13** Kap. 87

**Troell-Junet-Syndrom** Kap. 497

Tropical eosinophilic asthma → **Weingarten-Syndrom** Kap. 518

Tropische Eosinophilie → **Weingarten-Syndrom** Kap. 518

Tropische Lungeneosinophilie → **Weingarten-Syndrom** Kap. 518

**Trotter-Syndrom** Kap. 498

TRP-Syndrom → **Tricho-rhino-phalangeal-Syndrom** (GIEDION) Kap. 496

Tuberöse Sklerose → **Bourneville-Pringle-Syndrom** Kap. 69

Tuberous sclerosis → **Bourneville-Pringle-Syndrom** Kap. 69

Tubular stenosis → **Kenny-Caffey-Syndrom** Kap. 246

„Tumor and Humor" syndromes → **„Humoral"-Syndrome** Kap. 203

**Tumoröse Kalzinose** Kap. 499

Tumoröse Magenschleimhauthypertrophie → **Ménétrier-Syndrom** Kap. 314

**Turcot-Syndrom** Kap. 500

Türkensäbel-Syndrom → **Scimitar-Syndrom** Kap. 444

Turner-ähnliches Syndrom → **Noonan-Syndrom** Kap. 361

Turner-Albright-Syndrom → **Chromosomopathie-Syndrom: Turner-Syndrom** Kap. 90

Turner-Fong-Syndrom → **Osteo-Onychodysplasie** Kap. 370

Turner-Phänotyp mit normalem Karyotyp → **Noonan-Syndrom** Kap. 361

Turner-Syndrom → **Chromosomopathie-Syndrom: Turner-Syndrom** Kap. 90

Turner-Varny-Syndrom → **Chromosomopathie-Syndrom: Turner-Syndrom** Kap. 90

Twin-to-twin transfusion syndrome → **Zwillings-Transfusions-Syndrom** Kap. 541

Tylosis palmarum et plantarum → **Keratoderma palmaris et plantaris familiaris** Kap. 247

Typus degenerativus Amstelodamensis → **Cornelia-de-Lange-Syndrom** Kap. 97

Typus Rostockiensis → **Ulrich-Feichtiger-Syndrom** Kap. 502

# U

Ulcerogenic islet-cell adenoma syndrome → **Zollinger-Ellison-Syndrom** Kap. 539
**Ulno-fibulare Dysplasie** (REINHARDT U. PFEIFFER) Kap. 501
**Ulrich-Feichtiger-Syndrom** Kap. 502
Ulrich-Syndrom → **Noonan-Syndrom** Kap. 361
Ulzerierende mutilierende Akropathie → **Thévenard-Syndrom** Kap. 484
Unerkanntes Skeletttrauma von Kindern → **Kindsmißhandlungs-Syndrom** Kap. 248
Unilateral lokalisierter Gigantismus der Extremitäten mit Lipomatose und Arthropathie → **Macrodystrophia lipomatosa** Kap. 290
Unilaterale faziale Agenesie → **Hemifaziales Mikrosomie-Syndrom** Kap. 188

Unilaterale intrauterine faziale Nekrose → **Hemifaziales Mikrosomie-Syndrom** Kap. 188
Unilaterale mandibulo-faziale Dysostose → **Hemifaziales Mikrosomie-Syndrom** Kap. 188
Unspezifische Synovitis → **Coxitis fugas** Kap. 99
Upper limb-cardiovascular syndrome → **Holt-Oram-Syndrom** Kap. 199
Urbach-Wiethe-Syndrom → **Lipoidproteinose** Kap. 281
Urov-Krankheit → **Kashin-Bek-(Kashin-Beck-)Syndrom** Kap. 243

# V

**Van-Buchem-Syndrom** Kap. 503
Van-der-Noeve-Syndrom → **Osteogenesis imperfecta tarda** Kap. 372
Vaquez-Krankheit → **Vaquez-Osler-Syndrom** Kap. 504
**Vaquez-Osler-Syndrom** Kap. 504
Vascular compression of duodenum syndrome → **Arteria-mesenterica-superior-Syndrom** Kap. 40
**Vena-cava-superior-Syndrom** Kap. 505
**Ventrales Defekt-Syndrom** Kap. 506
**Verner-Morrison-Syndrom** Kap. 507
**Vernet-Syndrom** Kap. 508
Vertebral grand larceny → **Subklavia-Entzugs-Syndrom** Kap. 467
Vesell-Syndrom → **Strasburger-Hawkins-Eldridge-Syndrom** Kap. 465
4-p-Syndrom → **Chromosomopathie-Syndrom: Wolf-Syndrom** Kap. 91
Villöse Gastropathie → **Ménétrier-Syndrom** Kap. 314
Virchow-Seckel-Zwergwuchs → **Vogelkopf-Zwergwuchs** Kap. 509
Vitamin-D-resistente Rachitis → **Albright-Butler-Bloomberg-Syndrom** Kap. 22

**Vogelkopf-Zwergwuchs** Kap. 509
**Vogelzüchterlunge** Kap. 510
Vogt-Zephalodaktylie → **Akrozephalosyndaktylie, Typ II** Kap. 18
**Vohwinkel-Syndrom** Kap. 511
Vollständiger Herzblock → **Adams-Stokes-Syndrom** Kap. 5
**Von-Gierke-Syndrom** Kap. 512
Von-Gierke-van-Creveld-Syndrom → **Von-Gierke-Syndrom** Kap. 512
Von-Hippel-Lindau-Syndrom → **Hippel-Lindau-Syndrom** Kap. 194
**Von-Recklinghausen-Syndrom** Kap. 513
Voorhoeve-Dyschondroplasie → **Osteopathia striata** Kap. 381
Voorhoeve-Krankheit → **Osteopathia striata** Kap. 381
Vorübergehende Demineralisierung des Femurkopfes → **Osteoporose der Hüfte (flüchtige)** Kap. 384
Vorzeitige Vergreisung → **Progerie** Kap. 412
Vrolik-Krankheit → **Osteogenesis imperfecta congenita** Kap. 371

# W

Waardenburg-Syndrom   Kap. 514
Waelsch-Urethritis → Reiter-Syndrom
   Kap. 422
Waldenström-Kjellberg-Syndrom → **Plummer-
   Vinson-Syndrom**   Kap. 398
Waldenström-Syndrom → **Immundefekt-Syn-
   drom: Waldenström-Syndrom**   Kap. 227
Walt-Disney-Zwerg → **Gerodermia osteodys-
   plastica hereditaria**   Kap. 167
WDHA-Syndrom (wäßrige Diarrhö, Hypoka-
   liämie, Achlorhydrie) → **Verner-Morrison-
   Syndrom**   Kap. 507
„Weaning" syndrome → **Kwashiorkor**
   Kap. 265
**Weber-Christian-Syndrom**   Kap. 515
Weber-Syndrom → **Klippel-Trenaunay-Syn-
   drom**   Kap. 253
Weech-Syndrom → **Ektodermale hypohidroti-
   sche Dysplasie**   Kap. 128
Wegener-Granulomatose → **Wegener-Syn-
   drom**   Kap. 516
**Wegener-Syndrom**   Kap. 516
„Weibliches" Pseudo-Turner-Syndrom
   → **Noonan-Syndrom**   Kap. 361
**Weill-Marchesani-Syndrom**   Kap. 517
**Weingarten-Syndrom**   Kap. 518
Weismann-Netter-Stuhl-Krankheit → **Weis-
   mann-Netter-Syndrom**   Kap. 519
**Weismann-Netter-Syndrom**   Kap. 519
**Werdnig-Hoffmann-Syndrom**   Kap. 520
**Wermer-Syndrom**   Kap. 521
**Werner-Syndrom**   Kap. 522
Westphal-Strumpell-Syndrom → **Wilson-Syn-
   drom**   Kap. 528

Wet-lung syndrome → **Flüchtige Neugebore-
   nentachypnoe**   Kap. 151
Whiplash syndrome → **Peitschenhieb-Syn-
   drom**   Kap. 391
**Whipple-Syndrom**   Kap. 523
Whistling face syndrome → **Freeman-Sheldon-
   Syndrom**   Kap. 154
Wiedemann-Beckwith-Syndrom → **Beckwith-
   Wiedemann-Syndrom**   Kap. 57
Wiedemann-Syndrom → **Thalidomid-Embryo-
   pathie**   Kap. 482
**Wildervanck-Syndrom**   Kap. 524
Wilkie-Syndrom → **Arteria-mesenterica-supe-
   rior-Syndrom**   Kap. 40
**Williams-Campbell-Syndrom**   Kap. 525
**Williams-Syndrom**   Kap. 526
**Wilson-Mikity-Syndrom**   Kap. 527
**Wilson-Syndrom**   Kap. 528
**Winchester-Grossman-Syndrom**   Kap. 529
Wiseman-Doan-Syndrom → **Hypersplenie-Syn-
   drom**   Kap. 210
Wiskott-Aldrich-Huntley-Syndrom → **Wiskott-
   Aldrich-Syndrom**   Kap. 530
**Wiskott-Aldrich-Syndrom**   Kap. 530
Wissler-Fanconi-Syndrom → **Wissler-Syn-
   drom**   Kap. 531
**Wissler-Syndrom**   Kap. 531
Wolf-Hirschhorn-Syndrom → **Chromosomo-
   pathie-Syndrom: Wolf-Syndrom**   Kap. 91
Wolf-Syndrom → **Chromosomopathie-Syn-
   drom: Wolf-Syndrom**   Kap. 91
**Wolman-Syndrom**   Kap. 532

# X

X-gebundene hypophosphatämische Rachitis
   → **Albright-Butler-Bloomberg-Syndrom**
   Kap. 22
X-gebundene infantile Agammaglobulinämie
   → **Immundefekt-Syndrom: Bruton-Agam-
   maglobulinämie**   Kap. 222
Xeroderma pigmentosum mit neurologischen
   Komplikationen → **De-Sanctis-Cacchione-
   Syndrom**   Kap. 106

Xerodermisches Idiotie-Syndrom → **De-Sanc-
   tis-Cacchione-Syndrom**   Kap. 106
XO-Syndrom → **Chromosomopathie-Syn-
   drom: Turner-Syndrom**   Kap. 90
XX- und XY-Turner-Phänotyp → **Noonan-
   Syndrom**   Kap. 361
XXXXY-Syndrom → **Chromosomopathie-
   Syndrom: XXXXY-Syndrom**   Kap. 92

# Y

Yellow nail syndrome → **Syndrom der gelben Fingernägel** Kap. 47
**Youssef-Syndrom** Kap. 533

# Z

**Zapfenepiphysen – Nephropathie – Retinitis pigmentosa** Kap. 534
Zellweger-Bowen-Syndrom → **Zerebro-hepato-renal-Syndrom** Kap. 536
Zellweger-Syndrom → **Zerebro-hepato-renal-Syndrom** Kap. 536
Zephalo-okulo-kutane Teleangiektasie → **Ataxia teleangiectatica** Kap. 44
**Zephalo-ossäre Dysplasie** Kap. 535
Zephalo-thorako-brachiale Form der Lipodystrophie → **Lipodystrophie-Syndrom (partielles)** Kap. 279
Zerebello-retinales Syndrom → **Hippel-Lindau-Syndrom** Kap. 195
Zerebrales Gigantismus-Syndrom → **Sotos-Syndrom** Kap. 456
**Zerebro-hepato-renal-Syndrom** Kap. 536
**Zerebro-kosto-mandibular-Syndrom** Kap. 537
Zerebro-metakarpo-metatarsale Dystrophie → **Hereditäre Osteodystrophie** (ALBRIGHT) Kap. 192

Zerebrosidzellige Lipoidose → **Gaucher-Syndrom** Kap. 163
Zervikale Lipomatose → **Madelung-Syndrom** Kap. 291
Zerviko-Okulo-Akustikus-Syndrom → **Wildervanck-Syndrom** Kap. 524
**Zöliakie-Syndrom** Kap. 538
**Zollinger-Ellison-Syndrom** Kap. 539
**Zwergwuchs-Mangel-Syndrom mit Pseudoerhöhung des intrakraniellen Druckes** Kap. 540
**Zwillings-Transfusions-Syndrom** Kap. 541
Zystinose → **Lignac-Fanconi-Syndrom** Kap. 278
Zystinspeicherkrankheit → **Lignac-Fanconi-Syndrom** Kap. 278
„Zystisches Emphysem" → **Wilson-Mikity-Syndrom** Kap. 527

Die wichtigsten klinischen und radiologischen Manifestationen der Syndrome sind im Text *kursiv* gedruckt.

---

## A

---

## 1 Abetalipoproteinämie

**Synonyme:** Bassen-Kornzweig-Syndrom; Akanthozytose (Stechapfelform der Erythrozyten); Akanthrozytose.
**Erbgang:** Autosomal rezessiv.
**Klinik:**
a) *Degenerative Erkrankung des Nervensystems* mit Beteiligung des Kleinhirns, der langen Bahnen und der peripheren Nerven mit einer Friedreich-ähnlichen Ataxie;
b) *Akanthozytose;*
c) *atypische Retinitis pigmentosa;*
d) *Steatorrhoe;*
e) *Fehlen des Betalipoproteins im Serum,* Krankheitsbeginn gewöhnlich in der Kindheit.
**Radiologie:**
a) *Verbreiterung der Dünndarmfalten* (besonders deutlich im Duodenum und Jejunum), Verbreiterung der Kolonhaustren und ungewöhnlich prominente Schleimhautfalten;
b) *Herzinsuffizienz* in fortgeschrittenen Fällen (interstitielle Myokardfibrose).

### Literatur

Bassen, F. A., and Kornzweig, A. L.: Malformations of the erythrocytes in a case of atypical retinitis pigmentosa, Blood 5:381, 1950.
Dische, M. R., et al.: The cardiac lesions in Bassen-Kornzweig syndrome, Am. J. Med. 49:568, 1970.
Isselbacher, K. J., et al.: Congenital beta-lipoprotein deficiency: An hereditary disorder involving a defect in the absorption and transport of lipids, Medicine (Baltimore) 43:347, 1964.
Sobrevilla, L. A., et al.: Demyelinating central nervous system disease, muscular atrophy and acanthocytosis (Bassen-Kornzweig syndrome), Am. J. Med. 37:821, 1964.
Weinstein, M. A., et al.: Abetalipoproteinemia, Radiology 108:269, 1973.

## 2 Achondrogenesis

**Synonym:** Anosteogenesis.
**Erbgang:** Autosomal rezessiv.
**Klinik:**
a) *Ausgeprägter mikromeler Zwergwuchs;*
b) fetaler Hydrops;
c) *aufgetriebenes Abdomen;*
d) kurzer Rumpf;
e) in einigen Fällen vergrößerter Schädel;
f) letal.
**Radiologie:**
a) Deutliche Verzögerung der Skelettossifikation;
b) *Fehlen der Mineralisation von zahlreichen Wirbelkörpern, Sakrum, Ischium, Pubis, Talus und Kalkaneus;*
c) mangelhafte oder fehlende Ossifikation des Sternums;
d) *kurze Röhrenknochen und Brachyphalangie;*
e) unscharfe Metaphysenbegrenzungen;
f) vergrößertes Schädeldach;
g) flache Hüftpfannendächer;
h) unterschiedliche Rippenlänge (Abb. 1).

### Literatur

Jimenez, R. B., et al.: Achondrogenesis, Pediatrics 51:1087, 1973.
Laxova, R., et al.: Family with probable achondrogenesis and lipid inclusion in fibroblasts, Arch. Dis. Child 48:212, 1973.
Parenti, G. C.: La anosteogenesi (una varietà della osteogenesi imperfetta), Pathologica 28:447, 1936.
Saldino, R. M.: Lethal short-limbed dwarfism: Achondrogenesis and thanatophoric dwarfism, Am. J. Roentgenol. 112:185, 1971.
Xanthakos, U. F., et al.: Achondrogenesis: Case report and review of the literature, J. Pediatr. 82:658, 1973.

2

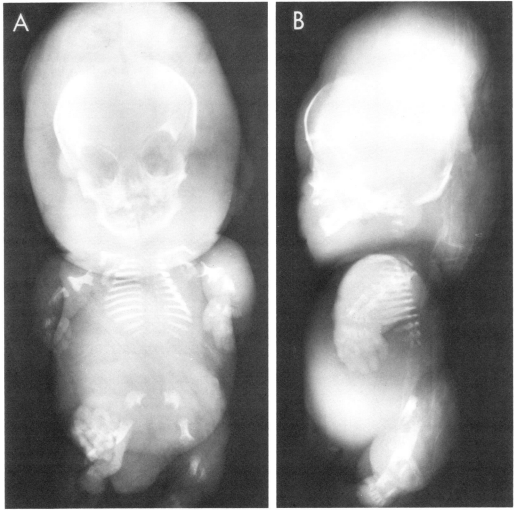

Abb. **1** Achondrogenesis. Anteroposteriore (**A**) und laterale (**B**) Röntgenaufnahmen eines totgeborenen Kindes mit Achondrogenesis und ödematösem Weichteilgewebe, besonders des Kopfes. Das „losgelöste" und „schwimmende" Aussehen des Schädels ist das Ergebnis einer tatsächlich vollkommen fehlenden Ossifikation der Wirbelsäule. Der Schädel ist ausreichend verknöchert und die Schlüsselbeine sind von normaler Länge. Man beachte, daß die Arme in der Seitenansicht nicht länger sind als der Thorax – ein Befund, der die extreme Mikromelie zeigt (aus *Saldino, R. M.:* Medical Radiography and Photography [Kodak] 49 [1973] 61).

# 3 Achondroplasie

**Synonyme:** Chondrodystrophia fetalis; Chondrodysplasie; Parrot-Krankheit.

**Erbgang:** Autosomal dominante Anlage; spontane Mutation bei vier Fünftel der Fälle.

**Klinik:**

a) *Kurzgliedriger Zwergwuchs* mit relativ langem Stamm;

b) *großer Kopf mit vorgewölbter Stirn,* Sattelnase;

c) thorakolumbale Kyphose bei Kindern; Hohlrücken mit vorstehendem Gesäß bei Kindern und Erwachsenen;

d) Flachthorax;

e) krumme Beine;

f) *Dreizackhand* mit gleichlangen Fingern;

g) widerstandsfähige Personen mit normaler Geistesfunktion.

**Radiologie:**

a) *Großer Schädel mit relativer Verkürzung der Schädelbasis, engem Foramen magnum,* einer signifikanten zerebro-ventrikulären Dilatation gegenüber anfällig;

b) *Verschmälerung der Interpedikularabstände im Verlauf der oberen Lendenwirbelsäule nach kaudal;* kurze Pedikel mit *engem Spinalkanal;*

c) *champagnerglasartiges Becken, quadratische Darmbeinflügel, abgeflachter enger Spalt der Incisura ischiadica,* flaches Hüftpfannendach;

d) *rhizomele Mikromelie, kurze, breite Röhrenknochen, gekerbte Epiphysenfugen* (V-förmig), wellenförmiger Verlauf des Epiphysen-Metaphysen-Überganges, erweiterte Metaphysen, breite und relativ kurze proximale und mittlere Phalangen;

e) breites, kolbenförmiges Sternum, *kurze Rippen* mit tief konkaven Enden (Abb. 2 u. 3).

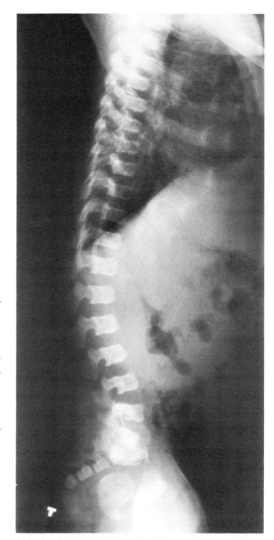

Abb. **2** Achondroplasie. 5 Monate alter weiblicher Säugling. Geringe thorakolumbale Kyphose, Neigung des Sakrum nach posterior, kurze Pedikel, enger Spinalkanal und konkave Ausbuchtungen der posterioren Lendenwirbelkörperränder.

## Literatur

Caffey, J.: Achondroplasia of pelvis and lumbosacral spine: Some roentgenographic features, Am. J. Roentgenol. 80:449, 1958.

Cohen, M. E., et al.: Neurological abnormalities in achondroplastic children, J. Pediatr. 71:367, 1967.

James, A. E., Jr., et al.: Hydrocephalus in achondroplasia studied by cisternography, Pediatrics 49:46, 1972.

Langer, L. O., Jr., et al.: Achondroplasia, Am. J. Roentgenol. 100:12, 1967.

Parrot, J.: Les malformations achondroplastiques, Soc. anthrop. Paris, 1878.

Silverman, F. N.: Achondroplasia, in Kaufmann, H. J. (ed.): *Progress in Pediatric Radiology* (Basel: S. Karger, 1973), Vol. 4, p. 94.

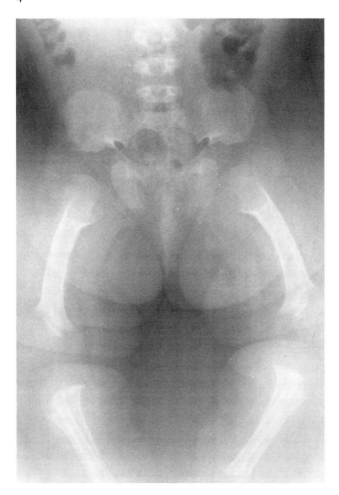

Abb. **3** Achondroplasie. 3 Monate alter weiblicher Säugling. Verkürzung der Interpedikularabstände, quadratische Darmbeinflügel, enge Incisurae ischiadicae, flache und unregelmäßige Azetabulumdächer, kurze dicke Röhrenknochen, V-förmige Kerben in den Epiphysenfugen und aufgetriebene Metaphysen.

## 4  Acrodermatitis enteropathica

**Synonyme:** Danbolt-Syndrom; Brandt-Syndrom; Danbolt-Closs-Syndrom.
**Erbgang:** Autosomal rezessiv.
**Klinik:** Krankheitsmanifestation im Säuglings- oder Kleinkindesalter.
a) *Hautveränderungen* (erythematös und vesikulobullös);
b) *Haarverlust;*
c) *Paronychie;*
d) *Augenveränderungen* (Blepharitis, Konjunktivitis und Hornhauttrübungen);
e) *Diarrhoe;*
f) Gedeihstörung.
**Radiologie:** Befund wie beim Malabsorptions-Syndrom.

**Literatur**

Brandt, T.: Dermatitis in children with disturbance of the general condition and the absorption of food elements, Acta Derm. Venerol. (Stockh.) 17:513, 1936.
Danbolt, N., and Closs, K.: Akrodermatitis enteropathica, Acta Derm. Venerol. (Stockh.) 23:127, 1942.
Hansson, O.: Picture of the month, Am. J. Dis. Child 117:201, 1969.
Idriss, Z. H., et al.: Acrodermatitis enteropathica, Clin. Pediatrics 12:393, 1973.
Margileth, A. M.: Acrodermatitis enteropathica: Case report and review of literature, Am. J. Dis. Child 105:285, 1963.

# 5 Adams-Stokes-Syndrom

**Synonyme:** Spens-Syndrom; Stokes-Syndrom, Morgagni-Adams-Stokes-Syndrom; Stokes-Adams-Syndrom; vollständiger Herzblock.
**Klinik:**
a) *Plötzliche Änderung der Herzfrequenz mit flüchtigem oder plötzlichem Bewußtseinsverlust* mit oder ohne Krämpfe;
b) *Abnahme des Herzminutenvolumens;*
c) *Blutdruckabfall;*
d) *Blässe;*
e) *Erröten bei Wiedereinsetzen der Herzaktion;*
**Radiologie:** *Abhängig von ätiologischen Faktoren;* kongenitale Herzanomalien, Myokarditis, erworbene Herzklappenkrankheiten, Myokardinfarkt, Stoffwechselstörungen, infiltrative Erkrankungen des Myokards, toxische Substanzen, Elektrolytstörungen, metastatische und primär neoplastische Krankheiten.

## Literatur

Adams, R.: Cases of diseases of the heart, accompanied with pathological observations, Dublin Hosp. Rep. 4:353, 1827.
O'Rourke, R. A.: The Stokes-Adams syndrome, Calif. Med. 117:96, 1972.
Stokes, W.: Observations on some cases of permanently slow pulse, Dublin Q. J. Med. Soc. 2:73, 1846.

# 6 Addison-Syndrom

**Synonyme:** Nebennierenrindeninsuffizienz; Addison-Melanoderma; suprarenales Melasma; Melasma suprarenale; Bronzekrankheit; Morbus Addison.
**Klinik:**
a) *Adynamie und Ermüdbarkeit;*
b) *Verdauungsstörungen* (Anorexie, Erbrechen, Diarrhoe oder Obstipation);
c) *Hyperpigmentation der Haut;*
d) Schleimhautpigmentierungen in Mund, Vagina und Rektum;
e) *Verlangen nach Salz;*
f) Anämie.
**Radiologie:**
a) *Nebennierenverkalkung* (bei etwa 10–25 % der Fälle);
b) *kleines Herz;*
c) andere bekannte Anomalien: Abnahme der Nierengröße, Splenomegalie, *Kalzifikation und Ossifikation der Ohranhangsgebilde,* gehäuftes Vorkommen von Gallenblasenerkrankungen, Zahnkaries und perialveolärer Knochenresorption.

## Literatur

Addison, T.: Anaemia: Disease of the suprarenal capsules, London Hosp. Gaz. 43:517, 1849
Jarvis, J. L., et al.: Roentgenologic observations in Addison's disease: Review of 120 cases, Radiology 62:16, 1954

# 7 Adrenogenitales Syndrom (kongenitales)

**Erbgang:** Autosomal rezessiv, Genmutation.
**Klinik:** Drei Typen:
a) einfacher Virilismus;
b) Virilismus und Nebenniereninsuffizienz;
c) Virilismus und Hypertonie.
**Radiologie:**
1. *Einfacher Virilismus:*
a) *beschleunigte Skelettreifung;*
b) vorzeitige Pneumatisation des Mastoids und der Nasennebenhöhlen;
c) frühzeitige Kalzifizierung der Rippen- und Kehlkopfknorpel;
d) *vorzeitige Zahnentwicklung;*
e) frühzeitige Entwicklung der Muskulatur und Knochenvorsprünge;
f) frühreife Ausbildung der Schädeldiploe;
g) *Genitographie der Frau: verschiedengradige Abweichungen von der Norm, einschließlich Pseudo- und echtem Hermaphroditismus;*
h) Pneumoperitoneographie: normale Topographie der inneren Genitalien, kleine Gebärmutter und normale oder vergrößerte Ovarien;
i) Pneumoretroperitoneographie: Vergrößerung der Nebennieren.
2. *Nebenniereninsuffizienz:*
a) Abnahme der Weichteilgewebsdicke als Dehydratationsfolge;
b) sehr strahlentransparente Lungen;
c) *kleines Herz;*
d) verringerter bis fehlender Gasgehalt im Magendarmtrakt, einen hohen gastrointestinalen Verschluß vortäuschend;
e) Kardiomegalie bis hin zum Rechtsherzversagen (selten) (Abb. 4 u. 5).

6

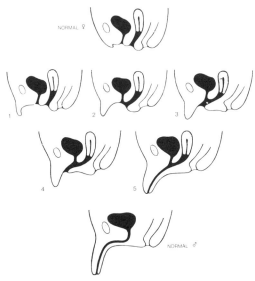

Abb. **4** Adrenogenitales Syndrom (kongenitales). 5 unterschiedliche Formen genitaler Mißbildungen, die bei Frauen mit kongenitalem adrenogenitalen Syndrom vorkommen (aus *Kurlander, G. J.:* Amer. J. Roentgenol. 95 [1965] 189).

## Literatur

Grossmann, H., et al.: Precocious sexual development: Roentgenographic aspects, Am. J. Roentgen. 100:48, 1967

Kurlander, G. J.: Roentgenology of the congenital adrenogenital syndrome, Am. J. Roentgenol. 95:189, 1965

Shopfner, C. E.: Genitography in Intersex Problems, in Kaufmann, H. J. (ed.): *Progress in Pediatric Radiology* (Basel: S. Karger, 1970), Vol. 3, p. 97

Šilinkova-Málková, E., et al.: The significance of X-ray examination in adrenogenital disorders during childhood and adolescence, Čs. Ped. 21:588, 1966 (abstract in J. Ped. Surg. 2:189, 1967)

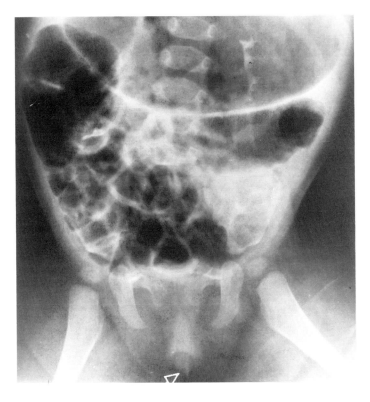

Abb. **5** Adrenogenitales Syndrom (kongenitales). Ausscheidungsurogramm eines weiblichen Säuglings mit großem ,,Phallus'' (Pfeil) (aus *Kurlander, G. J.:* Amer. J. Roentgenol. 95 [1965] 189).

# 8 Aglossie-Adaktylie-Syndrom

**Erbgang:** Keine Vererbung bekannt; keine Geschlechtsbevorzugung.

**Klinik:**

a) *Vollkommenes oder subtotales Fehlen der Zunge;*

b) *fehlende Entwicklung der distalen Extremitätensegmente* (besonders der Finger);

c) andere bekannte Anomalien: Aplasie der unteren Schneidezähne, hoher oder gespaltener Gaumen, intraorale Synechien, Hypertrophie der sublingualen oder submaxillaren Drüsen.

**Radiologie:**

a) *Mikrognathie;*

b) *Hypoplasie der Extremitäten* (Peromelie bis zur Aplasie einzelner Finger);

c) Zahnanomalien (Aplasie der unteren Schneidezähne, bei Geburt vorhandene Zähne);

d) andere bekannte gleichzeitig auftretende Anomalien: Dextrokardie, Situs viscerum inversus.

**Literatur**

Ardran, G. M., et al.: Aglossia congenita, Arch. Dis. Child. 39:389, 1964

Harwin, S. M., et al.: Aglossia-Adactylia syndrome, Am. J. Dis. Child. 119:255, 1970

Kelln, E. E., et al.: Aglossia-Adactylia syndrome, Am. J. Dis. Child. 116:549, 1968

Rosenthal, R.: Aglossia congenita: Report of a case of the condition combined with other congenital malformations, Am. J. Dis. Child. 44:383, 1932

# 9 Ainhum-Syndrom

**Synonyme:** Dactylolysis spontanea; Dactylolysis essentialis; Ainhoum; Ombanja (Bantu).

**Erbgang:** Familiäres Auftreten wurde beobachtet.

**Klinik:** Erkrankung von Zehen und Fingern – *tiefe Einschnürung der Weichteile* durch eine keratotische Hautverdickung, *die partiell oder vollkommen das Glied abschnürt.*

**Radiologie:**

a) *Scharf begrenzte furchenartige Einschnürung und Verdünnung des Knochens, anschließend Fraktur und Resorption;*

b) in einigen Fällen Autoamputation des Gliedes.

**Literatur**

Cole, G. J.: Ainhum: An account of fifty-four patients with special reference to etiology and treatment, J. Bone Joint Surg. 47-B:43, 1965

da Silva Lima, J. F.: Estudo sobre o "Ainhum," Gaz. méd. da Bahia 1:146, 1867 (cited by Cole, 1965)

Fetterman, L. E., et al.: The clinico-roentgenologic features of Ainhum, Am. J. Roentgenol. 100:512, 1967

Maass, E.: Beobachtungen über Ainhum, Arch. Schiffs- u. Tropenhygiene 30:32, 1926

# 10 Akro-faziale Dysostose (WEYERS)

**Synonyme:** Dysostosis acrofacialis; akro-faziale Dysmorphie.

**Erbgang:** Autosomal dominant.

**Klinik und Radiologie:**

a) *Hexadaktylie* von Händen und Füßen;

b) *Unterkieferspalte;*

c) *Oligodontie.*

**Literatur**

Weyers, H.: Über eine korrelierte Mißbildung der Kiefer- und Extremitätenakren (Dysostosis acro-facialis), Fortschr. Röntgen. 77:562, 1952

Weyers, H.: Hexadactylie, Unterkieferspalt und Oligodontie, ein neuer Syndromenkomplex (Dysostosis acro-facialis), Ann. Paediatr. (Basel) 181:45, 1953

# 11 Akro-renale Mißbildung

**Klinik:**

a) *Akrale Anomalien;*

b) Dysgenesie des Harntraktes.

**Radiologie:**

a) *Akrale Anomalien* (Oligodaktylie, Ektrodaktylie, Brachydaktylie und Polydaktylie in verschiedenen Kombinationsformen);

b) *Dysgenesie des Harntraktes* (unilaterale renale Agenesie, doppelte Anlage des abführenden Hohlsystems).

**Literatur**

Curran, A. S., et al.: Associated acral and renal malformations: A new syndrome?, Pediatrics 49:716, 1972

Dieker, H., and Opitz, J. M.: Associated Acral and Renal Malformations, in *Birth Defects Original Article Series,* Vol. 5, Part 3 (New York: The National Foundation – March of Dimes, 1969), p. 68

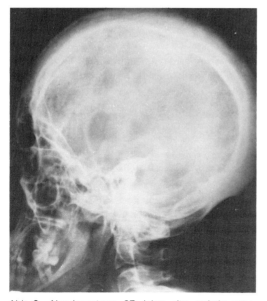
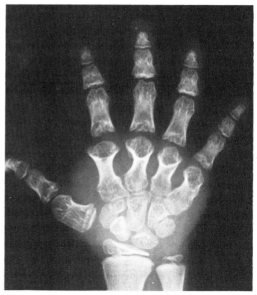

Abb. **6** Akrodysostose. 37 Jahre alte, geistig retardierte Frau mit deutlich verdicktem Schädel, hypoplastischen Nasenknochen und anomal großem Unterkieferwinkel (aus *Robinow, M., R. A. Pfeiffer, R. J. Gorlin, V. A. McKusick, A. Renuart, G. F. Johnson, R. L. Summitt:* Amer. J. Dis. Child. 121 [1971] 195).

Abb. **7** Akrodysostose. Schwere generalisierte periphere Dysostose mit Verkürzung der Metakarpalia und Phalangen sowie Zapfenepiphysen bei einem 5 Jahre alten männlichen Patienten (aus *Robinow, M., R. A. Pfeiffer, R. J. Gorlin, V. A. McKusick, A. Renuart, G. F. Johnson, R. L. Summitt:* Amer. J. Dis. Child. 121 [1971] 195).

## 12 Akrodysostose

**Synonyme:** Syndrom der peripheren Dysostose, nasalen Hypoplasie und geistigen Retardierung.
**Erbgang:** Unbekannt; möglicherweise durch dominantes Gen übertragen.
**Klinik:**
a) *Wachstumsstörung;*
b) *Minderwuchs;*
c) *akromele Brachymelie;*
d) *Hypertelorismus;*
e) *Kurz- und Sattelnase;*
f) *Hypogonadismus;*
g) *psychomotorische Retardierung* (häufig).
**Radiologie:**
a) *Brachyzephalie, hypoplastisches Nasenbein, großer Unterkieferwinkel und Prognathie,* dicke Schädelkalotte, verzögerte Zahnentwicklung;
b) *periphere Dysostose* (kurze Metakarpalia, Metatarsalia und Phalangen, zapfenförmige Epiphysen, frühzeitige Skelettreifung besonders von Händen und Füßen), *geringere Be-*

*teilung der Röhrenknochen* (dick und vermindert tubulisiert);
c) andere bekannte Erscheinungsformen: unregelmäßige Grund- und Deckplatten der Brust- und Lendenwirbelsäule, Rückenkyphose, geringe Interpedikularabstände, kleine Wirbelkörper (Abb. 6 u. 7).

### Literatur

Maroteaux, P., and Malmut, G.: L'acrodysostose, Presse Méd. 76:2189, 1968
Robinow, M., et al.: Acrodysostosis: A syndrome of peripheral dysostosis, nasal hypoplasia, and mental retardation, Am. J. Dis. Child 121:195, 1971

## 13 Akromesomeler Zwergwuchs

**Erbgang:** Autosomal rezessiv.
**Klinik:** Mißbildungen bei der Geburt: *Zwergwuchs, kurze Vorderarme und Beine, kurze und untersetzte Finger,* normales Gesicht.
**Radiologie:**
a) Skaphozephalie, Basalwinkel 135–145 Grad;

9

b) verkürzte Interpedikularabstände der unteren Lendenwirbelsäule, gering verkürzte Wirbelkörper;

c) *Verkürzung sämtlicher Röhrenknochen, besonders im Bereich der Vorderarme, gekrümmter Radiusschaft, disloziertes Radiusköpfchen, Hypoplasie des distalen Ulnaendes, nahezu normale Epiphysenentwicklung der Röhrenknochen, sehr kurze und gedrungene Metakarpalia, Metatarsalia und Phalangen,* frühzeitige Fusion der Epiphysen an Händen und Füßen.

### Literatur

Maroteaux, P.: Acromesomelic Dwarfism, in Kaufmann, H. J. (ed.): *Progress in Pediatric Radiology* (Basel: S. Karger, 1973), Vol. 4, p. 563

## 14 Akrozephalopolysyndaktylie, Typ I

**Synonym:** Noack-Syndrom.
**Erbgang:** Autosomal dominant.
**Klinik und Radiologie:**
a) *Mißbildung des Schädels ähnlich dem Apert-Syndrom;*
b) *Daumen und Großzehen sind vergrößert, doppelte Anlage der Großzehen;*
c) *Syndaktylie;*
d) anscheinend normale Intelligenz.

### Literatur

Noack, M.: Ein Beitrag zum Krankheitsbild der Akrozephalosyndaktylie (Apert), Arch. Kinderhlk. 160:168, 1959

## 15 Akrozephalopolysyndaktylie, Typ II

**Synonym:** Carpenter-Syndrom.
**Erbgang:** Autosomal rezessiv.
**Klinik:**
a) *Akrozephalie;*
b) *merkwürdiges Aussehen;*
c) *Fettsucht;*
d) *Hypogenitalismus;*
e) *Brachysyndaktylie der Hände;*
f) *präaxiale Polydaktylie und Syndaktylie der Füße;*
g) *geistige Retardierung;*
h) andere bekannte Fehlbildungen: Herzfehler, Mikrokornea, Korneatrübungen, Ohrmuscheltiefstand und -dysplasie, präaxiale Polydaktylie der Hände usw.

**Radiologie:**
a) *Frühzeitiger Schluß der Schädelnähte;*
b) *Brachymesophalangie und Weichteilsyndaktylie der Hände;*
c) *präaxiale Polydaktylie und Syndaktylie der Füße;*
d) andere bekannte begleitende Mißbildungen: Coxa valga, Genu valgum, Pes varus, erweiterte Darmbeinschaufeln, Patellaverlagerungen, kongenitale Herzkrankheiten, Hernien usw.

### Literatur

Carpenter, G.: Two sisters showing malformations of the skull and other congenital abnormalities, Rep. Soc. Study Dis. Child. London 1:110, 1901

Carpenter, G.: Case of acrocephaly with other congenital malformations, Proc. R. Soc. Med. 2 (Part I):45, 1909

DerKaloustian, V. M., et al.: Acrocephalopolysyndactyly type II (Carpenter syndrome), Am. J. Dis. Child. 124:716, 1972

Schönenberg, H., et al.: Über zwei ungewöhnliche Dyscranio-Dysphalangien bei Geschwistern: Atypische Akrocephalosyndaktylie und fragliche Dysencephalia splanchnocystica, Monatsschr. Kinderhlk. 114:322, 1966

Temtamy, S. A.: Carpenter syndrome. Acrocephalopolysyndactyly: An autosomal recessive syndrome, J. Pediatr. 69:111, 1966

## 16 Akrozephalopolysyndaktylie, Typ III

**Synonym:** Sakati-Syndrom.
**Klinik und Radiologie:** Eine einzige Kasuistik mit folgenden Anomalien ist bekannt:
a) kraniale Synostose und Akrozephalie;
b) ungewöhnliches Aussehen;
c) Brachydaktylie der Hände, Polydaktylie und Syndaktylie der Füße;
d) ungewöhnliche Mißbildung der Knieregion mit gekrümmtem Femur, hypoplastischer Tibia und Verlagerung der Fibula gegenüber dem Femur nach posterior.

### Literatur

Sakati, N., et al.: A new syndrome with acrocephalopolysyndactyly, cardiac disease, and distinctive defects of the ear, skin, and lower limbs, J. Pediatr. 79:104, 1971

## 17 Akrozephalosyndaktylie, Typ I

**Synonym:** Apert-Syndrom.

**Erbgang:** Meistens sporadisch; in einigen Fällen wurde eine Eltern-Kind-Übertragung bekannt (autosomal dominant).

**Klinik:**

a) *Mißgebildeter Kopf mit hohem, breitem und flachem Gesichtsschädel, Brachyzephalie, Hypertelorismus, breite Nasenwurzel, antimongoloide Lidachsenstellung, Hervortreten der Augen, weite Mundöffnung, schmaler Steilgaumen, relative Prognathie, überzählige Zähne;*

b) *„Löffelhand und Sockenfuß";*

c) *geistige Retardierung.*

**Radiologie:**

a) *Turmschädel, frühzeitiger Schluß der Schädelnähte* (besonders der Kranznähte), *flache Orbitae, Hypoplasie der Maxillae, prominente Unterkiefer;*

b) *überzählige Knochen an Händen und Füßen; progressive Synostosen an Hand- und Fußknochen;*

c) andere bekannte Anomalien: 1. Pneumenzephalographie: Hydrozephalus, Atrophie von Gehirnwindungen, Mißbildungen des Gehirns; 2. Polydaktylie, Hallux varus, Ankylosen der großen Gelenke und Fusion von Röhrenknochen, Wirbelkörperverschmelzungen usw. (Abb. 8).

**Literatur**

Apert, M. E.: De l'acrocephalosyndactylie, Bull. Mem. Soc. Med. Hôp. Paris 23:1310, 1906

Blank, C. E.: Apert's syndrome type acrocephalosyndactyly: Observations on British series of thirty-nine cases, Ann. Hum. Genet. 24:151, 1960

Dunn, F. H.: Apert's acrocephalosyndactylism, Radiology 78:738, 1962

Hogan, G. R., et al.: Hydrocephalus in Apert's syndrome, J. Pediatr. 79:782, 1971

Hoover, G. H., et al.: The hand and Apert's syndrome, J. Bone Joint Surg. 52-A:878, 1970

Placios, E., et al.: Craniosynostosis-Syndactylism. Am. J. Roentgenol. 106:144, 1969

Rubin, M. B., et al.: Acrocephalosyndactyly, Am. J. Med. 53:127, 1972

Schauerte, E. W., et al.: Progressive synostosis in Apert's syndrome (acrocephalosyndactyly), Am. J. Roentgenol. 97:67, 1966

Temtamy, S. A.: Genetic Factors in Hand Malformations, Thesis, Johns Hopkins University, Baltimore, 1966

## 18 Akrozephalosyndaktylie, Typ II

**Synonyme:** Vogt-Zephalodaktylie; Apert-Crouzon-Krankheit.

**Erbgang:** Keine Übertragung durch Vererbung bekannt.

**Klinik und Radiologie:**

a) *Gesichtsmerkmale der Crouzon-Krankheit;*

b) *Hand- und Fußmißbildungen ähnlich dem Apert-Syndrom, aber weniger ausgeprägt* (Daumen und Kleinfinger gewöhnlich nicht beteiligt). Daumen und Großzehen bestehen im allgemeinen aus einer einzigen mißgebildeten Phalanx.

**Literatur**

Nager, F. R., et al.: Das Gehörorgan bei den Angeborenen Kopfmißbildungen, Pract. Otorhinolaryngol. (Basel) 10 (Suppl. 2):1, 1948

Vogt, A.: Dyskephalie (Dysostosis craniofacialis, Maladie de Crouzon, 1912) und eine neuartige Kombination dieser Krankheit mit Syndaktylie der 4 Extremitäten (Dyskephalodactylie), Klin. Monatsbl. Augenheilkd. 90:441, 1933

## 19 Akrozephalosyndaktylie, Typ III

**Synonyme:** Chotzen-Syndrom; Dysenzephalie vom Typ Saethre-Chotzen; familiäre Kraniostenose („Pseudo-Crouzon").

**Erbgang:** Autosomal dominant mit besonderer Penetranz und variabler Expressivität der Erbanlage.

**Klinik:**

a) *Akrozephalie; Hypertelorismus;*

b) geistige Subnormalität;

c) *Syndaktylie (partiell, Weichteile).*

**Radiologie:**

a) *Frühzeitiger Schluß der Schädelnähte;*

b) *Mikrozephalie;*

c) erhöhter intrakranieller Druck;

d) *Syndaktylie;*

e) Klinodaktylie der fünften Finger;

f) Hallux valgus (gelegentlich)!

**Literatur**

Bartsocas, C. S., et al.: Acrocephalosyndactyly type III: Chotzen's syndrome, J. Pediatr. 77:267, 1970

Chotzen, F.: Eine eigenartige familiäre Entwicklungsstörung, Mschr. Kinderheilk. 55:97, 1933

Saethre, M.: Ein Beitrag zum Turmschädelproblem (Pathogenese, Erblichkeit und Symptomatologie), Dtsch. Nervenheilkd. 119:533, 1931

Zippel, H., et al.: Dominant vererbte Akrozephalosyndaktylie (ACS), Fortschr. Röntgen. 110:234, 1969

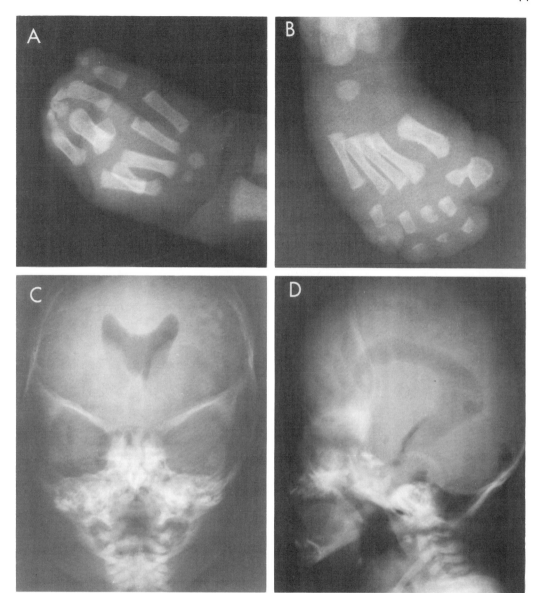

Abb. **8** Akrozephalosyndaktylie, Typ I. 4 Tage alter männlicher Neugeborener mit Turmschädel, vorstehenden Augen, „Löffelhand" und „Sockenfuß". **A** Im Handwurzelbereich liegen zwei Ossifikationszentren. Die Finger sind deformiert und verschmolzen. **B** Verschmelzung der Zehen, je zwei Phalangen für jede Zehe, und Fusion der proximalen und distalen Phalangen der Großzehe. **C, D** Im Alter von 1¹/₂ Jahren frühzeitiger Schluß der Schädelnähte mit deutlicher Schädelmißbildung. Die Seitenventrikel sind gering dilatiert und deformiert.

## 20 Akrozephalosyndaktylie, Typ IV

**Synonym:** Akrozephalosyndaktylie-Syndrom vom Waardenburg-Typ.
**Erbgang:** Autosomal dominant.
**Klinik:**
a) *Akrozephalie,* Mißbildungen der Orbita und des Gesichts;
b) *Brachydaktylie mit mäßiger Syndaktylie der Weichteile;*
c) Strabismus;
d) spitz zulaufende, lange und dünne Nase;
e) Hydrophthalmus (gelegentlich);
f) kongenitale Herzkrankheiten (gelegentlich).
**Radiologie:**
a) *Plagiozephalie;*
b) *gespaltene terminale Phalangen der Finger II und III* sowie Fehlen der ersten Metatarsalia (gelegentlich);
c) Kontraktur von Ellenbogen- und Kniegelenken (gelegentlich).

### Literatur

Waardenburg, P. J. (ed.): *Genetics and Ophthalmology* (Springfield, Ill.: Charles C. Thomas, 1961)
Waardenburg, P. J.: Eine merkwürdige Kombination von angeborenen Mißbildungen: doppelseitiger Hydrophthalmus verbunden mit Akrozephalosyndaktylie, Herzfehler, Pseudohermaphroditismus und anderen Abweichungen. Klin. Monatsbl. Augenheilkd. 92:29, 1934

## 21 Akrozephalosyndaktylie, Typ V

**Synonym:** Pfeiffer-Syndrom.
**Erbgang:** Autosomal dominant.
**Klinik:**
a) *Akrozephalie;*
b) *mäßige Syndaktylie der Weichteile;*
c) *breite Daumen und große Zehen;*
d) normale Intelligenz.
**Radiologie:**
a) *Frühzeitiger Schluß der Pfeil- und Kranznähte,* Hypertelorismus, flache vordere Schädelgrube, breiter Nasenrücken;
b) *Varusmißbildung der Großzehen, breite erste Metatarsalia, Trapezform der ersten Großzehenphalanx;*
c) *partielle membranöse Syndaktylie der proximalen Daumenphalanx;*
d) kleine Ileumwinkel und Ileumindizes (gelegentlich) (Abb. 9).

### Literatur

Martsolf, J. T., et al.: Pfeiffer syndrome: An unusual type of acrocephalosyndactyly with broad thumbs and great toes, Am. J. Dis. Child. 121:257, 1971
Pfeiffer, R. A.: Dominant erbliche Akrozephalosyndaktylie, Z. Kinderheilkd. 90:301, 1964
Saldino, R. M., et al.: Familial acrocephalosyndactyly (Pfeiffer syndrome), Am. J. Roentgenol. 116:609, 1972

## 22 Albright-Butler-Bloomberg-Syndrom

**Synonyme:** Vitamin-D-resistente Rachitis; hypophosphatämische familiäre Rachitis; X-gebundene hypophosphatämische Rachitis; hereditäre Hypophosphatämie; Phosphatdiabetes; refraktäre Rachitis.
**Erbgang:** X-gebunden dominant.
**Klinik:**
Auftreten der Symptome in der frühen Kindheit.
a) *Zwergwuchs, Wachstumsverzögerung;*
b) *krumme Beine;*
c) Watschelgang;
d) rachitischer Rosenkranz der Rippenenden;
e) vorstehender Bauch;
f) *Hypophosphatämie* mit verminderter Rückresorption anorganischen Phosphats in den Nierentubuli;
g) *Rachitis, nicht auf die üblichen Dosen von Vitamin D ansprechend;*
h) erhöhte Serumkonzentration der alkalischen Phosphatase.
**Radiologie:**
a) *Rachitis oder Osteomalazie;*
b) kurze und krumme Röhrenknochen;
c) Looser-Umbauzonen (gelegentlich);
d) erhöhte Knochendichte und grobe Knochenbälkchen;
e) periartikuläre Knochenspornbildung und Ossikel im Gebiet der Muskelansatzstellen;
f) Kraniosynostose;
g) Epiphysiolysis capitis femoris;
h) degenerative Arthritis im Erwachsenenalter;
i) Rückenmarkskompression bei Erwachsenen;
j) Zahnfehlstellungen (Abb. 10).

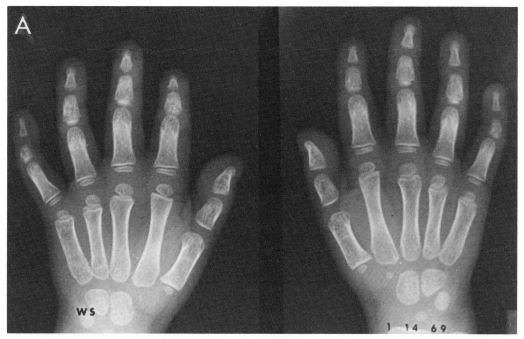

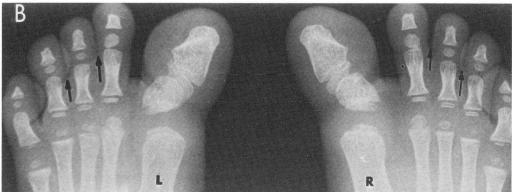

Abb. **9** Akrozephalosyndaktylie, Typ V. 4 Jahre alter Junge. **A** Verkürzung der Mittelphalangen sämtlicher Finger, Hypertrophie der Daumenweichteilgewebe und partielle membranöse bilaterale Syndaktylie zwischen D 2, 3 und 4. **B** Deutliche Verkürzung der mittleren Zehenphalangen, Varusfehlstellung der Großzehen, Trapezform der proximalen Großzehenphalangen, partielle membranöse bilaterale Syndaktylie zwischen den Zehen (Pfeile) und Weichteilhypertrophie der Großzehen (aus *Martsolf, J. T., J. B. Cracco, G. G. Carpenter, A. E. O'Hara:* Amer. J. Dis. Child. 121 [1971] 257).

## Literatur

Albright, F., Butler, A. M., and Bloomberg, E.: Rickets resistant to vitamin D-therapy, Am. J. Dis. Child. 54:529, 1937

Archard, H. O., et al.: Hereditary hypophosphatemia (vitamin D-resistant rickets) presenting primary dental manifestations, Oral Surg. 22:184, 1966

Fraser, D., et al.: Pathogenesis of hereditary vitamin-D-dependent rickets, New Engl. J. Med. 289:817, 1973

Holt, J. F.: Vitamin D-resistant rickets (refractory rickets), Am. J. Roentgenol. 64:590, 1950

Parfitt, A. M.: Hypophosphatemic vitamin D refractory rickets and osteomalacia, Orthop. Clin. North Am. 3:653, 1972

Reilly, B. J., et al.: Craniosynostosis in the rachitic spectrum, J. Pediatr. 64:396, 1964

Yoshikawa, S., et al.: Spinal cord compression in untreated adult cases of vitamin D-resistant rickets, J. Bone Joint Surg. 50-A:743, 1968

14

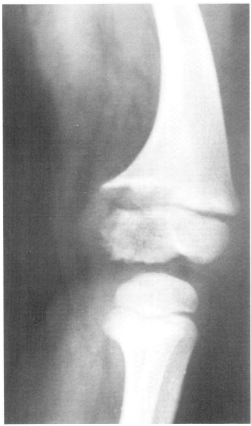

Abb. **10** Albright-Butler-Bloomberg-Syndrom.
2¹/₂ Jahre altes Mädchen mit krummen Beinen und
Hypophosphatämie. Mineralisationsstörung und Auffa-
serung der medialen Begrenzung des distalen Femur.
Grobe und dichte Trabekelzeichnung. Die optimale Vit-
amin-D-Dosis, unter der eine Besserung auftrat, lag in
der Größenordnung von 300 000 Einheiten täglich.

## 23 Alienie-Syndrom

**Synonym:** Ivemark-Syndrom; Asplenie-Syndrom.
**Pathologie:**
a) *Milzagenesie;*
b) *indeterminierter Situs;*
c) *komplexe zyanotische Herzerkrankungen*
(Transposition der großen Arterien, Atrio-
ventrikularkanal usw.)
**Radiologie:**
a) *Abdomen: horizontal gelagerte Leber, Malrotation des Darms, in der Mittellinie gelegene Gallenblase.*

b) *Lungen: beidseits 3 Lappen* (beidseits kleine
Lappenspalte), bilateral epiarterielle Bronchien.
c) *Kardiovaskulär:* Der Röntgenbefund hängt
von den vorliegenden kongenitalen Anomalien ab, *die Aorta abdominalis und die Vena
cava inferior liegen nebeneinander auf derselben Wirbelsäulenseite* (Abb. 11).

### Literatur

Campbell, M., et al.: Absent inferior vena cava, symmetrical liver, splenic agenesis and situs inversus and their
embryology, Br. Heart J. 29:268, 1967
Elliott, L. P., et al.: Anomalous relationship of the inferior vena cava and abdominal aorta as a specific
angiocardiographic sign in asplenia, Radiology
87:859, 1966
Freedom, R. M., et al.: Radiographic visceral patterns in
the asplenia syndrome, Radiology 106:387, 1973
Ivemark, B. I.: Implications of agenesis of the spleen on
the pathogenesis of cono-truncus anomalies in childhood: An analysis of the heart malformations in the
splenic agenesis syndrome, with fourteen new cases,
Acta Paediatr. Scand. 44 (Suppl. 104):1, 1955
Moller, J. H., et al.: Malrotation of the bowel in patients with congenital heart disease associated with
splenic anomalies, Radiology 99:393, 1871
Randall, P. A., et al.: The spleen and congenital heart
disease, Am. J. Roentgenol. 119:551, 1973
Ruttenberg, H. D., et al.: Syndrome of congenital cardiac disease with asplenia: Distinction from other
forms of congenital cyanotic cardiac disease, Am. J.
Cardiol. 13:387, 1964
Van Mierop, L. H. S., et al: Asplenia and Polysplenia
Syndrome, in *Birth Defects Original Article Series,*
Vol. 8 (New York: The National Foundation-March
of Dimes, 1972), p. 74

## 24 Alpha-1-Antitrypsinmangel-
Syndrom

**Erbgang:** Autosomal rezessiv.
**Klinik:**
a) *Alpha-1-Antitrypsinmangel;*
b) pfeifendes Atmen;
c) zunehmende Dyspnoe, die durch eine vor
dem 40. Lebensjahr auftretende *obstruktive
Lungenerkrankung* verursacht wird.
**Radiologie:**
a) *Vermehrt strahlentransparente Lungen* mit
oder ohne Bullae, *mehr in den Lungenunter-
feldern lokalisiertes Emphysem;*
b) *deutliche gleichmäßige Abnahme der Lun-
genperfusion in den Unterfeldern mit Zunahme der Perfusion in den Oberlappen;*
c) Kardiomegalie, Cor pulmonale mit Erweiterung der Lungenarterien und ihrer proximalen Äste.

Abb. **11** Alienie-Syndrom. Zyanotischer männlicher Neugeborener mit Atemnot. Ausgedehnte bilaterale venöse Stauung, normale Herzgröße mit Formanomalie, breites oberes Mediastinum, horizontal stehende Leber und rechts gelegener Magen. Postmortaler Hauptbefund: Atrium commune, ein einziger Ventrikel, Pulmonalarterienatresie, Pulmonalvenen-atresie, pulmonale Lymphangiektasie, doppelte obere Hohlvenen, dreigelappte Lungen mit bilateralen epiarteriellen Bronchien, Malrotation des Darms und in der Mittellinie gelegene Gallenblase.

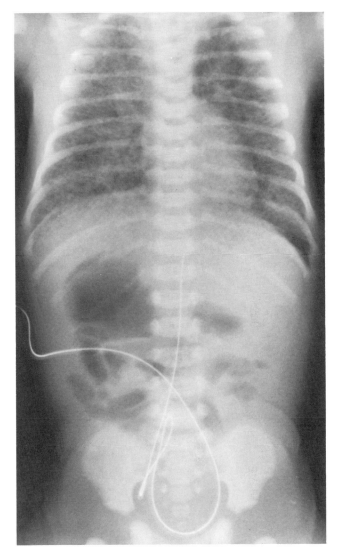

### Literatur
Bell, R. S.: The radiographic manifestations of alpha-I antitrypsin deficiency: An important recognizable pattern of chronic obstructive pulmonary disease (COPD), Radiology 95:19, 1970

Houštek, J., et al.: Alpha$_1$-antitrypsin deficiency in a child with chronic lung disease, Chest 64:773, 1973

Laurell, C. B., and Eriksson, S.: The electrophoretic alpha-I globulin pattern of serum in alpha-I antitrypsin deficiency, Scand. J. Lab. Clin. Invest. 15:132, 1963

## 25 Alport-Syndrom

**Synonyme:** Dickinson-Syndrom; hereditäre Nephropathie mit Taubheit.
**Erbgang:** Wahrscheinlich autosomal dominant mit anomaler Segregation.
**Klinik:**
a) *Nephropathie* (Hämaturie, Proteinurie, fortschreitende Niereninsuffizienz);
b) *neurosensorische Taubheit;*
c) Augenmißbildungen (vorderer und hinterer Lentikonus, Mikrosphärophakie, Katarakt).

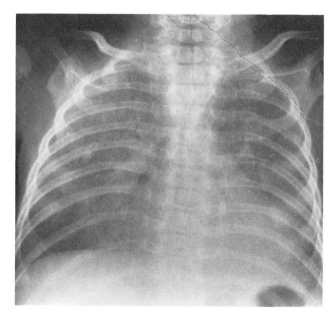

Abb. **12** Alveoläre Lungenproteinose. 3 Monate altes Mädchen mit einer mehrwöchigen Tachypnoe in der Anamnese. Zum Zeitpunkt der Hospitalisation wurde eine Zyanose beobachtet. Der Tod trat mit etwa 4 Monaten ein. Bei der Sektion fand man eine alveoläre Lungenproteinose, auf die eine Pneumonie aufgepfropft war. Man erkennt bilateral weiche pulmonale Verdichtungen, die in den zentralen Lungenabschnitten deutlicher hervortreten. Es liegt keine hiläre Adenopathie oder Kardiomegalie vor.

**Radiologie:**
a) Röntgenologische Zeichen der Niereninsuffizienz;
b) Herzmuskelschwäche mit sekundärer Stauung bei Hochdruck;
c) Nierenarteriographie: geringe Kontrastierung der Rinde, starke Schlängelung und deutliche Füllung der Gefäße in der kortikomedullaren Übergangsregion.

**Literatur**

Alport, A. C.: Hereditary familial congenital haemorrhagic nephritis, Br. Med. J. 1:504, 1927

Demetropoulos, K. C., et al.: Angiographic study of hereditary nephritis (Alport's syndrome), Radiology 108:539, 1973

Ferguson, A. C., et al.: Hereditary nephropathy with nerve deafness (Alport's syndrome), Am. J. Dis. Child. 124:84, 1972

Guthrie, L. G.: "Idiopathic," or congenital, hereditary and familial haematuria, Lancet 1:1243, 1902

Purriel, P., et al.: Familial hereditary nephropathy (Alport's syndrome), Am. J. Med. 49:753, 1970

## 26 Alveoläre Lungenproteinose

**Synonym:** Rosen-Castleman-Liebow-Syndrom.
**Pathologie:** *Füllung der Lungenalveolen mit einem PAS-positiven lipid- und proteinreichen Exsudat.*

**Klinik:**
a) Progressive Dyspnoe, Brustschmerzen, produktiver Husten;
b) in schweren Fällen Herz-Kreislauf-Schwäche.

**Radiologie:** *Verschiedene Manifestationen:*
a) *bilaterale weiche Infiltrate, die sich vom Hilus in die Peripherie ausbreiten,* noduläre Herde, lobäre Verdichtungen, *schmetterlingsflügelartiges Aussehen,* fleckige und granuläre Aufhellungen, selten solitäre Noduli;
b) *gewöhnlich keine hiläre Adenopathie;*
c) selten Pneumatozele oder Pneumothorax;
d) normale Bronchographie;
e) Lungenfibrose kann der aktiven Phase folgen (Abb. 12).

**Literatur**

Colon, A. R., Jr., et al.: Childhood pulmonary alveolar proteinosis (PAP): Report of a case and review of the literature, Am. J. Dis. Child. 121:481, 1971

Greenspan, R. H.: Chronic disseminated alveolar diseases of the lung, Semin. Roentgenol. 2:77, 1967

Preger, L.: Pulmonary alveolar proteinosis, Radiology 92:1291, 1969

Rosen, S. H., Castleman, B., and Liebow, A. A.: Pulmonary alveolar proteinosis, New Engl. J. Med. 258:1123, 1958

## 27 Alveolarkapillar-Block-Syndrom

**Ätiologie:** Alveolarzellkarzinom; Sarkoidose; interstitielle Lungenfibrose; Alveolarproteinose; Miliartuberkulose; Histiozytose X; Lungenhämosiderose usw.

**Klinik:** Abnahme der Diffusionskapazität der Lungen; Auftreten von *Dyspnoe, Zyanose und Trommelschlegelbildung* der Finger und Zehen.

**Radiologie:**

a) Diagnostik zur Klärung der *Ätiologie;*
b) Cor pulmonale möglich.

### Literatur

Austrian, R., et al.: Clinical and physiological features of some types of pulmonary disease with impairment of alveolar-capillary diffusion: The syndrome of "Alveolar-Capillary Block", Am. J. Med. 11:667, 1951

Talner, N. S., et al.: The syndrome of alveolar-capillary block, Pediatrics 27:227, 1961

## 28 Amenorrhö-Galaktorrhö-Syndrome

1. Mit Hypophysentumor: Forbes-Albright-Syndrom.
2. Ohne Hypophysentumor
a) Auftreten der Symptome im Kindbett: Chiari-Frommel-Syndrom
b) Auftreten der Symptome außerhalb des Kindbetts: del-Castillo-Syndrom.

### Literatur

Argonz, J., and del Castillo, E. B.: A syndrome characterized by estrogenic insufficiency, galactorrhea and decreased urinary gonadotropin, J. Clin. Endocrinol. Metab. 13:79, 1953

Bercovici, B., et al.: Non-puerperal galactorrhea, J. Obstet. Gynaecol. Br. Commonw. 70:295, 1963

Forbes, A. P.: A syndrome, distinct from acromegaly, characterized by spontaneous lactation, amenorrhea, and low follicle-stimulating hormone excretion, J. Clin. Endocrinol. Metab. 11:749, 1951

Thompson, J. P., et al.: Amenorrhea and galactorrhea, Am. J. Obstet. Gynecol. 93:65, 1965

Vezina, J. L., and Sutton, T. J.: Prolactinsecreting pituitary microadenomas: Roentgenologic diagnosis, Am. J. Roentgenol. 120:46, 1974

## 29 Aminopterininduziertes Syndrom

**Synonym:** Aminopterin- und Amethopterin-Fetopathie-Syndrom.

**Ätiologie:** Teratogene Schäden durch Einnahme von Aminopterin und Amethopterin im ersten Trimester der Schwangerschaft.

**Klinik:**

a) *Geringes Geburtsgewicht;*
b) *kraniale Dysplasie;*
c) *abnormes Gesicht:* Ohrmuscheltiefstand, hervorstehende Augen, Hypertelorismus, flacher Nasenrücken, Mikrognathie, Gaumenspalte;
d) verschiedene Mißbildungen der Gliedmaßen;
e) geistige Retardierung bei einigen Überlebenden;
f) körperliche Retardierung;
g) Myopie.

**Radiologie:**

a) *Kraniale Dysplasie:* Fehlen der normalen Verknöcherung des Schädeldaches bei Geburt, bei Verlaufsbeobachtungen geringe Ossifikation des Schädels und „Marmorknochenbildung", Cranium bifidum, aberrierende Longitudinalnaht der Scheitelbeine;
b) *andere bekannte Mißbildungen:* kurze Gliedmaßen, besonders der Vorderarme, kongenitale Stenose des Markraumes der Röhrenknochen, Subluxation der Radiusköpfchen, Klumpfuß, Synostose der Knochen an Händen und Füßen, Hüftdislokation, dünne Rippen, niedriger Iliumindex, verzögerte Ossifikation von Pubis und Ischium, verzögerte Skelettreifung (Abb. 13).

### Literatur

Brandner, M., et al.: Foetopathie due à l'aminopterine avec sténose congenitale de l'espace medullaire des os tubulaires longs, Ann. Radiol. 12:703, 1969

Shaw, E. B., et al.: Aminopterin-induced fetal malformation: Survival of infant after attempted abortion, Am. J. Dis. Child. 115:477, 1968

Shaw, E. B.: Fetal damage due to maternal aminopterin ingestion, Am. J. Dis. Child. 124:93, 1972

Thiersch, J. B.: Therapeutic abortions with a folic acid antagonist (4-amino P.G.A.) administered by the oral route, Am. J. Obstet. Gynecol. 63:1298, 1952

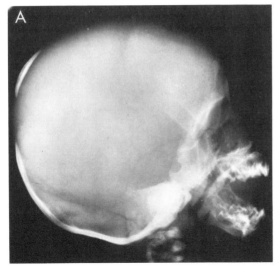
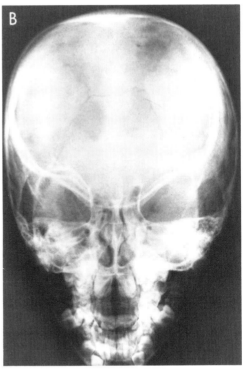

Abb. **13** Aminopterininduziertes Syndrom. **A** Im Alter von $3^1/_2$ Jahren verzögerte Ossifikation der fronto-parietalen Knochen mit großen Kranz- und Pfeilnähten. Die dichten Knochen erkennt man innerhalb des posterioren Teiles der Pfeilnaht. Die Stirnnaht ist breit und der Unterkiefer kurz. **B** Im Alter von 53 Monaten hat sich bei demselben Patienten der Knochen in der Pfeilnaht ausgebreitet, wobei zwei anomale Nähte auf jeder Seite der Mittellinie entstehen (aus *Shaw, E. B., H. L. Steinbach:* Amer. J. Dis. Child. 115 [1968] 477).

## 30 Analgie-Syndrom (kongenitales)

**Synonyme:** Kongenitale Schmerzindifferenz; kongenitale generalisierte Schmerzindifferenz; Analgia congenita.
**Erbgang:** Autosomal rezessiv.
**Klinik:**
a) *Fehlende oder deutlich verminderte Schmerzempfindung,* der Tastsinn ist nicht betroffen;
b) *Lippen- und Zungengeschwüre durch Bißverletzung;*
c) früher Zahnausfall;
d) Hornhauttrübungen;
e) Infektionen von Fingern, Zehen und Unterkiefer;
f) verschleppte schmerzlos verlaufende Frakturen;
g) multiple Quetschwunden.

**Radiologie:**
a) *Mikro- und Makrofrakturen, Epiphysenlösungen;*
b) *Osteomyelitis* (Unterkiefer, Finger und Zehen);
c) aseptische Nekrosen der juxtaartikulären Regionen gewichtstragender Röhrenknochen (Hüfte, Knie und Knöchel);
d) subperiostale Blutungen in der Kindheit;
e) degenerative Veränderungen und freie Gelenkskörper in fortgeschrittenen Fällen (Abb. 14 u. 15).

### Literatur

Berkley, H. Y.: The pathological findings in a case of general cutaneous and sensory anesthaesia without psychical implication, Brain 23:111, 1900
Burdea, M., et al.: L' indifference congénitale à la douleur, Ann. Pediatr. (Paris) 18:314, 1971

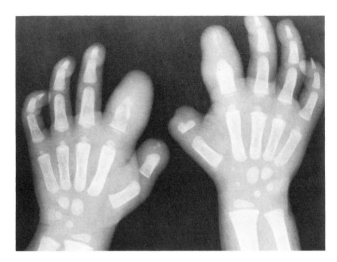

Abb. **14** Analgie-Syndrom (kongenitales). 2 Jahre alter Junge mit Infektionen beider Daumen und Zeigefinger in der Anamnese. Eine offene Wundstelle ist seit dem frühen Kindesalter vorhanden. Nadelstiche erzeugen keine Schmerzempfindung. Der Tastsinn war nicht gestört. Es liegt eine ausgeprägte Knochen- und Weichteilzerstörung vor (aus *Tucker, A. S., C. Johnson:* Amer. J. Dis. Child. 112 [1966] 584).

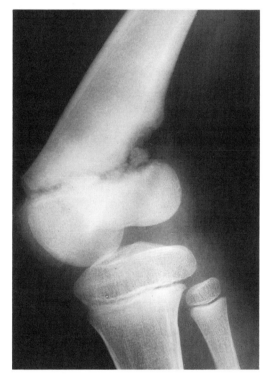

Abb. **15** Analgie-Syndrom (kongenitales) bei einem 8 Jahre alten Mädchen. Epiphysenlösung und Valgusfehlstellung des Femur als Folge eines Wachstumsrückstandes des lateralen Metaphysenteils. Man beachte die grobe Unregelmäßigkeit der Wachstumsfuge und die unregelmäßige bis in die laterale Metaphyse einstrahlende Aufhellung (aus *Silverman, F. N., J. J. Gilden:* Radiology 72 [1959] 176).

Dearborn, G. V. N.: A case of congenital general pure analgesia, J. Nerv. Ment. Dis. 75:612, 1932

Fanconi, G., et al.: Kongenitale Analgie (Kongenitale generalisierte Schmerzindifferenz), Helv. Paediatr. Acta 12:79, 1957

Lamy, J., et al.: L'analgésie généralisée congénitale. Arch. Fr. Pediatr. 15:433, 1958

Siegelman, S. S., et al.: Congenital indifference to pain, Am. J. Roentgenol. 97:242, 1966

Silverman, F. N., and Gilden, J. J.: Congenital insensitivity to pain: A neurologic syndrome with bizarre skeletal lesions, Radiology 72:176, 1959

## 31 Aniridie-Wilms-Tumor-Syndrom

**Klinik und Radiologie:**

a) *Wilms-Tumor;*

b) *kongenitale Aniridie;*

c) andere bekannte einhergehende Mißbildungen: geistige Retardierung, Dysmorphie des Schädels oder kraniofaziale Dysmorphie, verschiedene Skelettdefekte, Mißbildung der Ohrmuschel, Anomalien der Harn- und Geschlechtsorgane, Hamartome, umbilikale und inguinale Hernien usw.

**Literatur**

Evans, D. I. K., et al.: Wilms'-aniridia syndrome with transient hypo-γγ-globulinaemia in infancy, Arch. Dis. Child. 48:645, 1973

Fraumeni, J. F., Jr.: The Aniridia-Wilms' Tumor Syndrome, in *Birth Defects Original Article Series,* Vol. 5 (New York: The National Foundation–March of Dimes, 1969), p. 198

Haicken, B. N., et al.: Simultaneous occurrence of congenital aniridia, hamartoma and Wilms' tumor, J. Pediatr. 78:497, 1971

Miller, R., et al.: Association of Wilms' tumor with aniridia, hemihypertrophy and other congenital malformations, New Engl. J. Med. 270:922, 1964

Woodard, J. R., et al.: Nephroblastoma (Wilms' tumor) and congenital aniridia, J. Urol. 101:140, 1969

## 32 Anonychie-Ektrodaktylie-Syndrom

**Erbgang:** Wahrscheinlich autosomal dominante Übertragung.

**Klinik:**

a) *Teilweises oder vollkommenes Fehlen der Nägel;*

b) *wechselndes Fehlen der Phalangen, Karpalia und Tarsalia.*

**Radiologie:**

a) Asymmetrische digitale Anomalien in Form einer Störung oder des Fehlens der normalen Segmentierung;

b) gekrümmte Finger und Zehen;

c) teilweises Fehlen der Metakarpalia, Metatarsalia und Phalangen;

d) Syndaktylie;

e) Polydaktylie.

### Literatur
Charteries, F.: Case of partial hereditary anonychia, Glasg. Med. J. 89:207, 1918

Hobbs, M. E.: Hereditary onychial dysplasia, Am. J. Med. Sci. 190:200, 1935

Lees, D. H., et al.: Anonychia with ectrodactyly: Clinical and linkage data, Ann. Hum. Genet. 22:69, 1957

## 33 Anus imperforatus mit Hand- und Fußanomalien und Taubheit (hereditär, autosomal dominant)

### Literatur
Townes, P. L., and Brocks, E. R.: Hereditary syndrome of imperforate anus with hand, foot and ear anomalies, J. Pediatr. 81:321, 1972

## 34 Aortenbogen-Syndrom

**Synonym:** Thorako-zervikale Verschlußkrankheit.

**Ursachen:**

1. Arteriosklerose;
2. arterielle Embolie und Thrombose;
3. dissezierendes Aneurysma;
4. Thoraxapertur-Syndrom;
5. Trauma;
6. kongenitale Stenose (einschließlich einer supravalvulären Aortenstenose);
7. syphilitische Aortitis;
8. Takayasu-Arteriitis;
9. Pseudoxanthoma elasticum;
10. Thrombangiitis obliterans;
11. Polyarteriitis nodosa;
12. Radiatio.

### Literatur
Ask-Upmark, E., et al.: Further observations on Takayasu's syndrome, Acta Med. Scandinav. 155:275, 1956

Davy, J.: Researches, Physiological and Anatomical, Vol. 1 (London: Smith Elder & Co., 1839), p. 426

Grollman, J. H., Jr., et al.: The roentgen diagnosis of Takayasu's arteritis, Radiology 83:387, 1964

Judge, R. D., et al.: Takayasu's arteritis and aortic arch syndrome, Am. J. Med. 32:379, 1962

Rotman, M.: Aortic arch syndrome secondary to radiation in childhood, Arch. Intern. Med. 124:87, 1969

Thompson, B. W., et al.: Aortic arch syndrome, Arch. Surg. 98:607, 1969

## 35 Aortoiliakales Entzugs-Syndrom

**Synonym:** Mesenterialarterien-Syndrom.

**Pathophysiologie:** *Insuffizienz der intestinalen Durchblutung* nach:

a) lumbaler Sympathektomie;

b) iliofemoralem Bypass zur Entlastung eines bilateralen Beckenarterienverschlusses; Folge ist eine Zunahme des Blutstroms in den unteren Gliedmaßen und eine Abnahme der Zirkulation durch die enge und arteriosklerotische Arteria mesenterialis zum Darm;

c) Verschluß der distalen Aorta abdominalis.

**Klinik:**

a) *Angina abdominalis* wegen intestinaler Ischämie;

b) Darmwandnekrosen (bei einigen Patienten).

**Radiologie:** Nachweis der anomalen Zirkulation, besonders einer *Obstruktion der distalen Aorta abdominalis unterhalb des Nierenarterienabganges; Blut wird teilweise dem oberen mesenterialen Kreislauf entzogen und gelangt über die unteren mesenterialen und hypogastrischen Arterien in die unteren Gliedmaßen.*

### Literatur
Connolly, J. E., et al.: Intestinal gangrene as the result of mesenteric arterial steal, Am. J. Surg. 126:197, 1973

Kountz, S. L., et al.: "Aortoiliac steal" syndrome, Arch. Surg. 92:490, 1966

Ruberti, U., et al.: The mesenteric steal syndrome, Panminerva Med. 12:299, 1970

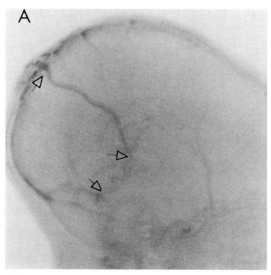
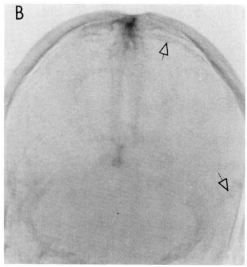

Abb. **16** Aplasia cutis congenita. Ein 1 Monat altes weibliches Neugeborenes mit einer in der Mittellinie der Kopfhaut gelegenen ausgedehnten Ulzeration. Hier entstand eine schwere Blutung, die eine Transfusion erforderte. Über der linken Parietalregion wurde eine prominente oberflächliche Vene festgestellt. Eine rechtsseitige Karotisangiographie wurde veranlaßt. In der venösen Phase kontrastierte sich die oben beschriebene anomal geschlängelte Vene (Pfeile).

## 36 Aplasia cutis congenita

**Synonyme:** Kongenitaler Hautdefekt; kongenitaler Defekt des Schädels und der Kopfhaut.
**Erbgang:** Autosomal rezessiv oder unvollständig dominant, bei Frauen öfter als bei Männern.
**Klinik:**
a) *Tritt gewöhnlich in der Mittellinie der Kopfhaut auf,* seltener am Rumpf und an den Extremitäten; oft rund oder oval, scharf abgesetzt; *bei Neugeborenen ulzeriert oder mit einer dünnen Haut bedeckt;* schrittweiser Verschluß mit Narbenbildung innerhalb weniger Monate;
b) kann an mehreren Stellen auftreten (8 %);
c) Hämorrhagie des Sinus sagittalis superior (sehr selten).
**Radiologie:**
a) In seltenen Fällen *Schädeldefekt* unter der Hautläsion;
b) andere bekannte einhergehende Anomalien: Keulenform der Hände und Füße, fehlende Finger, Syndaktylie, kurze Metakarpalia, Fehlen der unteren Extremität unterhalb der Wade, Hämangiome, anomale Venen der Kopfhaut, die in den intrakraniellen venösen Sinus einmünden, Gefäßläsionen im Gesicht

und am Auge, Hydrozephalus, zerebrale Mißbildungen, Duradefekte, polyzystische Nieren, Meningozele, tracheo-ösophageale Fisteln, offener Ductus arteriosus (Abb. 16).

### Literatur

Adams, F. H., et al.: Hereditary deformities in man due to arrested development, J. Hered. 36:3, 1945
Anderson, N. P., et al.: Congenital defect of the scalp, Arch. Derm. Syph. 46:257, 1942
Croce, E. J., et al.: Congenital absence of skin (aplasia cutis congenita), Arch. Surg. 106:732, 1973
Cutlip, B. D., Jr., et al.: Congenital scalp defects in mother and child, Am. J. Dis. Child. 113:597, 1967
Deeken, J. H., et al.: Aplasia cutis congenita, Arch. Derm. 102:386, 1970
De Vink, L. P. H. J.: Kongenitaler Hautdefekt bei einem Neugeborenen, Arch. Gynaekol. 167:291, 1938
Fowler, G. W., et al.: Cutis aplasia and cerebral malformation, Pediatrics 52:861, 1973
Resnik, S. S., et al.: Congenital absence of the scalp with associated vascular anomaly: A new approach to treatment, Clin. Pediatr. (Phila.) 4:322, 1965

## 37 Arachnodaktylie-Syndrom (kongenital, kontraktural)

**Synonym:** Marfan-Arachnodaktylie-Kontraktur-Syndrom.
**Erbgang:** Autosomal dominant.

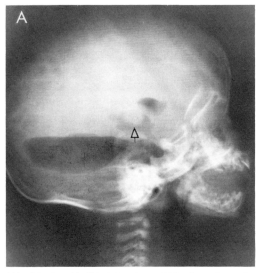 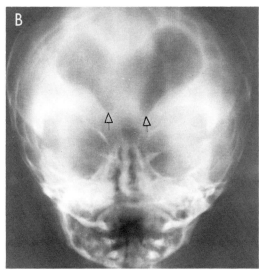

Abb. **17** Arnold-Chiari-Syndrom. 2 Wochen alter männlicher Neugeborener mit lumbaler Myelomeningozele. Im Ventrikulogramm zeigten sich dilatierte Seitenventrikel, fehlendes Septum pellucidum und große Massa intermedia (**A**) (Pfeil) und scharf ausgezogene inferiore Randbegrenzungen der Seitenventrikel (**B**) (Pfeile).

**Klinik:**
a) Kraniofaziales Aussehen: oval geformter Kopf, etwas tiefsitzende Augen, kleine Mundöffnung, zurückfliehendes Kinn, *Ohrmuschelmißbildung* (krümeliges Aussehen der Antihelix, flache Helix und teilweise Obliteration der Koncha);
b) *in der Kindheit progressive Skoliose;*
c) *Arachnodaktylie;*
d) *Beugekontraktur der proximalen Interphalangealgelenke der Finger, Beugefehlstellung der Ellenbogen und Knie;*
e) *Dolichostenomelie.*

**Radiologie:**
a) Geringe Osteopenie;
b) *grazile Knochen;*
c) leichte Krümmung der Röhrenknochen;
d) *Verlängerung der proximalen Phalangen der Finger und Zehen.*

**Literatur**

Beals, R. K., et al.: Congenital contractural arachnodactyly: A heritable disorder of connective tissue, J. Bone Joint Surg. 53-A: 987, 1971
Hale, M. S., et al.: Congenital contractural arachnodactyly, Western J. Med. 120:74, 1974
Hecht, F., et al.: "New" syndrome of congenital contractural arachnodactyly originally described by Marfan in 1896, Pediatrics 49:574, 1972
MacLeod, P. M., et al.: Congenital contractural arachnodactyly, Am. J. Dis. Child. 126:810, 1973
Marfan, A. B.: Un cas de déformation congénitale des quatre membres, plus prononcée aux extrémités caractérisée par l'allongement des os avec un certain degré d'amincissement, Bull. Mém. Soc. Méd. d'Hôp. Paris, 13:220, 1896

## 38 Arnold-Chiari-Syndrom

**Synonyme:** Celand-Arnold-Chiari-Syndrom; Arnold-Chiari-Mißbildung.

**Klinik:** Hernienartige Verlagerung des Zerebellums, Hirnstammes und vierten Ventrikels nach kaudal.
a) Kleinhirnstörungen: Koordinationsstörungen, Nystagmus, Intentionstremor;
b) Kompressionserscheinungen des Hirnstammes und des Rückenmarkes: Pyramidenbahnzeichen, Beteiligung der unteren Hirnnerven, Sensibilitätsstörungen;
c) Obstruktionshydrozephalus.

**Radiologie:**
a) *Kraniozervikale Mißbildungen:* großes Foramen magnum; ausgezackte Felsenbeine von posteromedial-inferior aus gesehen, flache hintere Schädelgrube, konkave Form des Klivus, Mißbildungen der oberen Halswirbel;
b) *Myelographie: Obstruktion in der Halsregion* mit einer unteren spaltartig gelappten Begrenzung, Zunahme des Durchmessers vom Rückenmark (Hydromelie); aufwärts gerichteter Verlauf der Nervenursprünge;

c) *Ventrikulogramm: anomale Konfiguration des vorderen Teils des dritten Ventrikels, große Massa intermedia, Fehlen des Septum pellucidum, speziell im anterioren Anteil, scharf ausgezogene inferiore Ränder der Seitenventrikel im Bereich des Foramen Monroi;*

d) *Angiographie:* Hydrozephalus, Verlagerung der Arteria basilaris nach anterior, Kinking der Vertebralarterie beim Eintritt ins Foramen magnum, *Abdrängung der oberen Kleinhirnarterien, Spastik in der hinteren Schädelgrube,* Verlängerung der Galen-Vene mit konkaver Krümmung nach superior;

e) *Isotopenstudie:* deutlich verminderter Abfluß von RISA aus dem Ventrikelsystem über die zerebrale Konvexität (Abb. 17).

### Literatur

Arnold, J.: Myelocyste Transposition von Gewebskeimen und Sympodie., Beitr. z. path. Anat. u. z. allg. Path. 16:1, 1894

Castellino, R. A., et al.: Radioisotope ventriculography in the Arnold-Chiari malformation, Radiology 93:817, 1969

Chiari, H.: Über Veränderungen des Kleinhirns, der Pons und der Medulla oblongata infolge von congenitaler Hydrocephalie des Großhirn, Denkschr. Akad. d. Wissensch. 63:71, 1895

Davies, H. W., Radiological changes associated with Arnold-Chiari malformation, Br. J. Radiol. 40:262, 1967

Gooding, C. A., et al.: New ventriculographic aspects of the Arnold-Chiari malformation, Radiology 89:626, 1967

Kruyff, E., et al.: Skull abnormalities associated with the Arnold-Chiari malformation, Acta Radiol. (Diagn.) 5:9, 1966

Raimondi, A. J., et al.: Cerebral angiography in the newborn and infant: General principles, Ann. Radiol. (Paris) 10:147, 1967

Shapiro, R., et al.: The roentgenographic diagnosis of the Arnold-Chiari malformation, Am. J. Roentgenol. 73:390, 1955

Yu, H. C., et al.: The clivus deformity of Arnold-Chiari malformation, Radiology 101:613, 1971

## 39 Arteria-coeliaca-Syndrom

**Synonyme:** Arcuate ligament syndrome; Arteria-coeliaca-Verschluß-Syndrom; celiac axis compression syndrome; median arcuate ligament syndrome.

**Pathologie:** *Kompression der Arteria coeliaca zwischen der Aorta und dem medianen Ligamentum arcuatum des Diaphragma.* Das kann einen Blutabstrom ("steal-effect") aus der Mesenterialarterie über Kollateralen verursachen.

**Klinik:**
a) *Periumbilikaler Schmerz, epigastrische Mißempfindungen,* Nausea, Erbrechen;
b) Malabsorption (gelegentlich);
c) Gewichtsverlust;
d) *systolisches epigastrisches Geräusch.*

**Radiologie:**
a) Arteriographie der Aorta abdominalis in Seitenprojektion: *Einengung des Truncus coeliacus mit glatter exzentrischer Kompression der Vorderwand; dorsokaudale Verlagerung der Arteria coeliaca;*
b) selektive Arteriographie der Arteria mesenterica superior: Kontrastierung der Arteria coeliaca durch Kollateralen; verzögertes Auswaschen von Kontrastmittel aus dem Versorgungsgebiet der Arteria coeliaca.

### Literatur

Carey, J. P., et al.: Median arcuate ligament syndrome: Experimental and clinical observations, Arch. Surg. 99:441, 1969

Colapinto, R. F., et al.: The routine lateral aortogram and the celiac compression syndrome, Radiology 103:557, 1972

Dunbar, D. J., et al.: Compression of the celiac trunk and abdominal angina: Preliminary report of fifteen cases, Am. J. Roentgenol. 95:731, 1965

Meves, M., et al.: Das Coeliaca-Kompressions-Syndrom, Fortschr. Roentgenol. 118:451, 1973

Reuter, S. R.: Accentuation of celiac compression by the median arcuate ligament of the diaphragm during expiration, Radiology 98:561, 1971

Reuter, S. R., et al.: The anatomic basis for respiratory variation in median arcuate ligament compression of the celiac artery, Surgery 73:381, 1973

Stanley, J. C., et al.: Median arcuate ligament syndrome, Arch. Surg. 103:252, 1971

## 40 Arteria-mesenterica-superior-Syndrom

**Synonyme:** Oberes Mesenterialarterien-Syndrom; arteriomesenterialer Darmverschluß; arteriomesenteric duodenal compression syndrome; duodenal stasis syndrome; vascular compression of duodenum syndrome; Wilkie-Syndrom.

**Ätiologie:** *Kompression des Pars inferior duodeni durch spitzwinkeligen Abgang der Arteria mesenterica superior von der Aorta.*

**Klinik:** *Postprandial epigastrisches Völlegefühl, Nausea, Erbrechen,* abdominelle Krämpfe, Gewichtsverlust, *schlankes Äußeres.*

**Radiologie:**
a) *Dilatation des Duodenums proximal einer geraden vertikalen Füllungsbegrenzung*

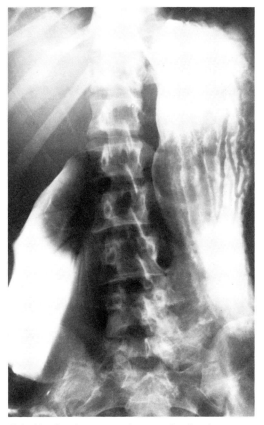

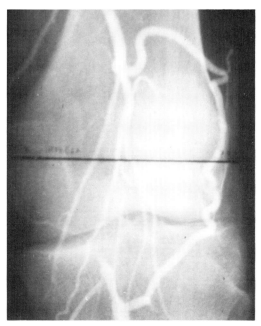

Abb. **19** Arteria-poplitea-Syndrom. 39 Jahre alter Mann mit Schmerzen in der linken Wade, die seit einigen Monaten bestehen und durch Laufen provoziert werden. Man erkennt im Kniegelenksbereich eine Verlagerung der linken Arteria poplitea nach medial. Man beachte das große Kollateralgefäß (aus *Turner, G. R., W. G. Gosney, W. Ellingson, M. Gaspar:* JAMA 208 [1969] 692).

Abb. **18** Arteria-mesenterica-superior-Syndrom. 16 Jahre altes Mädchen, das sich guter Gesundheit erfreute, bis ein Geschwür der rechten Nasolabialfalte auftrat, gefolgt von einer Pneumonie und Meningitis. Bei der Aufnahme im Kinderkrankenhaus von San Francisco 19 Tage nach Krankheitsbeginn war die Patientin in einem kachektischen Zustand mit aufgetriebenem Abdomen und einer massiven Retention von Mageninhalt. Man erkennt eine Dilatation des proximalen Duodenums mit einem scharfen distalen Abbruch der Kontrastmittelfüllung. Die konservative Behandlung war erfolglos; eine Duodenojejunostomie wurde schließlich angelegt (Aufnahme: Dr. *R. S. Arkoff,* San Francisco, Kalifornien).

## Literatur

Altman, D. H., et al.: Superior mesenteric artery syndrome in children, Am. J. Roentgenol. 118:104, 1973

Hearn, J. B.: Duodenal ileus with special reference to superior mesenteric artery compression, Radiology 86:305, 1966

Lenz, H., et al.: Zur Röntgendiagnostik der chronischen arteriomesenterialen Duodenalkompression, Fortschr. Röntgenstr. 111:230, 1969

Mindell, H. J., et al.: Acute superior mesenteric artery syndrome, Radiology 94:299, 1970

Ogbuokiri, C. G., et al.: Superior mesenteric artery syndrome in burned children, Am. J. Surg. 124:75, 1972

Wallace, R. G., et al.: Acute superior mesenteric artery syndrome in the severely burned patient, Radiology 94:307, 1970

Wilkie, D. P. D.: Chronic duodenal ileus, Br. Med. J. 2:793, 1921

*durch Kompression von außen am Übergang der Pars descendens zur Pars horizontalis;* deutliche Pendelbewegungen proximal der Obstruktion; Magendilatation (in einigen Fällen);

b) *arteriographisch Nachweis eines spitzwinkeligen* (10–12 Grad) *Abganges der Arteria mesenterica superior von der Aorta* (normal 45–65 Grad) *und einer Abnahme der aortomesenterialen Distanz* (2–3 mm, normal 7–20 mm) (Abb. 18).

## 41 Arteria-poplitea-Syndrom

**Synonym:** Popliteal artery entrapment syndrome.

**Pathologie:** Verschluß der Arteria poplitea, oft

durch anomalen Verlauf der Arterie gegenüber dem medialen Gastroknemiusköpfchen verursacht.

**Klinik:** Unilaterale intermittierende *Klaudikatio,* gewöhnlich bei jungen männlichen Erwachsenen.

**Radiologie:** Arteriographisch *Nachweis eines segmentalen Verschlusses* der Arteria poplitea mit Verlagerung nach medial (Abb. 19).

### Literatur

Baker, W. H., et al.: Acquired popliteal entrapment syndrome, Arch. Surg. 105:780, 1972

Haimovici, H., et al.: Popliteal artery entrapment by fibrous band, Surgery 72:789, 1972

Lee, B. Y., et al.: The adductor canal syndrome, Am. J. Surg. 123:617, 1972

Mentha, C.: Malposition et sténose extrinsèque de l'artère poplitée par la compression musculo-tendineuse du jumeau interne, J. Chir. 91:489, 1966

Turner, G. R., Gosney, W. G., Ellingson, W., and Gaspar, M.: Popliteal artery entrapment syndrome, JAMA 208:692, 1969

## 42 Arthrochalasis multiplex congenita

**Synonyme:** Schlottergelenk; kongenitale Schlaffheit der Gelenke.

**Erbgang:** Autosomal rezessiv (wahrscheinlich).

**Klinik:**

a) *Kongenitale Schlaffheit der Gelenke;*
b) *wiederholte Dislokation;*
c) andere bekannte einhergehende Mißbildungen: Epikanthus, eingesunkener Nasenrücken, Mikrognathie, diaphragmatische Hernie, weiche Haut.

**Radiologie:**

a) *Dislokation der Gelenke,* besonders der Finger, Zehen, Handgelenke, Ellenbogen, Schultern und Knie;
b) andere bekannte einhergehende Mißbildungen: Hydrozephalus, Spina bifida, Plattfuß, Schaukelfuß.

### Literatur

Capotorti, L., et al.: Sindrome di Ehlers-Danlos: Quattro casi accertati e due probabli in una famiglia con più matrimoni fra consanguinei, Acta Genet. Med. Gemellol. 15:273, 1966

Hass, J., et al.: Arthrochalasis multiplex congenita: Congenital flaccidity of the joints, J. Bone Joint Surg. 40-A:663, 1958

McKusick, V. A.: *Heritable Disorders of Connective Tissue,* 4th ed. (St. Louis: C. V. Mosby Co., 1972), pp. 349–350

Owen, J. R., et al.: Generalized hypermobility of joints: Arthrochalasis multiplex congenita, Arch. Dis. Child. 48:487, 1973

## 43 Arthrogryposis-Syndrom

**Synonyme:** Arthrogryposis multiplex congenita; Neuro-Arthro-Myodysplasie; Guérin-Stern-Syndrom; Otto-Syndrom; Rocher-Sheldon-Syndrom; Rossi-Syndrom.

**Erbgang:** Unbeständiges Muster; bekannt sind Fälle von Geschwistern und diskordanten monozygoten Zwillingen.

**Klinik:**

a) *Multiple Gelenkkontrakturen bei der Geburt, Bewegungseinschränkung der Gelenke;*
b) Spindelform der unteren Gliedmaßen;
c) Flexion im Handgelenk mit Ulnardeviation;
d) Klumpfuß;
e) dünne Muskeln.

**Radiologie:**

a) Brachyzephalie;
b) Hypoplasie des Unterkiefers; temperomandibulare Fusion;
c) *geringe Muskelmasse, überschießendes subkutanes Fettgewebe und erhöhter Fettgehalt zwischen den Muskelbündeln;*
d) *schlanke Knochen;*
e) Osteoporose;
f) Neigung zu Frakturen;
g) dislozierte Gelenke;
h) Karpal- und Tarsalfusion (nach dem 10. Lebensjahr);
i) Polydaktylie, Syndaktylie;
j) Coxa vara oder valga;
k) kurze Tibia und kurzer Femur;
l) *Steilstellung des Talus, Schaukelfuß.*

### Literatur

Beghin, J.: Les aspects radiologiques de l'arthrogypose, J. Belge Radiology, 48:383, 1965

Epstein, B. S.: Radiographic identification of arthrogryposis multiplex congenita in utero, Radiology 77:108, 1961

Jacobson, H. G., et al.: Arthrogryposis multiplex congenita, Radiology 65:8, 1955

Orlin, H., et al.: Carpal coalition in arthrogryposis multiplex congenita, Br. J. Radiol. 40:220, 1967

Poznanski, A. K., et al.: Radiographic manifestations of the arthrogryposis syndrome, Radiology 95:353, 1970

Rossi, E.: Le syndrome arthromyodysplasique congénital (contribution à l'étude de l'arthrogyposis multiplex congenita), Helv. Paediatr. Acta 2:82, 1947

Sheldon, W.: Amyoplasia congenita (multiple congenital articular rigidity: Arthrogryposis multiplex congenita), Arch. Dis. Child. 7:117, 1932

Stern, W. G.: Arthrogryposis multiplex congenita, JAMA 81:1507, 1923

Turpin, R., et al.: L'arthrogrypose multiple congénitale: Maladie ou syndrome, Ann. Pediatr. (Paris) 13:2, 1966

## 44 Ataxia teleangiectatica

**Synonyme:** Louis-Bar-Syndrom; Boder-Sedgwick-Syndrom; zephalo-okulo-kutane Teleangiektasie; Syndrom der sino-pulmonalen Infektionen.

**Erbgang:** Autosomal rezessiv; familiäres Auftreten in der Hälfte der Fälle.

**Klinik:**

a) *Okulo-kutane Teleangiektasie;*

b) *progressive zerebellare Ataxie;*

c) *Defekt der zellulären Immunität und des Immunglobulinsystems;*

d) Prädisposition zum malignen Wachstum;

e) endokrine Störungen;

f) hohe Strahlenempfindlichkeit;

g) Geistesschwäche (bei einem Drittel der Fälle);

h) Auftreten der Symptome im Kindesalter.

**Radiologie:** Unspezifische Befunde:

a) *wiederholte sino-pulmonale Infektionen;*

b) Bronchiektasen;

c) Lungenfibrose;

d) Hirnatrophie.

### Literatur

Boder, E., and Sedgwick, R. P.; Ataxia-telangiectasia: A familial syndrome of progressive cerebellar ataxia, oculocutaneous telangiectasia and frequent pulmonary infection, Pediatrics 21:526, 1958

Gershanik, J. J., et al.: Ataxia telangiectasia and growth failure, Am. J. Dis. Child. 122:538, 1971

Gottoff, S. P., et al.: Ataxia-telangiectasia: Neoplasia, untoward response to X-irradiation, and tuberous sclerosis, Am. J. Dis. Child. 114:617, 1967

Louis-Bar, Mme.: Sur syndrome progressif comprenant des télangiectasies capillaires cutanées et conjonctivales symétriques, à disposition naevoïde et des troubles cérébelleux, Confin. Neurol. 4:32, 1941

Romagny, G., et al.: Nouvelle observation d'ataxie-télangiectasie. Syndrome choréo-athétosique prédominant. Bronchectasie. Hypogammaglobulinémie progressive, Pédiatrie 20:468, 1965

## 45 Atemnot-Syndrom (des Erwachsenen)

**Synonyme:** Respiratory distress syndrome (adult); Syndrom der hyalinen Membranen (des Erwachsenen); stiff-lung syndrome.

**Ätiologie:**

a) Viruspneumonie – Typ 7A Adenovirus;

b) Fettembolie;

c) kardiopulmonaler Bypass;

d) Schock, thorakales oder extrathorakales Trauma;

e) Pankreatitis;

f) Beatmungslunge;

g) Sauerstoffintoxikation;

h) Heroin, Talkum.

**Pathologie:** Lungenstauung, Hyperämie, *Bildung von hyalinen Membranen.*

**Klinik:** Schwere Dyspnoe, Tachypnoe, Zyanose, refraktäre Hypoxämie, hohe Druckbeatmung zur Unterstützung der Ventilation.

**Radiologie:** *Diffuse alveoläre Lungeninfiltrate.*

### Literatur

Addington, W. W., et al.: The pulmonary edema of heroin toxicity – An example of the stiff lung syndrome, Chest 62:199, 1972

Blaisdell, F. W., et al.: The respiratory distress syndrome: A review, Surgery 74:251, 1973

Petty, T. L., et al.: The adult respiratory distress syndrome, Chest 60:233, 1971

## 46 Atemnot-Syndrom (des Neugeborenen)

**Synonym:** Syndrom der hyalinen Membranen.

**Klinik:** Symptome treten kurz nach der Geburt auf: Tachypnoe, brummendes Atemgeräusch, Zyanose beim Einatmen von Zimmerluft, thorakale Einziehungen, aufgetriebener Leib.

**Radiologie:**

a) *Feine retikulo-granuläre Zeichnung über beiden Lungen;*

b) *positives Bronchogramm durch peribronchiale Atelektasen, alveoläre Verschattungen.* Die Befunde können minimal oder deutlich ausgeprägt sein (vollständige Verschattung der Lungen), generalisiert oder lokalisiert, symmetrisch oder asymmetrisch auftreten (Abb. 20).

### Literatur

Ablow, R. C., et al.: Localized roentgenographic pattern of hyaline membrane disease, Am. J. Roentgenol. 112:23, 1971

Abb. **20** Atemnot-Syndrom (des Neugeborenen). 1 Tag alter männlicher Neugeborener mit Tachypnoe, Zyanose und thorakalen Einziehungen. Man erkennt granuläre Herde in der Peripherie und konfluierende Verdichtungen im Lungenkern. Man beachte das von den Hili zur Lungenperipherie reichende positive Bronchogramm.

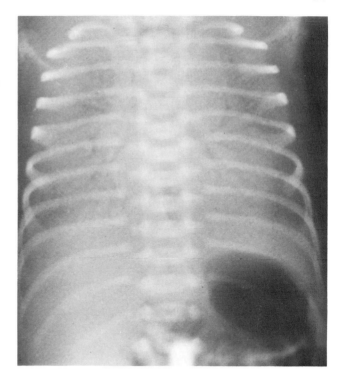

Giedion, A., et al.: Acute pulmonary x-ray changes in hyaline membrane disease treated with artificial ventilation and positive end-expiratory pressure (PEP), Pediatr. Radiol. 1:145, 1973

Singleton, E. B.: Respiratory Distress Syndrome, in Kaufmann, H. J. (ed.), *Progress in Pediatric Radiology,* Vol. 1 (Basel: Karger, 1967), p. 109

Tchou, C. S., et al.: Asymmetric distribution of the roentgen pattern in hyaline membrane disease, J. Can. Assoc. Radiol. 23:85, 1972

## 47 Audry-Syndrom

**Synonym:** Syndrom der Cutis verticis gyrata mit geistiger Retardierung.
**Erbgang:** Autosomal rezessiv.
**Klinik:**
a) *Geistige Retardierung;*
b) *gefurchtes und gyrusartiges Aussehen der Kopfhaut;*
c) einhergehende Befunde: Augenmißbildungen, zentrale Lähmung, Epilepsie.
**Radiologie:**
a) *Verdickung und Faltung der Kopfhaut;*
b) Mikrozephalie und Schädelasymmetrie (gelegentlich);
c) Pneumoenzephalographie: kleines Zerebellum (gelegentlich), großes oder kleines Ventrikelsystem (gelegentlich).

**Literatur**
Akesson, H. O.: Cutis verticis gyrata and mental retardation in Sweden, Acta Med. Scand. 175:115, 1964; and 177:459, 1965

Bruwer, A., et al.: Roentgenologic recognition of cutis verticis gyrata, Proc. Staff Meet. Mayo Clin. 28:635, 1953

McDowall, T. W.: Case of abnormal development of the scalp, J. Ment. Sci, 39:62, 1893

Palo, J., et al.: Aetiological aspects of the cutis verticis gyrata and mental retardation syndrome, J. Ment. Defec. Res. 14:33, 1970

Palo, J., et al.: The cutis verticis gyrata and mental retardation syndrome in a 4-year-old boy, Acta Paediatr. Scand. 60:346, 1971

## 48 Aurikulo-Osteodysplasie-Syndrom

**Erbgang:** Autosomal dominant, familiär.
**Klinik:**
a) *Geringe Körpergröße;*
b) *Aurikulardysplasie* (verlängertes und festgewachsenes Ohrläppchen mit einem kleinen etwas nach posterior reichenden Anhang);
c) *eingeschränkte Beweglichkeit der Ellenbogen.*
**Radiologie:**
a) *Gelenkdysplasie zwischen Radius und Capi-*

*tulum humeri* mit Dislokation des Radius-köpfchens;

b) *Verbreiterung der Akromionbasis;*

c) *ulnarwärts Abnehmen oder Fehlen der physiologischen Volarneigung des distalen Radius;*

d) bei einigen Patienten kurze Metakarpalia;

e) *konkave und oft gezackte axilläre Begrenzung der Schulterblätter;*

f) Hüftdysplasie und -dislokation (manchmal);

g) vorzeitige arthritische Veränderungen.

### Literatur

Beals, R. K.: Auriculo-osteodysplasia: A syndrome of multiple osseous dysplasia, ear anomaly and short stature, J. Bone Joint Surg. 49-A:1541, 1967

## 49 Ayerza-Syndrom

**Synonyme:** Cardiacos negros; Cardiopathia nigra; Ayerza-Arrillaga; Arrillaga-Ayerza-Syndrom; Ayerza-Krankheit.

**Klinik:**

a) Fortschreitende Ausbildung einer *Lungeninsuffizienz* mit schwerer Dyspnoe;

b) *Zyanose;*

c) *Polyzythämie;*

d) Rechtsherzbelastung.

**Radiologie:**

a) *Lungenemphysem;*

b) *Vergrößerung des rechten Vorhofes und Ventrikels.*

### Literatur

Ayerza, L.: Maladie d'Ayerza, sclérose secondaire de l'artère pulmonaire (cardiaques noirs), Sem. Med. B. Aires 32:43, 1925

# B

## 50 Banti-Syndrom

**Synonyme:** Chronisch-kongestive Splenomegalie; splenic anemia; Leber-Milz-Syndrom.

**Klinik:**

a) *Splenomegalie;*

b) *Leukopenie;*

c) *Anämie;*

d) *mäßige Thrombozytopenie* (häufig);

e) Blutung aus dem oberen Verdauungstrakt;

f) verschiedene Formen des Leberschadens.

**Radiologie:**

a) *Ösophagus- und/oder Magenvarizen;*

b) splenoportographisch oder arteriographisch Nachweis einer *Obstruktion des Portalvenensystems: intrahepatisch* (Leberzirrhose) *oder extrahepatisch* (Milzvenenthrombose, kavernöse Umwandlung des Portalvenensystems, Pankreasfibrose, Tumor usw.).

### Literatur
Banti, G.: Splenomegalie mit Lebercirrhose, Beitr. Path. Anat. allg. Pathol. 24:21, 1898

Baron, M., et al.: Splenoportography, JAMA 206:629, 1968

Ruzicka, F. F., et al.: Arterial portography: Pattern of venous flow, Radiology 92:777, 1969

Wintrobe, M. M.: *Clinical Hematology,* 6th ed. (Philadelphia: Lea & Febiger, 1967), pp. 1162–1167

## 51 Barrett-Syndrom

**Synonyme:** Barrett-Ösophagus; Allison- und Johnstone-Anomalie.

**Pathologie:**

a) *Auskleidung des Ösophagus mit Zylinderepithel,* oft auch im mittleren Anteil;

b) *peptische Geschwüre.*

**Klinik:**

a) Retrosternaler Schmerz;

b) Sodbrennen;

c) Dysphagie;

d) Erbrechen;

e) Blutung.

**Radiologie:**

a) *Ösophageale Hiatushernie;*

b) *weiter ösophagogastrischer Übergang;*

c) *Striktur etwas oberhalb des Übergangs;*

d) *Ösophagusulzerationen;*

e) Ösophagusspasmus.

### Literatur
Allison, P. R., and Johnstone, A. S.: The esophagus lined with gastric mucous membrane, Thorax 8:87, 1953

Barrett, N. R.: Chronic peptic ulcer of the esophagus and esophagitis, Br. J. Surg. 38:175, 1950

Burgess, J. N., et al.: Barrett esophagus: The columnar epithelial-lined lower esophagus, Mayo Clin. Proc. 46:728, 1971

Hanson, E. L., et al.: Ulceration associated with an islet of columnar epithelium in the mid-esophagus: New evidence for an acquired etiology of Barrett's syndrome, J. Pediatr. Surg. 5:370, 1970

Hawe, A., et al.: Adenocarcinoma in the columnar epithelial lined lower (Barrett) oesophagus, Thorax 28:511, 1973

Seaman, W. B., et al.: Observation on the nature of the stricture in Barrett's esophagus (Allison and Johnstone's anomaly), Radiology 87:30, 1966

## 52 Bársony-Polgár-Syndrom

**Synonyme:** Bársony-Teschendorf-Syndrom; segmentale Ösophagusspasmen; idiopathischer diffuser Ösophagusspasmus.

**Klinik:**

a) Thoraxschmerz;

b) Dysphagie;

c) *intraösophageale Druckmessungen zeigen abnorme Kontraktionen* (synchrone, wiederholte Kontraktionen mit zunehmender Amplitude und Dauer).

**Radiologie:** *Tertiäre Kontraktionen* verursachen ein perlschnurartiges Aussehen des Ösophagramms (abwechselnd verengte oder sackartig erweiterte Segmente); die Kontraktionen können *lokal* auftreten und/oder *in Form gesteigerter peristaltischer Wellen.*

### Literatur
Bársony, T., and Polgár, F.: Symptomlose und funktionelle Speiseröhrendivertikel, Fortschr. Röntgen. 36:593, 1927

Bennett, J. R., et al.: Diffuse esophageal spasm: A disorder with more than one cause, Gastroenterology 59:273, 1970

Gonzalez, G.: Diffuse esophageal spasm, Am. J. Roentgenol. 117:251, 1973

Teschendorf, W.: Die Röntgenuntersuchung der Speiseröhre, Ergeb. Med. Strahl. 3:175, 1928

Zboralske, F. F., et al.: Roentgenographic diagnosis of primary disorders of esophageal motility, Radiol. Clin. North Am. 7:147, 1969

## 53 Bartter-Syndrom

**Synonym:** Hyperaldosteronismus mit Hyperplasie des juxtaglomerulären Apparates und hypokaliämischer Alkalose.
**Erbgang:** Autosomal rezessiv.
**Klinik:** Zwergwuchs; Körperschwäche; Erbrechen; Polydipsie; Polyurie; *hypokaliämische Alkalose; Hyperaldosteronismus; normaler Blutdruck; Nierenbiopsie: Hyperplasie des juxtaglomerulären Apparates.*
**Radiologie:** Ausscheidungsurogramm: Nephromegalie, ungewöhnliche Prominenz der Nierenpyramiden.

### Literatur

Bartter, F. C., et al.: Hyperplasia of the juxtaglomerular complex with hyperaldosteronism and hypokalemic alkalosis, Am. J. Med. 33:811, 1962
Dehart, H. S., et al.: Urologic considerations in Bartter's syndrome, J. Urol. 111:420, 1974
Erkelens, D. W., et al.: Bartter's syndrome and erythrocytosis, Am. J. Med. 55:711, 1973
Howell, T. R., et al.: Bartter's syndrome: A cause of unusual type of nephromegaly in childhood, paper presented at Thirteenth Annual Meeting of the Society for Pediatric Radiology, Miami Beach, Florida, September 28, 1970
Tram, F., et al.: Bartter's syndrome, Mayo Clin. Proc. 48:280, 1973

## 54 Basalzellen-Naevus-Syndrom

**Synonyme:** Basal cell nevi-odontogenic keratocysts-skeletal anomalies; Gorlin-Syndrom; erbliche kutaneo-mandibulare Polyonkose; multiple nevoid basal cell carcinoma syndrome; Gorlin-Goltz-Syndrom.
**Erbgang:** Autosomal dominante Übertragung.
**Klinik:** Auftreten der Symptome in der Kindheit:
a) *multiple naevoide Basalzellenkarzinome;*
b) Dyskeratosen der Hand- und Fußsohlen;
c) *odontogene Keratozysten;*
d) Fehlerhafte Dentition;
e) andere bekannte Mißbildungen: Hypogonadismus beim Mann, Hypertelorismus, Enophthalmus und verschiedene Augenmißbildungen, Neoplasmen (Ovarialfibrom, lymphomesenterische Zyste, Medulloblastom), geistige Retardierung.
**Radiologie:**
a) *Odontogene Zysten an Maxilla und Mandibula;*
b) *Rippenanomalien* (Halsrippen, Verschmelzung, Agenesie, Gabelrippen, gespaltene Rippen);

c) *Wirbelsäulenmißbildungen* (Skoliose, Kyphoskoliose, Spina bifida occulta, Verschmelzung der Dornfortsätze, Höhenminderung des Zwischenwirbelraumes);
d) Brachymetakarpalie;
e) *lamelläre Verkalkung der Falx (in zwei Drittel der Fälle);*
f) andere bekannte Anomalien: vorgewölbte Stirn, Hypertelorismus, kongenitaler Hydrozephalus, Agenesie des Corpus callosum, ektopische Weichteilverkalkungen, Kerbe der Skapula auf der medialen Oberfläche am Angulus inferior, kurze Daumenendglieder, Syndaktylie, Verkalkungen im Becken (bei allen Frauen wurden Ovarialfibrome beobachtet), Pectus carinatum (Abb. 21).

### Literatur

Binkley, G. W., et al.: Epithelioma adenoides cysticum: Basal cell nevi, agenesis of corpus callosum and dental cysts, Arch. Dermatol. Syph. 63:73, 1951
Gorlin, R. J., and Goltz, R. N.: Multiple nevoid basal cell epithelioma, jaw cysts and bifid ribs: Syndrome. New Engl. J. Med. 262:908, 1960
Mills, J., et al.: Gorlin's syndrome: Radiological and cytogenetic study of nine cases, Br. J. Radiol. 40:366, 1967
Murphy, K. J.: Subcutaneous calcification in the naevoid basal-cell carcinoma syndrome: Response to parathyroid hormone and relationship to pseudo-hypoparathyroidism, Clin. Radiol. 20:287, 1969
Neblett, C. R., et al.: Neurological involvement in the nevoid basal cell carcinoma syndrome, J. Neurosurg. 35:577, 1971
Rater, C. J., et al.: Basal cell nevus syndrome, Am. J. Roentgenol. 103:589, 1968

## 55 Bauchdeckenaplasie-Syndrom

**Synonyme:** Trias-Syndrom; Bauchmuskelaplasie-Syndrom; Fröhlich-Syndrom; Obrinsky-Syndrom; prune-belly syndrome.
**Erbgang:** Wurde bei zwei männlichen Geschwistern und einem Zwillingspaar beobachtet.
**Klinik:**
a) *Partielles oder vollständiges Fehlen der Bauchmuskulatur;*
b) *Harnwegdysplasie;*
c) *Retentio testis;*
d) andere bekanntgewordene Anomalien: Malrotation des Darms, Hühnerbrust, Hüftgelenksdislokation, Bein- und Fußmißbildungen, Polydaktylie, kongenitaler Herzschaden.

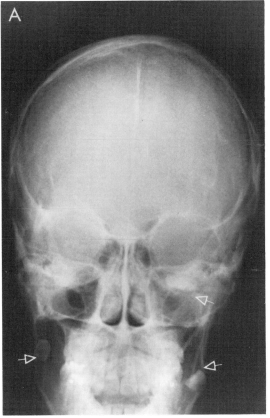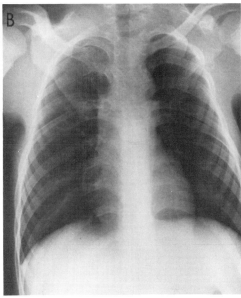

Abb. **21** Basalzellen-Naevus-Syndrom. Ein 13jähriger Knabe mit multiplen Basalzellen-Naevi und einer Schwellung im Bereich der Mandibula. **A** Lamelläre Falxverkalkung und odontogene Zysten von Mandibula und Maxilla. **B** Deutliche Deformierung der linken Skapula mit Hochstand sowie Spina bifida von C6 und C7 mit Verschmelzung einiger Wirbelkörper im oberen BWS-Bereich. Teilweise Verschmelzung der oberen Rippen.

**Radiologie:**

a) *Schlaffe Bauchdecken;*
b) gashaltige erweiterte Darmschlingen;
c) erweiterte Beckenschaufeln, weite Symphyse;
d) *Hydronephrose;*
e) *Dilatation der Blase mit unregelmäßiger Begrenzung, Urachusfistel, spitz zulaufender bis zur posterioren Urethra reichender Blasenboden;*
f) Harnröhrenstenosen, -klappe und -divertikel, dilatierte Utrikel;
g) unvollständige Darmrotation (Abb. 22).

**Literatur**

Burke, E. C., et al.: Prune-Belly syndrome, Am. J. Dis. Child. 117:668, 1969

Cremin, B. J.: The urinary tract anomalies associated with agenesis of the abdominal wall, Br. J. Radiol. 44:767, 1971

Eagle, J. F., Jr., et al.: Congenital deficiency of abdominal musculature with associated genito-urinary abnormalities: A syndrome, Pediatrics 6:721, 1950

Frölich, F.: Der Mangel der Muskeln, insbesondere der Seitenbauchmuskeln, Dissertation, Wurzburg, C. A., Zurn, 1839 (referred to by Harley, L. M., et al.).

Harley, L. M., et al.: Prune Belly syndrome, J. Urol. 108:174, 1972

Mininberg, D. T., et al.: Subcellular muscle studies in the prune belly syndrome, J. Urol. 109:524, 1973

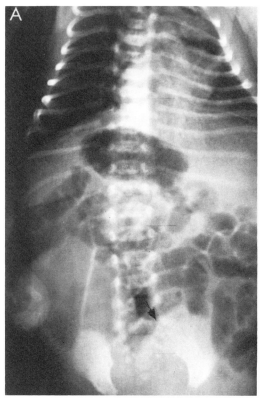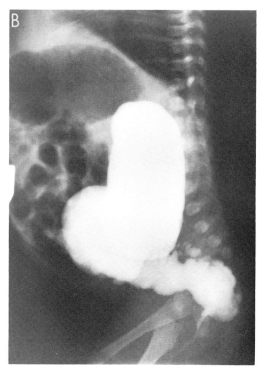

Abb. **22** Bauchdeckenaplasie-Syndrom. 3 Tage alter männlicher Neugeborener mit Aplasie der Abdominalmus-kulatur und bilateralem Kryptorchismus. **A** Pneumomediastinum, schlaffe Bauchdecken mit vorgewölbten Flanken, erweiterte Darmschlingen, Verkalkung im Unterbauch in der Wand des Urachus (Pfeil) und erweiterte Becken-schaufeln. **B** Miktionszystographie: deutlich dilatierte Ureteren, deformierte Harnblase, anomaler Blasenausgang und relativ enge Urethra.

Parker, R. W.: Absence of abdominal muscles in an infant, Lancet 1:1252, 1895

Petersen, D. S., et al.: Twins with congenital deficiency of abdominal musculature, J. Urol. 107:670, 1972

Rogers, L. W., et al.: The prune belly syndrome, J. Pediatr. 83:786, 1973

Silverman, F. N., et al.: Congenital absence of the abdo-minal muscles associated with malformation of the genitourinary and alimentary tracts: Report of cases and review of literature, Am. J. Dis. Child. 80:91, 1950

Welch, K. J., et al.: Abdominal musculature deficiency syndrome: Prune belly, J. Urol. 111:693, 1974

Williams, D. I., et al.: The prune belly syndrome, J. Urol. 98:244, 1967

## 56 Becken-Schulter-Dysplasie

**Synonym:** Pelvic-shoulder dysplasia.

**Erbgang:** Wahrscheinlich autosomal domi-nant: möglicherweise Neumutation.

**Klinik:** Wechselnd und unbeständig: Mikroph-thalmie, Pupillenektopie, Netzhautkolobom, Hornhauttrübungen.

**Radiologie:**

a) *Extreme Schulterblatt- und Beckenschaufel-hypoplasie;*

b) *Schlüsselbeinhypoplasie;*

c) Lordose der lumbosakralen Wirbelsäule;

d) Rippenmißbildungen (Abb. 23).

### Literatur

Kosenow, W., Niederle, J., and Sinios, A.: Becken-Schulter Dysplasie, Fortsch. Röntgenstr. 113:39, 1970

## 57 Beckwith-Wiedemann-Syndrom

**Synonyme:** Beckwith-Syndrom; Wiedemann-Beckwith-Syndrom; Makroglossie-Omphalo-zele-Syndrom; Exomphalos-Makroglossie-Gi-gantismus-Syndrom (EMG-Syndrom).

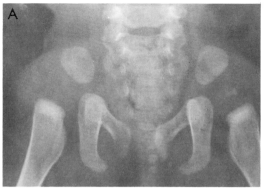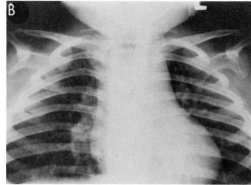

Abb. **23** Becken-Schulter-Dysplasie. **A** Extreme Beckenschaufelhypoplasie bei einem 5 Monate alten Mädchen. **B** Bilaterale Halsrippen, gestreckter Verlauf der Schlüsselbeine und Dysplasie der Schulterblätter bei derselben Patientin im Alter von 20 Monaten (aus *Kosenow, W., J. Niederle, A. Sinios:* Fortschr. Röntgenstr. 113 [1970] 39).

**Erbgang:** Möglicherweise autosomal rezessiv oder autosomal dominant mit unvollständiger Penetranz und variabler Expressivität.

**Klinik:**

a) *Makroglossie;*

b) *Omphalozele oder Nabelhernie;*

c) *Gigantismus;*

d) Viszeromegalie;

e) lineare Hautkerbung des Ohrläppchens;

f) Hypoglykämie (30–50 %);

g) neonatale Polyzythämie;

h) Naevus flammeus des Gesichts;

i) okulärer Hypertelorismus;

j) Malokklusion des Gebisses in der Kindheit.

**Radiologie:**

a) *Große Zunge;*

b) *Omphalozele oder Umbilikalhernie;*

c) *Nephromegalie;*

d) *Hepatomegalie;*

e) *fortgeschrittene Skelettreifung (in einigen Fällen);*

f) andere, weniger häufige Anomalien: Auftreibung der Metaphysen und Verdickung der Kortikalis der Röhrenknochen, Hemihypertrophie, neonatale Kardiomegalie, posteriore Zwerchfellhernie, Mikrozephalie, maligne Raumforderungen, schnelles Wachstum (Abb. 24 u. 25).

**Literatur**

Beckwith, J. B., et al.: Hyperplastic fetal visceromegaly with macroglossia, omphalocele, cytomegaly of adrenal fetal cortex, postnatal somatic gigantism, and other abnormalities: Newly recognized syndrome, Proceedings of the American Pediatric Society, Seattle, Washington, June 16–18, 1964 (Abst. No. 41) Green, R. J., et al.: Immunodeficiency associated with exomphalos-macro-glossia-gigantism syndrome, J. Pediatr. 82:814, 1973

Irving, I. M.: Exomphalos with macroglossia: A study of eleven cases, J. Pediatr. Surg. 2:499, 1967

Lee, F. A.: Radiology of the Beckwith-Wiedemann syndrome, Radiol. Clin. North Am. 10:261, 1972

McNamara, T. O., et al.: Exomphalos-macroglossia-gigantism (visceromegaly) syndrome (the Beckwith-Wiedemann syndrome), Am. J. Roentgenol. 114:264, 1972

Reddy, J. K., et al.: Beckwith-Wiedemann syndrome, Arch. Pathol. 94:523, 1972

Wiedemann, H. R.: Complexe malformatif familial avec hernie ombilicale et macroglossie: "un syndrome nouveau"?, J. Génét. Hum. 13:223, 1964

Wiedemann, H.-R.: Exomphalos-Makro-glossie-Gigantismus-Syndrom, Berardinelli-Seip Syndrom und Sotoe Syndrom – eine vergleichende Betrachtung unter ausgewählten Aspekten, Z. Kinderheilk. 115:193, 1973

# 58 Behçet-Syndrom

**Synonyme:** Behçet-Krankheit; rezidivierende genito-orale Aphthose und Hypopyonuveitis; Behçet-Tripelsymptomenkomplex; Adamantiades-Behçet-Syndrom; Gilbert-Behçet-Syndrom; Halushi-Behçet-Syndrom; aphthose de Touraine.

**Klinik:**

a) *Aphthöse Stomatitis;*

b) *Genitalulzera;*

c) *Uveitis mit Hypopyon;*

d) andere bekannte Manifestationen: Fieber, Haut- und Schleimhautulzerationen, bei 40 % Symptome des Magen-Darm-Traktes, besonders Diarrhö, Hämoptysen, fehlender oder spärlicher Besatz der Zunge mit Papillae fungiformes, Arthritis, Enzephalopathie,

34

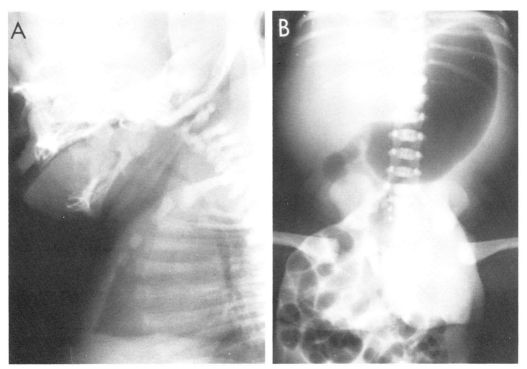

Abb. **24** Beckwith-Wiedemann-Syndrom. **A** Makroglossie, **B** Omphalozele mit Viszeromegalie (aus *Lee, F. A.:* Radiol. Clin. North Amer. 10 [1972] 261).

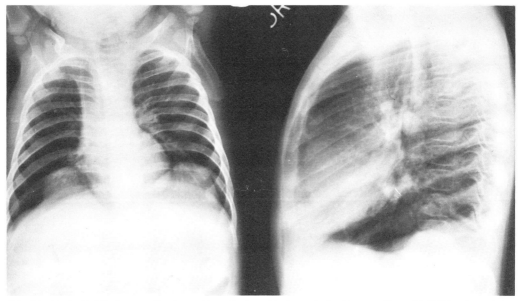

Abb. **25** Beckwith-Wiedemann-Syndrom. Kuppelartiger Hochstand der hinteren Zwerchfellblätter (aus *Irving, I. M.:* J. Pediatr. Surg. 2 [1967] 499).

periphere Neuropathie, Perikarditis, Pankreatitis, subunguale Infarzierung, Entstehen maligner Lymphome, Dysphagie.

**Radiologie:**
a) Lungenparenchyminfiltrate;
b) hiläre Adenopathie;
c) Aortenaneurysma;
d) tiefe Venenthrombosen;
e) Lungenembolien;
f) intrakranielle Thrombophlebitis;
g) Enterokolitis mit Ulzerationen;
h) flache Peristaltik des Ösophagus.

**Literatur**

Adamantiades, B.: Sur un cas d'iritis à hypopyon récidivant, Ann. Ocul. (Paris) 168:271, 1931

Arma, S., et al.: Dysphagia in Behçet's syndrome, Thorax 26:155, 1971

Behçet, H.: Über rezidivierende aphthöse, durch ein Virus verursachte Geschwüre am Mund, am Auge und an den Genitalen, Dermatol. Wochenschr. (Leipzig) 105:1152, 1937

Gilbert, W.: Über die chronische Verlaufsform der metastatischen Ophthalmie („Ophthalmia lenta"), Arch. Augenh. 96:119, 1925

Hills, E. A.: Behçet's syndrome with aortic aneurysms, Br. Med. J. 2:152, 1967

Marchi, B.: Le manifestaziani pulmonari del morbo di Behçet, Radiol. Med. 52:314, 1966

Masheter, H. C.: Behçet's syndrome complicated by intracranial thrombophlebitis, Proc. R. Soc. Med. 52:1039, 1959

Mir-Madjlessi, S. H., et al.: Behçet's syndrome, Crohn's disease and toxic megacolon, Cleve. Clin. Q. 39:49, 1972

O'Duffy, J. D., et al.: Behçet's disease: Report of 10 cases, 3 with new manifestations, Ann. Intern. Med. 75:561, 1971

Sigel, N., et al.: Behçet's syndrome: A case with benign pericarditis and recurrent neurologic involvement treated with adrenal steroids, Arch. Intern. Med. 115:203, 1965

# 59 Bernheim-Syndrom

**Synonym:** „Obstruktion" des rechten Ventrikels mit Rechtsinsuffizienz.

**Pathologie:** *Linksventrikuläre Hypertrophie und Dilatation, Ausbuchtung der Kammerscheidewand in den rechten Ventrikel* mit Stenose des Lumens und Behinderung des Blutdurchflusses bis zum Blutstau im venösen System (Rechtsherzinsuffizienz ohne Lungenstauung).

**Klinik:** Herzkatheter: niedrigerer Pulmonalisdruck im Vergleich zum rechten Ventrikel.

**Radiologie:**
a) Kardiomegalie mit linksventrikulärer Randbetonung;

b) *Vorwölben des linken Ventrikels in den rechten Ventrikel,* relativ kleiner rechter Ventrikel;

c) *Nachweis einer verursachenden Erkrankung:* linksventrikuläre Hypertrophie auf Grund einer supravalvulären Aortenstenose, Aortenklappenstenose, Hypoplasie der Aorta, Coarctatio aortae usw.

**Literatur**

Bernheim: De l'asystolie veineuse dans l'hypertrophie du coeur gauche, Rev. de méd., Paris 30:785, 1910

Drago, E. E., et al.: Bernheim's syndrome, Am. J. Cardiol. 14:568, 1964

Herbst, M., et al.: Klinische und angiocardiographische Bestätigung des Bernheim-Syndroms, Fortschr. Röntgenstr. 91:679, 1959

# 60 Besnier-Boeck-Schaumann-Syndrom

**Synonyme:** Sarkoidose; Boeck-Sarkoidose; Hutchinson-Boeck-Syndrom; Jüngling-Krankheit; Möller-Boeck-Krankheit; Lupus pernio; Lymphogranulomatosis benigna.

**Klinik:**
a) *Allgemeine Symptome:* Fieber, Gewichtsverlust, Dyspnoe, produktiver oder nichtproduktiver Husten;

b) bei 25 % der Patienten *extrathorakale Manifestationen:* Hautveränderungen, Augenbeteiligung und Befall von ZNS, Herz, Leber, Niere, Speicheldrüsen usw.;

c) *Laborbefunde:* mäßige Anämie, erhöhtes Serumglobulin, besonders der y-Fraktion, Hyperkalzämie, Hyperkalzurie;

d) *Biopsie:* nichtverkäsende Granulome.

**Radiologie:**
a) *Thorax:* paratracheale und hiläre (unilaterale oder bilaterale) Adenopathie, intrapulmonale Adenopathie, *parenchymatöse Lungeninfiltrate* (retikulogranuläre, miliare, multinoduläre, zusammengeballte, multizystische, makronoduläre, weiche infiltrative Verdichtungen), *Lungenfibrose,* Pneumothorax, Pilzbefall der sarkoidosebedingten Lungenkavernen, Cor pulmonale, Einengung des Ösophagus durch Lymphknoten, Pleuraerguß (sehr selten);

b) *Skelett:* ovale oder kugelige *Lysen in den Phalangen,* wabenförmige Destruktionsherde in den Phalangen, lytische Herde und subperiostale Knochenneubildung in den Röhrenknochen, strahlentransparente Defekte im Schädeldach, zerstreut liegende strahlendichte Herde, Arthritis;

36

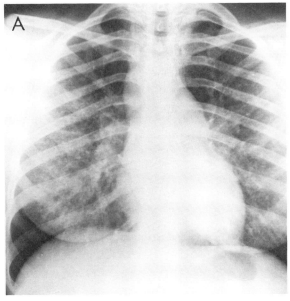
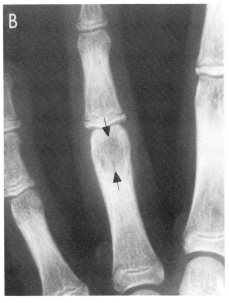

**Abb. 26** Besnier-Boeck-Schaumann-Syndrom bei einem 15jährigen Mädchen. **A** Paratracheale und hiläre Adenopathie sowie retikuläre Lungenparenchymzeichnung. **B** Ovaler lytischer Herd der proximalen Phalanx des vierten Fingers (Pfeile).

c) *Harnwege:* Vergrößerung der Nieren auf Grund von Sarkoidgranulomen, geringe Konzentrierung des Kontrastmittels im Ausscheidungsurogramm;

d) *Verdauungstrakt:* noduläre, lymphatische Hyperplasie des Dünndarms, Wandstarre und Einengung von Antrum und Pylorus. Magen- und Duodenalgeschwüre, abnormales Schleimhautfaltenrelief, Taschenbildung;

e) *Zentralnervensystem:* Beteiligung des Rückenmarkes und seiner Hüllen, durch Myelographie nachgewiesen;

f) *Speicheldrüsen:* Ektasie, Aufspreizung der Gänge in der frühen Phase, Verlagerung der Gänge durch Schwellung in der späten Phase und schließlich Zerstörung des Gangsystems (Abb. 26).

**Literatur**

Besnier.: Lupus pernio de la face, synovites fongueuses (scrofulotuberculeuses) symétriques des extrémités supérieures, Ann. Dermatol. Syphiligr. (Paris) 10:333, 1889

Boeck, C.: Multiple benign sarcoid of the skin, J. Cutan. Genito-Urin. Dis. 17:543, 1889

Bower, G.: Intrathoracic sarcoidosis, Dis. Chest. 44:457, 1963

Davis, S. D., et al.: Nodular lymphoid hyperplasia of the small intestine and sarcoidosis, Arch. Intern. Med. 126:668, 1970

Ellis, K., et al.: Pulmonary sarcoidosis: Roentgenographic observations on course of disease, Am. J. Roentgenol. 88:1070, 1962

Felson, B.: Less familiar roentgen patterns of pulmonary granulomas: Sarcoidosis, histoplasmosis and noninfectious necrotizing granulomatosis (Wegener's syndrome), Am. J. Roentgenol. 81:211, 1959

Hsu, J. T., et al.: Pulmonary sarcoidosis: Unilateral hilar adenopathy presenting as an endobronchial tumor; Case report, Radiology 98:385, 1971

Kirks, D. R., et al.: Pulmonary sarcoidosis: Roentgenologic analysis of 150 patients, Am. J. Roentgenol. 117:777, 1973

Lin, S.-R., et al.: Unusual osteosclerotic changes in sarcoidosis, simulating osteoblastic metastasis, Radiology 106:311, 1973

Nathan, M. H., et al.: Sarcoidosis of the upper gastrointestinal tract, Am. J. Roentgenol. 84:275, 1960

Pfeiffer, K.: Über die Boecksche Erkrankung der Kopfspeicheldrüsen, zugleich ein Beitrag zur Analyse des Mikulicz-Syndroms, Radiologe 3:165, 1963

Schaumann, J.: Étude sur le lupus pernio et ses rapports avec les sarcoïdes et la tuberculose, Ann. Dermatol. Syphiligr. (Paris) 5:357, 1917

Schmitt, E., et al.: Sarcoidosis in children, Radiology 106:621, 1973

Spann, R. W., et al.: Unilateral hilar or parahilar adenopathy in sarcoidosis: A study of 38 cases, Thorax 26:296, 1971

Toomey, F., et al.: Rare manifestation of sarcoidosis in children, Radiology 94:569, 1970

Turner, O. A., et al.: Sarcoidosis of the skull, Am. J. Roentgenol. 105:322, 1969

Wigh, R., et al.: Evaluation of intrapulmonary adenopathy in sarcoidosis, Radiology 64:810, 1955

Wood, E. H., et al.: Spinal sarcoidosis, Radiology 73:226, 1959

Young, D. A., et al.: Radiodense skeletal lesions in Boeck's sarcoid, Am. J. Roentgenol. 114:553, 1972

## 61 Biemond-Syndrom I

**Synonym:** Brachydaktylie – Nystagmus – zerebellare Ataxie.

**Erbgang:** Berichtet wird über das Vorkommen in einer einzigen Familie über 4 Generationen.

**Klinik:**

a) *Brachydaktylie;*

b) *Nystagmus;*

c) *zerebellare Ataxie;*

d) Schwachsinn;

e) Strabismus.

**Radiologie:** *Brachydaktylie auf Grund eines kurzen Metakarpale und Metatarsale.*

### Literatur

Biemond, A.: Brachydactylie, nystagmus en cerebellaire ataxie als familiair syndroom, Ned. Tijdschr. Geneesk, 78:1423, 1934

Temtamy, S., and McKusick, V. A.: Synopsis of Hand Malformations with Particular Emphasis on Genetic Factors, in *Birth Defects Original Article Series,* Vol. 5, Part 3 (New York: The National Foundation – March of Dimes, 1969), p. 125

## 62 Biemond-Syndrom II

**Synonym:** Biemond-van-Bogaert-Syndrom.

**Erbgang:** Unregelmäßige autosomal dominante Vererbung.

**Klinik:**

a) *Fettleibigkeit;*

b) *Hypogenitalismus;*

c) *Iriskolobom;*

d) *Polydaktylie;*

e) geistige Retardierung;

f) andere bekannte Anomalien: Hypospadie, Hydrozephalus.

**Radiologie:**

a) *Postaxiale Polydaktylie;*

b) Hydrozephalus (bei einigen Patienten).

**Anmerkung:** Dieses Syndrom ähnelt dem Laurence-Moon-Biedl-Bardet-Syndrom.

### Literatur

Biemond, A.: Het syndroom van Laurence-Biedl en een aanverwant nieuw syndroom, Ned. Tijdschr. Geneesk. 78:1801, 1934

Temtamy, S., and McKusick, V. A.: Synopsis of Hand Malformations with Particular Emphasis on Genetic Factors, in *Birth Defects Original Article Series,* Vol. 5, Part 3 (New York: The National Foundation – March of Dimes, 1969), p. 125

Van Bogaert, L., and Delhaye, A.: Observation d'un syndrome familial nouveau (Biemond) proche de la maladie de Laurence-Moon-Bardet, Bull. Soc. Méd. Hôp. Paris, 52:683, 1936

## 63 Bland-White-Garland-Syndrom

**Synonym:** Mißbildung, bei der die Koronararterien aus der Arteria pulmonalis entspringen.

**Klinik:** Häufigster Typ ist der anomale Ursprung der linken Koronararterie aus der Arteria pulmonalis:

a) Wachstumsverzögerung;

b) „anginaähnliche" Anfälle;

c) *Herzmuskelschwäche;*

d) *Elektrokardiographie: wie beim Myokardinfarkt.*

**Radiologie:**

a) Kardiomegalie mit Vergrößerung des linken Vorhofs und Ventrikels;

b) bei einigen Patienten Lungenödem;

c) Arteriographie: *retrograde Füllung der linken Koronararterie* und in einigen Fällen der Arteria pulmonalis (Abb. 27).

### Literatur

Bland, E. F., White, P. D., and Garland, T.: Congenital anomalies of coronary arteries: Report of unusual case associated with cardiac hypertrophy, Am. Heart. J. 8:787, 1933

Konstantinowitsch, W.: Ein seltener Fall von Herzmißbildung, Prog. Med. Wochenschr. 31:657, 1906

Lang, E. K., et al.: Angiocardiographic features of the Bland-White-Garland syndrome, Am. J. Roentgenol. 80:381, 1958

Lundquist, C. B., et al.: Anomalous origin of the left coronary artery from the pulmonary artery, Am. J. Roentgenol. 95:611, 1965

Mortensson, W., et al.: Anomalous origin of the left coronary artery indirectly demonstrated by cardioangiography, Acta Radiol. (Diagn.) (Stockh) 14:540, 1973

Taybi, H.: Roentgen evaluation of cardiomegaly in the newborn period and early infancy, Pediatr. Clin. North Am. 18:1031, 1971

Wesselhoeft, H., et al.: Anomalous origin of the left coronary artery from the pulmonary trunk: Its clinical spectrum, pathology, and pathophysiology, based on a review of 140 cases with seven further cases, Circulation 38:403, 1968

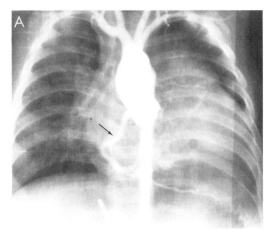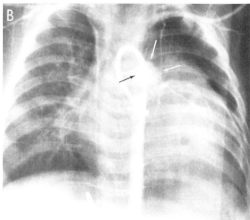

Abb. **27** Bland-White-Garland-Syndrom. Anomaler Ursprung der linken Koronararterie aus der Arteria pulmonalis bei einem 3 Monate alten weiblichen Kind. **A** Kontrastmittelinjektion in die proximale Aorta zeigte den Ursprung einer großen rechten Koronararterie (Pfeile) aus der Aorta. **B** Anschließend erfolgte die retrograde Kontrastierung der linken Koronararterie über Kollateralen und schließlich der Arteria pulmonalis (Pfeile) (aus *Taybi, H.:* Pediatr. Clin. North Amer. 18 [1971] 1031).

## 64 Bloch-Sulzberger-Syndrom

**Synonyme:** Incontinentia pigmenti; Bloch-Sie-mens-Syndrom; Siemens-Bloch-Syndrom.
**Erbgang:** Wahrscheinlich X-gebundene dominante Vererbung.
**Klinik:**
a) *Entzündliche erythematös-vesikuläre Efflo-reszenzen, gefolgt von verrukösen, hyperke-ratotischen und pigmentierten Hautverände-rungen;*
b) Katarakt, Strabismus, Atrophie des Nervus opticus, Gliome;
c) Krampfanfälle;
d) Schwachsinn (bei ¹/₃ der Fälle);
e) Hypodontie (bei ¹/₃ der Fälle);
f) atrophische, fleckige Alopezie (bei ¹/₅ der Fälle).
**Radiologie:**
a) Mikrozephalie;
b) Hydrozephalus;
c) porenzephalische Zyste;
d) Skelettmißbildungen (bei 20 %) wie Wirbel-säulenanomalien, Syndaktylie, überzählige Rippen, Hemiatrophie, verkürzte Beine und Arme, verzögerte Skelettreifung;
e) Mißbildungen der Zähne wie Hypodontie, Zahnfehlbildungen, verzögerter Zahnaus-bruch.

**Literatur**
Bloch, B.: Eigentümliche bisher nicht beschriebene Pig-mentaffektion (Incontinentia pigmenti), Schweiz. Med. Wochenschr. 56:404, 1926
Gellis, S. S., et al.: Picture of the Month, Am. J. Dis. Child. 123:137, 1972
Gurevitch, A. W., et al.: Incontinentia pigmenti. Clin. Pediatr. (Phila.) 12:396, 1973
Morgan, J. D.: Incontinentia pigmenti (Bloch-Sulzber-ger syndrome): A report of four additional cases, Am. J. Dis. Child. 122:294, 1971
Siemens, H. W.: Die Melanosis corii degenerativa eine neue Pigmentdermatose, Arch. Dermatol. Syph. 157:382, 1929
Simonsson, H.: Incontinentia pigmenti, Bloch-Sulzber-ger's syndrome, associated with infantile spasms, Ac-ta Paediatr. Scand. 61:612, 1972
Sulzberger, M. B.: Über eine bisher nicht beschriebene kongenitale Pigmentanomalie (Incontinentia Pigmen-ti), Arch. Dermatol. Syph. 154:19, 1928

## 65 Bloom-Syndrom

**Synonym:** Bloom-German-Syndrom.
**Erbgang:** Autosomal rezessiv.
**Klinik:**
a) *Teleangiektatisches Gesichtserythem;*
b) *Dolichozephalie mit Wangenknochenhypo-plasie;*
c) *niedriges Geburtsgewicht und Zwergwuchs* (mit ausgewogenen Proportionen);
d) Photosensibilität;
e) *Immunglobulindefekt;*
f) Neigung zu malignem Tumorwachstum;

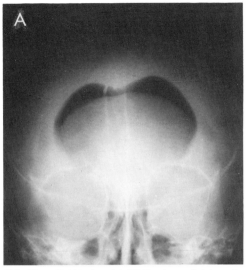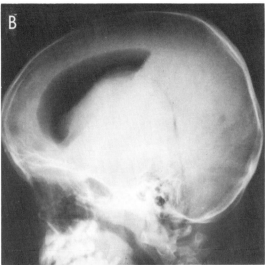

Abb. **28** „Bobble-head doll"-Syndrom. 6 Jahre altes, fettleibiges Kind mit einer konstanten anterior-posterioren Bewegung des Kopfes mit einer Frequenz von etwa 8–10mal in der Minute. Die frontale Projektion mit angehobenem Kinn (**A**) und die laterale Projektion in halbaufgerichteter Stellung (**B**) zeigen bei der Pneumenze-phalographie eine große, glatt begrenzte, in der Mittellinie gelegene Raumforderung (Arachnoidzyste), die sich in den dritten Ventrikel und die dilatierten lateralen Ventrikel vorwölbt (aus *Patriquin, H. B.*: Radiology 107 [1973] 171).

g) in vitro charakteristische Brüche und Neuan-ordnungen von Chromosomen.

**Radiologie:** Unspezifisch.

a) Wiederkehrende Infektionen;

b) Anomalien der Gliedmaßen (Syndaktylie, überzählige Finger, Klinodaktylie, Fehlen von Zehen, kurze Beine, Pes equinus).

**Literatur**

Bloom, D.: Congenital telangiectatic erythema resem-bling lupus erythematosus in dwarfs, Am. J. Dis. Child. 88:754, 1954
Bloom, D.: The syndrome of congenital telangiectatic erythema and stunted growth, J. Pediatr. 68:103, 1966
German, J.: Bloom's syndrome: I. Genetical and clinical observations in the first twenty-seven patients, Am. J. Hum. Genet. 21:196, 1969

## 66 "Bobble-head doll"-Syndrom

**Synonym:** Kopfwackel-Puppen-Syndrom.

**Pathologie:**

a) Arachnoidzyste des dritten Ventrikels;

b) dilatierte laterale Ventrikel.

**Klinik:** *Hin- und Herwackeln oder Nicken des Kopfes und Rumpfes.*

**Radiologie:**

a) *Pneumenzephalographischer Nachweis einer*

*intraventrikulären zystischen Raumforde-rung;*

b) *angiographischer Befund eines Hydrozepha-lus (Abb. 28).*

**Literatur**

Benton, J. W., et al.: The bobble-head doll syndrome: Report of a unique truncal tremor associated with third ventricular cyst and hydrocephalus in children, Neurology 16:725, 1966
Patriquin, H. B.: The bobble-head doll syndrome, Ra-diology 107:171, 1973

## 67 Boerhaave-Syndrom

**Synonym:** Spontane Ösophagusruptur.

**Klinik:** Ruptur sämtlicher Wandschichten des Ösophagus mit folgender Trias:

a) *Erbrechen;*

b) *Schmerz im Epigastrium und Thorax;*

c) *subkutanes Emphysem;*

d) eine Tachypnoe kann sich entwickeln, die mit schmerzhaftem Schlucken und einer Ab-wehrspannung des Abdomens einhergeht.

**Radiologie:**

a) *Frühstadium:* „V-Zeichen" von NACLERIO (im linken Herzhinterraum lokalisiertes Me-diastinalemphysem im Übergangsbereich

40

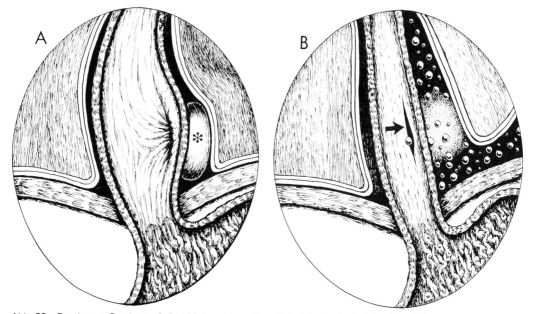

Abb. **29**   Boerhaave-Syndrom. **A** Die Mukosablase (*) wölbt sich durch die Wandmuskulatur vor und hebt das umgebende Mediastinalgewebe ab. **B** Es entsteht ein vertikaler linearer Riß in der linken postero-lateralen Wand des Ösophagus. Luft gelangt ins Mediastinum. Ein „Beutel" grenzt an den Riß an (Pfeil) (aus *Rogers, L. F., A. W. Puig, B. N. Dooley, L. Cuello:* Amer. J. Roentgenol. 115 [1972] 495).

der mediastinalen zur diaphragmatischen Pleura);
b) *Spätstadium:* Pleuraerguß oder Hydropneumothorax, Mediastinitis;
c) Darstellung der Ruptur durch Kontrastmitteluntersuchung des Ösophagus (Abb. 29).

**Literatur**

Bismuth, V., et al.: Rupture spontanée de l'oesophage, J. Radiol. Électrol. Méd. Nucl. 54:231, 1973

Boerhaave, H.: Atrocis, nec descripti prius, morbi historia: Secundum medicae artis leges conscripta, Boutesteniana, 1724

Naclerio, E. A.: The "V sign" in the diagnosis of spontaneous rupture of the esophagus (An early roentgen clue), Am. J. Surg. 93:291, 1957

O'Connell, N. D.: Spontaneous rupture of the esophagus, Am. J. Roentgenol. 99:186, 1967

Rogers, L. F., et al.: Diagnostic consideration in mediastinal emphysema: A pathophysiologic-roentgenologic approach to Boerhaave's syndrome and spontaneous pneumomediastinum, Am. J. Roentgenol. 115:495, 1972

## 68 Böök-Syndrom

**Synonym:** „PHC"-Syndrom.
**Erbgang:** Autosomal dominant mit starker Penetranz.

**Klinik und Radiologie:**
a) *Hypodontie* der Prämolaren (P);
b) *Hyperhidrosis* von Handflächen und Fußsohlen (H);
c) *vorzeitiges Ergrauen der Haare* ("canities prematura") (C).

**Literatur**

Böök, J. A.: Clinical and genetical studies of hypodontia: I. Premolar aplasia, hyperhidrosis, and canities prematura: A new hereditary syndrome in man, Am. J. Hum. Genet. 2:240, 1950

## 69 Bourneville-Pringle-Syndrom

**Synonyme:** Tuberous sclerosis; tuberöse Sklerose; Bourneville-Krankheit; Bourneville-Syndrom; hereditary multiple system hamartomatosis; Bourneville-Brissaud-Krankheit; epiloia syndrome.
**Erbgang:** Autosomal dominant, 25–50 % der Fälle entstehen durch eine neue Mutation.
**Klinik:** Trias:
a) *Hauterscheinungen* (fibrös-angiomatöse Knötchen, „Chagrinlederflecken", „Café au lait"-Flecken, aschgraue, blattförmige depigmentierte Flecken, lederne Haut am unteren Rumpf, subunguale Fibrome);

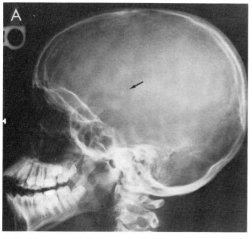
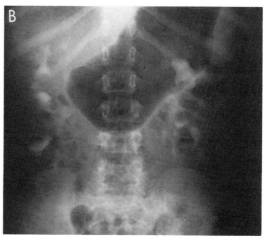

Abb **30** Bourneville-Pringle-Syndrom. 12jähriges Kind mit Krampfanfällen, „Adenoma sebaceum", bilateralen Raumforderungen in der Flankengegend und Verschlimmerung des Geisteszustandes in der Anamnese. **A** Intrakraniale Verkalkung (Pfeil). **B** Bilaterale Vergrößerung der Nieren mit Aufspreizung und Verlagerung der Kelche.

b) *Krampfanfälle;*
c) *Schwachsinn;*
d) Netzhauttumoren (Phakomatose).

**Radiologie:**

a) *Zentralnervensystem: „Baumwollballen"- Gehirn und Verkalkungen des Plexus chorioideus, subependymale Knötchen (wie tropfende Kerzen), symmetrische Dilatation der Ventrikel* ohne Obstruktion, Hydrozephalus bei Obstruktion, Neoplasien (bei 6 %);

b) *Herz-Kreislauf-System: Rhabdomyome* im Herzen, Aortenaneurysmen (selten);

c) *Atmungsorgane:* interstitielle retikuläre Infiltrate, die zur Ausbildung einer *Wabenlunge* führen können;

d) *Skelett: fleckige, lokalisiert auftretende Verdichtungen (Sklerose) in Schädel, Wirbelsäule, Becken und Röhrenknochen; zystenähnliche Defekte in den Phalangen, Metatarsalia und Metakarpalia; lokalisierte Periostverdickungen entlang des Schaftes von Röhrenknochen;* Exostosen und Enostosen der Röhrenknochen;

e) *Nierenschäden* bei 50-80 % der Patienten:
 – Ausscheidungsurographie: gestreckte Kelche durch einzelne oder *multiple Hamartome,* Nierenzysten;
 – *Angiomyomatome (arteriographischer Nachweis einer Hypervaskularisierung und unregelmäßiger Aussackungen am Übergang der interlobularen zu den interlobaren Arterien)* (Abb. 30).

**Literatur**

Bourneville, D. M.: Contribution à l'étude de l'idiotie: Idiotie et épilepsie hémiplégique, Arch. Neurol. Paris 1:81, 1880

Green, G. J.: The radiology of tuberose sclerosis, Clin. Radiol. 19:135, 1968

Holt, J. F., et al.: Osseous lesions of tuberous sclerosis, Radiology 58:1, 1952

Langos, J. C., et al.: Tuberous sclerosis: Neuroroentgenologic observations, Am. J. Roentgenol. 104:171, 1968

Larbre, F., et al.: Observation clinique et anatomique d'un anéurysme de l'aorte au cours d'une sclérose tubereuse de Bourneville, Arch. Fr. Pediatr. 28:975, 1971

Milledge, R. D., et al.: Pulmonary manifestations of tuberous sclerosis, Am. J. Roentgenol. 98:734, 1966

Pringle, J. J.: A case of congenital adenoma sebaceum, Br. J. Dermatol. 2:1, 1890

Sareen, C. K., et al.: Tuberous sclerosis: Clinical, endocrine, and metabolic studies, Am. J. Dis. Child. 123:34, 1972

Viamonte, M., Jr., et al.: Angiographic findings in a patient with tuberous sclerosis, Am. J. Roentgenol. 98:723, 1966

Whitaker, P. H.: Radiological manifestations in tuberous sclerosis, Br. J. Radiol. 32:152, 1959

# 70 Brachymesodaktylie-Nageldysplasie-Syndrom

**Erbgang:** Autosomal dominant.
**Klinik:** *Brachymesodaktylie, Nageldysplasie.*
**Radiologie:** *Fehlen der mittleren Phalangen der Finger und der lateralen vier Zehen;* doppelte Anlage der distalen Daumenphalanx.

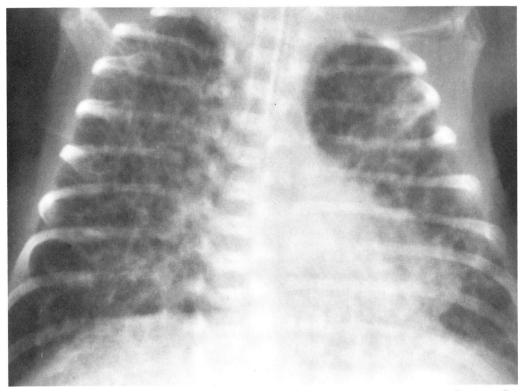

Abb. **31** Broncho-pulmonale Dysplasie. 18 Tage altes frühreifes Kind mit neonatalem Atemnot-Syndrom. Das Kind wurde mit Sauerstoff und anderen unterstützenden Maßnahmen behandelt. Beachten Sie die zystenartigen Herde der überblähten Lunge.

### Literatur

Bass, H. N.: Familial absence of middle phalanges with nail dysplasia: A new syndrome, Pediatrics 42:318, 1968

## 71 Broncho-pulmonale Dysplasie

**Synonyme:** Respirator lung; pulmonale Fibroplasie; Beatmungslunge.

**Klinik:** Lungenerkrankung von Neugeborenen mit einem Atemnot-Syndrom nach längerer künstlicher Beatmung mit 80–100 % Sauerstoff:

a) *verzögerter Rückgang des Atemnot-Syndroms;*
b) *Ausbildung einer chronischen Lungenerkrankung* bei Überlebenden;
c) Rechtsherzinsuffizienz mit Stauung (bei einigen Patienten).

**Radiologie:** Auf das bekannte Bild eines Atemnot-Syndroms folgt eine *deutliche Verschattung der Lungen (4–10 Tage alt), ein zystisches Aussehen der Lungen mit fokalem Emphysem (10–20 Tage alt) und schließlich die symptomatische chronische Lungenerkrankung* mit schnürbandartiger Anordnung wechselnder, unregelmäßig begrenzter, zystenartiger Herde und Verdichtungen bei Zunahme des Thoraxvolumens (Abb. 31).

### Literatur

Banerjee, C. K., et al.: Pulmonary fibroplasia in newborn babies treated with oxygen and artificial ventilation, Arch. Dis. Child. 47:509, 1972

Macpherson, R. I., et al.: The complications of respirator therapy in the newborn, J. Can. Assoc. Radiol. 23:91, 1972

Northway, W. H., Jr., Rosan, R. C., et al.: Pulmonary disease following respiratory therapy of hyaline membrane disease: Bronchopulmonary dysplasia, New Engl. J. Med. 276:357, 1967

Northway, W. H., Jr., and Rosan, R. C.: Radiographic features of pulmonary oxygen toxicity in the newborn: Bronchopulmonary dysplasia, Radiology 91:49, 1968

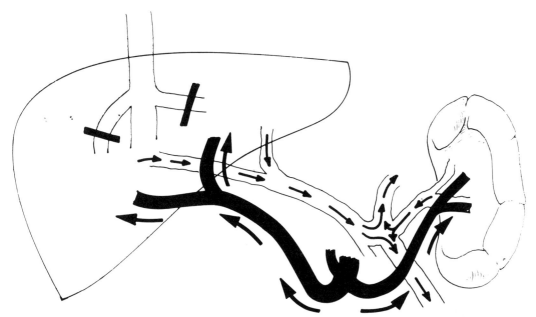

Abb. **32** Budd-Chiari-Syndrom. Okklusion aller Lebervenen. Beachten Sie den retrograden Blutstrom in die Portalvene von der Leber fort (hepatofugaler Fluß) über koronar-ösophageale Kollateralen und die inferioren mesenteriko-hämorrhoidalen Bahnen zum Systemkreislauf. In die Leberarterie injiziertes Kontrastmittel würde die Portalvenen kontrastieren (aus *Pollard, J. J., R. A. Nebesar:* Radiology 89 [1976] 236).

Tsai, S. H., et al.: Bronchopulmonary dysplasia associated with oxygen therapy in infants with respiratory distress syndrome, Radiology 105:107, 1972

Russman, B. S., et al.: Spinal epidural hematoma and Brown-Séquard syndrome, Neurology 21:1066, 1971

## 72 Brown-Séquard-Syndrom

**Synonyme:** Spinale Hemiparaplegie; hemiparaplegic syndrome.
**Pathologie:** Unilaterale Läsion des Rückenmarkes aus ätiologisch unterschiedlichen Gründen: Trauma, Neoplasma, Entzündung, degenerative Erkrankungen usw.
**Klinik:**
a) *Ipsilaterale Parese oder Paralyse distal der Läsion bei gleichzeitiger Atrophie; Verlust des Vibrationsempfindens, der Bewegungsempfindung von Gelenken und Sehnen;*
b) *Verlust der kontralateralen Schmerz- und Temperaturempfindung.*
**Radiologie:** Myelographischer Nachweis der ätiologischen Ursache.

### Literatur
Brody, I. A., et al.: Brown-Séquard syndrome, Arch. Neurol. 19:347, 1968
Brown-Séquard, C. E.: De la transmission croisée des impressions sensitive par la moelle épinière, Compt. Rend. Soc. Biol. 2:33, 1850

## 73 Budd-Chiari-Syndrom

**Synonyme:** Lebervenen-Thrombosen-Syndrom; Rokitansky-Syndrom; Budd-Krankheit; Chiari-Krankheit.
**Pathologie:** Verschluß der großen Lebervenen (Thrombus oder Tumor).
**Klinik:**
a) Abdominaler Schmerz;
b) Ikterus;
c) Hämatemesis;
d) Beinödeme;
e) *Aszites;*
f) *Hepatomegalie;*
g) *Laborbefunde einer hepatozellulären Dysfunktion.*
**Radiologie:**
a) *Aszites;*
b) *Ösophagusvarizen;*
c) selektive Arteriographie der Arteria coeliaca oder hepatica: enggestellte, gestreckte und gebogene Äste, intensive und langdauernde Kontrastierung der Leber, gefolgt von einer Kontrastierung der Portalvene (hepatofugaler Blutstrom);

d) selektive Arteriographie der Arteria lienalis: Stase in der Milz und fehlende Kontrastierung der Portalvene;

e) Lebervenendarstellung: Füllungsdefekt wegen Thrombusbildung.

f) *inferiore Kavographie: Füllungsdefekt im oberen Lumen;*

g) *selektive Hepatovenographie: spinnennetzartige Kollaterale oder grob unregelmäßiges Kollateralnetz* (Abb. 32).

## Literatur

Budd, G.: *On Diseases of the Liver,* 1st ed. (London: J. & A. Churchill, Ltd., 1845), p. 146

Chiari, H.: Über die selbständige Phlebitis obliterans der Hauptstämme der Venae hepaticae als Todesursache, Beitr. Pathol. Anat. 26:1, 1899

Datta, D. V., et al.: Chronic Budd-Chiari syndrome due to obstruction of the intrahepatic portion of the inferior vena cava, Gut 13:372, 1972

Deutsch, V., et al.: Budd-Chiari syndrome: Study of angiographic findings and remarks on etiology, Am. J. Roentgenol. 116:430, 1972

Kreel, L., et al.: Vascular radiology in Budd-Chiari syndrome, Br. J. Radiol. 40:755, 1967

Parker, R. G. F.: Occlusion of the hepatic veins in man, Medicine 38:369, 1959

Pollard, J. J., and Nebesar, R. A.: Altered hemodynamics in the Budd-Chiari syndrome demonstrated by selective hepatic and selective splenic angiography, Radiology 89:236, 1967

## 74 C-Syndrom mit multiplen kongenitalen Anomalien

**Synonym:** Dyschondroplasie-Syndrom mit Gesichtsanomalien und Polysyndaktylie.

**Erbgang:** Unbekannt; rezessive Vererbung kann nicht ausgeschlossen werden.

**Klinik:**

a) *Anlagebedingter Minderwuchs;*

b) *charakteristische Gesichtsbildung:* breiter und flacher Nasenrücken, Epikanthus, Mikrognathie, Ohrmuschelmißbildungen;

c) *postaxiale Hexadaktylie;*

d) *kutane Syndaktylie der Zehen;*

e) Cutis laxa;

f) Genu recurvata.

**Radiologie:**

a) *Hypoplasie der Metakarpalia und Phalangen;*

b) *Syndaktylie des Weichteilgewebes;*

c) Rippenmißbildungen;

d) fusionierte Ossifikationszentren des Sternum;

e) Knochendefekt zwischen den Orbitae (bei einem Patienten beobachtet).

**Literatur**

Opitz, J. M., Johnson, R. C., McCreadie, S. R., and Smith, D. W.: The C Syndrome of Multiple Congenital Anomalies, in *Birth Defects Original Article Series,* Vol. 5, Part 2 (New York: The National Foundation – March of Dimes, 1969), p. 161

## 75 Calcinosis universalis

**Synonyme:** Diffuse Kalzinose; Profichet-Syndrom; Tendofasciitis calcarea; Pietrificatio cutis; „Pierre de la peau"-Syndrom.

**Klinik:** Auftreten gewöhnlich vor dem 20. Lebensjahr, Frauen häufiger betroffen.

a) Ermüdung;

b) erschwerte Fortbewegung;

c) Muskelschmerz;

d) leichtes Fieber;

e) *im Subkutangewebe oder darunter tastbare Verkalkungen.*

**Radiologie:**

a) *Lange, schnurartige Verkalkungen, die symmetrisch im subkutanen Gewebe gelegen sind und sich progressiv in das tiefere Bindegewebe ausbreiten* (Sehnen, Ligamenta, Nervenscheiden);

b) Penetration von Kalziumablagerungen durch die Haut.

**Anmerkung:** In etwa einem Drittel der Fälle entsteht die Calcinosis universalis sekundär bei einer Sklerodermie oder Dermatomyositis.

**Literatur**

Hilbish, T. F., et al.: Roentgen findings in abnormal deposition of calcium in tissues, Am. J. Roentgenol. 87:1128, 1962

Moretti, E.: Sur la calcinose généralisée, J. Radiol. Electrol. Med. Nucl. 45:433, 1964.

Nassim, J. R., et al.: Treatment of calcinosis universalis with aluminium hydroxide, Arch. Dis. Child. 45:118, 1970

Teissier, L. J.: Du diabète phosphatique, Thèse pour le Doctorat du Médicine (Paris: Baillière, 1876), p. 439

## 76 Caplan-Syndrom

**Synonyme:** Rheumatoides Pneumokoniose-Syndrom; Caplan-Collinet-Syndrom; Caplan-Krankheit; Siliko-Arthritis.

**Klinik:**

a) *Zeichen und Symptome einer rheumatoiden Arthritis;*

b) *Husten und Dyspnoe.*

**Radiologie:**

a) *Lungenfibrose;*

b) disseminierte *Knötchen in der Lunge,* einige von ihnen mit Hohlraumbildung;

c) *röntgenologische Zeichen einer rheumatoiden Arthritis.*

**Literatur**

Benedek, T. G.: Rheumatoid pneumoconiosis, Am. J. Med. 55:515, 1973

Caplan, J. A.: Certain unusual radiological appearances in the chest of coal-miners suffering from rheumatoid arthritis, Thorax 8:29, 1953

Christiaens, L., et al.: Le syndrome de Caplan-Collinet (à propos de 6 observations), Arch. Mal. Prof. 15:546, 1954

Edling, N. P. G., et al.: Rheumatoid pneumoconiosis (Caplan's disease): A report of three cases encountered in Sweden, Acta Radiol. (Diag.) (Stockh.) 8:168, 1969

Mattson, S.-B.: Caplan's syndrome in association with asbestosis, Scand. J. Resp. Dis. 52:153, 1971

46

## 77 Cast-Syndrom

**Ätiologie:** Wahrscheinlich verursacht durch Kompression der Arteria mesenterica superior *bei Patienten, die zur Behandlung einer Skoliose lange in Hyperextension liegen.*
**Klinik:** *Nausea, Erbrechen, aufgetriebenes Abdomen.*
**Radiologie:** *Gastroduodenale Dilatation* bis zum distalen Drittel des Duodenums.

### Literatur

Berk, R. N., et al.: The body cast syndrome, Radiology 94:303, 1970
Dorph, M. H.: The cast syndrome: Review of the literature and report of a case, New Engl. J. Med. 243:440, 1950
Evarts, C. M., et al.: Vascular compression of the duodenum associated with the treatment of scoliosis: Review of the literature and report of eighteen cases, J. Bone Joint Surg. 53-A:431, 1971

## 78 Cauda-equina-Syndrom

**Synonym:** Pseudoklaudikatio-Syndrom.
**Pathogenese:**
*Einengung des sagittalen Durchmessers des distalen Spinalkanals* als Folge verschiedener Ursachen: vergrößerte apophysäre Gelenke, verkürzte Pediculi arcus vertebrae, verbreiterte Ligamenta flava, Diskusprolaps, marginale Osteophyten usw.
**Klinik:**
a) *Haltungs- oder bewegungsbedingtes intermittierendes Hinken,* einige Sekunden bis mehrere Minuten andauernd, mit Taubheitsgefühl, Kälte oder Brennen im Ausbreitungsgebiet der unteren lumbalen und sakralen Dermatome einhergehend;
b) Muskelatrophie, geringgradige Muskelschwäche, Asymmetrie der Reflexe, Gefühlsstörungen.
**Radiologie:** *Anomalien der Wirbelsäule und des Spinalkanals:* ankylosierende Spondylitis, Spondylolisthesis, Diskushernie, enger lumbaler Spinalkanal usw.

### Literatur

Clark, K.: Significance of the small lumbar spinal canal: Cauda equina compression syndromes due to spondylosis: II. Clinical and surgical significance, J. Neurosurg. 31:495, 1969
Ehni, G.: Significance of the small lumbar spinal canal: Cauda equina compression syndromes due to spondylosis: I. Introduction, J. Neurosurg. 31:490, 1969
Roberson, G. H., et al.: The narrow lumbar spinal canal syndrome, Radiology 107:89, 1973

Rosenkranz, W.: Ankylosing spondylitis: Cauda equina syndrome with multiple spinal arachnoid cysts, J. Neurosurg. 34:241, 1971
Russell, M. L., et al.: Cauda equina syndrome of ankylosing spondylitis, Ann. Intern. Med. 78:551, 1973
Wilson, C. B.: Significance of the small lumbar spinal canal: Cauda equina compression syndromes due to spondylosis: III. Intermittent claudication, J. Neurosurg. 31:499, 1969

## 79 Ceelen-Syndrom

**Synonyme:** Ceelen-Krankheit; idiopathische Lungenhämosiderose; Ceelen-Gellerstedt-Syndrom.
**Pathologie:**
a) *Wiederkehrende intrapulmonale Blutung mit Hämosiderinablagerung in den Lungen;*
b) Lungenfibrose im Spätstadium.
**Klinik:** Auftreten der Symptome im Kleinkind- und Kindesalter.
a) *Husten, Dyspnoe, Hämoptysen,* während der akuten Schübe Fieber;
b) Monate bis Jahre andauernde *Remission;*
c) *mikrozytäre, hypochrome Anämie;*
d) *hämosiderinhaltige Makrophagen im Sputum und Magensaft;*
e) *Lungenbiopsie* zur definitiven Diagnose erforderlich.
**Radiologie:** Besonders deutliche Befunde perihilär und in den Unterfeldern.
a) *Feinknotige, diffuse milchglasartige Infiltrate und feinfleckige Tüpfelung;*
b) deutliche Aufhellung und *wechselndes Erscheinungsbild* in den Zeiträumen klinischer Besserung;
c) netzig-streifiges Aussehen einer *Fibrose* nach Abklingen der wiederholten akuten hämorrhagischen Episoden;
d) in einigen Fällen Cor pulmonale mit Kardiomegalie.

### Literatur

Bronson, S. M.: Idiopathic pulmonary hemosiderosis in adults: Report of a case and review of the literature, Am. J. Roentgenol. 83:260, 1960
Ceelen, W.: Kreislaufstörungen der Lungen – Handb. von Henke u. Lubarsch, Bd. III, Teil 3, 1931. (Quoted by Gellerstedt)
Gellerstedt, N.: Über die „essentielle" anämisierende Form der braunen Lungeninduration, Acta Pathol. Microbiol. Scand. 16:386, 1939
Soergel, K. H., et al.: Idiopathic pulmonary hemosiderosis and related syndromes, Am. J. Med. 32:499, 1962
Theros, E. G., et al.: An exercise in radiologic correlation, Radiology 90:784, 1968
Waldenström, J.: Relapsing diffuse pulmonary bleedings or hemosiderosis pulmonum: A new clinical diagnosis, Acta Radiol. 25:149, 1944

# 80 Chediak-Higashi-Syndrom

**Synonyme:** Béguez-César-Steinbrinck-Chediak-Higashi-Syndrom; Chediak-Steinbrinck-Higashi-Syndrom.

**Erbgang:** Autosomal rezessiv.

**Klinik:**

a) *Partieller Albinismus;*

b) gebrechliches Aussehen;

c) Disposition zu Infektionen;

d) Neigung zur Entwicklung maligner Lymphome;

e) *große azurophile Einschlußkörperchen in den Leukozyten;*

f) Neutropenie, Anämie, Thrombozytopenie.

**Radiologie:** Unspezifisch.

a) Hiläre und mediastinale Lymphadenopathie;

b) Hepatosplenomegalie;

c) Lymphangiographie: vergrößerte inguinale und paraaortale Lymphknoten mit retikulärem Speichermuster.

## Literatur

Béguez César, A.: Neutropenia crónica maligna familiar con granulaciones atípicas de los leucocitos, Bol. Soc. Cubana Pediatr. 15:900, 1943

Chédiak, M.: Nouvelle anomalie leucocytaire de caractère constitutionnel et familial, Rev. Hémat. (Paris) 7:362, 1952

Higashi, O.: Congenital gigantism of peroxidase granules, Tohoku J. Exp. Med. 59:315, 1954

Khan, A., et al.: Management of Chediak-Higashi syndrome with transfer factor, Am. J. Dis. Child. 126:797, 1973

McLelland, R., et al.: The Chediak-Higashi syndrome, J. Can. Assoc. Radiol. 19:78, 1968

Steinbrinck, W.: Über eine neue Granulationsanomalie der Leukozyten, Dtsch. Arch. Klin. Med. 193:577, 1948

Tan, C., et al.: Chediak-Higashi syndrome in a child with Hodgkin's disease, Am. J. Dis. Child. 121:135, 1971

# 81 Cherubismus-Syndrom

**Synonyme:** Familiäre fibröse Kieferschwellung; Cherubismus; Jones-Krankheit; familiäre fibröse Kieferdysplasie.

**Erbgang:** Autosomal dominant mit variabler Expressivität und unvollständiger Penetranz bei weiblichen Patienten.

**Klinik:** Auftreten im Alter von 18 Monaten bis 4 Jahren mit Nachlassen nach der Pubertät.

a) *Harte, schmerzlose und oft symmetrische Kieferschwellung;*

b) auswärts gekehrte verdickte Lippen (meistens);

c) Lymphadenopathie (gelegentlich);

d) anomale Dentition.

**Radiologie:**

1. Kinder:

   a) *Auftreibung der Kiefer;*

   b) *umschriebene, multilokuläre, seifenblasenähnliche Aufhellungen von der Molarenregion bis zur ventralen Knochenkerbe reichend,* andere Knochen sind sehr selten befallen;

   c) verschiedene Zahnfehlbildungen, unvollständige Entwicklung oder Resorption der Wurzeln, fehlender Durchbruch, Zahnverlagerungen, Agenesie von Zähnen (Abb. 33).

2. Erwachsene: granuläre oder sklerotische Veränderungen am Ort des vorangegangenen Krankheitsbefalls als Folgeerscheinung.

**Anmerkung:** Die Maxilla ist weniger oft beteiligt als die Mandibula, eine Beteiligung der Maxilla ist im allgemeinen weniger ausgeprägt.

## Literatur

Cornelius, E. A., et al.: Cherubism-Hereditary fibrous dysplasia of the jaw: Roentgenographic features, Am. J. Roentgenol. 106:136, 1969

Jones, W. A.: Familial multilocular cystic disease of jaws, Am. J. Cancer 17:946, 1933

Shuler, R. K., and Silverman, F. N.: Dysplasie fibreuse familiale des machoires ou "cherubism" dans une famille haitienne, Ann. Radiol. 8:45, 1965

# 82 Chilaiditi-Syndrom

**Synonyme:** Interpositio hepatodiaphragmatica; subphrenic interposition syndrome.

**Klinik:**

a) *Bauchschmerz,* Erbrechen, Anorexie, Obstipation, häufige Flatulenzen;

b) *tagsüber deutlich aufgetriebener Bauch;*

c) fehlende Leberdämpfung, verlagerter Leberrand.

**Radiologie:** *Komplette oder inkomplette Darminterposition zwischen Leber und Diaphragma.*

## Literatur

Behlke, F. M.: Hepatodiaphragmatic interposition in children, Am. J. Roentgenol. 91:669, 1964

Chilaiditi, D.: Zur Frage der Hepatoptose im allgemeinen Anschluß an drei Fälle von temporärer partieller Leberverlagerung, Fortschr. Röntgenstr. 16:173, 1910

Chilaiditi, M.: Radiographies d'hépatoptose, Presse Med. 19:6, 1911

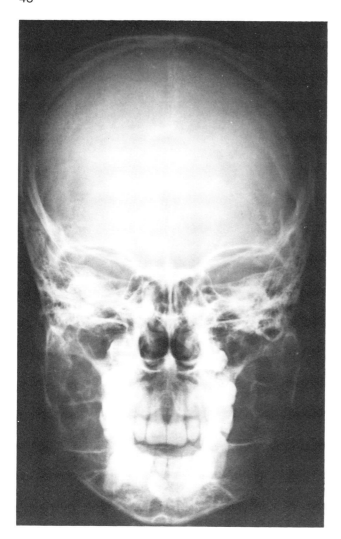

Abb. **33** Cherubismus-Syndrom bei einem 12 Jahre alten Kind. Die Mandibula ist deutlich aufgetrieben, die Zähne sind nach medial verlagert; deutlich ist der zystische Charakter der Läsionen zu erkennen (aus *Shuler, R. K., F. N. Silverman:* Ann. Radiol. 8 [1965] 45).

Jackson, A. D. M., et al.: Interposition of the colon between liver and diaphragm (Chilaiditi's syndrome) in children, Arch. Dis. Child. 32:151, 1957
Waldman, I., et al.: Chilaiditi's syndrome – fact or fancy? JAMA 198:1032, 1966

## 83 Chondrodysplasia punctata

**Synonyme:** Conradi-Krankheit; Chondrodystrophia calcificans congenita; congenital stippled epiphyses; Dysplasia epiphysealis punctata; „stippled epiphyses"; Chondroangiopathia calcarea seu punctata; Conradi-Hünermann-Syndrom; Hünermann-Syndrom.
**Formen:**
a) Rhizomelische Form, schwere Mißbildungen mit oft tödlichem Ausgang in der Kindheit;

b) Conradi-Hünermann-Form, weniger schwere Mißbildungen mit besserer Prognose.
**Erbgang:** Autosomal rezessiv bei der rhizomelischen Form; autosomal dominant bei der Conradi-Hünermann-Form.
**Klinik:** Zum Geburtszeitpunkt vorhandene Mißbildungen:
a) *kurzgliedriger Zwergwuchs;*
b) Gelenkkontrakturen auf Grund von Muskelfibrosen;
c) Hypertelorismus, Sattelnase, vorgewölbte Stirn, Steilgaumen;
d) Kurzhals;
e) *kongenitale Katarakt,* häufigeres Vorkommen beim rhizomelischen Typ;
f) *Haut- und Haarerkrankungen:* follikuläres

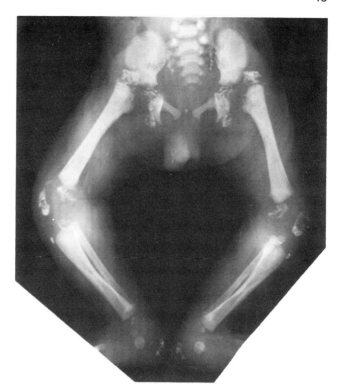

Abb. **34** Chondrodysplasia punctata. Amorphe Kalziumablagerungen im Gebiet des Schambeins, Kreuzbeins, der Hüften, Knie und Knöchel bei einem Neugeborenen (Children's Hospital, San Francisco).

Atrophoderm, seborrhoische Dermatose, Hyperkeratose, Ichthyose, fleckige Alopezie, spärliches strähniges Haar von unterschiedlicher Dicke;

g) andere bekannte einhergehende Mißbildungen: kongenitale Herzfehler, Hernien, zerebrale Atrophie, Dandy-Walker-Mißbildung, Pes planus, Genu valgum, Optikusatrophie, psychomotorische Entwicklungshemmung verschiedenen Ausmaßes, Nierenmißbildungen.

**Radiologie:**

a) Symmetrisch oder asymmetrisch *verkürzte Röhrenknochen;*

b) *deutliche metaphysäre Dysplasie;*

c) *punktförmige Kalziumablagerungen im infantilen kartilaginären Skelett* (Wirbelsäule, Sternum, Rippenenden, Processus coracoideus und Fossa glenoidalis der Skapula, Karpalia und Tarsalia, Ischium, Pubis, Y-Knorpel der Ora iliaca und Hyoid), *in den die Gelenke umgebenden Weichteilen und im Knorpel von Trachea und Larynx;*

d) *vertikaler Wirbelsäulenspalt;*

e) andere bekannte Mißbildungen: Makrozephalie, Mikrozephalie, Kraniosynostose, Mi-

krognathie, Dislokation des Atlas gegenüber dem Axis, Syndaktylie, Hüftdislokation, Genu valgum, Pes planus, Klumpfuß, Gefäßverkalkungen (Abb. 34).

**Literatur**

Afshani, E., et al.: Atlanto-axial dislocation in chondrodysplasia punctata: Report of the findings in two brothers, Radiology 102:399, 1972

Conradi, E.: Vorzeitiges Auftreten von Knochen- und eigenartigen Verkalkungskernen bei Chondrodystrophia foetalis hypoplastica: Histologische und Röntgenuntersuchungen, Jb. Kinderh. 80:86, 1914

Fritsch, H., et al.: Beitrag zur Chondrodystrophia calcificans connata (Conradi-Hünermann-Syndrom), Arch. Kinderh. 169:235, 1963

Hünermann, C.: Chondrodystrophia calcificans congenita als abortive Form der Chondrodystrophie, Ztschr. Kinderh. 51:1, 1931

Manlan, G. A., et al.: La chondrodysplasie ponctuée: À propos d'une observation avec hypoplasie pulmonaire et dextrocardie, J. Assoc. Can. Radiol. 24:236, 1973

Mason, R. C., et al.: Chondrodysplasia punctata, Radiology 109:145, 1973

Silverman, F. N.: Dysplasies épiphysaires: Entité protéiforme, Ann. Radiol. (Paris) 4:833, 1961

Spranger, J. W., et al.: Chondrodysplasia punctata (Chondrodystrophia calcificans): I. Typ Conradi-Hünermann, Fortschr. Röntgenstr. 113:717, 1970

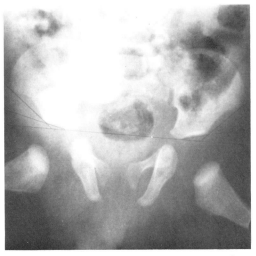

Abb. **35** Chromosomopathie-Syndrom: Down-Syndrom. Bilateral erweiterte Darmbeine mit flachem Azetabulumwinkel und kleinem Iliumindex (aus *Taybi, H., P. Kane:* Radiol. Clin. North Amer. 6 [1968] 215).

Spranger, J. W., et al.: Chondrodysplasia punctata (Chondrodystrophia calcificans): II. Der rhizomele Typ, Fortschr. Geb. Röntgenstr. Nuklearmed. 114:327, 1971
Tasker, W. G., et al.: Chondrodystrophic calcificans congenita (dysplasia epiphysealis punctata), Am. J. Dis. Child. 119:122, 1970

# 84–92 Chromosomopathie-Syndrome

## 84 Chromosomopathie-Syndrom: Down-Syndrom

**Synonyme:** Trisomie 21; Mongolismus; mongoloidism; mongoloide Idiotie; 21 trisomy syndrome.

**Klinik:**
a) *Typische Gesichts- und Schädelform: Brachyzephalie, Mongolenfalte, kleiner Mund, flacher Gaumen, herausragende Zunge;*
b) breiter Kurzhals;
c) verzögerter Zahnausbruch, kleine Zähne, unregelmäßige Zahnstellung;
d) Brushfield-Flecken auf der Iris;
e) Klinodaktylie;
f) breiter Abstand zwischen erster und zweiter Zehe;
g) *Hypotonie;*
h) charakteristischer Dermographismus;
i) kongenitale Herzerkrankungen;

j) *geistige und motorische Entwicklungshemmung;*
k) *Chromosomen:* Nondisjunction in 95%, Translokation in 3%, Moasik in 2%.

**Radiologie:**
a) *Anomalien des Gesichts- und Hirnschädels: brachyzephale Mikrozephalie, Hypoplasie der Gesichtsknochen* und Sinus, kurzer harter Gaumen, hohe Siebplatte, dünnes Schädeldach mit weiten Nähten mit verzögertem Schluß, *orbitaler Hypotelorismus,* hohe Orbitadächer;
b) unterentwickelte Zähne;
c) *bilateral erweiterte Darmbeine mit flachem Azetabulumwinkel und verkleinertem Iliumwinkel,* im ersten Lebensjahr nach distal sich verjüngendes Ischium;
d) atlantoaxiale Subluxation;
e) grazile Rippen, Fehlen der letzten Rippen;
f) 2 Ossifikationszentren des Manubrium sterni;
g) größerer Höhen- und niedrigerer a.-p. Durchmesser der Lendenwirbelkörper;
h) kurze Hände mit untersetzten Fingern, Klinodaktylie mit Dysplasie der mittleren Phalanx des fünften Fingers (verkürzt, unproportioniert breit und häufig keilförmig);
i) unterschiedliche Skelettreifung;
j) kongenitale Herzerkrankungen (Defekte der Endokardkissen, intrakardiale und extrakardiale Shunts), rechtsseitig aberrierende Arteria subclavia;
k) Anomalien des Verdauungstrakts (Duodenalatresie oder -stenose, Hirschsprung-Krankheit, anorektale Mißbildungen, Nabelhernien);
l) außergewöhnlich starke Hyperextension des fetalen Kopfes mit Dorsalflexion der zervikodorsalen Segmente während des ersten Trimenons der Schwangerschaft (Abb. 35 u. 36).

**Literatur**

Astley, R.: Chromosomal abnormalities in childhood with particular reference to Turner's syndrome and mongolism, Br. J. Radiol. 36:2, 1963
Austin, J. H. M., et al.: Short hard palate in newborn: Roentgen sign of mongolism, Radiology 92:775, 1969
Berber, B. A., et al.: A new radiographic finding in mongolism, Radiology 86:332, 1966
Birnbaum, S. J.: Prenatal diagnosis of mongolism by X-ray, Obstet. Gynecol. 37:394, 1971
Caffey, J., et al.: Pelvic bones in infantile mongolism, Am. J. Roentgenol. 90:458, 1958

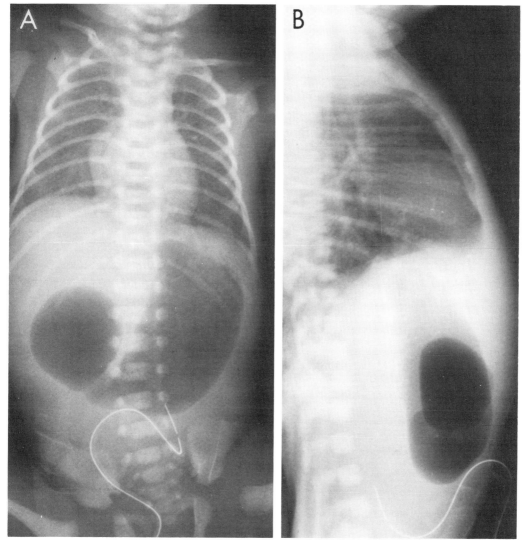

Abb. **36** Chromosomopathie-Syndrom: Down-Syndrom. Zwei Ossifikationszentren des Manubrium sterni, größerer Höhendurchmesser und niedrigerer a.-p. Durchmesser der Lendenwirbelkörper und Duodenalatresie bei einem Neugeborenen mit Down-Syndrom. **A** A.-p. Ansicht, **B** Seitenansicht.

Currarino, G., et al: A developmental variant of ossification of the manubrium sterni in mongolism, Radiology 82:916, 1964

Down, J. L.: Observations on an ethnic classification of idiots, London Hosp. Clin. Lect. Rep. 3:259, 1866

Gerald, B. E., et al.: Normal and abnormal interorbital distance with special reference to mongolism, Am. J. Roentgenol. 95:154, 1965

Goldstein, W. B.: Aberrant right subclavian artery in mongolism, Am. J. Roentgenol. 95:131, 1965

Gruelich, W. W.: A comparison of the dysplastic middle phalanx of the fifth finger in mentally normal caucasians, mongoloids and negroes with that of individuals of the same racial groups who have Down's syndrome, Am. J. Roentgenol. 118:259, 1973

James, A. E., Jr., et al.: Radiological features of most common autosomal disorders: Trisomy 21–22 (mongolism or Down's syndrome), Trisomy 18, Trisomy 13–15, and the cri-du-chat syndrome, Clin. Radiol. 22:417, 1971

Martel, W., et al.: Subluxation of the atlas causing spinal cord compression in a case of Down's syndrome with a "manifestation of an occipital vertebra", Radiology 93:839, 1969

Pozsonyi, J.: Skeletal maturation in mongolism, J. Pediatr. 64:75, 1964

Rabinowitz, J. G., et al.: The lateral lumbar spine in Down's syndrome: A new roentgen feature, Radiology 83:74, 1964

Rarick, G. L.: Long bone growth in Down's syndrome, Am. J. Dis. Child. 112:566, 1966

Roche, A. F., et al.: Nonmetrical observations on cranial roentgenograms in mongolism, Am. J. Roentgenol. 85:659, 1961

Rowe, R. D., et al.: Cardiac malformations in mongolism, Am. J. Med. 31:726, 1961

Tandon, R., et al.: Cardiac malformations associated with Down's syndrome, Circulation 47:1349, 1973

Taybi, H., and Kane, P.: Small acetabular and iliac angles and associated diseases, Radiol. Clin. North Am. 6:215, 1968

# 85 Chromosomopathie-Syndrom: Katzenschrei-Syndrom

**Synonyme:** „Cri du chat"-Syndrom; cat cry syndrome; Lejeune-Syndrom.

**Klinik:**

a) *Schwere körperliche und geistige Entwicklungshemmung;*

b) *katzenähnliches Schreien;*

c) rundes Mondgesicht, Mikrognathie, Retrognathie, *Mikrozephalie,* Ohrmuscheltiefstand, *antimongoloider Lidachsenverlauf,* Hypertelorismus, Strabismus;

d) *muskuläre Hypotonie;*

e) normale Chromosomenzahl, *Deletion eines kurzen Arms von Chromosom Nr. 5.*

**Radiologie:**

a) *Mikrozephalie;*

b) *Hypertelorismus;*

c) Mikrognathie;

d) anomale Entwicklung der Röhrenknochen in Verbindung mit der Muskelhypotonie;

e) andere bekannte Mißbildungen: kardiale Mißbildungen, Mißbildungen des Zentralnervensystems, des Harn- und Geschlechtsapparates und der Wirbelsäule, Klinodaktylie.

**Literatur**

James, A. E., Jr., et al.: The cri du chat syndrome, Radiology 92:50, 1969

James, A. E., Jr., et al.: Radiological features of most common autosomal disorders, Clin. Radiol. 22:417, 1971

Labrune, M., et al.: Etude de signes radiologiques de la maladie du cri du chat, Ann. Radiol. (Paris) 10:303, 1967

Lejeune, J., et al.: Trois cas de délétion partielle du bras court d'un chromosome 5, C. R. Acad. Sci. (Paris) 257:3098, 1963

# 86 Chromosomopathie-Syndrom: Klinefelter-Syndrom

**Synonyme:** Klinefelter-Reifenstein-Albright-Syndrom; Gynäkomastie-Aspermatogenesie-Syndrom.

**Klinik:**

a) Schlanke, dünne Jugendliche;

b) *eunuchoides Erscheinungsbild;*

c) normaler oder gering unterentwickelter Penis, *Hodenatrophie, Azoospermie;*

d) *Gynäkomastie;*

e) *erhöhte Gonadotropinausscheidung im Urin, Ausscheidung von 17-Ketosteroiden im Urin im unteren Normbereich oder vermindert;*

f) gewöhnlich geringe geistige Retardierung;

g) *chromatinpositive Zellen, anomale Chromosomen (XXY, XXXY, XXXXY, XXYY, XXXYY).*

**Radiologie:**

Unspezifisch und nicht konstant.

a) Radioulnare Synostose;

b) positives Metakarpalzeichen;

c) Phalangenpräponderanz (im allgemeinen entspricht die Länge des vierten Metakarpale der Länge der distalen plus proximalen Phalanx);

d) punkt- oder viereckartiges Aussehen der Fingerenden;

e) Brachymesophalangie mit oder ohne Klinodaktylie des fünften Fingers;

f) großer Metakarpalindex (Länge/Breite);

g) verschiedene Anomalien (Rippen, Spina bifida occulta).

**Literatur**

Cleveland, W. W., et al.: Radioulnar synostosis, behavioral disturbance and XYY chromosomes, J. Pediatr. 74:103, 1969

Ferrier, P. E., et al.: The XXXY Klinefelter syndrome in childhood, Am. J. Dis. Child. 127:104, 1974

Jancu, J.: Radioulnar synostosis: A common occurrence in sex chromosomal abnormalities, Am. J. Dis. Child. 122:10, 1971

Keats, T. E., et al.: The radiographic manifestations of gonadal dysgenesis, Radiol. Clin. North Am. 2:297, 1964

Klinefelter, H. F., Jr., Reinfenstein, E. C., Jr., and Albright, F.: Syndrome characterized by gynecomastia, aspermatogenesis without aleydigism, and increased excretion of follicle stimulating hormone, J. Clin. Endocrinol. Metabol. 2:615, 1942

Ohsawa, T., et al.: Roentgenographic manifestations of Klinefelter's syndrome, Am. J. Roentgenol. 112:178, 1971

# 87 Chromosomopathie-Syndrom: Trisomie 13

**Synonyme:** Trisomie-D$_1$-Syndrom; Patau-Syndrom; Trisomie 13–15; Bartholin-Patau-Syndrom.

**Klinik:**

a) *Niedriges Geburtsgewicht;*

b) *typisches Aussehen:* Mikrozephalie, große und breite Nase, Lippengaumenspalte, Hypertelorismus oder Hypotelorismus, mißgebildete Ohren mit Tiefstand, Mikrognathie, Anophthalmie oder Mikrophthalmie usw.;

c) *Fingeranomalien:* lange, hyperkonvexe Fingernägel, Kamptodaktylie, der fünfte Finger greift über den vierten, Polydaktylie, Syndaktylie;

d) *Schaukelfuß;*

e) Weichteildefekte an Kopf und Hals;

f) *schwere Geistesstörung;*

g) kapilläre Hämangiome;

h) *Trisomie 13–15.*

**Radiologie:**

a) *Mikrozephalie, fliehende Stirn,* Hypotelorismus oder Hypertelorismus, Holoprosenzephalie, geringe Ossifikation des Schädeldachs, kleine Augenhöhlen;

b) *Hand- und Fußmißbildungen;*

c) Hypoplasie der Rippen;

d) verschiedene kardiovaskuläre und renale Anomalien;

e) Hypoplasie des Beckens, flache Azetabulumwinkel;

f) doppelt angelegte Vagina, Uterus bicornis.

**Literatur**

James, A. E., Jr., et al.: Trisomy 13–15, Radiology 92:44, 1969

James, A. E., Jr., et al.: Radiological features of most common autosomal disorders, Clin. Radiol. 22:417, 1971

Patau, K., et al.: Multiple congenital anomaly caused by an extra chromosome, Lancet 1:790, 1960

Singleton, E. B., et al.: The radiographic manifestations of chromosomal abnormalities, Radiol. Clin. North Am. 2:281, 1964

Warburg, M., et al.: A case of 13–15 trisomy or Bartholin-Patau's syndrome, Acta Ophthalmol (Kbh.) 41:321, 1963

# 88 Chromosomopathie-Syndrom: Trisomie 18

**Synonyme:** E-Syndrom; 18 trisomy syndrome; Edwards-Syndrom.

**Klinik:**

a) *Niedriges Geburtsgewicht;*

b) *physische und geistige Entwicklungshemmung;*

c) *muskulärer Hypertonus;*

d) *charakteristisches Aussehen* (Langschädel mit prominentem Okziput, Mikrognathie, kleiner dreieckförmiger Mund mit kurzer Oberlippe, mißgebildete tiefstehende Ohrmuscheln, Steilgaumen);

e) schildartige Mißbildung des Thoraxskeletts;

f) *Flexionsfehlstellung der Finger* (der erste in Adduktion, und der zweite Finger überlappt den dritten);

g) *Fußmißbildungen* (Schaukelfuß, kurzer erster Strahl, dorsalflektierter Hallux);

h) Bogenmuster auf den Fingerbeeren;

i) andere bekannte Mißbildungen: kardiovaskulär, gastrointestinal, urogenital, Hernien;

j) *zusätzliches Chromosom Nr. 18.*

**Radiologie:**

a) Dünnes Schädeldach mit gewölbter Stirn und Vorwölbung des *Hinterhauptes,* J-förmige Sella turcica, *Hypoplasie der Mandibula und Maxilla;*

b) *dünne hypoplastische Rippen, kurzes Sternum;*

c) *Handmißbildungen* (Ulnardeviation der Finger, V-förmige Fehlstellung zwischen zweitem und drittem Finger, hypoplastisches erstes Metakarpale, Beugefehlstellungen);

d) *Fußmißbildungen* (Schaukelfuß, kurzer erster Finger, Hammerzehen, hypoplastische distale Phalangen);

e) *kleines Becken,* steilstehende Iliumwinkel (Abb. 37).

**Literatur**

Astley, R.: Trisomy 17–18, Br. J. Radiol. 39:86, 1966

Edwards, J. H., et al.: A new trisomic syndrome, Lancet 1:787, 1960

James, A. E., Jr., et al.: Trisomy 18, Radiology 92:37, 1969

James, A. E., Jr., et al.: Radiological features of most common autosomal disorders, Clin. Radiol. 22:417, 1971

Moseley, J. E., et al.: The trisomy 17–18 syndrome: Roentgen features, Am. J. Roentgenol. 89:905, 1963

Ozonoff, M. B., et al.: The trisomy 18 syndrome, Am. J. Roentgenol. 91:618, 1964

Rabinowitz, J. G., et al.: Trisomy 18, esophageal atresia, anomalies of the radius and congenital hypoplastic thrombocytopenia, Radiology 89:488, 1967

Singleton, E. B., et al.: The radiographic manifestations of chromosomal abnormalities, Radiol. Clin. North Am. 2:281, 1964

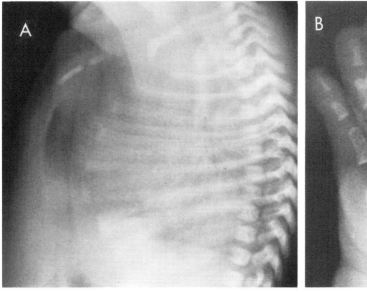

Abb. **37** Chromosomopathie-Syndrom: Trisomie 18. 2 Tage alter weiblicher Säugling mit anomalem kraniofazialem Aussehen (prominentes Hinterhaupt, Ohrmuscheltiefstand, Hypertelorismus, Steilgaumen und Mikrognathie), kongenitaler Herzerkrankung, deformierten Fingern und Schaukelfuß. **A** Das Sternum ist kurz und der a.-p. Durchmesser der Brust ist übermäßig tief. **B** Ulnardeviation der Finger und Überlappen des zweiten über den dritten Finger.

## 89 Chromosomopathie-Syndrom: Trisomie 22

**Klinik und Radiologie:**

a) *Charakteristisches Aussehen:* Mikrozephalie, Mikrognathie, präaurikuläre Hautzipfel, Hautanhänge und Hauttaschen, mißgebildete und/oder tiefstehende Ohrmuscheln, Gaumenspalte;

b) *geistige und körperliche Entwicklungshemmung;*

c) deformierte untere Extremitäten, fingerähnliche fehlstehende Daumen, Cubitus valgus;

d) anomale und/oder tiefstehende Mamillen;

e) kongenitale Herzerkrankung;

f) *Trisomie 22* (besonders kleines akrozentrisches Chromosom).

**Literatur**

Hsu, L. Y. F., et al.: Trisomy 22: Clinical entity, J. Pediatr. 79:12, 1971

## 90 Chromosomopathie-Syndrom: Turner-Syndrom

**Synonyme:** XO-Syndrom; Bonnevie-Ulrich-Syndrom; Turner-Albright-Syndrom; Turner-Varny-Syndrom; Gonadendysgenesie-Syndrom.

**Klinik:**

a) *Zwergwuchs;*

b) relativ kleiner Unterkiefer, schmaler Gaumen; innere Kanthusfalten, mißgebildete Ohrmuscheln, Kurzhals;

c) blaue Skleren, Strabismus, Ptosis, Katarakt;

d) tiefer Haaransatz;

e) Pterygium colli;

f) *flüchtiges Lymphödem an Händen und Füßen in der Kindheit;*

g) *Schildthorax;*

h) *weit auseinanderstehende hypoplastische Mamillen;*

i) große Spannweite der Arme und Cubitus valgus;

j) hypoplastische Nägel, Cutis laxa, Keloidbildung;

k) kongenitale kardiovaskuläre Anomalien, besonders Coarctatio aortae (in 15% der Fälle), idiopathische Hypertension;

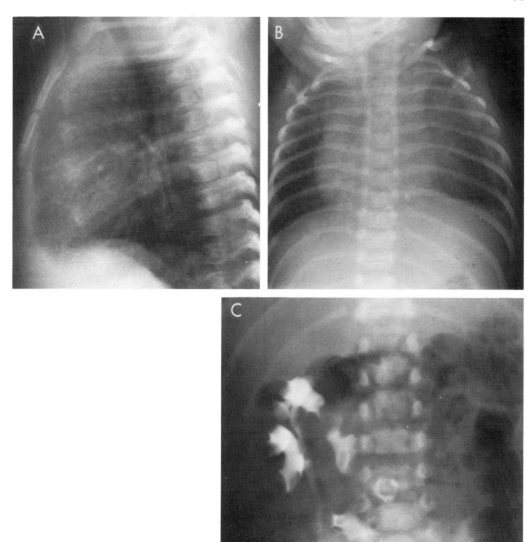

Abb. **38** Chromosomopathie-Syndrom. Turner-Syndrom. Frühreifes Kind (36. Woche), geboren mit einem deutlichen Ödem an Händen und Füßen, rudimentären Hautfalten am Halsrücken, tiefem Haaransatz, Ohrmuscheltiefstand, Mikrognathie, hypoplastischen, weit auseinanderstehenden Mamillen und Cubitus valgus. Die Chromosomenanalyse ergab einen XO-Genotyp. **A** Frühzeitige Fusion der Ossifikationszentren des Sternums im Alter von 5 Wochen. **B** Linksseitiger Pleuraerguß (Chylothorax) im Alter von 1 Monat. **C** Kreuzektopie der linken Niere.

l) *Dysgenesie der Ovarien* mit primärer Amenorrhö, infantilem Uterus, kleiner Vagina und kleinen Mammen;
m) intestinale Teleangiektasien;
n) geringe geistige Entwicklungshemmung;
o) *Chromosom:* negatives Geschlechtschromatin in den Zellen, *XO-Kariotyp oder andere Mißbildungen im Muster der Geschlechtschromosomen;*
p) Gehörfehler.

**Radiologie:**
a) Dünne Schädelwand, Brachyzephalie, normales Sellavolumen;
b) Skoliose, Morbus Scheuermann; Blockwirbelbildungen;
c) Osteoporose;
d) Verdünnung der lateralen Schlüsselbeinanteile und der posterioren Rippenenden;
e) *kurze vierte Metakarpalia,* Fusion von

Handwurzelknochen, positives Metakarpaliazeichen, trommelschlegelförmige Phalangen;

f) männlich geformter Beckeneingang, Protrusio acetabuli;

g) *Absinken des medialen Tibiakondylus,* Exostose an der Tibia;

h) Pes cavus, Fusion der Tarsalia, kurze vierte Metatarsalia;

i) verzögerte Skelettreifung;

j) *Coarctatio aortae als häufigste kardiovaskuläre Anomalie,* dissezierendes Aneurysma der Aorta;

k) Lymphangiogramm: hypoplastische Lymphgefäße;

l) pleuroperikardialer Erguß und Aszites in der Neugeborenenperiode;

m) *verschiedene Mißbildungen der Harnwege (Hufeisenniere,* doppeltes Nierenbecken, Malrotation, doppelte Anlage);

n) kleine oder fehlende Ovarien und Uterus (sexueller Infantilismus), durch Hysterosalpingographie nachgewiesen;

o) Pneumographie des Beckens: kleiner Uterusschatten und Weichteilschatten an der hinteren Oberfläche des Ligamentum latum („streak gonads") (Abb. 38).

## Literatur

Altemus, R., et al.: Pelvic pneumography in adult gonadal dysgenesis, Surg. Gynecol. Obstet. 134:751, 1972

Baker, D. H., et al.: Turner's syndrome and Pseudo-Turner's syndrome, Am. J. Roentgenol. 100:40, 1967

Benson, P. F., et al.: Lymphangiography and chromosome studies in females with lymphedema and possible ovarian dysgenesis, Arch. Dis. Child. 40:27, 1965

Dalla Palma, L., et al.: Skeletal development in gonadal dysgenesis, female in phenotype, Am. J. Roentgenol. 101:876, 1967

Finby, N., et al.: Skeletal abnormalities associated with gonadal dysgenesis, Am. J. Roentgenol. 89:1222, 1963

Gordon, R. R., et al.: Turner's infantile phenotype, Br. Med. J. 1:483, 1969

Jeresaty, R. M., et al.: Dissecting aneurysm of the aorta in Turner's syndrome, JAMA 222:574, 1972

Keats, T. E., et al.: The radiographic menifestations of gonadal dysgenesis, Radiol. Clin. North Am. 2:297, 1964

Nora, J. J., et al.: Characteristic cardiovascular anomalies of XO Turner syndrome, XX and XY phenotype and XO/XX Turner mosaic, Am. J. Cardiol. 25:639, 1970

Preger, L., et al.: Roentgenographic abnormalities in phenotypic females and gonadal dysgenesis: A comparison of chromatin positive patients and chromatin negative patients, Am. J. Roentgenol. 104: 899, 1968

Redondo, D., et al.: Gastrointestinal bleeding associated with gonadal aplasia, Surgery 61:285, 1967

Reveno, J. S., et al.: Congenital renal abnormalities in gonadal dysgenesis, Radiology 86:49, 1965

Swahn, G., et al.: Gynecography in diagnosis and treatment evaluation in Turner's syndrome: Report of 3 cases, Acta Radiol. Diag. 4:529, 1966

Turner, H. H.: Syndrome of infantilism, congenital webbed neck and cubitus valgus, Endocrinology 23:566, 1938

Ziehoffer, S., et al.: Nierenangiographie bei Gonadendysgenesie, Fortschr. Röntgenstr. 107:747, 1967

# 91 Chromosomopathie-Syndrom: Wolf-Syndrom

**Synonyme:** Wolf-Hirschhorn-Syndrom; 4-p-Syndrom; chromosome number 4 short arm deletion syndrome; 4-Deletion-Syndrom.

**Klinik:**

a) *Geistige und körperliche Entwicklungshemmung;*

b) *kraniofaziale Mißbildungen: Mikrozephalie, prominente Glabella, okulärer Hypertelorismus,* breite Adlernase, Mikrognathie, kurzes Philtrum mit nach unten gerichtetem Mund, *Lippen- und/oder Gaumenspalte;*

c) andere bekannte Mißbildungen: kongenitale Herzerkrankung, in der Mittellinie gelegene Defekte der Kopfhaut, Genitalmißbildungen, Klumpfuß;

d) anomaler Dermographismus;

e) *partielle Deletion des kurzen Arms von Chromosom Nr. 4.*

**Radiologie:**

a) *Mikrozephalie, Hypertelorismus, Mikrognathie;*

b) verzögerte Skelettreifung;

c) Klumpfuß;

d) andere bekannte Anomalien: Skaphozephalie, Prognathie, Kyphoskoliose, kleines Becken mit unterentwickelten Schambeinästen, Symphysenlockerung, vergrößerte Iliumwinkel, Flexionsfehlstellung der Finger, Klinodaktylie, mißgebildete Großzehen.

## Literatur

Franceschini, E., et al.: Les principaux signes radiologiques du syndrome 4 p-, Ann. Radiol. (Paris) 14:335, 1971

Hirschhorn, K., et al.: Apparent deletion of short arms of one chromosome (4 or 5) in a child with defects of midline fusion, Hum. Chrom. Nwsl. 4:14, 1961

Hirschhorn, K., et al.: Deletion of short arms of chromosome 4–5 in a child with defects of midline fusion, Humangenetik 1:479, 1965

Guthrie, R. D., et al.: The 4 p-syndrome: A clinically recognizable chromosomal deletion syndrome, Am. J. Dis. Child. 122: 421, 1971

Wolf, U., et al.: Defizienz an den kurzen Armen eines Chromosoms 4, Humangenetik 1:397, 1965

## 92 Chromosomopathie-Syndrom: XXXXY-Syndrom

**Klinik:**

a) *Geistige Retardierung;*

b) *Minderwuchs;*

c) *weiter Augenabstand, flache Nasenbrücke,* Kurzhals;

d) Hypotonie;

e) Schlottergelenke, *Bewegungseinschränkung im Ellenbogengelenk;*

f) kleiner Penis, Skrotumhypoplasie;

g) Klinodaktylie des fünften Fingers, Lücke zwischen erster und zweiter Zehe, kurze und breite distale Großzehenphalanx.

**Radiologie:** Unspezifisch und nicht konstant.

a) Dickes Schädeldach, Hypertelorismus, Prognathie;

b) *dickes Sternum* mit anomaler Segmentation;

c) Skoliose, Kyphose, viereckige Wirbelkörper;

d) *radioulnare Synostose, Dislokation des Radiusköpfchens,* elongierter oberer Radius, breites proximales Ulnaende, distal elongierte Ulna;

e) Pseudoepiphysen der Röhrenknochen an den Händen, *Brachymesophalangie des fünften Fingers;*

f) verzögerte Skelettreifung;

g) schmale Darmbeinknochen, Coxa valga, seichte Fossa intercondylaria des distalen Femurs.

**Literatur**

Fraccaro, M., et al.: A child with 49 chromosomes, Lancet 2:899, 1960

Houston, C. S.: Roentgen findings in the XXXXY chromosome anomaly, J. Can. Assoc. Radiol. 18:258, 1967

Jancu, J.: Radioulnar synostosis: A common occurrence in sex chromosomal abnormalities, Am. J. Dis. Child. 122:10, 1971

Shapiro, L. R., et al.: XXXXY boy: A 15-month-old child with normal intellectual development, Am. J. Dis. Child. 119:79, 1970

## 93 Cockayne-Syndrom

**Synonym:** Progerieähnliches Syndrom.

**Erbgang:** Autosomal rezessiv.

**Klinik:**

a) *Disproportionierter Zwergwuchs;*

b) progressive *geistige Retardierung;*

c) *charakteristisches kachektisches Aussehen* mit Fettgewebsverlust, tiefliegenden Augen, schlanker Nase, prominentem Oberkiefer, Mikrozephalie;

d) *kurzer Rumpf und relativ große Hände und Füße;*

e) kalte Extremitäten;

f) Atrophie der Retina, Katarakt;

g) mäßige Taubheit;

h) dünne Haut, schuppende ekzematöse Dermatitis, Lichtempfindlichkeit der Haut;

i) schwere Zahnkaries.

**Radiologie:** Die Mißbildungen werden nach dem ersten Lebensjahr entdeckt.

a) *Mikrozephalie, dicke Schädelkalotte,* anomale intrakranielle Verkalkungen;

b) *Osteoporose;*

c) Verjüngung der Wirbelkörper nach dorsal hin;

d) kleine plumpe steilstehende Iliumwinkel;

e) schlanke Schlüsselbeine und Rippen;

f) schlanke Diaphysen der Röhrenknochen, massige Metaphysen und Epiphysen;

g) große Tarsalia und Karpalia;

h) multiple „Elfenbeinepiphysen" der Phalangen an Händen und Füßen;

i) *Beugefehlstellungen* im Ellenbogen- und Kniegelenk;

j) kurze und breite Metakarpalia, Metatarsalia und Phalangen;

k) andere bekannte Mißbildungen: Unterentwicklung und Sklerose der Warzenfortsätze, geringe Pneumatisation der Nasennebenhöhlen, kleiner Unterkiefer, verschiedene Wirbelsäulenmißbildungen (intervertebrale Verkalkungen, Zunahme des a.-p. Durchmessers der Wirbelkörper, Spornbildung und posteriore Keilbildung, bikonkave Wirbelkörper), kleine Sella turcica, asymmetrische Finger, kurze zweite Zehen (Abb. 39).

**Literatur**

Alton, D. J., et al.: Cockayne's syndrome: A report of three cases, Radiology 102:403, 1972

Cockayne, E. A.: Dwarfism with retinal atrophy and deafness, Arch. Dis. Child. 11:1, 1936

Land, V. J., et al.: Cockayne's syndrome, J. Can. Assoc. Radiol. 20:194, 1969

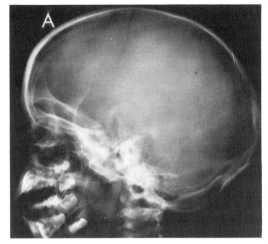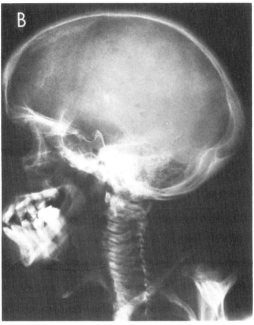

Abb. **39** Cockayne-Syndrom. **A** Alter 5¹/₂ Jahre. **B** Alter 15¹/₂ Jahre. Beachten Sie das progressive Dickenwachstum der Schädelkalotte, den Wachstumsstillstand und die Entwicklung von Basalganglienverkalkungen (aus *Alton, D. J., P. McDonald, B. J. Teilly:* Radiology 102 [1972] 403).

Riggs, W., Jr., et al.: Cockayne's syndrome: Roentgen findings, Am. J. Roentgenol. 116:623, 1972
Srivastava, R. N., et al.: Cockayne's syndrome in two sisters, Acta Paediatr. Scand. 63:461, 1974

## 94 Coecum-mobile-Syndrom

**Pathologie:** Fehlende oder unvollständige Fixierung des Zökums oder des Colon ascendens an der Abdomenhinterwand.
**Klinik:** Temporäre und rezidivierende *kolikartige Bauchschmerzen* periumbilikal oder im rechten unteren Quadranten.
**Radiologie:** *Nachweis einer abnormen Beweglichkeit des Zökums und des aszendierenden Kolons* unter Durchleuchtung durch Handdruck von lateromedial her.

### Literatur

Bruns, H.-A., et al.: The mobile cecum, Progr. Pediatr. Radiol. 2:352, 1969
Nicole, R.: Über das Coecum-mobile-Syndrom bei Kindern, Ann. Paediatr. (Basel) 183:346, 1954

## 95 Coffin-Syndrom

**Synonym:** Soft hand syndrome.
**Erbgang:** Wahrscheinlich autosomal dominant.
**Klinik:**
a) *Geistige Entwicklungshemmung* oder im unteren Normbereich gelegene Intelligenz;
b) *eigenartiges Aussehen:* akromegaloid, weit auseinanderstehende Augen, Stupsnase, große Ohren;
c) *große schlaffe Hände und spitzauslaufende Finger;*
d) Pectus carinatum.
**Radiologie:** Unspezifisch.
a) Trommelschlegelförmige terminale Phalangen der Finger mit Schnürfurche des angrenzenden Schaftes;
b) Wirbelsäulenmißbildung: BWS-Kyphose, lumbaler Gibbus.

### Literatur

Coffin, G. S., Siris, E., and Wegienka, L. C.: Mental retardation with osteocartilaginous anomalies, Am. J. Dis. Child. 112:205, 1966
Coffin, G. S., et al.: Soft hand syndrome, Am. J. Dis. Child. 122:181, 1971
Procopis, P. G., et al.: Mental retardation, abnormal fingers and skeletal anomalies: Coffin's syndrome, Am. J. Dis. Child. 124:258, 1972

# 96 Conn-Syndrom

**Pathologie:** *Aldosteronom* (aldosteronproduzierendes adrenokortikales Adenom in der Zona fasciculata oder glomerulosa).

**Klinik:**
a) *Systemischer arterieller Hochdruck;*
b) *Hyperaldosteronismus;*
c) *erniedrigte Plasma-Renin-Aktivität;*
d) *hypokaliämische Alkalose* mit Muskelschwäche und Polydipsie usw.

**Radiologie:**
a) *Aldosteronkonzentration in der Nebennierenvene meßbar;*
b) selektive retrograde Nebennierenphlebographie zum Nachweis einer *Verdrängung der Venen durch den Tumor;*
c) arteriographischer *Nachweis einer umschriebenen avaskulären Zone innerhalb der dicht kontrastierten Nebennierenrinde,* – gelegentlich schwache homogene Durchblutung (Abb. 40).

### Literatur

Conn, J. W.: Primary aldosteronism: A new clinical syndrome, J. Lab. Clin. Med. 45:3, 1955

Kahn, P. C., et al.: Adrenal arteriography and venography in primary aldosteronism, Radiology 101:71, 1971

Mikaelsson, C. G.: Epinephro-phlebography in two cases of Conn's syndrome, Acta Radiol. (Diag.) 7:410, 1968

Mitty, H. A., et al.: Adrenal venography: Clinical-roentgenographic correlation in 80 patients, Am. J. Roentgenol. 119:564, 1973

Weinberger, M. H., et al.: Aldosteronism updated, J. Urol. 110:1, 1973

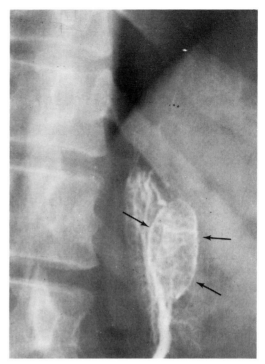

Abb. **40** Conn-Syndrom. 33 Jahre alte Frau mit erhöhtem Blutdruck, Hypokaliämie und erhöhtem Plasmaaldosteronspiegel in der linken Nebennierenvene. Die selektive retrograde Phlebographie zeigt, wie die Venae circumferentiae den Tumor begrenzen. Nach linksseitiger Adrenalektomie wurde die morphologische Diagnose eines Nebennierenrindenadenoms gestellt (Aufnahme: Dr. *J. Farah*, Royal Oak, Michigan).

# 97 Cornelia-de-Lange-Syndrom

**Synonyme:** Brachmann-de-Lange-Syndrom; Typus degenerativus Amstelodamensis; de-Lange-Syndrom; Lange-Syndrom.

**Erbgang:** Unbekannt; über familiäres Auftreten bei Geschwistern wurde berichtet (möglicherweise autosomal rezessiv).

**Klinik:**
a) *Niedriges Geburtsgewicht;*
b) *charakteristisches Aussehen:* niedrig ansetzender Haarwuchs, betonte ineinander übergehende Augenbrauen, lockige Augenwimpern, kleine Himmelfahrtsnase, Mikrognathie, breite dünne und heruntergezogene Oberlippe;
c) *Mikrobrachyzephalie;*
d) *Hirsutismus;*
e) *Kryptorchismus;*
f) *deutliche geistige, motorische und soziale Entwicklungshemmung;*
g) *Gliedmaßenanomalien;*
h) *initial hoher Muskeltonus;*
i) *dumpfes schwaches Schreien;*
j) andere bekannte Mißbildungen: Steilgaumen, Mißbildungen der Augen, (Optikusatrophie, Myopie, Astigmatismus, Kolobom des Nervus opticus, Exophthalmus), Gaumenspalte, Ohrmuscheltiefstand, kongenitale Herzmißbildung, Cutis marmorata, Mamillen- und Nabelhypoplasie.

**Radiologie:**
a) *Mikrobrachyzephalie;*
b) *Gliedmaßenanomalien* wie Mikromelie, Phokomelie und Hemimelie;
c) *Fingermißbildungen* wie Oligodaktylie, Syn-

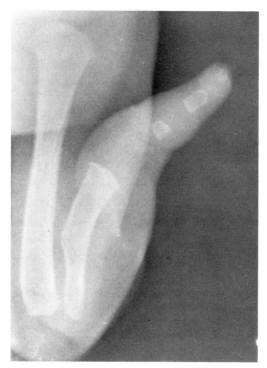

Abb. **41** Cornelia-de-Lange-Syndrom. 2 Monate alter männlicher Säugling mit Aplasie der Ulna und aller Finger mit Ausnahme des Daumens (aus *Taybi, H.:* Semin. Roentgenol. 8 [1973] 198).

daktylie, Klinodaktylie und proximal ansetzender Daumen, *Hypoplasie der ersten Metakarpalia;*

d) *Dysplasie und Dislokation der Radiusköpfchen* mit Beugekontraktur der Ellenbogen;

e) *verzögerte Skelettreifung;*

f) flache Azetabulumwinkel;

g) anomale Brustkorbkonfiguration (abgerundete obere Thoraxapertur, geräumiger, von den oberen Rippen umschlossener Raum, kurzes Sternum, beschleunigte Entwicklung der Verknöcherungszentren des Brustbeins);

h) andere bekannte Mißbildungen: Choanalatresie, kurzer Ösophagus, Hiatushernie, doppelte Anlage der Eingeweide, Malrotation des Darms, Pylorusstenose, Leistenhernien, übermäßige Furchenbildung der Röhrenknochen, Kirner-Mißbildung (Abb. 41).

## Literatur

Brachmann, W.: Ein Fall von symmetrischer Monodaktylie durch Ulnadefekt, mit symmetrischer Flughautbildung in den Ellenbogen sowie andren Abnormalitäten (Zwerghaftigkeit, Halsrippen, Behaarung), Jb. Kinderheilkd. Phys. Erzieh. 84:225, 1916

Gerald, B., et al.: The Cornelia de Lange syndrome: Radiographic findings, Radiology 88:96, 1967

Greenberg, A., et al.: Depressed whole blood serotonin levels associated with behavioral abnormalities in the de Lange syndrome, Pediatrics 52:720, 1973

Kurlander, G. J., et al.: Roentgenology of the Brachmann-de Lange syndrome, Radiology 88:101, 1967

de Lange, C.: Sur un type nouveau de dégénération (typus Amstelodamensis), Arch. Med. Enf. 36:713, 1933

Lee, F. A., et al.: Skeletal changes in the Cornelia de Lange syndrome, Am. J. Roentgenol. 100:27, 1967

Lee, F. A.: Generalized overconstriction of long bones and unilateral Kirner's deformity in a de Lange dwarf, Am. J. Dis. Child. 116:599, 1968

Lieber, E., et al.: Brachmann-de Lange syndrome: Report of two cases in sibship, Am. J. Dis. Child. 125:717, 1973

Taybi, H.: Cornelia de Lange syndrome, Semin. Roentgenol. 8:198, 1973

## 98 Cowden-Syndrom

**Synonym:** Multiple hamartoma syndrome; multiple Hamartome.

**Erbgang:** Autosomal dominant, atypisches Krankheitsbild bei den anderen Familienmitgliedern.

**Klinik:**

a) *Vogelgesicht,* hypoplastische Mandibula und Maxilla, Mikrostomie, Steilgaumen;

b) *Brusterkrankungen:* jungfräuliche Hyperplasie, fibrozystische Lungenerkrankung, Neoplasmen;

c) *Hautveränderungen:* dermale oder subkutane Lipome, lichenoide Papeln, papillomatöse Veränderungen;

d) *Schleimhautveränderungen:* papillomatöse und lichenoide Gingivaveränderungen, Lingua scrotalis;

e) akrale Keratose oder warzenförmige Veränderungen oder beides;

f) *Tumorbildung in der Schilddrüse;*

g) *gastrointestinale Polyposis* (in 50% der Fälle).

**Radiologie:**

a) *Gastrointestinale Polypen;*

b) *Schilddrüsentumor;*

c) *Brusterkrankungen.*

**Anmerkung:** „Cowden" ist der Familienname der Patientin.

## Literatur

Gentry, W. C., Jr., et al.: Multiple hamartoma syndrome (Cowden disease), Arch. Dermatol. 109:521, 1974

Lloyd, K. M., et al.: Cowden's disease: A possible new symptom complex with multiple system involvement, Ann. Intern. Med. 58:136, 1963

Weary, P. E., et al.: Multiple hamartoma syndrome (Cowden's disease), Arch. Dermatol. 106:682, 1972

## 99 Coxitis fugas

**Synonyme:** Hüftgelenksynovitis bei Kindern; flüchtige Hüftgelenksynovitis; Phantomhüfte; unspezifische Synovitis; flüchtige Epiphysitis; intermittierende Hydrarthrose; irritable Hüfte; observation hip syndrome; Coxitis serosa seu simplex.

**Klinik:** Eine akut beginnende *Kinderkrankheit*.

a) *Schmerzen;*

b) *Hinken;*

c) *Bewegungseinschränkung;*

d) andere beobachtete Befunde: Fieber, Kontrakturen, Schmerzhaftigkeit der vorderen Hüftregion, palpable Weichteilschwellung, leichte Leukozytose, beschleunigte Blutsenkungsgeschwindigkeit;

e) gewöhnlich relativ schnelle und komplikationslose Genesung.

**Radiologie:** Etwa ein Drittel der Patienten zeigt ein normales Röntgenbild, ein Drittel fragliche und ein weiteres Drittel sicher positive Röntgenveränderungen.

a) Perikapsuläre Entzündungszeichen (Verlagerung der Fettlinien);

b) *erweiterter Gelenkspalt;*

c) Demineralisation.

### Literatur

Fernandez de Valderrama, J. A.: The "observation hip" syndrome and its late sequelae, J. Bone Joint Surg. 45–B:462, 1963

Hardinge, K.: The etiology of transient synovitis of the hip in childhood, J. Bone Joint Surg. 52–B:100, 1970

Jacobs, B. W.: Synovitis of the hip in children and its significance, Pediatrics 47:558, 1971

Nachemson, A., et al.: Clinical and radiological follow-up study of transient synovitis of the hip, Acta Orthop. Scand. 40:479, 1969

Neuhauser, E. B. D., et al.: Synovitis of the hips in infancy and childhood, Radiol. Clin. North Am. 1:13, 1963

## 100 Cronkhite-Canada-Syndrom

**Synonym:** Diffuse gastrointestinale Polypose mit ektodermalen Veränderungen.

**Erbgang:** Hereditäre Faktoren sind nicht bekannt.

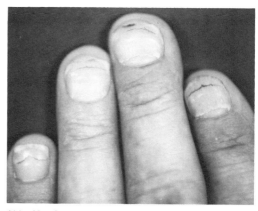

Abb. **42** Cronkhite-Syndrom. Nagelneubildung unter der oberflächlichen Schicht des anomalen alten Nagels als Zeichen der Onychodystrophie (aus *Koehler, P. R., M. M. Kyaw, J. W. Fenlon:* Radiology 103 [1972] 589).

**Klinik:**

a) *Gastrointestinale inflammatorische Pseudopolypose;*

b) *Alopezie;*

c) *Onychotrophie;*

d) Hyperpigmentation der Haut. Manifestation mit Bauchschmerzen, Durchfall und Dehydration, Elektrolytverlust, Enteropathie und Proteinverlust, Malabsorption, Ödemen und Anämie.

**Radiologie:**

a) *„Polypose" im Magen und Kolon, weniger oft im Dünndarm und Ösophagus;*

b) vergröberte unscharf-verwaschene Schleimhautzeichnung („Schummerung") mit oder ohne polypoide Füllungsdefekte;

c) Segmentation des Kontrastmittels im Dünndarm;

d) Intussuszeption (selten);

e) Kolonkarzinom (selten) (Abb. 42 u. 43).

### Literatur

Canada Diner, W.: The Cronkhite-Canada syndrome, Radiology 105:715, 1971

Cronkhite, L. W., Jr., and Canada, W. J.: Generalized gastrointestinal polyposis: Unusual syndrome of polyposis, pigmentation, alopecia and onychotrophia, New Engl. J. Med. 252:1011, 1955

Johnson, G. K., et al.: Cronkhite-Canada syndrome: Gastrointestinal pathophysiology and morphology, Gastroenterology 63:140, 1972

Koehler, P. R., Kyaw, M. M., and Fenlon, J. W.: Diffuse gastrointestinal polyposis with ectodermal changes: Cronkhite-Canada syndrome, Radiology 103:589, 1972

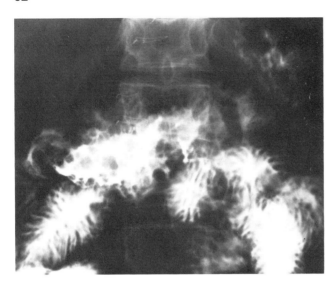

Abb. **43** Cronkhite-Canada-Syndrom. 0,5–1,5 cm große Polypen im Magen eines 56 Jahre alten Mannes mit einem Cronkhite-Canada-Syndrom (aus *Koehler, P. R., M. M. Kyaw, J. W. Fenlon: Radiology 103 [1972] 589*).

Orimo, H., et al.: Gastrointestinal polyposis with protein-losing enteropathy, abnormal skin pigmentation and loss of hair and nail (Cronkhite-Canada syndrome), Am. J. Med. 47:445, 1969

Schmidt, M., et al.: Cronkhite-Canada syndrom, Fortschr. Geb. Roentgenstr. Nuklear med. 120:310, 1974

## 101 Cruveilhier-Baumgarten-Syndrom

**Synonyme:** Cruveilhier-Baumgarten-Zirrhose; Baumgarten-Zirrhose; Pegot-Cruveilhier-Baumgarten-Syndrom.

**Klinik:**
a) *Ausgedehnte periumbilikale Varizen;*
b) *venöses Schwirren und Geräusch;*
c) *Leberzirrhose.*

**Radiologie:**
a) Ösophagusvarizen;
b) Splenomegalie;
c) intrahepatische Pfortadervenenobstruktion auf Grund der Zirrhose;
d) *Persistenz der offenen Nabelvene mit portalem Hochdruck.*

### Literatur

Baumgarten, P. von.: Über vollständiges Offenbleiben der Vena umbilicalis; zugleich ein Beitrag zur Frage des Morbus Banti. Baumgartens Arbeiten, Leipzig 6:93, 1907

Cruveilhier, J.: *Anatomie Pathologique du Corps Humain*, Vol. 1 (Paris: Chez J. B. Baillière, 1829–1835) p. 16

Pegot: Anomalie veineuse, Bull. Soc. Anat. Paris 8:108, 1833

Pegot: Tumeur variqueuse avec anomalie du system veineux et persistence de la veine omblicale, developpement des veines souscutanées abdominales, Bull. Soc. Anat. Paris 8:57, 1833

Steinberg, J. S., et al.: Cruveilhier-Baumgarten (C-B) disease, Am. J. Med. 43:284, 1967

Vigne, J., et al.: Le syndrome de Pegot-Cruveilhier-Baumgarten, J. Radiol. Electrol. Med. Nucl. 46:763, 1965

## 102 Cushing-Syndrom

**Synonym:** Hyperkortizismus.

**Pathologie:**
a) Hyperplasie, Karzinom oder Adenom der Nebenniere;
b) Tumoren von Thymus, Pankreas, Schilddrüse, Ovarien usw. können gleichzeitig vorkommen.

**Klinik:**
a) *Mondgesicht;*
b) *Büffelnacken;*
c) *dünne Haut;*
d) *Muskelschwund und -schwäche;*
e) *brüchige Blutgefäße,* die leicht gequetscht werden;
f) Kopfschmerzen;
g) Rückenschmerzen;
h) psychische Veränderungen;
i) *übermäßige endogene Exkretion von Kortisol und anderen Nebennierensteroiden.*

**Radiologie:**
a) *Osteoporose, pathologische Frakturen,* erschwerte Kallusbildung am Frakturort (Rippen, Becken);

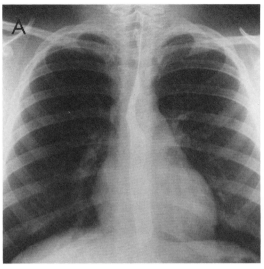 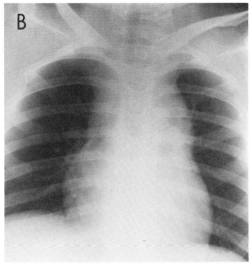

Abb. **44** Cushing-Syndrom. **A** Iatrogenes Cushing-Syndrom bei einem 11 Jahre alten Jungen mit aplastischer Anämie unklarer Ätiologie. **B** Beachten Sie das breite Mediastinum 11 Wochen nach Kortikosteroidtherapie.

b) zystische Knochenveränderungen;

c) aseptische Nekrosen der Epiphysen mit sekundärer Arthropathie;

d) *Kompressionsfrakturen der Wirbelsäule* mit marginaler Verdichtung der Wirbelkörper;

e) Vergrößerung und Erosion der Sella turcica (bei wenigen);

f) Nebennierenverkalkung (gelegentlich);

g) *Darstellung einer suprarenalen Raumforderung* durch Ausscheidungsurographie, retroperitoneale Gasinsufflation und Angiographie (Nebennierenvergrößerung, Tumoren);

h) Pneumenzephalographie: kortikale Atrophie der zerebralen und zerebellaren Hemisphären;

i) Skelettreifung: normal, beschleunigt oder verzögert;

j) verbreitertes Mediastinum (Lipomatosis) bei Steroidtherapie (Abb. 44 u. 45).

## Literatur

Cushing, H. W.: The basophil adenomas of the pituitary body and their clinical manifestations (pituitary basophilism), Bull. Johns Hopkins Hosp. 50:137, 1932

Darling, D. B., et al.: The roentgenographic manifestations of Cushing's syndrome in infancy, Radiology 96:503, 1970

Eddy, R. L., et al.: Cushing's syndrome: A prospective study of diagnostic methods, Am. J. Med. 55:621, 1973

Hemley, S. D., et al.: Cushing's syndrome associated with bronchogenic carcinoma, Radiology 80:11, 1963

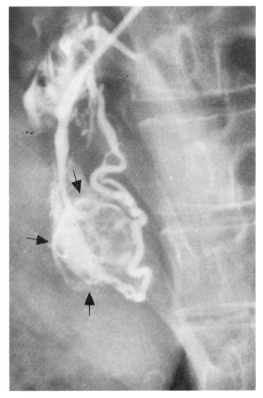

Abb. **45** Cushing-Syndrom. Tumornachweis bei einer 32 Jahre alten Frau durch Nebennierenphlebographie (Pfeile). Die linksseitige Adrenalektomie ergab ein Nebennierenrindenadenom (Aufnahme: Dr. *J. Farah*, Royal Oak, Michigan).

Howland, W. J., Jr., et al.: Roentgenologic changes of the skeletal system in Cushing's syndrome, Radiology 71:69, 1958

Madell, S. H., et al.: Avascular necrosis of bone in Cushing's syndrome, Radiology 83:1068, 1964

Mitty, H. A., et al.: Adrenal venography: Clinical-roentgenographic correlation in 80 patients, Am. J. Roentgenol. 119:564, 1973

Momose, K. J., et al.: High incidence of cortical atrophy of the cerebral and cerebellar hemispheres in Cushing's disease, Radiology 99:341, 1971

Price, J. E., Jr., et al.: Widening of the mediastinum resulting from fat accumulation, Radiology 96:497, 1970

Sussmann, M. L., et al.: The roentgenographic appearance of the bones in Cushing's syndrome, Radiology 39:288, 1942

**Literatur**

Chadfield, H. W., et al.: Cutis laxa, Trans. St. Johns Hosp. Dermatol. Soc. 57:181, 1971

Char, F.: Picture of the month, Am. J. Dis. Child. 114:91, 1967

Goltz, R. W., et al.: Cutis laxa, Arch. Dermatol. 92:373, 1965

Hajjar, B. A., et al.: Congenital cutis laxa with advanced cardiopulmonary disease, J. Pediatr. 73:116, 1968

Maxwell, E., et al.: Cutis laxa, Am. J. Dis. Child. 117:479, 1969

Reisner, S. H., et al.: Cutis laxa associated with intrauterine growth retardation and congenital dislocation of the hip, Acta Paediatr. Scand. 60:357, 1971

Wagstaff, L. A., et al.: Vascular abnormalities in congenital generalized elastolysis (cutis laxa): Report of a case, South Afr. Med. J. 44:1125, 1970

# 103 Cutis-laxa-Syndrom

**Synonyme:** Generalisierte Elastolyse; Chalodermie; Dermatomegalie; Chalazodermie; Dermatolyse; primäre Elastolyse.

**Erbgang:** Autosomal rezessiv oder unvollständig autosomal dominant.

**Pathologie:** Generalisierte systemische Erkrankung mit *Abnahme der Zahl und Größe elastischer Fasern* und letalem Ausgang, Hauteinrisse zum Geburtszeitpunkt.

**Klinik:**

a) *Hyperelastizität der Haut, insbesondere der Gesichtshaut* (bluthundartiges Aussehen);

b) *Wachstumshemmung;*

c) tiefe Stimme;

d) Hernien;

e) Prolaps von Rektum und Vagina;

f) Atembeschwerden;

g) Cor pulmonale;

h) degenerative Hornhautveränderungen;

i) geistige Retardierung.

**Radiologie:**

a) *Lungenemphysem;*

b) *Cor pulmonale;*

c) dilatierte und geschlängelte Blutgefäße;

d) Pulmonalarterienstenose;

e) Coarctatio aortae;

f) Divertikel des Gastrointestinal- und Urogenitaltraktes;

g) Magengeschwür;

h) Ösophagusdilatation;

i) dilatierte und geschlängelte Ureteren;

j) Hernien;

k) Hüftdislokation.

# 104 Dandy-Walker-Syndrom

**Pathologie:** Kongenitale Anomalie des vierten Ventrikels und Zerebellums mit Atresie des Foramen Magendie sowie Atresie eines oder beider Foramina Luschkae.

**Klinik:**

a) Vergrößerung des knöchernen Schädels in der Okzipitalregion mit hervorstehender äußerer Konvexität posterior des Foramen magnum;

b) Prominenz der hinteren Fontanelle.

**Radiologie:**

a) *Schädel:* vergrößerter dolichozephaler Schädel mit *tiefgelegener hinterer Schädelgrube, verdünntem Hinterhauptknochen, hoher Lage des Tentorium cerebelli, des Torcular Herophili und der lateralen Sinusfurchen;*

b) *Ventrikulographie:* bei Umlagerung wird *der dilatierte vierte Ventrikel sichtbar, der sich bis zur Tabula interna des knöchernen Schädels erstreckt und eine fingerartige Ausstülpung in die obere Zervikalregion aufweist.*

c) *Angiographie:* gebogener Verlauf der Arteria cerebri anterior, angehobener Verlauf der Äste der Arteria cerebri media, Verlagerung des proximalen Segmentes der Arteria cerebelli superior nach vorn und oben, geringe oder fehlende Durchblutung des Zerebellums, *verlängerte Vena cerebri magna, Anhebung des Torcular Herophili und steiler Abfall des Sinus transversus* (Abb. 46).

### Literatur

Dandy, W. E., et al.: Internal hydrocephalus: An experimental, clinical and pathological study, Am. J. Dis. Child. 8:406, 1914

Hart, M. N., et al.: The Dandy-Walker syndrome: A clinicopathological study based on 28 cases, Neurology 22:771, 1972

Juhl, J. H., et al.: Radiological findings in congenital and acquired occlusion of the foramina of Magendie and Luschka, Radiology 86:801, 1966

La Torre, E., et al.: Angiographic differentiation between Dandy-Walker cyst and arachnoid cyst of the posterior fossa in newborn infants and children, J. Neurosurg. 38:298, 1973

Strandgaard, L.: The Dandy-Walker syndrome: A case with a patent foramen of the 4th ventricle demonstrated by encephalography, Br. J. Radiol. 43:734, 1970

Walker, A. E.: A case of congenital atresia of the foramina of Luschka and Magendie: Surgical cure, J. Neuropathol. Exp. Neurol. 3:368, 1944

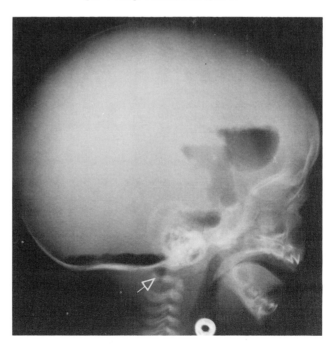

Abb. **46** Dandy-Walker-Syndrom. 5 Wochen alter Säugling, der zum Geburtszeitpunkt einen „großen Kopf" hatte, der schnell an Größe zunahm. Vergrößerter dolichozephaler Schädel, tiefe hintere Schädelgrube und dilatierter vierter Ventrikel mit fingerartiger Ausstülpung in die obere Zervikalregion (Pfeil).

66

Wolpert, S. M., et al.: The value of angiography in the Dandy-Walker syndrome and posterior fossa extra-axial cysts, Am. J. Roentgenol. 109:261, 1970

## 105 De-Morsier-Syndrom

**Synonym:** Septo-optic-dysplasia and pituitary dwarfism.
**Pathologie:**
a) Agenesie des Septum pellucidum;
b) primitives optisches Ventrikel;
c) Hypoplasie des Chiasmas.
**Klinik:**
a) *Kongenitale Hypophysenunterfunktion;*
b) *Augenmißbildungen:* Amblyopie, Nystagmus, Hemianopsie, hypoplastische Papillen.
**Radiologie:** Pneumenzephalographischer Nachweis eines
a) fehlenden Septum pellucidum,
b) *Divertikels des Recessus opticus des dritten Ventrikels.*

### Literatur
Hoyt, W. F., et al.: Septo-optic dysplasia and pituitary dwarfism, Lancet 1:893, 1970

## 106 De-Sanctis-Cacchione-Syndrom

**Synonyme:** Xeroderma pigmentosum mit neurologischen Komplikationen; xerodermisches Idiotie-Syndrom.
**Erbgang:** Autosomal rezessiv.
**Klinik:** Auftreten im Säuglings- oder Kindesalter.
a) *Zwergwuchs;*
b) *Xeroderma pigmentosum;*
c) *Mikrozephalie,* geistige Retardierung, Sprachstörungen, Konvulsionen, Spastik, Choreoathetose, zerebellare Ataxie;
d) *Gonadenhypoplasie;*
e) Neigung zu Hautneoplasien.
**Radiologie:** Mikrozephalie, frühzeitiger Schluß der Schädelnähte, verzögertes Skelettwachstum.

### Literatur
Lynch, H. T., et al.: Xeroderma pigmentosum, malignant melanoma, and congenital ichthyosis: A family study, Arch. Dermatol. 96:625, 1967
Reed, W. B., et al.: Xeroderma pigmentosum with neurological complications: The de Sanctis-Cacchione syndrome, Arch. Dermatol. 91:224, 1965
Reed, W. B., et al.: Xeroderma pigmentosum: Clinical and laboratory investigation of its basic defect, JAMA 207:2073, 1969

de Sanctis, C., and Cacchione, A.: L'idiozia xerodermica, Riv. Sper. Freniat. 56:269, 1932

## 107 Degos-Syndrom

**Synonyme:** Degos-Delort-Tricot-Syndrom; Köhlmeier-Degos-Syndrom; cutaneo-intestinal mortal syndrome; Dermatitis papulosquamosa atrophicans; Thromboangiitis cutaneo-intestinalis disseminata.
**Klinik:** Oft männliche Patienten im dritten Lebensjahrzehnt.
a) *Papulöse Eruptionen der Haut, die in eine Ulzeration übergehen;*
b) Beteiligung der Membrana mucosae;
c) *flache Schleimhautulzera im Magen und Darm, Darmperforation, Peritonitis.*
**Radiologie:**
a) Darmperforation;
b) Peritonitis;
c) Darminfarkt;
d) Pleuraerguß;
e) Perikarderguß.

### Literatur
Degos, R., Delort, J., and Tricot, R.: Dermatite papulosquameuse atrophiante, Ann. Dermatol. Syph. (Paris) 2:148, 281, 1942
Köhlmeier, W.: Multiple Hautnekrosen bei Thromboangiitis obliterans, Arch. Dermatol. Syph. 181:783, 1941
May, R. E.: Degos's syndrome, Br. Med. J. 1:161, 1968
Strole, W. E., et al.: Progressive arterial occlusive disease (Köhlmeier-Degos): A frequently fatal cutaneo-systemic disorder, New Engl. J. Med. 276:195, 1967

## 108 Diamond-Blackfan-Syndrom

**Synonyme:** Erythrogenesia imperfecta; kongenitale hypoplastische Anämie; pure red cell anemia; kongenitale aregeneratorische Anämie; Josephs-Diamond-Blackfan-Syndrom.
**Erbgang:** Autosomal rezessiv.
**Klinik:** Schleichendes Auftreten im Säuglings- und Kindesalter.
a) Bei einigen Patienten ungewöhnliches Aussehen (zweifarbiger Haarwuchs, weit auseinanderliegende Augen, Stupsnase, dicke Oberlippe);
b) *normozytäre, normochrome, der Behandlung trotzende Anämie* mit Normalwerten der anderen Blutzellen;
c) keine Hepatosplenomegalie oder Lymphknotenvergrößerung;
d) *vollständiges oder nahezu vollkommenes Fehlen der Erythroblasten im Knochenmark.*

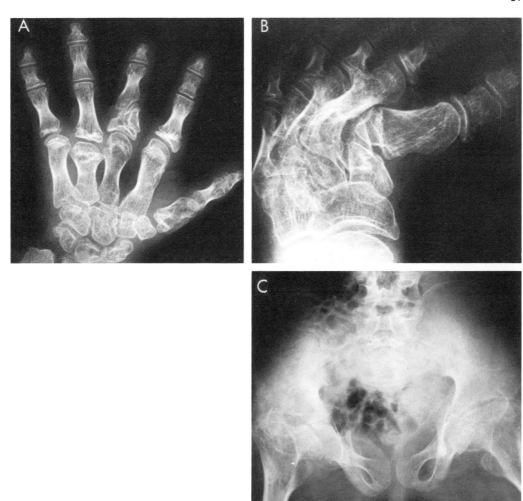

Abb. **47** Diastrophischer Zwergwuchs bei einem 9¹/₂ Jahre alten Mädchen. **A** Anomal geformte Karpalia; die Metakarpalia sind kurz, ungleichmäßig lang und unzureichend tubulisiert; die proximalen Phalangen der Mittelfinger sind dreieckig und anomal geformt; die Epiphysen der Metakarpalia und Phalangen sind unregelmäßig und verformt. **B** Deutliche Varusmißbildung der Metatarsalia mit grober Knochentrabekelzeichung. **C** Hüftpfannendächer, Femurhälse und -köpfe sind verformt; die Femurköpfe sind verbreitert, flach und unregelmäßig kalzifiziert (aus *Taybi, H.:* Radiology 80 [1963] 1).

### Radiologie:

a) Anomalien von Skelett, Herz und Nieren;

b) verzögertes Wachstum;

c) Herzvergrößerung, therapieresistenter Herzschaden.

### Literatur

·Cathie, I. A. B.: Erythrogenesis imperfecta, Arch. Dis. Child. 25:313, 1950

Diamond, L. K., and Blackfan, K. D.: Hypoplastic anemia, Am. J. Dis. Child. 56:464, 1938

Josephs, H. W.: Anaemia of infancy and early childhood, Medicine 15:307, 1936

Minagi, H., et al.: Roentgen appearance of anomalies associated with hypoplastic anemias of childhood: Fanconi's anemia and congenital hypoplastic anemia (erythrogenesis imperfecta), Am. J. Roentgenol. 97:100, 1966

## 109 Diastrophischer Zwergwuchs

**Synonym:** Nanisme diastrophique; Lamy-Maroteaux-Syndrom.

**Erbgang:** Autosomal rezessiv.

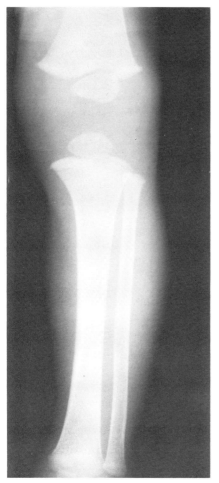

Abb. **48** Dienzephalon-Syndrom. Vollständiges Fehlen der Fettlinien bei einem 9 Monate alten Jungen (aus *Poznanski, A. K.,* *G. Manson:* Radiology 81 [1963] 101).

**Klinik:** Zum Geburtszeitpunkt vorhanden:

a) *mikromeler Zwergwuchs;*

b) *Klumpfuß,* deformierte Großzehen;

c) Ulnardeviation der Hand, unterschiedlich lange Finger, Abduktion des überstreckbaren und proximal ansetzenden Daumens („hitchhiker"- oder Anhalterdaumen);

d) *Beugekontraktur* und Bewegungseinschränkung der peripheren Gelenke, progressive postnatale Gelenkdislokationen;

e) progressive postnatale *Thorakoskoliose;*

f) *Ohrmuscheldysplasie,* zystische Tumoren in der Antihelix, die durchbrechen können und hervortretende Narben hinterlassen;

g) andere bekannte Mißbildungen: Gaumen-

spalte, Leistenhernie, breite kammförmige Fasern am Irisansatz, Mikrognathie, Hyperelastizität der Haut, Kryptorchismus, gestörter Glukosestoffwechsel.

**Radiologie:**

a) *Kurze, breite und keulenförmige Röhrenknochen* mit verzögertem Erscheinen der Epiphysen, Fragmentation der epiphysären Ossifikationszentren und Invagination;

b) unregelmäßig geformte und lange Metakarpalia, Metatarsalia und Phalangen, *kurze erste Metakarpalia mit proximal ansetzendem Daumen;*

c) *schwerer Talipes equinovarus;*

d) *deformierte Tarsalia und Karpalia,* die ringähnlich aussehen können, beschleunigte Entwicklung der karpalen Ossifikationszentren;

e) degenerative Veränderungen des Hüftpfannendaches bei gleichzeitiger Deformierung des Femurkopfes und -halses und Hochstand der großen Rollhügel;

f) degenerative Veränderungen der Cavitas glenoidalis;

g) *multiple Subluxationen* oder Dislokationen;

h) *progressive Thorakoskoliose,* Platyspondylie und Hypoplasie der Halswirbelknochen, Subluxation des Atlas gegenüber dem Axis, lumbale Lordose, enger Abstand zwischen den Bogenwurzeln in der Lumbalregion;

i) Instabilität der Trachea wegen anomalen Knorpelgewebes (Abb. 47).

**Literatur**

Kash, I. J., et al.: Cervical cord compression in diastrophic dwarfism, J. Pediatr. 84:862, 1974

Lamy, M., and Maroteaux, P.: Le nanisme diastrophique, Presse Méd. 52:1977, 1960

Langer, L. O.: Diastrophic dwarfism in early infancy, Am. J. Roentgenol. 93:399, 1965

Taber, P., et al.: Diastrophic dwarfism, in Kaufmann, H. J. (ed.), Progress in Pediatric Radiology Vol. 4 (Basel: Karger, 1973), p. 152

Taybi, H.: Diastrophic dwarfism, Radiology 80:1, 1963

Walker, B. A., et al.: Diastrophic dwarfism, Medicine 51:41, 1972

# 110 Dienzephalon-Syndrom

**Synonyme:** Diencephalic syndrome of infancy; Russel-Syndrom; diencephalic syndrome of emaciation.

**Pathologie:** Tumor im Bereich des vorderen Hypothalmus (meistens Gliom).

**Klinik:**

a) *Abmagerung;*

b) Hyperkinesie;

c) normaler oder *gesteigerter Appetit;*

d) *Euphorie;*

e) *übersteigerte Aktivität;*

f) *initial Wachstumsbeschleunigung;*

g) andere bekannte Veränderungen: Hypotension, Hypoglykämie, Hautblässe.

**Radiologie:**

a) *Vollständiges Fehlen des subkutanen Fettgewebes;*

b) erweiterte Schädelnähte und andere *röntgenologische Zeichen für einen erhöhten intrakraniellen Druck;*

c) Hydrozephalus;

d) *Tumor in der Hypothalamusregion* mit Impression des dritten Ventrikels (Abb. 48).

**Literatur**

Addy, D. P., et al.: Diencephalic syndrome of infantile emaciation: Analysis of literature and report of further 3 cases, Arch. Dis. Child. 47:338, 1972

Chynn, K. Y., et al.: Diencephalic syndrome of emaciation, Am. J. Roentgenol. 95:917, 1965

Girdwood, T. G., et al.: The diencephalic syndrome of early infancy, Br. J. Radiol. 42:847, 1969

Markesbery, W. R., et al.: Diencephalic syndrome, Am. J. Dis. Child. 125:123, 1973

Poznanski, A. K., and Manson, G.: Radiographic appearance of the soft tissues in the diencephalic syndrome of infancy, Radiology 81:101, 1963

Russell, A.: A diencephalic syndrome of emaciation in infancy and childhood, Arch. Dis. Child. 26:274, 1951

## 111 Distichiasis-Lymphödem-Syndrom

**Erbgang:** Autosomal dominant.

**Klinik:**

a) *Zusätzliche Wimpernreihen;*

b) partielles Ektropion des Unterlides (gelegentlich);

c) *Lymphödem der unteren Gliedmaßen;*

d) Pterygium colli.

**Radiologie:**

a) Lymphographie: *hypoplastische Lymphgefäße;*

b) andere bekannte Mißbildungen: Kyphoskoliose, Spina bifida, spinale extradurale Zysten.

**Literatur**

Falls, H. F., et al.: A new syndrome combining pterygium colli and developmental anomalies of the eyelids and lymphatics of the lower extremities. Trans. Am. Ophthalmol. Soc. 62:248, 1964

Robinow, M., et al.: Distichiasis-Lymphedema: A hereditary syndrome of multiple congenital defects, Am. J. Dis. Child. 119:343, 1970

## 112 Dubin-Johnson-Syndrom

**Synonyme:** Dubin-Sprinz-Krankheit; black liver-jaundice syndrome; icterus-hepatic pigmentation syndrome.

**Erbgang:** Autosomal rezessiv.

**Klinik:**

a) *Persistierende nichthämolytische Hyperbilirubinämie;*

b) lipochromähnliche Pigmentierung der Leberzellen;

c) Bromsulphaleinspiegel nach 2 Stunden erhöht.

**Radiologie:**

a) Fehlende Gallenblasendarstellung in der oralen Cholezystographie;

b) verzögerte Kontrastierung der Gallenblase in der intravenösen Cholezystographie.

**Literatur**

Dubin, I. N., and Johnson, F. B.: Chronic idiopathic jaundice with unidentified pigment in liver cells: A new clinicopathologic entity with a report of 12 cases, Medicine 33:155, 1954

Morita, M., et al.: Intravenous cholecystography and metabolism of meglumine-idiopamide (Biligrafin) in Dubin-Johnson syndrome, Radiology 99:57, 1971

Schoenfield, L. J., et al.: Studies on chronic idiopathic jaundice (Dubin-Johnson syndrome): I. Demonstration of hepatic excretory defect, Gastroenterology 44:101, 1963

Wolkoff, A. W., et al.: Inheritance of the Dubin-Johnson syndrome, New Engl. J. Med. 288:113, 1973

## 113 Dumping-Syndrom

**Synonyme:** Postgastrektomie-Syndrom; gastric remnant syndrome; postgastrectomy pseudo-deficiency syndrome; Jejunum-Syndrom; Postvagotomie-Syndrom; postalimentäres Syndrom; postalimentäres Dumping-Frühsyndrom.

**Klinik:** Auftreten der Symptome nach subtotaler Gastrektomie oder Pyloroplastik. *Postprandiale Symptome:*

a) *Völlegefühl;*

b) *Krämpfe;*

c) *Diarrhö;*

d) *Nausea;*

e) *vasomotorische Symptome* (Schwächegefühl, Herzklopfen, Schwitzen, Hitzegefühl und Schwindel).

70

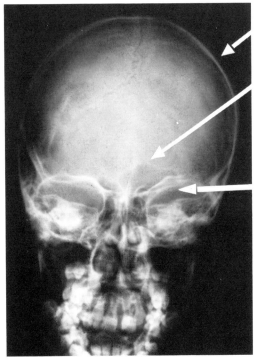

Abb. **49** Dyke-Davidoff-Masson-Syndrom. 10 Jahre altes Mädchen mit Krampfanfällen, Gesichtsasymmetrie, teilweiser rechtsseitiger Spastik und Atrophie der rechten Gesäßmuskulatur. Die Schädelaufnahme zeigt: 1. die Asymmetrie der Scheitelbeine; 2. die vergrößerte linke Stirnhöhle; 3. die angehobene linke Felsenbeinkante (aus *Parker, C. E., N. Harris, J. Mavalwala:* Clin. Pediatr. (Phila.) 11 [1972] 288).

**Radiologie:**
a) Die Symptome können durch eine Mischung von Nahrung mit Kontrastmittel oder 50%iger Glukose mit Kontrastmittel induziert werden;
b) *schnelle Magenentleerung;*
c) *Verdünnung der Mischung im Dünndarm durch Flüssigkeitsverschiebung in den Darm.*

Literatur

Anderssen, M., et al.: The dumping syndrome and its radiologic evaluation, Acta Chir. Scand. 121:134, 1961
Burhenne, H. J.: The Postoperative Stomach, in Margulis, A. R., and Burhenne, J. H. (eds.): *Alimentary Tract Roentgenology* (Saint Louis: C. V. Mosby, 1973), pp. 773-774
Chaimhoff, C., et al.: Long-term fate of patients with dumping syndrome, Arch. Surg. 105:554, 1972

Nägele, E.: Klinisch-röntgenologische Untersuchungen zum Dumping-Syndrom, Dtsch. Arch. Klin. Med. 209:689, 1964
Saikku, L. A., et al.: Dumping syndrome: Evaluation of severity of dumping syndrome by clinical and roentgenological method, Acta Chir. Scand. 109:339, 1955

## 114 Dyke-Davidoff-Masson-Syndrom

**Synonym:** Dyke-Davidoff-Syndrom.
**Klinik:**
a) *Geistige Retardierung, Krampfanfälle;*
b) *Gesichtsasymmetrie;*
c) *kontralaterale Hemiplegie.*
**Radiologie:** *Zerebrale Hemiatrophie mit homolateraler Dicken- und Dichtezunahme des Schädeldaches, Hypertrophie der Stirnhöhlen und Anhebung des Keilbeinflügels und der Felsenbeinkante* (Abb. 49).

Literatur

Dyke, C. G., Davidoff, L. M., and Masson, C. B.: Cerebral hemiatrophy with homolateral hypertrophy of the skull and sinuses, Surg. Gynecol. Obstet. 57:588, 1933
Parker, C. E., Harris, N., and Mavawala, J.: Dyke-Davidoff-Masson syndrome: Five case studies and deductions from dermatographics, Clin. Pediatr. (Phila.) 11:288, 1972

## 115 Dysmorphogenese-Syndrom von Gelenken, Gehirn und Gaumen

Zum Geburtszeitpunkt multiple Gelenkkontrakturen, Gaumenspalte und Dysmorphogenese des Gehirns (Dandy-Walker-Mißbildung); bei der untersuchten Familie wird eine autosomal dominante Übertragung angenommen.

Literatur

Aase, J. M., et al.: Dysmorphogenesis of joints, brain, and palate: A new dominantly inherited syndrome, J. Pediatr. 73:606, 1968

## 116 Dysplasia epiphysealis capitis femoris

**Synonyme:** Meyer-Dysplasie des Femurkopfes; Meyer-Krankheit.
**Klinik:** Asymptomatisch oder Hinken mit Hüftschmerz, Jungen öfter betroffen, im allgemeinen jünger als 4–5 Jahre.

Abb. **50** Dysplasia epiphysealis capitis
femoris. **A** 2¹/₂ Jahre alter Junge; deutlich verzögerte Entwicklung der epiphysären Ossifikation und unregelmäßige
Ossifikationszentren. **B** Gleicher Patient
im Alter von 3 Jahren und 10 Monaten;
fortschreitende Entwicklung der anomalen Ossifikationszentren wird beobachtet. **C** Im Alter von 16 Jahren erscheint
die linke Hüfte unauffällig; der linke
Femurkopf ist flach, deformiert, und der
Femurhals ist kurz und breit.

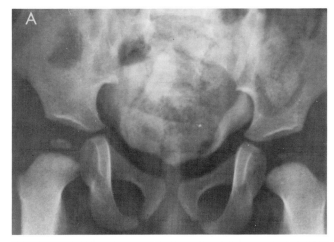

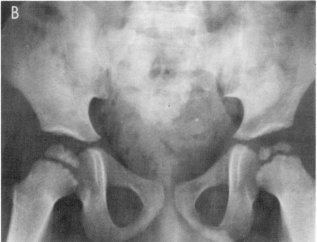

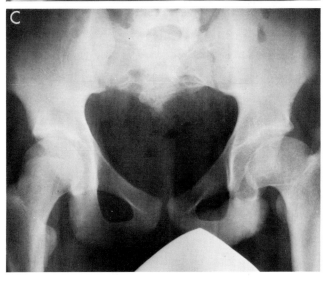

**Radiologie:**

a) *Deutlich verzögerte Entwicklung der epiphysären Ossifikationszentren der Femurköpfe* (etwa 2 Jahre);

b) *diffuses granuläres Ossifikationsmuster* (Brombeertyp);

c) Fortschreiten der Ossifikation mit normalem oder nahezu normalem Ossifikationszentrum in der Mehrzahl der Fälle etwa im Alter von 6 Jahren;

d) gelegentlich entstehen aseptische Femurkopfnekrosen (Abb. 50).

**Literatur**

Caffey, J.: Pediatric X-ray Diagnosis, 6th ed. (Chicago: Year Book Medical Publishers, 1973), pp. 1161–1165

Karup Pedersen, E.: Dysplasia epiphysealis capitis femoris, J. Bone Joint Surg. 42-B:663, 1960

Meyer, J.: Dysplasia epiphysealis capitis femoris: A clinical-radiological syndrome and its relationship to Legg-Calvé Perthes disease, Acta Orthop. Scand. 34:183, 1964

## 117 Dysplasia epiphysealis hemimelica

**Synonyme:** Tarso-epiphyseal aclasis; Osteochondrom der Epiphysen; Trevor-Krankheit; Fairbank-Krankheit; tarsomégalie.

**Erbgang:** Unbekannter Erbfaktor.

**Klinik:**

a) *Unilaterale asymmetrische harte Schwellung von Knie und/oder Knöchel* mit oder ohne Schmerz oder Bewegungseinschränkung;

b) Varus oder Valgus je nach Lokalisation der Läsion;

c) andere beteiligte Regionen: Hüftkopfepiphyse, Handwurzelknochen.

**Radiologie:** *Einseitig übermäßiges Wachstum der Epiphyse mit unregelmäßiger Kontur und Ossifikation (distaler Femur, distale Tibia, Talus,* proximale Tibia und Fibula, Trochanter minor femoris, Tarsalia usw.).

**Literatur**

Donaldson, J. S., et al.: Osteochondroma of the distal femoral epiphysis, J. Pediatr. 43:212, 1953

Fairbank, T. J.: Dysplasia epiphysealis hemimelica (tarso-epiphyseal aclasis), J. Bone Joint Surg. 38B:237, 1956

Keats, T. E.: Dysplasia epiphysealis hemimelica (Tarso-epiphyseal aclasis), Radiology 68:558, 1957

Mouchet, A., et al.: La tarsomégalie, J. Radiol. Electrol. 10:289, 1926

Osman, M. Z., et al.: Dysplasia epiphysealis hemimelica, Semin. Roentgenol. 8:174, 1973

Trevor, D.: Tarso-epiphyseal aclasis: A congenital error of epiphyseal development, J. Bone Joint Surg. 32B:204, 1950

## 118 Dysplasia epiphysealis multiplex

**Synonyme:** Multiple epiphyseal dysplasia; dysplasie polyépiphysaire; dystrophie ostéochondrale polyépiphysaire; Polyosteochondritis; multiple epiphyseal dysplasia tarda; multiple epiphyseal dysplasia (FAIRBANK); multiple Epiphysenstörungen.

**Erbgang:** Autosomal dominant mit einer Anlage hoher Penetranz.

**Klinik:** Klinische Manifestation und Diagnosestellung oft im späten Kindes- oder Erwachsenenalter.

a) *Hinken, Schmerzen und Steifheit der Hüften, Knie und Knöchel;*

b) Bewegungseinschränkung der Gelenke;

c) *geringer kurzgliedriger Zwergwuchs;*

d) untersetzte Hände und Füße.

**Radiologie:**

a) *Verzögertes Auftreten der sekundären Ossifikationszentren der Röhrenknochen und der Ossifikationszentren der Würfelbeine der Hände und Handgelenke;*

b) *kleine, unregelmäßige, fragmentierte und in einigen Fällen abgeflachte Röhrenknochenepiphysen,* besonders ausgeprägt an den unteren Gliedmaßen;

c) relativ lange Fibula mit tiefstehendem Malleolus externus;

d) zusätzliche Ossifikationszentren;

e) hinsichtlich Form und Verknöcherung unregelmäßige Würfelbeine der Handgelenke, Knöchel und Knie;

f) *kurze Röhrenknochen an Händen und Füßen mit unregelmäßigen Epiphysen;*

g) unregelmäßige Grund- und Deckplatten der Wirbelkörper, gelegentlich anteriore Keilbildung;

h) Schädel, Sternum, Rippen, Schlüsselbeine und platte Knochen sind (mit Ausnahme sekundärer Gelenkveränderungen) nicht betroffen;

i) andere bekannte Anomalien: subluxiertes Radiusköpfchen, Epiphyseolysis capitis femoris, Dislokation der Patella, doppelte Patellaanlage, Genu valgum oder varum (Abb. 51).

Abb. **51** Dysplasia epiphysealis multi-plex. 11 Jahre alter Junge mit einem seit früher Kindheit schmerzhaften, steifen Kniegelenk, dessen Bewegung einge-schränkt ist. **A** Kleine unregelmäßige Epi-physen der Knieregion. **B** Kurze Röhren-knochen der Hand mit quadratisch aus-sehenden Epiphysen und unregelmäßig begrenzte Karpalia.

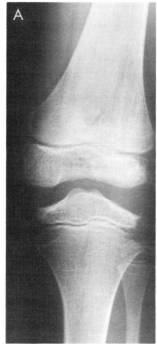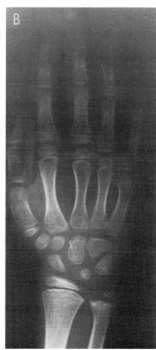

### Literatur

Barrington-Ward, L. E.: Double coxa vara with other deformities occurring in brother and sister, Lancet 1:157, 1912

Fairbank, H. A. T.: Generalized disease of skeleton, Proc. R. Soc. Med. 28:1611, 1935

Jacobs, P.: Multiple Epiphyseal Dysplasia, in Kaufmann, H. J. (ed.), *Progress in Pediatric Radiology*, Vol. 4 (Basel: Karger, 1973), p. 309

Kozlowski, K., et al.: Hereditary dysplasia epiphysealis multiplex, Clin. Radiol. 18:330, 1967

Lamy, M., et al.: Les chondrodystrophies génotypiques (Expansion Scientifique Française, Paris, 1961)

Murphy, M. C., et al.: Multiple epiphyseal dysplasia, J. Bone Joint Surg. 55A:814, 1973

Silverman, F. N.: Dysplasies épiphysaires: Entité protéi-forme, Ann. Radiol. 4:833, 1961

## 119 Dysplasia spondylo-epiphy-saria congenita

**Erbgang:** Wahrscheinlich autosomal dominant.

**Klinik:**

a) *Minderwuchs mit kurzem Rumpf bei Geburt;*

b) abgeflachte Gesichtsebene, Hypertelorismus, Gaumenspalte;

c) *Myopie,* Netzhautdegeneration, Netzhaut-ablösung;

d) Kurzhals;

e) *faßförmiger Thorax, Pectus carinatum;*

f) *verstärkte BWS-Kyphose und betonte LWS-Lordose, kurze Wirbelsäule;*

g) kurze Gliedmaßen;

h) *Muskelhypotonie, watschelnder Gang.*

**Radiologie:**

a) *Ovale oder birnenförmige Wirbelkörper beim Säugling, Abflachung und unregelmä-ßige Ossifikation der Wirbelkörper in der Kindheit und schwere Abplattung der Wir-belkörper beim Erwachsenen;*

b) Hypoplasie der Alveolarfortsätze;

c) verzögerte Ossifikation der Schambeinkno-chen, aufgeweitete breite Beckenschaufeln, niedriger Iliumindex;

d) *rhizomelische Brachymelie, geringe Unregel-mäßigkeit und Ossifikationsverzögerung der Metaphysen und Epiphysen,* verzögerte Os-sifikation der Femurhälse und -köpfe, Coxa vara, deformierte Femurkopfepiphyse und Trochanterhochstand bei Erwachsenen.

### Literatur

Fraser, G. R., et al.: Dysplasia spondyloepiphysaria con-genita and related generalized skeletal dysplasia among children with several visual handicaps, Arch. Dis. Child. 44:490, 1969

Michaelis, E.: Dysplasia spondyloepiphysaria congenita, Fortschr. Röntgenstr. 119:429, 1973

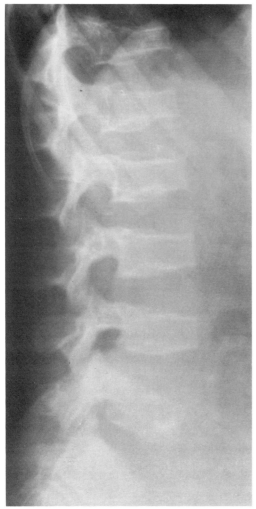

Abb. **52** Dysplasia spondylo-epiphysaria tarda bei einem 13 Jahre alten Jungen. Platyspondylie, höckerige Knochenbuckelbildung im zentralen und posterioren Anteil der Grund- und Deckplatten. Bei dem Patienten fand sich auch eine geringe epiphysäre Dysplasie.

Spranger, J. W., et al.: Dysplasia spondyloepiphysaria congenita, Helv. Paediatr. Acta 21:598, 1966
Spranger, J. W., et al.: Spondyloepiphyseal dysplasia congenita, Radiology 94:313, 1970

## 120 Dysplasia spondylo-epiphysaria tarda

**Erbgang:** X-gebunden rezessiv, nur bei Männern vorkommend.
**Klinik:** Gewöhnlich *im Jugend- oder Erwachsenenalter* diagnostiziert.

a) *Minderwuchs, besonders kurzer Rumpf;*
b) Rücken- und Hüftschmerzen;
c) Bewegungseinschränkung der Gelenke.
**Radiologie:**
a) *Platyspondylie, höckerige Knochenbuckelbildung im zentralen und posterioren Anteil der Grund- und Deckplatten* der LWS (Bukkelwirbel) mit fehlenden Ringapophysen, weniger ausgeprägte Platyspondylie der thorakalen und zervikalen Segmente, Bandscheibenverschmälerungen, Skoliose (bei einigen Patienten);
b) breiter und tiefer Thoraxdurchmesser;
c) *geringe epiphysäre Dysplasie;*
d) kleines knöchernes Becken, kurzer Femurhals, Coxa vara;
e) frühzeitige osteoarthritische Veränderungen im vierten Lebensjahrzehnt (Abb. 52).

### Literatur
Diamond, L. S.: A family study of spondyloepiphyseal dysplasia, J. Bone Joint Surg. 52-A:1587, 1970
Hammer, B., et al.: Dysplasia Spondyloepiphysaria Tarda, Fortschr. Röntgenstr. 116:477, 1972
Langer, L. O.: Spondyloepiphyseal dysplasia tarda, hereditary chondrodysplasia with characteristic vertebral configuration in the adult, Radiology 82:833, 1964
Maroteaux, P., et al.: La dysplasie spondyloépiphysaire tardive: Description clinique et radiologique, Presse Méd. 65:1205, 1957
Maroteaux, P., et al.: *Essai de Classification des Dysplasies Spondylo-épiphysaires* (Lyon, France: SIMEP Editions, 1968)
Poker, N., et al.: Spondyloepiphyseal dysplasia tarda, Radiology 85:474, 1965

## 121 Dysplasia spondylo-metaphysaria (KOZLOWSKI)

**Synonym:** Spondylo-metaphysäre Dysostose.
**Erbgang:** Sporadisch, einige Fälle mit dominantem Vererbungsmodus sind bekannt geworden.
**Klinik:** Anomalien gewöhnlich im Vorschulalter erkannt.
a) *Mäßiger Zwergwuchs,* besonders deutlich am Stamm, Kurzhals;
b) Skoliose oder Kyphoskoliose;
c) leicht gekrümmte (Varus) Gliedmaßen, kurze untersetzte Hände und Füße;
d) normales kraniofaziales Aussehen;
e) *Bewegungseinschränkung der Gelenke mit Gangstörungen.*
**Radiologie:**
a) *Generalisierte Platyspondylie* mit Höhenzunahme der Bandscheiben, Kyphose oder Kyphoskoliose;

Abb. **53** Dysplasia spondylo-metaphysaria (*Kozlowski*). 5 Jahre und 9 Monate
alter Junge mit kurzgliedrigem Zwergwuchs. **A** Man erkennt die Wirbelkörper-
abflachung und zugespitzten Wirbelkörper. **B** Unregelmäßigkeit und Sklerose
der Metaphysen, leichte Verkürzung der
Röhrenknochen, kleine Ossifikationszentren und verzögerte Skelettreifung
(aus *Kozlowski, K.:* Progress in Pediatric
Radiology, Vol. 4 Karger, Basel 1973, p.
299).

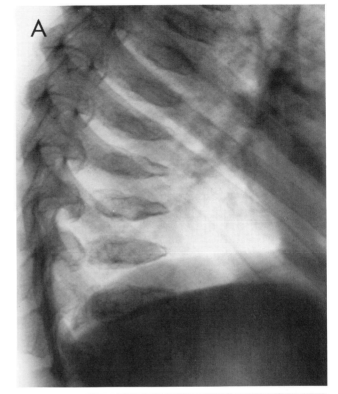

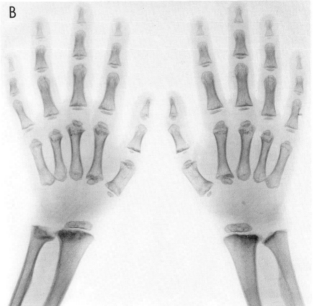

b) *Aufweitung, Sklerose und Unregelmäßigkeit der Metaphysen der Röhrenknochen,* unregelmäßige Physenoberfläche der epiphysären Ossifikationszentren;
c) kurze Darmbeinknochen und aufgetriebene Beckenschaufeln;
d) *Skelettreifungsverzögerung* (Karpalia und Tarsalia);
e) Hypoplasie der Keilbein-, Hinterhaupt- und Schädelbasisknochen (Abb. 53).

### Literatur

Kozlowski, K., Maroteaux, P., and Spranger, J.: La dystose spondylo-métaphysaire, Presse Méd. 75:2769, 1967
Kozlowski, K.: Spondylo-metaphyseal Dysplasia, in Kaufmann, H. J. (ed.), *Progress in Pediatric Radiology,* Vol. 4 (Basel: Karger, 1973), p. 299
Piffaretti, P. G., et al.: La dysostose spondylométaphysaire de Kozlowski, Maroteaux et Spranger, Ann. Radiol. (Paris) 13:405, 1970
Riggs, W., Jr., et al.: Spondylometaphyseal dysplasia (Kozlowski): Report of affected mother and son, Radiology 101:375, 1971

## 122 Dysplasia spondylo-thoracica

**Synonym:** Spondylo-kostale Dysostose.
**Erbgang:** Autosomal dominant; autosomal rezessiv mit gewöhnlich im Säuglingsalter eintretendem Tod.
**Klinik:** Zum Geburtszeitpunkt vorhandene Mißbildungen:
a) *ausgeprägte Verkürzung des Halses und des hinteren Brustkorbes, vergrößerter a.-p. Thoraxdurchmesser;*
b) vorstehender Bauch;
c) lange, dünne Gliedmaßen mit zugespitzten Digitalia.
**Radiologie:**
a) *Schwerwiegende Wirbelsäulenanomalien: Hemivertebrae, weit offene Wirbelbögen, fehlende Wirbelkörper, Blockwirbel;*
b) *fächerförmige Rippen* in p.-a. Richtung mit posteriorer Konvergenz.

### Literatur

Lavy, N. W., et al.: A syndrome of bizarre vertebral anomalies, J. Pediatr. 69:1121, 1966
Moseley, J. E., et al.: Spondylothoracic dysplasia: A syndrome of congenital anomalies, Am. J. Roentgenol. 106:166, 1969
Pochaczevsky, R., et al.: Spondylothoracic dysplasia, Radiology 98:53, 1971

Rimoin, D. L., et al.: Spondylocostal dysplasia: A dominantly inherited form of short-trunked dwarfism, Am. J. Med. 45:948, 1968

## 123 Dystrophia dermo-chondro-cornealis (FRANÇOIS)

**Synonym:** François-Syndrom Nr. 2.
**Erbgang:** Autosomal rezessiv.
**Klinik:**
a) *Kutane xanthomatöse Knötchen;*
b) *Korneadystrophie;*
c) Skelettmißbildungen mit *Kontrakturen,* Subluxationen und Bewegungseinschränkungen.
**Radiologie:** Im ersten Lebensjahrzehnt feststellbare Mißbildungen:
a) *defekte enchondrale Ossifikation, defekte und unregelmäßige Ossifikation einiger Tarsalia;*
b) selten befallen ausgedehnte osteoartikuläre Destruktionen das gesamte Skelett mit Ausnahme der Wirbelsäule und des Schädels.

### Literatur

François, J.: Dystrophie dermo-chondrocornéenne familiale, Ann. Ocul. (Paris) 182:409, 1949
Jansen, V. J.: Dermo-chondro-corneal dystrophy: Report of a case, Acta Ophthalmol. (Kbh.) 36:71, 1958
Remky, H., et al.: Dystrophia dermo-chondro-cornealis (François), Klin. Monatsbl. Augenheilkd. 151:319, 1967
Wiedemann, H.-R.: Zur Françoisschen Krankheit: Dystrophia dermo-chondro-cornealis familiaris, Ärztl. Wochenschr. 13:905, 1958

# E

## 124 Eaton-Lambert-Syndrom

**Klinik und Radiologie:** Myasthenie in Zusammenhang mit einem Bronchialkarzinom (meist kleinzelliges Karzinom).

### Literatur

Gutman, L., et al.: The Eaton-Lambert syndrome and autoimmune disorders. Am. J. Med. 53:354, 1972
Kennedy, W. R.: The myasthenic syndrome associated with small cell carcinoma of lung (Eaton-Lambert syndrome), Neurology 18:757, 1968
Lambert, E. H., Eaton, L. M., and Rooke, E. D.: Defect of neuromuscular conduction associated with malignant neoplasm, Am. J. Physiol. 187:612, 1956

## 125 EEC-Syndrom

**Klinik:**
a) *Ektodermale Dysplasie;*
b) *Ektrodaktylie;*
c) *Cleft palate = Gaumenspalte.*
**Radiologie:** Verschiedene Mißbildungen der Karpalia, Tarsalia, Metakarpalia und Metatarsalia.

### Literatur

Rudiger, R. A., et al.: Association of ectrodactyly, ectodermal dysplasia, cleft lip-palate: The EEC syndrome, Am. J. Dis. Child. 120:160, 1970
Pries, C. et al.: The EEC syndrome, Am. J. Dis. Child. 127:840, 1974

## 126 Ehlers-Danlos-Syndrom

**Synonyme:** Meekeren-Ehlers-Danlos-Syndrom; Cutis laxa; Cutis hyperelastica; Cutis elastica; Cutis hyperelastica dermatorrhexis; Dermatorrhexis mit Dermatochalasis und Arthrochalasis; Dystrophia mesodermalis congenita; Fibrodysplasia elastica generalisata.
**Erbgang:** Autosomal dominant, bei Männern häufiger.
**Klinik:**
a) *Hypermobilität der Gelenke;*
b) *Hyperelastizität der Haut;*
c) *brüchige Haut und Blutgefäße;*
d) *subkutane Knötchen über den Knochenvorsprüngen.*

**Radiologie:**
a) *Verkalkte, subkutane Spheroide* (ringartig geschichtete Schalen mit 2–5 mm Durchmesser);
b) *Subluxationen oder Dislokationen der Gelenke;*
c) osteoarthritische Veränderungen bei Erwachsenen;
d) andere bekannte Mißbildungen: *Schädel:* verzögerte Ossifikation der Nähte; *Wirbelsäule:* Skoliose, Kyphose, Thoraxlordose; *Brustwand:* Thoraxasymmetrie, Subluxation der Sternoklavikulargelenke, Pectus recurvatum; *Gliedmaßen:* verlängerter Processus styloideus ulnae, radioulnare Synostose, Akroosteolysen, Beugefehlstellungen der kleinen Handgelenke, kongenitale Hüftdislokation, Krallen- und Hammerzehen, Symphysenlockerung unter der Geburt, ektopische Knochenneubildungen um die Hüftgelenke herum; *Verdauungstrakt:* Ektasie, Zwerchfellhernien, Hiatushernien, Divertikel, spontane Kolonruptur; *Herz und Kreislauf:* Aortenstenose, Aorteninsuffizienz, Mitralinsuffizienz, spontane Ruptur der großen Arterien, Aortendissektion, Aneurysmen, arteriovenöse Fisteln, elongierter Aortenbogen, gewundene systemische und pulmonale Arterien, Arterienstenosen, zystische Medianekrosen; *Atemwege:* Spontanpneumothorax, Bronchiektasen; *Harnwege:* Hydronephrose, Blasendivertikel, Obstruktion des Blasenhalses; *Zähne:* mißgebildet, verkümmerte Wurzeln, Dentikel (Abb. 54, 55 u. 56).

### Literatur

Atani, J., et al.: Ehlers-Danlos syndrome and cardiovascular abnormalities, Chest 63:214, 1973
Beighton, P.: Cardiac abnormalities in the Ehlers-Danlos syndrome, Br. Heart J. 31:227, 1969
Beighton, P., et al.: The radiology of the Ehlers-Danlos syndrome, Clin. Radiol. 20:354, 1969
Burnett, H. F., Bledsoe, J. H., Char, F., and Williams, G. D.: Abdominal aortic aneurysmectomy in a 17-year-old patient with Ehlers-Danlos syndrome: Case report and review of the literature, Surgery 74:617, 1973
Danlos, H.: Un cas de cutis laxa avec tumeurs par contusion chronique des coudes et des genoux, Bull. Soc. Franç. Dermat. et syph. 19:70, 1908

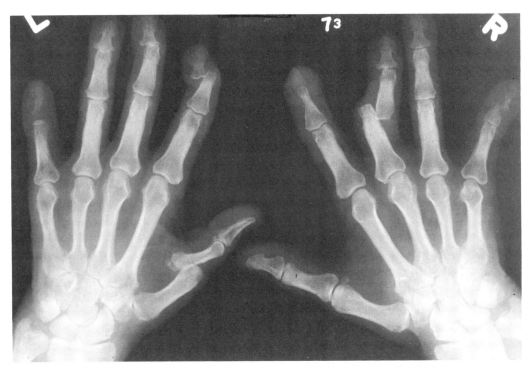

Abb. **54** Ehlers-Danlos-Syndrom bei einem 59 Jahre alten Mann. Zu erkennen sind Dislokationen mehrerer Gelenke beider Hände (Aufnahme: Dr. *C. A. Gooding*, San Francisco).

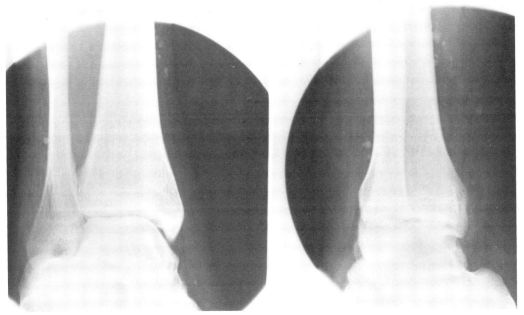

Abb. **55** Ehlers-Danlos-Syndrom. 35 Jahre alte Frau mit überstreckbaren Gelenken, multiplen zigarettenpapierähnlichen Narben an den Extremitäten und Knöchelschwellungen. Beachten Sie die kalkdichten Verschattungen im Weichteilgewebe (aus *Lapayowker, M. S.:* Amer. J. Roentgenol. 84 [1960] 232).

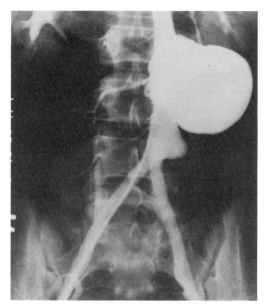

Abb. **56** Ehlers-Danlos-Syndrom. 17 Jahre alte Frau mit einer milden Form des Syndroms. Das retrograde Aortogramm über die perkutane Punktion der Vena femoralis zeigt zwei sackförmige Aneurysmen, 7 cm und 3 cm im Durchmesser, dicht oberhalb der Bifurkation (aus *Burnett, H. F., J. H. Bledsoe, F. Char, G. D. Williams:* Surgery 74 [1973] 617).

Eadie, D. G. A., et al.: Bladder-neck obstruction and Ehlers-Danlos syndrome, Br. J. Urol. 39:353, 1967

Ehlers, E.: Cutis laxa, Neigung zu Hämorrhagien in der Haut, Lockerung mehrerer Artikulationen, Dermatol. Wochenschr. Leipzig 8:173, 1901

Hines, C. Jr., et al.: Ehlers-Danlos syndrome with megaduodenum and malabsorption syndrome secondary to bacterial overgrowth, Am. J. Med. 54:539, 1973

Lapayowker, M. S.: Cutis hyperelastica, the Ehlers-Danlos syndrome, Am. J. Roentgenol. 84:232, 1960

Lees, M. H., et al.: Ehlers-Danlos syndrome associated with multiple pulmonary stenoses and tortuous systemic arteries. J. Pediatr. 75:1031, 1969

Mabille, J.-P., et al.: Un cas de syndrome d'Ehlers-Danlos avec acro-ostéolyse, Ann. Radiol. (Paris) 15:781, 1972

Rees, T. D., et al.: The Ehlers-Danlos syndrome, with a report of three cases, Plast. Reconstr. Surg. 32:39, 1963

## 127  Eisenmenger-Syndrom

**Synonym:** Eisenmenger-Komplex.
**Klinik:**
a) *Pulmonale Hypertension mit bidirektionalem oder umgekehrtem kardiovaskulärem Shunt,* oft mit einem Ventrikelseptumdefekt kombiniert;

b) Gedeihstörung, Zyanose, Belastungsdyspnoe, wiederkehrende pulmonale Infektionen, rechtsventrikuläre Hypertrophie.

**Radiologie:**
a) *Herz normal groß oder leicht vergrößert, gering bis deutlich betontes pulmonalarterielles Segment, Dilatation der zentralen Lungenarterien mit abruptem Kalibersprung am Übergang vom Lungenkern zum Lungenmantel;*
b) verkalkte Pulmonalarterienwände (gelegentlich);
c) kleiner Aortenknopf beim Vorhofseptumdefekt, normaler oder kleiner Aortenknopf beim Ventrikelseptumdefekt, vergrößerter Aortenknopf bei einem offenen Ductus arteriosus;
d) Verkalkung des offenen Ductus arteriosus (selten);
e) *Angiokardiographie: umgekehrter oder bidirektionaler Shunt.*

### Literatur
Anderson, R. E., et al.: Eisenmenger's complex mimicking pulmonary stenosis on plain films, Radiology 98:381, 1971

Eisenmenger, V.: Die angeborenen Defekte der Kammerscheidewand des Herzens, Z. Klin. Med., Suppl. 32:1, 1897

Rees, R. S. O., et al.: The Eisenmenger syndrome, Clin. Radiol. 18:366, 1967

Spitz, H. B.: Eisenmenger's syndrome, Semin. Roentgenol. 3:373, 1968

Wood, P.: The Eisenmenger syndrome, Br. Med. J. 2:701, 1958

## 128  Ektodermale hypohidrotische Dysplasie

**Synonyme:** Christ-Siemens-Touraine-Syndrom; ectodermal dysplasia syndrome; Siemens-Syndrom; Weech-Syndrom; anhidrotische ektodermale Dysplasie.
**Erbgang:** Gewöhnlich als X-gebundene rezessive Anlage übertragen; auch autosomal rezessive Anlage beobachtet.
**Klinik:**
a) *Hypohidrose;*
b) *Hypotrichose;*
c) *Oligodontie oder Anodontie;*
d) *ungewöhnliches Aussehen:* plattes Gesicht, Vorwölbung der Stirn und Cristae supraorbitalia, Sattelnase, Wulstlippen, abstehende Ohren;
e) *Fieber unbekannter Genese;*

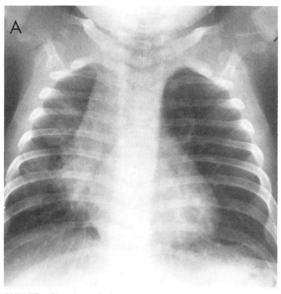 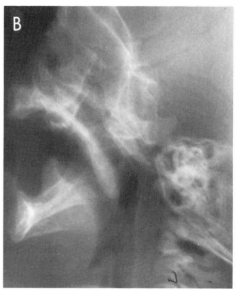

**Abb. 57** Ektodermale hypohidrotische Dysplasie. 5 Monate alter männlicher Säugling mit der Klinik einer Pneumonie und wiederkehrenden Atemwegsinfektionen in der Anamnese. Spärliches Haar und fehlende Augenbrauen wurden beobachtet. **A** Die Lungen sind überbläht; im rechten Lungenkern finden sich pulmonale Infiltrate. **B** Die Zähne fehlen.

f) andere bekannte Mißbildungen: fehlende Mamillen und Brustdrüsen, Mißbildungen der Geschlechtsorgane, geistige Retardierung, Fingermißbildungen, Mikroophthalmie.

**Radiologie:**

a) *Fehlerhafte Dentition;*

b) wiederkehrende Atemwegsinfektionen (wahrscheinlich wegen fast vollständigen Fehlens von Schleimdrüsen) (Abb. 57).

**Literatur**

Bollaert, A., et al: Dysplasie ectodermique, J. Belge Radiol. 52:201, 1969

Capitanio, M. A., et al.: Congenital anhidrotic ectodermal dysplasia, Am. J. Roentgenol. 103:168, 1968

Christ, J.: Über die Korrelationen der kongenitalen Defekte des Ektoderms untereinander mit besonderer Berücksichtigung ihrer Beziehungen zum Auge, Z. Haut. Geschlechtskr. 40:1, 1932

Samuelson, G.: Hereditary ectodermal dysplasia: Report of two cases, Acta Paediatr. Scand. 59:94, 1970

Siemens, H. W.: Studien über Vererbung von Hautkrankheiten: XII. Anhidrosis hypotrichotica, Arch. Dermatol. Syph. (Berlin) 175:565, 1937

Touraine, A.: "L'anidrose avec hypotrichose et anodontie," Presse Méd. 44:145, 1936

Weech, A. A.: Hereditary ectodermal dysplasia, Am. J. Dis. Child. 37:766, 1929

## 129 Ektromelie- und Ichthyosis-Syndrom

**Klinik:**

a) *Unilaterale ichthyosiforme Erythrodermie;*

b) Hypoplasie des Gehirns.

**Radiologie:**

a) *Agenesie oder Hypoplasie von Gliedmaßenknochen auf derselben Seite wie die Hautveränderungen;*

b) Hypoplasie des Beckens und des Schulterblattes;

c) Rippenanomalien.

**Literatur**

Carter, C. H., et al.: Unilateral ichthyosiform erythroderma: Report of a case, Clin. Pediatr. (Phila.) 7:605, 1968

Cullen, S. I., et al.: Congenital unilateral ichthyosiform erythroderma, Arch. Dermatol. 99:724, 1969

Falek, A., et al.: Unilateral limb and skin deformities with congenital heart disease in two siblings: A lethal syndrome, J. Pediatr. 73:910, 1968

Rossmann, R. E., et al.: Unilateral ichthyosiform erythroderma, Arch. Dermatol. 88:567, 1963

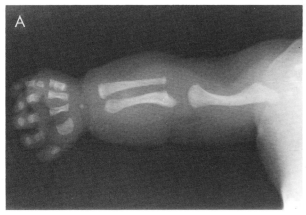
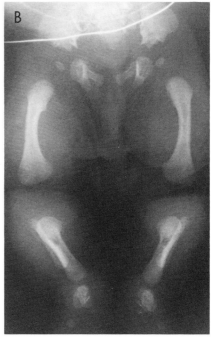

Abb. **58** Ellis-van-Creveld-Syndrom. 1 Tag alter männlicher reifer Säugling mit Zwergwuchs, Polydaktylie, hypoplastischen Nägeln, zwei durchgebrochenen Zähnen, multiplen Frenula, bitemporaler Alopezie und einer kongenitalen Herzerkrankung (Atrium commune, präduktale Coarctatio aortae, offener Ductus arteriosus und persistierende linke Vena cava superior). **A** Die Röhrenknochen sind kurz, schwer und leicht gekrümmt; Ossifikation der Karpalia und Polydaktylie. **B** Aufgetriebene, hypoplastische Beckenschaufeln, dreizackähnliche Mißbildung der Hüftpfannendächer, vorzeitige Ossifikation der Hüftkopfepiphysen, fehlende Ossifikation der Epiphysen in der Knieregion, deutliche Verkürzung der Fibulaknochen und drei Ossifikationszentren in jeder Tarsalregion.

# 130 Ellis-van-Creveld-Syndrom

**Synonyme:** Chondro-ektodermale Dysplasie; Chondrodysplasia ectodermatica; mesoektodermale Dysplasie; Chondrodysplasia tridermica.

**Erbgang:** Autosomal rezessiv.

**Klinik:** Angeborene Mißbildungen:

a) *disproportionierter akromeler Zwergwuchs (zentrifugale Verkürzung);*

b) Polydaktylie (in 20% der Fälle);

c) *hydrotische, ektodermale Dysplasie: Löffelnägel und Hypoplasie der Nägel, Hypo- und Dysplasie der Zähne* (Unregelmäßigkeit und Unvollständigkeit der Zähne, Schmelzschäden, angeborene Zähne, verzögerter Zahndurchbruch, Zahnkaries), *spärliche Behaarung;*

d) *kongenitale Herzerkrankungen* in etwa der Hälfte der Fälle (Vorhofseptumdefekt und einzelne allgemeinere Vorhofanomalien);

e) *Verwachsung von Oberlippe und Zahnfleisch;*

f) andere bekannte Mißbildungen: Strabismus, Gaumenspalte, Lobäremphysem, Situs inversus, Nephrokalzinose, Gallensteine bei Neugeborenen, verschiedene Anomalien der Genitalien, geistige Retardierung.

**Radiologie:**

a) Verkürzung der Rippen und Einschränkung ihrer Beweglichkeit;

b) *kurze, schwere Röhrenknochen;*

c) gekrümmter Femurknochen, vorzeitige Ossifikation der Femurkopfepiphyse, Hypoplasie des proximalen Ossifikationskernes der Tibia, kurze mediale und lange laterale Schräge der Metaphysen, Genu valgum, Exostose der medialen Seite des proximalen Tibiaschaftes, deutliche Verkürzung der Fibula;

d) *aufgetriebene hypoplastische Darmbeinschaufeln (Dreizack),* kleine Incisura ischiadica;

e) gekrümmter Humerus, *beim Neugeborenen Knochensporn auf der Innenseite der dista-*

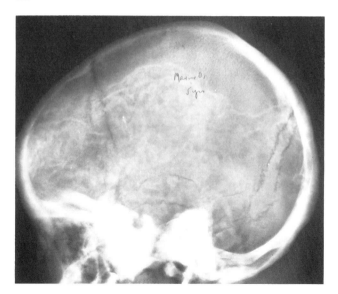

Abb. **59** Engelmann-Syndrom. Die Seitenansicht des Schädels eines 5 Jahre alten Mädchens zeigt eine deutliche Sklerosierung, die die Schädelbasis und die Orbitae erfaßt. Im Schädeldach sind wellige, bandförmige Verdichtungen des Knochens zu erkennen (aus *Girdany, B. R., S. Sane, C. B. Graham:* Engelmann's Disease. In: Progress in Pediatric Radiology, Vol. 4, ed. *J. J. Kaufmann.* Karger, Basel 1973, p. 414).

*len Humerusmetaphyse, Verbreiterung der proximalen Ulna und des distalen Radius, Synmetakarpalie, Verwachsung des Os capitatum und des Os hamatum,* verzögerte Reifung der Karpalia und beschleunigte Reifung der Phalangen, *Zapfenepiphysen der mittleren Phalangen II–V,* Polydaktylie der Füße, Synmetatarsalie, fehlender Tarsalknochen;

f) Schädel und Wirbelsäule im allgemeinen unauffällig (Abb. 58).

### Literatur

Blackburn, M. G., et al.: Ellis-van Creveld syndrome: A report of previously undescribed anomalies in two siblings, Am. J. Dis. Child. 122:267, 1971

Bützler, H.-O., et al.: Die Röntgendiagnose der Skelettveränderungen des Ellis-van-Creveld-Syndroms im Wachstumsalter, Fortschr. Röntgenstr. 118:537, 1973

Caffey, J.: Chondroectodermal dysplasia (Ellis-van Creveld syndrome): Report of three cases, Am. J. Roentgenol. 68:875, 1952

Ellis, R. W. B., and van Creveld, S.: A syndrome characterized by ectodermal dysplasia, polydaktyly, chondrodystrophia and congenital morbus cordis, Arch. Dis. Child. 15:65, 1940

Jéquier, S., et al.: The Ellis-van Creveld Syndrome, in Kaufmann, H. J. (ed.): *Progress in Pediatric Radiology,* Vol. 4 (Basel: Karger, 1973), p. 167

Lynch, J. I., et al.: Congenital heart disease and chondroectodermal dysplasia, Am. J. Dis. Child. 115:80, 1968

McKusick, V. A., et al.: Dwarfism in the Amish, Bull. Johns Hopkins Hosp. 115:306, 1964

## 131  Engelmann-Syndrom

**Synonyme:**  Camurati-Engelmann-Krankheit; progressive diaphysäre Dysplasie; Osteopathia hyperostotica sclerotisans multiplex infantilis.

**Erbgang:** Autosomal dominant mit variabler Penetranz und Expressivität.

**Pathologie:** Verdickung der diaphysären Kortikalis mit aktiver Knochenneubildung.

**Klinik:** Auftreten in der Kindheit.

a) *Merkwürdiger Watschelgang, Muskelschwäche, Schmerzen in den Beinen,* asthenischer Habitus, Reduktion der Muskelmassen;

b) Genu valgum;

c) glänzende gestraffte Haut über Tibia und Maxilla;

d) Exophthalmus, Visusverlust;

e) progressiver Gehörverlust;

f) verzögerte Sexualentwicklung.

**Radiologie:**

a) Stirn- und Hinterhauptsvorwölbung, *Sklerosierung der Schädelbasis,* die auf die Schädelnähte übergreifen kann, selten Beteiligung der Gesichtsknochen, Einengung der Hirnnervenforamina, Zahnkaries, erhöhter intrakranieller Druck (selten);

b) Sklerosierung der Halswirbelsäule;

c) progressive *kortikale Sklerose (intern und extern) der Diaphysen der Röhrenknochen,* selten Beteiligung der Metaphysen, bei einigen Patienten asymmetrische oder unilaterale Sklerose, Einengung des Markraumes;

d) selten sind die Schlüsselbeine beteiligt (mediale zwei Drittel), die Schulterblätter oder die Beckenknochen (Abb. 59 u. 60).

### Literatur

Camurati, M.: Di un raro caso di osteite simmetrica ereditaria degli arti inferiori, Chir. Organi Mov. 6:662, 1922

Cockayne, E. A.: Case for diagnosis, Proc. R. Soc. Med. (child. sect.), 13:132, 1920

Engelmann, G.: Ein Fall von Osteopathia hyperostica (sclerotisans) multiplex infantilis, Fortschr. Röntgenstr. 39:1011, 1929

Girdany, B. R., et al.: Engelmann's Disease, in Kaufmann, H. J. (ed.): *Progress in Pediatric Radiology,* Vol. 4 (Basel: Karger, 1973), p. 414

Hundley, J. D., et al.: Progressive diaphyseal dysplasia, J. Bone Joint Surg. 55-A:461, 1973

Neuhauser, E. B. D., et al.: Progressive diaphyseal dysplasia, Radiology 51:11, 1948

## 132 Entzugs-Syndrome (vaskuläre)

**Synonyme:** Steal syndromes; Anzapf-Syndrome.
1. Subklavia-Entzugs-Syndrom;
2. aortoiliakales Entzugs-Syndrom;
3. Koronararterien-Entzugs-Syndrom;
4. Arteria-coeliaca-Entzugs-Syndrom;
5. Spinalarterien-Entzugs-Syndrom;
6. splanchno-renales Entzugs-Syndrom;
7. Arteria-mesenterica-Entzugs-Syndrom;
8. Pulmonalarterien-Subklavia-Entzugs-Syndrom (kongenitales);
9. thyreo-zervikales Entzugs-Syndrom.

## 133 Eosinophile Lungeninfiltrat-Syndrome

**Synonyme:** Eosinophilic lung syndromes; pulmonary infiltrate with eosinophilia (P. I. E.) syndromes.
1. Einfache pulmonale Eosinophilie (Loeffler-Syndrom);
2. prolongierte pulmonale Eosinophilie:
   a) unbekannter Ätiologie;
   b) bekannter Ätiologie (Parasiten, Pilze, Viren, Bakterien, Sarkoidose, exogene Antigene);
3. tropische Eosinophilie (Mikrofilarien);
4. pulmonale Eosinophilie mit Asthma;
5. a) Polyarteriitis nodosa und Varianten;
   b) Wegener-Granulomatose;
6. Hodgkin-Krankheit.

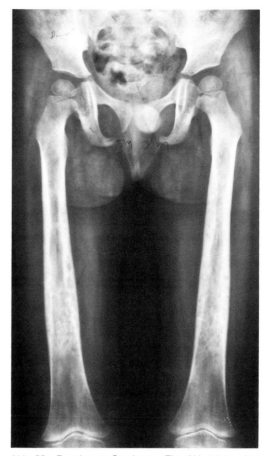

Abb. **60** Engelmann-Syndrom. Ein 3¹/₂ Jahre alter Junge, der leicht ermüdbar war, hatte einen eigenartigen Watschelgang und klagte über Muskelschmerz bei Belastung. Es liegt eine interne und externe Verdickung der Kortikalis der Femurdiaphysen vor. Die Metaphysen sind unauffällig (aus *Girdany, B. R., S. Sane, C. B. Graham:* Engelmann's Disease. In: Progress in Pediatric Radiology, Vol. 4, ed. *J. J. Kaufmann.* Karger, Basel 1973, p. 414).

### Literatur

Bailey, C. C., et al.: Lymphosarcoma presenting as Löffler's syndrome, Br. Med. J. 1:460, 1973

Citro, L. A., et al.: Eosinophilic lung disease (or how to slice P. I. E.), Am. J. Roentgenol. 117:787, 1973

Reeder, W. H., et al.: Pulmonary infiltration with eosinophilia (P. I. E. syndromes), Ann. Intern. Med. 36:1217, 1952

84

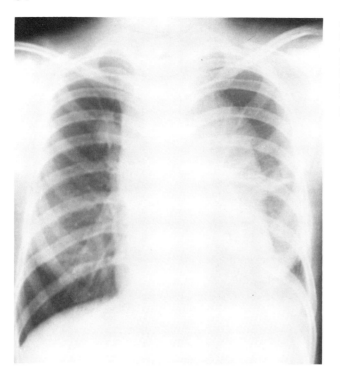

Abb. **61** Eosinophilie-Syndrom. 13 Jahre altes Mädchen mit Morbus Hodgkin. Ausgeprägte mediastinale Adenopathie mit pulmonalen Infiltraten. Die Leukozytenzahl lag bei verschiedenen hämatologischen Untersuchungen zwischen 127 000 und 400 000 pro mm$^3$ mit einer Eosinophilie von 90–97 %.

## 134 Eosinophilie-Syndrome

**Synonym:** Hypereosinophilie-Syndrome (Abb. 61).

1. Eosinophile Leukämie;
2. disseminierte eosinophile Kollagenkrankheit;
3. fibroplastische Endokarditis (Endocarditis parietalis fibroplastica Loeffler);
4. eosinophiles Lungeninfiltrat (P. I. E.-Syndrome);
5. eosinophile Pneumopathie;
6. Loeffler-Syndrom;
7. allergische Granulomatose (Churg-Strauss-Syndrom);
8. Polyarteriitis nodosa;
9. tropische Eosinophilie;
10. Morbus Hodgkin, Lymphosarkom.

### Literatur

Bailey, C. C., et al.: Lymphosarcoma presenting as Löffler's syndrome, Br. Med. J. 1:460, 1973

Citro, L. A., et al.: Eosinophilic lung disease (or how to slice P. I. E.), Am. J. Roentgenol. 117:787, 1973

Hardy, W. R., and Anderson, R. E.: The hypereosinophilic syndromes, Ann. Intern. Med. 68:1220, 1968

Resnick, M., and Myerson, R. M.: Hypereosinophilic syndrome: Report of two cases with prolonged courses, Am. J. Med. 51:560, 1971

## 135 Epidermolysis-bullosa-dystrophica-Syndrom

**Synonym:** Goldschneider-Syndrom.

**Erbgang:** Autosomal dominante und rezessive Formen.

**Klinik:**

a) Geringe Traumen verursachen einen verminderten Zusammenhalt zwischen der Dermis und Epidermis. *Ulzerationen, Bläschen- und Blasenbildung* sind die Folge;
b) *Schleimhautulzerationen, die mit deutlicher Narbenbildung abheilen;*
c) mißgebildete oder fehlende Nägel;
d) Zahnkaries, periapikale Abszeßbildung.

**Radiologie:**

a) *Osteoporose,* schlanke Röhrenknochen, mißgebildete Hände und Füße mit *Beugekontrakturen und Hautbrückenbildung zwischen Fingern und Zehen, keil- oder hakenförmigem Aussehen der terminalen Phalangen,* Subluxationen mit schwerer Beteiligung der Extremitäten;
b) hypoplastischer Oberkiefer, vergrößerter Unterkieferwinkel und Prognathie;
c) Zahnverlust, Zahnkaries, periapikale Abszesse, zackige Kronenränder, retinierte Wurzeln;

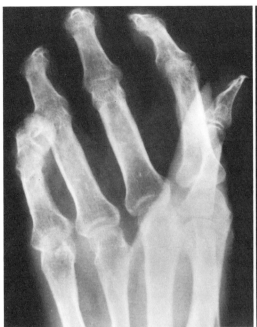
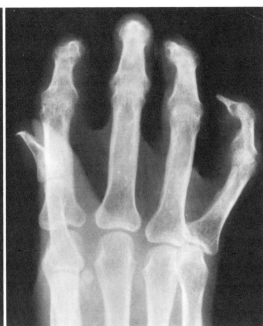

Abb. **62**     Epidermolysis-bullosa-dystrophica-Syndrom. 49 Jahre alte Frau, die seit 25 Jahren an der
dystrophischen Form einer Epidermolysis bullosa lei-
det. Bilaterale Beugefehlstellungen mit krallenhandähn-
lichem Aussehen, Weichteilbrücken zwischen den Fingern und hakenähnliches Aussehen der distalen Phalangen sind zu erkennen (aus *Brinn, L. B., M. I. Khilnani:* Radiology 89 [1967] 272).

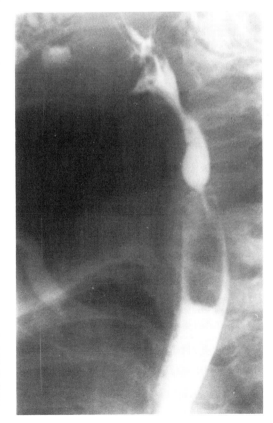

Abb. **63**     Epidermolysis-bullosa-dystrophica-Syndrom. 9 Jahre altes Mädchen mit Epidermolysis bullosa, Beteiligung der Haut und Mundschleimhaut und
Dysphagie. Beachten Sie die ringförmige Stenose des
Ösophagus etwas oberhalb der Thoraxapertur (aus
*Becker, M. H., C. A. Swinyard:* Radiology 90 [1968]
124).

d) Pharynxstenose;

e) *Ösophagusulzerationen, segmentale Öso-phagusstenosen,* oft im proximalen oder distalen Drittel;

f) Geschwürbildung der Glansspitze mit narbiger Obstruktion, sekundärer Ureterektasie und Hydronephrose (Abb. 62 u. 63).

## Literatur

Alpert, M.: Roentgen manifestations of epidermolysis bullosa, Am. J. Roentgenol. 78:66, 1957

Becker, M. H., and Surnyard, C. A.: Epidermolysis bullosa dystrophica in children, Radiology 90:124, 1968

Brinn, L. B., and Khilnani, M. T.: Epidermolysis bullosa with characteristic hand deformities, Radiology 89:272, 1967

Davidson, B. C. C.: Epidermolysis bullosa, J. Med. Genet. 2:233, 1965

Goldschneider, A.: Hereditäre Neigung zur Blasenbildung, Monatsch. Prakt. Dermatol. 1:163, 1882

Hadley, M., et al.: Epidermolysis bullosa, Br. J. Radiol. 33:646, 1960

Horner, R. L., et al.: Involvement of the hand in epidermolysis bullosa, J. Bone Joint Surg. 53-A:1347, 1971

Kretkowski, R. C.: Urinary tract involvement in epidermolysis bullosa, Pediatrics 51:938, 1973

## Literatur

Feldman, F.: Cartilaginous lesions of the bone and soft tissues, Critical Review, Clin. Radiol. 4:477, 1974

Madigan, R. et al.: Cervical cord compression in hereditary multiple exostosis, J. Bone Joint Surg. 56-A:401, 1974

Signargout, J., et al.: Les paraplégies de la maladie des exostoses multiples, J. Radiol. Electrol. Méd. Nucl. 54:403, 1973

Solomon, L.: Bone growth in diaphyseal aclasis, J. Bone Joint Surg. 43-B:700, 1961

Solomon, L.: Hereditary multiple exostosis, J. Bone Joint Surg. 45-B:292, 1963

Solomon, L.: Carpal and tarsal exostosis in hereditary multiple exostoses, Clin. Radiol. 18:412, 1967

Vinstein, A. L., et al.: Hereditary multiple exostoses, Am. J. Roentgenol. 112:405, 1971

## 136 Exostosen (multiple, kartilaginäre)

**Synonyme:** Diaphyseal aclasis; hereditäre deformierende Dyschondroplasie; multiple Osteo-Chondromatose; multiple osteogene Exostosen.

**Erbgang:** Autosomal dominant.

**Klinik:**

a) Minderwuchs;

b) *Bewegungseinschränkung in den Gelenken;*

c) *Schwellung und Höcker im Bereich der Gelenke,* „Bajonetthand" (in etwa einem Drittel der Fälle);

d) Wirbelsäulenbeschwerden, periphere Nerven- oder Gefäßkompression.

**Radiologie:**

a) *Von den Metaphysen ausgehende Exostosen, deren Spitze von den Epiphysen fortweist;*

b) abnorme Tubulisierung;

c) *disproportionale Verkürzung der Ulna und Fibula,* die zu einer Deformierung der Vorderarme und Beine führt;

d) flache Knochen, Würfelbeine, kurze Röhrenknochen, Beteiligung der Schädelknochen möglich.

# F

## 137 F-Syndrom

**Synonym:** F-Form der akro-pektoro-vertebralen Dysplasie.
**Erbgang:** Autosomal dominant.
**Klinik:**
a) Syndaktylie, Polydaktylie;
b) vorstehendes Brustbein mit oder ohne Pectus excavatum.
**Radiologie:**
a) *Synostosen der Karpalia und Tarsalia,* mißgebildeter erster und zweiter Finger mit häufig vorhandener *Syndaktylie* zwischen diesen beiden;
b) *Hypoplasie, Mißbildung und proximale Synostose der Metatarsalia,* proximale Polydaktylie der Zehen und ausgeprägte Schwimmhautbildung zwischen beieinanderliegenden Zehen.
c) Spina bifida occulta.

### Literatur
Grosse, F. R., Herrmann, J., and Opitz, J. M.: The F-Form of Acro-pectoro-vertebral Dysplasia: The F-syndrome. *Birth Defects:* Original Article Series. New York: The National Foundation – March of Dimes, Vol. V., (3), 48, 1969

## 138 Fabry-Syndrom

**Synonyme:** Fabry-Krankheit; Angiokeratoma corporis diffusum universale; hereditäre dystrophische Lipoidose; Fabry-Anderson-Syndrom; Ruiter-Pompen-Syndrom; Sweeley-Klionsky-Syndrom.
**Erbgang:** X-gebunden.
**Pathologie:** Fettstoffwechselstörung mit Fehlen eines spezifischen Enzyms, wodurch *in vielen Organen Ceramidtrihexoside akkumuliert* werden.
**Klinik:** Auftreten der Symptome in der Kindheit oder Pubertät.
a) *Schmerz in Händen und Füßen usw.;*
b) *Angiokeratome der Haut;*
c) Fieber;
d) Nausea, Erbrechen, Bauchschmerz;
e) Krampfadern, Hämorrhoiden;
f) Hornhauttrübungen;
g) wiederkehrende Hämoptysen, Bronchitiden, asthmatisches Pfeifen;
h) Hypertension;
i) zerebrovaskuläre Erkrankungen;
j) Priapismus;
k) Anämie;
l) Urämie;
m) *typischer Zellbefund im Knochenmark.*
**Radiologie:**
a) *Kardiomegalie, Stauungsherzinsuffizienz;*
b) hypertensive Herzerkrankung;
c) *eingeschränkte Nierenfunktion* im Ausscheidungsurogramm und im Isotopennephrogramm;
d) Darmbeteiligung mit verdickten Schleimhautfalten des Dünndarms und Fehlen der normalen Kolonhaustrierung.

### Literatur
Clarke, J. T. R., et al.: Ceramide trihexosidosis (Fabry's disease) without skin lesions, New Engl. J. Med. 284:233, 1971
Fabry, J.: Ein Beitrag zur Kenntnis der Purpura haemorrhagica nodularis, Arch. Dermatol. Syph. 43:187, 1898
Ferrans, V. J., et al.: The heart in Fabry's disease, Am. J. Cardiol. 24:95, 1969
Flynn, D. M., et al.: Gut lesions in Fabry's disease without a rash, Arch. Dis. Child. 47:26, 1972
de Groot, W. P.: Fabry's disease in children, Br. J. Dermatol. 82:329, 1970
Kemp, G. L.: Fabry's disease involving the myocardium and coronary arteries, without skin manifestations. Vasc. Dis. 4:100, 1967
Pabico, R. C., et al.: Renal pathologic lesions and functional alterations in a man with Fabry's disease, Am. J. Med. 55:415, 1973
Wilson, S. K., et al.: A new etiology of priapism: Fabry's disease, J. Urol. 109:646, 1973

## 139 Fahr-Syndrom

**Synonyme:** Fahr-Krankheit; idiopathische familiäre zerebrovaskuläre Ferrokalzinose.
**Erbgang:** Autosomal dominante und rezessive Übertragungen sind bekannt.
**Klinik:**
a) Krampfanfälle;
b) körperliche Entwicklungshemmung;
c) psychische Veränderungen;
d) *fortschreitende Entwicklung einer Spastik und manchmal Athetose.*
**Radiologie:** Verstreut liegende *intrakranielle*

88

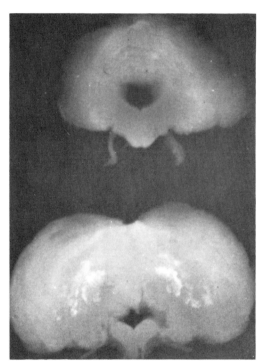

Abb. **64** Fahr-Syndrom. Postmortales Röntgenbild eines Kleinhirnpräparates mit ausgedehnten Verkalkungen im Nucleus dentatus und den angrenzenden Gebieten (aus *Babbitt, D. P., T. Tang, J. Dobbs, R. Berk:* Amer. J. Roentgenol. 105 [1969] 352).

*Verkalkungen* mit unregelmäßig begrenztem, pünktchen- oder staubkornähnlichem Aussehen, *am dichtesten in der Region der Basalganglien* gelegen und im allgemeinen symmetrisch verteilt (Abb. 64).

**Literatur**

Babbitt, D. P., Tang, G., Dobbs, J., and Berk, R.: Idiopathic familial cerebrovascular ferrocalcinosis (Fahr's disease) and review of differential diagnosis of intracranial calcification in children, Am. J. Roentgenol. 105:352, 1969
Barwich, D., et al.: Symmetrische Stammhirnganglienverkalkungen (Fahrsches Syndrom) und ihre Differentialdiagnose, Fortschr. Röntgenstr. 119:475, 1973
Fahr, T.: Idiopathische Verkalkung der Hirngefäße, Zentralbl. Allg. Pathol. 50:129, 1930
Moskowitz, M. A., et al.: Familial calcification of the basal ganglions: A metabolic and genetic study, New Engl. J. Med. 285:72, 1971

## 140 Fallot-Syndrom

**Synonym:** Fallot-Tetralogie.
**Pathologie:**
a) *Pulmonalstenose oder -atresie;*
b) Dextroposition der Aorta;
c) *Ventrikelseptumdefekt;*
d) rechtsventrikuläre Hypertrophie.
**Klinik:**
a) Verzögerte körperliche Entwicklung;
b) *Zyanose, Dyspnoe, anfallsweiser Sauerstoffmangel;*
c) lauter zweiter Aortenton, hebender Spitzenstoß, kurzes, grelles, systolisches Geräusch im linken dritten und vierten Interkostalraum, systolisches Schwirren;
d) *rechtsventrikuläre Hypertrophie.*
**Radiologie:**
a) Geringe oder mäßige Kardiomegalie, vergrößerter rechter Ventrikel mit aufgerichteter Herzspitze, Abnahme der Lungengefäßzeichnung und schmale Pulmonalarterienhauptstämme, hohe Rechtslage der Aorta bei etwa einem Fünftel der Patienten;
b) Nachweis der pathologischen Befunde durch rechtsventrikuläre Kardioangiographie: *infundibuläre Stenose des rechten Ventrikels, Pulmonalklappenstenose, reitende Aorta, interventrikulärer Rechts-Links-Shunt.*

**Literatur**

Daves, M. L.: Roentgenology of tetralogy of Fallot, Semin. Roentgenol. 3:377, 1968
Fallot, E. L.: Contribution à l'anatomie pathologique de la maladie bleue (cyanose cardiaque), Marseille Méd. 25:77, 138, 207; 270; 341; 403; 1888
Johnson, C.: Fallot's tetralogy: A review of the radiological appearances in thirty-three cases, Clin. Radiol. 16:199, 1965
Kirklin, J. W.: The tetralogy of Fallot, Am. J. Roentgenol. 102:253, 1968
Lester, R. G., et al.: Tetralogy of Fallot: A detailed angiocardiographic study, Am. J. Roentgenol. 94:92, 1965
Stayanaryana, R., et al.: Anatomic variations in the tetralogy of Fallot, Am. Heart J. 81:361, 1971

## 141 Familiäre idiopathische Osteo-Arthropathie

**Synonyme:** Familiäre idiopathische Osteo-Arthropathie der Kinder; idiopathische Osteo-Arthropathie mit Schädeldefekt.
**Erbgang:** Autosomal rezessiv.

Abb. **65** Familiäre idiopathische Osteo-Arthropathie. **A** Unauffällige Knochen in der Neugeborenenperiode. **B** Periostanhebung mit subperiostaler Knochenneubildung im Alter von 2 Jahren (aus *Chamberlain, D. S., J. Whitaker, F. N. Silverman:* Amer. J. Roentgenol. 93 [1965] 408).

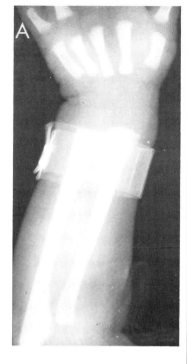
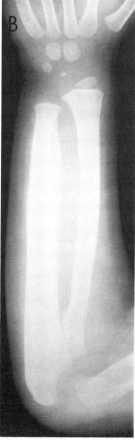

**Klinik:**

a) *Ekzematöser Hautausschlag,* vermehrtes Schwitzen an Hand- und Fußsohlen;

b) *Trommelschlegelfingerbildung;*

c) dicke Arme und Beine;

d) chronische periartikuläre Schwellung, Schmerz und wiederkehrender Gelenkerguß;

e) niedriges Fieber.

**Radiologie:**

a) *Keulenförmige Weichteile;*

b) *Periostanhebung und subperiostale Knochenneubildung;*

c) Gelenkergüsse;

d) *weit offene Schädelnähte und Fontanellen* (Abb. 65).

**Literatur**

Chamberlain, D. S., Whitaker, J., and Silverman, F. N.: Idiopathic osteoarthropathy and cranial defects in children (familial idiopathic osteoarthropathy), Am. J. Roentgenol. 93:408, 1965

Cremin, B. J.: Familial osteoarthropathy of children: A case report and progress, Br. J. Radiol. 43:568, 1970

Currarino, G., et al.: Familial idiopathic osteoarthropathy, Am. J. Roentgenol. 85:633, 1961

## 142 Familiäre Osteodysplasie

**Erbgang:** Wahrscheinlich autosomal rezessiv.

**Klinik:**

a) *Ungewöhnliches Gesicht:* abgeflachte Gesichtsmitte mit Einkerbungen, wenig hervorspringenden Wangenknochen, prominenten Augenbrauen, schmalem und vorspringendem Kinn, flachem Nasenrücken und großen Ohrmuscheln;

b) erhöhter Harnsäurespiegel im Serum;

c) andere bekannte Mißbildungen: wiederholte Unterkieferfrakturen, erhöhter diastolischer Blutdruck, Malokklusion des Gebisses.

**Radiologie:**

a) *Deutliche Größenabnahme des Oberkiefers*

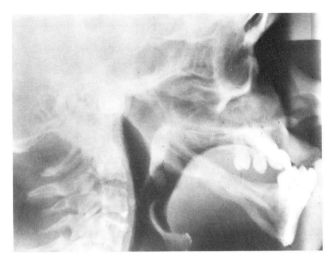

Abb. **66** Familiäre Osteodysplasie bei einer 23 Jahre alten Frau. Die Seitenansicht der Gesichtsknochen zeigt in der Kinnregion einen dicken Oberkiefer. Der Ramus ist dünn und wellig geformt, der Kniegelenkswinkel stumpf (aus *Buchignani, J. S., A. J. Cook, L. G. Anderson:* Amer. J. Roentgenol. 116 [1972] 602).

und der Jochbögen, dünnes Schädeldach, Brachyzephalie, zugespitzte Warzenfortsätze und Hypoplasie der Felsenbeine;

b) zugespitzt herausragende Processus spinosi der Wirbelsäule, *thorakale Skoliose;*

c) dicke Kortikalis der Schlüsselbeine;

d) *dünne Rippen;*

e) dünne obere Schambeinäste;

f) *verdickte Kortikalis der Röhrenknochen an Händen und Füßen* (Abb. 66).

**Literatur**

Anderson, L. G., et al.: Familial osteodysplasia, JAMA 220:1687, 1972
Buchighani, J. S., Cook, A. J., and Anderson, L. G.: Roentgenographic findings in familial osteodysplasia, Am. J. Roentgenol. 116:602, 1972

## 143 Fanconi-Anämie

**Synonyme:** Kongenitale aplastische Anämie; Panzytopenie-Dysmelie-Syndrom; FANCONIS hypoplastische Anämie; Fanconi-Syndrom der Panzytopenie und multiplen Anomalien.

**Erbgang:** Autosomal rezessiv.

**Klinik:**

a) Hämatologische Veränderungen treten gewöhnlich zwischen dem fünften und zehnten Lebensjahr auf: Blutungsneigung, *Panzytopenie* (makrozytäre hyperchrome Anämie, Granulozytopenie, Thrombozytopenie);

b) braune *Hautpigmentierung;*

c) *radialseitige Hypoplasie der Arme;*

d) Minderwuchs;

e) Mikrozephalie;

f) andere bekannte Mißbildungen: Anomalien der Urogenitalorgane, des Herzens, der Ohren und Augen; geistige Retardierung, Leukämie.

**Radiologie:**

a) *Armanomalien: fehlender, hypoplastischer oder überzähliger Daumen; Hypoplasie oder Agenesie der ersten Metarkarpalia,* vergrößertes Os multangulum oder Os naviculare; Hypoplasie oder Agenesie des Radius;

b) verzögerte Skelettreifung;

c) Mikrozephalie, verdicktes Schädeldach;

d) *renale Anomalien:* fehlende Niere, Hufeisenniere, Hydronephrose usw.;

e) andere bekannte Mißbildungen: Osteoporose, Syndaktylie, Hüftdislokation usw. (Abb. 67).

**Literatur**

Fanconi, G.: Familiäre, infantile perniciosaähnliche Anämie (Perniziöses Blutbild und Konstitution), Jahrb. Kinderheilkd. 117:257, 1927
Gershanik, J. J.: Fanconi's anemia in a neonate, Acta Paediatr. Scand. 61:623, 1972
Juhl, J. H., et al.: Roentgenographic findings in Fanconi's anemia, Radiology 89:646, 1967
Minagi, H., and Steinbach, H. L.: Roentgen appearance of anomalies associated with hypoplastic anemias of childhood: Fanconi's anemia and congenital hypoplastic anemia (erythrogenesis imperfecta), Am. J. Roentgenol. 97:100, 1966

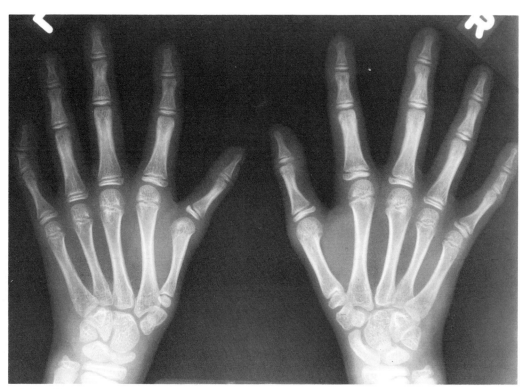

Abb. **67**   Fanconi-Anämie bei einem 13 Jahre alten Mädchen. Die Phalangen des linken Daumens sind hypoplastisch und das erste Metakarpale ist proximal verkürzt. Es liegt eine Klinodaktyle des fünften Fingers vor. Das rechte Os naviculare ist ungewöhnlich lang (aus *Minagi, H., H. L. Steinbach:* Amer. J. Roentgenol. 97 [1966] 100).

## 144 Fanconi-de-Toni-Syndrom

**Synonyme:** De-Toni-Debré-Fanconi-Syndrom; diffuse tubular dysfunction syndrome; hypochlorämisches glykosurisches Osteo-Nephropathie-Syndrom; Aminodiabetes.
**Erbgang:** Autosomal rezessiv.
*Einteilung der Fanconi-Syndrome* (MORRIS, 1968):

A *idiopathisch*
   1. sporadisch
   2. familiär

B *als Teil einer Erbkrankheit*
   1. Zystinose
   2. Wilson-Krankheit
   3. Tyrosinämie
   4. Lowe-Syndrom
   5. erbliche Fruktoseintoleranz

C *zystische Erkrankung des Nierenmarkes*

D *erworben*
   1. anomaler Proteinstoffwechsel
      a) nephrotisches Syndrom
      b) multiples Myelom
      c) Sjögren-Syndrom
      d) Amyloidose
   2. Medikamente
      a) verfallenes Tetrazyklin
      b) 6-Merkaptopurin
      c) Isophthalanilin
   3. Schwermetalle
      a) Quecksilber
      b) Uran
      c) Kadmium
   4. maligne

E *experimentell (Tierversuche)*
   1. Maleinsäure
   2. Malonsäure

**Klinik: Trias mit** *Gykosurie, gereralisierter Aminoazidurie und Hypophosphatämie* (wegen fehlerhafter Phosphatreabsorption und Phosphaturie).
   a) Zwergwuchs;
   b) Muskelschwäche;
   c) Anorexie;

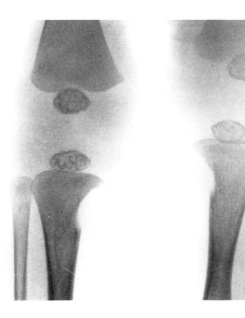

Abb. **68**  Farber-Syndrom. Marginaler, juxtaepiphysärer Tibiadefekt
und Zunahme der Weichteildichte
um die Kniegelenke (aus *Dihlmann,
W.:* Fortschr. Roentgenstr. 117
[1972] 47).

d) Erbrechen;
e) Entkräftung;
f) Photophobie mit Zystinablagerungen in der
   Hornhaut;
g) chronische Azidose;
h) Urämie;
i) Hypourikämie;
j) Hypokaliämie.

**Radiologie:** *Rachitis oder Osteomalazie, die
auf die üblichen Vitamin-D-Dosen nicht ansprechen.*

**Literatur**

Debré, R., et al.: Rachidisme tardif coexistent avec une
néphrite chronique et une glycosurie, Arch. Méd. Enf.
37:597, 1934

Fanconi, G.: Die nicht diabetischen Glykosurien und
Hyperglykämien des älteren Kindes, Jahrb. Kinderheilkd. 133:257, 1931

Leaf, A.: The syndrome of osteomalacia, renal glycosu-
ria, amino aciduria and increased phosphorus clear-
ance (the Fanconi syndrome), in Stanbury, J. B.,
Wyngaarden, J. B., and Fredrickson, D. S. (eds.), *The
Metabolic Basis of Inherited Disease*, 2d ed. (New
York: McGraw-Hill, 1966), pp. 1205–1220

Morris, R. C.: The clinical spectrum of Fanconi's syndrome, Calif. Med. 108:225, 1968

de Toni, G.: Remarks on the relations between renal
rickets (renal dwarfism) and renal diabetes, Acta Paediatr. 16:479, 1933

de Toni, G.: Renal rickets with phospho-gluco-amino-
renal diabetes (de Toni-Debré-Fanconi syndrome),
Ann. Paediatr. 187:42, 1956

Worthen, H. G., et al.: The de Toni-Fanconi syndrome
with cystinosis, Am. J. Dis. Child. 95:653, 1958

## 145 Farber-Syndrom

**Synonyme:** Disseminierte Lipogranulomatose;
Lipogranulomatose; Farber-Krankheit.
**Erbgang:** Wahrscheinlich autosomal rezessiv.
**Klinik:** Symptomatisch in den ersten Lebensmonaten, Tod innerhalb von 2 Jahren.
a) Gedeihstörung;
b) Erbrechen im Schwall;
c) kutane pigmentierte Schwellungen über
   den Knochenvorsprüngen, xanthomähnliche
   Knötchen im Gesicht und an den Händen;
d) *noduläre Massen, vorwiegend im Handge-
   lenks- und Knöchelbereich gelegen;*
e) *Heiserkeit* und später Kehlkopfobstruktion;
f) *Hyperästhesie;*
g) *Gelenkschwellungen und -kontrakturen;*
h) *Hepatosplenomegalie;*
i) *geistige und neurologische Hinfälligkeit.*
**Radiologie:**
a) Generalisierte Demineralisation;
b) Muskelatrophie;
c) *noduläre Schwellungen über den peripheren
   Gelenken;*
d) *Auftreibung der Gelenkkapsel;*
e) Subluxation der Hüftgelenke wegen Kapsel-
   dehnung;
f) *juxtaartikuläre Knochenerosionen;*
g) Auftreibung der kostochondralen Übergänge;
h) *interstitielle und feinnoduläre pulmonale Infiltrate;*
i) Hydrocephalus internus (Abb. 68 u. 69).

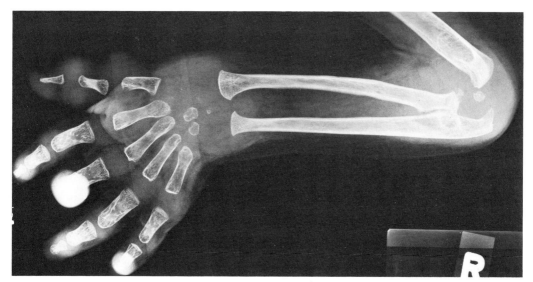

Abb. **69** Farber-Syndrom. Deutliche Erweiterung der Gelenkkapseln von Ellenbogen, Handgelenk und Interphalangealgelenken durch eine weichteildichte Substanz. Beachten Sie die Subluxation im Ellenbogengelenk und die groteske Weichteilauftreibung des Daumens (aus *Schultze, G., E. K. Lang:* Radiology 74 [1960] 428).

## Literatur

Dihlmann, W.: Richtungsweisende Röntgenzeichen bei der disseminierten Lipogranulomatose (Morbus Farber), Fortschr. Röntgenstr. 117:47, 1972
Farber, S.: A lipid metabolic disorder-disseminated "lipogranulomatosis": A syndrome with similarity to, and important difference from Niemann-Pick and Hand-Schüller-Christian disease, Am. J. Dis. Child. 84:499, 1952 (abstract)
Farber, S., et al.: Lipogranulomatosis, a new lipo-glyco-protein storage disease, J. Mt. Sinai Hosp., N. Y. 24:816, 1957
Schanche, A. F., et al.: Disseminated lipogranulomatosis: Early roentgenographic changes, Radiology 82:675, 1964
Schultz, G., and Lang, E. K.: Disseminated lipogranulomatosis: Report of a case, Radiology 74:428, 1960

## 146 Fazial-digital-genital-Syndrom

**Synonyme:** Aarskog-Scott-Syndrom, Aarskog-Syndrom.
**Erbgang:** Autosomal dominante Erbanlage mit nur partieller Expression bei betroffenen Frauen.
**Klinik:**

a) *Minderwuchs;*
b) *eigentümliches Aussehen:* rundes Gesicht, Hypertelorismus, antimongoloider Lidachsenverlauf, Exophthalmus, Hypoplasie des Oberkiefers, breiter Nasenrücken, kurze Stupsnase, langes Philtrum;
c) *Sattelmißbildung des Skrotums;*
d) *Hand- und Fußmißbildungen;*
e) Malokklusion des Gebisses;
f) geringe geistige Retardierung;
g) Hypermobilität der Gelenke.
**Radiologie:**

a) *Hand- und Fußmißbildungen:* kurze Finger, Klinodaktylie des fünften Fingers, geringe Syndaktylie, Kamptodaktylie, Hypoplasie der terminalen Fingerphalangen, Verschmelzung der mittleren und distalen Phalangen der fünften Zehen, Hypoplasie der mittleren Zehenphalangen;
b) *Halswirbelsäulenmißbildungen;*
c) *Hypoplasie des Oberkiefers.*

### Literatur

Aarskog, D.: A familial syndrome of short stature associated with facial dysplasia and genital anomalies, J. Pediatr. 77:856, 1970
Scott, C. I., Jr.: Unusual facies, joint hypermobility, genital anomaly and short stature: A new dysmorphic syndrome, *Clinical Delineation of Birth Defects: The Endocrine System* (Baltimore; Williams & Wilkins, 1971), Part X, p. 240
Sugarman, G. I., et al.: The facial-digital-genital (Aarskog) syndrome, Am. J. Dis. Child. 126:248, 1973

94

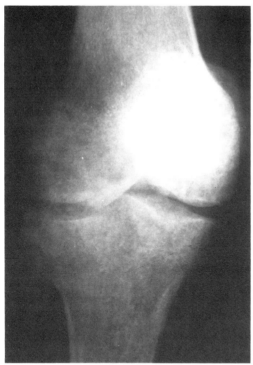

Abb. **70** Fibrogenesis imperfecta ossium. Röntgenaufnahme des Kniegelenkes eines 51 Jahre alten Mannes, der über zunehmende Schmerzen im Becken und
in den Beinen klagte. Man erkennt eine verwaschene
und undeutliche Trabekelzeichnung mit gesprenkelter
Zunahme der Knochendichte und undeutlicher Begrenzung der Kortikalis (aus *Frame, B., H. M. Frost, C. Y.
Pack, W. Reynolds, R. J. Argen:* New Engl. J. Med. 285
[1971] 769.

## 147 Felty-Syndrom

**Synonyme:** Rheumatoide Arthritis mit Splenomegalie und Leukopenie; rheumatoide Arthritis mit Hypersplenie; primäre splenogene Neutropenie mit Arthritis.
**Klinik:**
a) *Rheumatoide Arthritis;*
b) *Splenomegalie;*
c) *Hypersplenismus* (Anämie, Leukopenie,
   Granulozytopenie);
d) generalisierte Lymphadenopathie;
e) geringe Hepatomegalie.
**Radiologie:**
a) *Rheumatoide Arthritis;*
b) *Splenomegalie.*

**Literatur**

Felty, A. R.: Chronic arthritis in the adult, associated
   with splenomegaly and leucopenia: A report of five
   cases of an unusual clinical syndrome, Bull. Johns
   Hopkins Hosp. (Baltimore) 35:16, 1924
Hanrahan, E. M., Jr., et al.: Effect of splenectomy in
   Felty's syndrome, JAMA 99:1247, 1932
Louie, J. S., et al.: Felty's syndrome, Semin. Hematol.
   8:216, 1971
Mason, D. T., et al.: Variable features of Felty's syndrome, Am. J. Med. 36:463, 1964
Sandusky, W. R., et al.: Splenectomy for control of
   neutropenia in Felty's syndrome, Ann. Surg. 167:744,
   1968
Wimer, B. M., et al.: Remission of Felty's syndrome
   with long-term testosterone therapy, JAMA 223:671,
   1973

## 148 Fibrogenesis imperfecta ossium

**Klinik:**
a) *Progressiver im Erwachsenenalter auftretender Skelettschmerz;*
b) Knochenerweichung;
c) Schwäche;
d) Muskelatrophie;
e) Kontrakturen;
f) *sehr hoher Serumspiegel der alkalischen
   Phosphatase.*
**Radiologie:**
a) *Vergrößerter äußerer Durchmesser der Bek-
   ken-, Schulter- und Extremitätenknochen;*
b) *grobe, verdickte, amorphe und verschwommene Knochentrabekel;*
c) fleckige Knochenverdichtungen;
d) *Verdünnung der Kortikalis;*
e) Pseudofrakturen der Rippen;
f) Dazutreten von degenerativen Gelenkveränderungen (Abb. 70).

**Literatur**

Baker, S. L., and Turnbull, H. M.: Two cases of hitherto
   undescribed disease characterized by a gross defect in
   the collagen of the bone matrix. J. Pathol. Bacteriol.
   62:132, 1950
Baker, S. L., et al.: Fibrogenesis imperfecta ossium, J.
   Bone Joint Surg. 48-B:804, 1966
Frame, B., Frost, C. Y., Pack, W., Reynolds, W., and
   Argen, R. J.: Fibrogenesis imperfecta ossium: A collagen defect causing osteomalacia, New Engl. J. Med.
   285:769, 1971

# 149 Fibröse polyostotische Dysplasie

**Synonyme:** Jaffé-Lichtenstein-Krankheit; polyostotische fibröse Dysplasie; Jaffé-Lichtenstein-Uehlinger-Syndrom; Osteodystrophia fibrosa universalis.
**Erbgang:** Nicht familiär oder hereditär.
**Pathologie:** Überschießende Proliferation der Spindelzellen im Bindegewebe des Knochens.
**Klinik:** Symptome treten in der Kindheit und im Erwachsenenalter auf.

a) Schmerz;
b) Hinken;
c) *Gliedmaßendeformierung*, Diskrepanz im Längenwachstum, pathologische Frakturen;
d) *Schädelasymmetrie*, leontiasisähnliches Aussehen;
e) Skoliose, Lordose;
f) Thoraxdeformierung.

**Radiologie:** Neigung zu unilateralem Skelettbefall.

a) *Lakunäre oder unregelmäßig schattengebende Läsionen;*
b) *Verdünnung und Auftreibung der Kortikalis;*
c) *gekrümmte Röhrenknochen;*
d) pathologische Frakturen mit überschießender periostaler Knochenneubildung;
e) Epiphysenbeteiligung (selten);
f) arteriovenöse Mißbildungen (selten);
g) *Hyperostose des Schädels*, besonders der Basis, *Obliteration der Nasennebenhöhlen, Größenabnahme der beteiligten Augenhöhle.*

**Literatur**

Delahaye, R.-P., et al.: L'aspect radiologique de la dysplasie fibreuse de l'os (Jaffé-Lichtenstein), J. Radiol. Electrol. Med. Nucl. 50:265, 1969
Gibson, M. J., et al.: Fibrous dysplasia of bone, Br. J. Radiol. 44:1, 1971
Lichtenstein, L.: Polyostotic fibrous dysplasia, Arch. Surg. 36:874, 1938
Lichtenstein, L., and Jaffé, H. L.: Fibrous dysplasia of bone, Arch. Pathol. 33:777, 1942
Nixon, G. W., et al.: Epiphyseal involvement in polyostotic fibrous dysplasia: A report of two cases, Radiology 106:167, 1973
Tchang, S. P. K.: The small orbit sign in supraorbital fibrous dysplasia, J. Can. Assoc. Radiol. 24 : 65, 1973
Van Horn, P. E., Jr., et al.: Fibrous dysplasia: A clinical pathologic study of orthopedic surgical cases, Proc. Staff Meet. Mayo Clin. 38:175, 1963

# 150 Flachrücken-Syndrom

**Synonym:** Straight back syndrome; flat chest syndrome.
**Pathophysiologie:** Sternospinale Herzkompression.
**Klinik:** *Systolisches Auswurfgeräusch an der Herzbasis oder spätsystolisches Geräusch,* Dyspnoe (selten).
**Radiologie:**

a) *Flachrücken;*
b) *kurzer a.-p. Durchmesser des Thorax;*
c) *Abflachung des Herzens* und Verlagerung nach links;
d) prominentes pulmonal-arterielles Segment, prominenter rechter Hilus und betonte Lungengefäßzeichnung im rechten Unterfeld;
e) pulmonal-venöse Obstruktion und Dilatation (sehr selten) (Abb. 71).

**Literatur**

Datey, K. K., et al.: Straight back syndrome, Br. Heart J. 26:614, 1964
Leinback, R. C., et al.: Straight back syndrome with pulmonary venous obstruction, Am. J. Cardiol. 21:588, 1968
Rawlings, M. S.: The "straight back" syndrome: A new cause of pseudoheart disease, Am. J. Cardiol. 5:333, 1960
Twigg, H. L., et al.: Straight back syndrome: Radiographic manifestations, Radiology 88:274, 1967

# 151 Flüchtige Neugeborenentachypnoe

**Synonyme:** Transient tachypnea of the newborn; transient respiratory distress of the newborn; wet-lung syndrome; wet-lung disease.
**Wahrscheinliche Pathophysiologie:** Verspätete Entfernung der Alveolarflüssigkeit.
**Klinik:**

a) *Bei Geburt oder kurz nach Geburt einsetzende* und 2–5 Tage andauernde *Tachypnoe;*
b) inspiratorische Einziehungen der Interkostalräume;
c) brummendes Atemgeräusch;
d) leichte Zyanose (bei einigen Patienten).
**Radiologie:**

a) Im oberen Normbereich gelegene Herzgröße oder geringe Kardiomegalie;
b) *betonte Gefäßzeichnung;*
c) *erweiterte Interlobärspalten,* kleine kostodiaphragmale Flüssigkeitsspiegel;
d) Kerley-Linien (selten);
e) *Verschwinden der obengenannten Befunde innerhalb weniger Stunden bis zu 5 Tagen* (Abb. 72).

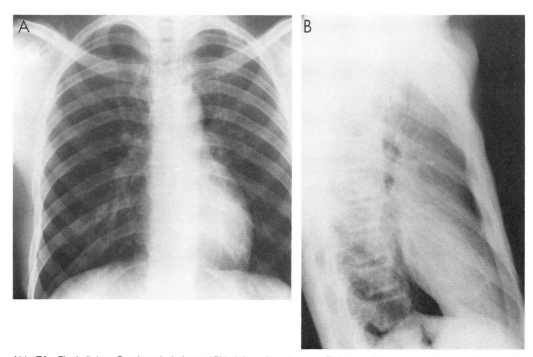

Abb. **71**  Flachrücken-Syndrom bei einem 15¹/₂ Jahre alten Jungen. Bei einer Schuluntersuchung stellte man ein Herzgeräusch fest. Aufgrund der klinischen Befunde wurde ein kongenitaler Herzfehler zusätzlich zum Flachrük-ken-Syndrom in Erwägung gezogen. Durch eine Angiokardiographie wurde eine Abflachung der Ausflußbahn des rechten Ventrikels durch Thoraxdeformierung erkannt. Bei der Herzkatheterisierung war kein ursächlicher Herzfehler zu erkennen. **A** Man beachte das Fehlen einer scharfen Abgrenzung des rechten Herzrandes und die deutliche Gefäßzeichnung unterhalb des rechten Hilus. **B** In der Seitenansicht sieht man den kurzen a.-p. Durchmesser des Brustkorbs.

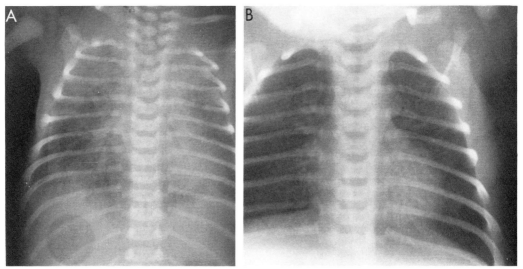

Abb. **72**  Flüchtige Neugeborenentachypnoe. **A** 9 Stunden alter männlicher Neugeborener mit Tachypnoe seit Geburt. Man erkennt die im oberen Normbereich gelegene Herzgröße, die betonte Gefäßzeichnung und den verbreiterten kleinen Lappenspalt auf der rechten Seite. **B** Am vierten Lebenstag deutliche Besserung mit Normalisierung der Lungengefäßzeichnung. Die umschriebene prominente konvexbogige Vorwölbung am linken oberen Mediastinalrand in Höhe des Aortenbogens entspricht am ehesten dem ,,Duktus-Höcker''.

**Literatur**

Avery, M. E., et al.: Transient tachypnea of newborn: Possible delayed resorption of fluid at birth, Am. J. Dis. Child. 111:380, 1966

Downes, J. J., et al.: Transient respiratory distress syndrome in the newborn, Arch. Dis. Child. 42:659, 1967

Kuhn, J. P., et al.: Roentgen findings in transient tachypnea of the newborn, Radiology 92:751, 1969

Swischuk, L. E.: Transient respiratory distress of the newborn (TRDN): A temporary disturbance of a normal phenomenon, Am. J. Roentgenol. 108:557, 1970

Wesenberg, R. L., et al.: Radiological findings in wet-lung disease, Radiology 98:69, 1971

## 152 Fokales Sklerodermie-Syndrom

**Erbgang:** Nicht als Erbkrankheit bekannt.

**Klinik:** Hautläsionen unterschiedlicher Größe und Form, meist unilateral, im Gesicht, am Stamm und an den Gliedmaßen. Säbelhiebähnliche Kopf- und Gesichtshautdefekte; *Erythem und Ödem in der Frühphase, gefolgt von einer wachsähnlichen Hautfarbe und schließlich einer Hautatrophie und Hypopigmentation.*

**Radiologie:**

a) *Skelettdemineralisation* und Muskelatrophie unter den Hautläsionen;

b) *Weichteilverkalkungen.*

**Literatur**

Chazen, E. M., et al.: Focal scleroderma: Report of 19 cases in children, J. Pediatr. 60:385, 1962

Christianson, H. B., et al.: Localized scleroderma: Clinical study of 235 cases, A. M. A. Arch. Dermatol. 74:629, 1956

Sussman, S. J., et al.: Picture of Month: Focal scleroderma. Am. J. Dis. Child. 123:486, 1972

## 153 Fölling-Syndrom

**Synonyme:** Obligophrenia phenylpyruvica; Phenylketonurie; Phenylurie.

**Erbgang:** Autosomal rezessiv.

**Ätiologie:** Phenylalaninhydroxylase-Mangel (Störung des Abbaus von Phenylalanin zu Tyrosin).

**Klinik:**

a) *Im allgemeinen hellhäutiges Kind mit blondem Haar und blauen Augen;*

b) *neurologische Symptome:* Koordinationsstörung, Tremor, Dystonie, Athetose;

c) *geistige Retardierung;*

d) Krampfanfälle (gelegentlich);

e) Ekzem;

f) Ausscheidung von Phenylbrenztraubensäure im Harn.

**Radiologie:** *Spikulae verkalkten Knorpels, die sich* bei Kindern bis zur metaphysären Seite der Epiphysenplatte *in die Zone der Knorpelproliferation erstrecken;* Einbau verkalkten Knorpels in die Metaphyse beim Fortschreiten des Knochenwachstums.

**Literatur**

Feinberg, S. B., et al.: Roentgen findings in growing long bones in phenylketonuria: Preliminary study, Radiology 78:394, 1962

Feinberg, S. B., et al.: Bone Changes in untreated neonatal phenylketonuric patients: A new radiographic observation and interpretation, J. Pediatr. 81:540, 1972

Fölling, A.: Über Ausscheidung von Phenylbrenztraubensäure in den Harn als Stoffwechselanomalie in Verbindung mit Imbezilität, Z. Physiol. Chem. 227:169, 1934

Murdoch, M. M., et al.: Roentgenologic bone changes in phenylketonuria, Am. J. Dis. Child. 107:523, 1964

## 154 Freeman-Sheldon-Syndrom

**Synonyme:** Syndrom des pfeifenden Gesichts; Kranio-karpotarsal-Dystrophie; whistling face syndrome.

**Erbgang:** Sporadisch; auch als autosomal dominant bezeichnet.

**Klinik:**

a) Charakteristisches Gesicht: Mikrostomie, *wie zum Pfeifen gespitzte Lippen, H-förmige Kinnfurche, flache Gesichtsebene,* kleine Nase, tiefliegende Augen, Hypertelorismus, langes Philtrum, Epikanthus;

b) kurzer, breiter Nacken, kleines Pterygium colli;

c) *Ulnardeviation der Hände, Fingerkontrakturen,* nichtopponierbarer Daumen, Kamptodaktylie;

d) Klumpfuß;

e) Minderwuchs;

f) andere bekannte Mißbildungen: Strabismus, Ptosis, Blepharophimose, niedriges Geburtsgewicht.

**Radiologie:**

a) *Disproportionierter Gesichts- und Hirnschädel,* Dolichozephalie, tiefe vordere Schädelgrube, kleine Wangenknochen, kleiner Unterkiefer;

b) *Ulnardeviation der Hände, flektierte Daumen, Finger- und Zehenkontrakturen, Pes equinovarus;*

98

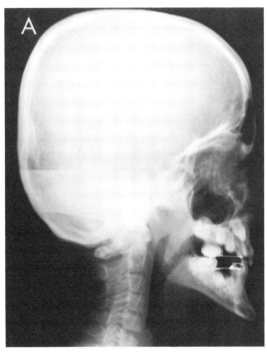
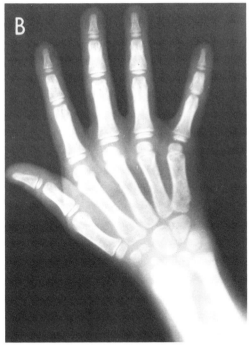

Abb. **73** Freeman-Sheldon-Syndrom bei einem 10 Jahre alten Mädchen. **A** Der Schädel hat in der Seitenansicht eine quadratische Form, in der vorderen Schädelbasis ist er kurz und steil; die Gesichtshöhe ist reduziert und die Gesichtsebene abgeflacht; das Kinn läuft spitz zu. **B** Beachten Sie die Ulnardeviation ohne Zeichen von Knochendeformierungen (aus *Weinstein, S., R. J. Gorlin:* Amer. J. Dis. Child. 117 [1969] 427).

c) verzögerte Skelettreifung;
d) andere bekannte Mißbildungen: Pectus excavatum, Kyphose oder Kyphoskoliose, Spina bifida occulta, flache Wirbelkörper, Breitenzunahme der Röhrenknochen der Gliedmaßen, Hüftgelenkskontrakturen (Abb. 73).

**Literatur**

Fraser, F. C., et al.: Cranio-carpo-tarsal dysplasia: Report of a case in father and son, JAMA 211:1374, 1970

Freeman, E. A., and Sheldon, J. H.: Cranio-carpo-tarsal dystrophy: An undescribed congenital malformation, Arch. Dis. Child. 13:277, 1938

Pfeiffer, R. A., et al.: Das Syndrom von Freeman und Sheldon, Z. Kinderheilkd. 112:43, 1972

Rintala, A. E.: Freeman-Sheldon's syndrome, craniocarpo-tarsal dystrophy, Acta Paediatr. Scand. 57:553, 1968

Walbaum, R., et al.: Le syndrome de Freeman-Sheldon (syndrome du siffleur), Arch. Fr. Pediatr. 30:218, 1973

Weinstein, S., and Gorlin, R. J.: Cranio-carpotarsal dysplasia or the whistling face syndrome, Am. J. Dis. Child. 117:427, 1969

## 155 Friedreich-Ataxie

**Synonyme:** Friedreich-Krankheit; Ataxia hereditaria; spinale hereditäre Ataxie; hereditäre Ataxie.
**Erbgang:** Autosomal rezessiv.
**Klinik:** *Progressive spinozerebellare Degeneration mit Auftreten der Symptome im vorjugendlichen Alter.*
a) Koordinationsstörungen, Nystagmus, Dysarthrie, Babinsky-Zeichen, *verminderte oder fehlende Sehnenreflexe,* Störung des Vibrations- und Lokalisationsempfindens, Konvulsionen;
b) *Kyphoskoliose, Pes cavus, Hammerzehen;*
c) Herzbeteiligung.
**Radiologie:**
a) *Allgemeine Herzvergrößerung oder linksventrikuläre Vergrößerung* in etwa 50% der Fälle;
b) gleichzeitig hypertrophische, obstruktive Kardiomyopathie, nachgewiesen durch Angiokardiographie;
c) *Kyphoskoliose;*
d) *Fußmißbildungen* (Pes cavus, Hammerzehe).

**Literatur**

Friedreich, N.: Über die degenerative Atrophie der spinalen Hinterstränge, Arch. Pathol. Anat. 26:391, 433, 1863

Gach, J. V., et al.: Hypertrophic obstructive cardiomyopathy and Friedreich's ataxia, Am. J. Cardiol. 27:436, 1971

Hewer, R. S.: The heart in Friedreich's ataxia, Br. Heart J. 31:5, 1969

Soulie, P., et al.: Le cœur dans la maladie de Friedreich: étude hémodynamique droite et gauche, Malattie cardiovasculari. 7:369, 1966

## 156 Fröhlich-Syndrom

**Synonyme:** Fröhlich-Krankheit; Dystrophia adiposogenitalis; hypothalamischer Infantilismus mit Fettleibigkeit; Fröhlich-Babinski-Syndrom; Babinski-Fröhlich-Syndrom; Launois-Cléret-Syndrom.

**Klinik:**

a) Kopfschmerzen, Sehstörungen;

b) *Hypogenitalismus;*

c) *Stammfettsucht;*

d) Diabetes insipidus;

e) geistige Entwicklungshemmung.

**Radiologie:**

a) *Verzögertes Skelettwachstum;*

b) radiologischer Nachweis eines Tumors in der Hypothalamus-Hypophysen-Region (in einigen Fällen vorkommend).

**Literatur**

Babinski, J.: Tumeur du corps pituitaire sans acromégalie et avec arrêt de développement des organes génitaux, Rev. Neurol. (Paris) 8:531, 1900

Drukker, J.: Het syndroom van Fröhlich, dystrophia adiposogenitalis en pseudo-Fröhlich, Ned. Tijdschr. Geneeskd. 111:405, 1967

Fröhlich, A.: Ein Fall von Tumor der Hypophysis Cerebri ohne Akromegalie, Wien Klin. Rdschr. 15:883, 906, 1901

Launois, P. E., et Cléret, M.: Le syndrome hypophysaire adiposogénital, Gaz. Hôp. (Paris) 83:57, 83, 1910

## 157 Fronto-digital-Syndrom

**Erbgang:** Autosomal dominant mit unterschiedlicher Ausdrucksform.

**Klinik:**

a) *Vorgewölbte Stirn, prominente knöcherne Sagittalleiste;*

b) *in der Mehrzahl der Fälle breite Daumen oder Zehen;*

c) Syndaktylie und/oder Polydaktylie gelegentlich vorkommend.

**Radiologie:**

a) *Fehlende Kraniosynostose;*

b) *breite distale Daumen- oder Zehenphalangen.*

**Literatur**

Marshall, R. E., and Smith, D. W.: Frontodigital syndrome: A dominantly inherited disorder with normal intelligence, J. Pediatr. 77:129, 1970

## 158 Fronto-metaphysäre Dysplasie

**Synonym:** Torus-supraorbitalis-Syndrom.
**Erbgang:** Unbekannt.
**Klinik:**

a) *„Mephistopheles-Gesicht":* stark vorspringende Crista supraorbitalis, breiter Nasenrücken, antimongoloide Lidachsenstellung, kleines spitz zulaufendes Kinn und *Hirsutismus* oberhalb der Augenbrauen;

b) Malokklusion, Zahnanomalien;

c) progressive Beugefehlstellungen der oberen und unteren Gliedmaßen;

d) Fingeranomalien;

e) *Hörschäden;*

f) Scapula alata;

g) schwach entwickelte Muskulatur;

h) normale Intelligenz.

**Radiologie:**

a) *Dicke Knochenleiste am Os frontale, fehlende Pneumatisation der Stirnbeinhöhlen;*

b) Einkerbungen am Unterrand des Corpus mandibulae; *deutliche Hypoplasie des Angulus und Processus condyloideus mandibulae;*

c) fehlerhafte Dentition;

d) unregelmäßige Rippenkonturen, „Kleiderbügelform" der unteren Rippen;

e) *vermehrte Dichte der Röhrenknochendiaphysen und eine einem Erlenmeyer-Kolben ähnliche Deformierung der Metaphysen;*

f) Radiusköpfchendislokation;

g) Verschmelzung der Karpalknochen, Subluxation der proximalen Interphalangealgelenke der Hände;

h) *deutliche Auftreibung der Darmbeinschaufeln;*

i) Coxa valga;

j) andere bekannte Mißbildungen: osteolytische Veränderungen der Karpalia, großes Foramen magnum, Vorverlagerung des Processus odontoideus, Verschmelzung von Halswirbelkörpern (Abb. 74).

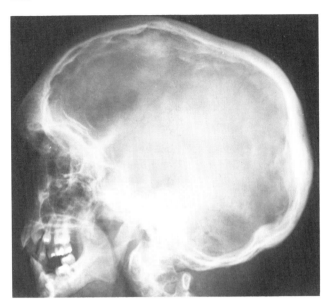

Abb. **74** Fronto-metaphysäre Dysplasie bei einem 13 Jahre alten Mädchen. Die Seitenansicht des Schädels zeigt die verdickt vorspringende Crista supraorbitalis. Die Warzenfortsätze sind nicht pneumatisiert und der Unterkiefer ist unterentwikkelt (aus *Holt, J. F., G. R. Thompson, I. K. Arenberg:* Radiol. Clin. North Amer. 10 [1972] 225).

## Literatur

Danks, D. M., et al.: Fronto-metaphyseal dysplasia: A progressive disease of bone and connective tissue, Am. J. Dis. Child. 123:254, 1972

Gorlin, R. J., et al.: Frontometaphyseal dysplasia: A new syndrome, Am. J. Dis. Child. 118:488, 1969

Holt, J. F., Thompson, G. R., and Anenberg, I. K.: Frontometaphyseal dysplasia, Radiol. Clin. North Am. 10:225, 1972

Lischi, G.: Le torus supraorbitalis: Variation cranienne rare, J. Radiol. Electr. 48:463, 1967

# G

## 159 G-Syndrom

**Erbgang:** Wahrscheinlich X-gebunden oder autosomal dominant (mit Beschränkung auf das männliche Geschlecht).
**Klinik:**
a) *Ungewöhnliches Aussehen;* Hyperteloris-mus, *geringfügige Mißbildungen der Ohren;*
b) *heiseres Schreien;*
c) Schluckbeschwerden;
d) Hypospadie.
**Radiologie:**
a) Neuromuskuläre Erkrankung *mit mangelndem Zusammenwirken von Schluckakt und Ösophagusfunktion,* gastroösophagealer Reflux;
b) Aspirationspneumonie.

**Literatur**

Coburn, T. P.: G syndrome. Am. J. Dis. Child. 120:466, 1970
Opitz, J. M., et al.: The G syndrome of multiple congenital anomalies, in Malformation Syndromes, *Birth Defects Original Article Series,* V, part II. (New York: The National Foundation–March of Dimes, 1969), pp. 95–101

## 160 Gallenpfropf-Syndrom

**Synonym:** Inspissated bile syndrome.
**Klinik:** Obstruktiver Ikterus des Neugeborenen durch Bildung von Gallenthromben (eingedicktes, festsitzendes Gallensekret).
**Radiologie:** In ungewöhnlichen Fällen Nachweis eines obstruierenden Gallenpfropfes im intraoperativen Cholangiogramm.

**Literatur**

Bernstein, J., et al.: Bile-plug syndrome: A correctable cause of obstructive jaundice in infants, Pediatrics 43:273, 1969
Pickett, L. K.: Obstructive Jaundice, in Mustard, W. T., et al.: *Pediatric Surgery* (2d ed.; Chicago: Year Book Medical Publishers, 1969), pp 732–740
Rickham, P. P., et al.: Neonatal jaundice: Surgical aspects, Clin. Pediatr. 3:197, 1964

## 161 Ganglio-biliäres Syndrom (de VINCENTI)

**Pathologie:** Kompression der extrahepatischen Gallenwege durch vergrößerte hiläre Lymphknoten.
**Klinik:** *Obstruktiver Ikterus.*
**Radiologie:** *Fehlende Darstellung der Gallenblase in der Cholezystographie.*

**Literatur**

Rosianu, I., Fufezan, V., et al.: L'ictère mécanique par "syndrome ganglio-biliaire" chez l'enfant, Ann. Chir. Infant. 11:289, 1970

## 162 Gardner-Syndrom

**Synonyme:** Hereditäre Polypose und Osteomatose; hereditäre Adenomatose; Gardner-Bosch-Syndrom.
**Erbgang:** Autosomal dominant.
**Klinik:**
a) *Weichteiltumoren* (Epidermoidzysten der Haut, Dermoidtumoren, Fibrome, Lipome, Lipofibrome);
b) *Knochentumoren (Osteome);*
c) klinische Symptome von *Kolonpolypen* (Blutung, chronische Diarrhö).
**Radiologie:**
a) Benigne *Osteomatose* (Schädel, Rumpf und Gliedmaßen; besonders charakteristisch gelappte Osteome im Unterkieferwinkel);
b) Zahnmißbildungen (Hyperzementose, überzählige Zahnanlagen, retinierte Zähne);
c) *adenomatöse Kolonpolypose* mit Neigung zur malignen Entartung (Karzinome);
d) polypoide lymphoide Hyperplasie des terminalen Ileums, (Abb. 75).

**Literatur**

Bosch Millares, J., y Bosch Hernández, J.: El sindrome de Gardner-Bosch, Rev. Esp. Apar. Dig. 22:1017, 1963
Chang, C. H. (J.), Piatt, E. D., Thomas, K. E., and Wayne, A. L.: Bone abnormalities in Gardner's syndrome, Am. J. Roentgenol. 103:645, 1968
Dolan, K. D., et al.: Gardner's syndrome, Am. J. Roentgenol. 119:359, 1973
Gardner, E. J., et al.: Cancer of the lower digestive tract in one family group, Am. J. Hum. Genet. 2:41, 1950

102

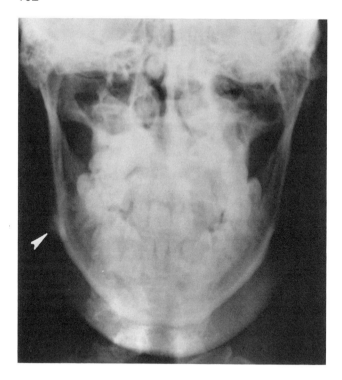

Abb. **75** Gardner-Syndrom. 21 Jahre alter Mann mit multiplen Kolonpolypen. Beachten Sie das kleine am Unterkieferwinkel aus der Kortikalis hervortretende Osteom (aus *Chang, C. H. [J.], E. D. Piatt, K. E. Thomas, A. L. Wayne:* Amer. J. Roentgenol. 103 [1968] 645).

Jones, E. L., et al.: Gardner's syndrome: Review of the literature and report on a family, Arch. Surg. 92:287, 1966
Plenk, H. P., and Gardner, E. J.: Osteomatosis (leontiasis ossea): Hereditary disease of membranous bone formation associated in one family with polyposis of the colon, Radiology 62:830, 1954
Schnur, P. L., et al.: Adenocarcinoma of the duodenum and the Gardner syndrome, JAMA 223:1229, 1973
Stauch, G. W., et al.: Das Gardner-Syndrom, Fortschr. Röntgenstr. 118:603, 1973
Vanhoutte, J. J.: Polypoid lymphoid hyperplasia of the terminal ileum in patients with familial polyposis coli and with Gardner's syndrome, Am. J. Roentgenol. 110:340, 1970

## 163 Gaucher-Syndrom

**Synonyme:** Gaucher-Schlagenhaufer-Syndrom; zerebrosidzellige Lipoidose.
**Erbgang:** Autosomal rezessiv.
**Klinik:** 3 Typen sind bekannt:
Typ I: ohne Beteiligung des Gehirns (juvenile oder im Erwachsenenalter auftretende Verlaufsform).
Typ II: infantile Form, akuter Befall des Gehirns, maligne.
Typ III: subakute Verlaufsform mit Beteiligung des Gehirns.

a) Knochen- und Gelenkschmerz, Knochenerweichung;
b) Fieber;
c) Purpura, Epistaxis, hämorrhagische Infarkte, Hämaturie;
d) Pigmentierung der Konjunktiven;
e) großer Bauch, *Hepatosplenomegalie;*
f) Anämie, Thrombozytopenie, Leukopenie;
g) Nachweis von *Gaucher-Zellen* bei der Knochenmark- und Milzbiopsie.
**Radiologie:**
a) *Verschiedene Skelettbefunde* wie *Resorption der Knochentrabekel, grobkörniges schaumartiges Aussehen, Mottenfraßmuster, pathologische sklerotische Veränderungen, Knochenauftreibungen (Erlenmeyer-Kolbenähnliche Mißbildungen der Femora),* pathologische Frakturen, Zusammenbruch des Femurkopfes, Kompression von Wirbelkörpern, periostale Reaktion mit solider oder schnürbandartiger *subperiostaler Knochenneubildung,* degenerative Gelenkveränderungen, selten Beteiligung des Schädels;
b) *Hepatosplenomegalie;*
c) portale Hypertension und Aszites (selten);
d) Lungenbeteiligung (gelegentlich) (Abb. 76).

Abb. **76** Gaucher-Syndrom. Ausgedehnter Ersatz des normalen Knochens durch
Gaucher-Zellen mit zystenähnlichem Aussehen. In einigen Regionen ist die Kortikalis
deutlich verdünnt. Schaft und Metaphyse
sind nicht so schlank wie sonst (aus *Levin,
B.:* Amer. J. Roentgenol. 85 [1961] 685).

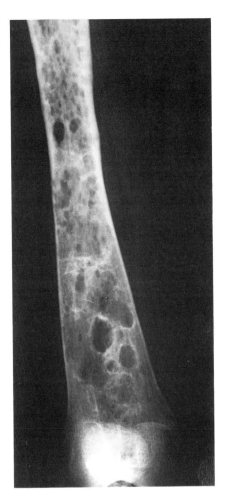

### Literatur

Amstutz, H. C., et al.: Skeletal manifestations and treatment of Gaucher's disease: Review of twenty cases, J.
Bone Joint Surg. 48-A:670, 1966

Gaucher, P.: De l'épithelioma primitif de la rate: Hypertrophie idiopathique de la rate sans leucémie, Thèse
de Paris, 1882

Greenfield, G. B.: Bone changes in chronic adult Gaucher's disease, Am. J. Roentgenol. 110:800, 1970

Knudson, A. G., Jr., et al.: Genetics of the Sphingolipidoses in, Aaronson, S. M., and Volk, B. W. (eds.),
*Cerebral Sphingolipidoses: A Symposium on Tay-
Sachs Disease* (New York: Academic Press, 1962),
pp. 395–411

Levin, B.: Gaucher's disease. Clinical and roentgenologic manifestations, Am. J. Roentgenol. 85:685, 1961

Schlagenhaufer, F.: Über meist familiär vorkommende,
histologisch charakteristische Splenomegalien (Typ
Gaucher), Virchows Arch. (Pathol. Anat.) 187:125,
1907

Silverstein, M. N., et al.: Osteoarticular manifestations
of Gaucher's disease, Am. J. Med. Sci. 253:569, 1967

## 164 Gefäß-Syndrome (Tab. 1)

Tabelle **1** Gefäß-Syndrome. Die Syndrome 1–8 sind familiär dominant.

| Syndrome | Beschreibung |
|---|---|
| 1. Sturge-Weber-Syndrom | Naevus flammeus und zerebrale Angiomatose |
| 2. Von-Hippel-Lindau-Syndrom | Angiomatosis retinae et cerebelli |
| 3. Wyborn-Masen-Syndrom | arteriovenöses Aneurysma der Retina und des Mesenzephalon |
| 4. Blauer Gumminaevus | kavernöse Hämangiome der Haut und des Gastrointestinaltraktes |
| 5. Louis-Barr-Syndrom | Ataxie, Teleangiektasien |
| 6. Rendue-Osler-Weber-Syndrom | hereditäre hämorrhagische Teleangiektasien |
| 7. Fabry-Syndrom | Angiokeratoma corporis diffusum |
| 8. Riley-Syndrom | Angiomatose der Haut, Makrozephalie und Pseudopapillenödem |
| 9. Klippel-Trenauney-Syndrom | Naevus vasculosus und Gewebshypertrophie |
| 10. Maffucci-Syndrom | Dyschondroplasie und Angiome |
| 11. Hämangiomatose (BÜRKE u. Mitarb. 1964) | Angiomatose der Haut und des ZNS |
| 12. Kasabach-Merritt-Syndrom | Hämangiome und Thrombozytopenie |

**Literatur**

Burke, E. C., et al.: Disseminated hemangiomatosis, Am. J. Dis. Child. 108:418, 1964

Picard, L., et al.: Angiomatose myelencéphalo-occipitale: Forme postérieure du syndrome de Bonnet-Dechaume et Blanc, Ann. Radiol. (Paris) 16:499, 1973

Wyburn-Mason, R.: Arterio-venous aneurysm of midbrain and retina, facial naevi and mental changes, Brain 66:163, 1943

## 165 Generalisierte familiäre Dysostose mit Pseudarthrose und Hypercholesterinämie

**Literatur**

Rybak, M., Kozlowski, K., et al.: Dysostose familiale généralisée avec pseudoarthrose et hypercholesterolémie, Ann. Radiol. (Paris) 13:237, 1970

## 166 Geophagie-Zwergwuchs-Hypogonadismus-Syndrom

**Synonyme:** Earth-eating syndrome; Erdfraß-Syndrom.

**Klinik:**
a) *Geophagie;*
b) *Eisenmangel mit mikrozytärer Anämie;*
c) Hepatosplenomegalie;
d) *Minderwuchs;*
e) *verzögerte Pubertät.*

**Radiologie:**
a) Verzögerte Skelettreifung;
b) *strahlenundurchlässige Massen im Verdauungstrakt;*
c) Hepatosplenomegalie;
d) Kardiomegalie;
e) dickes Schädeldach wegen der Anämie.

**Literatur**

Clayton, R. S., et al.: The roentgenographic diagnosis of geophagia (dirt eating), Am. J. Roentgenol. 73:203, 1955

Griscelli, C., et al.: Syndrome associant anémie, hepatomégalie, nanisme, retard pubertaire et géophagie: Syndrome de géophagie, Ann. Pédiatr. (Paris) 17:214, 1970

Parsad, A. S., et al.: Syndrome of iron deficiency anemia, hepatosplenomegaly, hypogonadism, dwarfism and geophagia, Am. J. Med. 31:532, 1961

Ronaghy, H. A., et al.: A six-year follow-up of Iranian patients with dwarfism, hypogonadism and iron deficiency anemia, Am. J. Clin. Nutr. 21:709, 1968

## 167 Gerodermia osteodysplastica hereditaria

**Synonyme:** Walt-Disney-Zwerg; Bamatter-Franceschetti-Klein-Sierro-Syndrom.

**Erbgang:** Geschlechtsgebunden mit inkompletter Dominanz; gelegentliches Auftreten bei Frauen.

**Klinik:** Auftreten der Symptome in der Kindheit.
a) *Minderwuchs;*
b) *senile Gesichtszüge* (Walt-Disney-Zwerg), tiefliegende Augen, Neigung zur Mikrokornea;
c) *dünne Haut mit niedrigem Turgor und geringer Elastizität, die sich leicht in Falten abheben läßt, deutliche Venenzeichnung;*
d) fehlerhafte Zahnanlage;
e) Hypotonie der Muskulatur;
f) *Überstreckbarkeit der Gelenke;*
g) große Plattfüße;
h) Hernien.

**Radiologie:**
a) *Generalisierte Osteoporose;*
b) *Neigung zu Frakturen;*
c) Platyspondylie, bikonkave Wirbelkörper mit fischwirbelartiger Einbuchtung aller Deckplatten (wie ein Knochen im anderen), multiple parallele Verdichtungslinien in den Wirbelkörpern;
d) *dislozierte Hüften;*
e) *Plattfuß.*

**Literatur**

Bamatter, F., Franceschetti, A., Klein, D., et Sierro, A.: Gérodermie ostéodysplastique héréditaire (Un nouveau biotype de la "progeria"), Ann. Paediatr. (Basel) 174:126, 1950

Boreux, G.: La gérodermie ostéodysplastique à hérédité liée au sexe, nouvelle entité clinique et génétique, J. Genet. Hum. 17:137, 1969

Brocher, J. E. W., et al.: Röntgenologische Befunde bei Geroderma osteodysplastica hereditaria, Fortschr. Roentgenstr. 109:185, 1968

## 168 Gilbert-Syndrom

**Synonyme:** Benigne unkonjugierte Bilirubinämie; Gilbert-Krankheit; Meulengracht-Syndrom; idiopathische unkonjugierte Hyperbilirubinämie; Gilbert-Lereboullet-Syndrom.

**Erbgang:** Autosomal dominant.

**Klinik:** *Ikterus, unkonjugierte Bilirubinämie,* normale Leberbiopsie.

Abb. **77** Goldenhar-Syndrom. Nachweis einer Asymmetrie des Unterkiefers, Hypoplasie des linken Ramus und des Condylus mandibularis mit überzähligen Zähnen und einer Hypoplasie des linken Schläfenbeins (aus *Darling, D. B., M. Feingold, M. Berkman:* Radiology 91 [1968] 254).

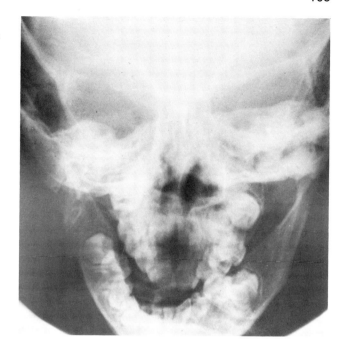

**Radiologie:** *Normale Cholezystographie bei Vorliegen eines Ikterus.*

**Literatur**

Berk, P. D., et al.: Defective bromosulfophthalein clearance in patients with constitutional hepatic dysfunction (Gilbert's syndrome), Gastroenterology 63:472, 1972

Bloch, H. S., et al.: Oral cholecystography in Gilbert's syndrome and diagnostics of jaundice, JAMA 218:1302, 1971

Gilbert, N. A., and Lereboullet, P.: La cholémie simple familiale, Sem. Med. 11:241, 1901

# 169 Glossopalatine Ankylose, Mikroglossie, Hypodontie und Extremitätenanomalien

**Synonyme:** Ankyloglossum-superius-Syndrom; angeborene Zungen-Gaumen-Verwachsung

**Klinik:**

a) *Verwachsung der Zunge mit dem harten Gaumen oder der oberen Alveolarleiste, Mikroglossie, gespaltene Zungenspitze;*

b) Extremitätenanomalien einschließlich Hautatrophie und fehlender Nägel;

c) Hirnnervenlähmung;

d) *Hypodontie.*

**Radiologie:**

a) *Extremitätenanomalien:* Syndaktylie, Klino-
daktylie, Hypoplasie der Daumen und Finger, Hummerscherenhand, angeborene Gliederdefekte, teilweises Fehlen der Tarsalia;

b) Torus palatinus;

c) Ankylose des temporomandibulären Gelenkes.

**Literatur**

Cosack, G.: Die angeborene Zungen-Munddach-Verwachsung als Leitmotiv eines Komplexes von multiplen Abartungen, Z. Kinderheilk. 72:240, 1953

Gorlin, R. J., and Pindborg, J. J.: *Syndromes of the Head and Neck* (New York: McGraw-Hill Book Co., Inc., 1964), pp. 238–241

Wilson, R. A., et al.: Ankyloglossia superior (palatoglossal adhesion in the newborn infant), Pediatrics 31:1051, 1963

# 170 Goldenhar-Syndrom

**Synonyme:** Okulo-aurikulo-vertebrales Syndrom; okulo-aurikulo-vertebrale Dysplasie; mandibulo-faziale Dysostose mit epibulbären Dermoidzysten; Syndrom des 1. und 2. Kieferbogens.

**Erbgang:** Die Mehrzahl der beobachteten Fälle trat sporadisch auf.

**Klinik:**

a) *Epibulbäre Dermoid- und/oder Lipodermoidzysten;*

b) *Kolobom der oberen Augenlider* (bei 60 %);

c) *Mißbildungen der Ohrmuschel* (Stenose oder Atresie des Gehörganges), *Aurikularanhänge,* Taubheit (bei 30 %);
d) Makrostomie mit lateraler Gesichtsspalte;
e) vor dem Tragus blind endende Fistel (bei 10 %).

**Radiologie:**

a) *Hypoplasie des Unterkiefers, Oberkiefers und der Schläfenbeine* (Atresie oder Einengung einer oder beider äußerer Gehörgänge, Einengung des Mittelohrs mit fehlenden Ossikeln, unterentwickelter innerer Gehörgang usw.);
b) *verschiedene Wirbelsäulenmißbildungen* (Hemivertebrae, Blockwirbelkörper, überzählige Wirbelkörper, keilförmige Wirbelkörper, Spina bifida und Okzipitalisation des Atlas);
c) Hypoplasie der Arteria carotis externa;
d) andere bekannte Anomalien: Rippenanomalien, pulmonale Agenesie oder Hypoplasie, Gaumenspalte, vorgewölbte Stirn, offene vordere Fontanelle, Knochendefekt im Scheitelpunkt des Schädels, kongenitale Herzmißbildungen (Abb. 77).

**Literatur**

Budden, S. S., et al.: Oculoauricular vertebral dysplasia, Am. J. Dis. Child. 125:431, 1973
Darling, D. B., Feingold, M., and Berkman, M.: The roentgenological aspects of Goldenhar's syndrome (oculoauriculovertebral dysplasia), Radiology 91:254, 1968
Ebbesen, F., et al.: Goldenhar's syndrome. Acta Paediatr. Scand. 62:79, 1973
Emerit, F., et al.: Syndrome de Goldenhar et malformation complexe du cœur, Presse Méd. 74:507, 1966
Goldenhar, M.: Associations malformatives de l'œil et de l'oreille, en particulier le syndrome dermoide épibulbaire-appendices auriculaires- fistula auris congenita et ses relations avec la dysostose mandibulofaciale, J. Genet. Hum. 1:243, 1952
Gorlin, R. J., et al.: Oculoauriculovertebral dysplasia, J. Pediatr. 63:991, 1963.
Lamba, P. A. et al.: Oculo-auriculovertebral dysplasia (Goldenhar's syndrome), Clin. Pediatr. 12:631, 1973
Mellor, D. H., et al.: Goldenhar's syndrome (oculo-auriculo-vertebral dysplasia). Arch. Dis. Child. 48:537, 1973
Rees, D. O., et al.: Radiological aspects of oculoauriculovertebral dysplasia, Br. J. Radiol. 45:15, 1972

## 171 Goltz-Syndrom

**Synonyme:** Fokales dermales Hypoplasie-Syndrom; Goltz-Gorlin-Syndrom.
**Erbgang:** Sporadisch.
**Klinik:** *Poikilodermie mit fokaler dermaler Hypoplasie* (Hautatrophie, lineare Pigmentierungen, Fettablagerungen in den oberflächlichen Hautschichten), *von Schleimhautmembranen ausgehende Papillome, Nageldystrophien, Extremitätenanomalien.*

**Radiologie:**

a) *Syndaktylie;*
b) *Zahnanomalien* (Mikrodontie, Oligodontie, mißgeformte Zähne, verzögerter Zahndurchbruch usw.);
c) andere bekannte Mißbildungen: Mikrozephalie, Hypoplasie des Gesichts- und Hirnschädels, steiler Klivus, Skoliose, Segmentationsstörungen der Wirbelsäule, rudimentäre Steißknochen, Hypoplasie oder Aplasie der Schlüsselbeine, Hypoplasie der Rippen, gespaltene Rippen, Oligodaktylie, Polydaktylie, Adaktylie, Fußmißbildungen, Hypoplasie der Beckenknochen, gleichzeitig Auftreten einer Osteopathia striata (Abb. 78).

**Literatur**

Ginsburg, L. D., Sedano, H. O., and Gorlin, R. J.: Focal dermal hypoplasia syndrome, Am. J. Roentgenol. 110:561, 1970
Goltz, R. W., et al.: Focal dermal hypoplasia Arch. Dermatol. 86:708, 1962
Goltz, R. W., et al.: Focal dermal hypoplasia syndrome, Arch. Dermatol. 101:1, 1970
Gorlin, R. J. et al.: Focal dermal hypoplasia syndrome, Acta Dermatovener. (Stockholm) 43:421, 1963
Jessner, M.: Naeviforme, poikilodermie-artige Hautveränderungen mit Mißbildungen (Schwimmhautbildungen an den Fingern, Papillome am Anus.) Zentralbl. Haut- u. Geschlechtskr. 27:468, 1928
Larrègue, M., et al.: L'ostéopathie striée, symptôme radiologique de l' hypoplasie dermique en aries, Ann. Radiol. (Paris) 15:287, 1972

## 172 Goodpasture-Syndrom

**Synonyme:** Hämorrhagische pulmo-renale Krankheit; pulmo-hämorrhagische Krankheit mit Glomerulonephropathie.
**Klinik:** Meist sind junge männliche Erwachsene betroffen.

a) Schwäche, Husten, Blässe, niedriges Fieber, Tachykardie, *Hämoptysen, Blutung aus der Lunge;*
b) Hämaturie, Albuminurie, Urämie;

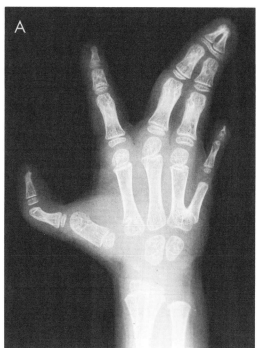
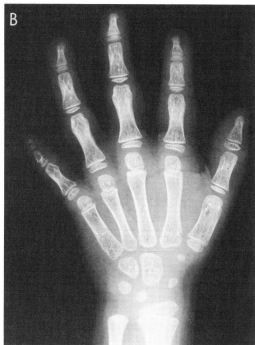

Abb. **78** Goltz-Syndrom bei einem 6 Jahre alten Mädchen. **A** Zu sehen sind multiple Anomalien einschließlich Syndaktylie, Brachydaktylie und Kurzwuchs der Metakarpalia. Der Daumen setzt proximal an. **B** Am fünften Finger kann man die Brachyphalangie erkennen (aus *Ginsburg, L. D., H. O. Sedano, R. J. Gorlin:* Amer. J. Roentgenol. 110 [1970] 561).

Abb. **79** Goodpasture-Syndrom. 15 Jahre alter Jugendlicher mit Atembeschwerden, Fieber, Hämoptysen und einer Anämie. Über beiden Lungenfeldern lassen sich ausgedehnte fleckig-konfluierende Verdichtungen nachweisen. Die Herzgröße ist normal (aus dem Children's Hospital von San Francisco).

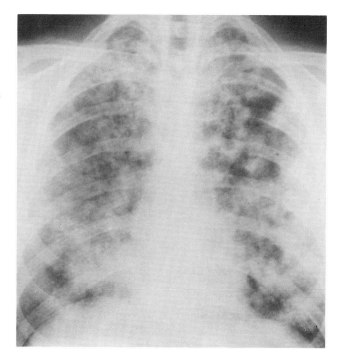

108

c) mikrozytäre Anämie;
d) *nekrotisierende Glomerulonephritis.*

**Radiologie:**

a) *Verschiedene Formen pulmonaler Infiltrationen:* fleckige, zarte, puderartige, getüpfelte, streifige, knötchenförmige, gesprenkelte oder ausgedehnte Verdichtungen; vorwiegend perihiläre Lokalisation, wobei die Lungenspitzen und -unterfelder von Infiltrationen relativ frei bleiben;
b) Pleuraerguß (Abb. 79).

**Literatur**

Brannan, H. M., et al.: The roentgenographic appearance of pulmonary hemorrhage associated with glomerulonephritis, Am. J. Roentgenol. 90:83, 1963
Eisinger, A. J.: Goodpasture's syndrome: Failure of nephrectomy to cure pulmonary hemorrhage, Am. J. Med. 55:565, 1973
Glay, A., et al.: The pulmonary-renal syndrome of Goodpasture: Case report, Radiology 83:314, 1964
Goodpasture, E. W.: The significance of certain pulmonary lesions in relation to etiology of influenza, Am. J. Med. Sci. 158:863, 1919
Mortensson, W., et al.: Pulmonary hemorrhage in renal disease, Acta Radiol. 7:457, 1967
Proskey, A. J., et al.: Goodpasture's syndrome: A report of five cases and review of the literature, Am. J. Med. 48:162, 1970
Stadelmann, O., et al.: Goodpasture-Syndrom: Vergleich von röntgenologischem und morphologischem Befund, Fortschr. Röntgenstr. 108:457, 1968

## 173 Gorlin-Chaudhry-Moss-Syndrom

**Erbgang:** Dieses Syndrom wurde bei zwei Schwestern beschrieben; wahrscheinlich autosomal rezessiver Erbgang.

**Klinik:**

a) *Kraniofaziale Dysostose* mit Brachyzephalie, schüsselartig eingesunkene obere Gesichtshälfte mit eingedellter Crista supraorbitalis und Steilgaumen;
b) *Hirsutismus;*
c) *Augenanomalien* (Unfähigkeit die Augen voll zu öffnen oder zu schließen, antimongoloider Lidachsenverlauf, Kerbung der Oberlider, Hornhautnarben, Hyperopie);
d) *Hypoplasie der Labia majora;*
e) *Ductus arteriosus apertus;*
f) *Zahnanomalien.*

**Radiologie:**

a) *Brachyzephalie, okulärer Hypertelorismus, unterentwickelte Oberkiefer- und Nasenknochen;*

b) *Zahnanomalien:* weit ausgedehnte Diasteme, angeborenes Fehlen von Zähnen, mißgebildete permanente Zähne, die nicht durchbrechen, Konstriktion der Zahnhälse der Unterkieferschneidezähne mit Einengung des Pulparaumes und des Nervenkanals.

**Literatur**

Gorlin, R. J., Chaudhry, A. P., and Moss, M. L.: Craniofacial dysostosis, patent ductus arteriosus, hypertrichosis, hypoplasia of labia majora, dental and eye anomalies: A new syndrome?, J. Pediatr. 56:778, 1960

## 174 Gradenigo-Syndrom

**Synonyme:** Lannois-Gradenigo-Syndrom; Temporal-Syndrom; Felsenbeinspitzen-Syndrom.

**Klinik:**

a) *Mittelohrvereiterung;*
b) *intensiver, im allgemeinen intermittierender Schmerz im Versorgungsgebiet eines oder mehrerer Äste des V. Hirnnerven;*
c) *Funktionsverlust des Musculus rectus externus.*

**Radiologie:**

a) *Mastoiditis;*
b) *Petrositis* mit einer Osteoporose der Felsenbeinspitze in der Frühphase und einer Knochendestruktion in der Spätphase.

**Literatur**

Gradenigo, G.: A special syndrome of endocranial otitic complications (paralysis of the motor oculi externus of iotitic origin), Ann. Otol. Rhinol. Laryngol. 13:637, 1904
Horowitz, S.: Gradenigo's syndrome and report of two cases, J. Laryngol. Otol. 62:639, 1948

## 175 Grebe-Syndrom

**Synonyme:** Achondrogenesis, Typ II; Achondrogenesis vom brasilianischen Typ.

**Erbgang:** Autosomal rezessiv.

**Klinik:**

a) *Zwergwuchs;*
b) *deutlich verkürzte und verformte Extremitäten* wegen einer Verkürzung der langen Knochen und der Röhrenknochen an Händen und Füßen; Valgusfehlstellung der Vorderarme und Hände; die Finger ähneln den Zehen; kurzer, breiter Fuß mit rudimentären Zehen; Polydaktylie;

c) normale Intelligenz;

d) normaler Kopf und Rumpf; frühzeitige Mortalität.

**Radiologie:** *Aplasie und Hypoplasie der Gliedmaßenknochen.*

### Literatur

Freire-Maia, N., et al.: Discussion, in Bergsma, D. (ed.): Skeletal Dysplasias, *The Clinical Delineation of Birth Defects Series,* Vol. 5, Part IV (New York: The National Foundation – March of Dimes, 1969), p. 14

Grebe, H.: Die Achondrogenesis. Ein einfach rezessives Erbmerkmal, Folia Hered. Pathol. 2:23, 1952

Quelce-Salgado, A.: A rare genetic syndrome, Lancet 1:1430, 1968

## 176 Greig-Syndrom

**Synonyme:** Okulärer Hypertelorismus (GREIG); primär embryonaler Hypertelorismus.

**Klinik:**

a) *Okulärer Hypertelorismus* mit eingesunkener Nasenwurzel und Oberkiefermißbildung;

b) *geistige Retardierung* (in der Mehrzahl der Fälle);

c) andere bekannte Mißbildungen: Syndaktylie, Hypotonie der Muskulatur, Pterygium colli, kongenitale Herzerkrankung, Hörverluste, Steilgaumen, Makroglossie, Lippen- und Gaumenspalte, Makrodontie, Mikrodontic, Amelogenesis imperfecta, ektodermale Anomalien.

**Radiologie:**

a) *Hypertelorismus, Brachyzephalie, große Siebbeinhöhlen;*

b) andere bekannte Mißbildungen: Syndaktylie, Segmentationshemmung des Sternums, Sprengel-Deformität, Nierenhypoplasie.

### Literatur

Ainley, R. G.: Hypertelorism (Greig's syndrome), J. Pediatr. Ophthalmol. 5:148, 1968

Greig, D. M.: Hypertelorism: Hitherto undifferentiated congenital craniofacial deformity, Edinburgh Med. J. 31:560, 1924

Keats, T. E.: Ocular hypertelorism (Greig's syndrome) associated with Sprengel's deformity, Am. J. Roentgenol. 110:119, 1970

Pendl, G., et al.: Greig's hypertelorism syndrome, Helv. Paediatr. Acta 26:319, 1971

## 177 Grisel-Syndrom

**Synonyme:** Torticollis atlanto-epistrophealis; torticolis naso-pharyngien (franz.).

**Ätiologie:** Primäre Rhinopharyngitis oder postoperative Entzündung des Pharynx.

**Klinik:** Schnell auftretender *Schiefhals bei Vorliegen einer entzündlichen Erkrankung des Nasopharynx* oder *in der postoperativen Periode* (Tonsillektomie).

**Radiologie:** *Anteriore Subluxation des Atlas gegenüber dem Axis.*

### Literatur

Grisel, P.: Enucléation de l'atlas et torticolis naso-pharyngien, Presse Méd. 38:50, 1930

Mozziconacci, P., et al.: Luxation atloïdo-axoïdienne rheumatoid et syndrome de Grisel, Ann. Pediatr. (Paris) 20:405, 1973

## 178 Guillain-Barré-Syndrom

**Synonym:** Landry-Guillain-Barré-Strohl-Syndrom.

**Klinik:** Akute Polyradikulopathie, die charakterisiert ist durch:

a) *symmetrische, schlaffe, gewöhnlich inkomplette Paralyse,* die die fazialen und bulbären Nerven einbeziehen kann;

b) subjektive *sensorische Mißempfindungen,* seltener Sensibilitätsverluste;

c) *hohen Proteingehalt der zerebrospinalen Flüssigkeit ohne proportionalen Anstieg der zellulären Bestandteile;*

d) normale Körpertemperatur, Blutsenkungsgeschwindigkeit und Leukozytenzahl (in unkomplizierten Fällen);

e) vollständige Remission.

**Radiologie:** Befund bei Komplikationen:

a) respiratorisch (wiederkehrende Atelektasen, Pneumonien, Pneumothorax, Aspirationen);

b) gastrointestinal (peptisches Geschwür);

c) Harnwegsinfektion.

### Literatur

Guillain, G., Barré, J.-A., and Strohl, A.: Sur un syndrome de radiculo-nervite avec hyperalbuminose du liquide céphalo-rachidien sans réaction cellulaire: Remarques sur les caractères cliniques et graphiques des réflexes tendineux, Bull, Soc. Méd. Hôp, Paris 40:1462, 1916

King, E. G., et al.: "Complications" of the Landry-Guillain-Barré-Strohl syndrome, Can. Med. Assoc. J. 104:393, 1971

## 179 Hallermann-Streiff-Syndrom

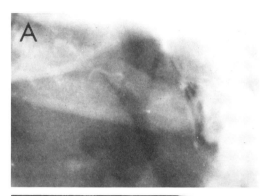

**Synonyme:** Okulo-mandibulo-Dyszephalie mit Hypotrichose; Hallermann-Streiff-François-Syndrom; mandibulo-okulo-faziale Dyszephalie; François-Syndrom; Fremery-Dohna-Syndrom.

**Erbgang:** Nicht endgültig geklärt; familiäres Auftreten wurde beschrieben.

**Klinik:**

a) *Dyszephalie* (Skaphozephalie oder Brachyzephalie);
b) *ungewöhnliches Aussehen:* kleines Gesicht, *kleine, schmale Nase,* Mikrostomie, dünne Lippen, *Mikrognathie,* tiefsitzende Ohren, *Mikrophthalmie,* blaue Skleren, Steilgaumen;
c) *Hypotrichose;*
d) *proportionierter Zwergwuchs;*
e) verschiedene Zahnanomalien;
f) Hautatrophie;
g) angeborene Katarakt;
h) überstreckbare Gelenke;
i) geistige, motorische und sprachliche Entwicklungsverzögerung.

**Radiologie:**

a) *Brachyzephalie, öfters verspäteter Schluß der Fontanellen, Stirn- und Scheitelvorwölbung, dünnes Schädeldach;*
b) *kleines Gesicht und kleine Orbitae;*
c) *Hypoplasie der Unterkieferäste mit anteriorer Verlagerung der temporomandibularen Gelenke;*
d) *in der Kindheit graziles Aussehen der Röhrenknochen;*
e) andere bekannte Anomalien: breite Schädelbasis, Falxverkalkung, flache Sella turcica, Hypoplasie der Nasen-, Oberkiefer- und Jochbeinknochen, Osteoporose, Wirbelsäulenanomalien, Lordose, Skoliose, Platyspondylie, hochstehende Schulterblätter, Zahnanomalien (Hypoplasie der Zähne, Malimplantation, Zähne in der Neugeborenenperiode, teilweise Anodontie) (Abb. 80).

**Literatur**

François, J.: A new syndrome: Dyscephalia with bird face and dental anomalies, nanism, hypotrichosis, cutaneous atrophy, microphthalmia, and congenital cataract, Arch. Ophthalmol. 60:842, 1958

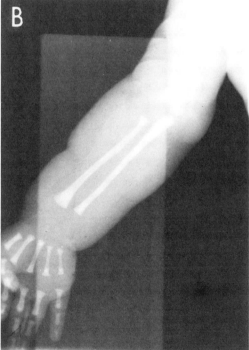

Abb. **80** Hallermann-Streiff-Syndrom. 18 Tage alter weiblicher Säugling mit ungewöhnlichem Aussehen, kleiner, dünner Nase, fliehendem Doppelkinn, multiplen durchgezogenen Zähnen, Mikrophthalmie und kongenitaler Katarakt. **A** Die Schrägansicht des Unterkieferastes zeigt eine deutliche Hypoplasie mit Verformung des posterioren Unterkieferendes, das einem zwiebelartigen Vorsprung ähnelt. **B** Die Röhrenknochen sehen grazil aus (aus *Kurlander, G. J., N. W. Lavy, J. A. Campbell:* Radiology 86 [1966] 77).

Hallermann, W.: Vogelgesicht und Cataracta congenita, Klin. Monatsbl. Augenheilkd. 113:315, 1948
Kurlander, G. J., Lavy, N. W., and Campbell, J. A.: Roentgen differentiation of the oculodento-digital syndrome and the Hallermann-Streiff syndrome in infancy, Radiology 86:77, 1966
Streiff, E. B.: Dysmorphie mandibulo-faciale (tête d'oiseau) et alteration oculaire, Ophthalmologica 120:79, 1950

## 180 Hamman-Rich-Syndrom

**Synonyme:** Diffuse idiopathische interstitielle Lungenfibrose; diffuse interstitielle Lungenfibrose; diffuse sklerosierende Alveolitis.
**Erbgang:** Autosomal dominant (bei einigen Patienten).
**Pathologie:**
a) *Frühstadium: Ödem; zelluläre Infiltration und fibröse Umwandlung der Alveolarwände;*
b) *Spätstadium: Proliferation des fibrösen Bindegewebes unter Einbeziehung der alveolären Strukturen.*
**Klinik:** *Schleichender Beginn mit progressiver Entwicklung zu Dyspnoe, Tachypnoe, trockenem Husten, Gewichtsverlust, Müdigkeit, Sputum, Trommelschlegelfingerbildung, Zyanose, Zeichen einer pulmonalen Hypertension, Cor pulmonale, Herzmuskelschwäche.*
**Radiologie:** *Frühstadium: feine retikulär-fleckige Zeichnung der Lungen* mit Bevorzugung der basalen Anteile; *Spätstadium: grobkörnige, retikuläre oder retikulonoduläre Verdichtungen,* zystische honigwabenähnliche Verschattungen, Pneumothorax, Erweiterung der Bronchien oder Bronchioli, *zunehmende Reduktion des Lungenvolumens.*

### Literatur

Fraser, R. G., and Paré, J. A. P.: Diffuse Idiopathic Interstitital Pulmonary Fibrosis (Hamman-Rich syndrome), in *Diagnosis of Diseases of the Chest* (Philadelphia: W. B. Saunders Co., 1970), pp. 1104–1109
Hamman, L., and Rich, A. R.: Acute diffuse interstitial fibrosis of lungs, Bull. Johns Hopkins Hosp. 74:177, 1944
Kuisk, H., et al.: Diffuse bronchiolectasis with muscular hyperplasia ("muscular cirrhosis of the lung"): Relationship to chronic form of Hamman-Rich syndrome, Am. J. Roentgenol. 96:979, 1966
Lemire, P., et al.: Patterns of desquamative interstitial pneumonia (D. I. P.) and diffuse interstitial pulmonary fibrosis (D. I. P. F.), Am. J. Roentgenol. 115:479, 1972
Livingstone, J. L., et al.: Diffuse interstitial pulmonary fibrosis: A clinical, radiological and pathological study based on 45 patients, Quart. J. Med. 33:71, 1964

Swaye, P., et al.: Familial Hamman-Rich syndrome: Report of eight cases, Dis. Chest 55:7, 1969

## 181 Hämolytisch-urämisches Syndrom

**Klinik:** Auftreten der Symptome im ersten Lebensjahr.
a) Erbrechen, *Durchfall, Blutungsneigung, Oligurie oder Anurie,* Hochdruck, gelegentlich Stupor und Koma;
b) *hämolytische Anämie,* pathologisch veränderte Erythrozytenform;
c) Thrombozytopenie;
d) *Urämie.*
**Radiologie:**
a) *Kardiomegalie,* Stauungsherzinsuffizienz, Lungenödem;
b) im Frühstadium der Krankheit kann die Kontrastuntersuchung dem Bild einer Colitis ulcerosa entsprechen.

### Literatur

Berman, W., Jr.: The hemolytic-uremic syndrome: Initial clinical presentation mimicking ulcerative colitis, J. Pediatr. 81:275, 1972
Gasser, von C., et al.: Hämolytisch-urämisches Syndrom: bilaterale Nierenrindennekrosen bei akuten erworbenen hämolytischen Anämien, Schweiz. Med. Wochenschr. 85:905, 1955
Liebermann, E.: Hemolytic-uremic syndrome, J. Pediatr. 80:1, 1972
Piel, C. F., et al.: The hemolytic-uremic syndrome, Pediatr. Clin. North Am. 13:295, 1966
Ray, C. G., et al.: Hemolytic-uremic syndrome and myocarditis: Association with coxsackie virus B infection, Am. J. Dis. Child. 122:418, 1971
Tune, B. M., et al.: The hemolytic-uremic syndrome in California, J. Pediatr. 82:304, 1973

## 182 Hand-Fuß-Syndrom

**Erbgang:** Bei der „S"-Homozygotie, der „S–C"-Hämoglobinopathie und bei der Sichelzellen-Thalassämie beschrieben.
**Klinik:** Bei Kindern:
a) bilaterale *schmerzhafte Schwellung der Hände und Füße,* Fieber, Leukozytose;
b) Ursache ist in der Mehrzahl eine Infarzierung, seltener eine Osteomyelitis;
c) *anomales Hämoglobin* (homozygot „S", „S–C", β-Sichelzellen-Thalassämie).
**Radiologie:** Kurze Röhrenknochen an Händen und Füßen: *Knochenresorption in den infarzierten Gebieten, hyperämische Stimulation des angrenzenden Periosts mit Periostabhebung*

112

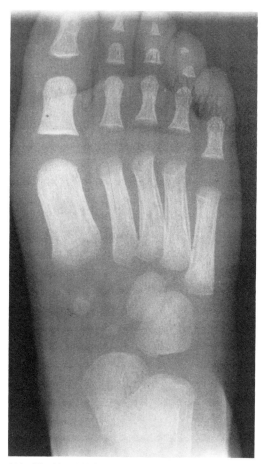

Abb. **81**   Hand-Fuß-Syndrom. 19 Monate altes männliches Negerkind mit einer Sichelzellenanämie (Hämoglobin SS) und einer schmerzhaften Schwellung beider Hände und Füße. Beachten Sie die Periostabhebung und die subperiostale Knochenneubildung der Metatarsalia.

*und     subperiostaler     Knochenneubildung*
(Abb. 81).

### Literatur

Burko, H., et al.: Unusual bone changes in sickle-cell disease in childhood, Radiology 80:957, 1963
Cockshott, W. P.: Dactylitis and growth disorders, Br. J. Radiol. 36:19, 1965
Constant, E., et al.: Salmonella osteomyelitis of both hands and the hand-foot syndrome, Arch. Surg. 102:148, 1971
Ozsoylu, S.: Hand-foot syndrome in sickle-cell thalassemia, New Engl. J. Med. 284:219, 1971

## 183 Hand-Fuß-Uterus-Syndrom

**Erbgang:** Autosomal dominant mit vollständiger Penetranz und variabler Expressivität.
**Klinik:**
a) *Kleiner Fuß, kurze, große Zehen;*
b) *mißgebildete Daumen, Hypoplasie der Eminentia thenaris,* Klinodaktylie der fünften Finger;
c) *partielle Duplikation des Genitaltrakts bei Frauen.*
**Radiologie:** *Verschiedene Hand- und Fußanomalien:*
a) *Hände:* kurze Metakarpale I, kurze Mittelphalanx des fünften Fingers, Pseudoepiphysen, zugespitzte distale Daumenphalanx, Verschmelzung des Skaphoid und Trapezium, Os centrale, langer Processus styloideus ulnae;
b) *Füße:* kurze Metatarsale I, zugespitzte distale Großzehenphalanx, Verschmelzung von Tarsalia und Phalangen, Fehlen der meisten sekundären Ossifikationszentren der mittleren und distalen Phalangen, kurze proximale Phalanx (Mittelzehe), anomales Os naviculare, kurzer Kalkaneus, Verschmelzung des Os cuneiforme mit anderen Knochen, verspätetes Erscheinen und Reifungshemmung des Os cuneiforme mediale und intermedius.

### Literatur

Poznanski, A. K., et al.: Radiographic findings in the Hand-Foot-Uterus syndrome (HFUS), Radiology 95:129, 1970
Stern, A. M., et al.: The Hand-Foot-Uterus syndrome: A new hereditary disorder characterized by hand and foot dysplasia, dermatographic abnormalities, and partial duplication of the female genital tract, J. Pediatr. 77:109, 1970

## 184 Hand-Schüler-Christian-Syndrom

**Synonym:** Subakute oder chronische disseminierte Histiozytose X.
**Pathologie:** Granulome aus proliferierenden Histiozyten mit einem unterschiedlich hohen Gehalt von eosinophilen Zellen.
**Klinik:** Im allgemeinen sind ältere Kinder oder junge Erwachsene betroffen: *Fieber,* Reizbarkeit, Unwohlsein, Gingivaschwellung, *lockere Zähne,* Zahnverlust, *Diabetes insipidus, Skelettbefall.*
**Radiologie:**
a) *Expandierende herdförmige Veränderungen*

*im Knochenmark mit schrittweiser Erosion der Kortikalis, Periostabhebung* mit fusiformer Dehnung des Schaftes, zwiebelartig aussehend;

b) *scharf begrenzte, ausgestanzte Defekte,* Orbitawandsklerose als Heilungsfolge des destruktiven Prozesses, „Landkartenschädel", erweiterte Schädelnähte, Hydrozephalus;

c) *Vertebra plana,* fusiforme Schwellung des paraspinalen Weichteilgewebes;

d) *mediastinale und hiläre Lymphadenopathie, alveoläre und interstitielle Infiltrationen,* Lungenfibrose, zystische Veränderungen, Kavernenbildung, Pneumomediastinum, Pleuraerguß;

e) Verlust der intestinalen Wandelastizität, verstrichene Schleimhaut, Wandverdickung mit dezenter Zähnelung.

**Literatur**

Christian, H.: Defects in membranous bones, exophthalmos and diabetes insipidus: An unusual syndrome of dyspituitarism. Med. Clin. North Am. 3:849, 1920
Clark, R. L., et al.: Histiocytosis X: A fatal case with unusual pulmonary manifestations, Radiology 95:631, 1970
Feinberg, S. B., et al.: Roentgen examination of the gastrointestinal tract as an aid in the diagnosis of acute and subacute reticuloendotheliosis, Radiology 71:525, 1958
Feinberg, S. B., et al.: Roentgen findings of increased intracranial pressure and communicating hydrocephalus as insidious manifestations of chronic histiocytosis-X, Am. J. Roentgenol. 95:41, 1965
Hand, A., Jr.: Polyuria and tuberculosis, Arch. Pediatr. 10:673, 1893
Lucaya, J.: Histiocytosis X, Am. J. Dis. Child. 121:289, 1971
Matlin, A. H., et al.: Pleural effusion in two children with histiocytosis X, Chest 61:33, 1972
Nesbit, M. E., Jr., et al.: Orbital sclerosis in histiocytosis X, Am. J. Roentgenol. 110:123, 1970
Schüller, A.: Über eigenartige Schädeldefekte im Jugendalter, Fortschr. Röntgenstr. 23:12, 1915
Weber, W. N., et al.: Pulmonary histiocytosis X: A review of 18 patients with report of 6 cases, Am. J. Roentgenol. 107:280, 1969

## 185 Hanhart-Syndrom

**Synonyme:** Peromelie mit Mikrognathie; mandibulbäre Dysostose mit Peromelie.
**Erbgang:** Autosomal rezessiv.
**Klinik und Radiologie:**
a) *Peromelie* der oberen oder aller vier Gliedmaßen;
b) schwere *Mikrognathie;*
c) Mikrostomie;

d) verspäteter Zahndurchbruch, die Zähne sind sehr oft deformiert.

**Literatur**

Grislain, J.-R., et al.: Aglossie, adactylie et syndrome d'Hanhardt: A propos de 2 observations, Arch. Fr. Pediatr. 28:900, 1971
Hanhart, E.: Über die Kombination von Peromelie mit Mikrognathie, ein neues Syndrom beim Menschen, entsprechend der Akroteriasis congenita von Wriedt und Mohr beim Rinde, Arch. Julius Klaus-Stift Vererbungsforsch. 25:531, 1950
Martius, G., et al.: Peromelie und Mikrognathie als Missbildungskombination (Hanhartsches Syndrom), Geburtshilfe, Frauenheilkd. 14:558, 1954

## 186 „Happy puppet"-Syndrom

**Synonym:** Angelman-Syndrom.
**Erbgang:** Sporadisch, kein familiäres Auftreten bekannt.
**Klinik:**
a) Geistige Retardierung;
b) *Mikrobrachyzephalie;*
c) *Ataxie;*
d) *steife, ruckartige Bewegungen und Haltung;*
e) anfallsweises Lachen, „Salam"-Anfälle;
f) herausgestreckte Zunge;
g) Sprechunvermögen;
h) Augenanomalien;
i) pathologisches EEG.
**Radiologie:**
a) *Mikrobrachyzephalie,* vertikale Neigung der Schädelbasis, Vertiefung des Hinterhaupts, Prognathie;
b) Hirnatrophie im Pneumenzephalogramm.

**Literatur**

Angelman, H.: "Puppet" children: A report of three cases. Dev. Med. Child. Neurol. 7:681, 1965
Berg, J. M., et al.: Angelman's ("happy puppet") syndrome, Am. J. Dis. Child. 123:72, 1972
Bower, B. D., et al.: The "happy puppet" syndrome, Arch. Dis. Child. 42:298, 1967

## 187 Heiner-Syndrom

**Synonym:** Milchallergie-Syndrom der Lungen.
**Klinik:** Auftreten der Symptome in der Kindheit.
a) *Chronischer Husten, Dyspnoe, pfeifendes Atmen,* wiederkehrende Infektionen der Lunge oder oberen Atemwege;
b) geringes Wachstum;
c) *gastrointestinale Symptome;*

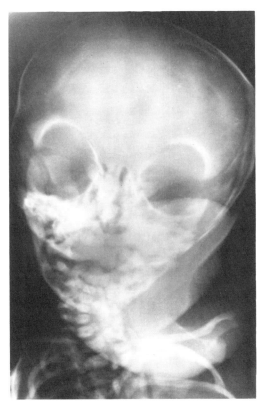

Abb. **82** Hemifaziales Mikrosomie-Syndrom. Gesichtsasymmetrie, fehlende linke Ohrmuschel, gerafftes Hautgewebe und Pterygium colli der linken Halsseite, Gaumenspalte und okzipitale Raumforderung (wahrscheinlich Meningozele) zum Geburtszeitpunkt. Beachten Sie die Hypoplasie der linksseitigen Gesichtsstrukturen, die Sprengel-Deformität links sowie die zahlreichen zervikalen Hemivertebrae.

d) *Eisenmangelanämie;*
e) *multiple gegen Kuhmilch gerichtete zirkulierende Präzipitine;*
f) *Lungenhämosiderose;*
**Radiologie:** *Fleckige Infiltrate, Atelektasen, segmentale oder lobäre Verdichtungen, peribronchiale Infiltrationen, retikuläre Zeichnung, Emphysem,* Pleuraverdickung.

**Literatur**

Chang, C. H. (J.), et al.: Heiner's syndrome, Radiology 92:507, 1969
Diner, W. C., et al.: Roentgenologic manifestations in the lungs in milk allergy, Radiology 77:564, 1961
Heiner, D. C., et al.: Chronic respiratory disease associated with multiple circulating precipitins to cow's milk (abstract), Am. J. Dis. Child. 100:500, 1960

Heiner, D. C., et al.: Multiple precipitins to cow's milk in chronic respiratory disease: A syndrome including poor growth, gastrointestinal symptoms, evidence of allergy, iron deficiency anemia, and pulmonary hemosiderosis, Am. J. Dis. Child. 103:634, 1962

## 188 Hemifaziales Mikrosomie-Syndrom

**Synonyme:** Unilaterale mandibulo-faziale Dysostose; oto-mandibuläre Dysostose; unilaterale faziale Agenesie; unilaterale intrauterine faziale Nekrose.
**Klinik:** Kongenitale unilaterale Gesichtsanomalien.
a) *Hypoplasie bis Aplasie des Ohres, präaurikuläre Hautanhängsel;*
b) *Hypoplasie des Ober- und Unterkiefers;*
c) Augenmißbildungen (untere Lidspalte, Mikrophthalmie, Zysten, Kolobome, Strabismus);
d) Makrostomie.
**Radiologie:**
a) *Unilaterale Hypoplasie des Unter- und Oberkiefers;*
b) *Malokklusion* der betroffenen Seite;
c) pulmonale Agenesie auf der betroffenen Seite (selten) (Abb. 82).

**Literatur**

Gellis, S. S., et al.: Picture of the month: Hemifacial microsomia, Am. J. Dis. Child. 122:58, 1971
Gorlin, R. J., and Pindborg, J. J.: *Syndromes of the Head and Neck* (New York: McGraw-Hill Book Co., Inc., 1964), pp 261–265

## 189 Hemihypertrophie-Syndrom (kongenitales)

**Synonyme:** Curtius-Syndrom; Steiner-Syndrom; Hemigigantismus; Hemiakrosomie; partieller Gigantismus; kongenitale Asymmetrie; laterale Asymmetrie.
**Klinik:**
a) Die Asymmetrie kann von der *Vergrößerung eines einzelnen Fingers bis zur Hypertrophie einer ganzen Körperhälfte* reichen;
b) *begleitend aufgetretene Befunde:* Wilms-Tumor, Schwachsinn, Hautveränderungen (Hämangiome, Naevi, Teleangiektasien, „café au lait"-Flecken), Phakomatosen, Nebennierenrindenkarzinom, Hepatoblastom, Neuroblastom, Markschwammnieren, urogenitale Anomalien, hamartomartige Tumoren.

Radiologie: Röntgenbefund der *Asymmetrie mit begleitenden Veränderungen* wie oben beschrieben (in der Hälfte der Fälle treten andere Mißbildungen zusätzlich auf).

**Literatur**

Eisenberg, R. L., et al.: Medullary sponge kidney associated with congenital hemihypertrophy (asymmetry): A case report and survey of the literature, Am. J. Roentgenol. 116:773, 1972

Parker, D. A., et al.: Congenital asymmetry: Report of 10 cases with associated development abnormalities, Pediatrics 44:584, 1969

Ringrose, R. E., et al.: Hemihypertrophy: A review, Pediatrics 36:434, 1965

Roggensack, G., et al.: Bilateral nephromegaly in a child with hemihypertrophy, Am. J. Roentgenol. 110:546, 1970

## 190 Hepato-arterielles Dysplasie-Syndrom

**Erbgang:** Autosomal dominant mit variabler Penetranz.

**Klinik:**

a) Absonderlicher Gesichtsausdruck;

b) *neonatale Lebererkrankung,* gewöhnlich mit Verschlußikterus, einer biliären Atresie oder neonatalen Hepatitis ähnlich; in einigen Fällen leichte persistierende Leberfunktionsstörung.

**Radiologie:** *Kongenitale Hypoplasie und Stenose der Pulmonalarterien,* manchmal mit kardiovaskulären Mißbildungen einhergehend.

**Literatur**

Watson, G. H., and Miller, V.: Arteriohepatic dysplasia: Familial pulmonary arterial stenosis with neonatal liver disease, Arch. Dis. Child. 48:459, 1973

## 191 Hepatofibrose-Nieren-tubulusektasie-Syndrom

**Synonym:** Hepatic fibrosis-renal tubular ectasia syndrome.

**Erbgang:** Wahrscheinlich autosomal rezessive Übertragung.

**Klinik:** Auftreten in der Kindheit oder im frühen Erwachsenenalter.

a) *Portale Hypertension* mit Hämatemesis oder Melaena;

b) Hepatosplenomegalie;

c) wiederkehrende Cholangitiden;

d) wiederkehrende Harnwegsinfektion und Nierenkoliken;

e) Leberbiopsie: interlobuläre Gallenwegsdilatation, deutliche Zunahme des Bindegewebes entlang der periportalen Felder.

**Radiologie:**

a) *Dilatation der Nierentubuli* ähnlich wie bei der Markschwammniere mit oder ohne Kalkablagerungen;

b) Erweiterung der extrahepatischen Gallenwege;

c) Ösophagusvarizen;

d) intrahepatische portale Hypertension.

**Literatur**

Bennet, J., et al.: Dilatation anévrismale des voies biliaires intra-hépatiques de l'enfant, Ann. Radiol. (Paris) 13:321, 1970

Grossman, H., et al.: Congenital hepatic fibrosis, bile duct dilatation and renal lesion resembling medullary sponge kidney (congenital "cystic" disease of the liver and kidneys), Radiology 87:46, 1966

Ivemark, B. I., et al.: Familial dysplasia of kidneys, liver and pancreas, Acta Paediatr. 48:1, 1959

Kerr, D. N., et al.: A lesion resembling medullary sponge kidney in patients with congenital hepatic fibrosis, Clin. Radiol. 13:85, 1962

Melnick, P. J.: Polycystic liver: Analysis of 70 cases, A. M. A. Arch. Pathol. 59:162, 1955

Unite, I., et al.: Congenital hepatic fibrosis associated with renal tubular ectasia: A report of three cases, Radiology 109:565, 1973

## 192 Hereditäre Osteodystrophie (ALBRIGHT)

**Synonyme:** Pseudohypoparathyreoidismus (PH); Seabright-Bantam-Syndrom; Pseudo-Pseudohypoparathyreoidismus (PPH); zerebrometakarpo-metatarsale Dystrophie.

**Erbgang:** Dominante Anlage mit unterschiedlicher Manifestation. PH und PPH wurden in derselben Familie beobachtet. Man hält sie für verschiedene Varianten derselben Krankheit.

**Klinik:**

a) *Geringe Körpergröße;*

b) *rundes Gesicht, eingesunkener Nasenrücken;*

c) *Adipositas;*

d) *geistige Retardierung;*

e) kurze Finger und/oder Zehen, *positives „Knöchelzeichen";*

f) Kararakt;

g) *anomale Dentition;*

h) *Hypokalzämie und Hyperphosphatämie beim PH, die nicht auf entsprechende Gaben von Parathormon ansprechen; normaler Kalzium- und Phosphatspiegel beim PPH.*

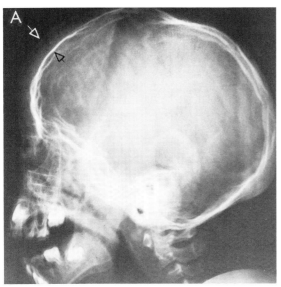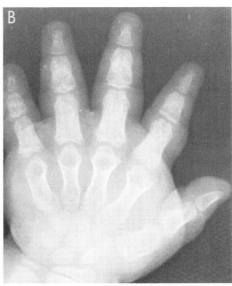

Abb. **83** Hereditäre Osteodystrophie (*Albright*). 4 Jahre altes adipöses Mädchen von geringer Körpergröße mit geistiger und motorischer Retardierung und einem runden Gesicht. **A** Extrem dickes Schädeldach (Pfeile). **B** Kurze Metakarpalia und Phalangen sowie Zapfenepiphysen (aus *Taybi, H.:* Semin. Roentgenol. 8 [1973] 214).

## Radiologie:

a) Dickes Schädeldach (bei etwa 1/3 der Fälle);
b) *intrakranielle Verkalkungen;*
c) *Verkalkungen oder Verknöcherungen der Weichteile;*
d) *unproportionierte Verkürzungen und/oder Deformierungen der Metakarpalia, Metatarsalia oder der Phalangen;*
e) frühzeitiger Epiphysenschluß und zapfenförmige Epiphysen an den Händen;
f) andere bekannte Mißbildungen: gekrümmte Röhrenknochen, Osteoporose, selten Osteosklerose, Coxa vara oder valga Syndaktylie, Osteochondrome usw. (Abb. 83).

### Literatur

Albright, F., et al.: Pseudo-hyperparathyroidism: Example of "Seabright-Bantam syndrome"; report of 3 cases, Endocrinology 30:922, 1942
Albright, F., et al.: Pseudo-pseudohypoparathyroidism. Trans. Assoc. Am. Physicians 65:337, 1952.
Frech, R. S., et al.: Radiological case of the month: Pseudohypoparathyroidism (infant) and pseudo-pseudohypoparathyroidism (mother), Am. J. Dis. Child. 119:447, 1970
Spranger, J. W.: Skeletal Dysplasia and the Eye: Albright's Hereditary Osteodystrophy, in *The Clinical Delineation of Birth Defects,* Vol. 5, Part 4 (New York: The National Foundation – March of Dimes, 1969), p. 122
Steinbach, H. L., et al.: The roentgen appearance of pseudohypoparathyroidism (PH) and pseudo-pseudo-hypoparathyroidism (PPH): Differentiation from other syndromes associated with short metacarpals, metatarsals and phalanges, Am. J. Roentgenol. 97:49, 1966
Taybi, H.: Pseudohypoparathyroidism (PH), Semin. Roentgenol. 8:214, 1973

## 193 Herzklappenprolaps-Syndrom

**Synonyme:** Muzinartige Degeneration der Herzklappen; myxomatöse Mitralklappendegeneration; floppy valve syndrome.
**Pathologie:** *Zerfall und Verlust der normalen Klappenarchitektur mit Zunahme der Grundsubstanz* (vorwiegend Befall der Aorten- und Mitralklappen).
**Klinik:**
a) Dyspnoe, Thoraxschmerz;
b) Kardiomegalie, *Herzgeräusche,* Stauungsherzinsuffizienz (gelegentlich), *linksventrikuläre Hypertrophie.*
**Radiologie:**
a) Kardiomegalie;
b) angiokardiographischer Nachweis einer Herzkammervergrößerung, linksventrikulären Hypertrophie, *Klappeninsuffizienz, Prolaps der Klappenflügel.*

**Literatur**

Frable, W. J.: Mucinous degeneration of the cardiac valves: The "floppy valve" syndrome, J. Thorac. Cardiovasc. Surg. 58:62, 1969

Read, R. C., et al.: Symptomatic valvular myxomatous transformation (the floppy valve syndrome): A possible forme fruste of the Marfan syndrome, Circulation 32:897, 1965

Sherman, E. B., et al.: Myxomatous transformation of the mitral valve producing mitral insufficiency: Floppy valve syndrome, Am. J. Dis. Child. 119:171, 1970

## 194 Hippel-Lindau-Syndrom

**Synonyme:** Hippel-Syndrom; Hämangioblastomatose; zerebelloretinales Syndrom; Von-Hippel-Lindau-Syndrom.

**Erbgang:** Dominante Übertragung durch erkrankte oder nichterkrankte Personen beiderlei Geschlechtes; mäßiggradige Penetranz.

**Klinik:**

a) *Angiomatosis retinae;*

b) *angiomatöse Kleinhirntumoren* (Hämangioblastome);

c) andere bekannte Mißbildungen: Pankreas-, Leber- und Nierenzysten, Hämangioendotheliome der Niere, nephrogenes Karzinom, Hämangiome des Rückenmarks und der Eingeweide, Phäochromozytom.

**Radiologie:**

a) *Arteriographischer Nachweis von Kleinhirnangiomen oder viszeralen Tumoren;*

b) Isotopennachweis intrakranieller Gefäßveränderungen;

c) Verkalkungen in der Augenhöhle und im Gehirn (selten);

d) myelographischer Nachweis von Rückenmarktumoren;

e) Darstellung von Nierentumoren im Ausscheidungsurogramm.

**Literatur**

Case report of the Massachusetts General Hospital, New Engl. J. Med. 275:950, 1966.

Davidson, C., et al.: Retinal and central nervous hemangioblastomatosis with visceral changes (von Hippel-Lindau's disease), Bull. Neurol. Inst. N. Y. 5:72, 1936.

Hippel, E., von: Vorstellung eines Patienten mit einem sehr ungewöhnlichen Aderhautleiden: Bericht ü. d. 24. Versammlung der Ophth. Ges. 269, 1895

Isaac, F., et al.: An unusual case of Lindau's disease, Am. J. Roentgenol. 75:912, 1956

Levine, S. R., et al.: Nephrotomography in Lindau-von Hippel's disease, J. Urol. 93:660, 1965

Lindau, A.: Studien über Kleinhirnzysten, Acta Pathol. Microbiol. Scand. (suppl.) 1:1, 1926

Malek, R. S., et al.: Urologic aspects of Hippel-Lindau syndrome, J. Urol. 106:800, 1971

Melmon, K. L., et al.: Lindau's disease: Review of the literature and study of a large kindred, Am. J. Med. 36:595, 1964

Rho, Y.-M.: Von Hippel-Lindau's disease: A report of five cases, Can. Med. Assoc. J. 101:135, 1969

# 195 Hirnnerven-Syndrome (Tab. 2)

Tabelle **2**   Hirnnerven-Syndrome (aus Victor, M., R. D. Adams: Diseases of Cranial Nerves. In: Harrison's Principles of Internal Medicine, 6th ed. McGraw-Hill, New York 1970, p. 1715).

| Lokalisation | Hirnnerven | Eponym | häufigste Ursache |
|---|---|---|---|
| Fissura sphenoidalis | III, IV, Nervus ophthalmicus V, VI, manchmal II | – | invasive Tumoren des Keilbeins, Aneurysmen |
| laterale Wand des Sinus cavernosus | III, IV, Nervus ophthalmicus V, VI, oft mit Exophthalmus | Foix-Syndrom | Aneurysmen des Sinus cavernosus, Thrombose des Sinus cavernosus, invasive Tumoren der Sinus und Sella turcica |
| petrosphenoidaler Raum | II, III, IV, V, VI | Jacob-Syndrom | große Tumoren der mittleren Fossa cranialis |
| Felsenbeinspitze | V, VI | Gradenigo-Syndrom | Petrositis, Felsenbeintumoren |
| Meatus acusticus internus | VII, VIII | – | Tumoren des Felsenbeins (Dermoid usw.), infektiöse Prozesse |
| Kleinhirnbrückenwinkel | V, VII, VIII und manchmal IX | – | Akustikusneurinome, Meningiome |
| Foramen jugulare | IX, X, XI | Vernet-Syndrom | Tumoren und Aneurysmen |
| postero-laterokondylär | IX, X, XI, XII | Collet-Sicard-Syndrom | Tumoren der Glandula parotis, Glomus caroticus und sekundäre Tumoren |
| hintere Pharynxloge | IX, X, XI, XII und Bernard-Horner-Syndrom | Villaret-Syndrom | Tumoren der Glandula parotis, Glomus caroticus, sekundäre Tumoren, Lymphknotentumoren, tuberkulöse Adenitis |

# 196 Histiozytäre (familiäre) Dermato-Arthritis

**Synonym:** Familiäre histiozytäre Dermato-Arthritis.

**Erbgang:** Wahrscheinlich autosomal dominant.

**Pathologie:** Histiozytäre Herde, denen aber die Charakteristika retikulohistiozytärer Granulome fehlen.

**Klinik:** Auftreten in der Kindheit oder im Erwachsenenalter.

a) Papulonodulärer Ausschlag;

b) Arthritis;

c) verschiedene Augenkrankheiten (Glaukom, Uveitis und Katarakt).

**Radiologie:** Arthritis an Händen und Füßen; deutliche Beugefehlstellung der Finger.

**Literatur**

Zayid, I., and Farraj, S.: Familial histiocytic dermatoarthritis, Am. J. Med. 54:793, 1973

# 197 Histiozyten-Syndrom (meerblaue Histiozyten)

**Synonyme:** Sea-blue histiocyte syndrome; sea-blue histiocyte disease.

**Erbgang:** Autosomal rezessiv (bei zwei Geschwistern beschrieben).

**Klinik:**

a) *Purpura, Blutungen, Thrombozytopenie, Anämie;*

b) Leberzirrhose;

c) Ikterus in einem Drittel der Fälle;

d) *meerblaue Histiozyten im Knochenmarkpunktat* (zytoplasmatische Granula, die sich bei den üblichen hämatologischen Färbungen hellblau anfärben).

**Radiologie:**

a) *Hepatosplenomegalie;*

b) *diffus verteilte noduläre Verdichtungen in den Lungen, hiläre Adenopathie.*

**Literatur**

Jones, B., et al.: Sea-blue histiocyte disease in siblings, Lancet 2:73, 1970

Silverstein, M. N., et al.: The syndrome of the sea-blue histiocyte, New Engl. J. Med. 282: 1, 1970

Silverstein, M. N., et al.: The syndrome of the sea-blue histiocyte, Semin. Hematol. 9:299, 1972

Sowitsky, A., et al.: An unidentified reticuloendothelial cell in bone marrow and spleen: Report of two cases with histochemical studies, Blood 9:977, 1954

## 198 Holoprosenzephalie

**Synonyme:** Arhinenzephalie; Holotelenzephalie; Kundrat-Syndrom.

**Pathologie:** *Unvollständige Teilung des Prosenzephalon in die zerebralen Hemisphären* mit einem einzigen Hirnventrikel.

**Klinik:**
a) *Alobäre Holoprosenzephalie:* Zyklopenauge, Ethmozephalie, mediane Lippenspalte;
b) *lobäre Holoprosenzephalie:* Philtrum-Prämaxilla-Anlage.

**Radiologie:**
a) *Orbitaler Hypertelorismus;*
b) *Fehlen oder deutliche Hypoplasie der medialen Gesichtsstrukturen und der Crista galli;*
c) ventrikulographisch *Nachweis eines einzigen lateralen Ventrikels* mit oder ohne Vorhandensein des dritten Ventrikels, fehlender Falx und einem oft dilatierten vierten Ventrikel;
d) angiographisch Nachweis einer beidseitigen Hypoplasie der Arteria carotis interna mit Fehlen der Arteria cerebri anterior und ihrer Äste sowie fehlender überkreuzter Versorgung.

**Literatur**

Bligh, A. S., et al.: The radiological appearance in arhinencephaly, Clin. Radiol. 18: 383, 1967

Currarino, G., et al.: Orbital hypotelorism, arhinencephaly and trigonocephaly, Radiology 74:206, 1960

DeMyer, W., et. al.: Alobar holoprosencephaly (arhinencephaly) with median cleft lip and palate: Clinical, electroencephalographic and nosologic considerations, Confin. Neurol. 23:1, 1963

Kundrat, H.: *Arhinencephalie als typische Art von Mißbildung* (Graz: Leuschner & Lubensky, 1882) (cited by Currarino, G.: Radiology 74:206, 1960)

Kurlander, G. J., et al.: Roentgenology of holoprosencephaly (arhinencephaly), Acta Radiol. (Diag.) 5:25, 1966

Patel, H., et al.: Holoprosencephaly with median cleft lip: Clinical, pathological, and echoencephalographic study, Am. J. Dis. Child. 124:217, 1972

## 199 Holt-Oram-Syndrom

**Synonyme:** Upper limb-cardiovascular syndrome; cardiac-limb syndrome; atrio-digitale Dysplasie.

**Erbgang:** Autosomal dominant mit variabler Expressivität.

**Klinik:**
a) *Kongenitale kardiovaskuläre Erkrankungen* (Vorhofseptumdefekt, Ventrikelseptumdefekt usw.);
b) *digitalisierter oder fehlender Daumen;*
c) Bewegungseinschränkung in Schulter- und Ellenbogengelenk, Vorziehen der Schultern;
d) Hautanhängsel über dem unteren Sternum.

**Radiologie:**
a) *Daumenmißbildungen:* aus 3 Gliedern bestehend, Klinodaktylie, Aplasie, Aplasie des Metakarpale, Syndaktylie, proximaler Sitz des Daumens;
b) *Mißbildungen des fünften Fingers:* kurze Mittelphalanx, Klinodaktylie;
c) *Handwurzelmißbildungen:* Hypoplasie der radialen Karpalia, fehlende Ossifikation der Karpalia, zusätzliche Knochen, langgestreckter Processus styloideus ulnae;
d) *Mißbildungen des Vorderarms:* Hypoplasie und Anomalien des Radius, radioulnare Synostose;
e) *Ellenbogenmißbildungen:* prominenter medialer Epikondylus, posteriores Vorspringen des medialen Epikondylus;
f) *Schultermißbildungen:* Hypoplasie der Schlüsselbeine, breites Klavikulaende, korakoklavikuläres Gelenk, deformiertes Humerusköpfchen, rotierte kleine Skapula, zusätzliche Knochen, Fehlen von Pektoralmuskeln, Sprengel-Deformität (Abb. 84).

**Literatur**

Brans, Y. W., et al.: The upper limb-cardiovascular syndrome, Am. J. Dis. Child. 124:779, 1972

Holt, M., and Oram, S.: Familial heart disease with skeletal malformations, Br. Heart J. 22:236, 1960

Kaufman, R. L., et al.: Variable expression of the Holt-Oram syndrome, Am. J. Dis. Child. 127:21, 1974

Lewis, K. B., et al.: The upper limb-cardiovascular syndrome: An autosomal dominant genetic effect on embryogenesis, JAMA 193:1080, 1965

Poznanski, A., Gall, J., Jr., Stern, A.: Skeletal manifestations of the Holt-Oram syndrome, Radiology 94:45, 1970

Rabinowitz, J. G., et al.: Holt-Oram syndrome associated with carcinoma, Clin. Radiol. 22:346, 1971

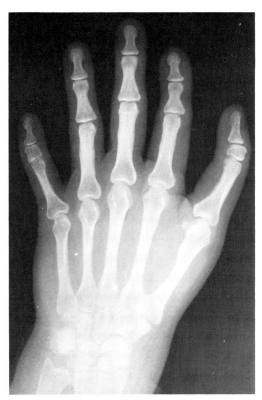

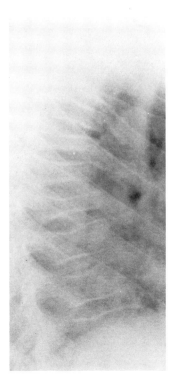

Abb. **85** Homozystinurie. Geringe Mineralisation und Abflachung der thorakalen Wirbelkörper (Aufnahme: *J. M. T. McCarthy*, Dublin, Irland).

Abb. **84** Holt-Oram-Syndrom. Darstellung eines dreigliedrigen gekrümmten Daumens mit einer kurzen Mittelphalanx des Daumens und fünften Fingers sowie zweier akzessorischer Handwurzelknochen (aus *Poznanski, A. K., J. C. Jr. Gall, A. M. Stern:* Radiology 94 [1970] 45).

Rybak, M., et al.: Holt-Oram syndrome associated with ectromelia and chromosomal aberrations, Am. J. Dis. Child. 121:490, 1971
Simcha, A.: Congenital heart disease in radial clubbed hand syndrome, Arch. Dis. Child. 46:345, 1971

## 200 Homozystinurie

**Erbgang:** Autosomal rezessiv.
**Ätiologie:** Cystathion-Synthetase-Defekt.
**Klinik:**
a) Marfanoides Aussehen (bei 1/3 der Patienten);
b) *rotgefleckte Wangenhaut,* fleckiges Hauterythem;
c) feine, trockene, spärliche und helle Kopfbehaarung;
d) verschiedene Augenanomalien (Katarakt, Optikusatrophie, zystische Netzhautdegeneration, Netzhautablösung, Glaukom);

e) *Subluxationen der Linse;*
f) Hepatomegalie;
g) Hernien;
h) geistige Retardierung (bei 1/3 bis zur Hälfte der Patienten).
**Radiologie:**
a) *Osteoporose;*
b) fischwirbelartig deformierte Wirbelkörper, Skoliose, Kyphose;
c) *Dolichostenomelie mit Neigung zur Verformung und Fraktur;*
d) Varusfehlstellung des Humerushalses;
e) Spikulae der distalen Radius- und Ulnaphysen;
f) vergrößerte Karpalia;
g) beschleunigte Skelettreifung;
h) Mikroenzephalie, Hypoplasie der Nasennebenhöhlen, verdicktes Schädeldach;
i) Pectus carinatum oder excavatum;
j) Gefäßverkalkungen;
k) zarte Intimastreifenbildung der Arterien mit gekräuseltem Aussehen bei der Arteriographie;
l) systemische oder pulmonale Gefäßobstruktionen (Thrombose oder Embolie) (Abb. 85 u. 86).

## Literatur

Brenton, D. P., et al.: Homocystinuria and Marfan's syndrome: A comparison, J. Bone Joint Surg. 54-B :277, 1972

Carson, N. A. J., et al.: Metabolic abnormalities detected in a survey of mentally backward individuals in Northern Ireland, Arch. Dis. Child. 37:505, 1962

Gerritsen, T., et al.: The identification of homocystine in the urine, Biochem. Biophys. Res. Commun. 9:493, 1962

Gorlin, R. J., et al.: Megaepiphyseal dwarfism, J. Pediatr. 83:633, 1973

Mac Carthy, J. M. T., and Carey, M. C.: Bone changes in homocystinuria, Clin. Radiol. 19:128, 1968

Morreels, C. L., Jr., et al.: The roentgenographic features of homocystinuria, Radiology 90:1150, 1968

Schedewie, H., et al.: Skeletal findings in homocystinuria: A collaborative study, Pediatr. Radiol. 1:12, 1973

# 201 Horner-Syndrom

**Synonyme:** Bernard-Horner-Syndrom; Bernard-Syndrom; Horner-Symptomenkomplex; Mitchell-Syndrom; okulo-pupilläres Syndrom; okulo-sympathisches Syndrom.

**Pathophysiologie:** Unterbrechung der sympathischen Bahnen zwischen Hypothalamus und Orbita; Ursache: Tumor, Krankheit des ZNS, Lymphadenopathie oder vaskuläre Genese.

**Klinik:**

a) *Homolaterale Miosis;*

b) *Ptosis des Oberlids;*

c) *geringer Enophthalmus;*

d) *Gesichtsröte und Anhidrosis.*

**Radiologie:** Röntgenologisch Nachweis der Ursachen: *Trauma, Neoplasma, Thrombose, Aneurysma der Arteria innominata, substernales Schilddrüsengewebe* usw.

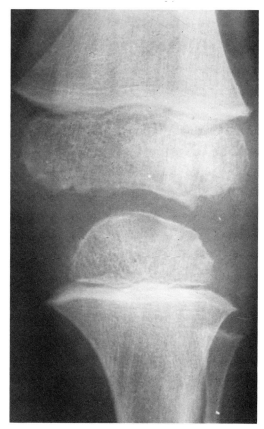

Abb. **86** Homozystinurie. Osteopenie und vegrößerte Knieossifikationszentren bei einem 3 Jahre alten Jungen (aus *McCarthy, J. M. T., M. C. Carey:* Clin. Radiol. 19 [1968] 128).

## Literatur

Bernard, C.: Des phénomènes oculopupillaires produits par la section du nerf sympathique cervical; ils sont indépendents des phénomènes vasculaires caloriques de la tête, C. R. Acad. Sci. (Paris) 55:381, 1862

Giles, C. L., et al.: Horner's syndrome: analysis of 216 cases, Am. J. Ophthalmol. 46:289, 1958

Horner, F.: Über eine Form von Ptosis, Klin. Monatsbl. Augenheilkd. 7:193, 1869

Jaffe, N. S.: Localization of lesions causing Horner's syndrome, Arch. Ophthalmol. 44:710, 1950

Sataline, L. R., et al.: Horner's syndrome occurring with spontaneous pneumothorax, New Engl. J. Med. 287:1098, 1972

# 202 Hughes-Stovin-Syndrom

**Synonym:** Syndrom des Pulmonalarterienaneurysmas mit Pulmonalarterienthromben und peripherer Venenthrombose.

**Pathologie:** *Thrombosen* in den Beinen, der Vena cava, dem oberen Sinus sagittalis, der Vena jugularis oder dem rechten Vorhof zusammen mit einem *Pulmonalarterienaneurysma.*

**Klinik:** *Kopfschmerzen, Fieber, Husten, Hämoptysen und Papillenödem.*

**Radiologie:**

a) Nativaufnahme: *rundliche Verdichtungen im Thorax als Ausdruck der Aneurysmen, reduzierte Lungengefäßzeichnung in unterschiedlichen Lungenabschnitten;*

b) Angiokardiogramm: *Aneurysmen der pulmonalen Segmentarterien* (Abb. 87).

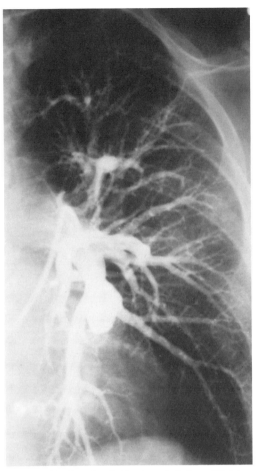

Abb. **87** Hughes-Stovin-Syndrom bei einem 27 Jahre alten Mann. Das selektive Angiogramm der linken Pulmonalarterie zeigt ein Aneurysma der linken Unterlappenarterie mit einer avaskulären Zone distal davon (aus *Wolpert, S. M., P. C. Kahn, K. Farbman:* Amer. J. Roentgenol. 112 [1971] 383).

### Literatur

Hughes, J. P., and Stovin, P. G.: Segmental pulmonary aneurysm with peripheral venous thrombosis, Br. J. Dis. Chest 53:19, 1959
Wolpert, S. M., Kahn, P. C., and Farbman, K.: The radiology of the Hughes-Stovin syndrome, Am. J. Roentgenol. 112:383, 1971

### 203 „Humoral"-Syndrome

**Synonym:** "Tumor and humor" syndromes.
**Klinik:** *Polypeptidbildung durch nichtendokrine Tumoren mit folgenden klinisch endokrinen Störungen:* Cushing-Syndrom, Hyperkalz-ämie-Hypophosphatämie (Hyperparathyreoidismus), Hypoglykämie, Erythrozythämie, Hyponatriämie (gestörte Sekretion des antidiuretischen Hormons), Hyperthyreoidismus, Hyperserotoninämie, frühzeitige Pubertät.
**Radiologie:**
a) *Hyperkalzämie-Hypophosphatämie:* Neoplasmen von Niere, Lunge, Retroperitoneum, Ovar, Uterus, Pankreas, Kolon und Leber. Im allgemeinen fehlen die Knochenveränderungen des Hyperparathyreoidismus;
b) *Hypoglykämie:* Neoplasmen: Lebertumoren, Nebennieren-, Magen-, Zökum- oder Gallenwegskarzinome, Spindelzellen- oder mesenchymale Neoplasmen;
c) *Cushing-Syndrom:* Lungentumoren („oatcell"-Karzinom usw.), Neoplasmen von Thymus, Pankreas usw. (selten finden sich die Röntgenveränderungen eines Cushing-Syndroms);
d) *Erythrozythämie* (Polyzythämie): Nierenveränderungen (Hypernephrome, Adenome, Hydronephrose, Nephrokalzinose, polyzystische Nieren, solitäre Zysten), zerebellare Hämangioblastome, Leiomyome des Uterus, Overialtumoren, Nebennierentumoren, Lebertumoren.

### Literatur

Janower, M. L., et al.: The radiologist in diagnosis of nonendocrine endocrinology (tumors and humors), Radiology 86:746, 1966
Lipsett, M. B., et al.: Humoral syndrome associated with nonendocrine tumors, Ann. Intern. Med. 61:733, 1964

### 204 Huntington-Chorea

**Synonyme:** Lund-Huntington-Chorea; mikrozelluläres Striatum-Syndrom.
**Erbgang:** Autosomal dominant.
**Klinik:** *Extrapyramidale unwillkürliche Massenbewegungen* (Grimassieren, Rigidität, Akinesie, Sprachstörungen und Ataxie), psychische Veränderungen.
**Radiologie:** *Erweiterung der Hirnventrikel, Erweiterung der Rindenfurchen.*

### Literatur

Gath, I., et al.: Pneumoencephalographic findings in Huntington's chorea, Neurology (Minneap.) 18:991, 1968
Huntington, G.: On chorea, Med. Surg. Reporter, Philadelphia 26:317, 1872
Schechter, M. M.: Pneumography in brain atrophy, Semin. Roentgenol. 5:196, 1970

## 205 Hydrometrokolpos mit hereditärer Polydaktylie

**Erbgang:** Autosomal rezessiv.
**Klinik:**
a) Abdominale Raumforderung beim Neugeborenen;
b) *geschlossenes Hymen oder Vaginalatresie;*
c) *Polydaktylie.*
**Radiologie:**
a) Raumforderung im unteren Abdomen;
b) bilaterale Hydronephrose und Hydroureter;
c) Impression der Blase durch *Hydrometrokolpos;*
d) *Polydaktylie.*

### Literatur

Dungy, C. I., et al.: Hereditary hydrometrocolpos with polydactyly in infancy, Pediatrics 47:138, 1971
McKusick, V. A., et al.: Hydrometrocolpos as a simply inherited malformation, JAMA. 189:813, 1964
McKusick, V. A., et al.: Recessive inheritance of a congenital malformation syndrome, JAMA. 204:113, 1968
Stojmirovic, I.: Hidrometrokolpos novordencita, Acta Chir. Iugoslaviia 3:175, 1956

## 206 Hyperammonämie-Syndrom (kongenitales)

**Synonym:** Hereditäre Hyperammonämie.
**Erbgang:** Autosomal rezessiv; einige sporadische Fälle wurden beobachtet.
**Klinik:** Auftreten der Symptome in der Kindheit.
a) *Paroxysmale Anfälle* mit Kopfschmerzen, Schreien und Erbrechen, die in Lethargie, Stupor und eine undeutliche Sprache übergehen;
b) Krampfanfälle;
c) periodische Ataxie;
d) Koma;
e) Eiweißunverträglichkeit;
f) geistige Entwicklungshemmung;
g) *hohe Ammoniakkonzentration im Blut und in der zerebrospinalen Flüssigkeit;*
h) Ornithin-Transkarbamylase-Defekt.
**Radiologie:** Pneumenzephalographischer Nachweis einer Erweiterung der Hirnventrikel auf Grund einer *Hirnatrophie* (Abb. 88).

### Literatur

Berenberg, W., et al.: Congenital hyperammonemia syndrome, Dev. Med. Child. Neurol. 13:355, 1971
Bruton, C. J., et al.: Hereditary hyperammonaemia, Brain 93:423, 1970

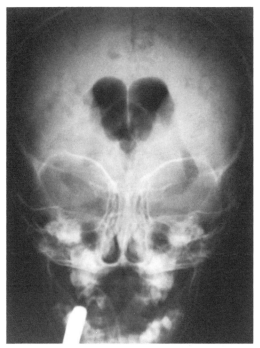

Abb. **88** Hyperammonämie (kongenitale). 2 Jahre altes Mädchen mit schwallartigem Erbrechen, Lethargie und Kopfschmerzen in der Anamnese. Die Stoffwechselanalyse ergab einen erhöhten Ammoniakspiegel im Serum. Zu erkennen ist eine geringe bis mäßige Erweiterung der Hirnventrikel ohne sichtbare Verschiebung der Mittellinie.

Russell, A., et al.: Hyperammonaemia: A new instance of an inborn enzymatic defect of the biosynthesis of urea, Lancet 2:699, 1962
Starer, F., et al.: Cerebral atrophy in hyperammonaemia, Clin. Radiol. 14:353, 1963
Sunshine, P., et al.: Hyperammonaemia due to a defect in hepatic ornithine transcarbamylase, Pediatrics 50:100, 1972

## 207 Hyperkalzämie-Syndrom (idiopathisches)

**Synonyme:** Infantile hypercalcemia-mental retardation syndrome; idiopathische Hyperkalzämie.
**Klinik:** Auftreten der Symptome in der Kindheit.
a) Anorexie, Erbrechen, Obstipation, Hypotonie, körperliche Entwicklungsverzögerung;
b) *eigentümliches Aussehen* (elfenähnlich) mit Hypertelorismus, Epikanthusfalten, breiter Mundöffnung, breiter Oberlippe, abstehenden Ohren, zugespitztem Kinn, kleinem Unterkiefer und kleinen Zähnen;

c) *geistige Entwicklungsverzögerung;*
d) supravalvuläre Aortenstenose (in einigen Fällen beobachtet; siehe Williams-Syndrom);
e) *Hyperkalzämie im Kindesalter;*
f) Stickstoffgehalt im Blut erhöht.

**Radiologie:**
a) *Osteosklerose;*
b) reduzierte Muskelmasse;
c) supravalvuläre Aortenstenose (in einigen Fällen beobachtet), Koarktatio der Arteriae pulmonales (in einigen Fällen);
d) Kraniostenose (häufig).

**Anmerkung:** Das Williams-Syndrom (supravalvuläre Aortenstenose – geistige Retardierung – charakteristische Gesichtsbildung) und die idiopathische jugendliche Hyperkalzämie stellen möglicherweise Variationen ein und desselben Syndroms dar.

**Literatur**

Chang, C. H., (J.) et al.: Abnormal muscle cylinder ratio in idiopathic infantile hypercalcemia: A new roentgen sign, Am. J. Roentgenol. 108:533, 1970

Fanconi, G., and Girardet, P.: Chronische Hyperkalzämie, kombiniert mit Osteosklerose, Hyperazotämie, Minderwuchs und kongenitalen Mißbildungen, Helv. Paediatr. Acta 7:314, 1952

Fraser, D., et al.: A new look at infantile hypercalcemia, Pediatr. Clin. North Am. 13:503, 1966

Garcia, R. E., et al.: Idiopathic hypercalcemia and supravalvular aortic stenosis, New Engl. J. Med. 271:117, 1964

Shiers, J. A., et al.: Idiopathic hypercalcemia, Am. J. Roentgenol. 78:19, 1957

Singleton, E. B., et al.: Idiopathic hypercalcemia, Semin. Roentgenol. 8:212, 1973

## 208 Hyperostosis corticalis generalisata (Typ Worth)

**Synonym:** Generalisierte kortikale Hyperostose (Typ Worth).
**Erbgang:** Autosomal dominant.
**Klinik:** Auftreten der Symptome im ersten Lebensjahrzehnt; *progressive Schwellung des Mundhöhlendaches* (Torus palatinus).
**Radiologie:**
a) *Torus palatinus;*
b) *generalisierte Zunahme der Knochendichte, besonders des Schädels und der Röhrenknochen mit Verdickung der Kortikalis.*

**Literatur**

Maroteaux, P., et al.: L'hyperostose corticale généralisée à transmission dominante (type Worth), Arch. Dr. Pediatr. 28:685, 1971

Russel, W. J., et al.: Idiopathic osteosclerosis: A report of 6 related cases, Radiology 90:70, 1968

Worth, H. M., et al.: Hyperostosis corticalis generalisata congenita, J. Can. Assoc. Radiol. 17:67, 1966

## 209 Hyperphosphatasämie

**Synonyme:** Chronische idiopathische Hyperphosphatasämie; familial osteoectasia; juveniler Morbus Paget; hereditäre Hyperphosphatasämie; Osteochalasia desmalis familiaris; Bakwin-Eiger-Syndrom; Hyperostosis corticalis deformans juvenilis.
**Erbgang:** Autosomal rezessiv.
**Klinik:** Auftreten der Symptome in der Kindheit oder im frühen Kindesalter.
a) Zwergwuchs;
b) *Umfangzunahme des Kopfes,* Sattelnase, Kurzhals;
c) krumme Gliedmaßen;
d) Trichterbrust;
e) Muskelschwäche;
f) Schwellung der Extremitäten;
g) frühzeitiger Milchzahnwechsel;
h) *hoher Serumspiegel der sauren und alkalischen Phosphatasen.*
**Radiologie:** *Fortschreitende Skelettdeformierungen:*
a) Vergrößerung und *Verdickung des Schädeldaches,* Erweiterung der Diploeräume, verschwommene Tabula externa, ungleichmäßige Mineralisation des Schädeldaches;
b) Platyspondylie, Skoliose;
c) *deutliche Verbreiterung, Krümmung und Brüchigkeit der Röhrenknochen* (Abb. 89 u. 90).

**Literatur**

Bakwin, H., and Eiger, M. S.: Fragile bones and macrocranium, J. Pediatr. 49:558, 1956

Caffey, J.: Familial Hyperphosphatasemia with Ateliosis and Hypermetabolism of Growing Membranous Bones: Review of the Clinical, Radiographic and Chemical Features, in Kaufmann, H. J. (ed.), *Progress in Pediatric Radiology,* Vol. 4 (Basel: Karger, 1973), p. 438

Choremis, C., et al.: Osteitis deformans (Paget's disease) in an 11-year-old boy, Helv. Paediatr. Acta 13:185, 1958

Desai, M. P., et al.: Chronic idiopathic hyperphosphatasia in an Indian child, Am. J. Dis. Child. 126:626, 1973

Abb. **89**   Hyperphosphatasämie.
9 Jahre alter Junge mit einem verdickten Schädeldach, zahlreichen
rundlichen Verdichtungen und einer
verwaschenen äußeren Begrenzung
(aus *Caffey, J.:* Progress in Pediatric
Radiology, Vol. 4, Karger, Basel 1973,
p. 438).

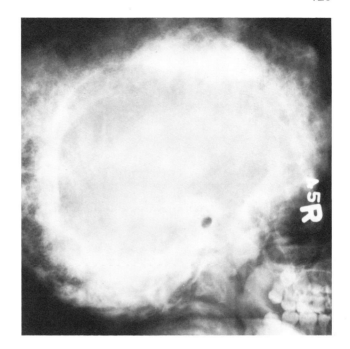

Abb. **90**   Hyperphosphatasämie. Die
Knochen des Oberarms waren im Alter
von 19 Jahren mißgestaltet und zeigten
eine streifige sowie rarefizierte Kortikalis
bei erweiterter Markraumhöhle (aus *Caffey, J.:* Progress in Pediatric Radiology,
Vol. 4, Karger, Basel 1973, p. 438).

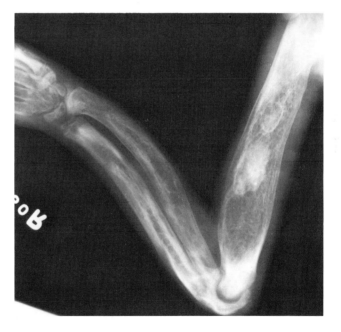

Eyring, E. J., et al.: Congenital hyperphosphatasia, J. Bone Joint Surg. 50-A:1099, 1968

Mc Nulty, J. G., et al.: Hyperphosphatasia: Report of a case with a 30 year followup, Am. J. Roentgenol. 115:614, 1972

Swoboda, W.: Hyperostosis corticalis deformans juvenalis, Helv. Paediatr. Acta 13:292, 1958

Thompson, R. C., Jr., et al.: Hereditary hyperphosphatasia: Studies of three siblings, Am. J. Med. 47:209, 1969

## 210 Hypersplenie-Syndrom

**Synonyme:** Doan-Wiseman-Syndrom; Wiseman-Doan-Syndrom; primäres splenisches Neutropenie-Syndrom.

**Klinik:**
a) *Splenomegalie;*
b) *Anämie, Leukopenie, Thrombozytopenie,* jeweils alleine oder in Kombination auftretend ;
c) Hyperplasie der Markvorstufen von Blutzellen;
d) *Rückgang der Zytopenie durch Splenektomie.*

**Radiologie:** *Splenomegalie.*

### Literatur

Dameshek, W.: The spleen: Facts and fancies, Bull. New Engl. Med. Cent. 3:304, 1941

Jacob, H. S.: Hypersplenism, in Williams, Beutler, Erslev and Rundles, *Hematology* (New York: McGraw-Hill Book Co., 1972), pp. 511–520

Wiseman, B. K., and Doan, C. A.: A newly recognized granulopenic syndrome caused by excessive splenic leukolysis and successfully treated by splenectomy, J. Clin. Invest. 18:473, 1939

## 211 Hypertelorismus, Mikrotie und Gesichtsspalte (facial clefting)

**Synonym:** HMC-Syndrom.

**Erbgang:** Bei zwei Schwestern beschrieben.

**Klinik:**
a) *Okulärer Hypertelorismus,* primärer Telekanthus;
b) *Ohrmuscheldysplasie;*
c) *breite Nasenspitze oder Nasenspalte, Lippen- und Gaumenspalte;*
d) andere bekannte Anomalien: Größe und Gewicht unterhalb der dritten Perzentile gelegen, geistige Retardierung, kongenitale Herzmißbildungen.

**Radiologie:**
a) *Orbitaler Hypertelorismus;*
b) *Gehörgangsatresie oder -unterentwicklung,* Hypoplasie der Hörknöchelchen;
c) flache obere Gesichtshälfte, steiler Angulus mandibularis, kurzer Ramus mandibularis;
d) weitere bekannte Anomalie: ektopische Nieren.

### Literatur

Bixler, D., et al.: Hypertelorism, microtia, and facial clefting: A newly described inherited syndrome, Am. J. Dis. Child. 118:495, 1969

## 212 Hypertelorismus-Hypospadie-Syndrom

**Synonyme:** BBB-Syndrom; familiärer Telekanthus mit begleitenden Anomalien; Hypospadie-Hypertelorismus-Syndrom; Opitz-Syndrom.

**Erbgang:** Autosomal dominant, kein Fall einer Übertragung unter männlichen Nachfahren bekannt.

**Klinik:**
a) *Telekanthus oder sichtbarer Hypertelorismus;*
b) Strabismus;
c) Schädelasymmetrie;
d) *Hypospadie,* Kryptorchismus;
e) geistige Retardierung;
f) andere bekannte begleitende Mißbildungen: Naevus flammeus, Gaumen- oder Lippenspalte, Lipomatose.

**Radiologie:**
a) *Hypospadie;*
b) andere begleitende Mißbildungen: kongenitale Herzerkrankung, Ureterstenose, Anus imperforatus.

### Literatur

Christian, J. C., et al.: Familial Telecanthus with Associated Congenital Anomalies, in Bergsma, D. (ed.): Malformation Syndromes, *The Clinical Delineation of Birth Defects Series,* Vol. V, Part II (New York: The National Foundation – March of Dimes, 1969), p. 82

Christian, J. C.: Hypertelorism-Hypospadias Syndrome in Bergsma, D. (ed.): *Birth Defects Atlas and Compendium.* The National Foundation – March of Dimes, (Baltimore: Williams & Wilkins Co., 1973), p. 509

Opitz, J. M., et al.: The BBB Syndrome – Familial Telecanthus with Associated Congenital Anomalies, in Bergsma, D. (ed.): Malformation Syndromes, *The Clinical Delineation of Birth Defects Series,* Vol. V, Part II (New York: The National Foundation – March of Dimes, 1969), p. 86

# 213 Hypochondroplasie

**Synonyme:** Chondrohypoplasie; Achondroplasia tarda.

**Erbgang:** Autosomal dominant mit vollständiger Penetranz, sporadische Fälle stellen neue Mutationen dar.

**Klinik:**

a) *Zunehmend kurzgliedriger Zwergwuchs,* der im Kindesalter entdeckt wird;

b) geringe geistige Retardierung;

c) andere bekannte Mißbildungen: vorgewölbte Stirn, aufgetriebenes Abdomen, zunehmende lumbale Lordose, breite Hände und Füße, leichte generalisierte Gelenkinstabilität.

**Radiologie:**

a) *Der Schädel ist im allgemeinen unauffällig,* die Basis kann leicht verkürzt und das Foramen magnum leicht eingeengt sein.

b) *Abnahme der Bogenwurzelabstände vom ersten bis fünften Lendenwirbelkörper;*

c) *kleines Becken,* abgeflachte Beckenschaufeln und Incisura sacroiliaca, kleines nach posterior gekipptes Sakrum und verstärkte lumbale Lordose;

d) *Röhrenknochen:* kurz, mit einer Verbreiterung der Diaphysen und einer leichten Auftreibung im Metaphysen-Epiphysen-Übergangsbereich.

**Literatur**

Beals, R. K.: Hypochondroplasia: A report of five kindreds, J. Bone Joint Surg. 51-A: 728, 1969

Kozlowski, K.: Hypochondroplasia, in Kaufmann, H. J. (ed.) *Progress in Pediatric Radiology,* Vol. 4 (Basel: Karger, 1973), p. 238.

Kozlowski, K., et al.: Hypochondroplasie, Fortschr. Röntgenstr. 100:529, 1964

Lamy, M., and Maroteaux, P.: *Les Chondrodystrophies Génotypiques* (Paris: Expansion Scientifique Française, 1960), p. 26

Leri, A., et al.: Hypochondroplasie héréditaire, Bull. Mem. Soc. Méd. Hôp. Paris 48:1780, 1924

Ravenna, F.: Achondroplasie et chondrohypoplasie: Contribution clinique, Nouv. inconogr. Salpêt. Clinique des maladies du système nerveux 26:157, 1913

Remy, J., et al.: L'hypochondroplasie, Ann. Radiol. (Paris) 16:481, 1973

Walker, B. A., et al.: Hypochondroplasia, Am. J. Dis. Child. 122:95, 1971

# 214 Hypoparathyreoidismus- und Steatorrhö-Syndrom

**Klinik:** Auftreten der Symptome vom frühen Kindes- bis zum Erwachsenenalter, *gleichzeitig Symptome und Befunde eines Hypoparathyreoidismus und einer Steatorrhö.*

**Radiologie:**

a) *Gastrointestinalbefund im Sinne einer Steatorrhö verändert;*

b) *verschiedene Skelettveränderungen:* dichte Metaphysen und Trabekel, Osteoporose, verzögerter Epiphysenschluß;

c) Verkalkung der Basalganglien.

**Literatur**

Jackson, W. P. U.: Steatorrhea and hypoparathyroidism, Lancet, 1:1086, 1957

Taybi, H., et al.: Hypoparathyroidism: A review of the literature and report of two cases in sisters, one with steatorrhea and intestinal pseudo-obstruction, Am. J. Roentgenol. 88:432, 1962

Williams, E., et al.: The syndrome of hypoparathyroidism and steatorrhea, Arch. Dis. Child. 34:302, 1959

# 215 Hypophosphatasämie

**Synonyme:** Rathbun-Krankheit; Osteodysmetamorphosis foetalis.

**Erbgang:** Autosomal rezessiv.

**Klinik:**

a) *Schwere kongenitale Form* (Bei Geburt erhobene Befunde): *kugeliger „knochenloser" Schädel, schwere Mißbildungen und Verkürzung der Gliedmaßen,* umschriebene Hauteinziehungen über den Gelenken zwischen Röhrenknochen, blaue Skleren, *Totgeburt oder oft Tod kurz nach der Geburt,* einige Patienten können überleben und gehören dann zum Typ b;

b) *infantile Form* (Auftreten der Symptome nach dem 1. Lebensmonat): *Anorexie, Erbrechen, Obstipation, Gedeihstörungen, Fieber unbekannter Ursache, Reizbarkeit, Konvulsionen, zyanotische Episoden, lautes Schreien, Dehydratation, weite Schädelnähte, Fontanellenwölbung, Winkelstellung der Gliedmaßen;*

c) *kindliche Form* (oft in der frühen Kindheit entdeckt): *verzögertes Laufenlernen, Schwäche, schmerzhafte Glieder, Zahnkaries, frühzeitiger Verlust der Milchzähne;*

d) *Erwachsenenform:* Knochenschmerz, *Neigung zu Frakturen.*

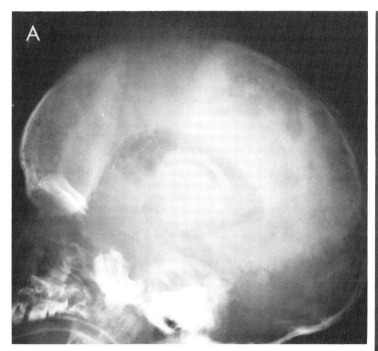
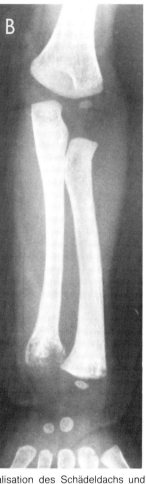

Abb. **91** Hypophosphatasämie. **A** Weite Schädelnähte, unregelmäßige Mineralisation des Schädeldachs und normale Ventrikelgröße bei einem 6¹/₂ Monate alten Mädchen mit Fontanellenwölbung. Der Serumspiegel von Phosphat betrug 4,6 mg%, der von Kalzium 10,5 mg% und der der alkalischen Phosphatase 1,0 Bodansky-Einheiten. **B** Im Alter von 14 Monaten werden eine grobe Trabekelzeichnung, eine unregelmäßige Ossifikation der Metaphysenregion sowie ein schalenförmiger tiefer Ossifikationsdefekt der ulnaren Metaphyse beobachtet (aus *Taybi, H., P. Kane,* in: Radiology of the Skull and Brain, Vol. 1, eds. *T. H. Newton, D. G. Potts:* Mosby, St. Louis 1971, p. 674).

**Laborbefunde:**
a) *Niedriger oder fehlender Serumspiegel der alkalischen Phosphatase;*
b) Nachweis von Phosphoäthanolamin im Urin und Plasma;
c) Neigung zur Hyperkalzämie bei schweren Formen.

**Radiologie:**
a) *Schwere kongenitale Form: deutliche Verzögerung der Skelettverknöcherung,* teilweise oder vollkommen fehlende Kalziumablagerungen im Schädeldach, partielle Ossifikation der Schädelbasis und der Gesichtskno-

chen, gering oder unregelmäßig ossifiziertes Skelett mit einigen überhaupt nicht ossifizierten Knochen, multiple Frakturen;
b) *infantile Form: gestörte Knochenmineralisation mit unregelmäßiger Metaphysenossifikation* und einer groben Trabekelzeichnung besonders in den Wachstumszonen der Knochen, *weite Schädelnähte,* frühzeitiger Schluß der Schädelnähte möglich;
c) *kindliche Form:* geringe bis mäßige *rachitische Veränderungen,* selten frühzeitiger Schluß der Schädelnähte;
c) *Erwachsenenform: Osteoporose* (Abb. 91).

## Literatur

Currarino, G., et al.: Hypophosphatasia, Am. J. Roentgenol. 78:392, 1957

Currarino, G.: Hypophosphatasia, in Kaufmann, H. J. (ed.), *Progress in Pediatric Radiology,* Vol. 4 (Basel: Karger, 1973), p. 469

James, W., et al.: Hypophosphatasia, Clin. Radiol. 17:368, 1966

Jardon, O. M., et al.: Hypophosphatasia in an adult, J. Bone Joint Surg. 52-A:1477, 1970

Macpherson, R. I., et al.: Hypophosphatasia, J. Can. Assoc. Radiol. 23:16, 1972

Rathbun, J. C.: "Hypophosphatasia," new developmental anomaly, Am. J. Dis. Child. 75:822, 1948.

## 216 Hypoplastische Anämie – triphalangealer Daumen

**Synonym:** Triphalangealer Daumen – hypoplastische Anämie.

**Erbgang:** Wahrscheinlich rezessiv (alle 4 bekannten Fälle waren männlichen Geschlechts).

**Klinik und Radiologie:**

a) *Kongenitale hypoplastische Anämie;*

b) *triphalangealer Daumen;*

c) andere bekannte Mißbildungen: kongenitale Herzerkrankung, Aplasie der Kahnbeinknochen, geringe Leukopenie, Kurzwuchs.

## Literatur

Aase, J. M., and Smith, D. W.: Congenital anemia and triphalangeal thumb: A new syndrome, J. Pediatr. 74:471, 1969

Jones, B., et al.: Triphalangeal thumbs associated with hypoplastic anemia, Pediatrics 52:609, 1973

## 217 Hypoplastischer, hypokalzifizierter Zahnschmelz, Onycholyse und funktionelle Hypohidrose

**Erbgang:** Autosomal dominant.

**Klinik:**

a) *Hypoplastischer Zahnschmelz;*

b) *Onycholyse;*

c) *Hypohidrose.*

**Radiologie:** Resorption nicht durchgebrochener Zähne.

## Literatur

Gorlin, R. J., et al.: Hypoplastic hypocalcified enamel, onycholysis and functional hypohidrosis, Modern Medicine, Nov. 27, 1972; 104

## 218 Hypoplastisches Linksherz-Syndrom

**Synonym:** Hypoplastic left ventricle syndrome.

**Pathologie:**
Kombinierte Aorten- und Mitralklappenobstruktion (Stenose oder Atresie), geringe bis schwere Unterentwicklung des linken Ventrikels und linken Vorhofs.

**Klinik:** *Stauungsherzinsuffizienz in den ersten Lebenstagen.*

**Radiologie:**

a) Nativaufnahme: geringe Kardiomegalie mit prominentem rechten Vorhofsrand, geringe bis deutliche Lungenstauung und Lungenödem;

b) Angiokardiographie: Bei Patienten mit einer Aortenklappenatresie zeigt die Injektion von Kontrastmittel in den Aortenbogen eine *schmale Aorta ascendens und eine retrograde Füllung der Koronararterien, während die Injektion in den linken Vorhof einen Links-rechts-Shunt und eine Hypoplasie der linken Herzkammern zeigt* (Abb. 92).

## Literatur

Deely, W. J., et al.: Hypoplastic left heart syndrome: Anatomic, physiologic and therapeutic considerations, Am. J. Dis. Child. 121:168, 1971

Folger, G. M., et al.: A new roentgenographic sign of hypoplastic left heart, Chest 64:298, 1973

Gerald, B.: Combined aortic and mitral valve obstruction in early infancy: The hypoplastic left heart syndrome, Radiology 88:1100, 1967

Noonan, J. A., and Nadas, A. S.: Hypoplastic left heart syndrome, Pediatr. Clin. N. Am. 5:1029, 1958

Taybi, H.: Roentgen evaluation of cardiomegaly in the newborn period and early infancy, Pediatr. Clin. North Am. 18:1031, 1971

## 219 Hypoplastisches Rechtsherz-Syndrom

**Synonym:** Hypoplastic right heart complex.

**Pathologie:**

a) *Rechtsventrikuläre Hypoplasie;*

b) *kongenitale Stenose der Trikuspidalklappe;*

c) schwere Pulmonalarterienstenose oder -atresie.

**Klinik:** *Stauungsherzinsuffizienz* in der frühen Neonatalperiode.

**Radiologie:**

a) *Kardiomegalie* geringen oder schweren Grades;

b) *Vergrößerung des rechten Vorhofs;*

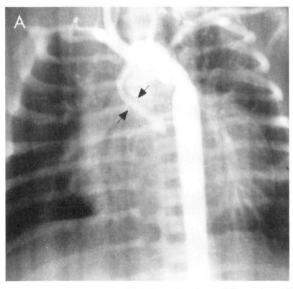
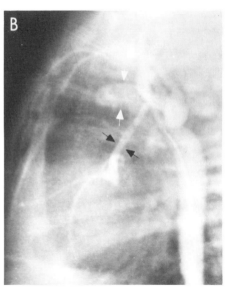

Abb. **92** Hypoplastisches Linksherz-Syndrom. 2 Tage alter männlicher Säugling mit Zyanose und Stauungsherz-insuffizienz. **A, B** Die Kontrastmittelinjektion in den distalen Aortenbogen zeigt eine sehr enge Aorta ascendens (schwarze Pfeile) und eine Atresie der Aortenklappe. **B** Kontrastmittel gelangt auch über einen offenen Ductus arteriosus in die Pulmonalarterie (weiße Pfeile). – Die Sektion ergab eine Hypoplasie der linken Herzkammern und eine Atresie der Aorten- und Mitralklappe (aus *Taybi, H.:* Pediatr. Clin. North Amer. 18 [1971] 1031).

c) angiokardiographisch Nachweis der Ano-malien.

### Literatur

Khoury, G. H., et al.: The roentgenologic findings in hypoplastic right heart complex, Am. J. Roentgenol. 107:384, 1969

Paul, M. H., et al.: Tricuspid stenosis and pulmonary atresia: A cineangiographic pathologic correlation, Circulation 22:198, 1960

Weldon, C. S.: Surgical management of hypoplastic right heart syndrome, Ann. Thorac. Surg. 10:489, 1970

## 220 Hypothenar-Hammer-Syndrom

**Pathologie:**
Verschluß der distalen Arteria ulnaris oder des oberflächlichen Hohlhandbogens nach wieder-holtem stumpfem Trauma (Hammer, Stoß oder Druck).

**Klinik:**
a) *Kalte, bleiche, ulzerierte Finger;*
b) *Verdickung und Schmerzhaftigkeit des Kleinfingerballens.*

**Radiologie:**
*Angiographisch Nachweis eines Verschlusses der distalen Arteria ulnaris, des oberflächlichen*

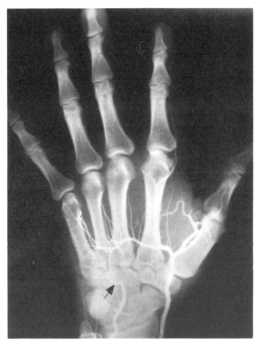

Abb. **93** Hypothenar-Hammer-Syndrom. Hand eines 38jährigen Schrottplatzvorarbeiters, der häufig Schrott-stapel mit seiner rechten Handfläche wegstieß. Nach einem Verschluß der distalen Arteria ulnaris entwickelte sich sekundär eine Ischämie des Kleinfingers (Pfeil) (aus *Conn, J. Jr., J. J. Bergan, J. L. Bell:* Surgery 68 [1970] 1122).

*Hohlhandbogens oder der Digitalarterie*
(Abb. 93).

## Literatur

Barker, N. W., et al.: Arterial occlusion in the hand and
  fingers associated with repeated occupational trauma,
  Proc. Mayo Clin. 19:345, 1944
Benedict, K. T., et al.: The hypothenar hammer syn-
  drome, Radiology, 111:57, 1974
Conn, J., Jr., Bergan, J. J., and Bell, J. L.: Recognition of
  hypothenar hammer syndrome, Surgery 68:1122,
  1970
Little, J. M., et al.: The incidence of the hypothenar
  hammer syndrome, Arch. Surg. 105:684, 1972
Wegelius, V.: Angiography of the hand, Acta Radiol.
  (Suppl.) 315:91, 1972

# I

## 221 Idiopathisches zyklisches Ödem

**Synonym:** Cyclical edema syndrome.
**Klinik:**
a) *Periodisch bei Frauen auftretendes Ödem;*
b) *Kopfschmerzen;*
c) *zyklische Oligurie;*
d) *Dyspnoe bei Belastung;*
e) *Obstipation;*
f) auffallender Durst;
g) Asthenie
h) arterielle Hypotension.
**Radiologie:** Lymphographisch Nachweis von:
a) *wenigen brüchigen Lymphgefäßen;*
b) *geringem oder mäßigem extravasalen Kontrastmittelaustritt* im Gebiet des klinisch deutlich sichtbaren Ödems (Becken und untere Gliedmaßen).

### Literatur
Lavel-Jeantet, M., et al.: La lymphographie dans le syndrome d'œdèmes cycliques idiopathiques, Ann. Radiol. (Paris) 14:89, 1971
Mach, R. S., et al.: Oedème idiopathique par rétention sodique avec hyperaldostéronurie, Bull. Mem. Soc. Méd. Hôp. (Paris) 71:726, 1955

## 222–227 Immundefekt-Syndrome

## 222 Immundefekt-Syndrom: Bruton-Agammaglobulin-ämie

**Synonym:** X-gebundene infantile Agammaglobulinämie.
**Erbgang:** X-gebunden rezessiv.
**Klinik:**
a) *Rezidivierende bakterielle Infektionen,* besonders Sinusitis, Pneumonie, Emphysem, septische Arthritis, Auftreten der Symptome oft nach dem sechsten Lebensmonat;
b) *rheumatoidähnliche Arthritis* mit Synoviaveränderungen in etwa einem Drittel der Fälle;
c) gehäuftes Vorkommen von Lymphomen und Leukämie;
d) *Verminderung von IgM, IgA und IgG im Serum, zahlenmäßig wenig Plasmazellen und Keimzentren in den Lymphknoten.*
**Radiologie:**
a) *Wiederkehrende Pneumonien* mit Lobär- oder Segmentatelektasen und Bronchiektasen;

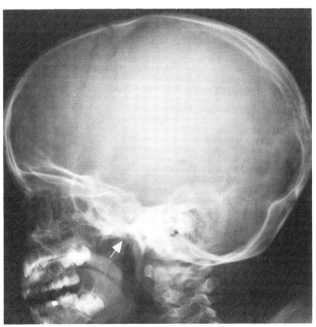

Abb. **94** Immundefekt-Syndrom: Bruton-Agammaglobulinämie. 3 Jahre alter Junge mit rezidivierenden Infektionen seit der frühen Kindheit. Laboruntersuchungen ergaben einen Gammaglobulinspiegel von 0,2 g/ml, der Gesamtproteingehalt lag bei 5,1 g, die Albuminmenge betrug 3,8 g, die des Globulins 1,3 g. Beachten Sie das Fehlen der adenoiden Gewebe im Nasenpharynx (Pfeil).

b) *fehlendes Lymphgewebe im Nasopharynx,* keine hiläre Adenopathie;

c) Dünndarmbefund wie beim Ödem oder einer Malabsorption;

d) Verdickung der Synovia ohne Knochenveränderungen (Abb. 94).

**Literatur**

Bruton, O. C.: Agammaglobulinemia, Pediatrics 9:722, 1952

Kirkpatrick, J. A., et al.: Immunologic abnormalities: Roentgen observations, Radiol. Clin. North Am. 10:245, 1972

Margulis, A. R., et al.: Roentgen manifestations of congenital agammaglobulinemia, Radiology 69:354, 1957

Presberg, H. J., et al.: Combined immune deficiency disease, Radiology 91:959, 1968

## 223 Immundefekt-Syndrom: Di-George-Syndrom

**Synonyme:** Syndrom der 3. und 4. Schlundtasche.

**Pathologie:**
Kongenitale Aplasie des Thymus und der Nebenschilddrüsen.

**Klinik:**

a) *Ungewöhnliches Gesicht:* breite Nase, verkürztes Oberlippenphiltrum, hypoplastischer Unterkiefer, tiefsitzende Ohrmuscheln, Verschmelzung von Helix und Anthelix;

b) *hypokalzämische Tetanie beim Neugeborenen;*

c) *häufige Infektionen,* besonders der Atemwege (vorzugsweise säurefeste Bakterien, Viren, Pilze und *Pneumocystis carinii);*

d) *normale Immunglobulinspiegel.*

**Radiology:**

a) *Fehlender Thymusschatten in der ersten Lebenswoche* auf der Thoraxnativaufnahme;

b) pneumomediastinographisch Nachweis einer Thymusaplasie;

c) andere bekannte Mißbildungen: Aortenbogenanomalien, Ösophagusatresie, tracheoösophageale Fistel, kongenitale Herzerkrankung.

**Literatur**

Cleveland, W. W., et al.: Foetal thymic transplant in a case of Di George syndrome, Lancet 2:1211, 1968

Di George, A. M.: Discussion on new concept of cellular basis of immunity, J. Pediatr. 67:907, 1965

Freedom, R. M., et al.: Di George syndrome, Circulation 46:165, 1972

Gatti, R. A., et al.: Di George syndrome associated with combined immunodeficiency, J. Pediatr. 81:920, 1972

Hong, R., et al.: Thymic hypoplasia and thyroid dysfunction, New Engl. J. Med. 282:470, 1970

Kirkpatrick, J. A., Jr., et al.: Congenital absence of the thymus, Am. J. Roentgenol. 103:32, 1968

Kretchner, R., et al.: Congenital aplasia of thymus gland (Di George's syndrome), New Engl. J. Med. 279:1295, 1968

Steele, R. W., et al.: familial thymic aplasia: Attempted reconstitution with fetal thymus, New Engl. J. Med. 287:787, 1972

## 224 Immundefekt-Syndrom: Dysgammaglobulinämie und intestinale lymphatische Hyperplasie

**Klinik:**

a) *Infektionsanfälligkeit;*

b) *Diarrhöen* mit gelegentlicher Steatorrhö;

c) *Giardia lamblia* im Stuhl (bei fast allen Patienten);

d) maligne Neoplasmen in jungen Jahren (bei einigen Patienten);

e) tatsächlicher *Mangel von IgA und IgM im Serum* und Abnahme von IgG.

**Radiologie:**

a) *Zahlreiche noduläre Herde von 1–5 mm im Durchmesser im Dünndarm;*

b) *Vergröberung der Mukosa;*

c) nodulär lymphatische Hyperplasie des Dickdarms.

**Literatur**

Hermans, P. E., et al.: Dysgammaglobulinemia associated with nodular lymphoid hyperplasia of small intestine. Am. J. Med. 40:78, 1966

Hodgson, J. R., et al.: Roentgenologic features of lymphoid hyperplasia of the small intestine associated with dysgammaglobulinemia, Radiology 88:883, 1967

Reeder, M. M.: RPC of the Month from the AFIP, Radiology 93:427, 1969

Wolfson, J. J., et al.: Lymphoid hyperplasia of the large intestine associated with dysgammaglobulinemia, Am. J. Roentgenol. 108:610, 1970

## 225 Immundefekt-Syndrom: Immundefekt mit Zwergwuchs

**Synonyme:** Agammaglobulinämie vom Schweizer Typ mit Skelettdysplasie; Alymphoplasie des Thymus und Skelettdysplasie; metaphysäre

134

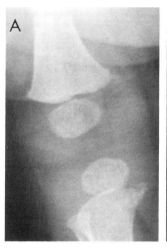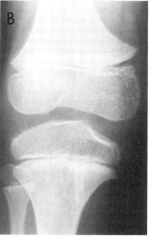

Abb. **95**  Immundefekt-Sydrom: Immundefekt mit Zwergwuchs. Zwergwuchs, metaphysäre Dysplasie und rezidivierende Infektionen begleitet von einem antikörperbedingten Immundefekt bei erhaltener zellulärer Immunität. **A** 1 Jahr alter Junge. Unregelmäßige Ossifikation der medialen Femur- und Tibiametaphyse. **B** Gleicher Patient im Alter von 10 Jahren. Relativ breite Femur- und Tibiametaphysen mit großen Epiphysen und longitudinalen, linearen Verdichtungen in den Metaphysen.

Chondrodysplasie mit hereditärer lymphopenischer Agammaglobulinämie; metaphysäre Chondrodysplasie mit Thymolymphopenie.

**Erbgang:** Autosomal rezessiv (beim Schweizer Typ der Agammaglobulinämie).

**Klinik:**

a) *Geringe oder mäßige Verkürzung der Gliedmaßen;*

b) *rezidivierende pulmonale Infektionen;*

c) therapieresistente Diarrhö;

d) Candida-albicans-Infektion;

e) ektodermale Dysplasie (bei einigen Patienten);

f) *Lymphopenie, verminderte Immunglobuline, besonders IgA und IgM usw.*

**Radiologie:**

a) *Fehlen der normalen Thymusverschattung bei Kindern;*

b) *Skelettdysplasie mit verschiedenen, jedoch nicht einheitlich vorkommenden Veränderungen,* wie Rippenauftreibungen der Knorpel-Knochen-Übergangsregion, kurze und untersetzte Beckenknochen (besonders Darmbeine), flache Hüftpfannendächer, Höhenminderung von Wirbelkörpern und Höhenzunahme der Zwischenwirbelräume, *metaphysäre Chondrodysplasie* (Abb. 95).

**Literatur**

Alexander, W. J., et al.: Unusual bone changes in thymic alymphoplasia, Ann. Radiol. (Paris), 11:389, 1968

Davis, J. A.: A case of Swiss type agammaglobulinemia and achondroplasia, demonstrated at the Royal Postgraduate Medical School, Br. Med. J. 2:1371, 1966

Gatti, R. A., et al.: Hereditary lymphopenic agammaglobulinemia associated with a distinctive form of short limbed dwarfism and ectodermal dysplasia, J. Pediatr. 75:675, 1969

Gotoff, S. P., et al.: Granulomatous reaction in an infant with combined immunodeficiency disease and short-limbed dwarfism, J. Pediatr. 80:1010, 1972

Mc Kusick, V. A., et al.: Ataxia telangiectasia and Swiss type agammaglobulinemia: Two genetic disorders of the imune mechanism in related Amish siblings, JAMA 195:739, 1966

Say, B., et al.: Thymic dysplasia associated with dyschondroplasia in an infant, Am. J. Dis. Child. 123:240, 1972

Sutcliff, J., et al.: Metaphyseal chondrodysplasia, in Kaufmann, H. J. (ed.), *Progress in Pediatric Radiology,* Vol. 4 (Basel: Karger, 1973), p. 250

## 226 Immundefekt-Syndrom: Dysgammaglobulinämie – kongenitale Anomalien – Zwergwuchs

**Erbgang:** Autosomal rezessiv (wahrscheinlich).

**Klinik:**

a) *Niedriges Geburtsgewicht, Zwergwuchs;*

b) Mikrozephalie;

c) rezidivierende Infektionen;

d) *verschiedene Extremitätenanomalien;*

e) anomaler Dermographismus;

f) geistige Retardierung;

g) *erhöhte Serum-IgA-Spiegel.*

**Radiologie:**

a) *Brachydaktylie, Klinodaktylie;*

b) Calcaneus valgus;

c) abgeflachte Ossifikationszentren der Hüftköpfe;

d) verzögerte Skelettreifung.

**Literatur**

Christian, J. C., et al.: Sisters with low birth weight, dwarfism, congenital anomalies, and dysgammaglobulinemia, Am. J. Dis. Child, 122:529, 1971

## 227 Immundefekt-Syndrom: Waldenström-Syndrom

**Synonym:** Makroglobulinämie (WALDENSTRÖM).

**Erbgang:** Einige familiäre Fälle wurden beschrieben (autosomal dominant).

**Klinik:**

a) *Gehäuftes Vorkommen von pulmonalen Infektionen;*
b) Anämie, Blutungsneigung, *Lymphadenopathie;*
c) Steatorrhö (selten);
d) in einem Viertel der Fälle *Beteiligung des ZNS* (Schlaganfall, fokale oder multifokale Hirn-Syndrome, Neuropathien, subarachnoidale Blutungen);
e) Hepatosplenomegalie;
f) *Hyperglobulinämie, Makroglobulinämie, erhöhte IgM-Konzentration, erhöhte Blutsenkungsgeschwindigkeit.*

**Radiologie:**

a) *Dünndarm:* verdickte Dünndarmwand und Schleimhautfalten, Dilatation, sandähnliches feingranuläres Schleimhautmuster durch Mikronoduli, chronische Obstipation, höhere Inzidenzrate von Neoplasien;
b) *Knochen:* Demineralisation, ausgestanzte Osteolysen, zystenähnliche und expansiv wachsende Herde, Wirbelkörperzusammenbrüche;
c) *retikuloendotheliales System:* Hepatosplenomegalie, Lymphadenopathie (vergrößerte Lymphknoten mit retikulärem Speichermuster bei der Lymphographie), pathologische Leber-, Milz- und Knochenmarkszintigraphie;
d) *Thorax:* Pleura- und Perikarderguß, Herzschaden, extramedulläre Hämatopoese, rezidivierende Pneumonien, chronische Lungeninfiltrate, Lungenödem, Pseudotumoren der Lungen, die Höhlen bilden können;
e) *ZNS:* subarachnoidale oder subdurale Blutungen, fokale Blutungen;
f) *Harnwegssystem:* reduzierte Nierenfunktion (Abb. 96 u. 97).

**Literatur**

Bollinelli, R., et al.: Formes respiratoires de la macroglobulinémie de Waldenström, J. Fr. Méd. Thorac. 24:437, 1970
Brown, A. K., et al.: Waldenström's macroglobulinaemia: A family study, Acta Haematol. (Basel) 38:184, 1967
Khilnani, M. T., Keller, R. J., and Cuttner, J.: Macroglobulinemia and steatorrhea: Roentgen and pathologic findings in the intestinal tract. Radiol. Clin. North Am. 7:43, 1969
Major, D., et al.: Waldenström's macroglobulinemia presenting as a pulmonary mass. Chest 64:760, 1973
Neiman, H. L., et al.: Pulmonary and pleural manifestations of Waldenström's macroglobulinemia, Radiology 107:301, 1973
Rabiner, S. F., et al.: Waldenström's macroglobulinemia, Am. J. Med. 53:685, 1972
Renner, R. R.: Roentgenologic manifestations of primary macroglobulinemia (Waldenström), Am. J. Roentgenol. 113:499, 1971
Vermess, M., Pearson, K. D., Einstein, A. B., and Fahey, J. L.: Osseous manifestations of Waldenström's macroglobulinemia, Radiology 102:497, 1972
Waldenström, J.: Incipient myelomatosis or "essential" hyperglobulinemia with fibrogenopenia: A new syndrome? Acta Med. Scand. 117:216, 1944

## 228 Infantile kortikale Hyperostose (CAFFEY)

**Synonyme:** Caffey-Krankheit; Caffey-Silverman-Krankheit; infantile kortikale Hyperostose; Caffey-Smyth-Krankheit; Röske-de-Toni-Caffey-Smyth-Krankheit.

**Erbgang:** Familiäres Auftreten bekannt, dennoch wird ein Erbleiden nicht als Ätiologie anerkannt.

**Klinik:** Auftreten der Symptome in früher Kindheit.

a) Reizbarkeit, *Fieber,* sehr blasses Aussehen;
b) *Weichteilschwellung im Bereich des befallenen Knochens;*
c) Pseudoparalyse;
d) erhöhte Blutsenkungsgeschwindigkeit;
e) Thrombozythämie;
f) Anstieg der alkalischen Phosphatase.

**Radiologie:**

a) *Subperiostale kortikale Hyperostose* (geringe Periostverdickung, dichte lamellenförmige subperiostale Knochenneubildung oder deutliche Verdickung und Verdichtung der Kortikalis);
b) *Metaphysen der Röhrenknochen nicht befallen;*
c) *Mandibula, Klavikula* und *Rippen* sind oft beteiligt;

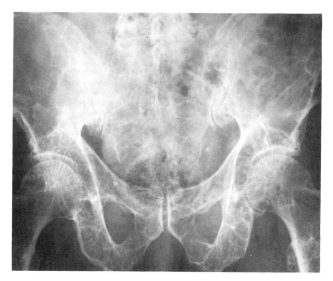

Abb. **96** Immundefekt-Syndrom: Waldenström-Syndrom. 65 Jahre alter Mann mit 2jähriger Anamnese einer Anämie, vermehrter Infektionshäufigkeit, Knochenschmerz im Rücken, den Rippen und dem rechten Bein. Im gesamten Becken finden sich ausgedehnte expansiv wachsende Osteolysen (aus *Vermess, M., K. D. Pearson, A. B. Einstein, J. L. Fahey:* Radiology 102 [1972] 497).

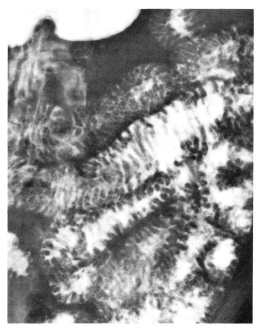

Abb. **97** Immundefekt-Syndrom: Waldenström-Syndrom. 55 Jahre alte Frau mit Steatorrhö, einem Gesamtproteingehalt von 6,2 g und einer Albuminkonzentration von 3,2 g pro 100 ml. Die Magen-Darm-Passage zeigt den weiten Dünndarm und die gleichmäßig verdickten Schleimhautfalten (aus *Khilnani, M. T., R. J. Keller, J. Cuttner:* Radiol. Clin. North Amer. 7 [1969] 43).

d) lytische Herde in der Kalotte (sehr selten);
e) *Folgeerscheinungen* (Unterkieferasymmetrie, *Synostosen der Knochen* von Vorderarmen, Beinen und Rippen) (Abb. 98).

## Literatur

Boyd, R. D. H., et al.: Infantile cortical hyperostosis with lytic lesions in the skull, Arch. Dis. Child. 47:471, 1972

Caffey, J., and Silverman, W. A.: Infantile cortical hyperostosis: Preliminary report on a new syndrome, Am. J. Roentgenol. 54:1, 1945

Cayler, G. C., et al.: Infantile cortical hyperostosis: Report of seventeen cases, Am. J. Dis. Child. 91:119, 1956

Neuhauser, E. B. D., Infantile cortical hyperostosis and skull defects, Postgrad. Med. 48:57, 1970

Padfield, E., et al.: Cortical hyperostosis in infants: A radiological study of sixteen patients, Br. J. Radiol. 43:231, 1970

Pickering, D., et al.: Infantile cortical hyperostosis associated with thrombocythaemia, Lancet 2:464, 1969

Röske, G. Eine eigenartige Knochenerkrankung im Säuglingsalter, Monatsschr. Kinderheilkd. 47:385, 1930

Smyth, F. S., Potter, A., and Silverman, W.: Periosteal reaction, fever and irritability in young infants: A new syndrome? Am. J. Dis. Child. 71:333, 1946

Swerdloff, B. A., et al. Late recurrence of infantile cortical hyperostosis (Caffey's disease), Am. J. Roentgenol. 108:461, 1970

Abb. **98** Infantile kortikale Hyperostose (*Caffey*). 5 Wochen altes Mädchen mit intermittierendem Fieber, Reizbarkeit und Schwellung des rechten Vorderarmes. Anschließend Entwicklung einer Schwellung über der rechten Skapula, der Mandibula und dem Nasenrücken. Erhöhte Blutsenkungsgeschwindigkeit, Leukozytose und Thrombozythämie. **A** Subperiostale, kortikale Hyperostose des Radius- und Ulnaschaftes. **B** Hyperostose der Skapula und subperiostale, kortikale Reaktion der Mandibula.

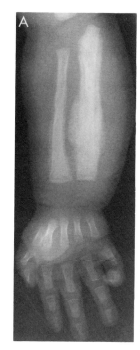

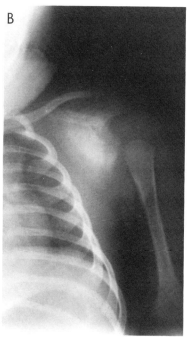

# 229 Irritables Kolon-Syndrom

**Synonyme:** Colonic neurosis; spastisches Kolon; mucous colon syndrome; irritable bowel syndrome.

**Klinik:** Zwei Gruppen:
1. Patienten mit einem spastischen Kolon und
2. Patienten mit einer schmerzlosen Diarrhö (seltener).

**Symptome:**
a) Bauchschmerz;
b) *palpables spastisches Kolon im linken Unterbauch;*
c) *empfindliche Bauchdecken;*
d) *schleimhaltiger Stuhl* bei einigen Patienten mit Verstopfung;
e) negative Sigmoidoskopie.

**Radiologie:** Kolon vom spastischen Typ:
a) *übermäßige Kolonmotilität;*
b) *eingeengtes Lumen,* vermehrte Haustrierung, *segmentale Spasmen* (in schweren Fällen).

### Literatur
Lumsden, K., et al.: The irritable colon syndrome, Clin. Radiol. 14:54, 1963

Stone, R. T., et al.: Recurrent abdominal pain in childhood, Pediatrics 45:732, 1970

# J

## 230 Jejunumdivertikulose – makrozystische Anämie – Steatorrhö-Syndrom

**Klinik:** *Steatorrhö, megaloblastische Anämie.*
**Radiologie:**
a) Verstreut liegende Luft-Flüssigkeits-Spiegel auf der Abdomenübersicht im Stehen;
b) Die Kontrastmittelpassage zeigt viele *Dünndarmdivertikel,* die oft nur im Jejunum gelegen sind, und einige Millimeter bis einige Zentimeter Durchmesser haben können;
c) herabgesetzte motorische Funktion des Dünndarms.

### Literatur

Badenoch, J., et al.: Massive diverticulosis of small intestine with steatorrhea and megaloblastic anaemia, Q. J. Med. 24:321, 1955

Irwin, G. A. L.: Syndrome of jejunal diverticulosis and megaloblastic anemia, Am. J. Roentgenol. 94:366, 1965

Polacheck, A. A., et al.: Diverticulosis of jejunum with macrocytic anemia and steatorrhea, Ann. Intern. Med. 54:636, 1961

## 231 Jervell- und Lange-Nielsen-Syndrom

**Synonyme:** Surdo-kardiales Syndrom; kardio-auditives Syndrom.
**Erbgang:** Wahrscheinlich autosomal rezessiv.
**Klinik:**
a) *Kongenitale, bilaterale, nervale Taubheit* (Taubstummheit);
b) *verlängertes QT-Intervall;*
c) *synkopale Anfälle;*
d) plötzlicher Tod.
**Radiologie:** Keine organische Herzerkrankung nachweisbar.

### Literatur

Furlanello, F., et al.: Observation on a case of Jervell and Lange-Nielsen syndrome in an adult, Br. Heart J. 34:648, 1972

Jervell, A., and Lange-Nielsen, F.: Congenital deaf-mutism, functional heart disease with prolongation of the Q-T interval and sudden death, Am. Heart J. 54:59, 1957

Olley, P. M., et al.: The surdo-cardiac syndrome and therapeutic observations, Br. Heart J. 32:467, 1970

## 232 Juberg-Hayward-Syndrom

**Synonym:** Oro-kranio-digital-Syndrom.
**Erbgang:** Autosomal rezessiv mit variabler Expressivität.
**Klinik und Radiologie:** Fünf Geschwisterpaare *mit einer oder mehreren spezifischen Gruppen von oralen, kranialen und digitalen Anomalien* sind bekannt geworden:
a) Gaumen- und Lippenspalte;
b) Mikrozephalie;
c) Hypoplasie (Verkürzung der Metakarpalia und Phalangen) und nach distal verlagerter Ansatz beider Daumen mit Beugehemmung des Interphalangealgelenks;
d) Deformierung des Ellenbogengelenks mit eingeschränkter Extension;
e) Zehenanomalien.

### Literatur

Juberg, R. C., and Hayward, J. R.: A familial syndrome of oral, cranial and digital anomalies, J. Pediatr. 74:755, 1969

# K

## 233 Kalzinose – Raynaud-Phänomen – Sklerodaktylie – Teleangiektasien

**Synonyme:** CRST-Syndrom, KRST-Syndrom
**Klinik:** Auftreten der Symptome im Durchschnitt mit 45 Jahren.
a) *Sklerodaktylie* mit Hautulzerationen;
b) *Raynaud-Phänomen;*
c) *Teleangiektasie;*
d) Dysphagie.
**Radiologie:**
a) *Weichteilverkalkungen* der Finger;
b) Osteopenie;
c) Knochenarrosionen der Interphalangealgelenke;
d) anomale motorische Funktion des Ösophagus.
**Anmerkung:** Dieses Syndrom wird als seltene Variante der Sklerodermie mit „Akrosklerose" betrachtet.

### Literatur

Dellipiani, A. W., et al.: Syndrome of sclerodactyly, calcinosis, Raynaud's phenomenon and telangiectasia, Br. Med. J. 4:334, 1967

Winterbauer, R. H.: Multiple telangiectasia, Raynaud's phenomenon, sclerodactyly and subcutaneous calcinosis: A syndrome mimicking hereditary hemorrhagic telangiectasia, Bull. Hopkins Hosp. 114:361, 1964

## 234 Kamptomeler Zwergwuchs

**Synonyme:** Kamptomelie-Syndrom, Campomelic syndrome.
**Erbgang:** Sporadisch.
**Klinik:**
a) *Zwergwuchs;*
b) *Atemnot in der Neugeborenenperiode* wegen Entwicklungsstörung der Trachea;
c) *eigenartiges, kleines Gesicht;*
d) *Gaumenspalte;*
e) *pränatale Beugestellung der unteren Gliedmaßen;*
f) prätibiale Eindellung der Haut;
g) allgemeine Hypotonie;
h) Anomalien des Zentralnervensystems;
i) *Tod in der Kindheit.*
**Radiologie:**
a) *Vergrößerter und verlängerter Schädel* mit hoher, flacher Stirn, hervortretendem Hinterhaupt und relativ schmaler Basis;
b) Hypoplasie und geringe Ossifikation der Halswirbelsäule;
c) glockenförmiger Thorax, elf Rippenpaare, fehlende Ossifikation des Sternum, schmale Trachea;
d) *hypoplastische Skapula, etwas kurze obere Gliedmaßen,* Radiusköpfchendislokation, untersetzte Röhrenknochen an den Händen,

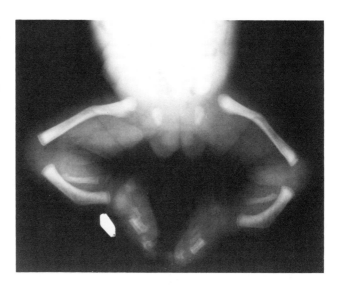

Abb. **99** Kamptomeler Zwergwuchs. Krümmung der proximalen Femora sowie der distalen Tibia- und Fibulaknochen. Beachten Sie die fehlende Ossifikation der Schambeinknochen, der Epiphysen im Bereich der Knie und der Taluszentren bei diesem ausgetragenen männlichen Neugeborenen (aus *Lee, F. A., H. Isaacs Jr., J. Strauss:* Amer. J. Dis. Child. 124 [1972] 485).

verplumptes Aussehen der distalen Phalangen, Klinodaktylie der Kleinfinger;

e) enges Becken, eng zusammengerückte Darmbeinschaufeln, *geringe oder fehlende Ossifikation des Os pubicum und der Kreuzbeinflügel,* Hüftdislokation;

f) *Abwinkelung des proximalen Femurschaftes, dessen Spitze nach anterior und lateral zeigt, Hypoplasie und Abwinkelung von Tibia und Fibula;*

g) fehlende Ossifikation des Talus, Talipes equinovarus (Abb. 99).

### Literatur

Lee, F. A., Isaacs, H., and Strauss, J.: The "Campomelic" syndrome, Am. J. Dis. Child. 124:485, 1972

Maroteaux, P.: The Campomelic Syndrome, in Kaufmann, H. J. (ed): *Progress in Pediatric Radiology,* Vol. 4 (Basel: Karger, 1973), p. 578

Maroteaux, P., et al.: Le syndrome campomélique, Presse Méd. 79:1157, 1971

Storer, J., et al.: The campomelic syndrome, Radiology 111:673, 1974

Thurman, T. F., et al.: Familial campomelic dwarfism, J. Pediatr. 83:841, 1973

## 235 Kardio-auditives Syndrom (Taubheit mit Herzkrankheiten)

1. Beträchtlich verlängertes QT-Intervall und Taubstummheit (Jervell- und Lange-Nielsen-Syndrom).
2. Stenose der Arteria pulmonalis (valvulär, infundibulär oder beides) und Taubstummheit.
3. Linksventrikuläre Hypertrophie, rechtsventrikuläre Hypertrophie (bei einigen Patienten) und Taubstummheit.
4. Mitralinsuffizienz, Taubheit bei erhaltenem Schalleitungsvermögen, Zwergwuchs und Pigmentveränderungen der Iris.

### Literatur

Cascos, A. S., et al.: Cardio-auditory syndromes: Cardiac and genetic study of 511 deaf-mute children, Br. Heart J. 31:26, 1969

Forney, W. R., et al.: Congenital heart disease, deafness, and skeletal malformations: A new syndrome? J. Pediatr. 68:14, 1966

## 236 Kardio-faziales Syndrom

### Klinik

a) Mäßige bis deutliche *unilaterale partielle untere Fazialisschwäche beim Neugeborenen;*
b) *kongenitale Herzerkrankung;*
c) Chromosomenveränderungen (bei einigen Patienten).

**Radiologie:** Röntgenologischer Befund einer kongenitalen Herzerkrankung, gefährlicher kongenitaler Herzschaden in 50 % der Fälle.

### Literatur

Cayler, G. G.: An "epidemic" of congenital facial paresis and heart disease, Pediatrics 40:666, 1967

Cayler, G. G., et al.: Further studies of patients with the cardiofacial syndrome, Chest 60:161, 1971

Pape, K. E., et al.: Asymmetric crying facies: An index of other congenital anomalies, J. Pediatr. 81:21, 1972

Strong, W. B., et al.: Paralysis of the facial nerve and congenital heart defects, Am. Heart J. 78:279, 1969

## 237 Kardio-faziales Syndrom (Pulmonalklappendysplasie)

**Erbgang:** Möglicherweise genetisch-rezessive Faktoren.

**Klinik:**

a) Klinik und Laborbefunde ähnlich wie bei einer Pulmonalklappenstenose, aber ohne den pulmonalen Ejektionsklick;
b) *ungewöhnliches Aussehen (Hypertelorismus, Epikanthusfalten und tiefsitzende Ohrmuscheln);*
c) *kleine Gestalt;*
d) *geistige Retardierung.*

**Radiologie:** Angiokardiographie:

a) rechtsventrikuläre Obstruktion *mit Verbreiterung und Unbeweglichkeit der Pulmonalklappenflügel ohne „Kuppelbildung";*
b) *Fehlen einer Hypoplasie des Klappenringes;*
c) *Vorliegen von drei verschiedenen Klappenhöckern* ohne Verschmelzung zur Kommissur.

### Literatur

Koretzky, E. D, et al.: Congenital pulmonary stenosis resulting from dysplasia of valve, Circulation 40:43, 1969

Linde, L. M., et al.: Pulmonary valvular dysplasia: A cardiofacial syndrome, Br. Heart J. 35:301, 1973

## 238 Kardio-respiratorisches Syndrom (erhöhter Widerstand der Atemwege)

**Synonyme:** Chronische Obstruktion der Atemwege; chronic airway obstruction syndrome; syndrome of increased airway resistance.

**Definition und Pathophysiologie:** Chronische Obstruktion der Luftwege (vergrößerte Adenoide und Tonsillen, Crouzon-Krankheit, Laryngomalazie usw.), die zu einem pulmonalen Hochdruck, einem Cor pulmonale und einem Lungenödem führt.

**Klinik:**
a) *Erschwerte, laute, schnarchende Atmung;*
b) *Lethargie;*
c) *Somnolenz;*
d) elektrokardiographischer Nachweis einer *Vergrößerung* und *Hypertrophie des rechten Vorhofs;*
e) *Hypoxie;*
f) *Hyperkapnie;*
g) bei Herzkatheterisierung *erhöhter Druck im rechten Ventrikel und in der Pulmonalarterie.*

**Radiologie:**
a) Kardiomegalie;
b) Lungenödem;
c) *Nachweis ätiologischer Faktoren.*

### Literatur

Cayler, G. G., et al.: Heart failure due to enlarged tonsils and adenoids: The cardiorespiratory syndrome of increased airway resistance, Am. J. Dis. Child. 118:708, 1969

Gerald, B., et al.: Cor pulmonale and pulmonary edema in children secondary to chronic upper airway obstruction, Radiology 90:679, 1968

Laplane, R., et al.: Cœur pulmonaire chronique et obstruction pharyngée, Arch. Fr. Pediatr. 24:1149, 1967

Noonan, J. A.: Reversible cor pulmonale due to hypertrophied tonsils and adenoids: Studies in two cases, Circulation 32 (Suppl. 2):164, 1965

Sueblinvong, V., et al.: Pulmonary hypertension in Crouzon's disease, Asian J. Med. 8:110, 1972

## 239 Karpaltunnel-Syndrom

**Synonym:** Median nerve compression syndrome.

**Klinik:** *Starrwerden, Parästhesie, Schwäche* und brennender Schmerz im anterioren Teil des Handgelenks mit Übergreifen auf die Finger.

**Radiologie:** Röntgenologische Befunde *entsprechend den ätiologischen Faktoren:*
a) kongenital enger Karpaltunnel;
b) Entzündungen;
c) Traumen;
d) Tumoren;
e) degenerative Erkrankungen;
f) vaskulär (Thrombose);
g) metabolisch und endokrin (Akromegalie, myxödematöse Arthropathie, Mukopolysaccharidosen, Amyloidose);
h) Weill-Marchesani-Syndrom.

### Literatur

Doyle, J. R., et al.: The carpal tunnel syndrome: A review of 100 patients treated surgically, Calif. Med. 108:263, 1968

Frymoyer, J. W., et al.: Carpal-tunnel syndrome in patients with myxedematous arthropathy, J. Bone Joint Surg. 55-A:78, 1973

Leach, R. E., et al.: Systemic causes of carpal tunnel syndrome, Postgrad. Med. 44:127, 1968

McArthur, R. G., et al.: Carpal tunnel syndrome and trigger finger in childhood, Am. J. Dis. Child. 117:463, 1969

McKusick, V. A.: Heritable disorders of connective tissue (St. Louis: C. V. Mosby Co., 1972), p. 718

Marie, P., et al.: Atrophie isolée de l'éminence thenar d'origine névritique, rôle du ligament anulaire antérieur du carpe dans la pathogénie de la lésion, Rev. Neurol. (Paris) 26:647, 1913

Phalen, G. S.: The carpal-tunnel syndrome: Seventeen years experience in diagnosis and treatment of six hundred fifty-four hands, J. Bone Joint Surg. 48-A:211, 1966

## 240 Kartagener-Syndrom

**Synonym:** Sino-bronchiales Syndrom.

**Erbgang:** Autosomal rezessiv mit variabler Expressivität.

**Klinik:**
a) *Situs inversus;*
b) *Sinusitis* mit mukopurulenter Rhinorrhö von Kindheit an;
c) andere bekannte Mißbildungen: anfallsweise Infektionen der oberen und unteren Atemwege, Polyposis nasi, Schalleitungsschwerhörigkeit.

**Variationen:**
a) Vollständiger Situs inversus mit kongenitaler Herzerkrankung ohne Sinusitis;
b) Dextrokardie, kongenitale Herzerkrankung, Sinusitis und Bronchiektasen;
c) Sinusitis und Bronchiektasen ohne Situs inversus.

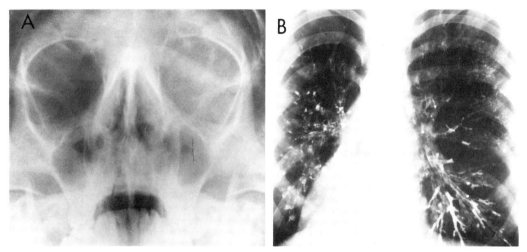

Abb. **100**  Kartagener-Syndrom. 18 Jahre alte Frau, der im Alter von 8 Jahren der rechte Unterlappen wegen Bronchiektasen entfernt wurde. **A** Verschattete Nasennebenhöhlen. **B** Dextrokardie und Bronchiektasen (Aufnahme: Dr. *R. S. Arkoff*, San Francisco).

**Radiologie:**
a) *Situs inversus oder nur Dextrokardie;*
b) *Sinusitis* (ein häufiger aber nicht konstant auftretender Befund);
c) *Bronchiektasen* (Abb. 100).

**Literatur**

Hartline, J. V., et al.: Kartagener's syndrome in childhood. Am. J. Dis. Child. 121:349, 1971
Holmes, L. B., et al.: A reappraisal of Kartagener's syndrome, Am. J. Med. Sci, 255:13, 1968
Kartagener, M.: Zur Pathogenese der Bronchiektasien, Beitr. Klin. Erforsch. Tuberk. Lungenkr. 83:489, 1933
Kartagener, M., et al.: Bronchiectasis with situs inversus, Arch. Pediatr. 79:193, 1962
Lake, K., et al.: Kartagener's syndrome and deaf-mutism: An unusual association, Chest 64:661, 1973
Miller, R. D., et al.: Kartagener's syndrome, Chest 62:130, 1972
Siewert, A. K.: Über einen Fall von Bronchiectasis bei einem Patienten mit Situs inversus viscerum, Ber. Munch. Tierärztl. Wochenschr. 2:139, 1904

## 241  Karzinoid-Syndrom

**Synonyme:** Thorson-Biörck-Syndrom; Cassidy-Syndrom; Biörck-Thorson-Syndrom.
**Erbgang:** Fälle familiären Auftretens bei Vater und Tochter und Bruder und Schwester sind bekannt.
**Klinik:**
a) *Anfallsweises Erröten der Haut,* Teleangiektasien am Hals und im Gesicht;
b) *episodische Diarrhöen und Bauchkrämpfe,* Blutungen aus dem Verdauungstrakt, Darmobstruktion;
c) Mangel-Syndrome;
d) anfallsweise *pfeifendes Atmen;*
e) unbeeinflußbare Rechtsherzinsuffizienz, Herzklappenfehler (gewöhnlich rechtsseitig), Perikarditis;
f) *Hypertension;*
g) *Serotonin im Blut erhöht; vermehrte Ausscheidung von 5-Hydroxy-Insolessigsäure im Harn.*

**Radiologie:**
a) Dünndarm häufigster Sitz des Tumors; *atypische intramurale Defekte im Frühstadium und intraluminales gelapptes Wachstum in den späteren Stadien;* direktes Übergreifen des Tumors auf das Mesenterium mit folgendem fächerartigen Aussehen der Mukosa; Darmobstruktion; Invagination; Darmperforation; schnelle Passage des Kontrastmittels; angiographischer Nachweis einer sternförmigen arteriellen Zeichnung, Verengung der tiefen Mesenterialäste, geringen bis mäßigen Kontrastierung des Tumors und einer fehlenden Darstellung der drainierenden Venen;
b) Tumor des Bronchialbaums;
c) *Kardiomegalie mit den röntgenologischen Zeichen eines rechtsseitigen kongestiven Herzschadens* (linksseitig weniger häufig);
d) Knochenbildung innerhalb des Tumors (bronchial oder gastrisch);

e) Knochenmetastasen, meist vom osteoblastischen Typ.

## Literatur

Biörck, G., Axén, O., and Thorson, A.: Unusual cyanosis in a boy with congenital pulmonary stenosis and tricuspid insufficiency: Fatal outcome after angiocardiography, Am. Heart J. 44:143, 1952

Casside, M. A.: Abdominal carcinomatosis, with probable adrenal involvement, Proc. R. Soc. Med. 24:139, 1930–31

Claps, R. J., et al.: Angiographic demonstration of an ileal carcinoid, Radiology 103:87, 1972

Ostermiller, W. E., Jr., et al.: Carcinoid tumors of the small bowel, Arch. Surg. 93:616, 1966

Reuter, S. R., et al.: Angiographic findings in two ileal carcinoid tumors, Radiology 87:836, 1966

Ricci, C., et al.: Carcinoid syndrome in bronchial adenoma, Am. J. Surg. 126:671, 1973

Rich, L. L., et al.: Carcinoid pericarditis, Am. J. Med. 54:522, 1973

Roberts, W. C., et al.: The cardiac disease associated with the carcinoid syndrome (carcinoid heart disease), Am. J. Med. 36:5, 1964

Sampsel, J. W., et al.: Gastric carcinoid with ossification, Am. J. Surg. 124:108, 1972

Shimkin, P. M., et al.: Arteriography of an ileal carcinoid tumor, J. Can. Assoc. Radiol. 22:259, 1971

Swenson, S. R., et al.: Carcinoid tumors of the gastrointestinal tract, Am. J. Surg. 126:818, 1973

Thorson, A., et al.: Malignant carcinoid of the small intestine with metastases to the liver, valvular disease of the right side of the heart (pulmonary stenosis and tricuspid regurgitation without septal defects), peripheral vasomotor symptoms, bronchoconstriction, and an unusual type of cyanosis: A clinical and pathologic syndrome, Am. Heart J. 47:795, 1954

Toomey, F. B., et al.: Osteoblastic bone metastasis in gastrointestinal and bronchial carcinoids, Am. J. Roentgenol. 83:709, 1960

# 242 Kasabach-Merritt-Syndrom

**Synonyme:** Hämangio-Thrombozytopenie-Syndrom; platelet-trapping hemangioma.

**Klinik:**
a) *Hämangiome* oder Hämangioendotheliome unterschiedlicher Größe und Lokalisation (Haut, Eingeweide, Skelett, ZNS);
b) plötzliches Hämangiomwachstum, einhergehend mit Blutungsneigung und einer *Thrombozytopenie* mit starker intratumoraler Blutung;
c) andere bekannte Veränderungen: Hypofibrogenämie, Herzmuskelschwäche.

**Radiologie:** Befunde je nach Organbeteiligung:
a) osteolytische Herde;
b) *Viszeromegalie;*
c) Hydronephrose;

d) Hydrozephalus;
e) Lungenbeteiligung mit Pneumothorax.

## Literatur

Holden, K. R., et al.: Diffuse neonatal hemangiomatosis, Pediatrics 46:411, 1970

Kasabach, H. H., and Merritt, K. K.: Capillary hemangioma with extensive purpura: Report of a case, Am. J. Dis. Child. 59:1063, 1940

Martins, A. G.: Hemangioma and thrombocytopenia, J. Pediatr. Surg. 5:641, 1970

Riedl, P. et al.: Zur Strahlentherapie des Kasabach-Merritt-Syndroms, Fortschr. Röntgenstr. 119:119, 1973

Shim, W. K. T.: Hemangiomas of infancy complicated by thrombocytopenia, Am. J. Surg. 116:896, 1968

Williams, O. K., et al.: Giant hemangioendothelioma with thrombocytopenia and hypofibrogenemia, Am. J. Roentgenol. 106:204, 1969

# 243 Kashin-Bek (Kashin-Beck)-Syndrom

**Synonyme:** Urov-Krankheit; Tokut-ze-Krankheit; Lin Kuatang-tz'w; Osteoarthrosis deformans endemica.

**Klinik:** Kinderkrankheit, endemisch in Ostsibirien, Nordchina und Nordkorea.
a) Chronische, verkrüppelnde, degenerative, generalisierte *Osteoarthrose mit symmetrischem Befall der peripheren Gelenke und der Wirbelsäule;*
b) keine systemische oder viszerale Manifestation;
c) Wachstumsstörung.

**Radiologie:** *Ausgedehnte progressive Gelenkdegeneration und subchondrale Knochendestruktion der peripheren Gelenke und der Wirbelsäule.*

## Literatur

Nesterov, A. I.: The clinical course of Kashin-Beck disease, Arthritis Rheum. 7:29, 1964

# 244 Katzenaugen-Syndrom

**Synonyme:** Cat-eye syndrome; Iriskolobom und Analatresie.

**Klinik:**
a) *Anorektale Anomalien* (Analatresie, rektovestibuläre Fistel);
b) unteres und vertikales Kolobom von Iris und Chorioidea (*Katzenaugen*);
c) *aurikuläre Mißbildungen* (präaurikuläres zipfelförmiges Anhängsel/Fistel, tiefstehende Ohrmuscheln);

d) *okulärer Hypertelorismus mit antimongoloider Achse;*

e) *Mißbildungen der Harn- und Geschlechtsorgane;*

f) chromosomale Mißbildungen: Herzmißbildungen, Skelettanomalien, psychomotorische Retardierung, körperliche Entwicklungshemmung, Mund- und Gaumenmißbildungen, eine einzige Handflächenfalte.

**Radiologie:**

a) *Anorektale Mißbildungen;*

b) Skelettanomalien;

c) *Mißbildungen der Harn- und Geschlechtsorgane.*

**Literatur**

Darby, C. W., et al.: Dermatographics and chromosomes in cat-eye syndrome, Br. Med. J. 3:47, 1971

Franklin, R. C., et al.: The cat-eye syndrome, Acta Paediatr. Scand. 61:581, 1972

Freedom, R. M., et al.: Congenital cardiac disease and the "cat eye" syndrome, Am. J. Dis. Child. 126:16, 1973

Haab, O.: Beiträge zu den angeborenen Fehlern des Auges: Albrecht von Graefes Arch. Klin. Ophthalmol. 24:257, 1878

Schachenmann, G., et al.: Chromosomes in coloboma and anal atresia, Lancet 2:290, 1965

## 245 Kaudale Dysplasie

**Synonyme:** Caudal dysplasia syndrome; caudal regression syndrome; kaudales Regressions-Syndrom; Syndrom der phokomelischen diabetischen Embryopathie; kaudal regressive syndrome.

**Ätiologie:** Kinder diabetischer Mütter oder selten von prädiabetischen Müttern.

**Klinik:**

a) *Flache Gesäßbacken;*

b) *kurze Gesäßspalte;*

c) Grübchenbildung der Gesäßbacken;

d) „Sirenen"- oder „Meerjungfrau"-ähnliche Gestalt in den meisten Fällen;

e) froschähnliche Mißbildung der unteren Gliedmaßen in mäßig schweren Fällen.

**Radiologie:**

a) *Agenesie der Wirbelsäule, die von einer partiellen sakralen Agenesie bis zu einer vollkommenen Agenesie der kaudalen Wirbelsäule unterhalb von L1 reichen kann.*

b) Gliedmaßenanomalien verschiedener Arten und Schweregrade wie Hüftdislokation, Equinovarusmißbildungen des Fußes;

c) in schweren Fällen Verschmelzung der Darmbeinknochen;

d) Dysfunktion der Eingeweide;

e) Blasenlähmung.

**Literatur**

Assemany, S. R., et al.: Syndrome of phocomelic diabetic embryopathy (caudal dysplasia), Am. J. Dis. Child. 123:489, 1972

Banta, J. V., et al.: Sacral agenesis, J. Bone Joint Surg. 51-A:693, 1969

Betti, R. J., et al.: Sirenomalia: A spectrum of related syndromes, Clin. Pediatr. (Phila.) 10:238, 1971

Lenz, W., et al.: Congenital malformations and maternal diabetes, Lancet 2:1124, 1964

Passarge, E., et al.: Syndrome of caudal regression in infants of diabetic mothers: Observation of further cases, Pediatrics 37:672, 1966

Pomerleau, D., et al.: Picture of the Month, Am. J. Dis. Child. 126:493, 1973

Price, D. L., et al.: Caudal dysplasia (caudal regressive syndrome), Arch. Neurol. 23:212, 1970

## 246 Kenny-Caffey-Syndrom

**Synonyme:** Tubular stenosis; medullary stenosis of the tubular bones – hypocalcemic convulsion – dwarfism; Markstenose der Röhrenknochen.

**Erbgang:** Autosomal dominant.

**Klinik:**

a) Niedriges Geburtsgewicht, *proportionierter Zwergwuchs;*

b) *transitorische hypokalzämische Tetanie mit Krämpfen,* Hyperphosphatämie;

c) Myopie;

d) *verzögerter Schluß der vorderen Fontanelle.*

**Radiologie:**

a) *Fehlende Differenzierung des Schädeldachs in den Diploëraum sowie die Tabula interna und externa, große vordere Fontanelle;*

b) *symmetrische innere Kortikalisverdickung und Einengung des Markraums der Röhrenknochen* (Abb. 101).

**Literatur**

Caffey, J.: Congenital stenosis of medullary spaces in tubular bones and calvaria in two proportionate dwarfs – mother and son; coupled with transitory hypocalcemic tetany, Am. J. Roentgenol. 100:1, 1967

Frech, R. S., et al.: Medullary stenosis of the tubular bones associated with hypocalcemic convulsions and short stature, Radiology 91:457, 1969

Kenny, F. M., and Linarelli, L.: Dwarfism and cortical thickening of tubular bones: Transient hypocalcemia in a mother and son, Am. J. Dis. Child. 111:201, 1966

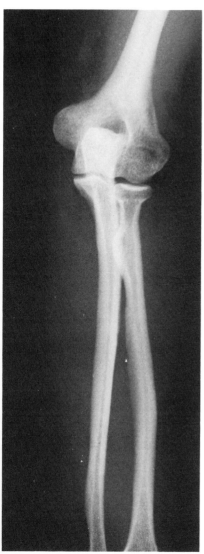

**Abb. 101** Kenny-Caffey-Syndrom. Einengung des Markraums der mehr zentral gelegenen Schaftsegmente einer 41 Jahre alten Frau (aus *Caffey, J.:* Amer. J. Roentgenol. 100 [1967] I).

## 247 Keratoderma palmaris et plantaris familiaris

**Synonyme:** Méléda-Krankheit; Hyperkeratosis palmaris et plantaris; Tylosis palmarum et plantarum; Ichthyosis palmaris et plantaris; symmetrische Extremitätenkeratose; mutilierende Palmoplantarkeratose; Mljet-Syndrom.
**Erbgang:** Autosomal dominant.

**Klinik:** Auftreten der Symptome zwischen dem dritten und zwölften Monat.
a) *Diffuse symmetrische Hyperkeratose, an Handflächen und Fußsohlen beginnend,* mit vereinzelter Ausbreitung der Hautveränderungen nach dorsal;
b) Keratome;
c) Hyperhidrosis;
d) Mazeration;
e) Autoamputation in schweren Fällen.
**Radiologie:**
a) Verdickung und Verwerfung der normalen Weichteilflächen;
b) *Osteoporose;*
c) *spitz auslaufende distale Phalangen, progressive Amputation von Phalangen, Metakarpalia und Metatarsalia;*
d) Gelenkluxationen;
e) Verschmelzung von Handwurzelknochen.

### Literatur

Hermel, M. B., et al.: Keratoderma palmaris et plantaris roentgenologic aspects, Radiology 92:1101, 1969
Kogoj, F.: Die Krankheit von Mljet ("Mal de Meleda"), Acta Dermat. Venereol. (Stockh.) 15:264, 1934
Presley, N. L., et al.: The roentgen appearance of mutilating palmo-plantar keratosis, Am. J. Roentgenol. 86:944, 1961

## 248 Kindsmißhandlungs-Syndrom

**Synonyme:** Battered child syndrome; Syndrom des geschlagenen Kindes; unerkanntes Skeletttrauma von Kindern; Syndrom von AMBROISE TARDIEU; Silverman-Syndrom; Caffey-Kempe-Syndrom.
**Klinik:**
a) Kopftrauma;
b) Ekchymose;
c) Hautabschürfungen;
d) Narben;
e) Rißwunden;
f) Verbrennungen;
g) Zeichen einer inneren Verletzung;
h) Gedeihstörungen;
i) Fehlernährung.
**Radiologie:**
a) Epiphysäre, metaphysäre und diaphysäre Frakturen (Mikrotrauma oder Makrotrauma);
b) *oft multiple Knochenverletzungen in verschiedenen Heilungsstufen;*
c) subdurale Hämatome;

146

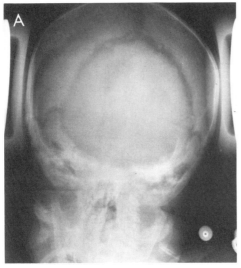 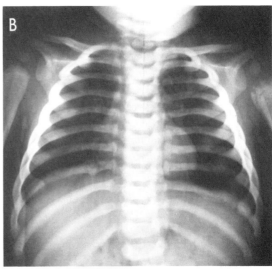

Abb. **102** Kindsmißhandlungs-Syndrom. Ein 5 Monate altes Mädchen wurde moribund und komatös im Kranken-haus aufgenommen. Über Rumpf und Extremitäten verteilt fanden sich zahlreiche ältere ecchymosisartige Areale. **A** Erhöhter intrakranieller Druck mit erweiterten Nähten. **B** In Heilung begriffene Fraktur des linken proximalen Humerus und der rechten achten Rippe. An den Gliedmaßen fanden sich weitere metaphysäre Frakturen im Heilungszustand.

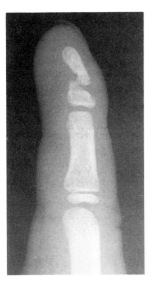

Abb. **103** Kirner-Syndrom. 11 Jahre alter Junge mit Verkrümmung der distalen Kleinfinger-phalanx. Man beachte den schrägen Defekt der metaphysio-epiphysären Region, den leichten Sklerosierungssaum des proximalen Segmentes und die Winkelstellung am Defektort (aus *Taybi, H.:* J. Pediatr. 62 [1963] 431).

Caffey, J.: The parent-infant traumatic stress syndrome; (Caffey-Kempe syndrome), (battered baby syndrome), Am. J. Roentgenol., 114:217, 1972
Kempe, C. H., et al.: The battered-child syndrome, J. A. M. A., 181:17, 1962
McCort, J., et al.: Visceral injuries in battered children, Radiology 82:428, 1964
Maroteaux, P., et al.: Les séquelles du syndrome de Silverman (fractures multiples du nourrisson, syndrome dit des «enfants battus»); Étude de seize observations, Presse Méd. 75:711, 1967
Pena, S. D. J., et al.: Child abuse and traumatic pseudocyst of the pancreas, J. Pediatr. 83:1026, 1973
Silverman, F. N.: The roentgen manifestations of unrecognized skeletal trauma in infants, Am. J. Roentgenol. 69:413, 1953
Silverman, F. N.: Unrecognized trauma in infants: The battered child syndrome and and the syndrome of Ambroise Tardieu, Rigler Lecture, Radiology 104:337, 1972
Swischuk, L. F.: Spine and spinal cord trauma in the battered child syndrome, Radiology 92:733, 1969

d) Rückenmarksverletzungen;
e) Verletzungen innerer Organe (Leberruptur, Pankreaspseudozyste, Darmruptur) (Abb. 102).

**Literatur**
Caffey, J.: Multiple fractures in the long bones of infants suffering from chronic subdural hematoma, Am. J. Roentgenol. 56:163, 1946

## 249 Kirner-Syndrom

**Synonyme:** Dystelephalangie; Kirner-Deformität; bilateral incurving of the terminal phalanges of the fifth fingers; familiäre symmetrische Krümmung der terminalen Phalangen der Kleinfinger.
**Erbgang:** Autosomal dominante Vererbung; sporadisch.
**Klinik:** *Schmerzlose in der Kindheit beginnende*

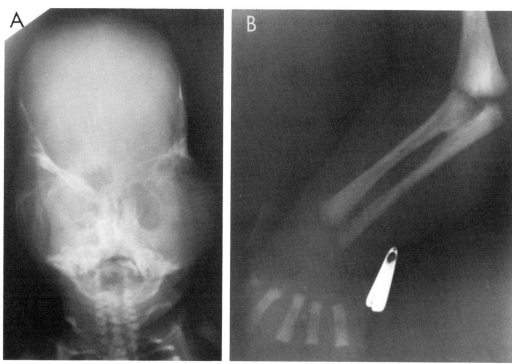

Abb. **104** Kleeblattschädel-Syndrom. 2 Tage alter männlicher Säugling mit groteskem Hirn- und Gesichtsschädel (kleeblattähnlicher Schädel, Ohrmuscheltiefstand, Atresie der äußeren Gehörkanäle, bilateraler schwerer Exophthalmus mit Mikrokornea, okulärer Hypertelorismus und Schnabelnase), Ellenbogen in Flexion fixiert, sehr große Daumen und Großzehen, Syndaktylie der zweiten und dritten Zehen. **A** Kleeblattschädel, orbitaler Hypertelorismus und frühzeitiger Nahtschluß. **B** Deutliche Deformierung von Humerus, Radius und Ulna im Ellenbogengelenk mit Flexionsfehlstellung.

*Weichteilschwellung* der distalen Phalanx der Kleinfinger gefolgt von einer progressiven radiovolaren Krümmung.

**Radiologie:** *Abwinkelung der distalen Phalanx in Höhe der Metaphyse, Schaftkrümmung, Verschmelzung von Epiphyse und Schaft in anomaler Winkelstellung* mit folgender permanenter Fehlstellung, normalem oder gering verzögertem Physenschluß (Abb. 103).

**Literatur**

Blank, E., et al.: Symmetric bowing of the terminal phalanges of the fifth fingers in a family (Kirner's deformity), Am. J. Roentgenol. 93:367, 1965

Carstam, N., et al.: Kirner's deformity of the little finger, J. Bone Joint Surg. 52-A:1663, 1970

Kirner, J.: Doppelseitige Verkrümmungen des Kleinfingerendgliedes als selbständiges Krankheitsbild, Fortschr. Röntgenstr. 36:804, 1927

Poznanski, A. K., et al.: Clinodactyly, camptodactyly, Kirner's deformity and other crooked fingers, Radiology 93:573, 1969

Taybi, H.: Bilateral incurving of terminal phalanges of fifth fingers (osteochondrosis?), J. Pediatr. 62:431, 1963

## 250 Kleeblattschädel-Syndrom

**Synonyme:** Cloverleaf skull syndrome; Kleeblattschädel-Anomalie; Holtermüller-Wiedemann-Syndrom; trefoil skull syndrome.

**Erbgang:** Möglicherweise autosomal rezessiv.

**Klinik:**

a) *Kleeblattförmiger Schädel;*

b) *Ohrmuscheltiefstand, Schnabelnase, Prognathie, eingebuchtete Nasenwurzel, schwerer Exophthalmus;*

c) Gliedmaßenanomalien;

d) gleichzeitig auftretend thanatophorer Zwergwuchs oder eine schwere Form von Achondroplasie;

e) geistige Entwicklungshemmung.

**Radiologie:**

a) *Frühzeitiger Schluß der Schädelnähte (Kranznaht, Lambdanaht, Schuppennaht),* was zu dem grotesken Aussehen der Patienten führt;

b) *okulärer Hypertelorismus;*

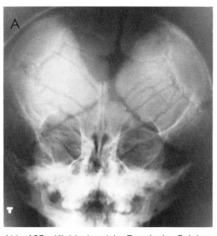
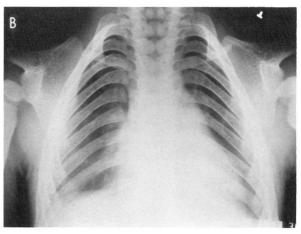

Abb. **105** Kleido-kraniale Dysplasie. 5 Jahre alter Knabe mit „weichen Schultern", großem Kopf, prominenter vorderer Fontanelle, die bis zur Stirn klafft, und wenigen Zähnen. **A** Weit offene Schädelnähte und Fontanelle sowie Schaltknochen. **B** Partielle Aplasie der Schlüsselbeine, schlaffe Schultern, kleine Schulterblätter, Spina bifida, Persistenz der Synchondrosen zwischen Wirbelkörpern und Wirbelbögen, breite Rippen.

c) *flache Augenhöhlen;*
d) *relative Prognathie;*
e) *Hydrozephalus;*
f) *Gliedmaßenanomalien* (Subluxation der Radiusköpfchen, gekrümmte Röhrenknochen, Hüftdislokation, Schwimmhautbildung zwischen Fingern und Zehen) (Abb. 104).

**Literatur**

Angle, C. R., et al.: Cloverleaf skull: Kleeblattschädeldeformity syndrome, Am. J. Dis. Child, 114:198, 1967
Feingold, M., et al.: Kleeblattschädel syndrome, Am. J. Dis. Child. 118:589, 1969
Hall, B. D., et al.: Kleeblattschädel (cloverleaf) syndrome: Severe form of Crouzon's disease? J. Pediatr. 80:526, 1972
Holtermüller, K., and Wiedemann, H.-R.: Kleeblattschädel-Syndrom, Med. Monatsschr. 14:439, 1960
Young, R. S., et al.: Thanatophoric dwarfism and cloverleaf skull („Kleeblattschädel"), Radiology 106: 401, 1973

## 251 Kleido-kraniale Dysplasie

**Synonyme:** Kleido-kraniale Dysostose; mutational dysostosis; osteo-dentale Dysplasie; generalisierte Dysostose; Dysplasia pelvicocleidocranialis; Scheuthauer-Marie-Sainton-Syndrom.

**Erbgang:** Autosomal dominant mit genetisch deutlich variabler Expressivität; in einem Drittel der Fälle frische Mutation.

**Klinik:**

a) Atemnot des Neugeborenen auf Grund einer Thoraxdeformierung;
b) *großer brachyzephaler Kopf, große Fontanellen und weite Nähte in der Kindheit mit verzögertem Schluß,* kleines Gesicht, Sattelnase;
c) *verzögerter Zahnausbruch, Zahnimpaktation, überzählige Zähne;*
d) *übermäßige Beweglichkeit der schlaffen Schultern;*
e) schmaler Thorax;
f) anomaler Gang;
g) geringer Minderwuchs;
h) andere bekannte Mißbildungen: Gaumenspalte, Taubheit, zerbrechliche Knochen.

**Radiologie:**

a) *Brachyzephale Schädelform* mit erhöhtem biparietalem Durchmesser, vorgewölbte Stirn, *weite Schädelnähte, multiple Schaltknochen, Offenbleiben der vorderen Fontanelle beim Erwachsenen,* die Synchondrosis occipitalis posterior bleibt bis zum vierten oder fünften Lebensjahr erhalten, Knochenvorsprung am hinteren Rand des Foramen magnum, Keilbeinhypoplasie, Hypoplasie der Gesichtsschädelknochen, *breiter Unterkiefer, Prognathie;* verspäteter Schluß der Sutura mentalis, Steilgaumen, unterentwickelte Nasennebenhöhlen und Warzenfortsätze;
b) Persistenz der Synchondrosen zwischen den Wirbelkörpern und Wirbelbögen, Spina bifida, Skoliose, Kyphose;

c) kurze, deutlich nach unten gesenkte Rippen, Ausbleiben der normalen Verknöcherung des Sternums;

d) *partielle oder totale Aplasie der Schlüsselbeine,* kleine Schulterblätter, breit aussehende Röhrenknochen, verschiedene Anomalien der Handknochen (*relativ lange zweite und fünfte Metakarpalia, kurze mittlere Phalangen,* spitz auslaufende Endphalangen, Zapfenepiphysen, verspätete Knochenreifung, überzählige Sesambeine an verschiedenen Stellen);

e) *Fehlen oder Verspätung der Schambeinverknöcherung,* weite Symphyse beim Erwachsenen, unterentwickelte Darmbeinschaufeln;

f) Coxa vara oder Coxa valga, deformierter Femurkopf und -hals, kongenitale Pseudarthrose des Femur, kurze oder fehlende Fibula, Mißbildung der Sprunggelenke, Zapfenepiphysen der Zehenphalangen, überzählige Knochenkerne in den Metatarsalia;

g) verspätete Milchzähne, *sehr langsames Erscheinen der endgültigen Zähne, wobei manche nicht zum Durchbruch kommen, die Zähne stehen unregelmäßig, Karies infolge schadhaften Zahnschmelzes, Zahnbeins und Zements,* fehlende oder überzählige Zähne, dentogene Zysten, frühzeitiger Verlust der „endgültigen" Zähne (Abb. 105).

## Literatur

Fauré, C., et al.: Cleidocranial Dysplasia, in Kaufmann, H. J. *Progress in Pediatric Radiology,* Vol. 4 (Basel: Karger, 1973), p. 211

Forland, M.: Cleidocranial dysostosis, Am. J. Med. 33:792, 1962

Koischwitz, D., et al.: Dysplasia cleido-cranialis, Fortschr. Röntgenstr. 119:438, 1973

Marie, P., and Sainton, P.: Observation d'hydrocéphalie héréditaire (père et fils) par vice de du crâne et du cerveau, Bull. Mém. Soc. méd. Hôp. Paris 14:706, 1897

Martin, M.: Sur un déplacement naturel de la clavicule, J. Med. Chir. Pharmacol. 23:465, 1765 (quoted by Fauré et al.).

Scheuthauer. G.: Kombination rudimentarer Schlüsselbeine mit Anomalien des Schädels beim erwachsenen Menschen, Allg. Wien. Med. Ztg. 16:293, 1871

## 252 Klippel-Feil-Syndrom

**Synonym:** Kongenitaler Brevicollis.

**Erbgang:** In einigen Fällen wurde eine dominante Vererbung mit eingeschränkter Penetranz und variabler Expressivität angenommen.

**Klinik:**
a) *Kurzer oder „fehlender" Hals;*
b) *tiefe Nackenhaargrenze;*
c) eingeschränkte Kopfbeweglichkeit;
d) Taubheit (bei 30%);
e) andere bekannte Mißbildungen: Pterygium colli, Herzanomalien, Gesichtsasymmetrie, Torticollis.

**Radiologie:**
a) *Zervikale und zervikothorakale Blockwirbel, Hemivertebraemißbildungen;*
b) andere bekannte Mißbildungen: atlantookzipitale Verschmelzung, Spina bifida, Sprengel-Deformität, Mikrognathie, Rippenverschmelzungen, Unterentwicklung des knöchernen Labyrinths und deformierte Hörknöchelchen, Nierenanomalien.

## Literatur

Gray, S. W., et al.: Congenital fusion of the cervical vertebrae, Surg. Gynecol. Obstet. 118:373, 1964

Klippel, M., and Feil, A.: Anomalie de la colonne vertébrale par absence des vertèbres cervicales: Cage thoracic remonant jusqu'à la base du crâne, Bull. Mem. Soc. Ant. (Paris) 87:185, 1912

Mc Lay, K., et al.: Deafness and Klippel-Feil syndrome, J. Laryngol. 83:175, 1969

Morrison, S. G., et al.: Congenital brevicollis (Klippel-Feil syndrome) and cardiovascular anomalies, Am. J. Dis. Child. 115:614, 1968

Palant, D. I., et al.: Klippel-Feil syndrome and deafness: A study with polytomography, Am. J. Dis. Child. 123:218, 1972

Ramsey, J., et al.: Klippel-Feil syndrome with renal agenesis and other anomalies, Am. J. Roentgenol. 113:460, 1971

Stark, E. W., et al.: Klippel-Feil syndrome and associated hearing loss, Arch. Otolaryngol. 97:415, 1973

Weber, V., et al.: Pathogenetische und genetische Fragen beim Klippel-Feil-Syndrom – vergleichende Betrachtungen bei zwei Vettern, Fortschr. Röntgenstr. 119:209, 1973

## 253 Klippel-Trenaunay-Syndrom

**Synonyme:** Parkes-Weber-Syndrom; Weber-Syndrom; Angioosteohypertrophie-Syndrom; Klippel-Trenaunay-Weber-Syndrom.

**Klinik:** Gewöhnlich nur ein Glied betroffen.
a) *Oberflächliche Varizen;*
b) *teleangiektatische Nävi;*
c) *Weichteil- und Knochenhypertrophie;*
d) Enteropathie mit Eiweißverlust.

**Radiologie:**
a) *Überlange und -breite Gliedmaßenknochen (Hypertrophie);*
b) *Hypoplasie oder Atresie einiger tiefer*

*Hauptvenen, anomale venöse Verbindungen zwischen den tiefen und den dilatierten oberflächlichen Venen,* Dekompensation der oberflächlichen Venen;
c) arteriovenöse Anastomosen;
d) Dysplasie des Lymphsystems.

## Literatur

Bourde, C.: The Klippel-Trénaunay and Parkes-Weber syndromes; a practical and therapeutic classification based on angiographic findings, Ann. Radiol. 17:101, 1974

Caplan, D. B., et al.: Angioosteohypertrophy syndrome with protein-losing enteropathy, J. Pediatr. 74:119, 1969

Gamsu, G., et al.: The Klippel-Trénaunay syndrome: A case report, J. Can. Assoc. Radiol. 21:287, 1970

Klippel, M., and Trénaunay, P.: Du naevus variqueux ostéo-hypertrophique, Arch. Gén. Méd. (Paris) 3:641, 1900

Malan, E., et al.: Congenital angiodysplasias of the extremities. Note I. Generalities and classification: Venous dysplasias, J. Cardiovasc. Surg. (Torino) 5:87, 1964. Note II. Arterial, arterial and venous, and haemolymphatic dysplasias, J. Cardiovasc. Surg. (Torino) 6:255, 1965

May, R., et al.: Beitrag zur Klassifizierung der „gemischten kongenitalen Angiodysplasien", Fortschr. Röntgenstr. 113:170, 1970

Schönenberg, H., et al.: Klippel-Trenaunay-Weber-Syndrom, Klin. Paediatr. 184:449, 1972

Thomas, M. L., et al.: Phlebography in the Klippel-Trenaunay syndrome, Acta Radiol. (Diagn.) 15:43, 1974

Weber, F. P.: Angioma formation in connection with hypertrophy of limbs and hemihypertrophy, Br. J. Dermatol. 19:231, 1907

## 254 Klüver-Bucy-Syndrom

**Synonym:** Klüver-Bucy-Terzian-Syndrom.
**Ätiologie:**
a) *Nach chirurgischer Entfernung beider Temporallappen;*
b) virale Enzephalitis.
**Klinik:** *Schwere Verhaltensstörung, Hyperaktivität, Wutanfälle, deutliche Emotionsstörungen, Drang, alle Gegenstände in den Mund zu nehmen.*
**Radiologie:** *Hydrocephalus e vacuo im Temporallappengebiet* (Temporallappenhydrozephalus).

## Literatur

Klüver, H., and Bucy, P. C.: "Psychic blindness" and other symptoms following bilateral temporal lobectomy in rhesus monkeys, Am. J. Physiol. 119:352, 1937

Patrick, D. W., et al.: Pneumoencephalographic changes in Klüver-Bucy syndrome: A case report, J. Can. Assoc. Radiol. 20:157, 1969

Terzian, M., et al.: Syndrome of Klüver and Bucy reproduced in man by bilateral removal of temporal lobes, Neurology 5:373, 1955

## 255 Kniest-Syndrom

**Synonym:** Knochendysplasie-Syndrom mit Netzhautablösung und Taubheit.
**Erbgang:** Unbekannt.
**Klinik:**
a) *Disproportionierter Zwergwuchs;*
b) *rundes Gesicht, hervorstehende Augen, abgeflachte Gesichtsmitte, Gaumenspalte;*
c) *Myopie,* Netzhautablösung, Katarakt, Blindheit, Pseudogliome;
d) *progressive Schalleitungstaubheit;*
e) *Bewegungseinschränkung der Gelenke, große schmerzhafte Gelenke;*
f) *Kyphoskoliose, Lordose;*
g) andere bekannte Mißbildungen: Kurzhals, Hüftluxationen, verzögertes Laufen- und Sitzenlernen, anomaler Gang.
**Radiologie:** Progressive Knochenveränderungen von Kindheit an.
a) *Kurze hantelförmig aussehende lange Röhrenknochen wegen Spreizung der Meta- und Epiphysen, unregelmäßige getüpfelte Epiphysen, aufgelockerte und unregelmäßige Wachstumszone;*
b) *Verlust der normalen Trabekelzeichnung,* milchglasartiges Knochenaussehen;
c) *abgeflachte und abgerundete Epiphysen der Röhrenknochen an den Händen, Einengung der Gelenkzwischenräume;*
d) kleeblattförmiges Becken;
e) ausgeprägte Coxa vara;
f) *Platyspondylie* mit unregelmäßiger Plattenbegrenzung, Wirbelkörperdefekte bei Kleinkindern und jungen Kindern im mittleren Drittel, geringe Bogenwurzelabstände der Lendenwirbelkörper.

## Literatur

Kniest, W.: Zur Abgrenzung der Dysostosis enchondralis von der Chondrodystrophie, Z. Kinderheilkd. 70:633, 1952

Lachman, R., et al.: The radiology of the Kniest syndrome. Presented at the Sixteenth Annual Meeting of The Society for Pediatric Radiology, Montreal, Canada, September 24, 1973

Roaf, R., et al.: A childhood syndrome of bone dysplasia, retinal detachment and deafness, Dev. Med. Child Neurol. 9:464, 1967

## 256 Kocher-Debré-Sémélaigne-Syndrom

**Synonym:** Kretinismus mit Muskelhypertrophie.

**Klinik:**
a) *Myxödem,* verzögerte intellektuelle, physische ossäre und dentale Entwicklung, Obstipation, Bradykardie, eigentümliches Aussehen, große Zunge, rauhe Haut und grobsträhniges Haar

b) *generalisierte Zunahme der Muskelmasse* („Herkules-Aussehen", „Preiskämpfer", „athletisches Aussehen", „pseudoathletisch").

**Radiologie:**
a) *Verzögerte dentale und ossäre Reifung;*
b) *große Muskelmasse.*

**Literatur**

Debré, R., and Sémélaigne, G.: Hypertrophie musculaire généralisée du petit enfant, Bull. Soc. Pédiatr. Paris. 32:699, 1934

Debré, R., and Sémélaigne, G.: Syndrome of diffuse muscular hypertrophy in infants causing athletic appearance: Its connection with congenital myxedema, Am. J. Dis. Child. 50:1351, 1935

Kocher, T.: Zur Verhütung des Kretinismus und kretinoider Zustände nach neuen Forschungen, Dtsch. Z. Chir. 34:556, 1892

Najjar, S. S., et al.: The Kocher-Debré-Sémélaigne syndrome, J. Pediatr. 66:901, 1965

Spiro, A. J., et al.: Cretinism with muscular hypertrophy (Kocher-Debré-Sémélaigne syndrome), Arch. Neurol. 23:340, 1970

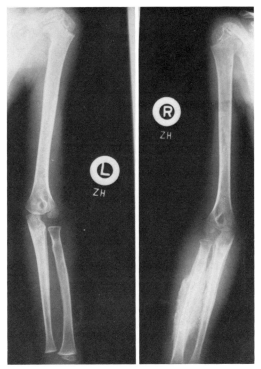

Abb. **106** Kortikale Hyperostose mit Hyperphosphatämie. Deutliche periostale Knochenbildung entlang der Radius- und Ulnadiaphyse eines 5¹/₂jährigen Kindes. Die alkalische Phosphatase im Serum betrug 6,9 Bodansky-Einheiten; das Serumkalzium betrug 9,8 und 9,7 mg pro 100 ml bei 2 Messungen; das Serumphosphat lag bei 4 Messungen bei 8,7, 8,7, 8,6 und 9,1 mg pro 100 ml (aus *Melhem, R. E., S. S. Najjar, A. K. Khachaturian:* J. Pediatr. 77 [1970] 986).

## 257 Kombinierter Dünn-/Dickdarmvolvulus

**Synonyme:** Intestinal knot syndrome; doppelter Volvulus; compound volvulus.

**Pathologie:** *Verschlingung des terminalen Ileums um das Sigma, das selbst um seine eigene Achse rotiert ist.*

**Klinik:** Bauchschmerzen, aufgetriebener Leib, Ileus mit rasch stärker werdendem Beschwerdebild.

**Radiologie:**
a) *Rechtsseitig dilatiertes Sigma;*
b) *dilatierte Dünndarmschlingen, die zunächst im linken Unterbauch gelegen sind;*
c) die Kontrastmitteluntersuchung zeigt einen „*Ausguß" im Gebiet des Sigmavolvulus* mit einem zugespitzten Ausläufer um die umschlingende Ileumschlinge (*Barium läuft in den Knoten hinein*).

**Literatur**

Boyden, F. M., et al.: The intestinal knot syndrome, J. A. M. A. 211:622, 1970

Kallio, K. E.: Über Volvulus coli transversi, Acta Chir. Scand. 70 (Suppl. 21):1, 1932

North, L. B., et al.: The intestinal knot syndrome, Am. J. Roentgenol. 92:1042, 1964

## 258 Kortikale Hyperostose mit Hyperphosphatämie

**Klinik:** Auftreten der Symptome in der Kindheit.

a) Schwellung, Schmerz, Druckempfindlichkeit und Hitzegefühl in den beteiligten Gliedmaßen;

b) ungeklärte *Hyperphosphatämie.*

**Radiologie:** *Minimale bis ausgedehnte subperiostale Knochenneubildung entlang des Schaf-*

152

*tes von Röhrenknochen der Gliedmaßen,* Spontanheilung durch Auflösung (Abb. 106).

**Literatur**

Gaillard, L. et al.: Périostose multifocale récurrente de l'enfant, Ann. Pediatr. 21:449, 1974
Melhem, R. E., Najjar, S. S., and Khachaturian, A. K.: Cortical hyperostosis with hyperphosphatemia: New syndrome?, J. Pediatr. 77:986, 1970

## 259 Kranio-diaphysäre Dysplasie

**Synonym:** Kranio-diaphysäre Dysostose.
**Erbgang:** Wahrscheinlich autosomal rezessiv.
**Klinik:**
a) *Dickenzunahme des Gesichts- und Hirnschädels;*
b) in der Mehrzahl der Fälle *geistige und körperliche Entwicklungshemmung;*
c) Nasenobstruktion;
d) Taubheit;
e) Verlust der Sehkraft;
f) Krampfanfälle.
**Radiologie:**
a) Deutliche Verdickung und Sklerose der Gesichts- und Schädelknochen (*Leontiasis ossea*);
b) Obliteration der Nasennebenhöhlen;
c) *mäßige Verbreiterung und Sklerose der Rippen;*
d) *ausgedehnte Verdickung und Sklerose der Schlüsselbeine;*
e) *gerader Verlauf der Röhrenknochen, Metakarpalia und Metatarsalia mit Verdünnung der Kortikalis.*

**Literatur**

Gemmel, J. H.: Leontiasis ossea: A clinical and roentgenological entity, Radiology 25:723, 1935
Gorlin, R. J., et al.: Genetic craniotubular bone dysplasias and hyperostoses; A critical analysis, *Birth Defects Original Article Series,* Vol. V (New York: The National Foundation – March of Dimes, 1969), p. 79.
Halliday, J.: A rare case of bone dysplasia, Br. J. Surg. 37:52, 1949
Joseph, R., et al.: Dysplasie cranio-diaphysaire progressive: ses relations avec la dysplasie diaphysaire progressive de Camurti-Engelmann, Ann. Radiol. 1:477, 1958
de Souza, O.: Leontiasis ossea: Porto Alegre (Brazil), Faculdade de Med. Rev. dos. Cursos, 13:47, 1927

## 260 Kranio-faziale Dysostose (CROUZON)

**Synonyme:** Crouzon-Krankheit; kranio-faziale Dysostose; dysostosis craniofacialis hereditaria; dysostosis cranio-orbitofacialis.
**Erbgang:** Autosomal dominant; auch sporadisch (in etwa 1/4 der Fälle).
**Klinik:**
a) *Akrozephalie;*
b) *Papageienschnabelnase;*
c) *bilateraler Exophthalmus, bilateral divergierender Pseudostrabismus;*
d) *Prognathie der Mandibula;*
e) geringe oder mäßige geistige Entwicklungshemmung;
f) Atemwegsobstruktion mit Cor pulmonale.
**Radiologie:**
a) *Mißgestalteter Schädel mit Buckelbildung im Bereich der großen Fontanelle;*
b) *okulärer Hypertelorismus;*
c) *vorzeitiger Schluß einer oder sämtlicher Schädelnähte;*
d) vergrößerte Impressiones digitatae des Schädeldaches;
e) *kleine Maxilla;*
f) *Prognathie der Mandibula;*
g) *flache Augenhöhlen;*
h) kleine und verformte Foramina optica;
i) enger Nasopharynx;
j) Hydrozephalus, deformiertes Ventrikelsystem wegen des mißgebildeten Schädels.

**Literatur**

Anderson, F. M., et al.: Craniosynostosis: Survey of 204 cases, J. Neurosurg. 22:229, 1965
Andersson, H., et al.: Craniosynostosis, Acta Paediatr. Scand. 57:47, 1968
Blatt, N., et al.: Les alterations du canal optique dans la maladie de Crouzon, J. Radiol. 41:645, 1960
Crouzon, O.: Dysostose cranio-faciale héréditaire, Bull. Soc. Méd. Hôp. (Paris) 33:545, 1912
Don, N., et al.: Cor pulmonale in Crouzon's disease, Arch. Dis. Child. 46:394, 1971
Shillito, J., Jr., et al.: Craniosynostosis: Review of 519 surgical patients, Pediatrics 41:829, 1968

## 261 Kranio-metaphysäre Dysplasie

**Synonym:** Kranio-metaphysäre Dysostose.
**Erbgang:** Unbekannt, über familiäres Vorkommen wurde berichtet (autosomal dominant und rezessiv).

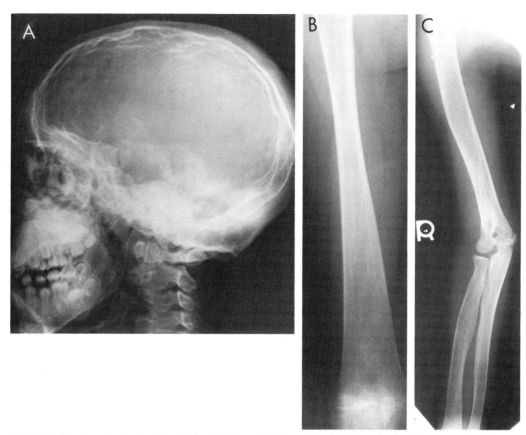

Abb. **107** Kranio-metaphysäre Dysplasie bei einem 10 Jahre alten Mädchen. In der Anamnese im Alter von 3 Jahren rechtsseitige Fazialisschwäche und schrittweiser bilateraler Gehörverlust. **A** Diffuse Hyperostose des Schädeldaches, der Basis und der Gesichtsknochen. **B, C** Auftreibung und Verbreiterung der Röhrenknochenmetaphysen.

## Klinik:

a) *Kraniofaziale Anomalien:* großer, breiter Schädel, vorgewölbte Stirn, Hypertelorismus, flache Nasenwurzel, wegen Nasenobstruktion geöffneter Mund;

b) *Beteiligung von Hirnnerven:* Optikusatrophie, progressive Taubheit, Paralyse des Nervus facialis;

c) fehlerhafte Dentition;

d) geistige und motorische Retardierung.

## Radiologie:

a) *Progressive diffuse Hyperostose des Schädeldaches, der Basis und der Gesichtsknochen,* betonte Ossifikationsbänder entlang der Schädelnähte;

b) *Obliteration der Nasennebenhöhlen und Warzenfortsätze;*

c) *Hypertelorismus;*

d) *aufgetriebene und verbreiterte Metaphysen der Röhrenknochen* (Abb. 107).

## Literatur

Carlson, D. H., et al.: Craniometaphyseal dysplasia: A family with three documented cases, Radiology 103:147, 1972

Gorlin, R. J., et al.: Craniometaphyseal dysostosis and craniodiaphyseal dysostosis, Mod. Med., Feb. 26, 1968:154

Gorlin, R. J., et al.: Pyle's disease (familial metaphyseal dysplasia): A presentation of two cases and argument for its separation from craniometaphyseal dysplasia, J. Bone Joint Surg. 52-A:347, 1970

Holt, J. F.: The evolution of cranio-metaphyseal dysplasia, Ann. Radiol. 9:209, 1966

Jackson, W. P. U., et al.: Metaphyseal dysplasia, epyphyseal dysplasia, diaphyseal dysplasia and related conditions; familial metaphyseal dysplasia and craniometaphyseal dysplasia; leontiasis ossea and osteopetrosis, disorders of "bone remodeling", Arch. Intern. Med. 94:871, 1954

Mori, P. A., et al.: Cranial manifestations of familial metaphyseal dysplasia, Radiology 66:335, 1956

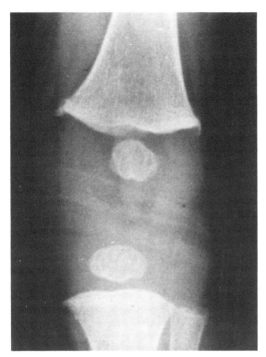

Abb. **108** Kraushaar-Syndrom. Metaphysäre Wachstumsverstärkung des distalen Femurendes eines einen Monat alten Säuglings (aus *Danks, D. M., P. E. Campbell, B. J. Stevens, V. Mayne, E. Cartwright:* Pediatrics 50 [1972] 188).

## 262 Kraushaar-Syndrom

**Synonyme:** Kinky-hair syndrome; MENKES' kinky-hair syndrome; Menkes-Syndrom.
**Erbgang:** Geschlechtsgebunden rezessiv.
**Klinik:**
a) Spärliche, kurze und verdickte, verdrehte und geknickte Haare;
b) *Gedeihstörung;*
c) *psychomotorische Retardierung;*
d) *klonische Krampfanfälle;*
e) Hypothermie;
f) Tod in früher Kindheit;
g) *niedriger Serumspiegel von Kupfer* und Coeruloplasmin bei defekter intestinaler Kupferresorption;
h) niedriger Kupfergehalt im Urin und Haar.
**Radiologie:**
a) Bilaterale symmetrische *Wachstumsverstärkung der Metaphysen* von Röhrenknochen in der Kindheit;
b) Rippenauftreibungen;
c) Osteoporose;
d) *diaphysäre Periostreaktion der langen Röhrenknochen;*
e) Verdickung der Schulterblätter und Schlüsselbeine;
f) *Mikrozephalie,* übermäßig wurmstichartige Knochen im Gebiet der hinteren Fontanelle (Marmorknochen);

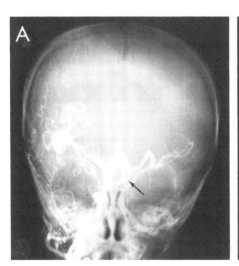

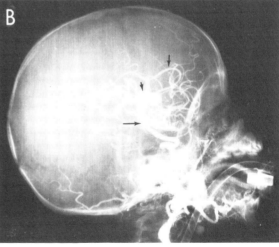

Abb. **109** Kraushaar-Syndrom. Arteriographie der rechten Arteria carotis eines 5 Monate alten Säuglings. **A** Deutliche Windung der Arteria carotis interna im zervikalen Anteil in der Aufsicht von superior; beachten Sie das „knäuelartige" Aussehen der linken Arteria cerebri anterior (Pfeil) und die überzähligen, geschlängelten Äste im Gebiet der Insula. **B** Erkennbar sind überzählige Arterien, ein deutlich gewundener Verlauf der Gefäße und ihre anomale Lage (aus *Wesenberg, R. L., J. L. Gwinn, G. R. Barnes:* Radiology 92 [1969] 500).

g) Hirnatrophie im Pneumoenzephalogramm;

h) *weitverbreitete Arterienveränderungen:* Einengung des Lumens, Dilatation, Schlängelung, Streckung;

i) *zerebrale Arteriographie: knäuelartiges Aussehen,* überzählige geschlängelte Äste, deutliche Gefäßwindungen (Abb. 108 u. 109).

### Literatur

Adams, P. C., et al.: Kinky hair syndrome, Radiology 112:401, 1974

Billings, D. M., et al.: Kinky hair syndrome: A new case and a review, Am. J. Dis. Child. 121:447, 1971

Bucknall, W. E., et al.: Kinky hair syndrome: Response to copper therapy, Pediatrics 52:652, 1973

Danks, D. M., et al.: Menkes's kinky-hair syndrome, Lancet 1:1100, 1972

Danks, D. M., Campbell, P. E., Stevens, B. J., Mayne, V., and Cartwright, E: Menkes' kinky hair syndrome: An inherited defect in copper absorption with widespread effects, Pediatrics 50:188, 1972

Menkes, J. H., et al.: A sex-linked recessive disorder with retardation of growth, peculiar hair and focal cerebral and cerebellar degeneration, Pediatrics 29:764, 1962

Rochiccioli, P., et al.: Le syndrome de Menkes, Arch. Fr. Pediatr. 30:209, 1973

Singh, S., et al.: Menkes' Kinky-Hair syndrome (tricopoliodystrophy), Am. J. Dis. Child. 125:572, 1973

Wesenberg, R. L., Gwinn, J. L., and Barnes, G. R.: Radiological findings in the kinky-hair syndrome, Radiology 92:500, 1969

## 263 Kryptophthalmie-Syndrom

**Synonyme:** Fraser-Syndrom; Kryptophthalmos-Syndaktylie-Syndrom.

**Erbgang:** Autosomal rezessiv.

**Klinik:**

a) *Miteinander verwachsene Augenlider,* Degeneration des Augapfels, fehlende oder mißgebildete Tränengänge;

b) Hypertelorismus;

c) *Ohrmuschelmißbildungen,* Anomalien des Mittelohrs;

d) Steilgaumen;

e) Kolobom der Alae nasi;

f) anomaler Haaransatz;

g) Kehlkopfstenose oder -atresie;

h) Lageveränderung des Nabels und der Mamillen;

i) *Syndaktylie;*

j) *verschiedene urogenitale Mißbildungen* (Hypospadie, Kryptorchismus, Uterus bicornis, Atresie der Vagina usw.);

k) Analatresie.

**Radiologie:**

a) *Syndaktylie;*

b) *urogenitale Mißbildungen* (Pseudohermaphroditismus, Nierenanomalien usw.);

c) klaffender Symphysenspalt;

d) Linsenverkalkungen;

e) Malrotation des Darms.

### Literatur

Brodsky, I., et al.: Cryptophthalmos or ablepharia: A survey of the condition with a review of the literature and the presentation of a case, Med. J. Aust. 1:894, 1940

Fraser, G. R.: Malformation Syndrome with Eye or Ear Involvement, in *Birth Defects Original Article Series,* Vol. V (2) (New York: The National Foundation – March of Dimes, 1969), p. 130

Ide, C. H., et al.: Multiple congenital abnormalities associated with cryptophthalmia, Arch. Ophthalmol. 81:638, 1969

Sugar, H. S.: The cryptophthalmos-syndactyly syndrome. Am. J. Ophthalmol. 66:897, 1968

## 264 Kuskokwim-Syndrom

**Synonyme:** Kuskokwim-Krankheit; Arthrogryposis-Syndrom der Eskimos.

**Erbgang:** Autosomal rezessiv.

**Klinik:**

a) *Multiple kongenitale Gelenkskontrakturen* (besonders der Knöchel- und Kniegelenke);

b) Kyphose bei Kindern;

c) Atrophie oder kompensatorische Hypertrophie der zugehörigen Muskelgruppen.

**Radiologie:**

a) *Hypoplasie des ersten oder zweiten Wirbelkörpers,* progressive Verlängerung der Pedikel des fünften Lendenwirbelkörpers mit *Spondylolisthesis;*

b) *in der Kindheit osteolytische Areale im äußeren Drittel der Schlüsselbeine;*

c) im frühen Kindesalter und in der Kindheit *osteolytische Herde in den proximalen Humerusmetaphysen;*

d) *Hypoplasie der Kniescheiben;*

e) andere bekannte Mißbildungen: Beckendeformierung, höhengeminderte Wirbelkörper der mittleren BWS, Klumpfuß, Pseudarthrose der Schlüsselbeine.

### Literatur

Petajan, J. H., et al.: Arthrogryposis syndrome (Kuskokwim disease) in the Eskimo, JAMA 209:1481, 1969

Wright, D. G., et al.: The Kuskokwim Syndrome: An Inherited Form of Arthrogryposis in the Alaskan Eskimo, in Bergsma, D. (ed): *Birth Defects Original Article Series,* Vol. V, No. 3 (New York: The National Foundation – March of Dimes, 1969), p. 91

## 265 Kwashiorkor

**Synonyme:** Malnutritions-Syndrom; malignes Unterernährungs-Syndrom; „weaning" syndrome.

**Klinik:**

a) *Gedeihstörung (gewöhnlich in der Entwöhnungszeit)*, geistige Apathie, schwaches Schreien;
b) Diarrhoe;
c) Hautpigmentierung und -trockenheit;
d) Wechsel der Haarfarbe zunächst von schwarz auf braun und dann auf rot;
e) Ödeme;
f) *Hypokaliämie, Hyponatriämie, Hypochlorämie, niedriger Serumalbuminspiegel, geringe Anämie.*

**Radiologie:**

a) *Deutlich pathologisch veränderte Darmmotorik:* anomale Passagezeit, zeitweiser Stopp der Kontrastmittelpassage, ungleichmäßiger Durchmesser des Darmlumens;
b) Größenzunahme der Hirnventrikel unter Behandlung (Echoenzephalographie).

### Literatur

Kowalski, R.: Roentgenologie studies of the alimentary tract in Kwashiorkor, Am. J. Roentgenol. 100:100, 1967

Vahlquist, B., et al.: Malnutrition and size of the cerebral ventricles: Echoencephalographic studies in infants and young children: Preliminary communication, Acta Paediatr. Scand. 60:533, 1971

# L

## 266 Lakrimo-aurikulo-dento-digital-Syndrom

**Erbgang:** Autosomal dominant.

**Klinik und Radiologie:**
a) Obstruktion des Tränenganges, Hypoplasie oder Aplasie der Tränengangsöffnungen;
b) schalenförmige Ohrmuscheln, Gehörverlust;
c) Zahnmißbildungen;
d) verschiedene Fingeranomalien.

**Literatur**

Hollister, D. W., et al.: The lacrimo-auriculodento-digital syndrome, J. Pediatr. 83:438, 1973

## 267 Larsen-Syndrom

**Erbgang:** Sporadisch, autosomal rezessive und dominante Übertragungen wurden beobachtet.

**Klinik:** Zum Geburtszeitpunkt vorhandene Anomalien:
a) *charakteristisches Aussehen:* abgeflachtes Gesicht, Hypertelorismus, eingedrückte Nasenbrücke, prominente Stirn, Stirnspalte;
b) *dislozierte Ellenbogen-, Hüft-, und Kniegelenke* (Genu recurvatum) usw.;
c) zylinderförmige Finger;

d) kurze Fingernägel;
e) behandlungsresistenter Klumpfuß.

**Radiologie:**
a) *Gelenkdislokationen,* besonders der großen Gelenke;
b) anomale Skelettverkalkung;
c) akzessorische Ossikel von Händen, Hand-, Ellenbogen- und Kniegelenken sowie Füßen;
d) Calcaneus bifidus;
e) *kurze Metakarpalia, Metatarsalia und distale Phalangen, spatelförmiger Daumen;*
f) abgeflachtes Stirnbein, kleine Schädelbasis und Gesichtsknochen, flache Augenhöhlen, Hypertelorismus, Mikrognathie;
g) anomale Segmentierung der Wirbelsäule, flache Wirbelkörper;
h) andere bekannte Mißbildungen: Instabilität der Trachea, des Larynx und der kostochondralen Knorpelgefüge, kurzer Humerus mit Hypoplasie seines distalen Endes, kurze Fibulae, kongenitale Herzerkrankung, verstärkte Krümmung der Tibiae nach anterior (Abb. 110).

**Literatur**

Harris, R., et al.: Autosomal dominant inheritance in Larsen's syndrome, Clin. Genet. 2:87, 1971

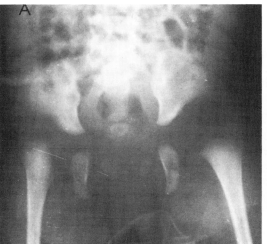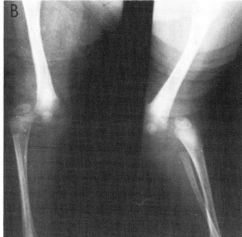

Abb. **110** Larsen-Syndrom. **A** 3 Tage alter weiblicher Säugling mit bilateraler Hüftdislokation und verzögerter Mineralisation der Scham- und Darmbeine. **B** Bilaterale Dislokation der Tibiae gegenüber den Femora mit Genu recurvatum (aus *Silverman, F. N.:* Ann. Radiol. (Paris) 15 [1972] 297).

158

Larsen, L. J., Schottstaedt, E. R., and Bost, F. C.: Multiple congenital dislocations associated with characteristic facial abnormality, J. Pediatr. 37:574, 1950

Latta, R. J., et al.: Larsen's syndrome: A skeletal dysplasia with multiple joint dislocations and unusual facies, J. Pediatr. 78:291, 1971

Lee, P. A., et al.: Multiple joint dislocations and peculiar facies, Am. J. Dis. Child. 126:828, 1973

Silverman, F. N.: Larsen's syndrome: Congenital dislocation of the knees and other joints, distinctive facies, and frequently, cleft palate, Ann. Radiol. (Paris) 15:297, 1972

Steel, H. H., et al.: Multiple congenital dislocations associated with other skeletal anomalies (Larsen's syndrome) in three siblings, J. Bone Joint Surg. 54-A:75, 1972

## 268 Laurence-Moon-Biedl-Bardet-Syndrom

**Synonyme:** Laurence-Moon-Biedl-Syndrom; Laurence-Biedl-Syndrom; Bardet-Biedl-Syndrom.

**Erbgang:** Autosomal rezessiv mit variabler Expressivität.

**Klinik:**
a) *Retinitis pigmentosa;*
b) *Polydaktylie;*
c) *Fettsucht vom Fröhlich-Typ;*
d) *genitale Hypoplasie;*
e) *geistige Retardierung;*
f) andere bekannte Anomalien: Syndaktylie, Zwergwuchs, mongoloides Gesicht, kongenitale Herzerkrankung, Mikrophthalmie, Katarakt, Strabismus, Taubheit, Zahnanomalien, Nierenanomalien, Analatresie, Diabetes insipidus, Genu valgum, Ataxie, zystische Erweiterung der intra- und extrahepatischen Gallenwege.

**Radiologie:**
a) *Polydaktylie,* Syndaktylie, Klinodaktylie des fünften Fingers;
b) Anomalien der Harnwege: Zysten, Nierenhypoplasie, Hydronephrose, persistierender Sinus urogenitalis, vesikovaginale Fisteln;
c) Schädeldachdefekte, vergrößerte Seitenventrikel;
d) Hüftdysplasie.

## Anmerkung:

1. Die von LAURENCE u. MOON veröffentlichten Fälle litten an geistiger Retardierung, Hypogenitalismus, Pigmentdegeneration der Netzhaut und spastischer Paraplegie. Die Patienten von BARDET u. BIEDL zeigten eine geistige Retardierung, Pigmentdegeneration der Netzhaut, Polydaktylie, Fettsucht und einen Hypogenitalismus. AMMAN nimmt an, daß es sich hierbei um zwei unterschiedliche Syndrome handelt.
2. Eine Einteilung in fünf Formen wurde vorgeschlagen: komplett, inkomplett, abortiv, atypisch und extensiv (KLEIN u. Mitarb.).

### Literatur

Alton, D. J., et al.: Urographic findings in the Bardet-Biedl syndrome (formerly the Laurence-Moon-Biedl syndrome), Radiology 109:659, 1973

Ammann, F.: Investigations cliniques et génétiques sur le syndrome de Bardet-Biedl en Suisse, J. Genet. Hum. 18 (Suppl.): 1, 1970

Bardet, G.: Sur un syndrome d'obésité congénitale avec polydactylie et rétinite pigmentaire, Thèse de Paris, No. 470, 1920

Bauman, M. L., et al.: Laurence-Moon-Biedl syndrome, Am. J. Dis. Child. 126:119, 1973

Biedl, A.: Ein Geschwisterpaar mit adiposogenitaler Dystrophie, Dtsch. Med. Wochenschr. 48:1630, 1922

Klein, D., et al.: Syndrome of Laurence-Moon-Bardet-Biedl and allied diseases in Switzerland: Clinical, genetic and epidemiologic studies, J. Neurol. Sci. 9:497, 1969

Laurence, J. Z., and Moon, R. C.: Four cases of "retinitis pigmentosa" occurring in the same family and accompanied by general imperfections of development, Ophthalmol. Rev. 2:32, 1966

Levy, M., et al.: The Laurence-Moon-Biedl-Bardet syndrome, J. Bone Joint Surg. 52-B:318, 1970

Meeker, W. R., Jr., et al.: Association of cystic dilatation of intrahepatic and common bile ducts with Laurence-Moon-Biedl-Bardet syndrome, Am. J. Surg. 122:822, 1971

Nadjmi, B., et al.: Laurence-Moon-Biedl syndrome associated with multiple genitourinary tract anomalies, Am. J. Dis. Child. 117:352, 1969

## 269 Lawrence-Seip-Syndrom

**Synonyme:** Lipoatrophischer Diabetes mellitus; lipoatrophischer Diabetes mit Acanthosis nigricans; total lipodystrophy; generalisierte Lipodystrophie; Lawrence-Syndrom; Berardinelli-Syndrom; Seip-Syndrom; total lipodystrophy and acromegaloid gigantism.

**Erbgang:** Autosomal rezessiv.

**Klinik:** Auftreten der Symptome vom Geburtszeitpunkt an.

a) *Hirsutismus;*
b) *Acanthosis nigricans;*
c) *generalisiertes Fehlen von Fettgewebe;*
d) große Hände und Füße;
e) in der Kindheit großer Penis und große Clitoris;
f) *Wachstums- und Reifungsbeschleunigung;*
g) hervortretende Muskulatur;
h) *Phlebomegalie;*
i) Hepatosplenomegalie mit Zirrhose;
j) geistige Retardierung;
k) *insulinresistenter Diabetes mellitus* ohne Auftreten einer Ketose; Hyperlipämie; erhöhter Grundstoffwechselumsatz.

**Radiologie**

a) *Fehlendes Fettgewebe führt zu einer homogenen Weichteildichte;*
b) *erhöhte Knochendichte;*
c) *Kortikalisverdickung der Röhrenknochen;*
d) *hervortretende und hypertrophe Epiphysen;*
e) *beschleunigte Skelettreifung;*
f) *dickes Schädeldach,* verkalkte Falx cerebri, übermäßige Pneumatisation der Nebenhöhlen und Warzenfortsätze;
g) *quer verlaufende Verdichtungslinien in den Wirbelkörpern.*
h) *Nephromegalie* mit gespreizten Kelchen und Kelchhälsen;
i) *Hepatosplenomegalie;*
j) *fortgeschrittene Dentition;*
k) andere bekannte Anomalien: Erweiterung der basalen Zisternen und des dritten Ventrikels mit oder ohne Vergrößerung der Seitenventrikel, Verringerung der Interpedikularabstände (Abb. 111).

### Literatur

Berardinelli, W.: An undiagnosed endocrinometabolic syndrome: Report of two cases, J. Clin. Endocrinol. 14:193, 1954

Fairney, A. et al.: Total lipodystrophy, Arch. Dis. Child. 44:368, 1969

Gold, R. H., and Steinbach, H. L.: Lipoatrophic diabetes mellitus (generalized lipodystrophy): Roentgen

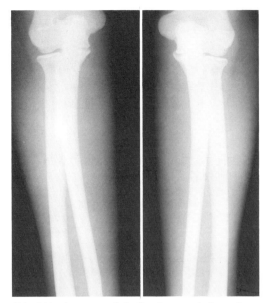

Abb. **111** Lawrence-Seip-Syndrom bei einem 19 Jahre alten Mann. Fehlendes Fett im subkutanen Gewebe und zwischen den Muskeln. Die Muskeln treten hervor (aus *Gold, R. H., H. L. Steinbach:* Amer. J. Roentgenol. 101 [1967] 884).

findings in two brothers with congenital disease, Am. J. Roentgenol. 101:884, 1967

Guihard, J., et al.: Diabète lipotrophique (syndrome de Lawrence), Ann. Pediatr. (Paris) 18:633, 1971

Lawrence, R. D.: Lipodystrophy and hepatomegaly with diabetes, lipaemia, and other metabolic disturbances: Case throwing new light on action of insulin, Lancet 1:724, 1946

Seip, M.: Lipodystrophy and gigantism with associated endocrine manifestation: A new diencephalic syndrome, Acta Paediatr. Scand. 48:555, 1959

Wesenberg, R. L., et al.: The roentgenographic findings in total lipodystrophy, Am. J. Roentgenol. 103:154, 1968

Wiedemann, H.-R.: Exomphalos-Makroglossie-Gigantismus-Syndrom, Berardinelli-Seip Syndrom und Soto-Syndrom, eine vergleichende Betrachtung unter ausgewählten Aspekten, Z. Kinderheilkd. 115:193, 1973

## 270 Lentiginosis profusa

**Synonyme:** Multiple lentigines syndrome; Lentiginosis; Leopard-Syndrom; kardio-kutanes Syndrom.

**Erbgang:** Autosomal dominant mit hoher Penetranz und variabler Expressivität.

**Klinik:** Die klinischen Befunde können vollständig oder nur teilweise vorliegen. Mnemotechnischer Ursprung von „Leopard":

a) *Lentigines;*
b) *elektrokardiographische Veränderung* (Reizleitungsstörung);
c) okulärer Hypertelorismus;
d) *Pulmonalstenose (valvulär);*
e) Anomalien der Genitalien (Gonadenhypoplasie, Hypospadie, retinierte Hoden, hypoplastische Ovarien, späte Pubertät);
f) Wachstumsverzögerung (retardation of growth);
g) Taubheit, neurosensorische (deafness);
h) Pterygium colli.

**Radiologie:**

a) *Geringe oder atypische valvuläre Pulmonalstenose,* hypertrophische Kardiomyopathie;
b) okulärer Hypertelorismus;
c) Skelettreifungsstörung;
d) Prognathie des Unterkiefers;
e) Pectus carinatum oder excavatum;
f) Scapulae alatae;
g) *Kyphose der Brustwirbelsäule;*
h) *Überstreckbarkeit im Metakarpophalangealgelenk,* Syndaktylie.

**Literatur**

Gorlin, R. J., et al.: Multiple lentigines syndrome, Am. J. Dis. Child. 117:652, 1969
Gorlin, R. J., et al.: Leopard (multiple lentigines) syndrome revisited, Laryngoscope 81:1674, 1971
Pickering, D., et al.: "Little Leopard syndrome": Description of 3 cases and review of 24, Arch. Dis. Child. 46:85, 1971
Rees, J. R., et al.: Lentiginosis and left atrial myxoma, Br. Heart J. 35:874, 1973
Somerville, J., et al.: The heart in lentiginosis, Br. Heart J. 34:58, 1972
Sommer, A., et al.: A family study of the leopard syndrome, Am. J. Dis. Child. 121:520, 1971
Swanson, S. L., et al.: Multiple lentigines syndrome: New findings of hypogonadotrophism, hyposmia, and unilateral renal agenesis, J. Pediatr. 78:1037, 1971
Watson, G. H.: Pulmonary stenosis, café au lait spots, and dull intelligence, Arch. Dis. Child. 42:303, 1967

## 271 Lenz-Syndrom

**Synonym:** Lenz-Mikrophthalmie-Syndrom.
**Erbgang:** X-gebunden.
**Klinik:**

a) *Mikrophthalmie oder Anophthalmie;*
b) *Mikrozephalie;*
c) *Zahnanomalien;*
d) Hypospadie, *Kryptorchismus;*
e) geistige Retardierung;
f) Wachstumsverzögerung.

**Radiologie:** Keine spezifischen Befunde.

a) *Nierendysgenesie;*
b) Wirbelsäulenanomalien;
c) Anomalien der Schlüsselbeine und Extremitäten.

**Literatur**

Herrmann, J., et al.: The Lenz microphthalmia syndrome, *Birth Defects Original Article Series,* Vol. V, Part 2 (New York: The National Foundation – March of Dimes, 1969), p. 138
Lenz, W.: Rezessiv-geschlechtsgebundene Mikrophthalmie mit multiplen Mißbildungen, Z. Kinderheilkd. 77:384, 1955

## 272 Leprechaunismus

**Synonym:** Donahue-Syndrom.
**Erbgang:** Wahrscheinlich autosomal rezessiv.
**Klinik:**

a) *Intrauterin disproportionierter Zwergwuchs,* Gedeihstörung;
b) *„Faunsgesicht"* (flacher Nasensattel, breite Nasenlöcher, tiefstehende Ohrmuscheln, Spitzkinn, wulstige Lippen, Hypertelorismus, hervorstehende Augen, Hirsutismus);
c) *große Hände und Füße,* Kamptodaktylie, Hautbrücke zwischen dem dritten und vierten Finger, Cutis gyrata;
d) *pränataler Fettgewebsmangel;*
e) *vergrößerte Brustwarzen, Brüste und äußere Genitalien*
f) *geistige und motorische Retardierung;*
g) *„Dysendokrinium":* Hyperplasie der Langerhans-Inselzellen, bei Frauen Hyperplasie der Leydig-Zellen, follikulär-zystische Degeneration der Ovarien, Erhöhung der hypophysären Gonadotropinkonzentration;
h) Anomalien von Leber, Herz, Nieren und Thymus;
i) andere bekannte gleichzeitig vorkommende Anomalien: Nagelhypoplasie, kleine Mundhöhle, Pectus excavatum, Fußmißbildungen, Hernien, Pylorusstenose;
j) Tod in der Kindheit.

**Radiologie:** Progressive unspezifische Skelettveränderungen.

a) *Deutliche Skelettreifungsstörung;*
b) *geringe enchondrale Knochenbildung,* unregelmäßige metaphysäre Ossifikation und sklerotische Metaphysenveränderungen;
c) *Osteopenie* (Abb. 112).

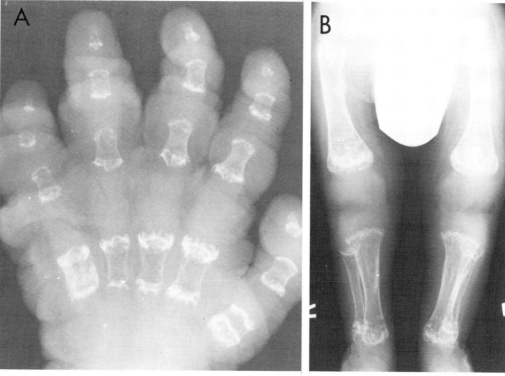

Abb. **112** Leprechaunismus. 7 Jahre alter Junge mit einem seit Geburt bestehenden „Dysendokrinium" in der Anamnese. **A, B** Erkennbar sind eine Cutis gyrata an der Hand, eine deutlich verzögerte Skelettreifung, eine geringe enchondrale Knochenneubildung, eine unregelmäßige metaphysäre Ossifikation und sklerotische metaphysäre Veränderungen (aus *Patterson, J. H.:* Presentation of a patient with leprechaunism. In: Birth Defects Original Article Series, Vol. V, Part 4. The National Foundation – March of Dimes, New York 1969, p. 117).

### Literatur

Der Kaloustian, V. M., et al.: Leprechaunism: A report of two new cases, Am. J. Dis. Child. 122:442, 1971

Donahue, W. L.: Clinicopathologic conference at the Hospital for Sick Children: Dysendocrinism, J. Pediatr. 32:739, 1948

Donahue, W. L., et al.: Leprechaunism, J. Pediatr. 45:505, 1954

Ferguson-Smith, M. A., et al.: An abnormal metacentric chromosome in an infant with leprechaunism. Ann. Genet. (Paris) 11:195, 1968

Gross-Kieselstein, E. et al.: Leprechaunism (Donahue syndrome), Am. J. Dis. Child. 126:500, 1973

Kuhlkamp, F., et al.: Das Krankheitsbild des kongenitalen Dysendokrinismus oder Leprechaunismus, Z. Kinderheilkd. 109:50, 1970

Patterson, J. H.: Presentation of a patient with leprechaunism, *Birth Defects Original Article Series,* Vol. V, Part 4 (New York: The National Foundation – March of Dimes, 1969), p. 117

## 273 Léri-Weill-Syndrom

**Synonyme:** Dyschondrosteose; mesomeler Zwergwuchs (LÉRI u. WEILL); Madelung-Deformität mit kurzen Unterarmen; dyschondrostéose.

**Erbgang:** Autosomal dominant; Bevorzugung des weiblichen Geschlechts; eine autosomal rezessive Übertragung wurde für sehr schwere Formen vorgeschlagen.

**Klinik:**

a) *Geringer oder mäßiger Zwergwuchs mit kurzen Unterarmen und Unterschenkeln;*

b) *Madelung-Deformität mit Krümmung der Unterarme nach dorsal und außen, dorsale Subluxation der Ulna,* die wieder einrenkbar ist, jedoch sofort wieder subluxiert, Bewegungseinschränkung im Ellenbogengelenk und Handwurzelbereich;

c) *Genu valgus.*

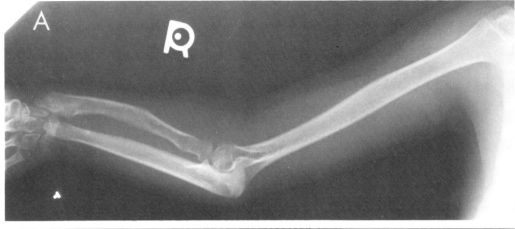

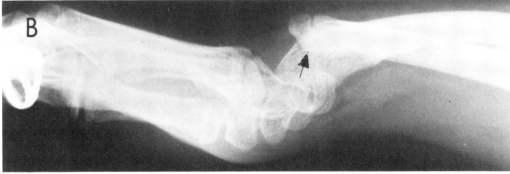

Abb. **113** Léri-Weill-Syndrom. 15 Jahre altes Mädchen mit Zwergwuchs, **A** Verkürzung und Deformierung von Radius und Ulna mit Krümmung und Abwinkelung der distalen Radiusepiphyse und keilförmiger Anordnung der Karpalia zwischen Radius und Ulna. **B** Dislokation des distalen Ulnaendes nach dorsal (Pfeil).

### Radiologie:

a) *Verkürzter und gekrümmter Radius mit Abwinkelung der distalen Radiusepiphyse,* Zunahme des Abstandes zwischen Radius und Ulna, *keilförmige Anordnung der Handwurzelknochen zwischen der distalen radioulnaren Gabel;*

b) *Subluxation oder Dislokation der distalen Ulna;*

c) Ellenbogendislokation;

d) verkürzte und gering gekrümmte Tibia;

e) andere bekannte Anomalien: kurze Metakarpalia und Metatarsalia, Genu valgus, Coxa valga, schnabelförmige mediale Tibiametaphyse (Abb. 113).

### Literatur

Felman, A. H., et al.: Dyschondrosteose, Am. J. Dis. Child. 120:329, 1970

Gwinn, J. L., et al.: Radiological case of the month, Am. J. Dis. Child. 124:244, 1972

Kozlowski, K., et al.: Dyschondrosteosis, Acta Radiol. (Diag.) 11:459, 1971

Lamy, M., and Maroteaux, P.: *Les Chondrodystrophies Génotypiques* (Paris: L'Expansion Scientifique Française, 1961), pp. 33–39

Langer, L. O.: Dyschondrosteosis, a hereditable bone dysplasia with characteristic roentgenographic features, Am. J. Roentgenol. 95:178, 1965

Léri, A. and Weill, J.: Une affection congénitale et symétrique du développement osseux: La dyschondrosteose. Bull. Mém. Soc. Méd. Hôp. Paris 53:1491, 1929

Silverman, F. N.: Mesomelic dwarfism, in Kaufmann, H. J. (ed.) *Progress in Pediatric Radiology,* Vol. 4 (Basel: Karger, 1973), p. 546

## 274 Leriche-Syndrom

**Synonyme:** Aortenbifurkationsverschluß-Syndrom; terminale Aortenthrombose.

**Pathologie:** Vollständiger thrombotischer Verschluß der Aortenbifurkation, oft bei jungen männlichen Erwachsenen vorkommend.

Klinik: *Schwächegefühl in den Unterschenkeln ohne Klaudikation,* Weichteilatrophie an beiden Unterschenkeln, *im Stehen blasse Füße und Beine, trophische Veränderungen der Haut oder Nägel fehlen,* langsame Wundheilung, *Erlöschen der Erektionsfunktion, fehlende oder nur sehr schwache Pulse über der Aorta, den Aortae iliacae oder in der Peripherie.*

Radiologie:
a) Verkalkung der Aortenbifurkation;
b) *Aortenverschluß in Bifurkationshöhe, Kollateralkreislauf.*

### Literatur

Beckwith, R., et al.: Chronic aortoiliac thrombosis: A review of sixty-five cases, New Engl. J. Med. 258:721, 1958

Leriche, R.: De la résection du carrefour aortico-iliaque avec double sympathectomie lombaire pour thrombose artéritique de l'aorte: Le syndrome de l'oblitération termino-aortique par artérite, Presse. Méd. 48:33, 1940

Rogoff, S. M., et al.: Lumbar Aortography in Arteriosclerosis, in Abrams, H. L. (ed.): *Angioradiography,* (2nd ed.; Boston: Little, Brown & Co., 1971), pp. 744–745

## 275 Lesch-Nyhan-Syndrom

**Synonyme:** Juvenile Hyperurikämie; primäre Hyperurikämie; juvenile Gicht mit Hirnbeteiligung.

**Erbgang:** X-gebundener rezessiver Erbgang.

**Ätiologie:** Durch Fehlen des Enzyms Hypoxanthin-Guanin-Phosphoryltransferase (PRT-ase) entsteht eine *Überproduktion von Purin und damit Harnsäure.*

**Klinik:**
a) *Selbstverstümmelung;*
b) *geistige Retardierung mit Wachstumsverzögerung;*
c) *Bewegungsstörungen;*
d) *Mikrozephalie;*
e) *zentrale Lähmung;*
f) *Gichttophi;*
g) *hohe Harnsäurekonzentration im Blut und Urin.*

**Radiologie:**
a) *Sekundäre Veränderungen nach Selbstverstümmelung: Amputation der Fingerspitzen und Phalangen;*
b) *strahlentransparente Harnsäuresteine der Harnwege;*
c) *Mikrozephalie;*
d) *Hirnatrophie (geringe);*

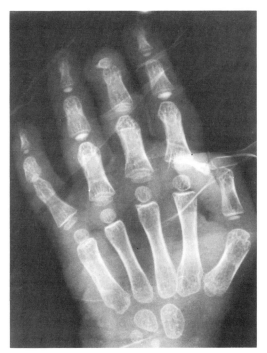

Abb. **114** Lesch-Nyhan-Syndrom. Zerstörung des Weichteilgewebes und der distalen Phalanx des rechten Mittelfingers (Aufnahme: Dr. *M. H. Becker,* New York, N. Y.).

e) *Knochenerosionen;*
f) *gichtbedingte Kalkablagerungen;*
g) *Skelettreifungsverzögerung;*
h) *periphere Manifestationen einer zentralen Lähmung (Coxa valga, Hüftsubluxation oder -dislokation)* (Abb. 114).

### Literatur

Becker, M. H., et al.: Congenital hyperuricosuria: Associated radiologic features, Radiol. Clin. North Am. 6:239, 1968

Howard, R. S., et al.: A new cause for uric acid stones in childhood, J. Urol. 98:639, 1967

Lesch, M., and Nyhan, W. L.: A familial disorder of uric acid metabolism and central nervous system function. Am. J. Med. 36:561, 1964

Nyhan, W. L.: Clinical features of Lesch-Nyhan syndrome, Arch. Intern. Med. 130:186, 1972

Riley, J. D.: Gout and cerebral palsy in three-year-old boy, Arch. Dis. Child. 35:293, 1960

## 276 Letterer-Siwe-Syndrom

**Synonyme:** Letterer-Siwe-Krankheit; Abt-Letterer-Siwe-Syndrom; akute disseminierte Histiozytose X; nichtlipoide Retikuloendotheliose; maligne Retikuloendotheliose.

**Erbgang:** In einigen Fällen wurde ein autosomal rezessiver Erbgang angenommen.

**Pathologie:** Generalisierte Proliferation der Histiozyten.

**Klinik:**
a) *Fieber;*
b) rezidivierende Infektionen der Atemwegsorgane;
c) *Hautausschlag;*
d) Knochenschmerzen;
e) Stomatitis;
f) Otitis media;
g) Wachstumsverzögerung;
h) *Hepatosplenomegalie;*
i) Lymphadenopathie;
j) Blutungsneigung, Anämie.

**Radiologie:**
a) *Scharfrandig begrenzte Defekte des Schädeldachs, Verschattung der Warzenfortsätze;*
b) *umschriebene Knochendestruktionen* mit Erosion der Kortikalis von innen her, Befall der Wirbelsäule mit Wirbelkörpersinterungen;
c) Beteiligung des Verdauungsapparates (gelegentlich).

### Literatur

Abt, A. F., et al.: Letterer-Siwe's disease: Splenomegaly associated with widespread hyperplasia of nonlipoid-storing macrophages; discussion of the so-called reticuloendotheliosis, Am. J. Dis. Child. 51:499, 1936

Dargeon, H. W.: Considerations in the treatment of reticuloendotheliosis: The Janeway Lecture, 1964. Am. J. Roentgenol. 93:521, 1965

Letterer, E.: Aleukämische Retikulose (Ein Beitrag zu den proliferativen Erkrankungen des Retikuloendothelialapparates), Frankf. Z. Pathol. 30:377, 1924

Lichtenstein, L.: Histiocytosis X: Integration of eosinophilic granuloma of bone, "Letterer-Siwe Disease" and "Schüller-Christian Disease" as related manifestations of a single nosologic entity, Arch. Pathol. 56:84, 1953

Siwe, S.: Die Retikuloendotheliose – ein neues Krankheitsbild unter den Hepatosplenomegalien, Z. Kinderheilkd. 55:212, 1933

## 277 Lightwood-Syndrom

**Synonyme:** Congenital hypercholeremic acidosis syndrome; Calcinosis infantum; Lightwood-Albright-Syndrom; Butler-Lightwood-Albright-Syndrom.

**Erbgang:** Entweder sporadisch oder familiär.

**Ätiologie:** Tubulusinsuffizienz mit gestörter Bikarbonatresorption, Wasserstoffionenexkretion oder beidem.

**Klinik:**
Auftreten gewöhnlich in der Kindheit.
a) Anorexie;
b) Erbrechen;
c) Hyperpnoe;
d) Polyurie;
e) Obstipation;
f) *Gedeihstörung;*
g) *niedrige Plamsmakonzentration von Bikarbonat, Kalium und Kalzium; Chlorazidose des Plasmas; Plasmaazidose; relativ hoher pH-Wert im Urin;* Hyperkalziurie;

**Radiologie:**
a) *Nephrokalzinose;*
b) Nephrolithiasis;
c) generalisierte Skelettentkalkung leichten oder starken Grades;
d) pathologische Frakturen;
e) Skelettreifungsstörung.

### Literatur

Butler, A. M., et al.: Dehydration and acidosis with calcification at renal tubules, J. Pediatr. 8:489, 1936

Courey, W. R., et al.: The radiographic findings in renal tubular acidosis: Analysis of 21 cases, Radiology 105:497, 1972

Lightwood, R.: Calcium infarction of the kidneys in infants, Arch. Dis. Child. 10:205, 1935

Palmer, R. H., et al.: Primary tubular acidosis recognized and treated at three days of age. Clin. Pediatr. 12:140, 1973

Rodriguez-Soriano, J.: The renal regulation of acid-base balance and the disturbances noted in renal tubular acidosis, Pediatr. Clin. North Am. 18:529, 1971

## 278 Lignac-Fanconi-Syndrom

**Synonyme:** Zystinspeicherkrankheit; Lignac-de-Toni-Fanconi-Syndrom; Zystinose; Abderhalden-Fanconi-Syndrom.

**Erbgang:** Autosomal rezessiv.

**Klinik:** Auftreten der Symptome in der Kindheit.
a) *Gedeihstörung;*
b) Dehydratation;

c) Polyurie;
d) Azidose;
e) Hypokaliämie;
f) renale Glykosurie;
g) *Nachweis von Zystinkristallen bei der Spaltlampenuntersuchung der Augen, im Knochenmark oder in den zirkulierenden Leukozyten.*

**Radiologie:**
a) *Schwere hartnäckige rachitische Knochenveränderungen;*
b) sekundärer Hyperparathyreoidismus.

**Literatur**

Fanconi, G.: Die nicht diabetischen Glycosurien und Hyperglykämien des älteren Kindes, Jahrb. Kinderheilkd. 133:257, 1931

Fraser, D.: The diagnosis and management of the various types of rickets, Pediatr. Clin. North Am. 5:417, 1958

Lignac, G. O. E.: Über Störung des Cystinstoffwechsels bei Kindern, Dtsch. Arch. Klin. Med. 145:139, 1924

Teall, C. G.: Some observations on the radiology of Lignac-Fanconi disease and renal infantilism, Br. J. Radiol. 27:618, 1954

## 279 Lipodystrophie-Syndrom (partielles)

**Synonyme:** Barraquer-Simons-Krankheit; progressive Lipodystrophie; Lipodystrophia facialis; zephalo-thorako-brachiale Form der Lipodystrophie: progressive zephalo-thorakale Lipodystrophie; Mitchell-Syndrom; Simons-Syndrom.
**Erbgang:** Deutliche Bevorzugung von Frauen (4:1). Familiäres Vorkommen wurde selten beobachtet.
**Klinik und Radiologie:** Auftreten der Symptome gewöhnlich zwischen dem 5. und 15. Lebensjahr.
a) *Symmetrischer Gesichtsfettschwund mit oder ohne Fettschwund an Armen, Hüften, Brust und Abdomen;*
b) *erhaltenes Fettgewebe der unteren Gliedmaßen;*
c) andere bekannte einhergehende Veränderungen: Albuminurie; Pyelonephritis; Hepatomegalie, geistige Retardierung.

**Literatur**

Barraquer, L.: Histoire clinique d'un cas d'atrophie celluloadipeux (abstract), Z. Neurol. (Berlin) 26:1072, 1907

Mitchell, S. W.: Singular case of absence of adipose matter in upper half of the body, Am. J. Med. Sci. 90:105, 1885

Poley, J. R., et al.: Progressive lipodystrophy: A clinical study of 50 patients, Am. J. Dis. Child. 106:356, 1963

Senior, B., et al.: The syndromes of total lipodystrophy and of partial lipodystrophy, Pediatrics 33:593, 1964

Simons, A.: Eine seltene Trophoneurose: „Lipodystrophia progressiva", Z. Neurol. (Berlin) 5:633, 1911

## 280 Lipoid-Dermato-Arthritis

**Synonym:** Multizentrische Retikulohistiozytose.
**Pathologie:** Lipoidhaltige Riesenzellherde der Haut und Synovia.
**Klinik:** *Kutane Papeln und noduläre Herde der Haut* und Synovia, die zu einer *Zerstörung des Gelenkknorpels und des subchondralen Knochens* führen können.
**Radiologie:**
a) *Juxtaartikuläre Erosionen am Ansatz der Synovia;*
b) *Destruktion des Gelenkknorpels und des subchondralen Knochens der Phalangen,* in fortgeschrittenen Fällen kann sich das Weichteilgewebe teleskopartig verschieben;
c) schlanke distale Phalangen.

**Literatur**

Albert, J., et al.: Lipoid dermato-arthritis: Reticulohistiocytoma of the skin and joints, Am. J. Med. 28:661, 1960

Ehrlich, G. E., et al.: Multicentric reticulohistiocytosis (lipoid dermatoarthritis), Am. J. Med. 52:830, 1972

Flam, M., et al.: Multicentric reticulohistiocytosis, Am. J. Med. 52:841, 1972

Martel, W., et al.: Cervical spine involvement in lipoid dermato-arthritis, Radiology 77:613, 1961

Schwarz, E., et al.: Reticulohistiocytoma: A rare dermatologic disease with roentgen manifestations, Am. J. Roentgenol. 83:692, 1960

## 281 Lipoidproteinose

**Synonyme:** Lipoidosis cutis et mucosae; Urbach-Wiethe-Syndrom; Rössle-Urbach-Wiethe-Lipoproteinose; Hyalinosis cutis et mucosae.
**Erbgang:** Autosomal rezessiv.
**Klinik:** Auftreten der Symptome oft zum Geburtszeitpunkt.
a) *Hyalinose und Lipidablagerungen in der Haut, der Mundschleimhaut und im Kehlkopf (Heiserkeit von Kindheit an);*
b) geistige Retardierung;

166

c) Krampfanfälle;
d) erhöhter Lipidspiegel im Blut.
**Radiologie:**
a) *Intrakranielle Verkalkungen im Gyrus hippocampi,* superolateral des Dorsum sellae gelegen, in der p.-a. Projektion medial über den Augenhöhlen projiziert und wie umgekehrte Kommata aussehend;
b) *Verdickung der Stimmbänder* (diffus oder nodulär);
c) retikuläre oder noduläre Verschattungen in den Lungen.

**Literatur**

Gordon, H., et al.: Lipoid proteinosis in an inbred Namaqualand community, Lancet 1:1032, 1969
Rössle, R.: Beiträge zur Frage der Speicherungslipoidosen, Verh. Dtsch. Pathol. Ges. 31:133, 1938
Scott, F. P., et al.: Hyalinosis cutis et mucosae (lipoid proteinosis), S. Afr. Med. J. 34:189, 1960
Urbach, E., and Wiethe, C.: Lipoidosis cutis et mucosae, Virchows Arch. Pathol. Anat. 273:285, 1929
Weidner, W. A., et al.: Roentgenographic findings in lipoid proteinosis: A case report, Am. J. Roentgenol. 110:457, 1970
Wiley, C. J.: Lipoid proteinosis: A new roentgenologic entity, Am. J. Roentgenol. 89:1220, 1963

## 282 Lippen-Gaumen-Spalte, Tetraphokomelie und Genitalvergrößerung

**Erbgang:** Autosomal rezessiv.
**Klinik:**
a) Okulärer Hypertelorismus;
b) Exophthalmus;
c) *Skelettreduktion der Glieder in unterschiedlicher Form und Schwere;*
d) *Penis- oder Klitorisvergrößerung;*
e) *Lippen- und/oder Gaumenspalte.*
**Radiologie:**
a) Skelettmißbildungen: *Phokomelie,* besonders fehlende Finger;
b) Syndaktylie der Weichteile;
c) okulärer Hypertelorismus.

**Literatur**

Gorlin, R. J., et al.: Cleft lip-palate, tetraphocomelia, and genital enlargement, Mod. Med., March 20, 1972, p. 142
Roberts, J. B.: A child with double cleft of lip and palate, protrusion of the intermaxillary portion of the upper jaw and imperfect development of the bones of the four extremities, Ann. Surg. 70:252, 1919

## 283 Lippen- und/oder Gaumenspalte mit Lippenfistel (Syndrom)

**Erbgang:** Autosomal dominant mit variabler Expressivität der Anlage.
**Klinik:**
a) *Herabhängende Pars vermilionis der Unterlippe;*
b) *die Nebenhöhlen dehnen sich durch den Musculus orbicularis oris aus.*
c) *Lippen- und/oder Gaumenspalte*
**Radiologie:** *Gaumenspalte.*

**Literatur**

Cervenka, J., et al.: The syndrome of pits of the lower lip and cleft lip and/or palate: Genetic considerations, Am. J. Hum. Genet. 19:416, 1967
Neuman, Z., et al.: Congenital sinuses of the lower lip, Oral Surg. 14:1415, 1961

## 284 Lissenzephalie-Syndrom

**Synonym:** Kongenitale Agyrie.
**Erbgang:** Eine autosomal rezessive Anlage wurde für einige Familien erwogen.
**Pathologie:** „Glattes Gehirn" mit fehlenden oder breiten Gyri und flachen Furchen.
**Klinik:**
a) *Charakteristisches Aussehen:* schmales Gesicht, schlankes Kinn, tiefsitzende und/oder mißgebildete Ohren, weit auseinanderstehende Augen, prominentes Hinterhaupt und vorgewölbte Stirn;
b) *Mikrozephalie;*
c) Enthirnungsstarre, Krampfanfälle, Gedeihstörung, *schwere psychomotorische Retardierung;*
d) Tod im Kindesalter oder in früher Kindheit;
e) einhergehende Mißbildungen: kardiovaskuläre, renale usw.
**Radiologie:**
a) *Mikrozephalie, rundliche in der Mittellinie gelegene Verkalkungen der anterioren Parietalregion;*
b) *generalisierte Erweiterung des Ventrikelsystems* (Kolpozephalie), vergrößerte basale Zisternen;
c) nahezu geradliniger Anstieg von Ästen der Arteria cerebri media in der Frontalprojektion, Fehlen des Punctum Sylvii, großer Abstand zwischen der Arteria cerebri anterior und media;
d) Polydaktylie.

## Literatur

Daube, J. R., et al.: Lissencephaly: Two cases, Neurology 16:179, 1966

Dieker, H., et al.: The Lissencephaly Syndrome. *Birth Defects:* Original Article Series. New York: The National Foundation – March of Dimes, Vol. 5, (2), 53, 1969

Josephy, H.: Congenital agyria and defect of the corpus callosum, J. Neuropathol. Exp. Neurol. 3:63, 1944

Reznik, M., et al.: Forme familiale d'hypertélorisme avec lissencéphalie se présentant cliniquement sous forme d'une arriération mentale avec épilepsie et paraplégie spasmodique, J. Neurol. Sci. 1:40, 1964

Wesenberg, R. L., et al.: Radiological findings in lissencephaly (congenital agyria), Radiology 87:437, 1966

# 285 Löffler-Syndrom

**Synonyme:** Löffler-Lungeninfiltrat; Löffler-Pneumonie; Löffler-Syndrom.

**Ätiologie:** Unklar, wahrscheinlich bedingt durch Überempfindlichkeitsreaktion der Lungen auf verschiedene Antigene (Infektionen, Befall durch tierische Parasiten, Arzneimittel usw.).

**Klinik:** Symptome im allgemeinen gering oder von kurzer Dauer.

a) *Brustschmerz, Dyspnoe, leichtes Fieber, Husten, pfeifendes Atmen;*

b) *periphere Eosinophilie.*

**Radiologie:** *Flüchtige und wandernde fleckige pulmonale Infiltrate:* einzelne oder multiple periphere Verdichtungsbezirke, oft homogen, unscharf begrenzt und nicht segmentbeschränkt.

## Literatur

Bahk, Y. W.: Pulmonary paragonimiasis as a cause of Loeffler's syndrome, Radiology 78:598, 1962

Bailey, C. C., et al.: Lymphosarcoma presenting as Löffler's syndrome, Br. Med. J. 1:460, 1973

Bray, D. A., et al.: Löffler's syndrome as a complication of bipedal lymphangiography, JAMA. 214:369, 1970

Citro, L. A., et al.: Eosinophilic lung disease (or how to slice P. I. E.), Am. J. Roentgenol. 117:787, 1973

Ford, R. M.: Transient pulmonary eosinophilia and asthma: A review of 20 cases occurring in 5, 702 asthma sufferers, Am. Rev. Resp. Dis. 93:797, 1966

Hardy, W., et al.: The hypereosinophilic syndrome, Ann. Intern. Med. 68:1220, 1968

Hennel, H., et al.: The roentgen features of eosinophilic infiltrations in the lungs, Radiology 44:328, 1945

Löffler, W.: Zur Differential-Diagnose der Lungeninfiltrierungen, Über flüchtige Succendan-Infiltrate (mit Eosinophilie), Beitr. Klin. Tuberk. 79:368, 1932

# 286 Lorain-Levi-Syndrom

**Synonyme:** Hypophysärer Zwergwuchs; Ateliosis; Ateleiosis; hypophysärer Hypogonadismus (Typ I), hypophysärer Nanismus; präpubertärer Panhypopituitarismus (Typ III); Lorain-Syndrom; Levi-Syndrom.

**Erbgang:** Autosomal rezessive Vererbung wurde bei isoliertem Wachstumshormonmangel beobachtet (Typ I).

**Ätiologie:** Unterfunktion der Hypophyse in der präpubertären Phase.

**Klinik:**

a) Wachstumsverzögerung;

b) Unreife des Gesichts;

c) *proportionierter Zwergwuchs;*

d) *Unterentwicklung der sekundären Geschlechtsmerkmale;*

e) hohe Stimmlage;

f) geringe Dentition;

g) vermehrte Ausscheidung von Gonadotropinen im Harn.

**Radiologie:**

a) *Relativ großes Schädeldach in Bezug zu den Gesichtsknochen, kleine Sella turcica* (gelegentlich);

b) *deutlich verzögerter Zahnausbruch;*

c) *Skelettreifungsstörung,* stark verzögerter Epiphysenschluß;

d) marginale Epiphysen an den Wirbelkörpern fehlen, relative Platyspondylie;

e) pneumenzephalographisch und angiographisch Nachweis von Raumforderungen bei Patienten mit einem Kraniopharyngiom, einer Zyste usw.

## Literatur

Hubble, D.: Diagnosis of hypopituitarism in childhood, Arch. Dis. Child. 42:228, 1967

Le May, M.: The radiologic diagnosis of pituitary disease, Radiol. Clin. North Am. 5:303, 1967

Levi, E.: Contribution à l'étude de l'infantilisme du type Lorain. N. iconog. de la Salpêtrière, 21:297, 421, 1908

Lorain, P. J.: Du féminisme et de l'infantilisme chez les tuberculeux, Paris, 1871 (Thésis).

Rimoin, D. L., et al.: Growth-hormone deficiency in man: An isolated, recessively inherited defect, Science 152:1635, 1966

# 287 Lowe-Syndrom

**Synonym:** Okulo-zerebro-renales Syndrom.

**Erbgang:** X-gebunden, unvollständig rezessiv; einige weibliche Überträger sollen feine Linsentrübungen gehabt haben.

**Klinik:** Auftreten der Symptome in der frühen Kindheit.

a) *Geistige Retardierung;*
b) *Wachstumsverzögerung;*
c) *Katarakt, Glaukom;*
d) *progressive Nierentubulusdysfunktion* (zunehmendes Unvermögen, Wasserstoffionen zu sezernieren und Ammoniak zu bilden, Hyperaminoazidurie, Proteinurie, hyperchlorämische Azidose, Phosphaturie, Hypophosphatämie);
e) andere bekannte Mißbildungen: Fieberperioden, *Hypotonie,* überstreckbare Gelenke, schwache oder fehlende tiefe Sehnenreflexe, Hyperaktivität, Muskelhypoplasie, Kryptorchismus, Buphthalmus, Korneanarben, oberflächliches Granulationsgewebe der Augen, Nystagmus, Krampfanfälle, Schreien mit hoher Stimmlage, Hämaturie, granulierte Zylinder.

**Radiologie:**

a) *Rachitis und/oder Osteoporose;*
b) pathologische Schaftfrakturen langer Röhrenknochen, Heilung mit überschießendem Kallus;
c) vorgewölbte Stirn.

## Literatur

Abbassi, V., et al.: Oculo-cerebro-renal syndrome, Am. J. Dis. Child. 115:145, 1968

Holmes, G. E., et al.: Oculo-cerebro-renal syndrome, Clin. Pediatr. (Phila.) 11:119, 1972

Lowe, C. U., et al.: Organic aciduria, decreased renal ammonia production, hydrophthalmos, and mental retardation, Am. J. Dis. Child. 83:164, 1952

Mollica, F., et al.: Oculocerebrorenal syndrome (Lowe syndrome), Am. J. Dis. Child. 124:891, 1972

Richards, W., et al.: The oculo-cerebro-renal syndrome of Lowe, Am. J. Dis. Child. 109:185, 1965

Švorc, J., et al.: Oculocerebrorenal syndrome in the female child, Am. J. Dis. Child. 114:186, 1967

# 288 Lumbo-kosto-vertebral-Syndrom

**Klinik:**

a) *Lumbalhernie;*
b) *kongenitale Rippendeformierungen;*
c) *Skoliose.*

**Radiologie:**

a) *Rippenanomalien:* Agenesie, Hypoplasie;
b) *Wirbelmißbildungen:* Hemivertebrae, anteriore Meningozele.

## Literatur

Touloukian, R. J.: The lumbocostovertebral syndrome: A single somatic defect, Surgery 71:174, 1972

# 289 Lutembacher-Syndrom

**Klinik:** *Kongenitaler Vorhofseptumdefekt mit Mitralstenose* (wahrscheinlich nur erworben, rheumatischer Genese).

**Radiologie:**

a) Verschiedene Schweregrade einer *Kardiomegalie,* deutlich *vergrößerter rechter Vorhof,* normal oder gering vergrößerter linker Vorhof oder Ventrikel;
b) *Dilatation und Prominenz der Pulmonalarterie und ihrer Äste;*
c) schlanke Aorta.

## Literatur

Lutembacher, R.,: De la sténose mitrale avec communication interauriculaire, Arch. Mal. Cœur. 9:237, 1916

Soulié, P., et al.: Le syndrome de Lutembacher, à propos de 15 cas, Arch. Mal. Cœur 57:158, 1964

Steinbrunn, W., et al.: Atrial septal defect associated with mitral stenosis: The Lutembacher syndrome revisited, Am. J. Med. 48:295, 1970

# M

## 290 Macrodystrophia lipomatosa

**Synonyme:** Unilateral lokalisierter Gigantismus der Extremitäten mit Lipomatose und Arthropathie; lokalisierter Gigantismus mit Macrodystrophia lipomatosa.

**Klinik:** Manifestation von Geburt an.

a) *Langsam progressive unilaterale Lipomatosis mit Gigantismus der Extremitäten;*
b) *progressive Arthropathie;*
c) psoriasisartiges Exanthem.

**Radiologie:**

a) *Deutliche Wucherung des subkutanen Fettgewebes;*
b) *Knochenvergrößerung, marginale Erosionen, Exostosen, Gelenkdestruktionen, unregelmäßige periostale Reaktionen, Ankylosen* durch dichte Knochenbrücken.

### Literatur

Golding, F. C.: Rare Diseases of Bones, in McLaren, J. W. (ed.), Modern Trends in Diagnostic Radiology (3rd ser.), (London: Butterworth & Co., 1960), p. 147

McCarthy, D. M., et al.: Unilateral localized gigantism of the extremities with lipomatosis, arthropathy and psoriasis, J. Bone Joint Surg. 51-B:348, 1969

Oosthwizen, S. F., et al.: Two cases of lipomatosis involving bone, Br. J. Radiol. 20:426, 1947

## 291 Madelung-Syndrom

**Synonyme:** Launois-Bensaude-Syndrom; Buschkesche Erkrankung; Syndrom der symmetrischen Adrenolipomatose; Madelung-Fetthals; zervikale Lipomatose.

**Klinik:**

a) *Ausgedehnte Lipomatose (normales Fettgewebe, das sich oft vom Nacken aus* nach anterior in die Submentalregion *ausbreitet* und den Thorax symmetrisch befällt; es kann sich bis in die Skrotalregion erstrecken);
b) Kompression von neurovaskulären Strukturen möglich.

**Radiologie:** Verlegung und Verschluß von Gefäßen und/oder tracheobronchiale Obstruktion.

### Literatur

Buschke, A., et al.: Die traumatische Ätiologie und die Begutachtung der symmetrischen Lipomatose, Klin. Wochenschr. 8:880, 1929

Gate, A., et al.: Le syndrome de Launois-Bensaude: A propos de 12 cas cliniques, Ann. Chir. Plast. 11:193, 1966

Madelung, O.: Über den Fetthals (diffuses Lipom des Halses), Arch. Klin. Chir. (Berlin), 37:106, 1888

## 292 Maffuci-Syndrom

**Synonyme:** Enchondromatose mit Hämangiomen; Mafucci-Kast-Syndrom.

**Klinik:**

a) *Hämangiomatose* der Haut, oft kavernös, im allgemeinen an den Extremitäten, Phlebektasien, Thromben;
b) Zwergwuchs und *Mißbildung* der befallenen Extremität;
c) riesige, harte Knötchen und Massen (Enchondrome).

**Radiologie:**

a) Große, expansiv wachsende *Enchondrome* der Röhrenknochen und der Knochen von Händen und Füßen usw.;

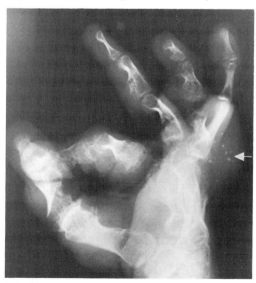

Abb. **115** Maffucci-Syndrom. Multiple Enchondrome und Gefäßverkalkung im Weichteilgewebe (Pfeil) (Aufnahme: Dr. *R. S. Arkoff*, San Francisco).

b) maligne Entartung von Knochenläsionen;

c) Weichteilverkalkung (Phlebolithen);

d) *angiographisch Nachweis von Hämangiomen und Phlebektasien* (Abb. 115).

### Literatur

Anderson, I. F.: Maffucci's syndrome, S. Afr. Med. J. 39:1066, 1965

Bahk, Y. W.: Dyschondroplasia with hemangiomata (Maffucci's syndrome), Radiology 82:407, 1964

Banna, M., et al.: Multiple sarcomas in Maffucci's syndrome, Br. J. Radiol. 42:304, 1969

Gauble, W. G., et al.: Dyschondroplasia and hemangiomas (Maffucci's syndrome), Arch. Surg. 97:678, 1968

Howard, F. M., et al.: The hand in Maffucci syndrome, Arch. Surg. 103:752, 1971

Kast, A., et al.: Ein Fall von Enchondrom mit ungewöhnlicher Multiplikation, Virchows Arch. (Pathol. Anat.) 118:1, 1889

Lewis, R. J., et al.: Maffucci's syndrome: Functional and neoplastic significance, J. Bone Joint Surg. 55-A:1465, 1973

Maffucci, A.: Di un caso encondroma ed angioma multiplo, Mov. Med. Chir. 3:399, 1881

## 293 Malabsorptions-Syndrom

**Einteilung:**

1. Primär (Spruegruppe); Zöliakie, nichttropische Sprue;

2. anlagebedingte Erkrankungen, Dünndarmerkrankungen, postoperativ usw.

**Klinik:**

a) *Massige, fettige und faulig riechende Stühle;*

b) *Gewichtsverlust;*

c) *Wachstumsverlangsamung;*

d) *aufgetriebener Leib;*

e) *Hautpigmentierung;*

f) *Dünndarmbiopsie.*

**Radiologie:** Magen-Darm-Passage:

a) *Erweiterung des Dünndarms mit gestörter Motilität;*

b) *Segmentierung;*

c) *Hypersekretion;*

d) *Abflachung des Faltenreliefs;*

e) *verlängerte Passagezeit;*

f) *wachsabgußartiges Aussehen der Darmsegmente ("moulage");*

g) Veränderungen des Duodenums wie Erweiterung, Asymmetrie der Darmfalten und Abnahme ihrer Zahl und Dicke;

h) intramurale Darmblutungen.

### Literatur

Gerson, D. E., et al.: Intramural small bowel hemorrhage: Complication of sprue, Radiology 108:521, 1973

Haworth, E. M., et al.: The value of radiological investigations of the alimentary tract in children with the coeliac syndrome, Clin. Radiol. 19:65, 1968

Isbell, R. G., et al.: Roentgenologic – pathologic correlation in malabsorption syndromes, Am. J. Roentgenol. 107:158, 1969

Marshak, R. H., et al.: Malabsorption syndrome, Semin, Roentgenol. 1:138, 1966

Nicolette, C. C., et al.: The duodenum in celiac sprue, Am. J. Roentgenol. 113:248, 1971

## 294 Mallory-Weiss-Syndrom

**Synonyme:** Syndrom der gastroösophagealen Lazerationen; retching erosions.

**Pathologie:** *Risse der Mukosa und Submukosa im distalen Drittel des Ösophagus* mit oder ohne Beteiligung der Kardia oder des Magenfundus.

**Klinik:**

a) *Schmerzlose Blutung,* gewöhnlich nach Pressen beim Stuhlgang oder Erbrechen;

b) *Blässe und Tachykardie;*

c) endoskopische Lokalisation der *Lazeration.*

**Radiologie:**

a) Barium grenzt die *Lazeration in Form eines in der Wand gelegenen streifenförmigen Kontrastmitteldepots* ab (röntgenologische Darstellung selten);

b) *arteriographisch Lokalisation der Lazeration bei Patienten mit noch bestehender Blutung* (Extravasatbildung des Kontrastmittels) (Abb. 116).

### Literatur

Bouyala, J. M., et al.: Le syndrome de Mallory-Weiss chez l'enfant, Ann. Chir. Infant 13:313, 1972

Carr, J. C., et al.: The Mallory-Weiss syndrome, Clin. Radiol. 24:107, 1973

Holmes, K. D.: Mallory-Weiss syndrome: Review of 20 cases and literature review, Ann. Surg. 164:810, 1966

Koehler, P. R.: New approaches to the radiological diagnosis of Mallory-Weiss syndrome, Br. J. Radiol. 42:354, 1969

Mallory, G. K., and Weiss, S.: Hemorrhage from lacerations of the cardiac orifice of the stomach due to vomiting, Am. J. Med. Sci. 178:506, 1929

Sparberg, M.: Roentgenographic documentation of the Mallory-Weiss syndrome, JAMA 203:151, 1968

Wychulis, A. R., et al.: Mallory-Weiss syndrome, Arch. Surg. 107:868, 1973

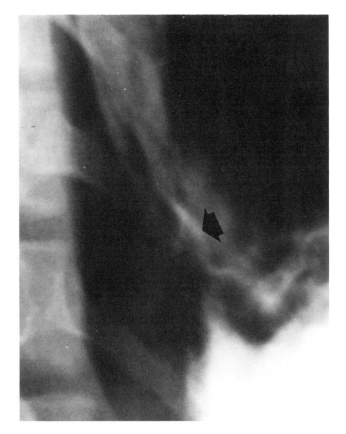

Abb. **116** Mallory-Weiss-Syndrom. 20jähriger Mann mit Hämatemesis. Unregelmäßiger Bariumstreifen (Pfeil) am gastroösophagealen Übergang, auf zahlreichen Bildern und unter Durchleuchtung konstant dargestellt. Im Ösophagoskop wurde eine Lazeration der Mukosa beobachtet (aus *Sparberg, M.:* JAMA 203 [1968] 151).

## 295 Mandibulo-temporales Syndrom

**Synonym:** Temporomandibular joint (TMJ) – pain-dysfunction syndrome.

**Klinik:**

a) *Schmerzen;*
b) *Bewegungseinschränkung;*
c) Muskelspasmen.

**Radiologie:**

a) *Degenerative Veränderungen;*
b) Bewegungseinschränkung;
c) rezidivierende Dislokationen;
d) seltene Ursachen: idiopathische Hypertrophie, hemifaziale Hypoplasie, Neoplasma.

**Literatur**

Greene, C. S., et al.: TMJ pain-dysfunction syndrome: Heterogeneity of patient population, J. Am. Dent. Assoc. 72:1168, 1969
Schwartz, L. L.: A temporomandibular joint pain-dysfunction syndrome, J. Chronic Dis. 3:284, 1956
Sutcher, H. D., et al.: The temporomandibular syndrome, JAMA 225:1248, 1973

Yune, H. Y.: Roentgenologic diagnosis in chronic temporomandibular joint dysfunction syndrome. CRC Critical Reviews in Clin. Radiol. Nucl. Med. 4:141, 1973
Yune, H. Y., et al.: Roentgenologic diagnosis in chronic temporomandibular joint dysfunction syndrome, Am. J. Roentgenol. 118:401, 1973

## 296 Marfan-Syndrom

**Synonym:** Dolichostenomelie – Arachnodaktylie – kongenitale mesodermale Dystrophie.

**Erbgang:** Autosomal dominant mit variabler Expressivität.

**Klinik:**

a) *Dolichozephalie;*
b) *Langwuchs der Extremitäten, Arachnodaktylie,* aus der geschlossenen Faust heraustretender Daumen;
c) *okuläre Mißbildungen* (Linsenektopie, Myopie usw.);
d) Pectus excavatum oder carinatum;
e) *Überstreckbarkeit der Gelenke;*
f) *kardiovaskuläre Mißbildungen.*

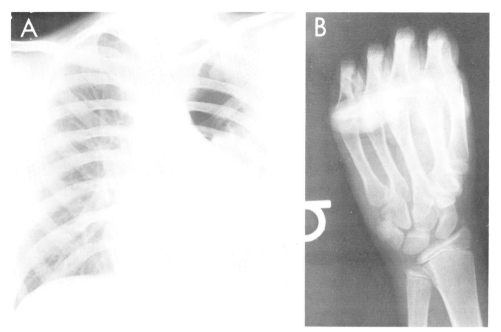

Abb. **117** Marfan-Syndrom. 15jähriger Mann mit plötzlicher Dyspnoe. **A** Auf der Thoraxaufnahme z. Zt. der Aufnahme Kardiomegalie, linksseitiger Pneumothorax und Bulla in der rechten Lungenspitze. Herzgeräusche bei Aufnahme festgestellt. Herzkatheterisierung und Angiokardiographie ergab Mitralinsuffizienz, deutliche Erweiterung des Aortensinus und mäßige Dilatation der Aorta descendens. **B** Bei geschlossener Faust tritt das Endglied des Daumens über den medialen Rand des fünften Metakarpale hinaus.

### Radiologie:

*1. Skelett:*
a) *Dolichozephalie;*
b) vergrößerte Nasennebenhöhlen;
c) Kyphoskoliose;
d) vergrößerte Interpedikularabstände und weiter Spinalkanal;
e) großer Metakarpalindex (das Verhältnis von Länge zu Breite des zweiten bis fünften Metakarpale beträgt normalerweise 5,5–8, beim Marfan-Syndrom liegt es bei 8,5–10,5);
f) *überlange Finger* (die Länge der Phalangen des dritten Fingers übertrifft die Länge des zugehörigen Metakarpale um das 1,5fache), bei geschlossener Faust tritt das Endglied des Daumens über den medialen Rand des fünften Metakarpale hinaus;
g) *Luxation der Sternoklavikular- und Hüftgelenke (gelegentlich).*

*2. Thorax:*
a) Pectus excavatum oder carinatum;
b) Rippenusuren;
kongenitale Mißbildungen der Bronchien;
d) Bronchiektasen;

e) *Lungenfehlbelüftungen* (Lungenemphysem, Bullae, Spontanpneumothorax, Lungenzysten, diffuse, retikuläre interstitielle Verdichtungen).

*3. Herz und Kreislauf:*
a) *Mitralfehler* mit Insuffizienz (unregelmäßiger und ungewöhnlich großer Mitralring mit Mitralklappenprolaps in den linken Vorhof während der Systole);
b) *Dilatation des Aortensinus, Aorteninsuffizienz;*
c) Aneurysmen der Aorta und Pulmonalarterien;
d) *zystische Medianekrose der Aorta* und gelegentlich der peripheren Gefäße, Aortendissektion, Darstellung von multiplen kleinen Intimaplaques bei Arteriographie (Abb. 117).

### Literatur

Anderson, R. E., et al.: The mitral valve in Marfan's syndrome, Radiology 91:910, 1968

Bolande, R. P., et al.: Pulmonary emphysema and other cardio-respiratory lesions as part of the Marfan abiotrophy, Pediatrics 33:356, 1964

Dwyer, E. M., Jr., et al.: Spontaneous pneumothorax and pulmonary disease in the Marfan's syndrome, Ann. Intern. Med. 62:1285, 1965

Eldridge, R.: The metacarpal index: A useful aid in the diagnosis of the Marfan syndrome, Arch. Intern. Med. 113:248, 1964

Hirst, A. E., et al.: Marfan's syndrome: A review, Prog. Cardiovasc. Dis. 16:187, 1973

Keene, R. J., et al.: Aortic root aneurysm – radiographic and pathologic features, Clin. Radiol. 22:330, 1971

Leak, D.: Rib notching in Marfan's syndrome, Am. Heart J. 71:387, 1966

Lipton, R. A., et al.: Pneumothorax and bilateral honeycombed lung in Marfan syndrome: Report of a case and review of the pulmonary abnormalities in this disorder, Am. Rev. Respir. Dis. 104:924, 1971

Marfan, A. B.: Un cas de déformation congénitale des quatre membres, plus prononcée aux extrémités caractérisée par l'allongement des os avec un certain degré d'amincissement, Bull. Mém. Soc. Méd. Hôp. (Paris) 13:220, 1896

Massumi, R., et al.: Multiple aortic aneurysms (thoracic and abdominal) in twins with Marfan's syndrome: Fatal rupture during pregnancy, J. Thorac. Cardiovasc. Surg. 53:223, 1967

Phornphutkul, C., et al.: Cardiac manifestations of Marfan syndrome in infancy and childhood, Circulation 47:587, 1973

Steinberg, I.: Dilatation of the aortic sinuses in the Marfan syndrome: Roentgen findings in five new cases, Am. J. Roentgenol. 83:302, 1960

Steinberg, I.: A simple screening test for the Marfan syndrome, Am. J. Roentgenol. 97:118, 1966

Steiner, R. M., et al.: Renal arteriovenous fistula: Unique finding in the Marfan syndrome, J. Urol. 106:631, 1971

Wilner, H. I., et al.: Skeletal manifestations in the Marfan syndrome, JAMA 187:490, 1964

# 297 Marie-Bamberger-Syndrom

**Synonyme:** Sekundäre hypertrophe Osteo-Arthropathie; hypertrophe pulmonale Osteo-Arthropathie; Hagner-Krankheit.

**Ätiologie:** Chronisch-pulmonale, pleurale, mediastinale, kardiovaskuläre, hepatogene und gastrointestinale Krankheiten, Schilddrüsenerkrankung, Thymustumoren usw.

**Klinik:**
a) *Arthralgien, Gelenkschwellungen;*
b) *keulenförmige Finger.*

**Radiologie:** *Diaphysäre, periostale Knochenneubildung der Röhrenknochen* mit Beteiligung von Radius und Ulna, Tibia und Fibula, Humerus und Femur, Metakarpalia und Metatarsalia und proximalen sowie mittleren Phalangen in abnehmender Reihenfolge. Endphalangen und Knochen des Rumpfes werden selten befallen.

*Arten von Periostreaktionen:*
a) einfache Periostabhebung mit röntgendurchlässigem Band zwischen Periost und Kortikalis;
b) „Zwiebelhaut"-Aussehen;
c) unregelmäßige, vereinzelte Periostabhebungen;
d) unregelmäßige Bezirke eines kräftigen, gewellten Periostmantels;
e) vollkommen mit der Kortikalis verschmolzene subperiostale Knochenneubildung.

### Literatur

Bamberger, E.: Über Knochenveränderungen bei chronischen Lungen- und Herzkrankheiten, Z. Klin. Med. 18:193, 1891

Barclay, N., et al.: Gross hypertrophic pulmonary osteoarthropathy in a 7-year-old child, Thorax 25:484, 1970

Cavanaugh, J. J. A., et al.: Hypertrophic osteoarthropathy in childhood, J. Pediatr. 66:27, 1965

Fischer, D. S., et al.: Clubbing a review with emphasis on hereditary acropachy, Medicine 43:459, 1964

Greenfield, G. B., et al.: The various roentgen appearances of pulmonary hypertrophic osteoarthropathy, Am. J. Roentgenol. 101:927, 1967

Marie, P.: De l'ostéo-arthropathie hypertrophiante pneumique, Rev. Méd. (Paris) 10:1, 1890

Stenseth, J. H., et al.: Hypertrophic pulmonary osteoarthropathy, Dis. Chest. 52:62, 1967

# 298 Marie-Sée-Syndrom

**Synonyme:** Akutes Hypervitaminose-A-Syndrom; Hypervitaminose – Hydrozephalus; Julien-Marie-Sée-Syndrom.

**Klinik:** Symptome treten etwa 12 Stunden nach Einnahme einer überhöhten Vitamin-A-Dosis auf und dauern etwa 24–48 Stunden an.
a) Erbrechen, Unruhe, Schlaflosigkeit;
b) *verstärkte Fontanellenwölbung.*

**Radiologie:** Akuter Hydrozephalus als Ursache einer Überproduktion und/oder Resorptionsstörung des Liquors.

### Literatur

Bass, M. H.: The relation of vitamin A intake to cerebrospinal fluid pressure: A review, Mt. Sinai J. Med. N. Y. 24:713, 1957

Caruana, M., et al.: Hydrocéphalie aigüe bénigne du nourrisson par hypervitaminose A aigüe (syndrome du Julien Marie-Sée), Soc. Pédiatr. Paris 19:5, 1952

Marie, J., and Sée, G.: Hydrocéphalie aigüe bénigne du nourrisson après ingestion d'une dose massive et unique de vitamin A et D, Arch. Fr. Pédiatr. 8:563, 1951; Sem. Hôp. Paris 27:1744, 1951

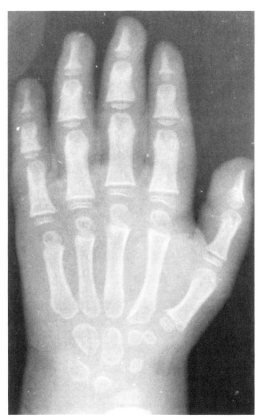

Abb. **118** Marshall-Syndrom. Im Alter von 10 Monaten entspricht die knöcherne Entwicklung dieses männlichen Patienten dem Atlasstandardbild von 6–7 Jahren (aus *Marshall, R. E., C. B. Graham, C. R. Scott, D. W. Smith:* J. Pediatr. 78 [1971] 95).

## 299 Marinesco-Sjögren-Syndrom

**Synonym:** Hereditäre zerebello-lentale Degeneration mit geistiger Retardierung.
**Erbgang:** Autosomal rezessiv.
**Klinik:**
a) Geringer oder mäßiger *Zwergwuchs;*
b) *zerebellare Ataxie;*
c) geringe oder schwere *geistige Retardierung;*
d) Schwäche;
e) *kongenitale Katarakt.*
**Radiologie:**
a) *Verschiedene Gliedmaßenanomalien* sind häufig: Talipes equinovarus, Pes planus, kurze Finger;
b) Kyphose;
c) Zahnunregelmäßigkeiten;
d) kleiner Schädel.

**Literatur**
Alter, M., et al.: The Marinesco-Sjögren syndrome, Minn. Med. 51:901, 1968
Marinesco, G., et al.: Nouvelle maladie familiale caractérisée par une cataracte congénitale et un arrêt du développement somatoneuro-psychique, Encéphale 26:97, 1931
Monnet, P., et al.: Syndrome familial du type Marinesco-Sjögren avec quelques variantes, Arch. Fr. Pédiatr. 26:87, 1969
Norwood, W. F., Jr.: The Marinesco-Sjögren syndrome, J. Pediatr. 65:431, 1964
Sjögren, T.: Hereditary congenital spinocerebellar ataxia combined with congenital cataract and oligophrenia, Acta Psychiatr. Scand. 46 (Suppl.):286, 1947

## 300 Marshall-Syndrom

**Synonym:** Syndrom mit Reifungsbeschleunigung und relativer Gedeihstörung.
**Erbgang:** Unbekannt.
**Klinik:**
a) *Ungewöhnliches Aussehen* (struppige Augenbrauen, hervorstehende Augen und unterentwickelte aufwärtsgerichtete Nase);
b) *Gedeihstörung;*
c) *motorische und geistige Retardierung.*
**Radiologie:**
a) *Deutlich frühzeitige Skelettreifung;*
b) flache Augenhöhlen;
c) vorgewölbte Stirn;
d) Hypoplasie der Unterkieferäste;
e) röhrenförmige Verschmälerung der langen Röhrenknochen;
f) relativ breite mittlere Fingerphalangen und schmale Endphalangen (Abb. 118).

**Literatur**
Maroteaux, P.: Syndrome de Marshall, in *Maladies Osseuses de l'Enfant* (Paris: Flammarion Médecine-Sciences, 1974), p. 281
Marshall, R. E., Graham, B., Scott, C. R., and Smith, D. W.: Syndrome of accelerated skeletal maturation and relative failure to thrive: A newly recognized clinical growth disorder, J. Pediatr. 78:95, 1971
Tipton, R. E., et al.: Accelerated skeletal maturation in infancy syndrome: Report in a third case, J. Pediatr. 83:829, 1973

## 301 Maxillo-nasale Dysplasie

**Klinik:**
a) *Charakteristisches Aussehen* (arhinozephaloid): abgeplattete Nase, kurzer Nasensteg, halbmondförmige Nasenflügel, konvex verlaufende Oberlippe;
b) *Oberkieferhypoplasie;*

Abb. **119**  McCune-Albright-Syndrom. 6 Jahre altes Mädchen, das mit 3 Jahren erstmals wegen Pubertas praecox und „café au lait"-Flecken untersucht wurde. Der Skelettstatus ergab eine vorwiegend rechtsseitige fibröse Dysplasie. **A** Dichtezunahme in den Schädelbasis (Pfeile). **B** Unregelmäßige dichte Herde in Femur, Tibia und Fibula. Man beachte die Aufweitung der proximalen zwei Drittel der Fibula und eines Tibiaschaftsegmentes.

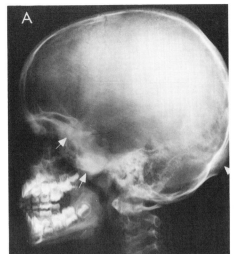
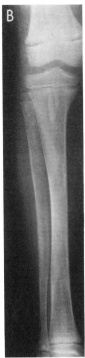

c) atrophische Nasenschleimhaut;
d) sagittale Verkürzung des Zahnbogens.

**Radiologie:**
a) *Zwischenkieferhypoplasie mit Abflachung der Oberkieferbasis;*
b) *Aplasie oder Hypoplasie der Spina nasalis anterior;*
c) Hypoplasie der Stirnhöhlen;
d) relative Unterkieferprognathie.

**Literatur**

Binder, K. H.: Dysostosis maxillo-nasalis, ein arhinencephaler Mißbildungskomplex, Dtsch. Zahnärztl. Z. 17:438, 1962
Gorlin, R. J., et al.: Maxillonasal dysplasia, Modern Medicine, September, 1968, p. 126
Hopkin, G. B.: Hypoplasia of the middle third of the face associated with congenital absence of the anterior nasal spine, depression of the nasal bones and angle, class III malocclusion, Br. J. Plast. Surg. 16:146, 1963
Pathenheimer, F.: Angeborene Fehlbildungen und Anomalien; 10. Mitteilung: Maxillo-nasales Syndrom, Med. Monatsschr. 20:232, 1966

## 302 McCune-Albright-Syndrom

**Synonym:** Fibröse Dysplasie mit Hautpigmentierung und Pubertas praecox.

**Erbgang:** Unbekannte genetische Anlage.

**Klinik:** Auftreten der Symptome in der Kindheit.
a) *Pubertas praecox,* frühzeitige Menarche, gelegentlich Schilddrüsendysfunktion;
b) *Hautpigmentierungen* („café au lait"-Flekken), oft unilateral auf derselben Seite wie die Knochenveränderungen.

**Radiologie:**
a) *Frühzeitige Skelettreifung,* frühzeitiger zum Zwergwuchs führender Schluß der Wachstumsplatten;
b) *polyostotische fibröse Dysplasie,* oft unilateral meistens im Becken oder oberen Femur lokalisiert (milchglasartig und rauchig aussehend), dichte Schädelherde;
c) *pathologische Frakturen (Abb. 119).*

**Literatur**

Aarskog, D., et al.: McCune-Albright's syndrome following adrenalectomy for Cushing's syndrome in infancy, J. Pediatr. 73:89, 1968

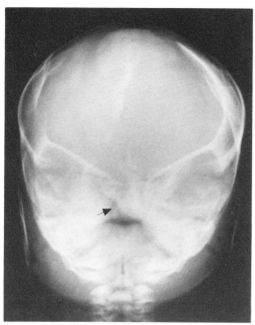

Abb. **120** Medianes Gesichtsspalten-Syndrom (Typ 1). 1 Tag alter männlicher Neugeborener mit deutlichem Hypertelorismus. Die Oberkieferknochen sind durch „Siebbeinfüllung" voneinander getrennt. Die Processus palatini maxillae zeigen eine Spaltbildung (Pfeil). Man erkennt eine große mediane Brücke der Stirn mit großen Ossifikationsdefekten auf jeder Seite (aus *Kurlander, G. J., W. De Meyer, J. A. Campbell:* Radiology 88 [1967] 473).

Albright, F., et al.: Syndrome characterized by osteitis fibrosa disseminata, areas of pigmentation and endocrine dysfunction with precocious puberty in females: Report of five cases, New Engl. J. Med. 216:727, 1937

McCune, D. J.: Osteitis fibrosa cystica: The case of a nine-year-old girl who also exhibits precocious puberty, multiple pigmentations of the skin and hyperthyroidism, Am. J. Dis. Child. 52:743, 1936

Pashayan, H., et al.: Polyostotic fibrous dysplasia (McCune-Albright syndrome), Am. J. Dis. Child. 126:617, 1973

Singleton, E. B., et al.: Fibrous dysplasia with skin pigmentation and precocious puberty, Semin. Roentgenol. 8:178, 1973

Zangeneh, F., et al.: McCune-Albright syndrome with hyperthyroidism, Am. J. Dis. Child. 111:644, 1966

## 303 Meckel-Syndrom

**Synonyme:** Dysencephalia splanchnocystica; Gruber-Syndrom.
**Erbgang:** Autosomal rezessiv.

**Klinik und Radiologie:**
a) *Okzipitale Enzephalozele;*
b) *Lippen- und Gaumenspalte;*
c) *Polydaktylie;*
d) *polyzystische Nieren;*
e) andere bekannte Mißbildungen: Mikrognathie, Mikrozephalie (50%), Mikrophthalmie, kleine oder zweigeschlechtliche Genitalien, Kurzhals, kurze Gliedmaßen, Fußmißbildungen, Syndaktylie, andere Hirnmißbildungen (fehlende Riechlappen), kardiovaskuläre Anomalien, gastrointestinale Anomalien usw.

### Literatur

Gruber, G. B.: Beiträge zur Frage „gekoppelter" Mißbildungen. (Akrocephalosyndactylie und Dysencephalia splanchnocystica) Beitr. Pathol. Anat. 93:459, 1934

Hsia, Y. E., et al.: Genetics of the Meckel Syndrome (dysencephalia splanchnocystica), Pediatrics 48:237, 1971

Meckel, J. F.: Beschreibung zweier durch sehr ähnliche Bildungsabweichungen entstellter Geschwister, Dtsch. Arch. Physiol. 7:99, 1822

Opitz, J. M., et al.: The Meckel's syndrome (Dysencephalia Splanchnocystica, the Gruber Syndrome), *The Clinical Delineation of Birth Defects,* Vol. V. Part 2 (New York: The National Foundation – March of Dimes, 1969), p. 167

## 304 Medianes Gesichtsspalten-Syndrom

**Synonym:** Fronto-nasale Dysplasie.
**Klinik und Radiologie:** Abgrenzung von 4 Typen mit kongenitalen Anomalien entsprechend ihrem Schweregrad:
1. Cranium bifidum occultum frontalis, orbitaler Hypertelorismus, komplette Spaltbildung zwischen den Orbitae, Oberkieferknochen und Siebbeinzellen, gelegentlich Aplasie des Corpus callosum;
2. orbitaler Hypertelorismus, mediane Nasenspalte, Cranium bifidum occultum frontalis;
3. orbitaler Hypertelorismus, mediane Nasenspalte, mediane Prolabiumspalte;
4. orbitaler Hypertelorismus, mediane Nasenspalte (Abb. 120).

### Literatur

De Myer, W.: The median cleft face syndrome: Differential diagnosis of cranium bifidum, hypertelorism and median cleft nose, lip and palate, Neurology 17:961, 1967

Gellis, S. S. et al.: Median cleft face syndrome (frontonasal dysplasia ), Am. J. Dis. Child. 127:86, 1974

Kurlander, G. J., De Myer, W., and Campbell, J. A.: Roentgenology of the median cleft face syndrome, Radiology 88:473, 1967

Sedano, H. O., et al.: Frontonasal dysplasia, J. Pediatr. 76:906, 1970

Yagnik, R., et al.: Anterior pituitary function in a neonate with craniofacial dysraphia, J. Pediatr. 83:1090, 1973

## 305 Megalozephalie-Syndrome

1. *Hydrozephalus*
   Chiari-Mißbildung
   Dandy-Walker-Syndrom
   Basalzellenkarzinom (Gorlin-Syndrom)
   Incontinentia pigmenti
2. *Pseudotumor cerebri*
3. *verdicktes Schädeldach*
   Rachitis
   Osteopetrosis
   Osteogenesis imperfecta
   oro-digito-faziale Dysostose
   kranio-metaphysäre Dysplasie
   kleido-kraniale Dysostose
   Hyperphosphatasämie
   Russel-Zwerg
   Pyknodysostosis
   Leontiasis ossea
   progressive diaphysäre Dysplasie
4. *Megalenzephalie*
   a) mit Gigantismus:
      zerebraler Gigantismus
      hypophysärer Gigantismus
      Arachnodaktylie (Marfan-Syndrom)
      Adiposogigantismus
   b) mit Zwergwuchs:
      multiple Endokrinopathie
      Muskeldystrophie
      Achondroplasie
   c) neurokutane Syndrome:
      Neurofibromatosis
      tuberöse Sklerose
      multiple Hämangiomatose
   d) familiäre Megalenzephalie
   e) Stoffwechselkrankheiten:
      Aminoazidurie: Ahornsirupurin
      Leukodystrophie
      CANAVANS spongiöse Degeneration
      Alexander-Krankheit
      Tay-Sach-Krankheit
      generalisierte Gangliosidose
      Mukopolysaccharidosen
      metachromatische Leukodystrophie
      Hypoparathyreoidismus – Hypoadreno-kortizismus

### Literatur
De Myer, W.: Megalencephaly in children: Clinical syndromes, genetic patterns, and differential diagnosis from other causes of megalocephaly, Neurology 22:634, 1972

## 306 Megasigmoid-Syndrom

**Klinik:** Erworbene Erkrankung
a) *Progressive rektosigmoidale Aufweitung;*
b) *Verlust des Analsphinktertonus;*
c) einhergehende Neuropathie mit Beteiligung des autonomen Nervensystems, überwiegend *neuropsychiatrische Patienten.*
**Radiologie:** *Umschriebene, irreversible rektosigmoidale Dilatation.*

### Literatur
Kraft, E., and Finby, N.: Megasigmoid and the megasigmoid syndrome, G. P. 36:104, 1967

## 307 Megazystitis-Syndrom

**Synonym:** Megaureter-Megazystitis-Syndrom.
**Klinik:** *Selten vorkommend, große Harnblase mit großem Entleerungsvolumen,* nur partielle Blasenentleerung, gelegentlich Obstipation; wahrscheinlich funktionelle Störung; vesikoureteraler Reflux (gelegentlich). Zystoskopiebefund: weites Trigonum vesicae, fehlende Trabekulation, die Ureteröffnungen können dilatiert sein.
**Radiologie:** *Große Harnblasenkapazität;* Reflux möglich; geringe Dilatation der oberen Harnwege möglich; *keine Obstruktion der distalen Harnwege.*
**Anmerkung:** Die Existenz dieses Syndroms wurde in den vergangenen Jahren in Frage gestellt (HARROW 1967).

### Literatur
Allen, R. P.: The lower urinary tract, Progr. Pediatr. Radiol. 3:139, 1970

Harrow, B. R.: The myth of the megacystis syndrome, J. Urol. 98:205, 1967

Paquin, J. H., et al.: The megacystis syndrome, J. Urol. 83:634, 1960

Williams, D. I.: The chronically dilated ureter, Ann. R. Coll. Surg. Engl. 14:107, 1954

## 308 Meigs-Syndrom

**Synonyme:** Demons-Meigs-Syndrom; Meigs-Cass-Syndrom; ovarian aszites-pleural effusion syndrome.

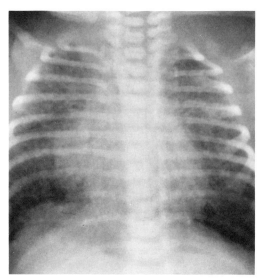

Abb. **121** Mekonium-Aspirations-Syndrom.
Ein 9 Stunden alter männlicher Säugling – nach 4 Minuten APGAR von 1 und nach 5 Minuten APGAR von 6 – erhielt eine 2 Minuten dauernde Überdruckbeatmung zur Wiederbelebung. Tiefstehende Zwerchfellkuppen. Grobe lineare und fleckige Verdichtungen sind über beide Lungen verteilt.

**Klinik:**
a) *Benigner oder maligner Ovarialtumor;*
b) *Pleuraerguß,* spontaner Rückgang nach Exstirpation des Ovarialtumors.
**Radiologie:** *Pelviner Tumor, Pleuraerguß, Aszites.*
**Anmerkung:** Das gleichzeitige Vorkommen von anderen Tumoren, die nicht gutartige ovarielle Tumoren bindegewebigen Ursprungs sind (Thekome, Granulosazellentumoren und Brenner-Tumoren), mit Hydrothorax und Aszites wurde von einigen Autoren Pseudo-Meigs-Syndrom genannt.

**Literatur**
Demons, A.: Epanchements pleurétiques compliquant des kystes de l'ovaire, Bull. Soc. Chir. Paris 13:771, 1887
Faber, H. K.: Meigs' syndrome with thecomas of both ovaries in a 4-year-old girl, J. Pediatr. 61:769, 1962
Loung, K. C.: Pseudo-Meigs' syndrome associated with a pseudomucinous cystadenoma, Postgrad. Med. J. 46:631, 1970
Makrohisky, J. F.: So-called "Meigs' syndrome" associated with benign and malignant ovarian tumors, Radiology 70:578, 1958
Meigs, J. V.: and Cass, J. W.: Fibroma of the ovary with ascites and hydrothorax, Am. J. Obstet. Gynecol. 33:249, 1937
Meigs, J. V.: Pelvic tumors other than fibromas of the ovary with ascites and hydrothorax, Obstet. Gynecol. 3:471, 1954
Salmon, U. J.: Benign pelvic tumors associated with ascites and pleural effusion, J. Mt. Sinai Hosp., N. Y. 1:169, 1934
Solomon, S., et al.: Fibromyomata of the uterus with hemothorax – Meigs' syndrome? Arch. Intern. Med. 127:307, 1971

# 309 Mekonium-Aspirations-Syndrom

**Synonym:** Massive aspiration syndrome; meconium aspiration syndrome.
**Klinik:**
a) Gewöhnlich überreife *mekoniumbeschmierte Neugeborene;*
b) *inspiratorische Einziehungen,* Tachypnoe, Rasselgeräusche.
**Radiologie:**
a) Erhöhter a.-p. Durchmesser des Thorax;
b) *tiefstehende Zwerchfellkuppen;*
c) *grobe weitverstreute fleckige Trübungen und lineare Verdichtungen;*
d) Pneumothorax und Pneumomediastinum;
e) Pleuraerguß (Abb. 121).

**Literatur**
Ahvenainen, E. K.: On changes in dilatation and signs of aspiration in fetal and neonatal lungs, Acta Paediatr. Uppsala 35 (Suppl. 3):1, 1948
Godding, C. A., et al.: Roentgenographic analysis of meconium aspiration of the newborn, Radiology 100:131, 1971
Kachaner, J., et al.: La détresse respiratoire du nouveau-né par inhalation massive de liquide amniotique: Étude de 65 observations, Arch. Fr. Pédiatr. 26:743, 1969

# 310 Mekonium-Pfropf-Syndrom

**Synonyme:** Mekonium-Ileus-Syndrom; meconium blockage syndrome.
**Klinik:**
a) Aufgetriebener Leib;
b) galliges Erbrechen;
c) *Abgang eines Mekoniumpfropfes* führt gewöhnlich zu einer klinischen Besserung.
**Radiologie:**
a) *Röntgenbefund einer mechanischen Darmobstruktion;*
b) eine präsakrale „Masse" entspricht auf der seitlichen Abdomenübersicht dem intraluminalen nach anterior durch Rektumgas begrenzten Mekoniumpfropf;

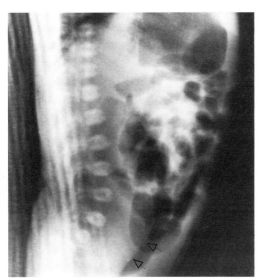

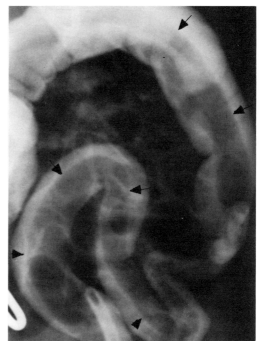

Abb. **122** Mekonium-Pfropf-Syndrom. Nach anterior durch Gas begrenzter Mekoniumpfropf im Rektum (Pfeile) (aus *Taybi, H., J. Patterson:* Radiology 104 [1972] 113).

Abb. **123** Mekonium-Pfropf-Syndrom. 1 Tag altes weibliches Neugeborenes mit aufgetriebenem Leib und Erbrechen kurz nach Geburt. Durch Kontrastmittel begrenzter Mekoniumpfropf (Pfeile).

c) *Nachweis des Mekoniumpfropfes im Kolon* durch Kontrasteinlauf (Abb. 122 u. 123).

### Literatur

Clatworthy, H. W., Jr., et al.: Meconium plug syndrome, Surgery 39:131, 1956

Mikity, V. G., et al.: Meconium blockage syndrome, Radiology 88:740, 1967

Taybi, H., and Patterson, J.: Plain film diagnosis of meconium plug syndrome: Presacral "mass," Radiology 104:113, 1972

## 311 Melnick-Needles-Syndrom

**Synonym:** Osteodysplasie.
**Erbgang:** Autosomal dominant.
**Klinik:**
a) *Charakteristisches Aussehen: volle Wangen,* geringer *Exophthalmus, große Ohren, Mikrognathie, Malokklusion;*
b) in der Kindheit Gedeihstörung;
c) schmale Schultern und kurze Oberarme;
d) erhöhter Serumphosphatspiegel (gelegentlich).

**Radiologie:**
a) *Sklerose der Schädelbasis* und Warzenfortsätze, *verzögerter Schluß der vorderen Fontanelle, Mikrognathie,* unterentwickelte Nasennebenhöhlen;
b) *große Wirbelkörper* (besonders die von Axis, Atlas und den okzipitalen Kondylen), konkave anteriore Begrenzung der BWS-Wirbelkörper, Höhenminderung der lumbalen Wirbelzwischenräume;
c) *Unregelmäßigkeit der Kortikalis und bandartiges Aussehen der Rippen;*
d) Unregelmäßigkeit der Kortikalis und Auftreibung der Schlüsselbeine, verspätetes Auftreten der sternalen Ossifikationszentren;
e) erweiterte Darmbeinschaufeln, abgeflachte Hüftpfannendächer, spitz zulaufende Sitzbeine;
f) *metaphysäre Auftreibung der kurzen und langen Röhrenknochen,* Krümmung von Radius und Tibia (S-förmig), Coxa valga;
g) Verspätung der allgemeinen Ossifikation (Abb. 124).

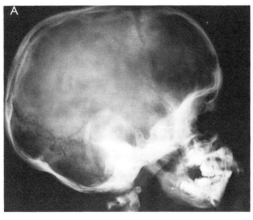
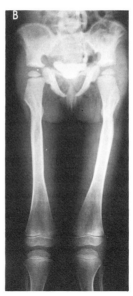

**Abb. 124** Melnick-Needles-Syndrom bei einem 3 Jahre alten Mädchen. **A** Mikrognathie und Sklerose der Schädelbasis und der Warzenfortsätze. **B** Erweiterte Darmbeinschaufeln, flache Hüftpfannendächer, spitz zulaufende Sitzbeinknochen, Coxa valga und metaphysäre Auftreibung (aus *Melnick, J. D., C. F. Needles:* Amer. J. Roentgenol. 97 [1966] 39).

**Literatur**

Gorlin, R. J., et. al.: Melnick-Needles (osteodysplasia), Modern Medicine, January, 8, 1973, p. 102

Kaufmann, H. J.: Osteodysplasia (Melnick-Needles), Semin. Roentgenol. 8:182, 1973

Maroteaux, P., et al.: L'ostéodysplasie (syndrome de Melnick et de Needles), Presse Méd. 76:715, 1968

Melnick, J. C., and Needles, C. F.: An undiagnosed bone dysplasia: A 2 family study of 4 generations and 3 generations, Am. J. Roentgenol. 97:39, 1966

## 312 Melorheostose

**Synonyme:** Hyperostose en coulée de bougie; Osteosis eburnisans monomelica; Osteopathia hyperostotica congenita membri unius; Léri's flowing periostitis; Léri-Krankheit; Léri-Joanny-Syndrom.

**Klinik:**
a) Schmerzen;
b) Gelenksteife;
c) segmentale oder vollständige *Gliedmaßenasymmetrie;*
d) Muskelschwund.

**Radiologie:** Monostotische oder polyostotische Beteiligung der Gliedmaßen, Schultergürtel, Wirbelsäule, Rippen sowie des Beckens und des Schädels (selten):
a) *dichte lineare kortikale Hyperostose, der Knochenlängsachse folgend wie ein an einer Kerze herunterlaufender geschmolzener Wachstropfen;*
b) Übergreifen der Hyperostose auf den Markraum (gelegentlich);
c) kleine Knochenablagerungen in den Weichteilen, besonders in Gelenknähe (gelegentlich);
d) frühzeitiger Schluß der epiphysären Wachstumszone.

**Literatur**

Ameratunga, B.: Melorheostosis, Austral. Radiol. 16:148, 1972

Campbell, C. J., et al.: Melorheostosis, J. Bone Joint Surg. 50-A:1281, 1968

Green, A. E., Jr., et al.: Melorheostosis and osteopoikilosis, with a review of the literature, Am. J. Roentgenol. 87:1096, 1962

Leri, A., and Joanny, J.: Une affection non décrite des os: Hyperostose "en coulée" sur toute la longueur d'un membre ou "mélorhéostose," Bull. Soc. Méd. Hôp., Paris 46:1141, 1922

Maroteaux, P., et al.: La mélorhéostose chez l'enfant, Ann. Pédiatr. (Paris) 8:570, 1961

## 313 Mendelson-Syndrom

**Synonyme:** Acid pulmonary aspiration syndrome; peptische Aspirationspneumonie.

**Ätiologie:** Oft postoperatives Auftreten einer Pneumonie durch geringe Aspiration von Magensaft.

**Klinik:**
a) *Tachypnoe, Tachykardie, pfeifendes Atmen, Rhonchi, knisternde Rasselgeräusche;*
b) Abnahme des arteriellen Sauerstoffdruckes;
c) Lungenödem und Schock möglich.

Radiologie: Weiche, unregelmäßige, *fleckige oder konfluierende pulmonale Verdichtungen*, die häufig bilateral auftreten.

**Literatur**

Dines, D. E., et al.: Aspiration pneumonitis: Mendelson's syndrome, JAMA 176:229, 1961
Mendelsohn, C. L.: The aspiration of stomach contents into the lung during obstetrics anesthesia, Am. J. Obstet. Gynecol. 52:191, 1946
Richman, H., et al.: Mendelson's syndrome, Am. J. Surg. 120:531, 1970

## 314 Ménétrier-Syndrom

**Synonyme:** Hypertrophische Gastropathie; Gastropathia hypertrophica gigantea; giant hypertrophy of the gastric mucosa; plaquelike gastric adenoma; giant hypertrophic gastritis; lokalisierte Magendrüsenhypertrophie; tumoröse Magenschleimhauthypertrophie; villöse Gastropathie.

**Pathologie:**
a) Deutlich vergrößerte Magenschleimhautfalten;
b) Hyperplasie und Hypertrophie der Magendrüsen;
c) übermäßiger Magensaft.

**Klinik:**
a) *Epigastrischer Schmerz*, ulkusähnliche Symptome;
b) *Hypoproteinämie;*
c) *Ödeme und Aszites;*
d) *Anämie;*
e) *Eosinophilie (gelegentlich).*

**Radiologie:**
a) *Verbreiterung der Magenschleimhautfalten;*
b) *unregelmäßige Begrenzung der großen Kurvatur;*
c) *verdickte Magenwand;*
d) *deutliche Abgrenzung des betroffenen Segmentes;*
e) *Vermischung von Kontrastmittel und Magensaft.*

**Literatur**

Burns, B., et al.: Ménétrier's disease of the stomach in children, Am. J. Roentgenol. 103:300, 1968
Galluzzi, S.: Il quadro radiologico della gastropatia a pliche giganti (Malattia di Ménétrier), Radiol. Med. 54:1, 1968
Leonidas, J. C., et al.: Cytomegalovirus infection in childhood, Am. J. Dis. Child. 126:806, 1973
Ménétrier, P.: Des polyadénomes gastriques et leurs rapports avec le cancer de l'estomac, Arch. Physiol. Norm. Pathol. 1:32, 236, 1888

Reese, D. F., et al.: Giant hypertrophy of the gastric mucosa (Ménétrier's disease): A correlation of the roentgenographic, pathologic and clinical findings, Am. J. Roentgenol. 88:619, 1962
Sandberg, D. H.: Hypertrophic gastropathy (Ménétrier's disease) in childhood, J. Pediatr. 78:866, 1971

## 315 Mesomeler Zwergwuchs (LANGER)

**Erbgang:** Autosomal rezessiv.
**Klinik:**
a) *Deutliche Verkürzung der Unterschenkel und Vorderarme;*
b) geringe Unterkieferhypoplasie;
c) normale Intelligenz.

**Radiologie:**
a) *Die langen Röhrenknochen der Gliedmaßen sind kurz und breit, wobei die Knochen der Vorderarme und Unterschenkel relativ kürzer sind;*
b) Varusfehlstellung des Humerusköpfchens, prominentes Tuberculum deltoideum;
c) deutliche Winkelbildung des Radiusschaftes, deformiertes Radiusköpfchen, kurze und breite Ulna, Distorsion von Karpalia;
d) kurzer Femurhals, große Trochanteren und Femurkondylen;
e) laterale Winkelbildung der Tibia, sehr kurze Fibula mit einem größeren a.-p. Durchmesser.

**Literatur**

Brailsford, J. F.: Dystrophies of the skeleton, Br. J. Radiol. 8:533, 1935
Langer, L. O., Jr.: Mesomelic dwarfism of hypoplastic ulna, fibula, mandible type, Radiology 89:654, 1967
Silverman, F. N.: Mesomelic dwarfism, in Kaufmann, H. J. (ed.), *Progress in Pediatric Radiology*, Vol. 4 (Basel: Karger, 1973), p. 546

## 316 Metachromatische Leukodystrophie

**Synonym:** Sulfatidlipidose; Greenfield-Krankheit.
**Erbgang:** Autosomal rezessiv.
**Ätiologie:** Anhäufung von Zerebrosid-Schwefelsäureester in verschiedenen neuralen und nichtneuralen Geweben, fehlende Zerebrosid-Sulfatase-Aktivität.
**Klinik:** Auftreten der Symptome gewöhnlich erst nach dem ersten Lebensjahr.

a) Gehstörungen, Ataxie, Koordinationsstörung der Gliedmaßenbewegungen, Schluckstörung, *physischer und geistiger Verfall*, Enthirnungsstarre;
b) schwere Obstipation;
c) *metachromatische Zylinder im Harn*.

**Radiologie:**
a) *Progressives Konzentrationsunvermögen der Gallenblase* mit geringer oder fehlender Gallenblasendarstellung bei der Cholezystographie;
b) *Erweiterung des Hirnventrikelsystems* im fortgeschrittenen Erkrankungsstadium;
c) Megakolon.

**Literatur**

Greenfield, J. G.: Form of progressive cerebral sclerosis in infants associated with primary degeneration of the interfascicular glia, J. Neurol. Psychopathol. 13:289, 1933

Hagberg, B., et al.: Clinical and laboratory diagnosis of metachromatic leukodystrophy, Cereb. Palsy Bull. 3:438, 1961

Masters, P. L., et al.: Infantile metachromatic leukodystrophy (Greenfield's disease), Med. J. Australia 2:693, 1963

Percy, A. K., et al.: Infantile and adult-onset metachromatic leukodystrophy, New Engl. J. Med. 285:785, 1971

# 317–319 Metaphysäre Chondrodysplasien (Tab. 3)

Tabelle **3**   Überblick über die metaphysären Chondrodysplasien; ad = autosomal dominant, ar = autosomal rezessiv (aus Sutcliffe, J., P. Stanley: Metaphyseal Chondrodysplasias. In: Progress in Pediatric Radiology, Vol. 4, ed. H. J. Kaufmann. Karger, Basel 1973, p. 250).

| Autoren | Publikationsjahr | Genetik |
|---|---|---|
| *Jansen* | 1934 | wahrscheinlich ad |
| *Schmid* | 1949 | ad |
| *Vaandrager* | 1960 | wahrscheinlich ad |
| *Spahr* u. Mitarb. | 1961 | wahrscheinlich ad |
| *Maroteaux* u. Mitarb. | 1963 | ar |
| *McKusick* | 1964 | ar |
| *Kozlowski* | 1964 | wahrscheinlich ad |
| *Peña* | 1965 | wahrscheinlich ar |
| *Burke* u. Mitarb. | 1967 | ar |
| *Gatti* u. Mitarb. | 1969 | wahrscheinlich ar |
| *Wiedemann* u. *Spranger* | 1970 | unbekannt |
| *Van Creveld* u. Mitarb. | 1971 | unbekannt |
| *Kozlowski* u. *Rupprecht* | 1971 | unbekannt |

**Literatur**

Burke, V., et al.: Association of pancreatic insufficiency and chronic neutropenia in childhood, Arch. Dis. Child. 42:147, 1967

Creveld, S., van, et al.: Metaphyseal chondrodysplasia calcificans: A report of two cases, Br. J. Radiol. 44:773, 1971

Gatti, R. A., et al.: Hereditary lymphopenic agammaglobulinemia associated with a distinctive form of short-limbed dwarfism and ectodermal dysplasia, J. Pediatr. 75:675, 1969

Giedion, A., et al.: Metaphysäre Dysostose und angeborene Pankreasinsuffizienz, Fortsch. Röntgenstr. 108:51, 1968

Jansen, M.: Über atypische Chondrodystrophie (Achondroplasia) und über eine noch nicht beschriebene angeborene Wachstumsstörung des Knochensystems: Metaphysäre Dysostosis, Z. Orthop. Chir. 61:253, 1934

Kozlowski, K.: Metaphyseal dysostosis, Am. J. Roentgenol. 91:602, 1964

McKusick, V. A., *Dwarfism in the Amish:* II. Cartilage-hair hypoplasia, Bull. Johns Hosp. 116:285, 1965

Maroteaux, P., et al.: Les formes partielles de la dysostose métaphysaire, Presse Méd. 71:1523, 1963

Peña, J.: Dysostosis metafisaria. Una revision. Con aportacion de una observacion familiar. Una forma nueva de la enfermedad, Radiologica 47:3, 1965

Schmid, F.: Beitrag zur Dysostosis enchondralis metaphysaria, Monatsschr. Kinderheilkd. 97:393, 1949

Spahr, A., et al.: Dysostose métaphysaire familiale: Etude de 4 cas dans une famille, Helv. Paediatr. Acta 16:836, 1961

Sutcliffe, J., and Stanley, P.: Metaphyseal Chondrodysplasias, in Kaufmann, H. J. (ed.), *Progress in Pediatric Radiology,* Vol. 4 (Basel: Karger, 1973), p. 250

Vaandrager, G. J.: Metafysaire dysostosis, Ned. Tijdschr. Geneeskd. 104:547, 1960

Wiedemann, H. R., and Spranger, J.: Chondrodysplasia metaphysaria (Dysostosis metaphysaria) – Ein neuer Typ, Z. Kinderheilkd. 108:171, 1970

## 317 Metaphysäre Chondrodysplasie (JANSEN)

**Synonyme:** JANSENS metaphysäre Dysostose; metaphysäre Dysostosis congenita.

**Erbgang:** Meistens sporadisch, wahrscheinlich dominant.

**Klinik:** Auftreten der Symptome in der Kindheit.

a) *Deutlicher Zwergwuchs und körperliche Retardierung;*

b) typisches Aussehen: Hypertelorismus, Exophthalmus, fliehendes Kinn;

c) *Kontraktionsfehlstellungen* der Gelenke, besonders Beugestellung der Hüft- und Kniegelenke, *fortschreitende Gelenkschwellungen;*

d) in der Kindheit führen *gekrümmte Beine* zu einer affenähnlichen Hockhaltung;

e) andere bekannte Veränderungen: Hyperkalzämie, geistige Retardierung.

**Radiologie:**

a) Unterentwickelte Schädelbasis, Brachyzephalie, abgeflachte Schädelbasis;

b) *ausgedehnte, unregelmäßige Mineralisation der deutlich erweiterten und schalenförmigen Metaphysen, in der Metaphysenregion gemischtes Vorkommen von strahlentransparentem nichtossifizierten Knorpel, versprengten Knocheninseln und Verkalkungen,* große Epiphysen von relativ normaler Knochenstruktur;

c) kurze und leicht verbreiterte Diaphysen;

d) gekrümmte lange Röhrenknochen, besonders der unteren Gliedmaßen, kurze Röhrenknochen von Händen und Füßen.

e) unregelmäßige Mineralisation im Unterkiefer, den Rippenenden, Schlüsselbeinen und Schulterblättern;

f) persistierender Zwergwuchs und Skelettdeformitäten im Erwachsenenalter, deutliche Verbesserung der metaphysären Knochenstruktur im Röntgenbild.

### Literatur

Gram, P. B., et al.: Metaphyseal chondrodysplasia of Jansen, J. Bone Joint Surg. 41-A:951, 1959

de Haas, W. H. D., et al.: Metaphyseal dysostosis: A late follow-up of the first reported case, J. Bone Joint Surg. 51-B:290, 1969

Holt, J. F., et al.: Metaphyseal chondrodysplasia: Type Jansen, Semin. Roentgenol. 8:166, 1973

Jansen, M.: Über atypische Chondrodystrophie (Achondroplasia und über eine noch nicht beschriebene angeborene Wachstumsstörung des Knochensystems: Metaphysäre Dysostosis, Z. Orthop. Chir. 61:253, 1934

Ozonoff, M. B.: Metaphyseal dysostosis of Jansen, Radiology 93:1047, 1969

Sutcliffe, J., et al.: Metaphyseal Chondrodysplasias, in Kaufmann, H. J. (ed.), *Progress in Pediatric Radiology*, Vol. 4 (Basel: Karger, 1973), p. 250

## 318 Metaphysäre Chondrodysplasie (McKUSICK)

**Synonyme:** Knorpel-Haar-Hypoplasie-Syndrom; cartilage hair hypoplasia syndrome.

**Erbgang:** Autosomal rezessive Anlage mit verminderter Penetranz.

**Klinik:**

a) *Spärliches, dünnes und hellfarbenes Haar;*

b) *kurzgliedriger Zwergwuchs;*

c) kurze plumpe Hände mit kurzen Nägeln, leicht gekrümmte Beine;

d) andere bekannte Anomalien: intestinale Resorptionsstörungen, Megakolon, chronische Neutropenie, anomale zelluläre Immunität.

**Radiologie:**

a) *Chondrodysplasie mit aufgetriebenen, schalenförmigen, fragmentierten, marginal gezähnelten und gezackten Metaphysen der Röhrenknochen* mit Bevorzugung der Knie, unregelmäßige zystenähnliche Aufhellungen der Metaphysen mit Übergreifen auf die Diaphysen, der deformierten Metaphysenzone entsprechende anomale Epiphysenform;

b) kleine, unregelmäßig begrenzte Karpalia und Tarsalia;

c) *deutlich verkürzte Metakarpalia, Metatarsalia und Phalangen, metaphysäre Schalenform* und angedeutete Zapfenepiphysen;

d) Schalenform und zystische Aufhellungen der kostochondralen Übergänge, geringe Erweiterung des unteren Brustkorbs, kurzes Sternum;

e) schmale Wirbelkörper mit geringer Unregelmäßigkeit ihrer Grund- und Deckplatten, betonte lumbale Lordose, geringe Skoliose, in Flexionsstellung geringe anteriore Subluxation von C1 gegenüber C2;

f) relativ schmales Becken durch verringerten Abstand zwischen den Darmbein- und Schambeinknochen, flache Fossa acetabuli und kurze Spina iliaca anterior inferior (Abb. 125).

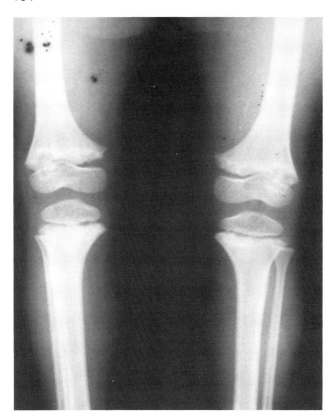

Abb. **125** Metaphysäre Chondrodysplasie (*McKusick*) bei einem 6 Jahre alten Jungen. Man beachte die unregelmäßigen Metaphysen, besonders ausgeprägt in den Knieregionen. Die Metaphysen sind scharf begrenzt (aus *Irwin, G. A. L.:* Radiology 86 [1966] 926).

### Literatur

Beals, R. K.: Cartilage-hair hypoplasia: A case report, J. Bone Joint Surg. 50-A:1245, 1968

Boothby, C. B., et al.: Cartilage hair hypoplasia, Arch. Dis. Child. 48:918, 1973

Irwin, G. A. L.: Cartilage-Hair-Hypoplasia (CHH) variant of familial metaphyseal dysostosis, Radiology 86:926, 1966

Lux, S. E., et al.: Chronic neutropenia and abnormal cellular immunity in cartilage-hair hypoplasia, New Engl. J. Med. 282:231, 1970

McKusick, V. A.: Metaphyseal dysostosis and thin hair: A "new" recessively inherited syndrome? Lancet 1:832, 1964

McKusick, V. A., et al.: Dwarfism in the Amish: II. Cartilage-hair hypoplasia, Bull. Johns Hopkins Hosp. 116:285, 1965

Ray, H. C., et al.: Cartilage-hair Hypoplasia, in Kaufmann, H. J. (ed.) *Progress in Pediatric Radiology*, Vol. 4 (Basel: Karger, 1973), p. 270

## 319 Metaphysäre Chondrodysplasie (SCHMID)

**Erbgang:** Autosomal dominant.

**Klinik:**

a) *Minderwuchs;*

b) Schmerz in den unteren Gliedmaßen;

c) *krumme Beine, Watschelgang;*

d) vergrößerte Handgelenke, die Finger können nicht vollständig gestreckt werden;

e) Erweiterung des unteren Brustkorbes.

**Radiologie:**

a) Besonders in den unteren Gliedmaßen ausgeprägte *metaphysäre Dysplasie* mit Bevorzugung der Knöchel und Knie, die Röhrenknochen von Händen und Füßen können minimal beteiligt sein: *Dichtezunahme in der vorläufigen Verkalkungszone, ungleichmäßige metaphysäre Ossifikation* (gering gezähnelte bis grob zottige Metaphysen), metaphysäre Auftreibung, schalenförmige Metaphysen, feine Sporne des scharf begrenzten Knochens greifen auf den verbreiterten Physenknorpel über;

b) *Coxa vara* (Abb. 126).

### Literatur

Miller, S. M., et al.: Roentgen observations in familial metaphyseal dysostosis, Radiology 83:665, 1964

Rosenbloom, A. L., et al.: The natural history of metaphyseal dysostosis, J. Pediatr. 66: 857, 1965.

Abb. **126** Metaphysäre Chondrodysplasie (*Schmid*). 10 Jahre altes Mädchen mit
kurz nach Geburt festgestellten krummen
Beinen. Man erkennt die bilateralen Coxa
vara, die Knochendichtezunahme in der
vorläufigen Verkalkungszone und die ungleichmäßige Ossifikation in der Metaphysenregion (aus *Taybi, H., A. D. Mitchell, G. D. Freidman:* Radiology 93
[1969] 563).

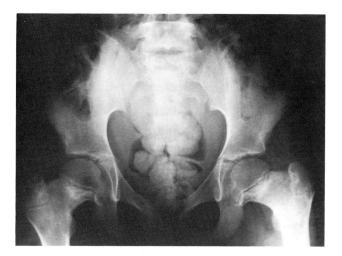

Schmidt, F.: Beitrag zur Dysostosis enchondralis metaphysaria, Monatsschr. Kinderheilkd. 97:393, 1949
Sutcliffe, J., et al.: Metaphyseal Chondrodysplasias, in
Kaufmann, H. J. (ed.), *Progress in Pediatric Radiology*, Vol. 4 (Basel: Karger, 1973), p. 250.
Taybi, H., Mitchell, A. D., and Friedman, G. D.: Metaphyseal dysostosis and the associated syndrome of
pancreatic insufficiency and blood disorders, Radiology 93:563, 1969

## 320 Metatropischer Zwergwuchs

**Synonyme:** Hyperplastische Achondroplasie;
hyperplastische Chondrodystrophia fetalis.
**Erbgang:** Autosomal rezessiv.
**Klinik:**

a) *Kurzgliedriger Zwergwuchs mit normalem
oder gering verlängertem Rumpf und schmalem zylindrischem Thorax zum Geburtszeitpunkt;*

b) Bewegungseinschränkung einiger Gelenke
(Hüften, Knie), progressive Auftreibung der
Gelenke;

c) kurze kaudale Appendix oder kutane Falte
in der Kreuzbeinregion, progressive *Skoliose
oder Kyphoskoliose;*

d) *die Extremitäten sind in der Kindheit im
Vergleich zum Rumpf zu lang.*

**Radiologie:**

a) Gewöhnlich normaler Schädel;

b) *Platyspondylie,* kaudaler Hautanhang
(Schwanz), posteriorer Ossifikationsdefekt
der unteren Lendenwirbelkörper mit posteriorer Konkavität;

c) *kurze, plumpe, trompetenförmige Röhrenknochen, deutliche Metaphysenauftreibung,*
verzögertes Erscheinen der sekundären Ossi-

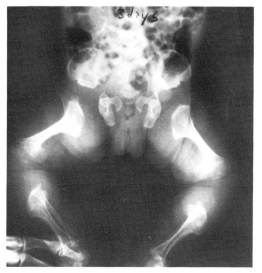

Abb. **127** Metatropischer Zwergwuchs bei einem
3 Tage alten Kind. Man beachte die kurze Incisura
ischiadica des Beckens und die aufgetriebenen Schaft-
enden der langen Röhrenknochen (aus *Silverman, F.
N.:* Radiol. Clin. North Amer. 6 [1968] 223).

fikationszentren, verzögerte Knochenalte-
rung;

d) horizontal oder nahezu horizontal stehende
Hüftpfannendächer, *kleine rechtwinkelige
Darmbeinschaufeln,* kurze tiefe Incisura
ischiadica ("Hellebardenbecken");

e) kurze Rippen und Auftreibung ihrer sternalen Enden, vorstehendes Sternum;

f) progressive Skelettdeformitäten (Mikromelie
in der frühen Periode, Kyphoskoliose in der
späten Periode) (Abb. 127).

**Literatur**

Gefferth, K.: Metatropic dwarfism, in Kaufmann, H. J. (ed.), *Progress in Pediatric Radiology,* Vol. 4 (Basel: Karger, 1973), p. 137

Jenkins, P., et al.: Metatropic dwarfism, Br. J. Radiol. 43:561, 1970

Larose, J. H., et al.: Metatropic dwarfism, Am. J. Roentgenol. 106:156, 1969

McAlister, W. H.: Metatropic dwarfism, Semin. Roentgenol. 8:154, 1973

Maroteaux, P., et al.: Der metatropische Zwergwuchs, Arch. Kinderheilkd. 173:211, 1966

Silverman, F. N.: A differential diagnosis of achondroplasia, Radiol. Clin. North Am. 6:223, 1968

## 321 Meyenburg-Syndrom

**Synonyme:** Relapsing polychondritis syndrome; Meyenburg-Altherr-Uehlinger-Syndrom; Polychondropathie; systemische Chondromalazie, chronische Polychondritis; diffuse Perichondritis.

**Klinik:**

a) *Generalisierte rezidivierende Chondrolyse* unterschiedlicher Lokalisation: Ohren, Nase, Epiglottis, Larynx, Trachea, Bronchien, Hände, Füße, Wirbelsäule, Sakroiliakalgelenke usw.:

b) Myokarditis, Aorteninsuffizienz, Dilatation der Herzklappenringe;

c) Skleritis, Konjunktivitis, Iritis.

**Radiologie:**

a) „Blumenkohlohren" mit *Knorpelverkalkungen;*

b) *Knochen- und Gelenkveränderungen, besonders an Händen und Füßen, ähnlich einer rheumatoiden Arthritis* mit Knorpeldestruktion und Knochenerosion, *„Periostitis"* der an die beteiligten Gelenke grenzenden Knochen;

c) Kardiomegalie; Dilatation des Aortenrings; Aorten-, Mitral- und Trikuspidalklappeninsuffizienz;

d) schwere chronische Lungenerkrankung durch Zerstörung der Knorpelstrukturen der Atemwege, Deformierung des Tracheobronchialbaums.

**Literatur**

Altherr, F.: Über einen Fall von Systematisierter Chondromalacie, Virchows Arch. Pathol. Anat. 297:445, 1936

Dolan, D. L., et al.: Relapsing polychondritis: Analytical literature review and studies on pathogenesis, Am. J. Med. 41:285, 1966

Jaksch-Wartenhorst, R.: Polychondropathia, Wien Arch. Intern. Med. 6:93, 1923

Johnson, T. H., et al.: Relapsing polychondritis, Radiology 106:313, 1973

Meyenburg, von: Ueber Chondromalacie, Schweiz. Med. Wochenschr. 66:1239,1936

Pappas, G., et al.: Mitral and aortic valvular insufficiency in chronic relapsing polychondritis, Arch. Surg. 104:712, 1972

Pearson, C. M., et al.: Relapsing polychondritis, New Engl. J. Med. 263:51, 1960

Rogers, P. H., et al.: Relapsing polychondritis with insulin resistance and antibodies to cartilage, Am. J. Med. 55:243, 1973

## 322 Mietens-Weber-Syndrom

**Synonym:** Geistige Retardierung (Mietens-Weber-Typ).

**Erbgang:** Autosomal rezessiv oder unvollständig dominant.

**Klinik:**

a) *Geistige Retardierung;*

b) *Minderwuchs;*

c) kleine, schmale Spitznase mit flacher Nasenwurzel;

d) *bilaterale Hornhauttrübungen, Horizontal- oder Drehnystagmus, Strabismus;*

e) *Beugekontrakturen der Ellenbogengelenke;*

f) Wadenmuskelatrophie;

g) Pes valgus planus.

**Radiologie:**

a) *Dislokation des Radiusköpfchens* mit fehlender Epiphyse;

b) anomal kurze Ulna und Radius;

c) Klinodaktylie.

**Literatur**

Mietens, C., and Weber, H.: A syndrome characterized by corneal opacity, nystagmus, flexion contracture of the elbows, growth failure and mental retardation, J. Pediatr. 69:624, 1966

## 323 Mikrophthalmie mit Digitalanomalien

**Synonyme:** Anophthalmie mit Digitalanomalien; digitale Anomalien mit Mikrophthalmie.

**Erbgang:** X-gebunden.

**Klinik:**

a) *Mikrophthalmie oder Anophthalmie;*

b) *digitale Anomalien*

**Radiologie:** *Digitale Anomalien.*

**Literatur**

Lenz, W.: Recessive-geschlechtsgebundene Mikrophthalmie mit multiplen Missbildungen, Z. Kinderheilkd. 77:384, 1955

Rahn, E. K.: Microphthalmia and Digital Anomalies in Bergsma, D. (ed.): *Birth Defects Atlas and Compendium.* The National Foundation–March of Dimes (Baltimore: Williams & Wilkins, 1973), pp. 617–618

## 324 Mikulicz-Syndrom

**Ätiologie:** Leukämie, Lymphome, Tuberkulose, Syphilis, Sarkoidose.

**Klinik:**
a) *Progressive schmerzlose Schwellung der Tränen- und Speicheldrüsen;*
b) *Xerostomie;*
c) *fehlende oder verminderte Tränenflüssigkeit.*

**Radiologie:** Sialographischer Nachweis einer *Ektasie der Drüsengänge* in der Frühphase und einer Destruktion des Gangsystems im fortgeschrittenen Stadium.

**Literatur**

Mikulicz, J.: Über eine eigenartige symmetrische Erkrankung der Tränen- und Mundspeicheldrüsen. Beitr. Chir. Fortschr. Gewidmet Theodor Billroth, Stuttgart, 1892, pp. 610–630

Morgan, W. S., et al.: A clinicopathologic study of "Mikulicz's disease," Am. J. Pathol. 29:471, 1953

Rubin, P., et al.: The sialographic differentiation of Mikulicz's disease and Mikulicz's syndrome, Radiology 68:477, 1957

Suzuki, S., et al.: Sialographic study of diseases of the major salivary glands, Acta Radiol. (Diag.), 8:465, 1969

## 325 Milch-Alkali-Syndrom

**Synonyme:** Burnett-Syndrom; Alkalose-Syndrom; Milchtrinker-Syndrom; Milchvergiftung.

**Ätiologie:** *Längere übermäßige orale Zufuhr von Milch und/oder Natriumbikarbonat,* besonders bei Patienten mit gestörter Nierenfunktion.

**Klinik:**
a) Nausea, Erbrechen, Schwächegefühl, Kopfschmerzen, Schwindel, Ataxie, Verwirrungszustände, toxische Psychose usw.;
b) *vermehrter Stickstoffanfall im Blut, Hyperkalzämie.*

**Radiologie:** *Kalkablagerungen in verschiedenen Körpergeweben* (Nephrokalzinose, Weichteilverkalkungen, Hornhautverkalkungen).

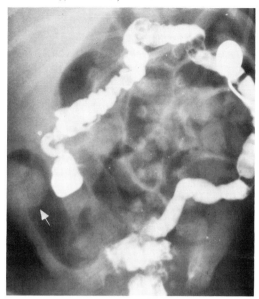

Abb. **128** Milchpfropf-Syndrom. Frühreifer männlicher Säugling, der vom vierten bis siebten Lebenstag täglich 144 ml/kg Körpergewicht „Similac 24" als Nahrung erhielt. Der Stuhlgang kam zwischen dem siebten und neunten Lebenstag zum Stillstand. Am neunten Lebenstag wurde eine Magen-Darm-Passage vorgenommen. Im rechten unteren Quadranten (Pfeil) erkennt man im Lumen des Dünndarms ein von einem Gashof umgebene Masse. Andere kleine, aber ähnliche Massen liegen im Lumen des Dünndarms weiter proximal (aus *Friedland, G. W., W. A. Rush Jr., A. J. Hill:* Radiology 103 [1972] 159).

**Literatur**

Burnett, C. H., et al.: Hypercalcemia without hypercalciuria or hypophosphatemia, calcinosis and renal insufficiency: A syndrome following prolonged intake of milk and alkali, N. Engl. J. Med. 240:787, 1949

Cameron, A. J., et al.: Chronic milk-alkali syndrome after prolonged excessive intake of antiacid tablets, Br. Med. J. 3:656, 1967

Randall, R. E., Jr., et al.: The milk-alkali syndrome, Arch. Intern. Med. 107:163, 1961

## 326 Milchpfropf-Syndrom

**Klinik:** *Darmverschluß bei (im allgemeinen frühreifen) Kindern, die entweder Milchpuder oder verdünntes Milchkonzentrat als Nahrungsbestandteile erhielten.*

**Radiologie:**
a) *Röntgendichte, amorphe intraluminale Massen, die oft von einem Gashof umgeben sind;*
b) *Darmverschluß bei Kindern mit anfänglicher Mekonium- und Milchpassage* (Abb. 128).

188

Literatur

Cook, R. C.: Neonatal intestinal obstruction due to milk curds, J. Pediatr. Surg. 4:599, 1969
Cremin, B. J., et al.: Radiologic appearance of "inspissated-milk syndrome": A cause of intestinal obstruction in infants, Br. J. Radiol. 43:856, 1970
Friedland, G. W., Rush, W. A., Jr., and Hill, A. J.: Smythe's "inspissated milk" syndrome, Radiology 103:159, 1972

## 327 Milkman-Syndrom

Synonyme: Milkman-Looser-Syndrom; Looser-Debray-Milkman-Syndrom.
Klinik: Latente oder frühsymptomatische Osteomalazie mit *Schmerz* und *Skelettdeformierungen* als klinische Manifestation.
Radiologie:
a) *Osteomalazie* mit generalisierter Abnahme der Knochendichte;
b) *Pseudofrakturen,* die durch strahlentransparente Streifen verminderter Dichte vorgetäuscht werden (Looser-Zonen), häufige Lokalisation an den posterioren und axillären Skapularändern, den Rippen, den Schambein- und Sitzbeinästen, dem medialen Femurhals, den Darmbeinschaufeln, Radius und Ulna sowie Tibia und Fibula.

Literatur

Albright, F., et al.: Osteomalacia and late rickets, Medicine 25:399, 1946
Looser, E.: Über Spätrachitis und Osteomalazie, Dtsch. Ztschr. Chir. 152:210, 1920
Milkman, L. A.: Pseudofractures (hunger osteopathy, late rickets, osteomalacia): Report of case. Am. J. Roentgenol. 24:29, 1930
Milkman, L. A.: Multiple spontaneous idiopathic symmetrical fractures, Am. J. Roentgenol. 32:622, 1934
Steinbach, H. L., et al.: Roentgen appearance of the skeleton in osteomalacia and rickets, Am. J. Roentgenol. 91:955, 1964

## 328 Milz-Gonaden-Fusion mit Ektromelie und Mikrognathie

Synonym: Spleno-gonadal fusion with ectromelia and micrognathia.
Erbgang: Möglicherweise dominantes Letal-Syndrom.
Klinik und Radiologie: 8 von 37 durch HINES u. EGGUM nachgeprüfte Fälle wiesen eine schwere Ektromelie auf, 4 von diesen 8 Fällen hatten eine Mikrognathie.

Literatur

Hines, J. R., and Eggum, P. R.: Spleno-gonadal fusion causing bowel obstruction, Arch. Surg. 83:887, 1961

## 329 Milzflexur-Syndrom

Synonyme: Splenic flexure syndrome; Payr-Syndrom; akutes Flexura-lienalis-Syndrom.
Klinik:
a) Schmerzen im linken Oberbauch;
b) schmerzhafte Bauchdecken im linken Oberbauch;
c) aufgetriebenes Abdomen möglich.
Radiologie: *Lokalisierte darmgashaltige Auftreibung des Dickdarms an der Flexura lienalis;* die Kontrastmitteluntersuchung zeigt eine Einklemmung der Milzflexur zwischen Zwerchfell, Magen und Milz.
Anmerkung: Die Existenz des Syndroms ist fraglich.

Literatur

Kozlowski, K.: Acute flexura lienalis syndrome, Am. J. Dis. Child. 122:239, 1971
Machella, T. E., et al.: Observations on the splenic flexure syndrome, Ann. Intern. Med. 37:543, 1952
Payr, E.: Über eine eigentümliche, durch abnorm starke Knickungen und Adhäsionen bedingte gutartige Stenose der Flexura lienalis und hepatice coli, Verh. Dtsch. Keng. Inn. Med. 27:276, 1910

## 330 Mirizzi-Syndrom

Synonyme: Ductus-hepaticus-Verschluß-Syndrom; Ductus-hepaticus-Stenose-Syndrom.
Klinik:
a) *Fast parallel zum Ductus hepaticus communis verlaufender Ductus cysticus;*
b) *im Ductus cysticus oder Gallenblasenhals festsitzender Stein;*
c) *partielle mechanische Kompression des Ductus hepaticus communis;*
d) *rezidivierende Cholangitis oder schließlich cholangitische Zirrhose.*
Radiologie: Intravenöse Cholangiographie: *partielle Obstruktion des Ductus hepaticus communis durch einen Stein* oder eine begleitende Entzündungsreaktion *mit einer breiten bogigen Impression des Ganges von lateral.*

Literatur

Clemett, A. R., et al.: The roentgen features of the Mirizzi syndrome, Am. J. Roentgenol. 94:480, 1965
Mirizzi, P. L.: Sindrome del conducto hepatico, G. Intern. Chir. 8:731, 1948

Moguillansky, P., et al.: Colangiografia intravenosa y sindrome organico de Mirizzi, Rev. Argent. Radiol. 31:154, 1968

# 331 Mitralklappenprolaps-Klick-Syndrom

**Synonyme:** Apical systolic click syndrome; ballooning syndrome; ballooning mitral leaflet syndrome; midsystolic click syndrome.

**Erbgang:** Familiäres Vorkommen mit Bevorzugung des weiblichen Geschlechts, autosomal dominant.

**Klinik:**

a) Brustschmerz, Dyspnoe, Müdigkeit, Herzklopfen usw.;

b) *mittelsystolischer Klick, spätsystolisches Geräusch;*

c) T-Umkehr im EKG.

**Radiologie:**

a) Leichte bis mäßige Kardiomegalie;

b) geringe Vergrößerung des linken Vorhofs;

c) *Vorbuchtung des hinteren Mitralklappensegels, gezacktes Aussehen des hinteren Mitralsegels,* anomale, konvexförmige systolische Deformierung des inferioren Anteils des linken Ventrikels, Mitralinsuffizienz;

d) gelegentlich einhergehende Skelettanomalien: Steilgaumen, Kyphoskoliose, gekrümmte Kleinfinger, hohes Fußgewölbe oder Plattfuß (Abb. 129).

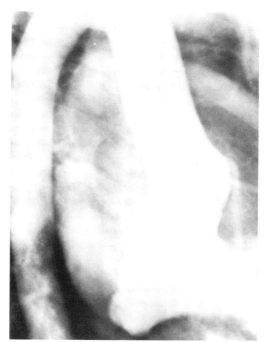

Abb. **129** Mitralklappenprolaps-Klick-Syndrom. 20 Jahre alte Frau mit einem systolischen Schwirrgeräusch und gleichzeitig mäßig lauten spätsystolischen Geräusch. Ein mittelsystolischer Klick ging dem spätsystolischen Geräusch voran. Die linksseitige Ventrikulographie zeigt in der Systole eine anomale Einbuchtung des unteren Ventrikelrandes, einen Rückstrom des Blutes wegen Mitralinsuffizienz sowie eine Vorbuchtung des hinteren Mitralklappensegels (aus *Grossman, H., R. J. Fleming, M. A. Engle, A. H. Levin, K. H. Ehlers:* Radiology 91 [1968] 898).

**Literatur**

Grossman, H., Fleming, R. J., Engle, M. A., Levin, A. H., and Ehlers, K. H.: Angiocardiography in the apical systolic click syndrome; Radiology 91:898, 1968

Jeresaty, R. M.: Ballooning of the mitral valve leaflets: Angiographic study of 24 patients, Radiology 100:45, 1971

Jeresaty, R. M.: Mitral valve prolapse-click syndrome, Prog. Cardiovasc. Dis. 15:623, 1973

Kittredge, R. D., et al.: Prolapsing mitral valve leaflets: Cineangiographic demonstration, Am. J. Roentgenol. 109:84, 1970

Ranganathan, N., et al.: Angiographic-morphologic correlation in patients with severe mitral regurgitation due to prolapse of the posterior mitral valve leaflet, Circulation 48:514, 1973

Rizzon, P., et al.: Familial syndrome of midsystolic click and late systolic murmur, Br. Heart J. 35:245, 1973

Scampardonis, G., et al.: Left ventricular abnormalities in prolapsed mitral leaflet syndrome: Review of eighty-seven cases, Circulation 48:287, 1973

# 332 Mittellappen-Syndrom

**Synonyme:** Right middle lobe syndrome; Graham-Burford-Mayer-Syndrom.

**Klinik:**

a) Husten, pfeifendes Atmen, rezidivierende Pneumonien;

b) endoskopisch kann eine Einengung des Mittellappenbronchus vorliegen.

**Radiologie:**

a) *Vollständige oder partielle Atelektase des rechten Mittellappens;*

b) bronchographisch Nachweis einer Einengung des Mittellappenbronchus möglich, jedoch nicht immer nachweisbar.

## Literatur

Billig, D. M., et al.: Middle lobe atelectasis in children: Clinical and bronchographic criteria in the selection of patients for surgery, Am. J. Dis. Child. 123:96, 1972

Culiner, M. M.: The right middle lobe syndrome: Non-obstructive complex, Dis. Chest 50:57, 1966

Dees, S. C., et al.: Right middle lobe syndrome in children, JAMA 197:8, 1966

Graham, E. A., Burford, T. H., and Mayer, J. H.: "Middle lobe syndrome," Postgrad. Med. 4:29, 1948

Lindskog, G. E., et al.: Middle lobe syndrome, New Engl. J. Med. 253:489, 1955

# 333  Mittelmeerfieber (familiäres)

**Synonyme:** Paroxysmal syndrome; familiäre rezidivierende Polyserositis; periodische Krankheit; Siegal-Cattan-Mamou-Krankheit; armenische Krankheit; periodic abdominalgia; benigne paroxysmale Peritonitis; REIMANNS periodische Krankheit.

**Erbgang:** Autosomal rezessiv; nahezu ausschließliches Vorkommen bei Armeniern, Türken, Arabern und Juden.

**Klinik:**

a) *Episoden mit Bauch-, Brust- und Gelenkschmerzen;*

b) *Fieber;*

c) *Serositis (Pleuritis, Peritonitis, Perikarditis und Meningitis);*

d) erysipelähnliches Erythem;

e) sekundäre Amyloidose (bei etwa 40 %).

**Radiologie:**

a) *Pleuraler und peritonealer Erguß;*

b) aufgetriebener Darm mit Luftspiegeln;

c) unregelmäßige Kontrastmittelpassage mit weiten Schlingen und verlängerter Passagezeit;

d) mechanische Obstruktion auf Grund peritonealer Adhäsionen;

e) *Gelenkergüsse und periartikuläre Schwellungen* (besonders Sakroiliakal-, Hüft- und Kniegelenke) können zu chronisch-degenerativen Gelenkveränderungen führen.

## Literatur

Brickman, H. F., et al.: Familial Mediterranean fever in Canada, Can. Med. Assoc. J. 100:938, 1969

Eyler, W. R., et al.: Familial recurring polyserositis, Am. J. Roentgenol. 84:262, 1960

Janeway, T. C., et al.: Unusual paroxysmal syndrome, probably allied to recurrent vomiting with a study of nitrogen metabolism, Trans. Assoc. Phys. 23:504, 1908

Mamou, H., and Cattan, R.: La maladie périodique (sur 14 cas personnels dont 8 compliqués de néphropathies, Sem. Hôp. Paris 28:1062, 1952

Michaeli, D., et al.: Intestinal strangulation complicating familial Mediterranean fever, Br. Med. J. 2:30, 1966

Özer, F. L., et al.: Familial Mediterranean fever in Turkey: A report of twenty cases, Am. J. Med. 50:336, 1971

Raviv, U., et al.: Pericarditis in familial Mediterranean fever, Am. J. Dis. Child. 116:442, 1968

Reimann, H. A.: Periodic disease: A probable syndrome including periodic fever, benign paroxysmal peritonitis, cyclic neutropenia and intermittent arthralgia, JAMA 136:239, 1948

Shahin, N., et al.: Roentgenologic findings in familial Mediterranean fever, Am. J. Roentgenol. 84:269, 1960

Siegal, S.: Benign paroxysmal peritonitis, Ann. Intern. Med. 23:1, 1945

# 334  Möbius-Syndrom

**Synonyme:** Kongenitale doppelseitige Fazialisparese; kongenitale okulo-faziale Paralyse; kongenitale Abduzens-Fazialis-Paralyse.

**Erbgang:** Oft nicht familiär; bei einigen Familien wurde eine autosomal dominante Übertragung beobachtet.

**Klinik:**

a) *Kongenitale doppelseitige Fazialislähmung mit Beteiligung des VI. und VII. Hirnnerven,* Fazialisdiplegie mit bilateraler Paralyse des Musculus rectus externus als Folge;

b) Beteiligung des IX. und X. Hirnnerven (gelegentlich);

c) Anomalien der Hörorgane (deformierte Ohrmuschel oder Taubheit);

d) Klumpfuß bei einem Drittel der Patienten;

e) Anomalien der Digitalia;

f) geistige Retardierung bei 10 %;

g) Muskelbeteiligung (Pektoralis, Trapezius, Quadrizeps, Serratus magnus und semimembranosus);

h) Sprachfehler.

**Radiologie:**

a) *Motorische Schluckstörung,* die zur Aspiration in die Trachea führt;

b) chronische Pneumonie;

c) *Gliedmaßenanomalien in einem Viertel der Fälle* wie z.B. Klumpfuß, Anomalien der Digitalia (Syndaktylie, Agenesie, Polydaktylie, Brachydaktylie), kongenitale Hüftgelenkdislokation, fibröse Ankylose der Interphalangealgelenke;

d) Schwund des Musculus pectoralis.

## Literatur

Becker-Christensen, F., et al.: A family with Möbius syndrome, J. Pediatr. 84:115, 1974

Hanissian, A. S., et al.: Möbius syndrome in twins, Am. J. Dis. Child. 120:472, 1970

Hanson, P. A., et al.: Möbius syndrome and facioscapulohumeral muscular dystrophy, Arch. Neurol. 24:31, 1971

Henderson, J. L.: The congenital facial diplegia syndrome: Clinical features, pathology and aetiology, Brain 62:381, 1939

Möbius, P. J.: Über angeborene doppelseitige Abducens-facialis-Lähmung, Münch. Med. Wochenschr. 35:91, 108, 1888

Richards, R. N.: The Möbius syndrome, J. Bone Joint Surg. 35-A:437, 1953

## 335 Mounier-Kuhn-Syndrom

**Synonyme:** Trachiektasie; Tracheomegalie; Trachealdivertikulose; Tracheobronchomegalie; Tracheobronchiopathia malacia; idiopathische Tracheomegalie mit Tracheomalazie; Tracheobronchiektasie.

**Erbgang:** 2 Geschwister in einer Familie wurden beschrieben (JOHNSTON u. Mitarb. 1965).

**Klinik:**
a) *Rezidivierende Infektionen der unteren Atemwege;*
b) lauter Husten;
c) Heiserkeit;
d) Dyspnoe;
e) reichlicher purulenter Auswurf.

**Radiologie:**
a) *Erweiterung der Trachea und der Hauptbronchien* (Zunahme des Trachealdurchmessers beim Valsalva-Versuch und Abnahme beim Müller-Versuch);
b) *sackförmige Ausbuchtungen;*
c) Emphysem;
d) Lungenfibrose;
e) Bullae (Abb. 130).

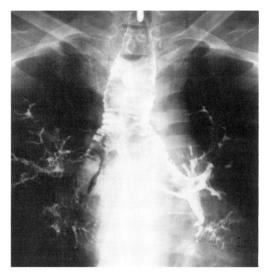

Abb. **130** Mounier-Kuhn-Syndrom. Bronchogramm eines erwachsenen Mannes mit deutlicher Zunahme des Durchmessers der Trachea und der Hauptbronchien. Man beachte die ausgebuchteten Segmente der atrophischen Pars membranacea (aus *Katz, I., M. Le Vine, P. Herman:* Amer. J. Roentgenol. 88 [1962] 1084).

## Literatur

Aaby, G. V., et al.: Tracheobronchomegaly, Ann. Thorac. Surg. 2:64, 1966

Johnston, R. F., et al.: Tracheobronchomegaly: Report of five cases and demonstration of familial occurrence, Am. Rev. Resp. Dis. 91:35, 1965

Katz, I., LeVine, M., and Herman, P.: Tracheobronchiomegaly: The Mounier-Kuhn syndrome, Am. J. Roentgenol. 88:1084, 1962

Mounier-Kuhn, P.: Dilatation de la trachée: Constatations radiographiques et bronchoscopiques, Lyon Méd. 150:106, 1932

Rossi, P., et al.: Sulla tracheobronchomegalia (sindrome di Mounier-Kuhn), Radiol. Med. 50:623, 1964

Wanderer, A. A., et al.: Tracheobronchomegaly and acquired cutis laxa in a child: Physiologic and immunologic studies, Pediatrics 44:709, 1969

Zador, A.: Tracheomegalie, Fortschr. Röntgenstr. 119:498, 1973

## 336 Moya-Moya

**Synonyme:** „Japanische zerebro-vaskuläre Krankheit"; Nishimoto-Takeushi-Syndrom; multiple progressive intrakranielle Arterienverschlüsse; Nishimoto-Takeushi-Kudo-Syndrom.

**Pathologie:** *Progressive Verschlüsse der intrakraniellen Äste der Arteria carotis interna, der Arteria cerebri media und anterior sowie manchmal der Arteria basilaris und des Stammes der Arteria cerebri posterior.*

**Klinik:** Auftreten der Krankheit bei Kindern und jungen Erwachsenen.
a) *Kopfschmerzen;*
b) *Paresen, Paralysen;*
c) Krämpfe, zuckende Bewegungen;
d) Sprachstörungen;
e) schwankender Gang;
f) Hemianopsie;
g) spontane intrakranielle Blutungen.

**Radiologie:**
1. *Verschluß großer Gefäße, im allgemeinen*

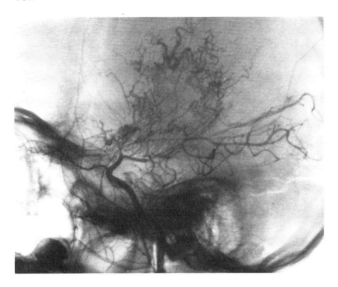

Abb. **131** Moya-Moya-Syndrom. 8 Jahre altes Mädchen mit myoklonischen Bewegungen des rechten Armes und Krämpfen der rechtsseitigen Extremitäten. Man beachte das „hämangiomatöse" Netz in der Schädelgrube (aus *Nishimoto, A., S. Takeuchi:* J. Neurosurg. 29 [1968] 255).

*ohne Beteiligung der distalen Äste* der Arteria cerebri anterior, media und posterior;

2. *Kollateralgefäße versorgen die distalen Äste* durch:
   a) End-zu-End-Anastomosen über die Hirnoberfläche;
   b) dilatierte Gefäße in den Basalganglien;
   c) ein Rete mirabile (Abb. 131).

### Literatur

Evrard, P., et al.: Forme familiale du syndrome de sténose progressive des artères de cercle de Willis (Moyamoya), Arch. Fr. Pédiatr. 30:106, 1973

Heiss, W. D., et al.: Regionale Störungen der Hirndurchblutung bei Moya-moya-Erkrankung, Fortschr. Röntgenstr. 119:223, 1973

Kudo, T.: Spontaneous occlusion of circle of Willis: A disease apparently confined to Japanese, Neurology 18:485, 1968

Levesque, M., et al.: Moya-Moya: A propos de six observations, Ann. Radiol. 16:27, 1973

Nishimoto, A., and Takeuchi, S.: Abnormal cerebrovascular network related to the internal carotid arteries, J. Neurosurg. 29:255, 1968

Taveras, J. M.: Multiple progressive intracranial arterial occlusions: A syndrome of children and young adults. Caldwell Lecture, 1968. Am. J. Roentgenol. 106:235, 1969

## 337 Mukolipidose, GM₁ Gangliosidose I

**Synonyme:** Landing-Norman-Krankheit; Caffey-pseudo-Hurler-Syndrom; familiäre neuroviszerale Lipidose.

**Erbgang:** Autosomal rezessiv.

### Klinik:
a) *Von Geburt an verzögerte psychomotorische Entwicklung;*
b) *anomale Gesichtszüge* (Stirnvorwölbung, abgeflachter Nasensattel, große tiefsitzende Ohren und lange Oberlippe);
c) *Hepatosplenomegalie;*
d) *dorsale Kyphoskoliose;*
e) Schwellung und Steife der Handwurzel- und Knöchelgelenke;
f) *kurze plumpe Finger mit Beugekontrakturen;*
g) *Beta-Galaktosidase-Mangel;*
h) *Tod in der Kindheit.*

### Radiologie:
a) *Gibbusdeformität, Wirbelkörperhypoplasie mit Zuspitzung;*
b) *dünne Kortikalis* der Röhrenknochen, grobes Trabekelmuster, *deutliche subperiostale Knochenneubildung des Humerus und Auftreibung des Markraums, breite Rippen, Auftreibung und Schalenform der Metaphysen (besonders am Hand-, Knie- und Sprunggelenk), getüpfelte kalkhaltige Verdichtungen im Knöchelgebiet und anderen Gelenkregionen* (Abb. 132).

### Literatur

Booth, C. W., et al.: Intrauterine detection of GM₁ gangliosidosis, type 2, Pediatrics 52:521, 1973

Caffey, J.: Gargoylism (Hunter-Hurler disease, dysostosis multiplex, lipochondrodystrophy), prenatal and neonatal bone lesions and their early postnatal evolution, Bull. Hosp. Joint Dis. 12:38, 1951

Grossman, H., et al.: Neurovisceral storage disease: Roentgenographic features and mode of inheritance, Am. J. Roentgenol. 103:149, 1968

Grossman, H., et al.: The Mucopolysaccharidoses and Mucolipidoses: in Kaufmann, H. J. (ed.): *Progress in Pediatric Radiology*, Vol. 4 (Basel: Karger, 1973), p. 495

Landing, B. H., et al.: Familial neurovisceral lipidosis, Am. J. Dis. Child. 108:503, 1964

Norman, R. M., et al.: Tay-Sachs' disease with visceral involvement and its relationship to Niemann-Pick's disease, J. Pathol. Bacteriol. 78:409, 1959

O'Brien, J.: Generalized gangliosidosis, J. Pediatr. 75:167, 1969

Seringe, P., et al.: Gangliosidose generalisée, du type Norman-Landing, à GM₁: Etude à propos d'un cas diagnostiqué du vivant du malade, Ann. Pédiatr. (Paris) 15:165, 1968

## 338 Mukolipidose II

**Synonyme:** LEROYS „I-Zell"-Krankheit; „I-Zell"-Krankheit.

**Erbgang:** Autosomal rezessiv.

**Klinik:** Auftreten der Symptome in den ersten Lebensmonaten, können von Geburt an vorliegen.

a) *Anomales Aussehen* mit hoher Stirn, abgeflachter Nasenwurzel, nach vorne geneigten Nasenmuscheln, vergrößertem Abstand zwischen Oberlippe und Nasenöffnungen, geschwollenen Augenlidern;

b) *Hurlerähnlicher Körperbau;*

c) *deutliche psychomotorische Entwicklungshemmung und Wachstumsverzögerung;*

d) Hautverdickung, besonders über den Gelenken;

e) Bewegungseinschränkung der Gelenke;

f) Gingivahypertrophie;

g) weit auseinanderstehende Brustwarzen;

h) Hepatomegalie;

i) rezidivierende Infektionen der Atemwege;

j) *Fibroblastenwachstum aus Hautbiopsien mit großen schwarzen Einschlußkörperchen im Zytoplasma (I-Zellen),* hoher Lipidgehalt der I-Zellen;

k) Tod zwischen dem 2. und 8. Lebensjahr.

**Radiologie:**

1. Im Säuglingsalter: „*Ummantelung*" der *Röhrenknochen,* besonders von Humerus und Femur;

2. frühes Kindesalter:
   a) Kraniomegalie, dickes Schädeldach (gelegentlich), normal große oder vergrößerte Sella turcica;
   b) *kurze Röhrenknochen mit anomaler Tu-*

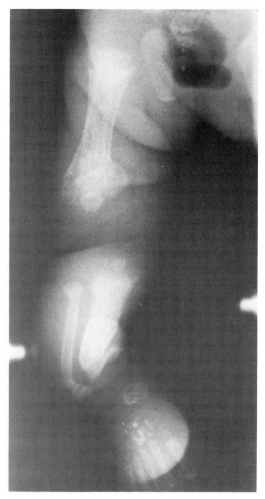

Abb. **132** Mukolipidose, GM₁ Gangliosidose I (neuroviszerale Lipidose) bei einem 1 Woche alten weiblichen Neugeborenen. Die Röhrenknochen sind kurz, breit und verformt. Man erkennt eine dünne Kortikalis, ein grobes Trabekelmuster sowie eine Auftreibung und Schalenform der Metaphysen und eine Auftreibung des Markraums. Man beachte die getüpfelten Kalkherde in der Kreuzbein- und Knöchelregion (Aufnahme: Dr. *V. R. Condon,* Salt Lake City, Utah).

*bulisierung, unregelmäßiger Ossifikation und Verbreiterung der Metaphysen, Varusfehlstellung des Schenkelhalses,* Schrägstand der distalen Radius- und Ulnaenden;

c) ausgeprägte Hypoplasie der Karpalia, kurze Metakarpalia mit rudimentären distalen Epiphysen und konischer Zuspitzung zu den Basen des zweiten bis fünften

194

Metakarpale, *Hypoplasie der Phalangen-epiphysen an der Basis und konische ge-schoßartig geformte distale Enden,* relativ normal aussehende Tarsalia, Metatarsalia und Fußphalangen;

d) kurzer a.-p. Durchmesser der thorako-lumbalen Wirbelkörper, *Zuspitzung der Wirbelkörper* von T12 bis L3;

e) breite spatelförmige Rippen;

f) Schulterblatthypoplasie;

g) *breite Darmbeinschaufeln mit Hypoplasie der Basis, unregelmäßige Begrenzung von Pubis und Ischium, Hüftdislokation.*

### Literatur

Grossman, H., et al.: The Mucopolysaccharidoses and Mucolipidoses: in Kaufmann, H. J. (ed.): *Progress in Pediatric Radiology,* Vol. 4 (Basel: Karger, 1973), p. 495

Leroy, J. G., et al.: "I-cell" Disease, in Malformation Syndromes, *The Clinical Delineation of Birth Defects,* Vol. V, Part 4 (New York: The National Foundation – March of Dimes, 1969), p. 174

Leroy, J. G., et al.: I-cell disease: A clinical picture, J. Pediatr. 79:360, 1971

Spranger, J.: Mucopolysaccharidoses and mucolipidoses, Ann. Radiol. (Paris) 12:981, 1969

Taber, P., et al.: Roentgenographic manifestations of Leroy's I-cell disease, Am. J. Roentgenol. 118:213, 1973

## 339 Mukolipidose III

**Synonyme:** Pseudo-Hurler-Polydystrophie; Pseudo-Hurler-Syndrom.

**Erbgang:** Autosomal rezessiv.

**Klinik:**

a) *Zwergwuchs;*

b) *grobe Gesichtszüge;*

c) *frühzeitiges Auftreten von Gelenkverstei-fungen;*

d) *leichte Hornhauttrübungen;*

e) gelegentlich geistige Retardierung;

f) gelegentlich Aortenrückstauung;

g) durch Gewebekultur von Hautfibroblasten *Nachweis einer anomalen Mukopolysaccha-rid-Speicherkrankheit (Metachromasie und erhöhter Uronsäuregehalt);* normale Muko-polysaccharidurie.

**Radiologie:** *Den Hurler- und Hunter-Syndromen ähnliche Veränderungen.*

a) Frühzeitiger Schluß der Schädelnähte (in fortgeschrittenen Fällen), J-förmige Sella turcica;

b) kurze und dicke Schlüsselbeine;

c) breite und leicht verkürzte Rippen;

d) Zuspitzung einiger Wirbelkörper (obere LWS);

e) verbreiterte Darmbeinschaufeln;

f) enges Becken;

g) flache Fossa acetabuli;

h) verkürzte und gering tubulisierte Röhren-knochen;

i) breite Metaphysen und kleine flache Epi-physen;

j) proximale Zuspitzung der Metakarpalia;

k) Klauenhand;

l) Weichteilschwellung um die Interphalange-algelenke;

m) kleine unregelmäßig begrenzte Karpalia;

n) gering bis mäßig verzögerte Skelettreifung.

### Literatur

Iannaccone, G., et al.: Contribution au syndrome dit "pseudo-Hurler": Observation de deux sœurs avec des altérations osseuses particulièrement sévères, Ann. Radiol. (Paris) 12:355, 1969

Maroteaux, P., et al.: La pseudo-polydystrophie de Hurler, Presse Méd. 74:2889, 1966

Melhem, R., et al.: Roentgen findings in mucolipidosis III (Pseudo-Hurler polydystrophy), Radiology 106:153, 1973

Steinbach, H. L., et al.: The Hurler syndrome without abnormal mucopolysacchariduria, Radiology 90:472, 1968

## 340 Mukopolysaccharidose I (MPS I–H)

**Synonyme:** Hurler-Syndrom; Dysostosis multiplex; Pfaundler-Hurler-Syndrom; Gargoylismus.

**Erbgang:** Autosomal rezessiv.

**Klinik:** Auftreten von klinisch feststellbaren Befunden im ersten bis zweiten Lebensjahr; das voll entwickelte Krankheitsbild umfaßt:

a) *groteske Gesichtszüge* (großer Kopf, Ska-phozephalie, vorstehende Augen, breite Lippen, dicke Wangen und kräftige Kieferbak-ken, flache Nasenbrücke, breite Nasenflügel, vergrößerte vorstehende Zunge, schlechte Stellung der Zähne);

b) *Schwachsinn;*

c) grobsträhniges Haar, Hirsutismus;

d) *Hornhauttrübungen;*

e) *Zwergwuchs;*

f) thorakolumbaler *Gibbus;*

g) vorstehender Bauch, Hernien;

h) *Beugekontraktur* aller Gelenke, Klauen-hand,.

i) rauhe Stimme;

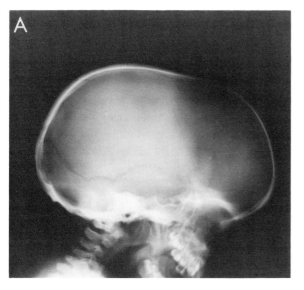
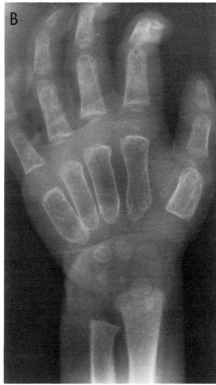

Abb. **133** Mukopolysaccharidose I (*Hurler*) bei einem 2 Jahre alten Mädchen. **A** Großer und dichter dolichoze-phaler Schädel, „J-förmige" Sella turcica und Schwellung des nasopharyngealen Weichteilgewebes mit Obstruktion der oberen Luftwege. **B** Lateralneigung der distalen Ulna, Verbreiterung der Metakarpalia und Phalangen sowie Zuspitzung der proximalen Enden des zweiten bis fünften Metakarpale.

j) *Hepatosplenomegalie;*
k) Rhinitis, Taubheit;
l) Tod im allgemeinen in der Kindheit;
m)*Alpha-L-Iduronidase-Mangel;*
n) *übermäßige Einlagerung von sauren Muko-polysacchariden in die Gewebe und ver-mehrte Urinausscheidung:* Dermatansulfat (Chondroitinsulfat B) und Heparansulfat (Heparinsulfat).

**Radiologie:**

a) *Kraniofazial:* großes Neurokranium, früh-zeitiger Schluß der Sagittal- und Lambda-nähte, dickes Kalvarium, besonders an der Basis, flache Augenhöhlen mit vertikal aus-gerichteten Dächern, vergrößerte J-förmige Sella turcica, Hydrocephalus communicans, kurzer breiter Unterkiefer mit stumpfen Kie-ferwinkeln, kurzen Ästen und flachen oder konkaven Kondylen, Fehlstellung der Bak-kenzähne, Zahnzysten, Hyperplasie der Zahnsäckchen;

b) *Wirbelsäule:* mäßiger dorsolumbaler Gib-bus, hakenförmige Wirbelkörperdysplasie an der Gibbusspitze, verkleinerte a.-p. Durchmesser der Wirbelkörper, bikonvexe Wirbelkörper, relativ lange Pedikel;
c) *Thorax:* breite ruderförmige Rippen, kurze und dicke Schlüsselbeine, hochstehende dik-ke Schulterblätter mit kaum ausgebildeter Fossa glenoidalis, rezidivierende Pneumo-nien und Atelektasen, Kardiomegalie;
d) *lange Röhrenknochen:* Verbreiterung der mittleren Schaftanteile, besonders des Hu-merus, Varusfehlstellung des Humerushal-ses, Schrägstand des distalen Radius und der Ulna zueinander;
e) *Becken und Hüften:* erweiterte kleine Darm-beinschaufeln, unförmige Sitzbein- und Schambeinknochen, Coxa valga, Subluxa-tion des Hüftkopfes;
f) *Hände:* Schaftverbreiterung der Metakarpa-lia und proximalen und mittleren Phalangen,

Tabelle **4** Erbliche Mukopolysaccharidosen (aus Grossman, H. u. Mitarb.: The Mucopolysaccharidoses and Mucolipidosis. In: Progress in Pediatric Radiology, Vol. 4, ed. H. J. Kaufmann. Karger, Basel 1973, p. 495).

| Typ | Dysmorphie | Dysostosis multiplex | geistige Retardierung | Hornhaut-Trübung | Biochemie | Genetik |
|---|---|---|---|---|---|---|
| I Hurler | Säuglingsalter schwer | Säuglingsalter schwer | Säuglingsalter schwer | Säuglingsalter schwer | Dermatansulfat und Heparansulfat | autosomal rezessiv |
| II Hunter | Kindheit mäßig | Kindheit mäßig | gering bis mäßig | keine bis minimal | Dermatansulfat und Heparansulfat | X-gebunden rezessiv |
| III Sanfilippo | gering | minimal | Kindheit schwer | keine bis minimal | Heparansulfat | autosomal rezessiv |
| IV Morquio | 1. Lebensjahr charakteristisch | 1. Lebensjahr charakteristisch | gering bis keine | gering | Karatansulfat | autosomal rezessiv |
| V Scheie | minimal (steife Gelenke) | keine | keine | Säuglingsalter schwer | Dermatansulfat | autosomal rezessiv |
| VI Maroteaux u. Lamy | Säuglingsalter schwer | zur Geburt schwer | keine | Kindheit mäßig | Dermatansulfat | autosomal rezessiv |

kurze Phalangen, kleine und unregelmäßig geformte Karpalia, zugespitzte Enden der ersten bis fünften Metakarpalia;

g) *Füße:* weniger schwere Fehlbildungen der Tarsalia, Metatarsalia und Phalangen im Vergleich zu den Händen und Handwurzeln (Abb. 133, Tab. 4).

**Literatur**

Bach, G., et al.: Defect in Hurler and Scheie syndrome: Deficiency of α-L-iduronidase, Proc. Natl. Acad. Sci. U. S. A. 69:2048, 1972

Gardner, D. G.: The oral manifestations of Hurler's syndrome, Oral Surg. 32:46, 1971

Grossman, H., et al.: The Mucopolysaccharidoses and Mucolipidoses, in Kaufmann, H. J. (ed.): *Progress in Pediatric Radiology,* Vol. 4 (Basel: Karger, 1973), p. 495

Horrigan, W. D., et al.: Gargoylism: A review of the roentgen skull changes with a description of a new finding, Am. J. Roentgenol. 86:473, 1961

Hurler, G.: Über einen Typ multipler Abartungen, vorwiegend am Skelettsystem, Z. Kinderheilkd. 24:220, 1919

Leroy, J. G., et al.: Clinical definition of the Hurler-Hunter phenotypes: A review of 50 patients, Am. J. Dis. Child. 112:518, 1966

McKusick, V. A.: *Heritable Disorders of Connective Tissue,* 4th ed. (St. Louis: C. V. Mosby Company, 1972).

McKusick, V. A., et al.: Allelism, non allelism and genetic compounds among the mucopolysaccharidoses, Lancet 1:993, 1972

Neuhauser, E. B. D., et al.: Arachnoid cysts in the Hurler-Hunter syndrome, Ann. Radiol. (Paris) 11:453, 1968

Pfaundler, M., von: Demonstrationen über einen Typus kindlicher Dysostose, Jb. Kinderheilk. 92:420, 1920

Worth, H. M.: Hurler's syndrome: A study of radiologic appearances in the jaws, Oral Surg. 22:21, 1966

# 341 Mukopolysaccharidose II

**Synonym:** Hunter-Syndrom.

**Erbgang:** X-gebunden rezessiv, alle bekanntgewordenen Fälle betrafen Männer.

**Klinik:** Auftreten klinisch feststellbarer Befunde zwischen dem zweiten und vierten Lebensjahr; der Körperbefund ähnelt dem Hurler-Syndrom, die Veränderungen sind jedoch gewöhnlich weniger ausgeprägt.

a) *Grobe Gesichtszüge,* vorstehende Lippen, herausstehende Zunge usw.;

b) *geringe geistige Retardierung;*

c) *ungetrübte Hornhaut;*

d) geringer Zwergwuchs;

e) *Beugekontrakturen* (gebeugte Knie und Ellenbogen, vorstehende Gesäßbacken, Klauenhände);

f) geringer dorsolumbaler Gibbus;

g) progressive Taubheit;

h) vorstehender Bauch, Hernien;

i) Hepatosplenomegalie;

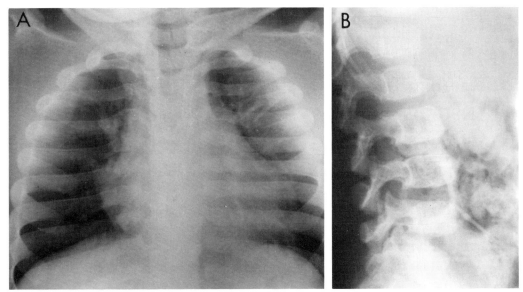

Abb. **134** Mukopolysaccharidose II (*Hunter*). Einer von drei an der Krankheit leidenden Brüdern. **A** Thorax im Alter von 4 Jahren. Breite Rippen, dicke Schulterblätter, kaum ausgebildete Fossa glenoidalis und Kardiomegalie. **B** Hakenförmige Mißbildung des zweiten Lendenwirbelkörpers im Alter von 2 Jahren und 8 Monaten.

j) die Lebensdauer kann sich bis ins Erwachsenenalter erstrecken;

k) *übermäßige Einlagerung von sauren Mukopolysacchariden in die Gewebe mit vermehrter Urinausscheidung von Dermatansulfat und Heparansulfat.*

**Radiologie:** Dysostosis multiplex *ähnlich dem Hurler-Syndrom mit weniger ausgeprägten Befunden* und einer langsameren Progredienz (Abb. 134, Tab. 4).

### Literatur

Grossman, H., et al.: The Mucopolysaccharidoses and Mucolipidoses, in Kaufmann, H. J. (ed.): *Progress in Pediatric Radiology*, Vol. 4 (Basel: Karger, 1973) p. 495

Hunter, C. A.: A rare disease in two brothers, Proc. R. Soc. Med. 10:104, 1917

Leroy, J. G., et al.: Clinical definition of the Hurler-Hunter phenotypes: A review of 50 patients, Am. J. Dis. Child. 112:518, 1966

McKusick, V. A.: *Heritable Disorders of Connective Tissue*, 4th ed. (St. Louis: Mosby, 1972)

## 342 Mukopolysaccharidose III

**Synonyme:** Sanfilippo-Syndrom; polydystrophische Oligophrenie; HS-Mukopolysaccharidose (SANFILIPPO).

**Erbgang:** Autosomal rezessiv.

**Klinik:** Auftreten klinisch erkennbarer Anomalien in der frühen Kindheit.

a) *Gering vergröberte Gesichtszüge;*

b) normale Größe oder geringer Zwergwuchs;

c) *minimale Hornhauttrübungen;*

d) *geringe Gelenksteife und Klauenhand;*

e) *geistiger und motorischer Verfall schweren Grades;*

f) Hepatosplenomegalie;

g) *übermäßige Urinausscheidung von Heparansulfat.*

**Radiologie:** Im Vergleich zum Hurler-Syndrom deutlich weniger ausgeprägte Skelettmißbildungen.

a) *Deutliche Verdickung des posterioren Kalvariums* mit gleichzeitiger geringer Verdickung der Basis, Unterentwicklung der Mastoidzellen;

b) *eiförmige oder rechteckige Brust- und Lendenwirbelkörper;*

c) *dicke Rippen;*

d) breite Darmbeinflügel, steilstehende Hüftpfannendächer, kleine Femurköpfe;

e) plumpe Röhrenknochen der Hände, Neigung des distalen Radius zur Ulna hin;

f) dicke Kortikalis der langen Röhrenknochen und grobe Trabekel (Tab. 4).

**Literatur**

Grossman, H., et al.: The Mucopolysaccharidoses and Mucolipidoses, in Kaufman, H. J. (ed.): *Progress in Pediatric Radiology,* Vol. 4 (Basel: Karger, 1973) p. 495

Harris, R. C.: Mucopolysaccharide disorder: A possible new genotype of Hurler's syndrome (abstract), Am. J. Dis. Child. 102:741, 1961

Langer, L. O.: The roentgenographic manifestations of the HS-mucopolysaccharidosis of Sanfilippo, Ann. Radiol. (Paris) 7:315, 1964

Maroteaux, P., et al.: L'oligophrénie polydystrophique (mucopolysaccharidose H.-S.), Presse Méd. 72:2991, 1964

Sanfilippo, S. J., et al.: Mental retardation associated with acid mucopolysacchariduria (heparitin sulfate type), J. Pediatr. 63:837, 1963

## 343 Mukopolysaccharidose IV

**Synonyme:** Morquio-Syndrom; Morquio-Brailsford-Syndrom; Morquio-Ulrich-Krankheit; Chondro-Osteodystrophie.

**Erbgang:** Autosomal rezessiv.

**Klinik:** Die Krankheit läßt sich gewöhnlich zwischen dem ersten und dritten Lebensjahr feststellen; das voll entwickelte Krankheitsbild umfaßt:

a) *Zwergwuchs mit kurzem Rumpf;*
b) leicht vergröberte Gesichtszüge, breiter Mund und kurze Nase;
c) *Haltungsfehler* (Kyphose des thorakolumbalen Überganges, vorstehende Kieferbacken, Pectus carinatum, schwerer Knievalgismus);
d) verkrüppelte Hände und Füße;
e) überstreckbare Gelenke;
f) Rückenmarkskompression durch atlanto-axiale Dislokation;
g) leichte Hornhauttrübungen;
h) *normale Intelligenz;*
i) progressive Taubheit;
j) rezidivierende oder chronische Pneumonien, sekundärer Herzschaden wegen Thoraxmißbildung;
k) Aortenrückstauung in fortgeschrittenen Fällen;
l) *übermäßige Urinausscheidung von Keratansulfat,* besonders ausgeprägt in der Kindheit, Abnahme und Normalisierung bei Erwachsenen, in einigen Fällen fehlt in der Kindheit eine Keratansulfaturie.

**Radiologie:**

a) Gering dolichozephaler Schädel, Unterentwicklung der Mastoidzellen, flache oder konkave Unterkieferkondylen;
b) auseinanderstehende Zähne, dünner Zahnschmelz, Zahnkaries;
c) *allgemeine Platyspondylie, kleiner oder fehlender Processus odontoideus* des Episthropheus, Einengung des Spinalkanals durch *atlantoaxiale Subluxation,* unregelmäßige Wirbelkörperbegrenzungen;
d) *Auftreibung der Rippen, Pectus carinatum,* kleiner superior-inferiorer und großer anterior-posteriorer Thoraxdurchmesser, frühzeitige Verschmelzung der Ossifikationszentren des Sternums;
e) *gefurchte Darmbeinschaufeln, schräggestellte Hüftpfannendächer, Coxa valga, schrittweise Auflösung des ossifizierten Femurkopfes (aseptische Nekrose);*
f) geringe bis mäßige Erweiterung der Diaphysen und unregelmäßige Epiphysen und Metaphysen der langen Röhrenknochen im fortgeschrittenen Krankheitsstadium;
g) *kleine, unregelmäßige Karpalia, Zuspitzung der proximalen Enden der zweiten bis fünften Metakarpalia,* relativ breite erste und fünfte Metakarpalia und Phalangen;
h) unregelmäßige Begrenzung und verzögerte Ossifikation der Tarsalia, zentral gefurchte kurze Metatarsalia und Phalangen (Abb. 135, Tab. 4).

**Literatur**

Beighton, P., et al.: Atlanto-axial subluxation in the Morquio's syndrome, J. Bone Joint Surg. 55-B:478, 1973

Blaw, M. E., et al.: Spinal cord compression in Morquio-Brailsford's disease, J. Pediatr. 74:593, 1969

Brailsford, J. F.: Chondro-osteo-dystrophy, Am. J. Surg. 7:404, 1929

Grossman, H., et al.: The Mucopolysaccharidoses and Mucolipidoses, in Kaufmann, H. J. (ed.): *Progress in Pediatric Radiology,* Vol. 4 (Basel: Karger, 1973) p. 495

Langer, L. O., Jr., et al.: The roentgenographic features of the KS mucopolysaccharidosis of Morquio (Morquio-Brailsford's disease), Am. J. Roentgenol. 97:1, 1966

Linker, A., et al.: Morquio's disease and mucopolysaccharide excretion, J. Pediatr. 77:1039, 1970

Maroteaux, P., et al.: La maladie de Morquio: Étude clinique, radiologique et biologique, Presse Méd. 71:2091, 1963

Morquio, L.: Sur une forme de dystrophie osseuse familiale, Arch. Méd. Enf. 32:129, 1929

Norman, M. E., et al.: Morquio's disease, Am. J. Dis. Child. 124:719, 1972

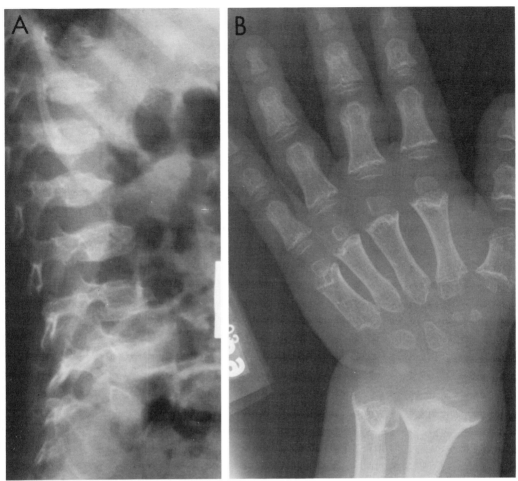

Abb. **135** Mukopolysaccharidose IV (*Morquio*). Ein 2 Jahre und 9 Monate altes Mädchen. **A** Man erkennt die allgemeine Platyspondylie und die zentrale Zuspitzung der Wirbelkörper. **B** Eine deutliche Unregelmäßigkeit der distalen Radius- und Ulnametaphyse, unregelmäßige Karpalia, zugespitzte Enden des zweiten bis fünften Metakarpale, ein kurzes erstes Metakarpale sowie unregelmäßige Epiphysen und Metaphysen der Metakarpalia und Phalangen sind zu erkennen (Aufnahme: Dr. *C. A. Gooding*, San Francisco).

## 344 Mukopolysaccharidose V

**Synonyme:** Scheie-Syndrom.
**Erbgang:** Autosomal rezessiv.
**Klinik:** Die Anomalien treten gewöhnlich im Kindesalter auf.
a) *Hornhauttrübungen*, Retinitis pigmentosa;
b) breiter Mund, wulstige Lippen;
c) *Gelenksteife;*
d) Klauenhände;
e) Karpaltunnel-Syndrom;
f) Herzerkrankungen (Aortenstenose und -rückstauung);
g) normale Größe und Intelligenz;
h) *übermäßige Urinausscheidung von Dermatansulfat.*

**Radiologie:**
a) *Verformungen und zystische Aufhellungen der Karpalia und Metakarpalia, der Tarsalia und Metatarsalia und anderer Knochen*, Femurkopfdysplasie;
b) *Verbreiterung der Schlüsselbeine und Rippen;*
c) Aortenklappenfehler (Tab. 4).

**Anmerkung:** Kürzlich wurde vorgeschlagen, das Hurler- und das Scheie-Syndrom als Mukopolysaccharidose I–H (HURLER) und I–S

(Scheie) zu bezeichnen (fünfte Konferenz über die klinische Bezeichnung von Geburtsfehlern, Juni 1972, V.A. McKusick).

### Literatur

Emerit, I., et al.: Deux observations de mucopolysaccharidose avec atteinte cardiovasculaire, Arch. Fr. Pédiatr. 23:1075, 1966

Grossman, H., et al.: The Mucopolysaccharidoses and Mucolipidoses, in Kaufmann, H. J. (ed.): *Progress in Pediatric Radiology*, Vol. 4 (Basel: Karger, 1973) p. 495

McKusick, V. A., et al.: Allelism, non allelism and genetic compounds among the mucopolysaccharidoses, Lancet 1:993, 1972

Rampini, S.: Der Spät-Hurler: Ulrich-Scheie syndrom, Mukopolysaccharidose V, Schweiz. Med. Wochenschr. 99:1769, 1969

Scheie, H. G., et al.: A newly recognized forme fruste of Hurler's disease (gargoylism), Am. J. Ophthalmol. 53:753, 1962

## 345 Mukopolysaccharidose VI

**Synonyme:** Maroteaux-Lamy-Syndrom: polydystrophischer Zwergwuchs.

**Erbgang:** Autosomal rezessiv.

**Klinik:**

a) Vorgewölbte Stirn, vorstehendes Brustbein und *Gelenksteife;* können bei Geburt vorliegen;

b) Wachstumsstillstand im Alter von etwa 2–4 Jahren;

c) *grobe Gesichtszüge,* gewöhnlich jedoch weniger grotesk aussehend als beim Hurler-Syndrom;

d) *Hornhauttrübungen;*

e) *fehlende Verschlimmerung des Geisteszustandes;*

f) Hörfehler;

g) Hepatosplenomegalie;

h) Hernien;

i) Hydrozephalus;

j) *übermäßige Urinausscheidung von Dermatansulfat.*

**Radiologie:** Skelettveränderungen sind hinsichtlich Schweregrad und Ausmaß ziemlich variabel.

a) *Großer dolichozephaler Schädel, große omegaförmige Sella turcica, dickes Kalvarium, frühzeitiger Schluß der Schädelnähte,* große Foramina für die Venae emissariae, kurze Unterkieferäste;

b) ovale oder kugelförmige Wirbelkörper, Kyphose der unteren thorakalen oder oberen lumbalen Region mit keilförmigen Wirbelkörpern im Krümmungszentrum;

c) *kanupaddelförmige Rippen,* kleine, hochstehende Schulterblätter, hypoplastische Fossa glenoidalis, Verbreiterung der medialen Schlüsselbeinanteile;

d) unregelmäßige und hypoplastische Hüftpfannendächer, Fragmentation des Femurkopfes (aseptische Nekrose);

e) *Verbreiterung der Diaphysen der langen Röhrenknochen und Einschnürung in der Metaphysenregion, beilförmiger proximaler Humerus,* Krümmung von Radius und Ulna, unregelmäßige Metaphysen und mißgebildete Epiphysen;

f) Zuspitzung der Basen der Metakarpalia und Verbreiterung des Schaftes der kurzen Röhrenknochen (Tab. 4).

### Literatur

Goldberg, M. F., et al.: Hydrocephalus and papilledema in Maroteaux-Lamy syndrome (mucopolysaccharidosis type VI), Am. J. Ophthalmol. 69:969, 1970

Grossman, H., et al.: The Mucopolysaccharidoses and Mucolipidoses, in Kaufmann, H. J. (ed.): *Progress in Pediatric Radiology,* Vol. 4 (Basel: Karger, 1973), p. 495

Maroteaux, P., Levêque, B., Marie, J., et Lamy, M.: Une nouvelle dysostose avec élimination urinaire de chondroitine sulfate B, Presse Méd. 71:1849, 1963

Maroteaux, P., and Lamy, M.: Hurler's disease, Morquio's disease and related mucopolysaccharidoses, J. Pediatr. 67:312, 1965

Spranger, J. W., et al.: Mucopolysaccharidosis VI (Maroteaux-Lamy's disease), Helv. Paediatr. Acta 25:337, 1970

Stumpf, D. A., et al.: Mucopolysaccharidosis Type VI (Maroteaux-Lamy syndrome), Am. J. Dis. Child. 126:747, 1973

## 346 Myositis ossificans progressiva

**Synonyme:** Fibrodysplasia ossificans progressiva; Fibrodysplasia ossificans congenita; Fibrositis-Syndrom; Münchmeyer-Krankheit.

**Erbgang:** Wahrscheinlich autosomal dominant mit unregelmäßiger Penetranz.

**Klinik:**

a) In der Kindheit beginnende, weiter *fortschreitende Krankheit;*

b) Hitzegefühl, Muskelschmerz, entzündliche Schwellungen, Indurationen und schließlich *Ersatz von Faszien, Sehnen und Aponeurosen durch Knochengewebe mit sekundärem Übergriff auf die Muskulatur;*

c) *Mikrodaktylie* (Daumen, Hallux);

d) Schwimmhautbildung zwischen den Zehen.

Abb. **136** Myositis ossificans progressiva. Ossifikation der Thoraxwand- und Halsweichteile (aus *Wiedemann, H. R.*: Klin. Paediatr. 184 [1972] 165).

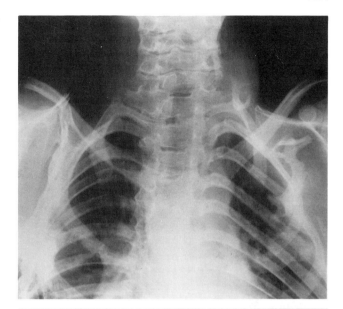

Abb. **137** Myositis ossificans progressiva. Man erkennt eine Mikrodaktylie, kurze und mißgestaltete Metakarpalia, Metatarsalia und Phalangen sowie einen Hallux valgus (aus *Wiedemann, H. R.:* Klin. Paediatr. 184 [1972] 165).

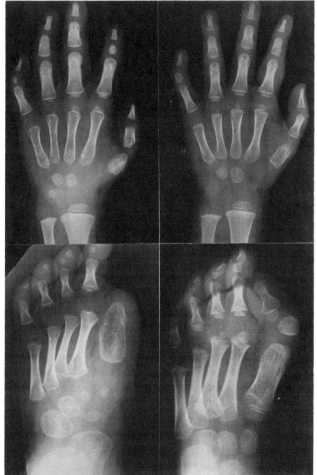

202

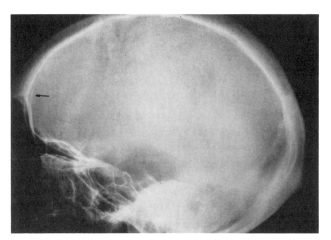

Abb. **138** Myotone Dystrophie bei einem 16 Jahre alten Jungen. Man erkennt eine diffuse Verdickung des Schädeldachs, geringgradige Hyperostosis frontalis interna, große Stirnhöhlen und eine kleine Sella turcica mit Brückenbildung (aus *Lee, K. F., S. R. Lin, P. J. Hodes:* Amer. J. Roentgenol. 115 [1972] 179).

**Radiologie:**

a) *Fibröse Dysplasie mit fortschreitender Ossifikation von Muskulatur und subkutanem Gewebe* in apikokaudaler Richtung mit Befall des Halses im Frühstadium;
b) *Ankylose der Interphalangeal- und Metatarsophalangealgelenke;*
c) *Mikrodaktylie (der Großzehen und Daumen)* durch kurze Metatarsalia und Metakarpalia, monophalangeale Großzehe durch Synostose;
d) verschiedene Extremitätenanomalien (Hallux valgus, Schwimmhäute zwischen den Zehen, Polydaktylie, phalangeale Synostosen, Klinodaktylie der Kleinfinger);
e) Wirbelkörperblockbildungen;
f) Exostosen;
g) breite Femurhälse;
h) Zahnmißbildungen (Aplasie der oberen Inzisivi);
i) Osteoporose (Abb. 136 u. 137).

**Literatur**

Illingworth, R. S.: Myositis ossificans progressiva (Münchmeyer's disease): Brief review with report of two cases treated with corticosteroids and observed for 16 years, Arch. Dis. Child. 46:264, 1971
Lutwak, L.: Myositis ossificans progressiva, Am. J. Med. 37:269, 1964
McKusick, V. A.: *Heritable Disorders of Connective Tissue,* 4th ed. (St. Louis: The C. V. Mosby Co., 1972), pp. 687–706
Riley, H. D., Jr., et al.: Myositis ossificans progressiva, Pediatrics 8:753, 1951
Singleton, E. B., et al.: Myositis ossificans progressiva, Radiology 62:47, 1954
Wiedemann, H. R.: Clinical syndromes associated with skeletal dysplasia, Klin. Paediatr. 184:165, 1972

## 347  Myotone Dystrophie

**Synonyme:** Dystrophia myotonica; Steinert-Syndrom; Steinert-Batten-Dystrophie; Curschmann-Batten-Steinert-Syndrom; Myotonia atrophica.
**Erbgang:** Autosomal dominant.
**Klinik:**

a) *Katarakt;*
b) *Myotonie, Muskelschwund,* Facies myopathica;
c) *Gonadenatrophie;*
d) *Stirnglatze;*
e) Überleitungsstörungen am Herzen und Arrhythmien;
f) Atrophie der distalen Extremitäten.

**Radiologie:**

a) *Dickes Kalvarium,* große Stirnhöhlen, *kleine Sella turcica,* Kraniokyphose, kleiner Nasenwinkel, Hypotelorismus, großer Unterkiefer, Subluxation der temporomandibulären Gelenke;
b) *Skelettmuskelatrophie* (Abnahme der Muskelmasse, Fett- und Bindegewebseinlagerung);
c) *Störung der Verdauungsfunktion:* gestörter Schluckakt mit Hängenbleiben der Nahrung in den Vallekulae und der Fossa pyriformis, Aspiration durch die Luftröhre, Dilatation des Ösophagus, kleiner Dünn- und Dickdarm, fehlende Haustrierung des Dickdarms, segmentaler Hypertonus, Abnahme der Kontraktionsfähigkeit der Gallenwege;
d) unilateraler oder bilateraler Zwerchfellhochstand;
e) *Harnwegsdysfunktion* mit geringer Kontraktilität und Entleerungsfunktion;

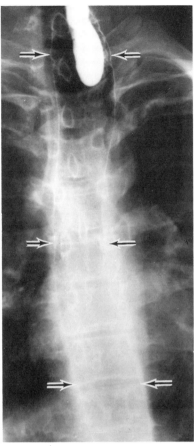

Abb. **139** Myotone Dystrophie. Dilatierter Ösophagus (Pfeile) bei einem 21 Jahre alten Mann. Im gesamten Ösophagus wurde keine Peristaltik nachgewiesen. Der Patient hatte gleichzeitig ein Megakolon (aus *Goldberg, H. I., D. J. Sheft:* Gastroenterology 63 [1972] 134).

Gleeson, J. A., et al.: Dystrophia myotonica: A radiological survey, Br. J. Radiol. 40:96, 1967

Goldberg, H. I., and Sheft, D. J.: Esophageal and colon changes in myotonia dystrophica, Gastroenterology 63:134, 1972

Krain, S., et al.: The radiologic features of myotonic dystrophy with presentation of a new finding, Clin. Radiol. 22:462, 1971

Lee, K. F., Lin, S. R., and Hodes, P. J.: New roentgenologic findings in myotonic dystrophy, Am. J. Roentgenol. 115:179, 1972

Salomon, J., et al.: Cardiovascular abnormalities in myotonic dystrophy, Chest 64:135, 1973

Steinert, H.: Myopathologische Beiträge: Über das klinische und anatomische Bild des Muskelschwunds der Myotoniker, Dtsch. Z. Nervenhk. 37:58, 1909

f) andere bekannte Mißbildungen: Pectus excavatum, kurze vierte Metakarpalia, Arachnodaktylie, dünne Rippen beim Neugeborenen (Abb. 138 u. 139).

## Literatur

Batten, F. E., et al.: Myotonia atrophica, Brain, 32:187, 1909

Bell, D. B., et al.: Myotonic dystrophy in the neonate, J. Pediatr. 81:83, 1972

Curschmann, H.: Über familiäre atrophische Myotonie, Dtsch. Z. Nervenhk. 45:161, 1912

Di Chiro, G., et al.: Skull changes in eighteen cases of dystrophia myotonica, Acta Radiol. (Stockh.) 54:22, 1960

# N

## 348 Naevoxanthoendotheliom

**Synonyme:** Juveniles Xanthogranulom; nevo-xantho-endothelioma.

**Pathologie:**

a) Histiozyten und Schaumzellen in der Dermis und im subkutanen Gewebe nachweisbar, Riesenzellen, intrazelluläre Lipidspeicherung;

b) gelegentlich viszerale Beteiligung (Mediastinum, Herz, Lungen, Retroperitonealraum, Mesenterium und Testes).

**Klinik:**

a) *Makulae, Papulae und Nodulae unterschiedlicher Größe und Lokalisation, zum Geburtszeitpunkt oder kurz danach auftretend,* spontane Remission;

b) *Verdickung und schmutzige Entfärbung der Iris.*

**Radiologie:**

a) Kardiomegalie;

b) *mediastinale und pulmonale Infiltrationen,* Darmbeteiligung mit Obstruktion;

c) *intraorbitale Beteiligung* mit Knochendestruktion.

### Literatur

Eller, J. L.: Roentgen therapy for visceral juvenile xanthogranuloma, including a case with involvement of the heart, Am. J. Roentgenol. 95:52, 1965

McDonaugh, J. E. R.: Contribution to our knowledge of naevoxantho-endotheliomata, Br. J. Dermatol. 24:85, 1912

Reimers, E.: Zur Klinik des Naevo-xanthoendothelioma, Kinderärztl. Prax. 29:85, 1961

Schwarzmann, E., et al.: Xanthogranulomatosis of colon causing obstruction, J. Internatl. Coll. Surg. 24:144, 1955

Staple, T. W., et al.: Juvenile xanthogranuloma of the orbit: Report of a case with bone destruction, Am. J. Roentgenol. 91:629, 1964

## 349 Naevus-sebaceus-linearis-Syndrom

**Synonyme:** Linear sebaceous nevus syndrome; linear pigmented verrucae; Naevus sebaceus (JADASSOHN); Naevus unus lateris; epidermaler Naevus.

**Erbgang:** Sporadisch, Männer und Frauen gleich häufig betroffen.

**Klinik:**

a) *Naevus sebaceus linearis* (gelb-bräunliche verruköse Hautläsionen), gewöhnlich unilateral, Sklera und Gesicht befallend, zur Mittellinie hin scharf begrenzt;

b) *Krampfanfälle;*

c) *geistige Retardierung;*

d) andere bekannte Anomalien: Lipodermoide der Bindehäute, Vaskularisation von Kornea und Iris, Aderhautkolobome, Hirsutismus, Alopezie, Pigmentnaevi, prädisponiert für Hamartome (Augen, Nieren, Knochen), Nephroblastome, Basalzellenkarzinome, Syringozystadenome;

**Radiologie:**

a) Schädelasymmetrie, große Sella turcica, Hirnatrophie, Hydrozephalus;

b) Zahnhypoplasie der betroffenen Seite;

c) Röntgenbefunde von begleitenden Hamartomen oder Neoplasien.

### Literatur

Berg, J. M., et al.: A possible case of atypical tuberous sclerosis, J. Ment. Defic. Res. 4:24, 1960

Bianchine, J.: The nevus sebaceous [sic] of Jadassohn: A neurocutaneous syndrome and a potentially premalignant lesion, Am. J. Dis. Child. 120:223, 1970

Feuerstein, R. C., et al.: Linear nevus sebaceous with convulsions and mental retardation, Am. J. Dis. Child. 104:675, 1962

Holden, K. R., et al.: Neurological involvement in nevus unis lateralis and nevus linearis sebaceus, Neurology 22:879, 1972

Lansky, L., et al.: Linear sebaceous nevus syndrome: A hamartoma variant, Am. J. Dis. Child. 123:587, 1972

Lantis, S.: Linear sebaceous nevus syndrome, Am. J. Dis. Child. 124:944, 1972

Lovejoy, F. H., et al.: Linear nevus sebaceous syndrome: Report of two cases and a review of the literature, Pediatrics 52:382, 1973

Marden, P. M., et al.: A new neurocutaneous syndrome, Am. J. Dis. Child. 112:79, 1966

## 350 Nelson-Syndrom

**Klinik und Radiologie:** Hypophysenadenom (gewöhnlich chromophob), das nach bilateraler Adrenalektomie wegen Cushing-Syndroms manifest wird. Klinisch (übermäßige ACTH-Sekretion) und radiologisch Zeichen eines intrasellären Tumors.

**Literatur**

Minagi, H., et al.: Roentgen aspects of pituitary tumors manifested after bilateral adrenalectomy for Cushing's syndrome, Radiology 90:276, 1968

Nelson, D. H., et al.: ACTH-producing tumor of the pituitary gland, New Engl. J. Med. 259:161, 1958

Nelson, D. H., et al.: ACTH-producing pituitary tumors following adrenalectomy for Cushing's syndrome, Ann. Intern. Med. 52:560, 1960

## 351 Nephronophthisis (FANCONI)

**Synonym:** Familiäre juvenile Nephronophthisis.

**Erbgang:** Autosomal rezessive Erbanlage, die bei beiden Geschlechtern gleich häufig vorkommt.

**Klinik:** Auftreten der Symptome im Kindes- und frühen Erwachsenenalter.

a) Wachstumsverzögerung;
b) *Polyurie und Polydipsie;*
c) Salzverlust und *progressive Urämie;*
d) hypokalzämische Tetanie;
e) Hypertension;
f) *niedrig fixiertes spezifisches Harngewicht;*
g) Anämie;
h) Biopsie: unterschiedlich *viele Mark- und Rindenzysten mit interstitieller Fibrose* und Rundzelleninfiltration.

**Radiologie:**

a) *Kleine Nieren;*
b) *fehlende oder geringe Kontrastierung des NBKS (Nierenbeckenkelchsystems)* im Ausscheidungsurogramm.

**Literatur**

Fanconi, G., et al.: Die familiäre juvenile Nephronophthise (die idiopathische parenchymatöse Schrumpfniere), Helv. Paediatr. Acta 6:1, 1951

Mongeau, J. G., et al.: Nephronophthisis and medullary cystic disease, Am. J. Med. 43:345, 1967

Siao, N. T., et al.: Nephronophthisis, Radiology 95:649, 1970

## 352 Nephrotisches Syndrom

**Synonyme:** Epstein-Syndrom (idiopathisches nephrotisches Syndrom); Lipoidnephrose.

**Erbgang:** Autosomal rezessive Anlage bei kongenitaler Nephrose.

**Ätiologien:**

a) kongenital;
b) idiopathisch;
c) sekundär: Malaria und andere parasitäre Krankheiten, Kollagenkrankheiten, als Folge einer akuten Glomerulonephritis, toxische Nephropathie, Krankheiten, die mit einer persistierenden membranproliferativen Nephritis und niedrigem Komplementgehalt im Blut einhergehen, verschiedene andere Erkrankungen (Nierenvenenthrombose, Amyloidose usw.).

**Klinik:**

a) Anorexie;
b) Diarrhö;
c) *Ödeme;*
d) *Albuminurie;*
e) *Hypalbuminämie;*
f) *Hypercholesterinämie;*
g) *Lipidurie.*

**Radiologie:**

a) *Aszites;*
b) *Pleuraerguß* (besonders infrapulmonal);
c) intermittierende Medistinalverbreiterung;
d) große Nieren;
e) durch Nierenödem gestreckt verlaufendes und engkalibriges intrarenales NBKS (Nierenbeckenkelchsystem);
f) normal große oder kleine Nieren bei Patienten mit chronischer Nierenerkrankung;
g) Lungenarterienthrombose (Komplikation);
h) Perikarderguß, Lungenödem;
i) Darmwandödem, dargestellt durch Kontrastmitteluntersuchung.

**Literatur**

Arneil, G. C.: The nephrotic syndrome, Pediatr. Clin. North Am. 18:547, 1971

Aviad, I., et al.: Intermittent mediastinal widening in the nephrotic syndrome, Br. J. Radiol. 32:488, 1959

Balabanian, M. B., et al.: Nephrotic syndrome, renal vein thrombosis and renal failure, Am. J. Med. 54:768, 1973

Dunbar, J. S., et al.: Infrapulmonary pleural effusion with particular reference to its occurrence in nephrosis, J. Can. Assoc. Radiol. 10:24, 1959

Epstein, A. A.: Concerning the causation of edema in chronic parenchymal nephritis: Method. for its alleviation, Am. J. Med. Sci. 154:638, 1917

Gyepes, M. T., et al.: Epinephrine-assisted renal venography in renal vein thrombosis: Report of two adolescents with nephrotic syndrome, Radiology 93:793, 1969

Janower, M. L.: Nephrotic syndrome secondary to renal vein thrombosis: The value of inferior vena cavography, Am. J. Roentgenol. 95:330, 1965

Robinson, T., et al.: The nephrotic syndrome, Radiol. Clin. North Am. 10:495, 1972

Symchych, P. S., et al.: Thrombosis of the main pulmonary artery in nephrosis: Thromboembolism as a complication of nephrosis, Am. J. Dis. Child. 110:636, 1965

## 353 Neuroendokrine Dysplasie

**Synonyme:** Mukosaneurom-Syndrom; Mukosaneurome mit endokrinen Tumoren.

**Erbgang:** Autosomal dominant.

**Klinik:**
a) *Multiple Neurome* (Lippen, Zunge, Augen usw.);
b) Marfanähnliches Aussehen;
c) *medulläres Schilddrüsenkarzinom;*
d) *Phäochromozytom.*

**Radiologie:**
a) *Arachnodaktylie;*
b) *Röntgenbefunde eines Phäochromozytoms und Schilddrüsenkarzinoms;*
c) andere bekanntermaßen einhergehende Anomalien: Prognathie, Hyperplasie der Nebenschilddrüsen, Pes cavus, Neurofibromatose des Auerbach- und Meißner-Plexus, Megakolon, Darmdivertikulose.

**Literatur**

Anderson, T. E., et al.: Roentgen findings in intestinal ganglioneuromatosis: Its association with medullary thyroid carcinoma and pheochromocytoma, Radiology 101:93, 1971

Bartlett, R. C., et al.: Hereditary study of neuroendocrine dysplasia in six generations. Int. Ass. Dent. Res., 46th General Meeting: Abstract 36, p 46, 1968

Gorlin, R. J., et al.: Multiple mucosal neuromas, pheochromocytoma and medullary carcinoma of the thyroid: A syndrome, Cancer 22:293, 1968

Schimke, R. N., et al.: Syndrome of bilateral pheochromocytoma medullary thyroid carcinoma and multiple neuromas, New Engl. J. Med. 279:1, 1968

Williams, E. D., et al.: Multiple mucosal neuromata with endocrine tumours: A syndrome allied to Von Recklinghausen's disease, J. Pathol. Bacteriol. 91:71, 1966

## 354 Neurokutane Syndrome

1. Neurofibromatose (Von-Recklinghausen-Krankheit);
2. tuberöse Sklerose (Bourneville-Krankheit, Pringle-Krankheit, Epiloia);
3. enzephalo-trigeminale Angiomatose (meningeale Angiomatose, Sturge-Weber-Krankheit, Dimitri-Sturge-Weber-Syndrom);
4. Incontinentia pigmenti (Bloch-Sulzberger-Syndrom);
5. Ataxia teleangiectatica (Louis-Bar-Syndrom);
6. Angiomatosis retinae et cerebelli (von-Hippel-Lindau-Hämangiome);
7. hämorrhagische Teleangiektasie (Rendue-Osler-Weber-Krankheit);
8. dermato-spinale Hämangiome;
9. Neuroichthyosis (kongenitale Ichthyosis mit spastischer Paraplegie und Schwachsinn;
10. Keratosis palmoplantaris;
11. Refsum-Syndrom;
12. Albinismus;
13. neurokutane Melanosis (primär kutane und meningeale Melanosis);
14. Naevus-sebaceus-linearis-Syndrom mit geistiger Retardierung und Epilepsie;
15. Melkersson-Syndrom (rezidivierende Gesichtsödeme, tief gefurchte Zunge und rezidivierende Lähmung von N 7 auf derselben Seite);
16. andere Syndrome, die vielleicht Variationen der genannten entsprechen (Wyburn-Mason-Syndrom, Von-Bogaert-Divry-Syndrom, Sjögren-Syndrom, Fabry-Syndrom).

**Literatur**

Hilal, S. K., et al.: Primary cerebral arterial occlusive disease in children: II. Neurocutaneous syndromes, Radiology 99:87, 1971

Perlstein, M. A., et al.: Neurocutaneous syndromes, Pediatr. Clin. North Am. 14:933, 1967

## 355 Neurovaskuläres Kompressions-Syndrom

**Synonyme:** Syndrom der oberen Thoraxapertur, thoracic outlet syndrome; syndrome de defilé costo-claviculaire.

**Formen:** Halsrippen-Syndrom, Skalenus-Syndrom, Kostoklavikular-Syndrom, Hyperabduktions-Syndrom, Pectoralis-minor-Syndrom.

**Klinik:**
a) *Schmerzen* (Brustwand, Schulter, Arm, Hand);
b) *Gefühllosigkeit in den Gliedern;*
c) *Veränderung der Hautfarbe;*
d) *Klaudikatio der betroffenen Seite;*
e) *Geräusch* in der Fossa supra- oder infraclavicularis, schwache Pulse und niedrigerer Blutdruck auf der betroffenen Seite;
f) *Schwund* der Handmuskulatur, Schwäche und Muskelschwund im Unterarm.

**Radiologie:**
a) Arteriographischer Nachweis der *Lokalisation und Ausdehnung des Arterienverschlusses (gewöhnlich zwischen Klavikula und 1. Rippe), venöse Obstruktion* (gelegentlich);

Abb. **140** Neurovaskuläres Kompressions-Syndrom. 20 Jahre alter Mann mit Gefühllosigkeit und Kribbelgefühl in beiden oberen Gliedmaßen. Man erkennt die Kompression der Arteria subclavia an der Einengung über der Kante der ersten Rippe, die durch eine konstitutionelle Bindegewebsstraffung des Kostoklavikularraumes begünstigt wird (aus *Lang, E. K.:* Med. Times 97 [1969] 195).

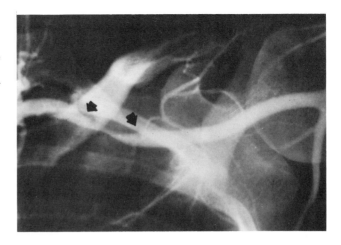

b) verminderte Strömungsgeschwindigkeit mit Radioisotopen nachweisbar;

c) Osteoprose der Phalangen (bei Patienten mit Embolie);

d) *Knochenveränderungen:* anomaler Querfortsatz der Halswirbelsäule, rudimentäre Rippen, Anomalien des 1. Brustwirbelkörpers und der zugehörigen Rippen, Mißbildungen der Klavikula, vorangegangene Thorakoplastik (Abb. 140).

**Literatur**

Bocquet, M., et al.: L' artériographic dynamique dans le syndrome du hile du membre supérieur, Ann. Radiol. (Paris) 13:827, 1970

Caron-Poitreau, C., et al.: Syndrome du défilé costoclaviculaire, J. Radiol. 54:323, 1973

Dick, R.: Arteriography in neurovascular compression at the thoracic outlet with special reference to embolic patterns, Am. J. Roentgenol. 110:141, 1970

Gilliatt, R. W., et al.: Wasting of the hand associated with a cervical rib or band, J. Neurol. Neurosurg. Psychiatr. 33:615, 1970

Graham, G. G., et al.: Anterior resection of first rib for thoracic outlet syndrome, Am. J. Surg. 126:803, 1973

Judy, K. L., et al.: Vascular complications of thoracic outlet syndrome, Am. J. Surg. 123:521, 1972

Lang, E. K.: Arteriographic diagnosis of thoracic outlet syndrome, Radiology 84:296, 1965

Lang, E. K.: Neurovascular compression syndromes, Dis. Chest 50:572, 1966

Nelson, R. M., et al.: Thoracic outlet compression syndrome, Ann. Thorac. Surg. 8:437, 1969

Rob, C. G., et al.: Arterial occlusion complicating thoracic outlet compression syndrome, Br. Med. J. 2:709, 1958

Siderays, H., et al.: Anomalous first rib as a cause of the thoracic outlet syndrome, JAMA 199:133, 1967

Urschel, H. C., et al.: Management of the thoracic-outlet syndrome, New Engl. J. Med. 286:1140, 1972

Weibel, J., et al.: Arteriographic studies of thoracic outlet syndrome, Br. J. Radiol. 40:676, 1967

# 356–357 Neutrophilendysfunktions-Syndrome

**Klassifizierung:**

1. Typisch chronisch-granulomatöse Krankheit:
   geschlechtsgebundene Vererbung, normaler oder erhöhter Immunglobulinspiegel.

2. Atypisch chronisch-granulomatöse Krankheit:
   a) geschlechtsgebundene Vererbung mit selektivem Immunglobulinmangel (IgA fehlt) einhergehend;
   b) nichtfamiliäre Form;
   c) familiäre Form: nichtgeschlechtsgebundene Vererbung (Job-Syndrom).

3. Isolierte Neutrophilenfunktionsstörungen: nichtfamiliärer selektiver Immundefekt für einen Bakterientyp.

**Literatur**

Gold, R. H., et al.: Roentgenographic features of the neutrophil dysfunction syndromes, Radiology 92:1045, 1969

# 356 Neutrophilendysfunktions-Syndrom: chronisch granulomatöse Krankheit des Kindesalters

**Synonyme:** Fatal granulomatous disease of childhood; Bridges- und Good-Syndrom.

**Erbgang:** X-gebunden rezessiv (typische Form).

**Ätiologie:** *Unvermögen der neutrophilen Zel-*

208

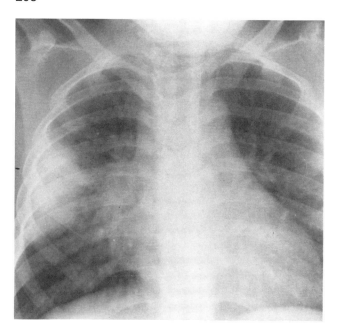

Abb. **141** Neutrophilendysfunktions-Syndrom. 5 Jahre alter Junge mit rezidivierenden Lungeninfektionen, Analfisteln, häufigen Geschwüren der Mundhöhle und gelegentlicher Epistaxis in der Anamnese. Ein Bruder starb mit der Diagnose einer Nokardiose. Man erkennt eine deutliche hiläre Adenopathie und eine flächenhafte Verdichtung der rechten Lunge. Eine Biopsie der Verschattung und der Lymphknoten ergab eine chronisch unspezifische Granulomatose. Die Diagnose einer Neutrophilendysfunktion wurde anschließend gestellt.

len und Monozyten des peripheren Blutes, bestimmte phagozytierte und opsonisierte Bakterienarten abzutöten, Mangel des leukozystischen Oxidaseenzyms.

**Klinik:**

a) Chronische und rezidivierende eitrige Entzündungen von Lungen, Lymphknoten, Knochen, Milz, Leber usw., verursacht durch Bakterien geringer Virulenz;

b) ekzematoide Dermatitis.

**Radiologie:**

a) Chronische und rezidivierende Pneumonie, hiläre Lymphknotenvergrößerung, Emphysem, Mediastinitis, Perikarditis, Herzschaden bei Kindern mit Mediastinitis, Stenose der Aorta und brachiozephaler Gefäße;

b) Pilzinfektionen;

c) Hepatosplenomegalie;

d) subdiaphragmatische und viszerale Abszesse;

e) gesprenkelte, kalkhaltige Verdichtungen in Lungen, Leber, Milz und Lymphknoten;

f) Osteomyelitis, selten Sequestrierungen, oft Beteiligung der kleinen Hand- und Fußknochen;

g) Zystitis;

h) Malabsorptions-Syndrom;

i) perianale Fisteln (Abb. 141 u. 142).

**Literatur**

Ament, M. E., et al.: Gastrointestinal manifestations of chronic granulomatous disease, New Engl. J. Med. 288:382, 1973

Berendes, H., et al.: A fatal granulomatous disease of childhood: The clinical study of a new syndrome, Minn. Med. 40:309, 1957

Bridges, R. A., et al.: A fatal granulomatous disease of childhood: The clinical pathological and laboratory features of a new syndrome, Am. J. Dis. Child. 97:387, 1959

Caldicott, W. J. H., et al.: Chronic granulomatous disease of childhood, Am. J. Roentgenol. 103:133, 1968

Cyr, W. L., et al.: Granulomatous cystitis as a manifestation of chronic granulomatous disease of childhood, J. Urol. 110:357, 1973

Gold, R. H., Douglas, S. D., Preger, L., Steinbach, H. L., and Fundenberg, H. H.: Roentgenographic features of the neutrophil dysfunction syndromes, Radiology 92:1045, 1969

Good, R. A.: Fatal (chronic) granulomatous disease of childhood: A hereditary defect of leukocyte function, Semin. Hematol. 5:215, 1968

Grunberg, J., et al.: Nouvelle observation de maladie granulomateuse: Syndrome de Bridge et Good, Ann. Pediatr. 17:560, 1970

Landing, B. H., and Shirkey, H. S.: A syndrome of recurrent infection and infiltration of viscera by pigmented lipid histiocytes, Pediatrics 20:431, 1957

Sutcliffe, J., et al.: Chronic granulomatous disease, Br. J. Radiol. 43:110, 1970

Wolfson, J. J., et al.: Roentgenologic manifestations in children with a genetic defect of polymorphonuclear leukocyte function (chronic granulomatous disease of childhood), Radiology 91:37, 1968

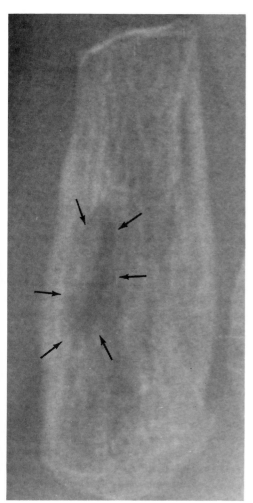

Abb. **142** Neutrophilendysfunktions-Syndrom. Osteomyelitis des fünften Metatarsale mit Abszeßbildung (Pfeile) bei einem Jungen. Die Heilung schritt schnell und vollständig ohne Sequesterbildung voran. Der verursachende Keim war Serratia marcescens (aus *Gold, R. H., S. D. Douglas, L. Preger, H. L. Steinbach, H. H. Fundenberg:* Radiology 92 [1969] 1045.)

## 357 Neutrophilendysfunktions-Syndrom: Job-Syndrom

**Erbgang:** Autosomal rezessiv, familiär oft nichtgeschlechtsgebunden.
**Klinik:**
a) Rothaarige, hellhäutige Mädchen;
b) *rezidivierende „kalte", eitrige Infektionen,* im allgemeinen durch pyogene Staphylokokken;
c) *Neutrophilendysfunktion.*

**Radiologie:** Röntgenzeichen eiternder Infektionsherde (Thorax, Abdomen usw.).

### Literatur
Bannatyne, R. M., et al.: Job's syndrome: A variant of chronic granulomatous disease, J. Pediatr. 75:236, 1969
Davis, S. D., et al.: Job's syndrome: Recurrent "cold" staphylococcal abscesses, Lancet 1:1013, 1966
Gold, R. H., et al.: Roentgenographic features of the neutrophil dysfunction syndromes, Radiology 92:1045, 1969
Pabst, H. F., et al.: Immunological abnormalities in Job's syndrome, Pediatr. Res. 5:380, 1971

## 358 Niemann-Pick-Syndrom

**Synonyme:** Niemann-Pick-Krankheit; Niemann-Krankheit; Pick-Krankheit; Sphingomyelinlipidose; Sphingomyelinose.
**Erbgang:** Autosomal rezessiv.
**Ätiologie:** Angeborene Störung des Phospholipidstoffwechsels, Sphingomyelinosemangel.
**Pathologie:** *Sphingomyelin- und Cholesterinablagerung* in „Schaumzellen" unterschiedlicher Gewebe.
**Klinik:** Primär bei Kindern vorkommend, selten bei Erwachsenen beobachtet. Klinische Formen s. Tab. 5.
a) *Geistige und körperliche Entwicklungsverzögerung;*
b) Kachexie;
c) *Hepatosplenomegalie;*
d) Anämie;
e) progressive Erblindung, *kirschroter Fleck der Makula;*
f) *Niemann-Pick-Zellen* in Milz, Lymphgeweben, Leber, Knochenmark usw.
**Radiologie:**
a) *Auftreibung des Markraumes der Rippen und der langen Röhrenknochen, Verdünnung der Kortikalis und Auftreibung des Schaftes von Röhrenknochen,* Erlenmeyerkolben-ähnliche Verformung der distalen Femora;
b) *Osteoporose;*
c) Spontanfrakturen;
d) Coxa valga;
e) kerbenförmige Defekte der proximalen Humerusdiaphyse und -metaphyse bei älteren Kindern (auch bei normalen Kindern beobachtet);
f) *miliare, noduläre oder retikuläre Lungeninfiltrate;*
g) Nebennierenverkalkungen (?);

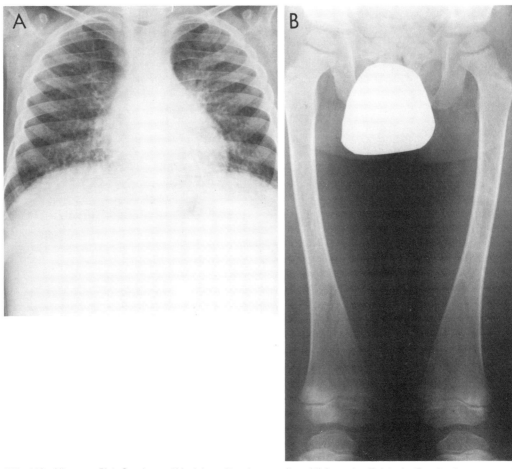

Abb. **143**  Niemann-Pick-Syndrom. 5¹/₂ Jahre alter Junge mit rezidivierender Epistaxis, Bauchschmerzen und ausgeprägter Hepatosplenomegalie in der Anamnese. **A** Breite Rippen und ausgedehnte retikuläre Lungeninfiltrate. **B** Auftreibung des distalen Femurschaftes und der Metaphyse mit Erweiterung des Markraumes.

h) diffuse Verkalkungen in Lungen und Leber;

i) *Hepatosplenomegalie;*

j) punktförmige Kalkablagerungen unterhalb des Kreuz- und Steißbeins, in den Hüften und Füßen (bei zwei Kindern aufgetreten) (Abb. 143).

**Literatur**

Alexander, W. S.: Niemann-Pick disease: Report of case showing calcification in the adrenal glands, N. Z. Med. J. 45:43, 1946

Gildenhorn, H. L., et al.: Report of a case with Niemann-Pick disease: Correlation of roentgenographic and autopsy findings, Am. J. Roentgenol. 85:680, 1961

Kamoshita, S., et al.: Infantile Niemann-Pick disease, Am. J. Dis. Child. 117:379, 1969

Lachman, R., et al.: Radiological findings in Niemann-Pick disease, Radiology 108:659, 1973

Niemann, A.: Ein unbekanntes Krankheitsbild, Jahrb. Kinderheilkd. 79:1, 1914

Pick, L.: Der Morbus Gaucher und die ihm ähnlichen Krankheiten (die lipoidzellige Splenohepatomegalie Typus Niemann und die diabetische Lipoidzellenhypoplasie der Milz), Ergeb. Inn. Med. 29:519, 1926

Tabelle **5**    Klinische Formen der Niemann-Pick-Krankheit (aus *Lachmann, R.* u. Mitarb.: Radiology 108 [1973] 659).

| Gruppe | Hepato-splenomegalie | Vorkommen von ZNS-Symptomen | Anstieg des Lipid-spiegels Blut | Gewebe | Todeszeitpunkt in Jahren |
|---|---|---|---|---|---|
| A „klassisch" | + + + + | frühes Säug-lingsalter | + + | + + + + | 1–2 |
| B schwere viszerale Beteiligung, nor-males ZNS | + + + + | nicht bekannt | + + | + + + + | – |
| C mäßiger Verlauf | + + | spätes Säug-lingsalter | 0 | + + | 3–7 |
| D „Neu-Schottland"-Typ (Nova Scotia) | + + + (im allgemeinen) | frühes bis mittleres Kindesalter | 0 | + + | 12–20 |

# 359 Nievergelt-Syndrom

**Synonym:** Mesomeler Zwergwuchs (Typ Nie-vergelt).

**Erbgang:** Autosomal dominant.

**Klinik:** Kurzgliedriger mesomeler Zwerg-wuchs.

**Radiologie:**

a) *Radius- und Ulnahypoplasie,* Ellenbogen-dysplasie mit Subluxation des Radiusköpf-chens, radio-ulnare Synostose;

b) Verschmelzung von Handwurzelknochen, Brachydaktylie, Klinodaktylie;

c) *Tibia- und Fibulahypoplasie,* Rhombenform von Tibia und Fibula, relativ überschießen-des Wachstum der Fibula;

d) Synostose von Fußwurzelknochen;

e) Klumpfuß (Abb. 144).

**Literatur**

Maroteaux, P.: Les Nanismes Mésoméliques, in *Mala-dies Osseuses de l'Enfant* (Paris: Flammarion Médici-ne-Sciences, 1974), p. 64

Nievergelt, K.: Positiver Vaterschaftsnachweis auf Grund erblicher Mißbildungen der Extremitäten, Arch. Julius Klaus-Stift. Vererbungsforsch. 19:157, 1944.

Solonen, K. A., et al.: Nievergelt syndrome and its treat-ment, Ann. Chir. Gynaecol. Fenn. 47:142, 1958

Young, L. W., and Wood, B. P.: Nievergelt Syndrome, *Birth Defects Original Article Series* Vol. 10, No. 5 (New York: The National Foundation – March of Dimes, 1974), p. 81

# 360 Nonne-Milroy-Meige-Syndrom

**Synonyme:** Milroy-Krankheit; kongenitale Ele-phantiasis; familiäres Lymphödem; hereditäres Ödem; hereditäres Lymphödem Typ I (NONNE u. MILROY) und hereditäres Lymphödem Typ II (MEIGE); Meige-Milroy-Syndrom.

**Erbgang:** Autosomal dominant.

**Klinik:**

a) *Lymphödeme,* oft in den unteren Glied-maßen;

b) andere einhergehende Befunde: kongenitaler chylöser Aszites, Lymphangiektasie des Darms mit Proteinverlust, Pleuraerguß;

c) Infektionsanfälligkeit der betroffenen Ge-webe.

**Radiologie:**

a) *Hypoplasie* (weniger und/oder dünnere sub-kutane Lymphgefäße) *oder Aplasie der Lymphgefäße;*

b) sichtbare lymphatische lakunäre Verteilung von Patentblau in der Haut des Fußrückens und von Kontrastmittel bei der Lymphogra-phie;

c) Permeabilitätsstörung der Lymphgefäßwän-de mit *Extravasatbildung;*

d) Aplasie von Lymphgefäßklappen (Abb. 145).

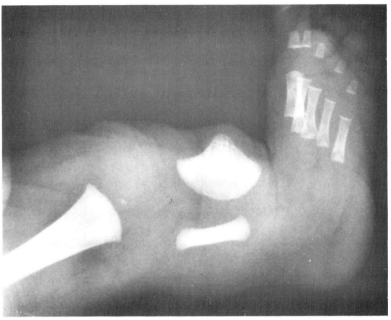

Abb. **144** Nievergelt-Syndrom bei einem Neugeborenen. Tibia- und Fibulahypoplasie, Dreieckform der Tibia und fehlende Ossifikation von Talus und Kalkaneus (aus *Young, L. W., B. P. Wood:* Nievergelt Syndrome. In: Birth Defects Original Article Series, Vol. 10, No. 5, The National Foundation – March of Dimes, New York 1974, p. 81).

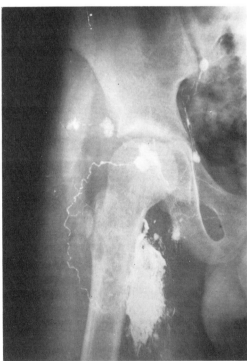

Abb. **145** Nonne-Milroy-Meige-Syndrom. Lymphangiogramm der lymphangiomatösen Mißbildung. Nachweis von einigen Kontrastmittelextravasaten auf der Einlaufaufnahme am Injektionsende. Lateral stellt sich ein großes afferentes Gefäß dar, während medial nur wenige kleine afferente Gefäße zu erkennen sind (aus *Gough, M. H.:* Brit. J. Surg. 53 [1966] 917).

## Literatur

Buonocore, E., et al.: Lymphangiographic evaluation of lymphedema and lymphatic flow, Am. J. Roentgenol. 95:751, 1965

Gough, M. H.: Primary lymphedema: Clinical and lymphangiographic studies, Br. J. Surg. 53:917, 1966

Hurwitz, P. A., et al.: Pleural effusion in chronic hereditary lymphedema (Nonne-Milroy-Meige's disease): Report of two cases, Radiology 82:246, 1964

Kinmonth, J. B., et al.: Primary lymphoedema: Clinical and lymphangiographic studies of a series of 107 patients in which the lower limbs were affected, Br. J. Surg. 45:1, 1957

Meige, H.: Le trophoedème chronique héréditaire, Nouv. Iconogr. (Salpêtrière) 12:453, 1889

Milroy, W. F.: An undescribed variety of hereditary edema, N. Y. Med. J. 56:505, 1892

Nonne, M.: Vier Fälle von Elephantiasis congenita hereditaria, Arch. Pathol. Anat. (Berlin) 125:189, 1891

Schroeder, E., et al.: Chronic hereditary lymphedema (Nonne-Milroy-Meige's syndrome), Acta Med. Scand. 137:198, 1950

## 361 Noonan-Syndrom

**Synonyme:** Turner-Phänotyp mit normalem Karyotyp; Turner-ähnliches Syndrom; „männliches" Turner-Syndrom; „weibliches" Pseudo-Turner-Syndrom; Ulrich-Syndrom; XX- und XY-Turner-Phänotyp.

**Erbgang:** Unbekannt; eine X-gebundene dominante und autosomal dominante Übertragung wurde diskutiert.

**Klinik:**

a) *Minderwuchs;*

b) *verspätete Pubertät;*

c) *geringe geistige Entwicklungsverzögerung* (häufig);

d) Hypertelorismus, *Epikanthusfalten, Ptosis der Augenlider* (bei etwa 60 %);

e) *Pterygium colli* (gelegentlich);

f) Kurzhals;

g) *tiefstehende Ohrmuscheln;*

h) kongenitale Herzfehler (bei etwa 40–60 % der Fälle): *Pulmonalstenose,* offener Ductus arteriosus, hypertrophische Kardiomyopathie, Anomalien der Lungenvenen;

i) intestinale Lymphangiektasie usw.;

j) *Kryptorchismus;*

k) *tiefer Haaransatz;*

l) *schildförmiger Thorax.*

**Radiologie:**

a) Verschiedene Schädelanomalien: Hypertelorismus, biparietale Foramina, Dolichozephalie, Mikrozephalie, Makrozephalie, bitemporale Vorwölbungen, Steilstellung der Fossa anterior, Mikrognathie;

b) Skelettreifungsverzögerung;

c) Malokklusion des Gebisses;

d) *Pectus cavus oder Pectus carinatum, kurzes Sternum;*

e) Kaudalneigung der Rippen;

f) *Wirbelsäulenanomalien:* Klippel-Feil-Syndrom, Blockwirbelbildungen, Skoliose, Kyphose;

g) *kongenitale Rechtsherzkrankheit;*

h) *Cubitus valgus;*

i) kongenitale Dislokation des Radiusköpfchens;

j) Klinodaktylie des 5. Fingers.

**Literatur**

Baker, D. H., et al.: Turner's syndrome and pseudo-Turner's syndrome, Am. J. Roentgenol. 100:40, 1967

Baltaxe, H. A., et al.: The appearance of the left ventricle in Noonan's syndrome, Radiology 109:155, 1973

Collins, E., et al.: The Noonan syndrome: A review of the clinical and genetic features of 27 cases, J. Pediatr. 83:941, 1973

Ehlers, K. H., et al.: Eccentric ventricular hypertrophy in familial and sporadic instances of 46 XX, XY Turner phenotype, Circulation 45:639, 1972

Ferrier, P. E., et al.: Turner's phenotype in the male, Pediatrics 40:575, 1967

Kobilinsky, O.: Über eine flughautähnliche Ausbreitung am Halse, Arch. Anthropol. 14:343, 1883

Noonan, J. A.: Hypertelorism with Turner phenotype: A new syndrome with associated congenital heart disease, Am. J. Dis. Child. 116:373, 1968

Noonan, J. A., et al.: Associated non cardiac malformations in children with congenital heart disease (abstract), J. Pediatr. 63:468, 1963

Nora, J. J., et al.: The Ulrich-Noonan syndrome (Turner phenotype), Am. J. Dis. Child. 127:48, 1974

Phornphutkul, C., et al.: Cardiomyopathy in Noonan's syndrome, Br. Heart J. 35:99, 1973

Riggs, W., Jr.: Roentgen findings in Noonan's syndrome, Radiology 96:393, 1970

Siggers, D. C., et al.: Congenital heart disease in male and female subjects with somatic features of Turner's syndrome and normal sex chromosomes (Ulrich's and related syndromes), Br. Heart J. 34:41, 1972

Vallet, H. L., et al.: Noonan syndrome with intestinal lymphangiectasis: A metabolic and anatomic study, J. Pediatr. 80:269, 1972

Vesterhus, P., et al.: Noonan's syndrome and autoimmune thyroiditis, J. Pediatr. 83:237, 1973

Weissenberg, S.: Eine eigentümliche Hautfaltenbildung am Halse, Anthropol. Anz. 5:141, 1928

## 362 Obui-Himo-Syndrom

**Klinik:** *Zyanose der oberen Extremitäten* bei Kleinkindern und Kindern, die in einem „obui-himo" auf dem Rücken getragen werden (in Japan werden Säuglinge und kleine Kinder mit dieser Haltevorrichtung getragen).

**Radiologie:** *Nachweis einer kongenitalen Aplasie der Vena cephalica* durch Phlebographie.

### Literatur

Osano, M., et al.: Cyanosis of the arms associated with anomalies of the veins: Obui-Himo syndrome, Am. J. Dis. Child. 118:479, 1969

## 363 Okulo-dento-ossäre Dysplasie

**Synonyme:** Okulo-dento-digitales Syndrom; okulo-dento-digitale Dysplasie; Meyer-Schwik-kerath-Syndrom.

**Erbgang:** Autosomal dominant mit variabler Expressivität.

**Klinik:**

a) *Typisches Aussehen* (Epicanthus medialis, schmale Nase mit kleinen Nasenflügeln, kleine Augen, kleine Hornhaut, feinporige Iris);
b) *kleine Zähne;*
c) *Syndaktylie;*
d) normale Intelligenz;
e) Glaukom.

**Radiologie:**

a) *Bilaterale Syndaktylie und Kamptodaktylie des vierten und fünften Fingers;*
b) Klinodaktylie des fünften Fingers;
c) Hypoplasie des Mittelphalanx des Zeigefingers und anderer Finger;
d) *Hypoplasie oder Aplasie der Mittelphalanx einiger Zehen;*
e) kleine Augenhöhlen;
f) okulärer Hypotelorismus;
g) breiter Unterkiefer, Verdickung und subperiostale Knochenneubildung des Unterkiefers;
h) *verminderte Tubulisierung der langen Röhrenknochen,* besonders der Femora;
i) breite Rippen und Schlüsselbeine;
j) *Amelogenesis imperfecta und Mikrodontie* (Abb. 146).

### Literatur

Gorlin, R. J.: Oculo-dento-osseous dysplasia, Semin. Roentgenol. 8:180, 1973
Gorlin, R. J., et al.: Oculodentodigital dysplasia, J. Pediatr. 63:69, 1963
Kurlander, G. J., et al.: Roentgen differentiation of oculodentodigital syndrome and the Hallermann-Streiff syndrome in infancy, Radiology 86:77, 1966

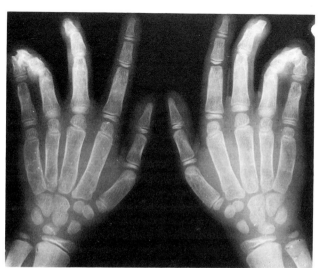

Abb. **146** Okulo-dento-ossäre Dysplasie. Die Hand des 14jährigen Jungen zeigt eine fehlende Modellierung der Metakarpalia, nur zwei Knochen am fünften Finger, eine kubisch geformte Mittelphalanx des vierten Fingers sowie eine terminale Syndaktylie des vierten und fünften Fingers (aus *Reisner, S. H., E. Kott, B. Bornstein, H. Salinger, I. Kaplan, R. J. Gorlin:* Amer. J. Dis. Child. 118 [1969] 600).

Meyer-Schwickerath, G., et al.: Mikrophthalmussyn-
drome, Klin. Monatsbl. Augenheilkd. 131:18, 1957
Rajic, D. S., et al.: Hereditary oculodentoosseous dys-
plasia, Ann. Radiol. (Paris) 9:224, 1966
Reisner, S. H., Kott, E., Bornstein, B., Salinger, H.,
Kaplin, J., and Gorlin, R. J.: Oculodentodigital dys-
plasia, Am. J. Dis. Child. 118:600, 1969
Taysi, K., et al.: Oculodentodigital dysplasia syndrome,
Acta Paediatr. Scand. 60:235, 1971

# 364 Okulo-zerebello-myokloni-sches Syndrom

**Synonym:** Myoklonische Enzephalopathie.
**Klinik:** Vorkommen bei Patienten mit Neuro-
blastomen oder Ganglioneuroblastomen.
a) *Ataxie;*
b) *somatischer Myoklonus;*
c) *Opsoklonus:* kontinuierliche, unregelmäßige, schnelle, wirre, paarweise und schnellen-
de Augenbewegungen („tanzende Augen").
**Radiologie:** Bei Patienten mit Ataxie, somati-
schem Myoklonus und Opsoklonus sollte nach
einem Neuroblastom gefahndet werden.

### Literatur

Korobkin, M., et al.: Occult neuroblastoma and acute
cerebellar ataxia in childhood. Radiology 102:151,
1972
Lemerle, J., et al.: Trois cas d'association à un neuroblastome d'un syndrome oculo-cérébello-myoclonique,
Arch. Fr. Pédiatr. 26:547, 1969
Leonidas, J. C., et al.: Neuroblastoma presenting with
myoclonic encephalopathy, Radiology 102:87, 1972
Senelick, R. C., et al.: Neuroblastoma and myoclonic
encephalopathy: Two cases and a review of the literature, J. Pediatr. Surg. 8:623, 1973
Solomon, G. E., et al.: Opsoclonus and occult neuroblastoma, New Engl. J. Med. 279:475, 1968

# 365 Ollier-Syndrom

**Synonyme:** Enchondromatose; multiple Enchondrome; Dyschondroplasie; innere Chondromatose.
**Erbgang:** Unbekannter Erbfaktor.
**Klinik:**
a) *Längen- und Formasymmetrie der beteiligten Gliedmaßen, Verbreiterung der Metaphysenregion;*
b) Kyphoskoliose;
c) pathologische Frakturen;
**Radiologie:** Unilaterale oder bilaterale vom ersten Lebensjahr an vorhandene Veränderungen.

a) *Unregelmäßige, langgestreckte oder ovale
tumorförmige, strahlentransparente Knochendefekte (hyaliner Knorpel) der Metaphysen der Röhrenknochen, die sich bis in
die Diaphysen erstrecken können; unregelmäßige Verkalkungen innerhalb der enchon-
dromatösen Wucherungen;*
b) Beckenknochen und Rippen sind oft beteiligt, Karpalia, Tarsalia und die Schädelbasis
hingegen selten;
c) maligne Entartung (selten) (Abb. 147).

### Literatur

Feldman, F.: Cartilaginous lesions of the bones and soft
tissues, Critical Review in Clin. Radiol. 4:477, 1974
Kaufmann, H. J.: Enchondromatosis, Semin. Roentgenol. 8:176, 1873
Mainzer, F., Minagi, H., and Steinbach, H. L.: The
variable manifestations of multiple enchondromatosis, Radiology 99:377, 1971
Maroteaux, P., et al.: La dyschondroplasie: Chondromatose multiple du squelette, Sem. Hôp. Paris
36:182, 1960
Ollier, L.: De la dyschondroplasie, Bull. Soc. Chir. Lyon,
3:22, 1899
Zellweger, H., et al.: Ein Fall von halbseitiger Knochen-
chondromatose (Ollier) mit Naevus ichthyosiformis,
Helv. Paediatr. Acta 3:153, 1948

# 366 Ophthalmo-mandibulo-meli-sche Dysplasie

**Erbgang:** Autosomal dominant (komplette Penetranz).
**Klinik:**
a) Blindheit durch *Hornhauttrübungen;*
b) Einschränkung der Kieferbeweglichkeit;
c) Gliedmaßenmißbildungen.
**Radiologie:**
1. *Kieferanomalien:* temporomandibuläre Kno-
chenverschmelzung, Aplasie des Processus
coronoideus, stumpfer Unterkieferwinkel;
2. *Gliedmaßenanomalien:*
   a) radiohumerale und proximale radioulnare
   Dislokationen;
   b) Aplasie der lateralen Humeruskondyle,
   des Radiusköpfchens und des distalen Ul-
   nadrittels;
   c) konkave Femur- und konvexe Tibiage-
   lenkfläche;
   d) Aplasie der Tuberositas tibiae;
   e) Coxa valga;
   f) kurze Fibula.

216

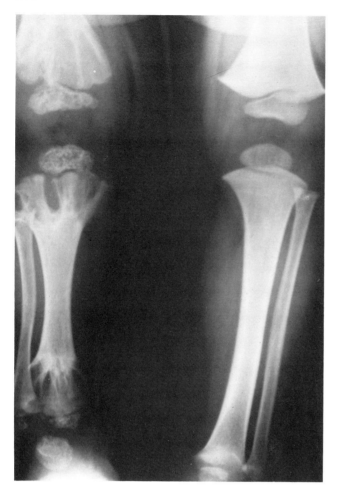

Abb. **147** Ollier-Syndrom. An den Enden der langen Röhrenknochen des rechten Beins liegen wuchernde Massen
nichtverknöcherten Knorpels. Die angrenzenden Epiphysen sind unregelmäßig geformt (aus *Mainzer, F., H. Minagi,
H. L. Steinbach:* Radiology 99 [1971]
377).

**Literatur**

Pillay, V. K.: Ophthalmo-mandibulo-melic dysplasia: An hereditary syndrome, J. Bone Joint Surg. 46-A:858, 1964

## 367 Ormond-Syndrom

**Synonyme:** Retroperitoneale Fibrose; sklerosierende Fibrose; periureterale Fibrose; systemische idiopathische Fibrose; Gerota-Faszitis.

**Pathologie:** Retroperitoneale Fibroblastenproliferation, die sich bis in den Brustraum und das Becken erstrecken kann.

**Klinik:**

a) *Rückenschmerzen;*
b) *leichtes Fieber;*
c) Nausea, Erbrechen, Obstipation;
d) Gewichtsverlust;
e) Anämie;

f) *Oligurie oder Anurie,* Azotämie;
g) Harnuntersuchung gewöhnlich negativ, gelegentlich Proteinurie oder Pyurie;
h) beschleunigte Blutsenkungsgeschwindigkeit;
i) klinische Zeichen einer venösen Abflußbehinderung (Ödeme);
j) periphere vaskuläre Insuffizienz durch Beteiligung der Aorta abdominalis, Hypertension (Nierenarterienbeteiligung).

**Radiologie:**

a) *Fast ständig treten Veränderungen der Harnwege auf:* Fehlen der normalen Fettlinien, die die retroperitonealen Strukturen abgrenzen, Ausscheidungsverzögerung im Ausscheidungsurogramm, Hydronephrose, *trichterförmige Einengung der Ureteren im mittleren Segment mit Verziehung nach medial;*
b) Lymphangiographie: Kollateralkreislauf des

Kontrastmittels in Lymphgefäßen, die sich normalerweise nicht kontrastieren, fehlende Darstellung von Lymphgefäßen in der Lendenregion, unregelmäßige Lymphknotenspeicherung;

c) *Gefäßverengungen (arteriell und venös)* mit dilatierten Kollateralgefäßen;

d) *Mediastinalverbreiterung;*

e) Ausbreitung in den *Intraspinalraum* verursacht einen extraduralen Block;

f) *Ösophagusvarizen* durch Beteiligung des Mediastinums und Obstruktion der Vena cava superior *(„down-hill"-Varizen);*

g) *Mesenterialinfarkt;*

h) *Verdauungstrakt:* Ösophagusvarizen, Verlagerung des Magens nach anterior, Darmwandödem, Fibrose des Mesenteriums mit von außen her wirkender Kompression des Magendarmkanals.

## Literatur

Arger, P. H., et al.: Retroperitoneal fibrosis: An analysis of the clinical spectrum and roentgenographic signs, Am. J. Roentgenol. 119:812, 1973

Binder, S. C., et al.: Systemic idiopathic fibrosis, Am. J. Surg. 124:422, 1972

Clouse, M. E., et al.: Lymphoangiographic criteria for diagnosis of retroperitoneal fibrosis, Radiology 83:1, 1964

Dalinka, M. K., et al.: The variable manifestations of sclerosing fibrosis, J. Assoc. Can. Radiol. 21:280, 1970

Hissong, S. L., et al.: Retroperitoneal fibrosis: Extraretroperitoneal lesions, Am. J. Roentgenol. 107:776, 1969

Kaude, J.: Retroperitoneal fibrosis, Acta Radiol. (Diag.) 4:331, 1966

Ormond, J. K.: Bilateral ureteral obstruction due to envelopment and compression by inflammatory retroperitoneal process, J. Urol. 59:1072, 1948

Packham, D. A., et al.: The symptomatology and diagnosis of retroperitoneal fibrosis, Br. J. Urol. 40:207, 1968

Whittaker, C. A. B., et al.: Intestinal infarction secondary to retroperitoneal fibrosis, New Engl. J. Med. 285:28, 1971

## 368 Oro-digito-fazial-Syndrom I (PAPILLON u. LEAGE)

**Synonyme:** Oral-fazial-digitales Syndrom I; OFD-Syndrom I; Papillon-Leage-Syndrom; Papillon-Leage- und Psaume-Syndrom; Dysplasia linguofacialis.

**Erbgang:** X-gebunden dominant; letal bei männlichen XY-Individuen.

**Klinik:**

a) Ungewöhnliche Gesichtszüge: Vorwölbung der Stirn, *Dystopia canthorum nach lateral, Hypoplasie der Nasenknorpel, Kurzes Philtrum;*

b) Anomalien der Mundhöhle: *Alveolarleisten, Oberlippenspalte, Gaumenspalte, Zungenspalte,* Zungenlappung mit hypertrophiertem Frenulum, *Hautbrücken* und Bindegewebssstränge ziehen von der Mundschleimhaut zu den Alveolarspalten, Hamartome auf der ventralen Zungenoberfläche, Unterlippenfistel;

c) *digitale Anomalien;*

d) geringe geistige Retardierung;

e) trockenes, rauhes Haar, Alopezie;

f) Zahnmißbildungen;

g) im Säuglingsalter vorübergehend Gesichtsmilien.

**Radiologie:**

a) *Vergrößerter Winkel zwischen Nasion, Sella und Basion;*

b) *Klinodaktylie, Syndaktylie, Brachydaktylie,* Kamptodaktylie, Adaktylie, Zapfenepiphysen;

c) Zahnfehlstellungen, überzählige Eckzähne und kleine Backenzähne, Fehlen der unteren lateralen Schneidezähne;

d) andere bekannte Mißbildungen: Stirnvorwölbung, kurze Unterkiefer, Hydrozephalus, Porenzephalie, Hydranenzephalie, Agenesie des Corpus callosum, kurze Röhrenknochen, Osteoporose, metaphysäre Verdünnung, netzförmige unregelmäßig begrenzte Aufhellungsbezirke in den Knochendiaphysen, Zapfenepiphysen, polyzystische Nieren.

## Literatur

Co-Te, P., et al.: Oral-facial-digital syndrome, Am. J. Dis. Child. 119:280, 1970

Dodge, J. A., et al.: Oral-facial-digital syndrome, Arch. Dis. Child. 42:214, 1967

Gorlin, R. J.: Orodigitofacial syndrome, Semin. Roentgenol. 8:192, 1973

Papillon-Leage, Mme., et Psaume, J.: Une malformation héréditaire de la muqueuse buccale: Brides et freins anormaux, Rev. Stomatol. 55:209, 1954

## 369 Oro-digito-fazial-Syndrom II (MOHR)

**Synonyme:** OFD-Syndrom II; oral-fazial-digitales Syndrom II; Mohr-Syndrom.

**Erbgang:** Autosomal rezessiv.

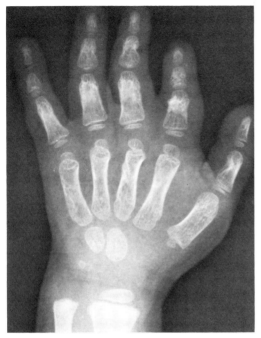

Abb. **148** Oro-digito-fazial-Syndrom II (*Mohr*). Röntgenaufnahme eines 4 Jahre alten Mädchens mit Brachydaktylie und fleckig unregelmäßiger Knochenzeichnung der Metakarpalia und Phalangen (aus *Rimoin, D. L., M. T. Edgerton:* J. Pediatr. 71 [1967] 94).

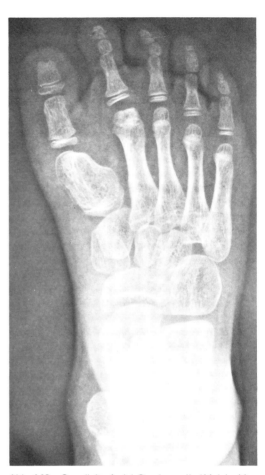

Abb. **149** Oro-digito-fazial-Syndrom II (*Mohr*). Man beachte das breite, würfelförmige erste Metatarsale und das akzessorische Os cuneiforme bei diesem 6 Jahre alten Mädchen (aus *Rimoin, D. L., M. T. Edgerton:* J. Pediatr. 71 [1967] 94).

## Klinik:

a) *Zungenlappung mit papilliformer Höckerung,* Steilgaumen oder Gaumenspalte, mediane Lippenspalte, hypertrophiertes Frenulum;
b) *breite Nasenwurzel, breite und gespaltene Nasenspitze;*
c) Schalleitungsschwerhörigkeit;
d) *Extremitätenanomalien;*
e) normale oder fehlende mittlere Schneidezähne;
f) Episoden neuromuskulärer Störungen.

## Radiologie:

a) *Steilgaumen oder Gaumenspalte;*
b) *Unterkieferhypoplasie;*
c) *digitale Anomalien:* Polydaktylie, Syndaktylie, Klinodaktylie, Brachydaktylie;
d) andere bekannte Mißbildungen: überzählige Schädelnähte, Unregelmäßigkeiten und Auftreibungen der Metaphysen (Abb. 148 u. 149).

## Literatur

Mohr, O. L.: A hereditary sublethal syndrome in man, Skr. Norske Vidensk. Akad., I. Mat.-Naturv. Klasse 14:3, 1941

Claussen, O.: Et arvelig syndrom omfattende tungemissdannelse og polydaktyli, Nord. Med. Tidskr. 30:1147, 1946

Rimoin, D. L., and Edgerton, M. T.: Genetic and clinical heterogeneity in the oral-facial-digital syndrome, J. Pediatr. 71:94, 1967

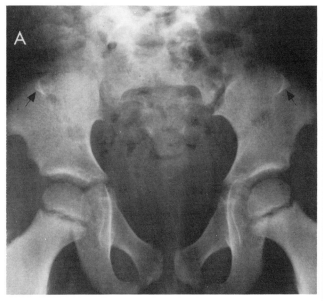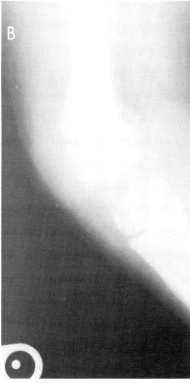

Abb. **150**  Osteo-Onychodysplasie. 7¹/₂ Jahre alter Junge mit dem klinischen Befund einer Nageldysplasie und Patellaaplasie. **A** Auftreibung der Darmbeinschaufeln mit Beckenhöckern (Pfeile). **B** Aplasie des Patella-Ossifikationszentrums.

# 370 Osteo-Onychodysplasie

**Synonyme:** Nagel-Patella-Syndrom; Turner-Fong-Syndrom; Onycho-Osteodysplasie; osteo-unguale Dysplasie; Onycho-Osteo-Arthro-Dysplasie; Arthro-Onychodysplasie; hereditäre Onychodysplasie (H.O.O.D.); Österreicher-Turner-Syndrom; kongenitales Beckenhorn-Syndrom; Chatelain-Syndrom.
**Erbgang:** Autosomal dominant.
**Klinik:**
a) *Nageldysplasie* (Agenesie oder Hypoplasie);
b) *Patellahypoplasie bis -aplasie;*
c) gelegentlich palpable Beckenhörner;
d) hereditäre Nephropathie mit Proteinurie;
e) Minderwuchs;
f) Fußmißbildungen.
**Radiologie:**
a) Auftreibung der Darmbeinschaufeln und kleine Iliumwinkel;
b) *Beckenhörner,* die exostosenartig der Zentralregion der äußeren Beckenschaufeloberfläche aufsitzen;

c) elongierter Radius mit *Radiusköpfchenhypoplasie* und -subluxation oder -dislokation, *Hypoplasie des Capitulum humeri;*
d) *disproportionierte Vorwölbung des medialen Femurkondylus;*
e) andere bekannte Mißbildungen: hypoplastische Skapula mit flacher Fossa glenoidalis und langgestrecktem Akromion, verdicktem und konvexbogig geformtem lateralen Skapularand, Klinodaktylie, Kamptodaktylie, schlaffe Fingergelenke, Equino-valgus-Fehlstellung des Hinterfußes und Supination des Vorfußes, asymmetrische Beteiligung der Gelenke (Hypoplasie oder Hyperplasie), Kalkaneo-valgus-Fehlstellung des Hinterfußes, degenerative Arthritis, renale Osteopathie, Pectus carinatum (Abb. 150).

### Literatur
Beals, R. K., et al.: Hereditary onycho-osteodysplasia (nail-patella syndrome), J. Bone Joint Surg. 51-A:505, 1969

220

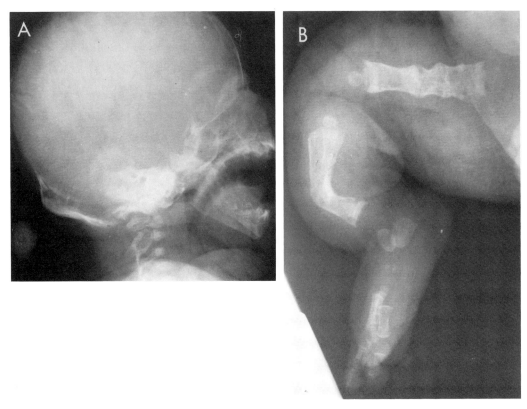

Abb. **151** Osteogenesis imperfecta congenita. **A** Neugeborenes mit gering verknöchertem Schädel und Marmorknochen. **B** Die Knochen der unteren Gliedmaßen sind deutlich verformt; man erkennt knöchern konsolidierte oder in Heilung begriffene Frakturen (aus *Taybi, H.:* Semin. Roentgenol. 8 [1973] 184).

220

Benett, W. M., et al.: The nephropathy of the nail-patella syndrome: Clinicopathologic analysis of 11 kindred, Am. J. Med. 54:304, 1973

Eisenberg, K. S., et al.: Osteo-onychodystrophy with nephropathy and renal osteodystrophy, J. Bone Joint Surg. 54–A:1301, 1972

Fong, E. E.: "Iliac horns" (symmetrical bilateral central posterior iliac processes): Case report, Radiology 47:517, 1946

Österreicher, W.: Nagel- und Skelettanomalien, Wien. Klin. Wochenschr. 42:632, 1929

Placios, E.: Hereditary osteo-onychodysplasia: The nail-patella syndrome, Am. J. Roentgenol. 101:842, 1967

Roeckerath, W.: Hereditäre Osteo-onychodysplasie, Fortschr. Röntgenstr. 75:700, 1951

Turner, J. W.: Hereditary arthrodysplasia associated with hereditary dystrophy of nails, J. A. M. A. 100:882, 1933

Valdueza, A. F.: The nail-patella syndrome: A report of three families, J. Bone Joint Surg. 55–B:145, 1973

Williams, H. J., et al.: Radiographic diagnosis of osteo-onychodysostosis in infancy, Radiologie 109:151, 1973

## 371 Osteogenesis imperfecta congenita

**Synonyme:** Vrolik-Krankheit; Porak-Durante-Syndrom; Fragilitas ossium; Osteogenesis imperfecta gravis; Osteogenesis imperfecta lethalis.

**Erbgang:** Autosomal dominant mit variabler Expressivität.

**Klinik:** Gewöhnlich Totgeburt oder Tod kurz nach Geburt.

a) *Kurzwuchs;*

b) *Mikromelie;*

c) *krumme Gliedmaßen;*

d) *weicher Kopf, kleines Gesicht, breite Stirn, konvexbogige Vorwölbung der Schläfen;*

e) *tiefblaue Skleren;*

f) *überstreckbare Gelenke;*

g) *lockere Bänder* und leicht verschiebliche Haut.

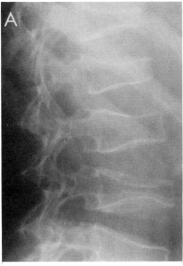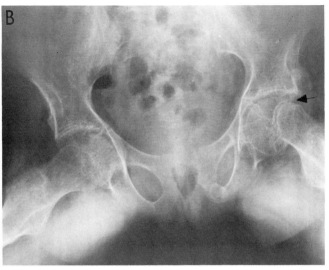

Abb. **152** Osteogenesis imperfecta tarda. **A** 8 Jahre altes Mädchen mit Osteoporose und flachen, bikonkaven Wirbelkörpern. **B** Gleicher Patient im Alter von 11 Jahren. Abgeglittene Femurepiphyse und Osteoporose.

**Radiologie:**
a) *Sehr geringe Skelettmineralisation;*
b) *multiple Frakturen* in unterschiedlichen Heilungsstadien;
c) *kaum verknöcherter Schädel,* zahlreiche wurmstichige Knochen (Marmorknochen);
d) Wirbelkörperfrakturen führen zu flachen Wirbelkörpern (Abb. 151).

**Literatur**

Currarino, G., et al.: Osteogenesis Imperfecta, in Kaufmann, H. J. (ed.), *Progress in Pediatric Radiology,* Vol. 4 (Basel: Karger, 1973), p. 346

King, J. D., et al.: Osteogenesis imperfecta, J. Bone Joint Surg. 53–B:72, 1971

Levin, E. J.: Intra-uterine osteogenesis imperfecta in one of a pair of twins, Am. J. Roentgenol. 93:405, 1965

Porak, C., and Durante, G.: Les micromélies congénitales: Achondroplasie vraie et dystrophie périostale, Nouv. Icon. Salpêtrière 18:181, 1905

Remigio, P. A., et al.: Osteogenesis imperfecta congenita: Association with conspicuous extra-skeletal connective tissue dysplasia, Am. J. Dis. Child. 119:524, 1970

Taybi, H.: Osteogenesis imperfecta congenita, Semin. Roentgenol. 8:184, 1973

Vrolik, W.: *Tabulae ad illustrandam embryogenesin hominis et mammalium, tam naturalem quam abnormem,* 1849. Quoted from Currarino, G. et al. (see above).

## 372 Osteogenesis imperfecta tarda

**Synonyme:** Lobstein-Krankheit; Osteopsathyrosis; Van-der-Hoeve-Syndrom; Fragilitas ossium hereditaria tarda; Fragilitas ossium tarda; Eddowes-Syndrom; Ekman-Syndrom; Ekman-Lobstein-Syndrom; Spurway-Eddowes-Syndrom.

**Erbgang:** In der Mehrzahl der Fälle autosomal dominante Übertragung, in einigen Fällen rezessiv.

**Klinik:**
a) *Knochenbrüchigkeit;*
b) *blaue Skleren;*
c) *vorzeitige Taubheit,* Otosklerose;
d) in schweren Fällen Gelenkdislokationen wegen schlaffer Bänder;
e) *opalisierende Zähne;*
f) großer Kopf mit vorgewölbter Schläfen- und Hinterhauptsregion;
g) Megalokornea, Keratokonus, Arcus juvenilis, Farbblindheit, Katarakt;
h) Hernien.

**Radiologie:**
a) *Osteoporose mit dünner Kortikalis;*
b) *multiple Frakturen;*
c) übermäßige Kallusbildung;
d) *wurmstichige Knochen,* basiläre Impression, diffuse Verdickung des knöchernen Schädeldachs oder dünnes Schädeldach;

222

e) Otosklerose;
f) Klappeninsuffizienz (Aorten-, Mitral- und Pulmonalklappe);
g) *Zahnanomalien:* kurze Wurzeln, obliterierte Pulpakanäle, Hypoplasie des Zahnbeins, unregelmäßige Entwicklung, verspäteter Zahndurchbruch, Karies;
h) Kyphoskoliose;
i) Pectus carinatum oder excavatum;
j) Plattfüße;
k) Syndaktylie (Abb. 152).

**Literatur**
Canniggia, A., et al.: Fragilitas ossium hereditaria tarda: Ekman-Lobstein disease, Acta Med. Scand. 340 (Suppl.):1, 1958
Criscitiello, M. G., et al.: Cardiovascular abnormalities in osteogenesis imperfecta, Circulation 31:255, 1965
Currarino, G., et al.: Osteogenesis imperfecta, in Kaufmann, H. J. (ed.), *Progress in Pediatric Radiology,* Vol. 4 (Basel: Karger, 1973), p. 346
Heppner, R. L., et al.: Aortic regurgitation and aneurysm of sinus of Valsalva associated with osteogenesis imperfecta, Am. J. Cardiol. 31:654, 1973
Keats, T. E.: Diffuse thickening of calvarium in osteogenesis imperfecta, Radiology 86:97, 1966
King, J. D., et al.: Osteogenesis imperfecta, J. Bone Joint Surg. 53–B:72, 1971
Lobstein, J.: De la fragilité des os ou l'osteopsythyrose: Traité de l'anatomie pathologique, Paris, 1833
McKusick, V. A.: *Heritable Disorders of Connective Tissue,* 4th ed. (St. Louis: Mosby, 1972)

# 373–379 Osteolyse-Syndrome

**Klassifizierung:**
1. Familiäres Vorkommen unbekannt:
   a) Gorham-Osteolyse-Syndrom (GORHAM 1954);
   b) nichtfamiliäre Osteolysen mit Nephropathie (MAHOUDEAU 1961);
   c) kranioossäre Dysplasie mit Akroosteolysen (HAJDU 1948).
2. Familiäres Vorkommen bekannt:
   a) hereditäre multizentrische Osteolysen mit autosomal rezessiver Übertragung (TORG 1969);
   b) hereditäre Osteolysen mit autosomal dominanter Übertragung und variabler Expressivität (SHURTLEFF 1964);
   c) familiäre Akroosteolysen; autosomal dominante Übertragung (LAMY u. Mitarb. 1961);
   d) Akroosteolyse-Syndrom von CHENEY; familiär dominant (CHENEY 1965);
   e) Winchester-Grossman-Syndrom (WINCHESTER, GROSSMAN u. Mitarb. 1969);

f) neurogene ulzerierende Akropathie; autosomal rezessive Übertragung (KOZLOWSKI 1971).

**Literatur**
Cheney, W. D.: Acro-osteolysis, Am. J. Roentgenol. 94:595, 1965
Gorham, L. W., et al.: Disappearing bones: A rare form of massive osteolysis: Report of two cases, one with autopsy findings, Am. J. Med. 17:674, 1954
Hajdu, N., et al.: Cranio-skeletal dysplasia, Br. J. Radiol. 21:42, 1948
Kozlowski, K., et al.: Neurogene ulzerierende Akropathie (Akro-osteolyse-Syndrome), Monatsschr. Kinderheilkd. 119:169, 1971
Lamy, M., et al.: Acro-ostéolyse dominante. Arch. Fr. Pédiatr. 18:693, 1961
Mahoudeau, D., et al.: Ostéolyse essentielle et néphrite, Bull. Mém. Soc. Méd. Hôp. Paris, 77:229, 1961
Shurtleff, D. B., et al.: Hereditary osteolysis with hypertension and nephropathy, J. A. M. A., 188:363, 1964
Torg, J. S., et al.: Hereditary multicentric osteolysis with recessive transmission: A new syndrome, J. Pediatr. 75:243, 1969
Winchester, P., et al.: A new acid mucopolysaccharidosis with skeletal deformities simulating rheumatoid arthritis, Am. J. Roentgenol. 106:121, 1969

# 373 Osteolyse-Syndrom: Akroosteolysen (familiäre)

**Erbgang:** Autosomal dominant.
**Klinik:** Auftreten der Symptome in der Kindheit; progressive Verformung von Fingern und Zehen.
**Radiologie:** *Progressive Destruktion der Finger- und Zehenphalangen.*

**Literatur**
Lamy, M., et al.: Acro-ostéolyse dominante, Arch. Fr. Pédiatr. 18:693, 1961

# 374 Osteolyse-Syndrom: Cheney-Syndrom

**Synonym:** Akroosteolysen (familiär dominant).
**Erbgang:** Autosomal dominant.
**Klinik:** Auftreten der Symptome im Teenageralter.
a) Minderwuchs;
b) *schmerzliche Parästhesien der Finger;*
c) *progressive Trommelschlegelfingerbildung;*
d) intakte Fingernägel.
**Radiologie:**
a) Bathrozephalie, basiläre Impression, Vertiefung im Gebiet der vorderen Fontanelle,

zahlreiche wurmstichige Knochen, *Persistieren der Schädelnähte im späten Erwachsenenalter;*

b) alveoläre Resorption des Unter- und Oberkiefers bei jungen Erwachsenen;

c) *Osteolysen der terminalen Hand- und Fußphalangen;*

d) Osteoporose.

### Literatur

Cheney, W. D.: Acro-osteolysis, Am. J. Roentgenol. 94:595, 1965

Dorst, J. P., et al.: Acro-osteolysis (Cheney syndrome), in *Birth Defects Original Article Series*, Vol. 5, Part 3 (New York: National Foundation, 1969), p. 215

## 375 Osteolyse-Syndrom: Gorham-Krankheit

**Synonyme:** Phantomknochen; disappearing bone disease.

**Pathologie:** *Angiomatose* (Lymphangiomatose, Hämangiomatose) am Ort des Knochenschwunds ("disappearing bone").

**Klinik:**

a) *Progressive Verkrüppelung mit einhergehenden neurologischen Ausfällen oder systemischen Veränderungen;*

b) Schmerzen;

c) chylöser oder serosanguinöser Pleuraerguß;

d) Eintreten des Todes auf Grund einer Beteiligung des Brustkorbes möglich.

**Radiologie:**

a) *Progressive, ausgedehnte, partielle oder vollständige unizentrische Knochenresorption* (ein oder mehrere Knochen können beteiligt sein);

b) Zuspitzung der befallenen Knochen;

c) Gelenke können übersprungen werden;

d) keinerlei Zeichen einer Reossifikation;

e) pathologische Frakturen.

### Literatur

Gorham, L. W., et al.: Disappearing bones: A rare form of massive osteolysis: Report of two cases, one with autopsy findings, Am. J. Med. 17:674, 1954

Halliday, D. R., et al.: Massive osteolysis and angiomatosis, Radiology 82:637, 1964

Rinaldi, A., et al.: L'osteolisi progressiva criptogenetica: Rassegna della letteratura e presentazione di un nuovo caso, Ann. Radiol. Diag. 40:263, 1967.

## 376 Osteolyse-Syndrom: hereditär multizentrisches Osteolyse-Syndrom

**Erbgang:** Autosomal rezessiv.

**Klinik:**

a) *In der Kindheit beginnende Verformungen* mit Befall von Händen, Handwurzeln, Ellenbogen, Füßen, Knöcheln und Knien mit nachfolgender Beugefehlstellung;

b) fusiforme Fingerschwellungen;

c) Schmerzhaftigkeit;

d) subkutane Noduli.

**Radiologie:**

a) *Resorption und Sinterung von Hand- und Fußwurzelknochen;*

b) *Osteoporose;*

c) *Kortikalisverdünnung und Zunahme des Durchmessers der Röhrenknochen von Händen und Füßen sowie der langen Röhrenknochen.*

### Literatur

Torg, J. S., et al.: Hereditary multicentric osteolysis with recessive transmission: A new syndrome, J. Pediatr. 75:243, 1969

## 377 Osteolyse-Syndrom: hereditäre Osteolysen

**Synonym:** Idiopathische hereditäre Osteolysen.

**Erbgang:** Autosomal dominant mit variabler Expressivität.

**Klinik:**

a) *Gelenkschwellungen* und Weichteilschwellungen in der Kindheit, denen eine Periode progressiver Sinterung und Osteolysen der Hand- und Fußwurzelknochen folgt; *schwere Fehlstellungen der Handwurzeln und Knöchel* sind die Folge;

b) *Vaskuläre Nephropathie* mit Hypertonus bei einigen Patienten, pathologisch veränderter Addis-Test und Proteinurie;

c) Marfanoides Aussehen, Stirnvorwölbung, Mikrognathie und Pes cavus.

**Radiologie:** Auftreten röntgenologisch sichtbarer Veränderungen etwa im Alter von 6 Jahren.

a) Frühstadium: *Demineralisation der Karpalia und Tarsalia mit umschriebenen Knochendestruktionen;*

b) späteres Stadium (Jugendalter): *Sinterung, Sklerosierung und Resorption von Hand- und Fußwurzelknochen; relativ asymptomatisch;*

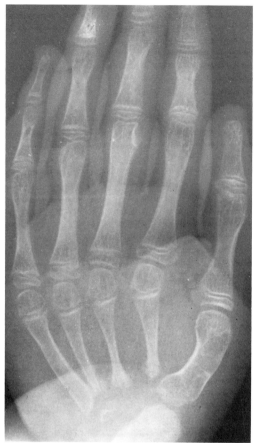

McManus, L. F., et al.: Carpal and tarsal agenesis with features of essential and hereditary osteolysis, J. Bone Joint Surg. 54-A: 1099, 1972

Shurtleff, D. B., et al.: Hereditary osteolysis with hypertension and nephropathy, J. A. M. A. 188:363, 1964

Thieffry, S., et al.: Forme spéciale d'ostéolyse essentielle héréditaire et familiale à stabilisation spontanée, survenant dans l'enfance, Presse Méd. 66:1858, 1958

## 378 Osteolyse-Syndrom: kranio-ossäre Dysplasie mit Akroosteolysen

**Erbgang:** Unbekannte Erbanlage.

**Klinik:** Auftreten der Symptome im Erwachsenenalter.

a) *Verkürzung und Zwiebelform der Fingerspitzen und Zehen;*

b) sensorische oder trophische Störungen fehlen.

**Radiologie:**

a) *Verschiedene Schädelanomalien: dolichozephaler Schädel, weite Nähte,* persistierende Stirnnaht, wurmstichige Knochen, kleiner Oberkiefer, infantile Nasennebenhöhlen, frühzeitiger Zahnverlust, Atrophie der Alveolarfortsätze, Prognathie;

b) generalisierte Knochenverdünnung;

c) bikonkave Wirbelkörper;

d) *Akroosteolysen.*

**Abb. 153** Osteolyse-Syndrom mit Nephropathie (nichtfamiliär). Progressive symmetrische Osteolysen der Handwurzeln, Ellenbogen und Füße mit gleichzeitigem Nierenschaden und Hochdruck. Im Alter von 14 Jahren Resorption von Handwurzelknochen und der distalen Ulna mit Zuspitzung des zweiten bis vierten Metakarpale (aus *Macpherson, R. I.,* et al.: J. Can. Assoc. Radiol. 24 [1973] 98).

**Literatur**

Chawla, S.: Cranio-skeletal dysplasia with acro-osteolysis, Br. J. Radiol. 37:702, 1964

Hajdu, N., et al.: Cranio-skeletal dysplasia, Br. J. Radiol. 21:42, 1948

Harnasch, H.: Die Akroosteolysen ein neues Krankheitsbild, Fortschr. Röntgenstr. 72:352, 1950

Papavasiliou, G., et al.: Idiopathic non-familial acroosteolysis associated with other bone abnormalities, Am. J. Roentgenol. 83:687, 1960

c) *Spätstadium (gewöhnlich im 3. Lebensjahrzehnt): vollständiger Schwund der befallenen Knochen;*

d) Befall des Ellenbogens und Skoliose (gelegentlich).

**Literatur**

Caffey, J.: Bilateral Carpal Necrosis, in *Pediatric X-Ray Diagnosis,* 6th ed. (Chicago: Year Book Medical Publishers, 1972), pp. 1179–1180

Gluck, J., et al.: Familial osteolysis of the carpal and tarsal bones, J. Pediatr. 81:506, 1972

Kohler, E., et al.: Hereditary osteolysis, Radiology 108:99, 1973

## 379 Osteolyse-Syndrom mit Nephropathie (nichtfamiliär)

**Synonyme:** Nichtfamiliäre Osteolysen mit Nephropathie; essentielle multifokale Osteolysen mit Nephropathie.

**Erbgang:** Nichtfamiliär.

**Klinik:**

a) Multifokale *progressive Fehlstellungen;*

b) Verkürzung der Extremitäten;

c) *chronisch progressive Nephropathie* mit Azotämie, Hypertension und schließlich Tod im Erwachsenenalter.

Abb. **154** Osteopathia striata. Weiblicher Patient mit Vorwölbung der Stirn, abgeflachter Nasenbrücke, einem sichtbaren Hypertelorismus und einer Schwäche der unterentwickelten Muskulatur. **A** Schädel des Patienten im Alter von 2 Jahren und 5 Monaten mit einem verdickten Schädeldach und einer verdickten und dichten Basis. **B** Beim gleichen Patienten im Alter von 2 Jahren und 3 Monaten Streifenzeichnung der langen Röhrenknochen, besonders der Femurmetaphyse (aus *Taybi, H.,* et al.: Osteopathia Striata. In: Birth Defects Original Article Series, Vol. V., No. 4, The National Foundation – March of Dimes, New York 1969, p. 105).

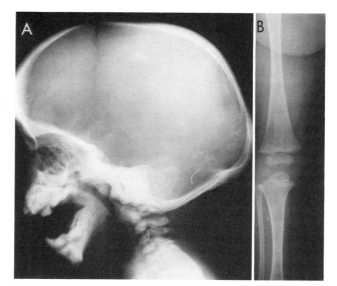

### Radiologie:

a) *Progressiver Knochenschwund, besonders der Karpalia und Tarsalia;* partielle Resorption der angrenzenden Röhrenknochen („abgelutschtes" Aussehen der Röhrenknochen);
b) Verkürzung und Krümmung der Röhrenknochen (Abb. 153).

### Literatur

Macpherson, R. I., et al.: Essential osteolysis with nephropathy, J. Can. Assoc. Radiol. 24:98, 1973
Mahoudeau, D., et al.: Ostéolyse essentielle et néphrite, Bull. Mém. Soc. Méd. Hôp. Paris 77:229, 1961
Marie, J., et al.: Acro-ostéolyse essentielle compliquée d'insuffisance rénale d'évolution fatale, Presse Méd. 71:249, 1963
Torg, J. S., et al.: Essential osteolysis with nephropathy: A review of the literature and case report of an unusual syndrome, J. Bone Joint Surg. 50–A:1629, 1968

## 380 Osteopathia condensans disseminata

**Synonyme:** Osteopoikilose; spotted bone.
**Erbgang:** Autosomal dominant.
**Klinik:**
a) *Keine spezifischen Symptome oder Zeichen;*
b) selten gleichzeitiges Vorkommen einer Dermatofibrosis lenticularis disseminata, kutaner oder subkutaner fibröser Knötchen usw.
**Radiologie:** *Kleine Skleroseherde im Knochen von unterschiedlicher Größe und Form* (rund, oval oder linsenförmig), die in der Knochenspongiosa gelegen sind; besonders häufig im Becken, den Metaphysen und Epiphysen der langen Röhrenknochen und in den Tarsalia und Karpalia vorkommend.

### Literatur

Albers-Schönberg, H. E., Eine seltene, bisher nicht bekannte Strukturanomalie des Skelettes, Fortschr. Röntgenstr. 23:174, 1915
Green, A. E., Jr., et al.: Melorheostosis and osteopoikilosis with a review of the literature, Am. J. Roentgenol. 87:1096, 1962
Melnick, J. C.: Osteopathia condensans disseminata (osteopoikilosis), Am. J. Roentgenol. 82:229, 1959
Stieda, A.: Über umschriebene Knochenverdichtungen im Bereich der Substantia spongiosa im Röntgenbilde, Beitr. Klin. Chir. 45:700, 1905
Szabo, A. D.: Osteopoikilosis in a twin, Clin. Orthop. 79:156, 1971

## 381 Osteopathia striata

**Synonyme:** Voorhoeve-Dyschondroplasie; Voorhoeve-Krankheit.
**Klinik:**
a) *Oft asymptomatisch;*
b) unklarer Gelenkschmerz;
c) Hörstörungen einschließlich Taubheit;
d) verunstaltetes Gesicht und Hirnnervendysfunktion durch Schädeldeformität.
**Radiologie:**
a) *Feine vertikale gleichmäßige Streifenzeichnung der langen Röhrenknochen,* besonders der Wachstumszonen;

226

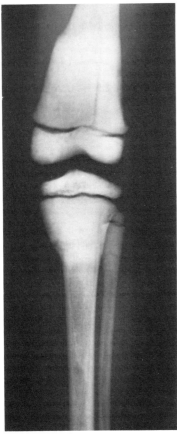

Abb. 155 Osteopetrosis. 6¹/₂jähriger Junge, dessen Skelett – nach Entdecken einer Osteopetrose bei seiner Schwester – untersucht wurde. Man erkennt eine metaphysäre Auftreibung und sklerotische Knochenveränderung. Abwechselnd finden sich horizontale und longitudinale strahlentransparente Streifen in Femur, Tibia und Fibula.

b) fächerförmige Streifenzeichnung der Beckenschaufeln;

c) Zunahme der Knochendichte der Würfelbeine;

d) dichte Rippen; Zunahme der Knochendichte des Schädels, besonders der Basis, mit Obliteration der Nasennebenhöhlen, Sklerosierung der Warzenfortsätze und Gesichtsknochen (Abb. 154).

### Literatur

Fairbank, H. A.: Osteopathia striata, J. Bone Joint Surg. 32–B:117, 1950

Gehweiler, J. A., et al.: Osteopathia striata: Voorhoeve's disease, Am. J. Roentgenol. 118:450, 1973

Jones, M. D., et al.: Osteopathia striata, osteopetrosis and impaired hearing: A case report, Arch. Otolaryngol. 87:116, 1968

Larrègue, M., et al.: L'ostéopathie striée, symptôme radiologique de l'hypoplasie dermique en aires, Ann. Radiol. (Paris) 15:287, 1972

Taybi, H., et al.: Osteopathia Striata, *Birth Defect Original Article Series,* Vol. 5, No. 4 (New York: The National Foundation–March of Dimes, 1969), p. 105

Voorhoeve, N.: L'image radiologique non encore décrite d'une anomalie du squelette: Ses rapports avec la dyschondroplasie et l'ostéopathia condensans disséminata, Acta Radiol. (Stockh.) 3:407, 1924

Walker, B. A.: Osteopathia Striata and Cataracts and Deafness, *Birth Defects Original Article Series,* Vol. 5, No. 4 (New York: The National Foundation–March of Dimes, 1969), p. 295

## 382 Osteopetrosis

**Synonyme:** Albers-Schönberg-Krankheit; Osteopetrosis generalisata; Marmorknochenkrankheit; schwere Osteopetrose; Osteopetrosis congenita (maligne).

**Erbgang:** Autosomal rezessiv bei der malignen Form; dominant bei der benignen Form.

**Klinik:**

a) Neugeborene: *Anämie* oder Panzytopenie, Ikterus, *Hepatosplenomegalie,* Infektionen, frühzeitiger Tod;

b) Kinder: Wachstumsminderung, *Hirnnervenlähmungen, progressive Taubheit, Blindheit, Frakturen,* Makrozephalie, Anämie, Osteomyelitis;

c) Erwachsenenform (benigne): *kann asymptomatisch sein,* Frakturen, Osteomyelitis, Zahnabszesse.

**Radiologie:**

a) *Dickwandiger, dichter Schädel,* besonders an der Basis, *Einengung der Nervenkanäle* (Blindheit, Taubheit, Hydrozephalus), Hypo- oder Aplasie der Nasennebenhöhlen;

b) *gleichmäßige Knochendichte* oder generalisierte Dichtezunahme mit abwechselndem Auftreten strahlentransparenter Streifen in den Meta- und Diaphysen langer Röhrenknochen;

c) *Aufweitung der Metaphysen* und Rippenenden;

d) „*Marmorknochen*";

e) pathologische Frakturen;

f) Osteomyelitis;

g) „sandwichartiges" Aussehen der Wirbelkörper (Abb. 155).

bb. **156** Osteoporose (idiopathische, juvenile). 15 Jahre altes Mädchen mit seit 2 Monaten bestehendem schweren Hüftschmerz und einer Größenabnahme von 5–7,5 cm innerhalb von 18 Monaten. **A** Die Wirbelkörper zeigen eine deutliche Osteoporose und konkave bzw. konvexe Grund- und Deckplatten. **B** Entkalkung der Handknochen mit Verdünnung der Kortikalis (aus *Gooding, C. A., J. H. Ball: Radiology* 93 [1969] 1349).

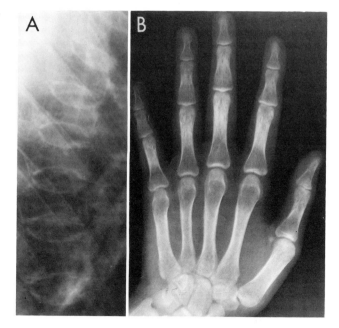

## Literatur

Albers-Schönberg, H.: Eine bisher nicht beschriebene Allgemeinerkrankung des Skelettes im Röntgenbilde, Fortschr. Röntgenstr. 11:261, 1907
Graham, C. B., et al.: Osteopetrosis, in Kaufmann, H. J. (ed.), *Progress in Pediatric Radiology,* Vol. 4 (Basel: Karger, 1973), p. 375
Hinkel, C. L., et al.: Osteopetrosis in adults, Am. J. Roentgenol. 74:46, 1955
Johnson, C. C., Jr., et al.: Osteopetrosis, Medicine 47:149, 1968
Tips, R. L., et al.: Malignant congenital osteopetrosis resulting from a consanguineous marriage, Acta Paediatr. 51:585, 1962
Yu, J. S., et al.: Osteopetrosis, Arch. Dis. Child. 46:257, 1971

## 383 Osteoporose (idiopathische, juvenile)

**Erbgang:** Mehr als einmal wurde Blutsverwandtschaft beobachtet; möglicherweise liegt ein autosomal rezessiver Erbgang vor.

**Klinik:** *Auftreten im Alter von 3–12 Jahren.*

a) Anomaler Gang;

b) *Schmerzen in den Füßen, der Wirbelsäule und anderswo;*

c) Minderwuchs;

d) gewöhnlich negative Kalziumbalance.

**Radiologie:**

a) *Plötzliche Entwicklung einer Osteoporose,* die eine Zeitlang immer schwerer wird und dann zum Stillstand kommt;

b) Wirbelkörpersinterungen;

c) Frakturen der langen Röhrenknochen (Abb. 156).

## Literatur

Cumming, W. A.: Idiopathic juvenile osteoporosis, J. Can. Assoc. Radiol. 21:21, 1970
Gooding, C. A., and Ball, J. H.: Idiopathic juvenile osteoporosis, Radiology 93:1349, 1969
Jackson, W. P. U.: Osteoporosis of unknown cause in younger people: Idiopathic osteoporosis, J. Bone Joint Surg. 40–B:420, 1958
Jowsey, J., et al.: Juvenile osteoporosis: Bone findings in seven patients, J. Pediatr. 81:511, 1972
Lapatsanis, P., et al.: Juvenile osteoporosis. Arch. Dis. Child. 46:66, 1971

## 384 Osteoporose der Hüfte (flüchtige)

**Synonyme:** Transient osteoporosis of the hip; vorübergehende Demineralisierung des Femurkopfes.

**Klinik:**

a) Ein bis mehrere Monate andauernder *Hüftschmerz,* der in einigen Fällen bis zum Knie ausstrahlt;

b) Gelenkerguß möglich, Laboruntersuchungen wie bei steriler Synovitis;

c) normale oder gering, im Sinne einer chronischen Entzündung veränderte Synovia (Biopsie);

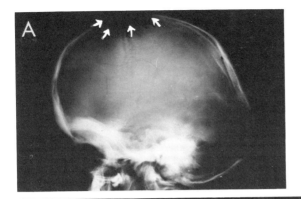

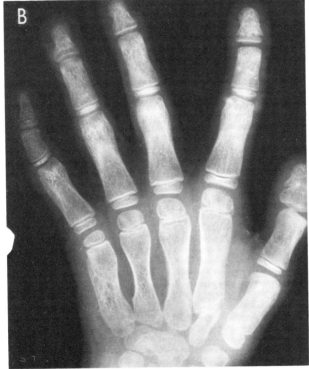

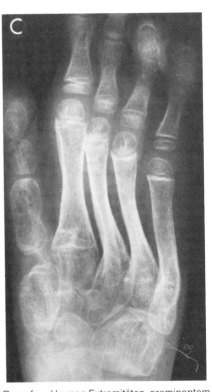

Abb. **157**   Oto-palato-digital-Syndrom. 9jähriger Junge mit kurzem Rumpf und kurzen Extremitäten, prominentem Schädel, Hypertelorismus, zurücktretenden Augen, Mikrostomie und halbgebeugten Ellenbogen. **A** Die Schädel-aufnahme zeigt eine hohe Knochendichte, besonders der Basis, eine weit offene vordere Fontanelle, eine tiefe obere hintere Schädelgrube, betonte supraorbitale Leisten, eine Klivussteilstellung sowie eine fehlende Pneumati-sation der Stirn- und Keilbeinhöhlen und sklerotische Veränderungen im Gebiet der Warzenfortsätze. **B** Man erkennt mißgebildete Handwurzelknochen, eine anomale Tubulisierung der Metakarpalia und Phalangen und große Zapfenepiphysen des Daumens. **C** Die Tarsalia und Metatarsalia sind mißgebildet; man beachte das kurze Metatarsale I und die kurzen Großzehenphalangen (aus *Taybi, H.:* Amer. J. Roentgenol. 88 [1962] 450).

d) gelegentlich beschleunigte BSG.

**Radiologie:**

a) *Generalisierte Demineralisation des Femur-kopfes* mit weniger entkalktem Azetabulum und Femurhals; schrittweise Besserung und *Wiederherstellung in 2–6 Monaten;*

b) keine Gelenkspaltenverschmälerungen.

**Literatur**

Arnstein, A. R.: Regional osteoporosis, Orth. Clin. North. Am. 3:585, 1972

Curtiss, P. H., Jr. et al.: Transitory demineralization of the hip in pregnancy: A report of three cases, J. Bone Joint Surg. 41–A:1327, 1959

Hunder, G. C., et al.: Roentgenologic transient osteoporosis of the hip: A clinical syndrome? Ann. Intern. Med. 68:539, 1968

Rosen, R. A.: Transitory demineralization of the femoral head, Radiology 94:509, 1970

# 385 Oto-palato-digital-Syndrom

**Synonyme:** Taybi-Syndrom; OPD-Syndrom.

**Erbgang:** X-gebunden mit mittelschwerer Manifestation bei weiblichen Individuen oder autosomal dominant mit schwerer Manifestation bei männlichen Patienten.

**Klinik:** Vollständige klinische Manifestation oft bei Männern, partielle oft bei Frauen derselben Familie.

a) *Minderwuchs (meistens);*

b) *charakteristische Schädel- und Gesichtsbildung:* vorgewölbte Stirn, vorstehendes Hinterhaupt, prominente Cristae supraorbitalia, abgeflachtes Gesichtsrelief, breite Nasenwurzel, antimongoloider Lidachsenverlauf, kleiner Mund;

c) *Gaumenspalte;*

d) *Schalleitungstaubheit;*

e) *kurze, breite Daumen und Großzehen* und breite Endphalangen der anderen Digitalia;

f) Bewegungseinschränkung im Ellenbogen;

g) Syndaktylie der Zehen;

h) Nageldystrophie.

**Radiologie:**

a) *Verdickte und dichte Schädelbasis, Prominenz der Cristae supraorbitalia, Steilstellung der Klivuskante, geringe Pneumatisation der Stirn- und Keilbeinhöhlen,* verzögerter Schluß der vorderen Fontanelle;

b) *Hypoplasie der Warzenfortsätze, dichte Gehörknöchelchen;*

c) unvollständiger Bogenschluß von Wirbelkörpern;

d) Dislokation der Radiusköpfchen;

e) Coxa valga;

f) geringe Lateralkrümmung der Femora;

g) *Handwurzelknochenanomalien:* querliegendes Os capitatum, kommaförmiges Os trapezoideum, Knochenfusionen, überzählige Karpalia;

h) *Fußwurzelknochenanomalien:* Verschmelzungen, mißgebildetes Metatarsale V;

i) *kurze Daumen und Großzehen,* Zapfenepiphysen der Daumen- und Großzehenendphalanx;

j) partielle Anodontie, retinierte Zähne

**Literatur**

Buran, D. J., et al.: The otopalatodigital syndrome, Arch. Otolaryngol. 85:394, 1967

Dudding, B. A., et al.: The oto-palato-digital syndrome: A new symptom-complex consisting of deafness, dwarfism, cleft palate, characteristic facies, and a generalized bone dysplasia, Am. J. Dis. Child. 113:214, 1967

Gall, J. C., Jr., et al.: Oto-palato-digital syndrome: Comparsion of clinical and radiographic manifestations in males and females, Am. J. Hum. Genet. 24:24, 1972

Gorlin, R. J.: Oto-palato-digital syndrome, Am. J. Dis. Child. 114:215, 1967

Langer, L. O., Jr.: The roentgenographic features of the oto-palato-digital (OPD) syndrome, Am. J. Roentgenol. 100:63, 1967

Poznanski, A. K., et al.: The Otopalatodigital Syndrome: Radiologic Findings in the Hand and Foot, in *Birth Defects Original Article Series.* Proceedings of the 5th Conference on the Clinical Delineation of Birth Defects, 1972

Poznanski, A. K., et al.: The hand in the otopalato-digital syndrome, Ann. Radiol. (Paris) 16:203, 1973

Poznanski, A. K., et al.: Otopalatodigital syndrome, Semin. Roentgenol. 8:194, 1973

Taybi, H.: Generalized skeletal dysplasia with multiple anomalies, Am. J. Roentgenol. 88:450, 1962

Turner, G.: Inheritance of the oto-palato-digital syndrome. Am. J. Dis. Child. 119:377, 1970

# P

## 386 Paget-Von-Schroetter-Syndrom

**Synonym:** Paget-Von-Schroetter-Syndrom.
**Pathologie:** *Primärer Verschluß einer Axillarvene.*
**Klinik:**
a) Schneller oder schrittweiser Schmerzeintritt, Rötung, Spannung und *erhöhter Venendruck im Oberarm;*
b) *strangförmige Verhärtung in der Achselhöhle;*
c) deutlicher venöser Kollateralkreislauf von Arm und Schulter (Infrarotphotographie).
**Radiologie:** *Darstellung der Verschlußlokalisation und des Kollateralkreislaufs* durch Phlebographie.

### Literatur

Hughes, E. S. R.: Venous obstruction in upper extremity (Paget-Schrœtter's syndrome): Review of 320 cases, Int. Abstr. Surg. 88:89, 1949
Paget, J.: *Clinical Lectures and Essays* (London: Longmans, Green & Co., 1875)
Parienty, J.-R., et al.: Syndrome de Paget-Von Schrœtter, Ann. Radiol. (Paris) 8:331, 1965
Schrötter, L.: Erkrankungen der Gefäße, in Nothnagel, C. W. H.: *Handbuch der Pathologie und Therapie* (Wein: Holder, 1884)
Steinberg, I.: Angiographic features of primary venous obstruction of upper extremity: Paget-Von Schrœtter syndrome, Am. J. Roentgenol. 98:388, 1966
Tóth, F., et al.: Die sog. „Überanstrengungsthrombose" der Vena axillaris, Fortschr. Röntgenstr. 99:484, 1963

## 387 Pancoast- Syndrom

**Synonyme:** Sulcus-pulmonalis-superior-Syndrom; Pancoast-Tobias-Syndrom; Hare-Syndrom; Ciuffini-Pancoast-Syndrom; Pancoast-Lungenspitzen-Syndrom; Suprasulcus-Syndrom.

**Pathologie:** Destruierender Tumor der Lungenspitze (neoplastisch, traumatisch usw.) mit Beteiligung des Plexus brachialis und sympathicus.
**Klinik:**
a) *Schulterschmerz* mit Ausstrahlung in die Achselhöhle, zum Schulterblatt hin und entlang der ulnaren Armseite;
b) *Muskelatrophie* und Schwäche der Handmuskulatur;
c) *Horner-Syndrom;*
d) Kompression der Blutgefäße mit nachfolgendem Ödem.
**Radiologie:**
a) *Weichteilverdichtung der Lungenspitze;*
b) Knochendestruktionen (Rippen, Wirbelsäule);
c) Zähnelung des Ösophagus durch Übergreifen des Tumors;
d) myelographisch Nachweis einer intraspinalen Ausbreitung des Tumors.

### Literatur

Hare, E. S.: Tumor involving certain nerves, London Med. Gazette 23:16, 1838
Hepper, N. G. G., et al.: Thoracic inlet tumors, Ann. Intern. Med. 64:979, 1966
Omenn, G. S.: Pancoast syndrome due to metastatic carcinoma from the uterine cervix, Chest 60:268, 1971
Pancoast, H. K.: Superior pulmonary sulcus tumor: Tumor characterized by pain, Horner's syndrome, destruction of bone, and atrophy of hand muscles, J. A. M. A. 99:1391, 1932
Simon, H., et al.: Pitfalls in the diagnosis of Pancoast tumor, Radiology 82:235, 1964
Stathatos, C., et al.: Pancoast's syndrome due to hydatid cysts of the thoracic outlet, J. Thorac. Surg. 58:764, 1969

## 388 Pankreasinsuffizienz-Syndrom mit chronischer Atemwegserkrankung und Leberschaden

**Erbgang:** Das Vorkommen von 2 Fällen innerhalb einer Familie läßt an eine genetische Störung denken.
**Klinik:**
a) *Kongenitale Hepatosplenomegalie;*
b) *kongenitale exokrine Pankreasinsuffizienz;*
c) Gedeihstörung;
d) verzögerte motorische und geistige Entwicklung;
e) normaler Chloridgehalt im Schweiß.
**Radiologie:** *Chronische Lungenerkrankung* (über die Lungen verstreute fleckige Verdichtungen, Überblähung der Lungen).

**Literatur**

Havliková, D., et al.: The syndrome of congenital pancreatic insufficiency, chronic respiratory disease and chronic liver damage, Acta Paediatr. Scand. 56:676, 1967

## 389 Papillon-Lefèvre-Syndrom

**Synonyme:** Keratosis palmaris et plantaris familiaris (Tylosis); Hyperkeratosis palmoplantaris mit Periodontose.
**Erbgang:** Autosomal rezessiv.
**Klinik:** Auftreten der Symptome im Säuglingsalter.
a) *Hyperkeratosis palmoplantaris;*
b) *frühzeitige Periodontoklasie.*
**Radiologie:**
a) Verkalkungen der Dura und des Plexus chorioidalis;
b) *deutliche Destruktion des stützenden Alveolarknochens mit baldiger Zahnlockerung und Zahnverlust* (Milchzähne und bleibende Zähne);
c) Atrophie der Alveolarfortsätze im Anschluß an die Knochendestruktion;
d) fast vollständiger Zahnverlust bis zum 16. Lebensjahr;
e) andere einhergehende Befunde: Skelettreifungsstörung, Osteoporose.

**Literatur**

Gorlin, R. J., et al.: The syndrome of palmarplantar hyperkeratosis and premature periodontal destruction of the teeth: A clinical and genetic analysis of the Papillon-Lefèvre syndrome, J. Pediatr. 65:895, 1964
Greither, A.: Keratosis palmo-plantaris mit Periodontopathie (Papillon-Lefèvre), Dermatologica 119:248, 1959
Naik, D. N., et al.: Papillon-Lefèvre syndrome, Oral Surg. 25:19, 1968
Papillon, M. M., and Lefèvre, P.: Deux cas de kératodermie palmaire et plantaire symétrique familiale (Maladie de Méléda) chez le frère et la sœur: Coexistence dans les deux cas d'altérations dentaires graves, Bull. Soc. Fr. Dermatol. Syphiligr. 31:82, 1924

## 390 Parastremmatischer Zwergwuchs

**Synonym:** "Distorted limb"-Zwergwuchs.
**Erbgang:** Autosomal dominant.
**Klinik:**
a) Im ersten Lebensjahr steife Säuglinge, vollständiges klinisches Bild im Alter von 10 Jahren;
b) verspätetes Laufenlernen, anomaler Gang;
c) *Beugefehlstellung der großen Gelenke und progressive Skelettdeformitäten* („verdrehter" Zwergwuchs);
d) *schwerer Zwergwuchs.*
**Radiologie:**
a) Abnahme der Knochendichte;
b) Verformung des Schädeldaches sekundär auf eine Osteoporose (okzipitale Abflachung usw.);
c) *Krümmung der langen Röhrenknochen;*
d) *„flockiges" oder „wollknäuelartiges" Aussehen der enchondralen Knochenneubildungszonen, kalkspritzerartige Tüpfelung der Metaphysen, Epiphysen und Apophysen;*
e) *Genu valgum;*
f) *Kyphoskoliose, Platyspondylie.*

**Literatur**

Langer, L. O., Petersen, D., and Spranger, J.: An unusual bone dysplasia: Parastremmatic dwarfism, Am. J. Roentgenol. 110:550, 1970

## 391 Peitschenhieb-Syndrom

**Synonyme:** Whiplashsyndrome; Median-Syndrom.
**Klinik:** Auftreten der Symptome 1–2 Tage nach einer Beschleunigungsextension des Halses, wie sie oft bei einem Auffahrunfall vorkommt.
a) *Vom Hals in eine oder beide Schultern und bis in die Arme ausstrahlender Schmerz;*
b) Dysphagie;
c) verzerrtes Sehen;
d) Tinnitus, Schwindel.
**Radiologie:**
a) *Oft keine Veränderungen;*
b) initial kann die normale Halswirbelsäulen-Lordose aufgehoben sein und später eine S-förmige Krümmung mit Stellungsveränderungen der zervikalen Wirbelgelenke vorkommen;
c) bei Patienten mit frühzeitig auftretender Dysphagie Pharynxödem und/oder retropharyngeales Hämatom.

**Literatur**

Coburn, D. F.: Vertebral artery involvement in cervical trauma, Clin. Orthop. 24:61, 1962
Macnab, I.: The "whiplash syndrome," Orthop. Clin. North Am. 2:389, 1971

## 392 Pendred-Syndrom

**Synonym:** Taubheit-Kropf-Syndrom.
**Erbgang:** Autosomal rezessiv.
**Klinik:**
a) *Kongenitale Innenohrschwerhörigkeit;*
b) *Kropf* (euthyreot oder hypothyreot);
c) *pathologischer Perchlorat-Test.*
**Radiologie:**
a) *Kropf;*
b) *tomographisch Nachweis einer Ohrschnek-kenmißbildung* (nur die basale Windung ist erhalten, während die apikalen Windungen einen gemeinsamen Hohlraum bilden).

### Literatur

Fraser, G. R.: Association of congenital deafness with goiter (Pendred's syndrome): A study of 207 families, Ann. Hum. Genet. 28:201, 1965

Illum, P., et al.: Fifteen cases of Pendred's syndrome, Arch. Otolaryngol. 96:297, 1972

Medeiros-Neto, G. A., et al.: Thyroidal iodoproteins in Pendred's syndrome, J. Clin. Endocrinol. 28:1205, 1968

Pendred, V.: Deaf-mutism and goiter, Lancet 2:532, 1896

Sacrez, R., et al.: Le syndrome de Pendred, Ann. Pédiatr. (Paris) 14:6, 1967

## 393 Periphere Dysostose (BRAILSFORD)

**Synonym:** Epiphyseo-metaphysäre Akrodys-plasie (BRAILSFORD).
**Klinik:**
a) *Kurze breite Hände und Füße;*
b) geringe oder mäßige Wachstumsverzöge-rung;
**Radiologie:**
a) *Zapfenepiphysen der Metakarpalia, Meta-tarsalia und Phalangen,* besonders deutlich bei den Mittelphalangen mit entsprechenden metaphysären Veränderungen;
b) frühzeitiger Schluß der Wachstumsplatte mit resultierender Brachyphalangie und defor-mierten Fingern und Zehen;
c) fortgeschrittenes Knochenalter.

### Literatur

Brailsford, J. F.: *The Radiology of Bones and Joints* (London: Churchill, 1948)

Cooper, R. R., et al.: Metaphyseal dysostoses: Descrip-tion of an ultrastructural defect in the epiphyseal plate chondrocystes, J. Bone Joint Surg. 55–A:485, 1973

Giedion, A.: Die periphere Dysostose (PD)– ein Sammel-begriff, Fortschr. Röntgenstr. 110:507, 1969

Giedion, A.: Acrodysplasia, in Kaufmann, H. J. (ed.), *Progress in Pediatric Radiology,* Vol. 4 (Basel: Kar-ger, 1973), p. 325

Graces, L. Y., et al.: Peripheral dysostosis: Investigation of metabolic and endocrine functions, J. Pediatr. 74:730, 1969

Newcombe, D. S., et al.: Roentgenographic manifesta-tions of hereditary peripheral dysostosis, Am. J. Roentgenol. 106:178, 1969

Singleton, E. B., et al.: Peripheral dysostosis, Am. J. Roentgenol. 84:499, 1960

## 394 Peutz-Jeghers-Syndrom

**Synonyme:** Hutchinson-Weber-Peutz-Syndrom; lentiginosepolypose digestive; Peutz-Touraine-Syndrom.
**Erbgang:** Autosomal dominant.
**Klinik:**
a) *Braune oder schwarze Pigmentflecken* der Lippen, der Mundschleimhaut, des Gesichts, der Hand- und Fußsohlen;
b) Bauchschmerzen, Blutung des Verdauungs-trakts und Anämie durch Hamartompo-lypen;
c) Intussuszeption durch Polypen;
d) maligne Entartung (gelegentlich).
**Radiologie:**
a) *Polypose des Verdauungstrakts,* die durch Magen-Darm-Passage und Arteriographie nachgewiesen wird; Intussuszeption;
b) extragastrointestinale Polypen (selten: Harn-wege, Bronchus und Nase) (Abb. 158 u. 159).

### Literatur

Dodds, W. J., et al.: Peutz-Jeghers syndrome and gastro-intestinal malignancy, Am. J. Roentgenol. 115:374, 1972

Fenlon, J. W., et al.: Peutz-Jeghers syndrome: Case re-port with angiographic evaluation, Radiology 103:595, 1972

Godard, J. E., Dodds, W. J., Phillips, J. C., and Scanlon, G. T.: Peutz-Jeghers syndrome: Clinical and roent-genographic features, Am. J. Roentgenol. 113:316, 1971

Jeghers, H., et al.: Generalized intestinal polyposis and melanin spots of the oral mucosa, lips, and digits: A syndrome of diagnostic significance, New Engl. J. Med. 241:993, 1949

McAllister, A. J.: Seventeen patients with Peutz-Jeghers syndrome in four generations, Am. J. Surg. 114:839, 1967

McKittrick, J. E., et al.: The Peutz-Jeghers syndrome: Report of two cases, one with 30 years follow up, Arch. Surg. 103:57, 1971

2344

Abb. **158** Peutz-Jeghers-Syndrom. 21 Jahre alter Mann mit Melaninflecken der Unterlippenschleimhaut (aus *Godard, J. E., W. J. Dodds, J. C. Phillips, G. T. Scanlon:* Amer. J. Roentgenol. 113 [1971] 316).

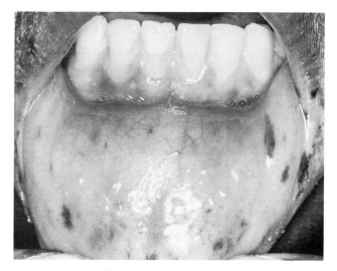

Abb. **159** Peutz-Jeghers-Syndrom. 14 Jahre alter Junge mit zwei großen Polypen im terminalen Ileum (Pfeile). Unter Durchleuchtung sah man, wie sich eine ileokolische Intussuszeption aus- und zurückbildete (aus *Godard, J. E., W. J. Dodds, J. C. Phillips, G. T. Scanlon:* Amer. J. Roentgenol. 113 [1971] 316).

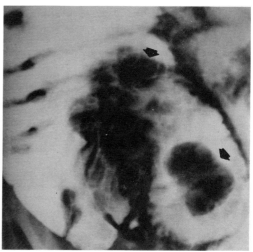

Peutz, J. L. A.: Over een zeer merkvaardige, gecombineerde familiare polyposis van de slijmvliezen van den tractus intestinalis met die van de neuskeelholte en gepaard met eigenaardige pigmentaties van huiden slijmvliezen, Ned. Maandschr. Geneeskd. 10:134, 1921
Sommerhaug, R. G., et al.: Peutz-Jeghers syndrome and ureteral polyposis, J. A. M. A. 211:120, 1970
Touraine, H., et al.: Syndrome de Peutz (Lentiginose-polypose digestive), Ann. Dermatol. Syphiligr. (Paris) 5:313, 1945

## 395 Phalangeales Mikrogeoden-Syndrom (des Kleinkindalters)

**Synonym:** Phalangeal microgeodic syndrome of infancy.
**Klinik:** Auftreten der Symptome etwa im Alter von 18 Monaten bis zu zwei Jahren.
a) *Schwellung, Rötung, Hitzegefühl und leichter Schmerz der Finger;*
b) spontane schnelle Rückbildung der klinischen Manifestationen;
c) unbekannte Ätiologie.
**Radiologie:**
a) *Kleine Lakunen in den mittleren und distalen Phalangen* der betroffenen Finger, geringe Aufweitung der betroffenen Phalangen;

234

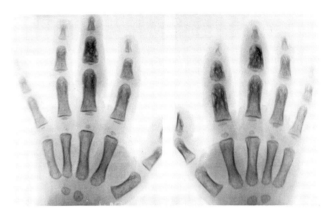

Abb. **160** Phalangeales Mikrogeoden-Syndrom des Kleinkindalters bei einem 2 Jahre alten Jungen. Man erkennt kleine Lakunen in den Phalangen (aus *Maroteaux, P.:* Ann. Radiol. 13 [1970] 229).

b) langsame Klärung der radiologischen Befunde im Verlauf mehrerer Jahre (Abb. 160).

**Literatur**

Maroteaux, P.: Cinq observations d'une affection microgeodique des phalanges du nourrisson d'etiologie inconnue. Ann. Radiol. 13:229, 1970

## 396 Pickwick-Syndrom

**Synonyme:** Kardio-pulmonales Syndrom des Adipösen; cardiorespiratory-obesity syndrome; obesity-hypoventilation syndrome.

**Klinik:**
a) *Erhebliche Adipositas;*
b) *Somnolenz;*
c) *kardiorespiratorische Insuffizienz mit alveolärer Hypoventilation;*
d) intermittierende Zyanose;
e) periodisch unterbrochene Atmung;
f) sekundäre Polyzythämie;
g) myoklonische Zuckungen;
h) Hypertrophie des rechten Ventrikels;
i) Rechtsinsuffizienz (in fortgeschrittenen Fällen).

**Radiologie:**
a) Kardiomegalie;
b) normale oder prominente Pulmonalarterien.

**Literatur**

Burwell, C. S., et al.: Extreme obesity associated with alveolar hypoventilation: A Pickwickian syndrome, Am. J. Med. 21:811, 1956

Dickens, C.: *The Posthumous Papers of the Pickwick Club* (London: Chapman and Hall, 1837)

Metzl, K., et al.: The Pickwickian syndrome in a child, Clin. Pediatr. 8:49, 1969

Suzuki, M.: Pickwickian syndrome and endocardial fibroelastosis: A possible pathogenic correlation, Am. J. Med. 53:123, 1972

## 397 Pleonosteose

**Synonyme:** Leri-Syndrom; Leri-Pleonosteose; Pleonosteosis familiaris.

**Erbgang:** Autosomal dominant mit guter Penetranz und variabler Expressivität.

**Klinik:**
a) *Minderwuchs,.*
b) *mongoloides Aussehen;*
c) *kurze, spatenförmige Hände;*
d) *breite Daumen in Valgusstellung;*
e) *Genu recurvatum;*
f) *Beugekontrakturen der Finger und Zehen;*
g) *Cubitus valgus;*
h) *Bewegungseinschränkung der Gelenke.*

**Radiologie:**
a) *Knochenverbreiterung, besonders der Hände, Füße und Wirbelkörper;*
b) bizarre Vergrößerung der posterioren Wirbelbögen der Halswirbelkörper (Rukavina);
c) *Beugekontrakturen der Finger und Zehen.*

**Literatur**

Léri, A.: Dystrophie osseuse généralisée, congénitale et héréditaire: La pléonostéose familiale, Presse Méd. 30:13, 1922

Rukavina, J. G., et al.: Leri's pleonosteosis: A study of a family with a review of the literature, J. Bone Joint Surg. 41–A:397, 1959

Watson-Jones, R.: Leri's pleonosteosis, carpal tunnel compression of the median nerves and Morton's metatarsalgia, J. Bone Joint Surg. 31–B:560, 1949

## 398 Plummer-Vinson-Syndrom

**Synonyme:** Paterson-Kelly-Syndrom; sideropenische Dysphagie; Kelly-Paterson-Syndrom; Waldenström-Kjellberg-Syndrom.

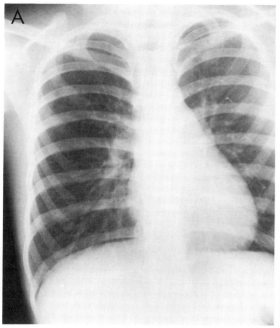
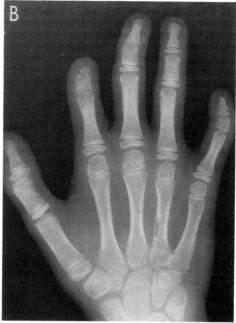

Abb. **161** Poland-Syndrom bei einem 10 Jahre alten Mädchen. **A** Strahlentransparenzerhöhung der rechten Thoraxseite durch Hypoplasie der Pektoralismuskeln. **B** Hypoplasie und Dysplasie der Phalangen der rechten Hand (aus dem Kinderkrankenhaus von San Francisco).

**Klinik:** Meist handelt es sich um Frauen mittleren Alters.

a) Glossitis, Veränderungen der Mundschleimhaut, des Pharynx und des proximalen Ösophagus *(Schleimhautfalten, Membranen- und Strangbildungen)* verursachen eine Dysphagie;

b) *einfache hypochrome Anämie.*

**Radiologie:** *Membranen des Hypopharynx oder zervikalen Ösophagus.*

### Literatur

Hutton, C. F.: Plummer-Vinson syndrome, Br. J. Radiol. 29:81, 1956

Kelly, A. B.: Spasm at the entrance to the oesophagus, J. Laryngol. Otol. 34:285, 1919

Paterson, D. R.: A clinical type of dysphagia, J. Laryngol. Otol. 34:289, 1919

Plummer, H. S.: Diffuse dilatation of the esophagus without anatomic stenosis (cardiospasm): A report of ninety-one cases, J. A. M. A. 58:2013, 1912

Seaman, W. B.: Roentgenology of Pharyngeal Disorders, in Margulis, A. R., and Burhenne, H. J. (eds.), *Alimentary Tract Roentgenology* (St. Louis: C. V. Mosby Co., 1973)

Vinson, P. P.: Hysterical dysphagia, Minn. Med. 5:107, 1922

Waldenstöm, J., and Kjellberg, S. R.: The roentgenological diagnosis of sideropenic dysphagia (Plummer-Vinson's syndrome), Acta Radiol. (Stockh.), 20:618, 1939

## 399 Poland-Syndrom

**Synonyme:** Poland-Syndaktylie; Syndaktylie mit Dysplasie des Musculus pectoralis.

**Klinik:**

a) *Partielles oder vollständiges Fehlen der Pektoralismuskeln* (meist nur ihrer sternokostalen Köpfe);

b) *Anomalien der ipsilateralen oberen Gliedmaßen;*

c) andere bekannte Anomalien: Mamma- und Mamillenhypoplasie, überzählige Mamillen.

**Radiologie:**

a) *Syndaktylie,* Polydaktylie, Arm- und Handhypoplasie, Aplasie der Metakarpalia und Phalangen;

b) *relative Strahlentransparenzerhöhung der ipsilateralen Thoraxhalbseite;*

c) Fehlen der normalen Achselfalte auf der betroffenen Seite;

d) andere bekannte Anomalien: Rippenmißbildungen, Lungenhernien (Abb. 161).

Literatur

David, T. J.: Nature and etiology of the Poland anomaly, New Engl. J. Med. 287:487, 1972
Mace, J. W., et al.: Poland's syndrome: Report of seven
cases and review of the literature, Clin. Pediatr.
11:98, 1972
Pearl, M.: Poland's syndrome, Radiology 101:619,
1971
Poland, A.: Deficiency of the pectoralis muscles, Guy's
Hosp. Rep. 6:191, 1841

## 400 Polydaktylie – Anus imper-foratus – Wirbelsäulen-anomalien

**Synonyme:** Polydactyly-imperforate anus-vertebral anomalies syndrome; P./I.A./V.A. syndrome; Say-Gerald-Syndrom.
**Klinik und Radiologie:** Polydaktylie, Anus imperforatus, verschiedene Wirbelsäulenanomalien.

Literatur

Kaufman, R. L., et al.: Polydactyly/imperforate anus/
vertebral anomalies syndrome, Lancet 1:841, 1970
Say, B., et al.: A new polydactyly/imperforate anus/
vertebral anomalies syndrome? Lancet 2:688, 1968
Say, B., et al.: A new syndrome of dysmorphogenesis:
imperforate anus associated with polyoligodactyly
and skeletal (mainly vertebral) anomalies, Acta Paediatr. Scand. 60:197, 1971

## 401 Polylienie-Syndrom

**Pathologie:**
a) Lävoisomerie (2 Lappen in jeder Lunge, bilaterale hyparterielle Bronchien);
b) *kongenitaler Herzschaden* (gehäuftes Vorkommen von Vorhofseptumdefekten, anomale Pulmonalvenen, doppelte Vena cava
superior, Blutstrom aus der Vena cava inferior über die Vena azygos in die Vena cava
superior).
**Klinik:** Kongenitaler Herzschaden.
**Radiologie:**
a) *Arteriographischer Nachweis* eines gemeinsamen Stammes der Arteria coeliaca und
mesentrica sowie *multipler Milzanlagen;*
b) andere bekannte Anomalien: Dextrokardie,
Heterotaxie, bilaterale hyparterielle Bronchien, erweiterte Azygos- oder Hemiazygos-
venen, Malrotation des Darms, Aplasie der
Gallenblase.

Literatur

Moller, J. H., et al.: Congenital cardiac disease associated with polysplenia: A development complex of bilateral "left-sidedness," Circulation 36:789, 1967
Moller, J. H., et al.: Malrotation of the bowel in patients with congenital heart disease associated with
splenic anomalies, Radiology 99:393, 1971
Randall, P. A., et al.: The spleen and congenital heart
disease, Am. J. Roentgenol. 119:551, 1973
Vaughn, T. J., et al.: Diagnosis of polysplenia syndrome, Radiology 101:511, 1971

## 402 Polyzythämie mit gleich-zeitigem Vorkommen von Tumoren und Zysten

Gleichzeitiges Vorkommen einer Polyzythämie
mit Nierenzysten (solitär oder polyzystisch),
Hypernephromen, Wilms-Tumor, benignem
Nierenadenom, Uterusmyomen, zerebellaren
Hämangiomen, Hepatomen, Phäochromozytom oder aldosteronproduzierenden Adeno-
men, Hydronephrose.

Literatur

Erslev, A. J.: Secondary Polycythemia, in Williams, W.
J., et al.: *Hematology* (New York: McGraw-Hill
Book Co., 1972), pp. 551–553
Morton, E. D. et al.: Polycythemia and uterine myoma-
ta, J. A. M. A. 200:149, 1967
Murphy, G. P., et al.: Erythropoietin release associated
with Wilm's tumors, Johns Hopkins Med. J. 120:26,
1967
Nakao, K., et al.: Erythrocytosis associated with carci-
noma of the liver, Am. J. Med. Sci. 251:161, 1966
Rosse, W. F., et al.: Renal cysts, erythropoietin and
polycythemia, Am. J. Med. 34:76, 1963
Thorling, E. B., et al.: Erythrocytosis and hypernephro-
ma, Scand. J. Haematol. 1:38, 1969
Waldmann, T. A., et al.: The association of polycythemia with a cerebellar hemangioblastoma, Am. J.
Med. 31:318, 1961
Waldmann, T. A.: The erythropoiesis-stimulating factors produced by tumors, Ann. N. Y. Acad. Sci. 149:
509, 1968

## 403 Pompe-Syndrom

**Synonyme:** Pompe-Krankheit; Glykogenspeicherkrankheit, Typ II; Cardiomegalia glycogenica diffusa; Glykogenose, Typ Cori II; cardiac
glycogenesis.
**Erbgang:** Autosomal rezessiv.
**Enzymdefekt:**
Saure Alpha-1,4-Glukosidase.

**Pathologie:** Generalisierte Speicherkrankheit mit Bevorzugung von Herz, Nerven und Muskeln.

**Klinik:** Auftreten der Symptome im Säuglingsalter.

a) *Tonusminderung;*
b) geringe Gewichtszunahme;
c) *Dyspnoe;*
d) *zirkumorale Zyanose;*
e) *generalisierte Muskelschwäche;*
f) Fehlen der tiefen Sehnenreflexe;
g) geistige Retardierung;
h) Makroglossie;
i) pathologisches EKG;
j) Todeseintritt gewöhnlich im ersten Lebensjahr.

**Radiologie:**

a) *Mäßige oder ausgeprägte Kardiomegalie* mit normaler Lungengefäßzeichnung oder gelegentlicher Stauung;
b) bei der Herzkatheteruntersuchung verdickte Ventrikelwand mit deutlicher Verlegung der linksventrikulären Ausflußbahn.

### Literatur

Ehlers, K. H., et al.: Glycogen-storage disease of the myocardium with obstruction to left ventricular outflow, Circulation 25:96, 1962

Hernandez, A., Jr., et al.: Cardiac glycogenosis: Hemodynamic, angiocardiographic, and electron microscopic findings. Report of a case, J. Pediatr. 68:400, 1966

Nihill, M. R., et al.: Generalized glycogenosis type II (Pompe's disease), Arch. Dis. Child. 45:122, 1970

Pompe, J. C.: Over idiopatsche hypertrophie van het hart, Ned. Tijdschr. Geneeskd. 76:304, 1932

Ruttenberg, H. D., et al.: Glycogen-storage disease of the heart: Hemodynamic and angiocardiographic features in two cases, Am. Heart. J. 67:469, 1964

Swaiman, K. F., et al.: Late infantile acid maltase deficiency, Arch. Neurol. 18:642, 1968

## 404 Popliteal-Pterygium-Syndrom

**Synonyme:** Lip pits-cleft lip and palate-popliteal pterygia syndrome; Quadrupel-Syndrom; popliteal web syndrome.

**Erbgang:** Familiäres Vorkommen (dominant oder rezessiv) und sporadische Fälle wurden bekannt.

**Klinik:**

a) *Unterlippenfisteln;*
b) *Lippen-Gaumen-Spalte;*
c) *Pterygium im Bereich der Kniekehlen,* in schweren Fällen von der Hüfte bis zum Haken reichend;

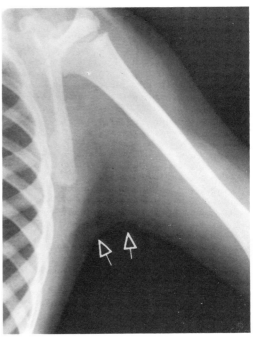

**Abb. 162** Popliteal-Pterygium-Syndrom. 3¹/₂ Jahre altes Mädchen mit tiefsitzenden Ohrmuscheln, breiter und deformierter Nasenspitze, Pterygium am Hals, in beiden Achseln und in der rechten Kniekehle (Beugekontraktur von 15 Grad) und einer Gaumenspalte (plastisch rekonstruiert). Man erkennt das Pterygium der Axilla auf dem Röntgenbild (Pfeile).

d) interkrurales Pterygium;
e) *urogenitale Anomalien:* Kryptorchismus, bisexuelle Geschlechtsanlage, fehlendes oder gespaltenes Skrotum, Hypoplasie oder Aplasie der Labia majora;
f) verschiedene Anomalien der Digitalia;
g) Zehennageldysplasie.

**Radiologie:**

a) *Pterygium der Kniekehle;*
b) *verschiedene Gliedmaßenanomalien:* Syndaktylie von Händen und Füßen, Hypoplasie oder Aplasie von Fingern und Zehen, Verschmelzung von Interphalangealgelenken, Valgus- oder Varusfehlstellung der Füße, Talipes equinovarus, Tibiahypoplasie, Patellaaplasie oder Patella bipartita, kleiner Azetabulumwinkel usw. (Abb. 162).

### Literatur

Champion, R., et al.: Congenital popliteal webbing in siblings, J. Bone Joint Surg. 41–B:355, 1959

Fevre, M.: Le quadruple syndrome, Z. Kinderch. 11:250, 1972

Gorlin, R. J., et al.: Popliteal pterygium syndrome, Pediatrics 41:503, 1968

Kind, H. P.: Popliteales pterigiumsyndrom, Helv. Paediatr. Acta 25:508, 1970

Klein, D.: Un curieux syndrome héréditaire: Cheilopalatoschisis avec fistules de la lèvre inférieure associé à une syndactylie, une onychodysplasie particulière, un ptérygion poplité unilatéral et des pieds varus équins, J. Génét. Hum. 11:65, 1962

## 405 Postcholezystektomie-Syndrom

**Synonym:** Recurrent biliary tract syndrome.

**Klinik:** *Wiederauftreten von Symptomen,* die bereits vor Cholezystektomie bestanden (Bauchschmerzen, Nausea, Erbrechen usw.)

**Radiologie:**
a) *Nachweis von pathologischen Veränderungen, die vor der Cholezystektomie nicht diagnostiziert wurden,* wie Konkrementen, Striktur des distalen Ductus choledochus, Stenose des Musculus sphincter Oddii;
b) Diagnose von Veränderungen, die nicht die Gallenwege betreffen und vor der Operation unbekannt waren.

### Literatur

Burhenne, H. J.: The Postcholecystectomy Syndrome, in Margulis, A. R., and Burhenne, H. J. (eds.), *Alimentary Tract Roentgenology* (St. Louis: C. V. Mosby Co., 1973), pp. 1322–1326

Dreiling, D. A.: The postcholecystectomy syndrome, Am. J. Dig. Dis. 7:603, 1962

Shehadi, W. H.: *Clinical Radiology of the Biliary Tract* (New York: McGraw-Hill Book Co., 1963), pp. 170–188

## 406 Postgastrektomie-Syndrome

1. Dumping-Syndrom;
2. Malabsorptions-Syndrom;
3. Syndrom der zuführenden Schlinge;
4. funktionelles Postvagotomie-Syndrom.

### Literatur

Burhenne, H. J.: Roentgen anatomy and terminology of gastric surgery, Am. J. Roentgenol. 91:731, 1964

## 407 Postkardiotomie-Syndrom

**Synonyme:** Postperikardiotomie-Syndrom; Postkommissurotomie-Syndrom.

**Klinik:** Auftreten der Symptome einige Wochen oder Monate nach dem chirurgischen Eingriff.
a) *Brustschmerz;*
b) *Fieber;*
c) Muskel- und Gelenkschmerz;
d) Husten;
e) *Perikardreibegeräusch;*
f) Dyspnoe;
g) Leukozytose und beschleunigte BSG;
h) Rückgang der Beschwerden nach Gabe von Salizylaten oder Kortikosteroiden.

**Radiologie:**
a) *Perikarderguß;*
b) Pleuraerguß;
c) basale Lungeninfiltrate;
d) keine Herzinsuffizienz mit Stauung nachweisbar;
e) Herztamponade (selten).

### Literatur

Ellis, K., et al.: Roentgenographic findings after pericardial surgery, Radiol. Clin. North Am. 9:327, 1971

Soloff, L. A., et al.: Reactivation of rheumatic fever following mitral commissurotomy, Circulation 8:481, 1953

## 408 Postkoarktektomie-Syndrom

**Synonym:** Syndrom der „Arteriitis mesenterialis".

**Pathologie:**
a) Hämorrhagische Bezirke in der Darmwand;
b) Arterien- und Venenthrombose;
c) Darmwandnekrosen und -ulzerationen;
d) entzündliche zelluläre Infiltrate in der Darmwand.

**Klinik:** *Auftreten gewöhnlich am zweiten postoperativen Tag.*
a) *Bauchschmerzen;*
b) empfindliche Bauchdecken;
c) Erbrechen;
d) *Melaena,* Fieber;
e) *Hypertension;*
f) Leukozytose.

**Radiologie:**
a) Auf der Leeraufnahme paralytischer Ileus mit weitgestellten Darmschlingen;
b) in der Magen-Darm-Passage *Darmwandödem mit verbreiterten Schleimhautfalten;*
c) als Spätfolge Darmverschluß im Narbenbezirk (Abb. 163).

### Literatur

Ho, E. C. K., et al.: The syndrome of "mesenteric arteritis" following surgical repair of aortic coarctation: Report of nine cases and review of the literature, Pediatrics 49:40, 1972

Abb. **163** Postkoarktektomie-Syndrom. 4 Jahre alter Junge, bei dem am zweiten Tag nach Resektion einer Koarktation der Aorta Erbrechen, Bauchschmerzen mit Auftreibung des Abdomens und eine Blutdruckerhöhung auftraten. Die Magen-Darm-Passage 5 Tage nach der Operation zeigte eine Verbreiterung der Schleimhautfalten (Aufnahme: Dr. *R. S. Arkoff*, San Francisco, Kalifornien).

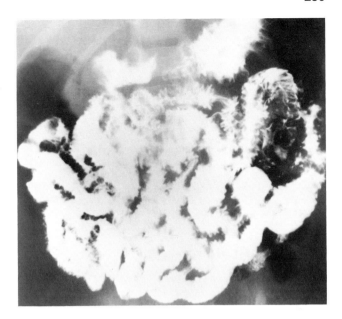

Mays, E. T., et al.: Postcoarctectomy syndrome, Arch. Surg. 91:58, 1965
Reid, H. C., et al.: Infarction of ileum following resection of coarctation of the aorta, Br. J. Surg. 45:625, 1958
Ring, D. M., et al.: Abdominal pain following surgical correction of coarctation of aorta: A syndrome, J. Thorac. Cardiovasc. Surg. 31:718, 1956
Sealy, W. C.: Indications for surgical treatment of coarctation of the aorta, Surg. Gynecol. Obstet. 97:301, 1953

## 409 Postmyokardinfarkt-Syndrom

**Synonyme:** Dressler-Syndrom; Postinfarkt-Syndrom.
**Klinik:** Auftreten nach Myokardinfarkten, gewöhnlich mit einer *Latenzzeit* von einer bis zu mehreren Wochen.
a) *Brustschmerzen;*
b) *Fieber;*
c) *Polyserositis* (Perikard, Pleura);
d) beschleunigte BSG;
e) Leukozytose.
**Radiologie:**
a) *Verbreiterung des Herzschattens durch Perikarderguß;*
b) *Pleuraerguß* (manchmal);
c) *pulmonale Infiltrate* (manchmal);
d) Verbreiterung des oberen Mediastinums (bei einem Drittel der Fälle);
e) angiokardiographischer Nachweis eines Perikardergusses durch Injektion von Kontrastmittel in die Vena cava superior;
f) Perikarderguß im Echokardiogramm.

**Literatur**
Dressler, W.: A post-myocardial infarction syndrome, J. A. M. A. 160:379, 1956
Kossowsky, W. A., et al.: Post myocardial infarction syndrome: An early complication of acute myocardial infarction, Chest 63:35, 1973
Levin, E. J., et al.: Dressler syndrome (postmyocardial infarction syndrome), Radiology 87:731, 1966
Markoff, R.: Klinische Bedeutung des Dressler-Syndroms, Dtsch. Med. Wochenschr. 93:627, 1968

## 410 Potter-Syndrom

**Synonyme:** Dysplasia renofacialis; reno-faziales Syndrom.
**Klinik:**
a) *Charakteristisches Aussehen:* abgeflachtes Gesichtsrelief, weit auseinanderstehende Augen, tiefstehende dysplastische Ohrmuscheln, Mikrognathie, leichter Epikanthus;
b) bilaterale Lungenhypoplasie;
c) *Nierenagenesie oder zystische dysplastische Nieren;*
d) besonders schlaffe Haut bei einigen Patienten.
**Radiologie:**
a) Pneumothorax, Pneumomediastinum;
b) andere bekannte Anomalien (gelegentlich auftretend): spatenähnliche Hände, Klump-

fuß, überstreckbare Kniegelenke, fehlende Bauchmuskulatur, Anus imperforatus usw.

### Literatur

Fraga, J. R., et al.: Association of pulmonary hypoplasia, renal anomalies and Potter's facies, Clinical Pediatr. 12:150, 1973
Liberman, M. M. et al.: Association between pneumomediastinum and renal anomalies, Arch. Dis. Child. 44:471, 1969
Potter, E. L.: Facial characteristics of infants with bilateral renal agenesis, Am. J. Obstet. Gynecol. 51:885, 1946
Stern, L., et al.: Pneumothorax and pneumomediastinum associated with renal malformations in newborn infants, Am. J. Roentgenol. 116:785, 1972

## 411 Prader-Labhart-Willi-Syndrom

**Synonyme:** Prader-Labhart-Willi-Syndrom; syndrome of hypotonia-hypomentia-hypogonadism-obesity (HHHO); Prader-Labhart-Willi-Fanconi-Syndrom.

**Klinik:**
a) Minderwuchs;
b) *Adipositas;*
c) *neonatale Muskelhypotonie;*
d) Strabismus;
e) geringer anterio-bifrontaler Durchmesser;
f) *Hypogonadismus;*
g) *kleine Hände und Füße;*
h) *geistige Retardierung;*
i) *Diabetes mellitus oder anomaler Glukosetoleranztest.*

**Radiologie:** Uncharakteristische Befunde; bekanntgewordene Anomalien:
a) Akromikrie;
b) verzögerte Skelettreifung;
c) Schädelveränderungen wie kleiner Kopf, verstärkte Auszackung der Schädelnähte, wurmstichige Knochen, kurzer Unterkiefer mit vergrößertem Unterkieferwinkel, kleine Sella turcica in der Seitenansicht, Aplasie der Stirnhöhlen, geringe Vergrößerung der Ventrikel;
d) Zahnkaries;
e) Skoliose;
f) Coxa valga;
g) Längenasymmetrie der Gliedmaßen;
h) unterschiedliche Syndaktyliegrade, falsch ansetzender Daumen;
i) Hüftgelenksdislokation;
j) Osteoporose.

### Literatur

Brissenden, J. E., et al.: Prader-Willi syndrome in infant monozygotic twins, Am. J. Dis. Child. 126:110, 1973
Cohen, M. M., Jr., et al.: The Prader-Willi syndrome, Am. J. Dis. Child. 117:213, 1969
Dunn, H. G.: The Prader-Labhart-Willi syndrome: Review of the literature and report of nine cases, Acta Paediatr. Scand. Suppl. 186:1, 1968
Hall, B. D., et al.: Prader-Willi syndrome, J. Pediatr. 81:286, 1972
Medical Staff Conference, The Prader-Willi Syndrome, Calif. Med. 112:65, 1970
Pearson, K. D., et al.: Roentgenographic manifestations of the Prader-Willi syndrome, Radiology 100:369, 1971
Prader, A., Labhart, A., and Willi, H.: Ein Syndrom von Adipositas, Kleinwuchs, Kryptorchismus und Oligophrenie nach myotonieartigem Zustand im Neugeborenenalter, Schweiz. Med. Wochenschr. 86:1260, 1956

## 412 Progerie

**Synonyme:** Hutchinson-Gilford-Syndrom; vorzeitige Vergreisung; premature senility.
**Erbgang:** Unbekannt, eine autosomal rezessive Vererbung wurde vorgeschlagen.
**Klinik:**
a) *Typisches Aussehen (greisenhaftes Aussehen im Kindesalter);*
b) *Zwergwuchs;*
c) *Körperhaltung „wie beim Reiten";*
d) *Alopezie;*
e) braune Pigmentflecken am Körper, *Hautatrophie,* Nagelhypoplasie, hervortretende oberflächliche Venen;
f) *Gelenkdeformitäten;*
g) *Muskelatrophie;*
h) *Atheromatose;*
i) frühzeitiger Tod.
**Radiologie:**
a) *Hypoplasie der Gesichtsknochen, besonders der Unterkiefer, vorgewölbte Stirn, dünnes Schädeldach,* Schaltknochen, nichtossifizierte Membranstreifen der Schädelnähte und Fontanellen;
b) *schlanke lange Röhrenknochen, Coxa valga;*
c) *spitz zulaufende distale Phalangen, progressive Akroosteolysen der distalen Phalangen;*
d) *dünne, kurze Schlüsselbeine, progressive Verdünnung und Resorption der distalen Schlüsselbeinenden und der Rippen, dünne Rippen;*
e) pathologische Frakturen;
f) im allgemeinen normales Knochenalter;
g) Osteoporose;

bb. **164** Progerie. Man erkennt eine partielle Resorption der ersten 4 Rippen auf jeder Seite. Das linke Schlüsselbein ist vollständig resorbiert, auf der rechten Seite persistiert nur ein kleiner Rest (Pfeil) (aus *Ozonoff, M. B., A. R. Clemett:* Amer. J. Roentgenol. 100 [1967] 75).

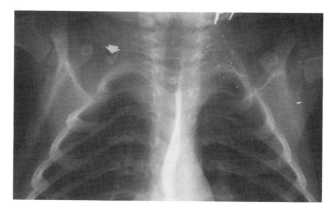

Abb. **165** Progerie. Es liegt eine Resorption des Nagelkranzes bei erhaltenem Weichteilgewebe vor. Normales Knochenalter (aus *Margolin, F. R., H. L. Steinbach:* Amer. J. Roentgenol. 103 [1968] 173).

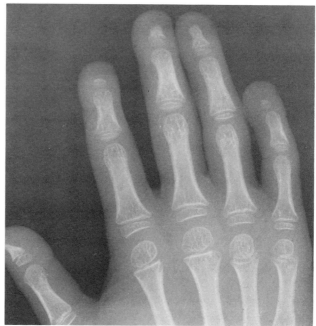

h) infantile Wirbelsäule;

i) verzögerte Dentition, Persistenz des Milchgebisses (Abb. 164 u. 165).

### Literatur

DeBusk, F. L.: The Hutchinson-Gilford Progeria syndrome: Report of 4 cases and review of the literature, J. Pediatr. 80:697, 1972

Gabr, M., et al.: Progeria: A pathologic study, J. Pediatr. 57:70, 1960

Gilford, H.: Progeria: A form of senilism, Practitioner (London) 73:188, 1904

Hutchinson, J.: Case of congenital absence of hair with atrophic condition of the skin and its appendages, Lancet 1:923, 1886

Macleod, W.: Progeria, Br. J. Radiol. 39:224, 1966

Margolin, F. R., and Steinbach, H. L.: Progeria: Hutchinson-Gilford syndrome, Am. J. Roentgenol. 103:173, 1968

Ozonoff, M. B., and Clemett, A. R.: Progressive osteolysis in progeria, Am. J. Roentgenol. 100:75, 1967

## 413 Pseudoachondroplastische Dysplasie

**Synonym:** Spondylo-epiphysäre Dysplasie (pseudoachondroplastischer Typ).

**Erbgang:** Entweder autosomal dominant oder rezessiv.

**Klinik:**

a) *Kurzgliedriger Zwergwuchs,* gewöhnlich im

zweiten bis vierten Lebensjahr diagnostifizierbar;

b) *deutlich verkürzte Hände und Füße;*

c) *normale Gesichtszüge.*

**Radiologie:**

a) *Normale Gesichts- und Hirnschädelknochen;*

b) *kurze Röhrenknochen;*

c) *unregelmäßige pilzförmige Metaphysen;*

d) *Fragmentierung und Unregelmäßigkeiten der wachsenden Epiphysen;*

e) unregelmäßige Ossifikation der Wirbelkörperplatten, *bikonvexe Wirbelkörperform, Skoliose in späterer Kindheit;*

f) spatelförmige Rippen;

g) normale Incisura ischiadica;

h) Coxa vara.

**Literatur**

Cooper, R. R., et al.: Pseudoachondroplastic dwarfism, J. Bone Joint Surg. 55-A:475, 1973

Ford, N., et al.: Spondylo-epiphyseal dysplasia (pseudoachondroplastic type), Am. J. Roentgenol. 86:462, 1961

Lindseth, R. E., et al.: Spondylo-epiphyseal dysplasia (Pseudoachondroplastic type), Am. J. Dis. Child. 113:721, 1967

Maroteaux, P., and Lamy, M.: Les formes pseudoachondroplastiques des dysplasies spondylo-épiphysaires, Presse Méd. 67:383, 1959

Silverman, F. N.: Pseudoachondroplastic dysplasia, Semin. Roentgenol. 8:172, 1973

## 414 Pseudogicht-Syndrom

**Synonym:** Chondrocalcinosis articularis.

**Pathologie:**

a) Degeneration und Verkalkung des Gelenkknorpels;

b) Kalziumpyrophosphatkristalle in der Gelenkflüssigkeit.

**Klinik:** Episodisch auftretende Arthralgie mit Weichteilschwellung.

**Radiologie:** Am häufigsten sind Ellenbogen, Handwurzeln und die Metakarpophalangeal-, Knie- und Sprunggelenke betroffen.

a) *Diskrete Aufhebung der subchondralen Grenzlamelle;*

b) *Chondrokalzinose;*

c) paraartikuläre Sehnen- und Bursaverkalkungen.

**Literatur**

Israelski, M.: Meniscus calcification: Roentgen findings in diseases of menisci, Am. J. Roentgenol. 25:85, 1931

McCarthy, D. J., Jr., et al.: The roentgenographic aspects of pseudo-gout (articular chondrocalcinosis): An analysis of 20 cases, Am. J. Roentgenol. 90:1248, 1963

Martel, W., et al.: A roentgenologically distinctive arthropathy in some patients with pseudogout syndrome, Am. J. Roentgenol. 109:587, 1970

## 415 Pseudohypertrophische Muskeldystrophie (DUCHENNE)

**Synonyme:** Duchenne-Griesinger-Krankheit; Duchenne-Dystrophie.

**Erbgang:** X-gebundener rezessiver Erbgang bei männlichen Patienten.

**Klinik:** Auftreten in der frühen Kindheit. *Progressive Muskelschwäche, Pseudohypertrophie,* besonders der Wadenmuskulatur, Herzbeteiligung, Tod oft im zweiten Lebensjahrzehnt.

**Radiologie:**

a) *Schrittweiser Ersatz der Muskulatur durch Fettgewebe* zwischen dem dritten und sechsten Jahr *in Streifenform;*

b) Größenzunahme der Muskelmasse unter 6 Jahren;

c) Coxa valga;

d) Osteoporose;

e) Tiefenzunahme des a.-p. Durchmessers der Fibula bei niedrigem Querdurchmesser (das Verhältnis Fibula/Tibia liegt in der Seitenprojektion über 0,70; normalerweise liegt es unter 0,66);

f) *Skoliose und Kontrakturen* im Spätstadium;

g) Kardiomegalie und Lungenödem.

**Literatur**

Di Chiro, G., et al.: Soft tissue radiography of extremities in neuromuscular disease with histological correlation, Acta Radiol. (Diag.) (Stockh.) 3:65, 1965

Duchenne, G. B. A.: Recherches sur la paralysie musculaire pseudohypertrophique ou paralysie myo-sclérosique, Arch. Gén. Méd., Paris 11:5, 179, 305, 421, 552, 1868

Gay, B. B., et al.: Roentgenologic evaluation of disorders of muscle, Semin. Roentgenol. 8:25, 1973

Griesinger, W.: Über Muskelhypertrophie, Arch. Heilk. 6:1, 1865

Harris, V. J., et al.: Increased thickness of the fibula in Duchenne muscular dystrophy, Am. J. Roentgenol. 98:744, 1966

Kaufmann, H. J.: A new roentgen finding in pseudohypertrophic muscular dystrophy, Am. J. Roentgenol 89:970, 1963

Lewitan, A., et al.: The roentgen features of muscular dystrophy, Am. J. Roentgenol. 73:226, 1955

# 416 Pseudotumor cerebri

**Synonyme:** Benigne intrakranielle Druckerhöhung; Quincke-Meningitis; Symonds-Syndrom; otogener Hydrozephalus; seröse Meningitis; toxischer Hydrozephalus; Borries-Syndrom.

**Klinik:**

a) *Erhöhter intrakranieller Druck;*

b) *normale chemische und zytologische Zusammensetzung des Liquor cerebrospinalis.*

**Ursachen:**

a) Überproduktion des Liquors;

b) Resorptionsstörung der zerebrospinalen Flüssigkeit;

c) Sinusthrombose;

d) Entzündungen der Nasennebenhöhlen, Warzenfortsätze, Mittelohren oder der Atemwege;

e) endokrine Störungen (Hypoparathyreoidismus, Kortikosteroidtherapie, Menarche);

f) Galaktosämie;

g) Allergie;

h) Vitamin-A-Intoxikation, Tetrazykline;

i) Gastroenteritis;

j) Schädel-Hirn-Trauma.

**Radiologie:**

a) *Weite Schädelnähte, entkalktes Dorsum sellae, tiefe Sella turcica;*

b) Kontrastmitteluntersuchung: lateraler Ventrikel kleiner als normal (manchmal), keine Verschiebung der Mittellinie.

## Literatur

Afshani, E., et al.: Widening of cranial sutures in children with deprivation dwarfism, Radiology 109:141, 1973

Bhowmick, B. K.: Benign intracranial hypertension after antibiotic therapy, Br. Med. J. 3:30, 1972

Boe, R., et al.: Pseudotumor cerebri, JAMA 226:567, 1973

Bray, P. F., et al.: Pseudotumor cerebri as a sign of "catch-up" growth in cystic fibrosis, Am. J. Dis. Child. 126:78, 1973

Dunsker, S. B., et al.: Pseudotumor cerebri associated with idiopathic cryofibrinogenemia: Report of a case, Arch. Neurol. 23:120, 1970

Edmunds, C., et al.: Pseudotumor cerebri and low vitamin-A intake, JAMA 226:674, 1973

Grant, D. N.: Benign intracranial hypertension: A review of 79 cases in infancy and childhood, Arch. Dis. Child. 46:651, 1971

Greer, M.: Benign intracranial hypertension (pseudotumor cerebri), Pediatr. Clin. North Am. 14:819, 1967

Huttenlocker, P. R., et al.: Pseudotumor cerebri in galactosemia, J. Pediatr., 76:902, 1970

Jacobson, H. G., et al.: Pseudotumor cerebri, Radiology 82:202, 1964

Lipton, H. L.: Pseudotumor cerebri syndrome without papilledema, JAMA 220:1591, 1972

Muenter, M. D., et al.: Chronic vitamin A intoxication in adults, Am. J. Med. 50:129, 1971

Nonne, M.: Der Pseudotumor cerebri, Neue Dtsch. Chir. 10:107, 1914

Quincke, H.: Ueber Meningitis serosa und verwandte Zustände, Dtsch. Z. Nervenh. 9:149, 1896–1897

Rose, A., et al.: Benign intracranial hypertension in children Pediatrics 39:227, 1967

Symonds, C. P.: Otitic hydrocephalus, Brain 54:55, 1931

# 417 Pseudoxanthoma elasticum

**Synonyme:** Grönblad-Strandberg-Syndrom*; Grönblad-Strandberg-Touraine-Syndrom; Elastosis dystrophica; systemische Elastorrhexis; systemic elastic disease; hereditäre Elastodystrophie; Darier-Syndrom.

**Erbgang:** Autosomal rezessiv.

**Pathologie:** Degeneration des kollagen-elastischen Gewebes.

**Klinik:**

a) *Xanthomähnliche Hautveränderungen* an den Beugefalten;

b) Abnahme der Sehkraft, *gefäßähnliche Streifen („angioid streaks")* der Netzhaut;

c) intermittierende Klaudikatio und fehlende periphere Pulse;

d) Angina pectoris;

e) systemische Hypertension;

f) Bauchschmerzen;

g) rezidivierende Blutungen aus dem Verdauungstrakt wegen angiomatöser Mißbildungen.

**Radiologie:**

a) *Vaskuläre, dermale und periartikuläre Verkalkungen;*

b) ischämische Resorption der terminalen Phalangen;

c) *Gefäßveränderungen:* Dilatation der Aorta, Verschluß peripherer Arterien mit starker Kollateralzirkulation, arteriosklerotische Plaques und Verschluß größerer Gefäße bei jungen Erwachsenen, arteriovenöse Fisteln, geschlängelter Arterienverlauf, Rete mirabile der Arteria carotis (Abb. 166).

---

*Das Grönblad-Strandberg-Syndrom bezeichnet eine Kombination von gefäßähnlichen Streifen der Netzhaut mit dem Pseudoxanthoma elasticum.

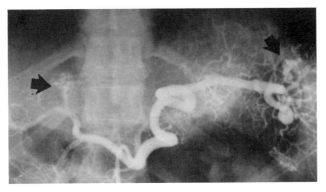

Abb. **166** Pseudoxanthoma elasticum. 36 Jahre alte Frau mit einer Anamnese von episodisch auftretender Hämatemesis und der klinischen Diagnose eines Pseudoxanthoma elasticum. Die Angiographie der Bauchgefäße zeigte eine Region mit deutlich geschlängelten Gefäßen und unregelmäßiger Einengung der Lumina distal des Ursprungs der Arteria mesenterica superior. Man erkennt angiomatöse Mißbildungen (Pfeile) in Leber und Milz auf dem hier gezeigten selektiven Zöliakogramm (aus *Bardsley, J. L., P. R. Koehler:* Radiology 93 (1969) 559).

**Literatur**

Bardsley, J. L., and Koehler, P. R.: Pseudoxanthoma elasticum: Angiographic manifestations in abdominal vessels, Radiology 93:559, 1969

Darier, J.: Pseudoxanthoma elasticum, Monatsschr. Prakt. Dermatol. 23:609, 1896

Farreras-Valenti, P., et al.: Grönblad-Strandberg-Touraine syndrome with systemic hypertension due to unilateral renal angioma: Cure of hypertension after nephrectomy, Am. J. Med. 39:355, 1965

Grönblad, E.: Angioid streaks: Pseudoxanthoma elasticum, Vorläufige Mitteilung, Acta Ophthalmol. 7:329, 1929

James, A. E., Jr., et al.: Roentgen findings in pseudoxanthoma elasticum (PXE), Am. J. Roentgenol. 106:642, 1969

Koo, A. H., et al.: Pseudoxanthoma elasticum associated with carotid rete mirabile, Am. J. Roentgenol. 116:16, 1972

Najjar, S. S., et al., Tumoral calcinosis and pseudoxanthoma elasticum, J. Pediatr. 72:243, 1968

Rios-Montenegro, E. N., et al.: Pseudoxanthoma elasticum: Association with bilateral carotid rete mirabile and unilateral carotid-cavernous sinus fistula, Arch. Neurol. 26:151, 1972

Strandberg, J.: Pseudoxanthoma elasticum, Zentralbl. Haut. u. Gschl. Krkh. 31:689, 1929

Touraine, A.: L'élastorrhexie systématisée, Bull. Soc. Fr. Dermatol. Syphiligr. 47:255, 1940

# 418 Pyknodysostose-Syndrom

**Synonyme:** Pycnodysostosis; Pyknodysostose (MAROTEAUX u. LAMY); Krankheit von TOULOUSE-LAUTREC.

**Erbgang:** Autosomal rezessiv.

**Klinik:**

a) *kurzgliedriger Zwergwuchs;*

b) *kranio-faziale Dysmorphie* mit Prominenz des Schädeldachs;

c) weit vorstehende Nase;

d) Mikrognathie;

e) Zahnanomalien: verzögerte Dentition, persistierende Milchzähne, unregelmäßige bleibende Zähne, partielle Anodontie;

f) *kurze Finger;*

g) abgeflachte Nägel.

**Radiologie:**

a) Kranio-faziale Anomalien: Prominenz der Stirn- und Hinterhauptprotuberanzen, „Marmorknochen", *verzögerter Schluß der Fontanellen und Schädelnähte, stumpfe Kieferwinkel, Verdichtung der Schädelknochen,* besonders der Orbitaränder (Harlekinaussehen), Unterentwicklung oder Aplasie der Mastoidzellen und Nasennebenhöhlen;

b) *generalisierte Osteosklerose* (dichte Knochen);

c) Hypoplasie des akromialen Schlüsselbeinendes;

d) schmaler Thorax;

e) *partielle oder vollständige Aplasie der distalen Phalangen, die oft fragmentiert sind;*

f) *brüchige Knochen,* pathologische transversale Frakturen (Abb. 167).

**Literatur**

Elmore, S. M.: Pycnodysostosis, J. Bone Joint Surg. 49-A:153, 1967

Emami-Ahari, Z., et al.: Pycnodysostosis, J. Bone Joint Surg. 51-B:307, 1969

Maroteaux, P., and Lamy, M.: La pycnodysostose, Presse Méd. 70:999, 1962

Maroteaux, P., and Lamy, M.: The malady de Toulouse-Lautrec, JAMA 191:715, 1965

Maroteaux, P., et al.: Pycnodysostosis, in Kaufmann, H. J. (ed.), *Progress in Pediatric Radiology,* Vol. 4 (Basel: Karger, 1973), p. 403

Muthukrishnan, N., et al.: Pycnodysostosis, Am. J. Roentgenol. 114:247, 1972

Sedano, H. D., et al.: Pycnodysostosis, Am. J. Dis. Child. 116:70, 1968

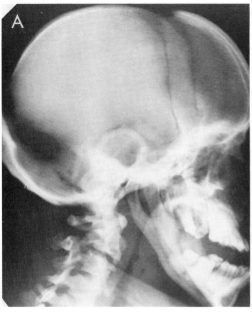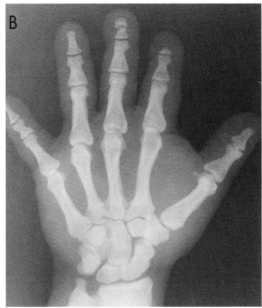

Abb. **167** Pyknodysostose-Syndrom (Pycnodysostosis). 35 Jahre alter männlicher Zwerg mit multiplen Frakturen in der Anamnese. **A** Dichte Knochen, weit offene Schädelnähte, Prognathie, stumpfe Unterkieferwinkel, Fehlen von normal entwickelten Mastoidzellen und Nasennebenhöhlen. **B** Generalisierte Osteosklerose, nahezu vollständiges Fehlen der distalen Phalanx des Zeigefingers und quer durch die distale Phalanx des Mittelfingers ziehender Defekt (Aufnahme: Dr. *D. L. Mack*, Oakland, Kalifornien).

# 419 Pyle-Syndrom

**Synonyme:** Pyle-Krankheit; familiäre Metaphysendysplasie.
**Erbgang:** Autosomal rezessiv.
**Klinik:** Oft asymptomatisch oder nur wenige klinische Zeichen.
a) Muskelschwäche;
b) Gelenkschmerzen;
c) *Genu valgum,* im frühen Lebensalter auftretend;
d) Skoliose;
e) Bewegungseinschränkung der Ellenbogengelenke.
**Radiologie:**
a) *Geringe Beteiligung des Schädels;* prominente Cristae supraorbitalia, geringe Hyperostosis des Schädeldachs, geringe Prognathie;
b) dicke Schlüsselbeine, Rippen und ischiopubische Knochen;
c) *deutliche Mindertubulisierung der langen Röhrenknochen,* besonders der distalen Femora (Erlenmeyerkolben-ähnliche Deformität);
d) *Auftreibung der distalen Metakarpalia und der proximalen Phalangen.*

**Anmerkung:** Die Pyle-Krankheit sollte von der kraniometaphysären Dysplasie unterschieden werden, bei der deutliche Schädelveränderungen und eine nur geringe metaphysäre Auftreibung vorkommen.

### Literatur
Backwin, H., et al.: Familial metaphyseal dysplasia, Am. J. Dis. Child. 53:1521, 1937
Cohn, M.: Konstitutionelle Hyperspongiosierung des Skeletts mit partiellem Riesenwuchs, Fortschr. Röntgenstr. 47:293, 1933
Gorlin, R. J., et al.: Pyle's disease (familial metaphyseal dysplasia): The presentation oft two cases and argument for its separation from craniometaphyseal dysplasia, J. Bone Joint Surg., 52-A:347, 1970
Pyle, E.: A case of unusual bone development, J. Bone Joint Surg. 13:874, 1931
Taybi, H.: Generalized skeletal dysplasia with multiple anomalies: A note on Pyle's disease, Am. J. Roentgenol. 88:450, 1962
Urteaga, B. O., et al.: Craniometaphyseal dysplasia (Pyle's disease) in an ancient skeleton from the Mochica culture of Peru, Am. J. Roentgenol. 99:712, 1967

# R

## 420 Raynaud-Syndrom

**Synonym:** Raynaud-Krankheit.
**Ätiologie:** Unbekannt.
**Klinik:** Meist sind erwachsene Frauen betroffen.

a) *Intermittierender Gefäßspasmus*, der in der Gliedmaßenperipherie Starre, Blässe oder Zyanose, Schmerzen und Parästhesien verursacht;
b) Ulzera und Gangräne können entstehen.

**Radiologie:**

a) *Keine Füllung der distalen Digitalarterien;*
b) *Kalibereinengung der Digitalarterien.*

**Anmerkung:** Das Raynaud-Phänomen bezieht sich auf eine vasomotorische Störung, die zu Blässe und Zyanose der Extremitäten führt.

### Literatur

Allen, E. V.: The peripheral arteries in Raynaud's disease: An arteriographic study of living subjects, Proc. Mayo Clin. 12:187, 1937
Lynn, R. B., et al.: Arteriographic appearance of the digital arteries of the hand in Raynaud's disease, Lancet 1:471, 1955
Raynaud, A. G. M.: De l'asphyxie locale et de la gangrène symétrique des extrémités, Thèse de Paris, 1862
Sayre, J. W.: Raynaud's disease presenting in a 5-month-old male infant, Pediatrics 52:412, 1973
Wegelius, U.: Angiography of the hand, Acta Radiol. 315 (Suppl.):91, 1972

## 421 Reifenstein-Syndrom

**Synonym:** Hereditärer familiärer Hypogonadismus.
**Erbgang:** Vereinbar mit einem X-gebundenen rezessiven Erbgang.
**Klinik:**

a) *Hypospadie;*
b) *postpubertäre Hodenatrophie;*
c) *Azoospermie und Unfruchtbarkeit;*
d) *gering ausgeprägte oder fehlende Virilisierung;*
e) *Gynäkomastie;*
f) erhöhte FSH-Ausscheidung, normaler 17-Ketosteroidspiegel.

**Radiologie:**

a) Hypospadie;
b) Utriculus prostaticus (manchmal).

### Literatur

Bowen, P., et al.: Hereditary male pseudohermaphroditism with hypogonadism, hypospadias and gynecomastia: Reifenstein's syndrome, Ann. Intern. Med. 62:252, 1965
Jones, L. W., et al.: Reifenstein's syndrome: Hereditary familial hypogonadism with hypospadias and gynecomastia, J. Urol. 104:608, 1970
Reifenstein, E. C., Jr.: Hereditary familial hypogonadism, Proc. Am. Fed. Clin. Res. 3:86, 1947

## 422 Reiter-Syndrom

**Synonyme:** Fiessinger-Leroy-Syndrom; Fiessinger-Leroy-Reiter-Syndrom; Waelsch-Urethritis; okulo-urethro-artikuläres Syndrom; Ruhrrheumatismus; Reiter-Trias.
**Klinik:**

a) *Urethritis;*
b) *Arthritis;*
c) *Konjunktivitis;*
d) Balanitis;
e) Keratodermie;
f) Diarrhö;
g) Fieber;
h) Ulzerationen der Mundschleimhaut;
i) Erythem;
j) Myokarditis;
k) Perikarditis;
l) Neuritis.

**Radiologie:**

a) *Knochenerosionen und Gelenkergüsse* (Ferse, Zehen und Sakroiliakalgelenke im besonderen);
b) *Arthritis mutilans* der Füße;
c) Tendinitis mit *Periostitis* der Sehenansätze oder der angrenzenden Regionen (häufig an der plantaren Oberfläche des Os calcaneus);
d) gelegentlich Aorteninsuffizienz (im späten Krankheitsstadium) durch Dilatation des Aortenklappenrings (Abb. 168).

### Literatur

Engleman, E. P., et al.: Reiter's syndrome, Clin. Orthop. 57:19, 1968
Fiessinger, N., and Leroy, E.: Contribution à l'étude d'une épidémie de dysenterie dans la somme (juillet-octobre 1916) Bull. Mém. Soc. Méd. Hôp. (Paris) 40:2030, 1916
Memin, Y., et al.: Évolution à moyen term des syndromes de Fiessinger-Leroy-Reiter, observé en Algérie de

Abb. **168** Reiter-Syndrom. Arthritis bei einem 28jährigen Mann, dessen Symptome seit weniger als 6 Monaten bestehen. Es liegt eine Tendosynovitis des Zeigefingers vor, der Knorpel des proximalen Interphalangealgelenks ist zerstört (aus ISholkoff, S. D., M. G. Glickman, H. L. Steinbach: Radiology 97 [1970] 497).

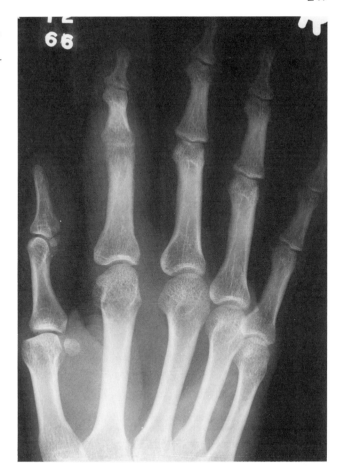

1956 à 1965 (à propos des 102 observations), Ann. Méd. Interne (Paris) 123:817, 1972

Moss, I. S.: Reiter's disease in childhood, Br. J. Ven. Dis. 40:166, 1964

Paulus, H. E., et al.: Aortic insufficiency in five patients with Reiter's syndrome, Am. J. Med. 53:464, 1972

Peterson, C. C., Jr., et al.: Reiter's syndrome and psoriatic arthritis, Am. J. Roentgenol. 101:860, 1967

Reiter, H.: Über eine bisher unerkannte Spirochäteninfektion (Spirochätosis arthritica), Dtsch. Med. Wochenschr. 42:1535, 1916

Sholkoff, S. D., Glickman, M. G., and Steinbach, H. L.: Roentgenology of Reiter's syndrome, Radiology 97:497, 1970

Waelsch, L.: Über chronische, nicht gonorrhoische Urethritis, Arch. Dermatol. Syphiligr. (Berlin) 123:1089, 1916

## 423 Rendue-Osler-Weber-Syndrom

**Synonyme:** Hereditäre hämorrhagische Teleangiektasien; Babington-Syndrom; Goldstein-Syndrom; Osler-Syndrom; familiäre hämorrhagische Teleangiektasien; Sutton-Babington-Rendue-Osler-Weber-Krankheit; Teleangiectasia hereditaria haemorrhagica.

**Erbgang:** Autosomal dominant.

**Klinik:**

a) *Teleangiektasien der Haut und Schleimhäute;*

b) *wiederholte Blutungen* (Nase, Mund, Atemwege, Harnwege usw.);

c) Zyanose, Trommelschlegelfingerbildung und Polyzythämie bei Patienten mit Lungenbeteiligung.

**Radiologie:** Angiographisch Nachweis von *Angiodysplasien:* Aneurysmen, arteriovenöse Fisteln, Konglomeratangiome mit Angiektasien, kapilläre angiodysplastische Läsionen, Phlebektasien, Angiome (Abb. 169).

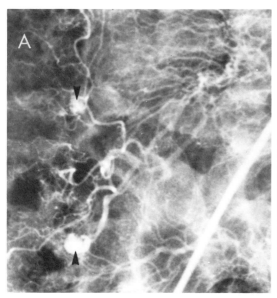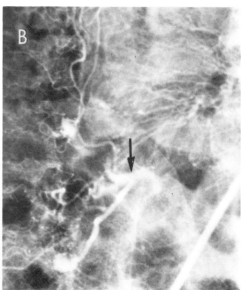

Abb. **169**   Rendue-Osler-Weber-Syndrom. Angiektatische, arteriovenöse Dysplasie. **A** Arterielle Phase (Pfeile); arterielle angiektatische Herde. **B** Frühzeitige Kontrastierung von kontrastdicht drainierenden Venen (Pfeile) (aus *Halpern, M., A. F. Turner, B. P. Citron:* Radiology 90 [1968] 1143).

### Literatur

Babington, B. G.: Hereditary epistaxis, Lancet 2:362, 1865

Boynton, R. C., et al.: Cerebral arteriovenous fistula with possible hereditary telangiectasia, Am. J. Dis. Child. 125:99, 1973

Goldstein, H. I.: Hereditary hemorrhagic telangiectasia with recurring (familial) hereditary epistaxis, Arch. Intern. Med. 27:102, 1921

Halpern, M., Turner, A. F., and Citron, B. P.: Hereditary hemorrhagic telangiectasia: An angiographic study of abdominal visceral angiodysplasias associated with gastrointestinal hemorrhage, Radiology 90:1143, 1968

Kinkhabwala, M. N., et al.: Osler-Weber-Rendue syndrome with multiple angiographic findings, Br. J. Radiol. 45:534, 1972

Mirra, J. M., et al.: Skeletal hemangiomatosis in association with hereditary hemorrhagic telangiectasia, J. Bone Joint Surg. 55-A:850, 1973

Osler, W.: On a family form of recurring epistaxis, associated with multiple telangiectasis of skin and mucous membrans, Bull. Johns Hopkins Hosp. 12:333, 1901

Rendue, M.: Epistaxis répétées chez un sujet porteur de petits angiomes cutanés et muqueux, Bull. Mém. Soc. Méd. Hôp. (Paris) 13:731, 1896

Steinberg, I., et al.: Pulmonary arteriovenous fistula associated with capillary telangiectasia (Rendue-Osler-Weber disease): Report of a case illustrating use of metal casting for demonstrating the lesion, J., Thorac. Surg. 35:517, 1958.

Trell, E., et al.: Familial pulmonary hypertension and multiple abnormalities of large systemic arteries in Osler's disease, Am. J. Med. 53:50, 1972

Weber, F. P.: Multiple hereditary developmental angiomata (telangiectases) of the skin and mucous membranes associated with recurring hemorrhages, Lancet 2:160, 1907

## 424   Retinablindheit, polyzystische Nieren und Hirnmißbildungen

**Klinik und Radiologie:** *Blindheit, polyzystische Nieren und zerebellare oder zerebrale Mißbildungen, geistige und motorische Retardierung,* Tod in der Kindheit.

### Literatur

Dekaban, A. S.: Hereditary syndrome of congenital retinal blindness (Leber), polycystic kidneys and maldevelopment of the brain, Am. J. Ophthalmol. 68:1029, 1969

Senior, B., et al.: Juvenile familial nephropathy with tapetoretinal degeneration, Am. J. Ophthalmol. 52:625, 1961

# 425 Ribbing-Syndrom

**Synonyme:** Diaphysensklerose; enostale Hyperostose (Ribbing-Form); hereditäre multiple Diaphysensklerose.

**Erbgang:** Möglicherweise autosomal dominant.

**Klinik:** Tiefer zur Zeit der Pubertät auftretender Gliederschmerz, der an Stärke zunimmt; im Erwachsenenalter wird der Patient schließlich asymptomatisch. Einige Autoren halten dieses Krankheitsbild für mit dem Engelmann-Syndrom identisch.

**Radiologie:** *Symmetrische, spindelförmige diaphysäre Osteosklerose und Hyperostose der langen Röhrenknochen,* isolierter Befall einzelner langer Röhrenknochen kann vorkommen.

**Literatur**

Aegerter, E., and Kirkpatrick, J. A., Jr.: *Orthopedic Diseases* (Philadelphia: W. B. Saunders Co., 1968), pp. 175–178

Paul, L. W.: Hereditary multiple diaphyseal sclerosis (Ribbing), Radiology 60:412, 1953

Ribbing, S.: Hereditary multiple diaphyseal sclerosis, Acta Radiol. 31:522, 1949

# 426 Rieger-Syndrom

**Synonyme:** Hypodontia and mesodermal dysgenesis of the iris and the cornea; Dysgenesis mesodermalis corneae et iridis.

**Erbgang:** Autosomal dominant.

**Klinik:**

a) *Zahnanomalien: Hypodontie,* Mikrodontie Schmelzhypoplasie;

b) *Augenanomalien: Aniridie oder hypoplastische Iris,* Strangbildungen aus Irisstroma, Iriskolobom, Glaukom, ektopische Pupillen, Katarakt des vorderen Pols, Optikusatrophie, Mikrokornea oder Megalokornea, tiefe vordere Augenkammer, Strabismus, Pseudohypertelorismus;

c) Dystrophia myotonica, Muskeldystrophie.

**Radiologie:**

a) *Zahnanomalien:* Hypodontie, Mikrodontie, pflock- oder kegelförmige Zähne, Malokklusion;

b) Dysgnathie: Hypoplasie der Maxilla, relative Prominenz der Mandibula;

c) andere bekanntgewordene Anomalien: Arachnodaktylie, Polydaktylie, Skoliose, Kyphose, Herzmißbildungen, Hydrozephalus, Syringomyelie, Anus imperforatus, Nabelhernie, Hüftgelenkdislokation, Brachydaktylie, Klinodaktylie, partielle Aplasie von Gesichtsknochen.

**Literatur**

Feingold, M., et al.: Rieger's syndrome, Pediatrics 44:564, 1969

Henkind, P., et al.: Mesodermal dysgenesis of the anterior segment: Rieger's anomaly, Arch. Ophthalmol. 73:810, 1965

Langdon, J. D., Rieger's syndrome, Oral Surg. 30:788, 1970

Rieger, H.: Beiträge zur Kenntnis seltener Mißbildungen der Iris, Graefes Arch. Ophthalmol. 133:602, 1935

# 427 Riley-Syndrom

**Synonyme:** Syndrom mit Makrozephalie, Pseudopapillenödem und Hämangiomen; Riley-Smith-Syndrom.

**Erbgang:** Wahrscheinlich autosomal dominant.

**Klinik:**

a) *Makrozephalie* (zum Geburtszeitpunkt vorhanden);

b) *Pseudopapillenödem;*

c) *multiple Hämangiome;*

d) normale Sehkraft und Intelligenz;

e) rezidivierende Infektionen der Atemwege mit chronischen Lungenveränderungen.

**Radiologie:**

a) *großer Kopf;*

b) Dickenzunahme der Schädelknochen;

c) *normales Pneumenzephalogramm* (in einem Fall untersucht).

**Literatur**

Riley, H. D. Jr., and Smith, W. R.: Macrocephaly, pseudopapilledema and multiple hemangiomata: A previously undescribed heredofamilial syndrome, Pediatrics 26:293, 1960

# 428 Riley-Day-Syndrom

**Synonym:** Familiäre Dysautonomie.

**Erbgang:** Autosomal rezessiv; Ashkenazi-Juden (in den meisten Fällen).

**Klinik:**

1. *Dysautonomie,* die sich manifestiert durch:

    a) Fieber,

    b) fleckige Hautveränderungen,

    c) stärkstes Schwitzen,

    d) kühle Extremitäten,

    e) herabgesetzte Schmerz- und Tastempfindlichkeit,

    f) verminderte Tränensekretion,

250

g) Unempfindlichkeit der Hornhaut und Hornhautgeschwüre,
h) periodisches Erbrechen,
i) periodische Hypertension und orthostatische Hypotension,
j) Schluckbeschwerden, Regurgitieren,
k) abgeschwächter Würgreflex;
2. *Störungen der Bewegungskoordination;*
3. *psychische Labilität;*
4. fehlende Papillae fungiformes der Zunge;
5. andere bekannte Anomalien: Minderwuchs, geistige Retardierung.

**Radiologie:**
a) *Schluckbeschwerden* mit Koordinationsstörung zwischen Schluckakt und Schluß des Larynx, was zur Aspiration in die Trachea führt, verzögerte Relaxation des Musculus cricopharyngeus;
b) *Koordinationsstörung zwischen der peristaltischen Welle des Ösophagus und dem unteren ösophagealen Sphinkter;* Dilatation und Tonusstörung des Ösophagus, geringe Entleerungsfunktion des Ösophagus in horizontaler Lage;
c) geblähter Dünndarm, Megakolon;
d) verzögerte Skelettreifung;
e) rezidivierende Pneumonien;
f) andere bekanntgewordene Anomalien: Kyphoskoliose, gehäuftes Vorkommen von Frakturen und Osteochondritis, neuropathisches Kniegelenk, Hüftgelenkdislokation, Pes cavus, Mikrozephalie, Hydrozephalus, kraniofaziale Dysproportionierung (kleines Gesicht), kongenitaler Herzschaden.

**Literatur**

Gyepes, M. T., et al.: Familial dysautonomia: The mechanism of aspiration, Radiology 91:471, 1968
Kirkpatrick, R. H., et al.: Roentgenographic findings in familial dysautonomia. Radiology 68:654, 1957
Margulies, S. I., et al.: Familial dysautonomia: A cineradiographic study of the swallowing mechanism, Radiology 90:107, 1968
Riley, C. M., Day, R. L., et al.: Central autonomic dysfunction with defective lacrimation: Report of five cases, Pediatrics 3:468, 1949
Santel, L.: Megaesophagus in two cases of familial disautonomia, J. Pediatr. Surg. 6:501, 1971 (abstract).
Yoslow, W., et al.: Orthopedic defects in familial dysautonomia: A review of sixty-five cases, J. Bone Joint Surg. 53-A:1541, 1971

# 429 Robertson-Kihara-Syndrom

**Klinik und Radiologie:** *Hypertension, Hyperreninämie* und sekundärer *Aldosteronismus bei Vorliegen eines renalen Tumors des juxtaglomerulären Apparates* (primärer Reninismus).

**Literatur**

Conn, J. W., et al.: The syndrome of hypertension, hyperreninemia and secondary aldosteronism associated with renal juxtaglomerular cell tumor (primary reninism), J. Urol. 109:349, 1973
Kihara, L., et al.: A hitherto unreported vascular tumor of the kidney: A proposal of "juxtaglomerular cell tumor," Acta Pathol. Jap. 18:197, 1968
Robertson, P. W., et al.: Hypertension due to a renin-secreting renal tumour, Am. J. Med. 43:963, 1967

# 430 Robin-Syndrom

**Synonym:** Pierre Robin-Syndrom.
**Erbgang:** Unbekannte genetische Kombination. Familiäres Vorkommen wurde bekannt.
**Klinik:**
a) *Mikrognathie;*
b) *Gaumenspalte;*
c) *Glossoptose;*
d) andere bekannte Anomalien: geistige Retardierung (bei 20% der Fälle), verschiedene Gliedmaßenanomalien.

**Radiologie:**
a) *Unterkieferhypoplasie;*
b) *Gaumenspalte;*
c) *Obstruktion der oberen Luftwege;*
d) andere bekanntgewordene Veränderungen: kongenitaler Herzschaden, pulmonale Hypertension mit Kardiomegalie und Lungenödem, verschiedene Anomalien der oberen und unteren Gliedmaßen.

**Literatur**

Carroll, D. B., et al.: Hereditary factors in the Pierre Robin syndrome, Br. J. Plast. Surg. 24:43, 1971
Farnsworth, P. B., et al.: Glossoptotic hypoxia and micrognathia: The Pierre Robin syndrome reviewed, Clin. Pediat. 10:600, 1971
Gorlin, R. J., et al.: Robin's syndrome, Am. J. Dis. Child. 119:176, 1970
Holthusen, W.: The Pierre Robin syndrome: Unusual associated development defects, Ann. Radiol. (Paris) 15:253, 1972
Pratt, A. E.: The Pierre Robin syndrome, Br. J. Radiol. 39:390, 1966
Randall, P., et al.: Pierre Robin and the syndrome that bears his name, Cleft Palate J. 2:237, 1965
Robin, P.: La chute de la base de la langue: considerée comme une nouvelle cause de gêne dans la respiration naso-pharyngienne, Bull. Acad. Natl. Méd. (Paris) 89:37, 1923

Shah, C. V., et al.: Cardiac malformations with facial clefts with observation on the Pierre Robin syndrome, Am. J. Dis. Child. 119:238, 1970
Singh, R. P., et al.: Perre Robin syndrome in siblings, Am. J. Dis. Child. 120:560, 1970

## 431 Robinow-Silverman-Syndrom

**Synonym:** Fetal face syndrome.
**Erbgang:** Autosomal dominant mit inkompletter Penetranz (wahrscheinlich);
**Klinik:**
a) *Charakteristisches Aussehen* (tiefer Nasensattel, vorspringende Stirn, orbitaler Hypertelorismus, S-förmige untere Augenlider, dreieckförmiger Mund mit herabhängenden Mundwinkeln);
b) *geringer kurzgliedriger mesomelischer Zwergwuchs;*
c) *hypoplastische äußere Genitalia;*
d) Zahnstellungsanomalien;
e) Wachstumsverzögerung.
**Radiologie:**
a) *Mesomelische Brachymelie;*
b) Hypertelorismus;
c) Langschädel;
d) Anomalien der Wirbelsäule, Rippen und Phalangen (Abb. 170).

### Literatur

Gorlin, R. J., et al.: Fetal face syndrome (Robinow-Silverman syndrome), Modern Medicine October 30, 1972, p. 92
Pfeiffer, R. A.: Ein Komplex multipler Mißbildungen bei zwei nicht verwandten Kindern, Paediatr. Paedol. 6:262, 1971
Robinow, M., Silverman, F. N., and Smith, H. D.: A newly recognized dwarfing syndrome, Am. J. Dis. Child. 117:645, 1969
Vera-Roman, J. M.: Robinow dwarfing syndrome accompanied by penile agenesis and hemivertebrae, Am. J. Dis. Child. 126:206, 1973
Wadlington, W. B., et al.: Mesomelic dwarfism with hemivertebrae and small genitalia (the Robinow syndrome), Am. J. Dis. Child. 126:202, 1973

## 432 Romberg-Syndrom

**Synonyme:** Parry-Romberg-Syndrom; progressive hemifaziale Atrophie; progressive faziale Hemiatrophie; faziale Trophoneurose.
**Erbgang:** Nur wenige familiäre Fälle wurden bekannt. Wahrscheinlich autosomale Dominanz mit reduzierter Penetranz.
**Klinik:** Progressive in der Kindheit oder im

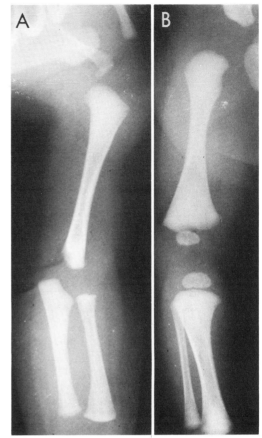

Abb. **170** Robinow-Silverman-Syndrom. Männlicher Neugeborener mit mäßiger mesomelischer Brachymelie (aus *Robinow, M., F. N. Silverman, H. D. Smith:* Amer. J. Dis. Child. 117 [1969] 645).

frühen Erwachsenenalter auftretende Krankheit.
a) *Weichteilschwund auf einer Gesichtsseite,* partiell oder vollständig, in einigen Fällen Fortschreiten der Atrophie mit Übergreifen auf die Extremitäten;
b) vermehrte Hautpigmentierung von der unteren Stirnhälfte bis zur Fossa canina;
c) Hauteinziehungen von Wangen, Stirn oder Schläfe („en coup de sabre");
d) *Trigeminusneuralgie;*
e) *kontralaterale Jackson-Anfälle;*
f) Ataxie;
g) Enophthalmus;
h) Veränderungen der Behaarung (Abb. 171).
**Radiologie:** *Knochenatrophie auf der Seite der Weichteilatrophie* (kurzer Corpus und Ramus mandibulae und Entwicklungsverzögerung des

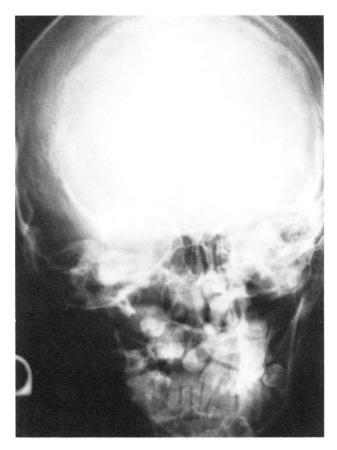

Abb. **171** Romberg-Syndrom. 13 Jahre altes Mädchen mit progressiver rechtsseitiger Hemiatrophie und brauner Pigmentierung der rechten infraorbitalen Region in der Anamnese. Die Symptome traten erstmals im Alter von 5 Jahren auf. Man erkennt eine Knochenatrophie der rechten Gesichtshälfte.

Kieferwinkels usw.); verzögerte Dentition auf der betroffenen Seite.

### Literatur

Parry, C. H.: Collections from the unpublished medical writings of the late Caleb H. Parry (London: Underwoods, 1825) (quoted from B. O. Rogers), p. 478

Rees, T. D., et al.: A new treatment for facial hemiatrophy in children by injection of dimethylpolysiloxane fluid, J. Pediatr. Surg. 2:347, 1967

Robers, B. O.: Progressive facial hemiatrophy: Romberg's disease; a review of 772 cases, Proc. Third Int. Cong. Plast. Surg., Excerpta, Med. Int. Cong. Series, No. 66:681, 1963

Romberg, M. H.: *Klinische Ergebnisse* (Berlin: A. Forstner, 1846) (quoted from B. O. Rogers), p. 75

Rushton, M. A.: Some less common bone lesions affecting the jaws, Oral Surg. 9:284, 1956

## 433 Rothmund-Syndrom

**Synonyme:** Rothmund-Thomson-Syndrom; Poikiloderma congenita; Syndrom mit Teleangiektasien, Pigmentierungen und Katarakt; Poikiloderma atrophicans und Katarakt.

**Erbgang:** Autosomal rezessiv.

**Klinik:** Auftreten der Symptome im Säuglingsalter.

a) *Erythem, das zur Hautatrophie, -pigmentierung und -schuppung mit Teleangiektasien führt;*

b) partielle oder vollständige Alopezie;

c) Nageldystrophie;

d) Hypogonadismus;

e) *Katarakt;*

f) kurze distale Gliedmaßen;

g) Zwergwuchs;

h) Schwachsinn;

i) Hypogenitalismus;

j) Sattelnase;

k) Zahnanomalien.

**Radiologie:** Unspezifische Befunde.

a) Osteoporose;

b) Osteosklerose;

c) kurze und breite Phalangen, Metakarpalia und Metatarsalia;

d) geringe epiphysäre Dysostose, Metaphysensklerose einiger langer Röhrenknochen;

e) Resorption der Nagelkranzfortsätze;
f) abgeflachte und elongierte Wirbelkörper;
g) zystische Knochenläsionen;
h) Weichteilverkalkungen, Abnahme des subkutanen Fettgewebes;
i) Mikrodontie und gelegentlich Anodontie.

## Literatur

MacEvan, D. W., et al.: Le syndrome de Rothmund (syndrome de Thomson-poikylodermie congénitale), Ann. Radiol. 7:478, 1964
Maurer, R. M., et al.: Rothmund's syndrome: A cause of resorption of phalangeal tufts and dystrophic calcification, Radiology 89:706, 1967
Rothmund, A.: Über Katarakten in Verbindung mit einer eigentümlichen Hautdegeneration, Graefes Arch. Ophthalmol. 14:159, 1968
Silver, H. K., Rothmund-Thomson syndrome: An oculocutaneous disorder, Am. J. Dis. Child. 111:182, 1966
Thomson, M. S.: An hitherto undescribed familial disease, Br. J. Dermatol. 35:455, 1923

## 434 Rubella-Syndrom (kongenitales)

**Synonyme:** Rötelnembryopathie; congenital German measles.
**Ätiologie:** Transplazentare Übertragung des Rötelnvirus.
**Klinik:**
a) *Niedriges Geburtsgewicht;*
b) *thrombozytopenische Purpura;*
c) *Hepatosplenomegalie;*
d) *kongenitale Katarakt,* Mikrophthalmie, Retinopathie;
e) *Taubheit;*
f) *Herzfehler;*
g) psychomotorische Verlangsamung.
**Radiologie:**
a) *Lineare oder ovale Aufhellungszonen und Metaphysensklerose („Selleriestengel") der langen Röhrenknochen,* Unregelmäßigkeit und geringe Mineralisation der provisorischen Kalzifizierungszone, grobe Trabekelzeichnung, transversale strahlentransparente Streifen in der Metaphyse, Frakturen (selten);
b) *große vordere Fontanelle;*
c) chronische Pneumonie;
d) kardiovaskuläre Veränderungen: *offener Ductus arteriosus, Stenose von Pulmonalarterienästen,* vertikal gekippte Pulmonalisklappe, Pulmonalklappeninsuffizienz, Ventrikelseptumdefekt, Okklusion des Aortenlumens, Aortenhypoplasie, Hypoplasie der

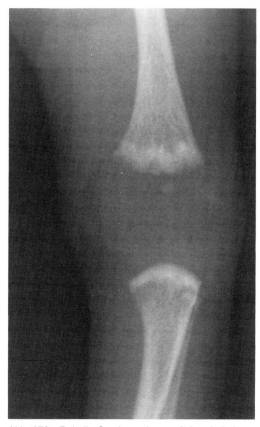

Abb. **172** Rubella-Syndrom, kongenitales, bei einem 2 Tage alten weiblichen Neugeborenen. Zum Geburtszeitpunkt Mikrozephalie und bilaterale Katarakte. Man erkennt lineare Aufhellungen und sklerotische Veränderungen (selleriestielähnlich) im distalen Femur und in der proximalen Tibia.

Aortenäste, Aneurysma des linken Ventrikels (Abb. 172).

## Literatur

Elliott, L. P., et al.: Angiocardiographic observation in the post-rubella syndrome, Am. J. Roentgenol. 97:164, 1966
Fortuin, A. G., et al.: Late vascular manifestations of rubella syndrome, Am. J. Med. 51:134, 1971
Rudolph, A. J., et al.: Transplacental rubella infection in newly born infants, JAMA 191:843, 1965
Siassi, B., et al.: Hypoplasia of the abdominal aorta associated with the rubella syndrome, Am. J. Dis. Child. 120:476, 1970
Singleton, E. B., et al.: The roentgenographic manifestations of the rubella syndrome in newborn infants, Am. J. Roentgenol. 97:82, 1966
Tang, J. S., et al.: Hypoplasia of the pulmonary arteries in infants with congenital rubella, Am. J. Cardiol. 27:491, 1971

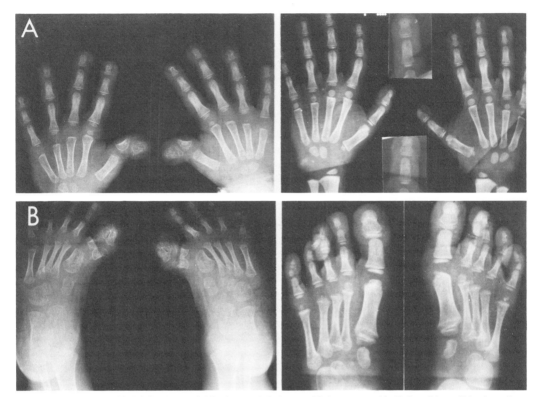

Abb. **173** Rubinstein-Taybi-Syndrom. **A** Hände von 2 Patienten. Links: trapezoide Deformität und Verdoppelung der proximalen Daumenphalangen, Krümmung des Daumens und breite Endphalangen aller anderen Finger; rechts: breite Endphalangen aller Finger. **B** Füße derselben Patienten. Links: Krümmung der Großzehen nach medial, trapezoide Deformität des ersten Metatarsale und Verdoppelung der Großzehenphalangen; rechts: breite Großzehen (aus *Taybi, H., J. H. Rubinstein:* Amer. J. Roentgenol. 93 [1965] 362).

van der Horst, R. L. et al.: Left ventricular aneurysm in rubella heart disease, Am. J. Dis. Child. 120:248, 1970

## 435 Rubinstein-Taybi-Syndrom

**Synonyme:** Broad thumb-hallux syndrome; broad thumbs and toes and mental retardation syndrome; Syndrom der breiten Daumen; digitofacial-mental retardation syndrome; brachydactyly, peculiar facies and mental retardation syndrome.

**Erbgang:** Unbekannt.

**Klinik:**

a) *Breite Endphalangen der Daumen und/oder der Großzehen,* zeitweise mit einer winkelförmigen Deformität und/oder Verdoppelung der proximalen und/oder distalen Großzehenphalanx einhergehend;

b) breite Endphalangen der anderen Finger;

c) *charakteristisches Aussehen* (kleiner Kopf, schnabelförmige oder gestreckte Nase, vorverlagerter Nasensteg, sichtbarer Hypertelorismus, antimongoloider Lidachsenverlauf, Strabismus, Steilgaumen, Lage-, Rotations-, Größen- oder Formanomalien der Ohrmuscheln, geringe Retrognathie);

d) *geistige, motorische, soziale und sprachliche Retardierung;*

e) Zwergwuchs;

f) unvollständiger oder verspäteter Testesdeszensus bei Männern;

g) andere bekannte pathologische Veränderungen: EEG-Veränderungen, Refraktionsstörungen, übermäßige Hautleistenzeichnung der Hohlhand im Gebiet des Daumenballens und des ersten Interdigitalraums, Naevus flammeus, aufgerichtete vordere Kopfhaare – mäßig bis stark.

Abb. **174**   Russell-Silver-Syndrom.
11 Jahre altes Mädchen mit der Klinik einer die ganze linke Seite betreffenden „Hemihypertrophie", V-förmigem Schädel mit breiter Stirn und schmalem Kinn und einer zwei Standardabweichungen unter dem Mittelwert gelegenen Größe. Ihr Gewicht betrug zum Geburtszeitpunkt 2 kg bei einer Länge von 44 cm. Man beachte die Asymmetrie der Hände, wobei die Knochen auf der rechten Seite kleiner sind (aus *Specht, E. E.,* et al.: J. Bone Joint Surg. 55 A [1973] 1502).

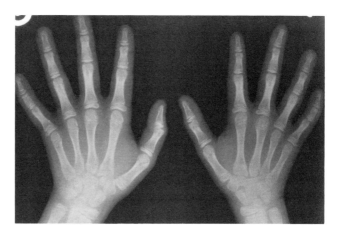

### Radiologie:

a) *Kurze und breite Daumen- und Großzehenendphalangen;*

b) *kurze, breite und buschige Fingerendphalangen (in der Mehrzahl);*

c) Auftreibung der Beckenschaufeln (kleiner Iliumindex);

d) Skelettreifungsverzögerung;

e) andere bekannte pathologische Veränderungen: Verdoppelung von Daumen- und/oder Großzehenphalangen, großes Foramen magnum, parietale Foramina, Wirbelsäulenanomalien, Brustbeinanomalien, Patellasdislokation, Syndaktylie, Polydaktylie, Klinodaktylie des fünften Fingers, fehlendes Corpus callosum (Abb. 173).

### Literatur

Matsoukas, J.: Fatherhood of the so-called Rubinstein-Taybi syndrome, Am. J. Dis. Child. 126:860, 1973 (refer to: Pouce bot arqué en forte abduction-extension et autres symptomes concomitants, Rev. Chir. Orthop. 43:142, 1957.)

Rubinstein, J. H.: *The Broad Thumbs Syndrome –* Progress Report, 1968, Vol. 5, Birth Defects Original Article Series (New York: The National Foundation – March of Dimes, 1969), p. 25

Rubinstein, J. H., Broad Thumbs-Hallux-Syndrome, in *The Proceedings of the 13th International Congress of Pediatrics,* Vienna, Austria, August 29 to September 4, 1971, pp. 471–476

Rubinstein, J. H., and Taybi, H.: Broad thumbs and toes and facial abnormalities: A possible mental retardation syndrome, Am. J. Dis. Child. 105:588, 1963

Sacrez, R., et al.: Reflexions concernant le syndrome de Rubinstein-Taybi, Rev. Pédiatr. 8:461, 1972

Smith, D. W., et al.: Scalp hair patterning as a clue to early fetal brain development, J. Pediatr. 83:374, 1973

Taybi, H.: Broad Thumbs and Great Toes, Facial Abnormalities, and Mental Retardation Syndrome, Symposium 10: The Rubinstein-Taybi Syndrome, in Richards, B. W. (ed.), *Proceedings, The First Congress of the International Association for the Scientific Study of Mental Deficiency* (Montpellier, France, 1967), pp. 596–599

Taybi, H., and Rubinstein, J. H.: Broad thumbs and toes and unusual facial features: A probable mental retardation syndrome, Am. J. Roentgenol. 93:362, 1965

## 436 Russell-Silver-Syndrom

**Synonyme:** Silver-Russel-Syndrom; Silver-Russell-Zwerg; Silver-Syndrom; Russell-Syndrom.

**Erbgang:** Kein Erbfaktor bekannt.

**Klinik:**

a) *Geburtsuntergewicht* trotz termingerechter Geburt;

b) *Minderwuchs;*

c) *asymmetrisches Wachstum,* besonders der Extremitäten;

d) *Pseudohydrozephalus, kleiner V-förmiger Gesichtsschädel,* kleiner Unterkiefer;

e) *herabgezogene Mundwinkel;*

f) kurze und/oder gekrümmte Kleinfinger;

g) andere bekannte Veränderungen: anomale Geschlechtsentwicklung, Syndaktylie, Hypospadie, Hypoplasie der Muskulatur, geistige Retardierung, Harnwegsinfektionen, große vordere Fontanelle, Hypoglykämie, erhöhter Gonadotropinhormonspiegel.

**Radiologie:**

a) *Brachydaktylie und/oder Klinodaktylie;*

b) *Asymmetrie;*

c) *Skelettreifungsverzögerung;*

d) andere bekannte Veränderungen: Syndaktylie, Hypoplasie einiger Phalangen, Ellenbo-

256

gendislokation, Hüftdislokationen, Kirner-Deformität, Seitenunterschied in der Skelettreifung, unregelmäßige Grund- und Deckplatten der Wirbelkörper und Hypoplasie des Steiß- und Kreuzbeins (Abb. 174).

**Anmerkung:** Es wurde darüber diskutiert, ob die von SILVER u. RUSSELL beschriebenen Syndrome ein und dieselbe oder zwei verschiedene Krankheitseinheiten darstellen.

### Literatur

Fuleihan, D. S., et al.: The Russell-Silver syndrome: Report of three siblings, J. Pediatr. 78:654, 1971

Gareis, F. J., et al.: The Russell-Silver syndrome without asymmetry, J. Pediatr. 79:775, 1971

Haslam, R. H. A., et al.: Renal abnormalities in the Russell-Silver syndrome, Pediatrics 51:216, 1973

McDowell, R. V., et al.: The Russell-Silver syndrome, Am. J. Dis. Child. 126:794, 1973

Moseley, J. E., et al.: The Silver syndrome: Congenital asymmetry, short stature and variations in sexual development; roentgen features, Am. J. Roentgenol. 97:74, 1966

Russell, A.: Syndrome of "intra-uterine" dwarfism recognizable at birth with craniofacial dysostosis, disproportionately short arms and other anomalies (5 examples), Proc. R. Soc. Med. 47:1040, 1954

Silver, H. K.: Asymmetry, short stature and variations in sexual development: A syndrome of congenital malformations, Am. J. Dis. Child. 107:495, 1964

Silver, H. K., et al.: Syndrome of congenital hemihypertrophy, shortness of stature and elevated urinary gonadotropins, Pediatrics 12:368, 1953

Specht, E. E., et al.: Orthopaedic considerations of Silver's syndrome, J. Bone Joint Surg. 55A:1502, 1973

Szalay, G. C.: Russell dwarf versus Silver syndrome, J. Pediatr. 80:1066, 1972

Taussig, L. M., et al.: Silver-Russell dwarfism and cystic fibrosis in a twin, Am. J. Dis. Child. 125:495, 1973

## 437 Rutherford-Syndrom

**Erbgang:** Autosomal dominant mit einem hohen Penetranzgrad.
**Klinik:**
a) *Hornhautdystrophie;*
b) *Gingivahypertrophie;*
c) *verzögerte Dentition.*
**Radiologie:**
a) Milchzahnretentionen;
b) Resorption retinierter Zähne.

### Literatur

Houston, I. B. et al.: Rutherford's syndrome: A familial oculodental disorder, Acta Paediatr. Scand. 55:233, 1966

Rutherford, M. E.: Three generations of inherited dental defects, Br. Med. J. 2:9, 1931

## 438 Sandifer-Syndrom

**Synonyme:** Syndrome of hiatal hernia with torsion spasm and abnormal posturing; neck contortions with hiatus hernia.

**Klinik:** *Anomale Bewegung und Haltung von Kopf, Hals und Oberkörper während oder nach dem Essen* im Sinne einer plötzlichen Extension, kontinuierlichen Bewegung von einer Seite auf die andere und Flexion des Oberkörpers und Halses.

**Radiologie:** Mit den klinisch beschriebenen Verdrehungen hebt sich der gastroösophageale Übergang an und der obere Magenanteil tritt in den Thoraxraum über (*Hiatushernie*).

### Literatur

Kinsbourne, M.: Hiatus hernia with contortions of the neck, Lancet 1:1058, 1964

Siegel, N. J., et al.: Picture of the month, Am. J. Dis. Child. 121:53, 1971

Sutcliffe, J.: Torsion Spasms and Abnormal Postures in Children with Hiatus Hernia: Sandifer's Syndrome, in Kaufmann, H. J. (ed.), *Progress in Pediatric Radiology,* Vol. 2 (Basel: Karger, 1969), p. 190

## 439 SC-Phokomelie-Syndrom

**Synonyme:** Syndrom mit Hypomelie, Hypotrichose und Gesichtshämangiomen; Pseudothalidomid-Syndrom; SC-Syndrom. (Das Kürzel SC stellt die Anfangsbuchstaben der ersten beiden bekanntgewordenen Familien dar, bei denen dieses Syndrom erstmals beschrieben wurde.)

**Erbgang:** Wahrscheinlich autosomal rezessiv.

**Klinik:**
a) Intrauterine und extrauterine Wachstumsstörung;
b) *mediofaziale Hämangiome;*
c) *spärliches silberblondes Haar;*
d) *symmetrische Gliedmaßenverkürzung und Mißbildung;*
e) Beugefehlstellungen verschiedener Gelenke;
f) andere bekanntgewordene Mißbildungen: mögliche geistige Retardierung, hypoplastische Nasenflügel und hypoplastisches Septum, hoher Nasensteg, hypoplastische Ohrläppchen, Mikrognathie, Hornhauttrübungen.

**Radiologie:** *Gliedmaßenreduktion:* Verkürzung, Deformierungen, Fehlen verschiedener Knochenstrukturen.

### Literatur

Hall, B. D., et al.: Hypomelia-hypotrichosisfacial hemangioma syndrome (pseusothalidomide SC syndrome, SC phocomelia syndrome), Am. J. Dis. Child. 123:602, 1972

Hermann, J., et al.: A Familial Dysmorphogenetic Syndrome of Limb Deformities, Characteristic Facial Appearance and Associated Anomalies: The "Pseudothalidomide" or "SC Syndrome," *Birth Defects Original Article Series,* Vol. V, No. 3 (New York: The National Foundation – March of Dimes, 1969), p. 81

## 440 Schönlein-Henoch-Syndrom

**Synonyme:** Henoch-Schönlein-Syndrom; anaphylaktoide Purpura; allergische Purpura; Peliosis rheumatica; kapillartoxische Purpura.

**Pathologie:** Allergische nekrotisierende Arteriitis mit submukösen Blutungen und mukösen Ulzerationen im Darm.

**Klinik:**
a) *Schleichend oder plötzlich auftretende Bauchschmerzen,* Erbrechen;
b) *Gelenkschmerzen;*
c) *kutane Purpura;*
d) gastrointestinale Blutungen;
e) Nierenbeteiligung;
f) schmerzhafte Hodenschwellung;
g) Ödeme.

**Radiologie:**
a) *Zähnelung der Darmwand oder pflastersteinartiges Aussehen als Folge des Schleimhautödems;*
b) *Wandstarre und daumenabdruckartige Läsionen durch submuköse Darmblutungen;*
c) Intussuszeption (meistens ilioiliakal);
d) spontane Darmperforation;
e) Appendizitis (Abb. 175 u. 176).

### Literatur

Arcomano, J. P., et al.: Schönlein-Henoch syndrome: Roentgen changes in the upper gastrointestinal tract, Am. J. Dis. Child. 114:674, 1967

Grossmann, H., et al.: Abdominal pain in Schönlein-Henoch syndrome: Its correlation with small bowel barium roentgen study, Am. J. Dis. Child. 108:67, 1964

Henoch, E. H.: Über den Zusammenhang von Purpura und Intestinalstörungen, Berliner Klin. Wochenschr. 5:517, 1868

Lindenauer, S. M., et al.: Surgical aspects of Henoch-Schönlein's purpura, Surgery 59:982, 1966

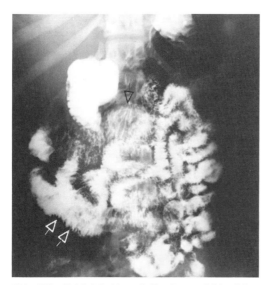

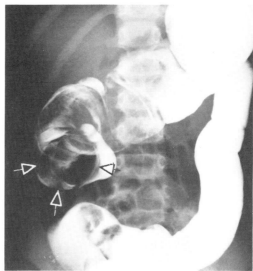

Abb. **175** Schönlein-Henoch-Syndrom. 14¹/₂ Jahre alter Junge, der sich mit Gelenkschmerz, Blutung aus dem Verdauungstrakt und einer kutanen Purpura vorstellte. Man beachte die Zähnelung der Darmwand (Pfeile).

Abb. **176** Schönlein-Henoch-Syndrom. 9 Jahre alter Junge mit Hautpurpura, Bauchschmerzen und einer epigastrischen Resistenz. Der Kontrasteinlauf zeigt eine Intussuszeption (Pfeile). Intraoperativ fand man als Ursache für die zöko-kolische Intussuszeption ein Hämatom des Zökum.

Noussias, M., et al.: Intussusception in Henoch-Schönlein purpura: A report of two cases requiring operation, Br. J. Surg. 56:503, 1969

Sahn, D. J., et al.: Schönlein-Henoch syndrome: Observation of some atypical clinical presentations, Pediatrics 49:614, 1972

Schönlein, J. L.: Allgemeine und spezielle Pathologie und Therapie, Würzburg, 1832

Tsunoda, A., et al.: The surgical complications of Schönlein-Henoch's purpura, Z. Kinderchir. 8:63, 1970

## 441 Schulter-Hand-Syndrom

**Klinik:** Eine *ungewöhnliche Komplikation eines Myokardinfarktes.*
a) *Schmerzen und Bewegungseinschränkung der linken Schulter und Hand;*
b) *Schwellung und Induration der Hand.*
**Radiologie:** Fleckige *Entkalkung* mit subkortikaler Knochenresorption im Gebiet der linken Schulter und Hand.

### Literatur

Askey, J. M.: The syndrome of painful disability of the shoulder and hand complicating coronary occlusion, Am. Heart J. 22:1, 1941

Kurtzman, R. S.: Ischemic heart disease, Semin. Roentgenol. 4:328, 1969

## 442 Schwartz-Jampel-Syndrom

**Synonym:** Osteo-chondro-muskuläre Dystrophie.
**Erbgang:** Autosomal rezessiv.
**Klinik:** Progressive Krankheit mit Auftreten der Symptome in der Kindheit.
a) *Minderwuchs;*
b) *schmales, eingefallenes Gesicht;*
c) *Myotonie, Muskelschwäche und -schwund, Blepharophimose;*
d) Schwachsinn (bei einigen Patienten).
**Radiologie:**
a) *Hüftgelenkveränderungen:* Coxa vara oder Coxa valga, verspätetes Auftreten des Hüftkopfossifikationszentrums, abgeflachter Hüftkopf, Gleiten der Femurkopfepiphyse;
b) *abgeflachte Wirbelkörper;*
c) basiläre Impression;
d) *Pectus carinatum.*

### Literatur

Aberfeld, D. C., et al.: Myotonia, dwarfism, diffuse bone disease, and unusual ocular and facial abnormalities (a new syndrome), Brain 88:313, 1965

Dugan, M. C.: Picture of the month, Am. J. Dis. Child. 126:339, 1973

Ferreira, N. C., et al.: Syndrome de Schwartz, Arch. Fr. Pédiatr. 30:208, 1973

Huttenlocher, P. R., et al.: Osteo-chondromuscular dystrophy, Pediatrics 44:945, 1969

Mereu, T. R., et al.: Myotonia, shortness of stature and hip dysplasia: Schwartz-Jampel syndrome, Am. J. Dis. Child. 117:470, 1969

Saadat, M., et al.: Schwartz syndrome: Myotonia with blepharophimosis and limitation of joints, J. Pediatr. 81:348, 1972

Schwartz, O., and Jampel, R. S.: Congenital blepharophimosis associated with a unique generalized myopathy, Arch. Ophthalmol. 68:52, 1962

## 443 Schwarz-Lélek-Syndrom

**Erbgang:** Unbekanntes Erbmuster.

**Klinik:** Zum Geburtszeitpunkt unauffällig; Auftreten der Symptome in der Kindheit.

a) *Vergrößerung des Kopfes, deutliche Vorwölbung der Stirn;*
b) *dicker Unterkiefer;*
c) *Genu recurvatum.*

**Radiologie:**

a) *Ausgeprägte Hyperostose und Sklerose des Schädels,* besonders von Stirn und Hinterhaupt, Obliteration der Nasennebenhöhlen;
b) *Krümmung der Humeri und Femora;*
c) *Verbreiterung der langen Röhrenknochen* ähnlich dem Pyle-Syndrom.

### Literatur

Gorlin, R. J., et al.: Genetic Craniotubular Bone Dysplasias and Hyperostoses: A Critical Analysis. *Birth Defects Original Article Series,* Vol. V, No. 4 (New York: The National Foundation – March of Dimes, 1969) p. 79

Lélek, I.: Camurati-Engelmannsche Erkrankung, Fortsch. Röntgenstr. 94:702, 1961

Schwarz, E.: Craniometaphyseal dysplasia, Am. J. Roentgenol. 84:461, 1960

## 444 Scimitar-Syndrom

**Synonym:** Türkensäbel-Syndrom.

**Erbgang:** Einige Fälle familiären Auftretens wurden bekannt (autosomal dominant).

**Pathologie:** *Hypoplasie der rechten Lungenhälfte und der rechten Lungenarterie, Dextropositio cordis, anomale von der Aorta zur rechten Lungenhälfte laufende Gefäße, anomaler Venenabfluß aus der rechten Lunge in die Vena cava inferior, Anomalien des rechten Zwerchfells.*

**Klinik:** Kann asymptomatisch oder symptomatisch auftreten.

a) Rezidivierende Atemwegsinfektionen;

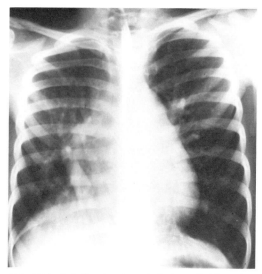

Abb. **177** Scimitar-Syndrom bei einem 5 Jahre alten Mädchen. Man beachte die gegenüber der rechten Seite etwas kleinere linke Thoraxhälfte, die geringe Verlagerung des Herzens nach rechts, den unscharfen rechten Herzrand und die türkensäbelartige anomale Vene (aus *Gwinn, J. L., G. R. Barnes,* Jr.: Amer. J. Dis. Child. 114 [1967] 585).

b) vermindertes Atemgeräusch auf der rechten Thoraxseite;
c) kleiner Hemithorax rechts.

**Radiologie:**

a) *Verlagerung des Herzens und Mediastinums nach rechts;*
b) unscharfe Abgrenzung des rechten Herzrandes und der rechten Zwerchfellhälfte;
c) *türkensäbelartige Vene rechts supradiaphragmal, die in die Vena cava inferior einmündet* (partiell oder vollkommen anomaler Abfluß);
d) Bronchiektasen der rechten Lunge (Abb. 177).

### Literatur

Bessolo, R. J., et al.: Scimitar syndrome: Report of a case with unusual variations, Am. J. Roentgenol. 103:572, 1968

Cooper, G.: Case of malformation of the thoracic viscera: Consisting of imperfect development of right lung, and transposition of the heart, Lond. Med. Gaz. 18:600, 1836

Felson, B.: Pulmonary agenesis and related anomalies, Semin. Roentgenol. 7:17, 1972

Kiely, B., et al.: Syndrome of anomalous venous drainage of the right lung to the inferior vena cava: A review of 67 reported cases and three new cases in children, Am. J. Cardiol. 20:102, 1967

Morgan, J. R., et al.: Syndrome of hypoplasia of the right lung and dextroposition of the heart: "Scimitar sign" with normal pulmonary venous drainage, Circulation 43:27, 1971

Neill, C. A., et al.: The familial occurrence of hypoplastic right lung with systemic arterial supply and venous drainage "scimitar" syndrome, Bull. Johns Hopkins Hosp. 107:1, 1960

Roehm, J. O. F., Jr., et al.: Radiographic features of the scimitar syndrome, Radiology 86:856, 1966

## 445 Senior-Syndrom

**Synonym:** Minderwuchs-Onychodysplasie-Syndrom.

**Klinik:**

a) *Minderwuchs zum Geburtszeitpunkt;*

b) *winzige Zehennägel* (beidseits eine oder mehrere kurze Zehen);

c) andere bekanntgewordene Veränderungen: geringe Geistesschwäche, breite Nase, breiter Mund, Krümmung der Kleinfinger.

**Radiologie:** Kurze Mittelphalangen der Kleinfinger, Verschmelzung der mittleren und distalen Kleinzehenphalangen.

### Literatur

Mace, J. W., et al.: Short stature and onychodysplasia: Report of a case resembling Senior syndrome, Am. J. Dis. Child. 125:114, 1973

Senior, B.: Impaired growth and onychodysplasia: Short children with tiny toenails, Am. J. Dis. Child. 122:7, 1971

## 446 Shapiro-Syndrom

**Klinik:** *Spontane rezidivierende Hypothermie,* primär organische Polydipsie, ungenügende Sekretion von ADH, hypophysärer Zwergwuchs, vorzeitige Pubertät.

**Radiologie:** *Agenesie des Corpus callosum.*

### Literatur

Guihard, J., et al.: Hypothermie spontanée récidivante avec agénésie du corps calleux: Syndrome de Shapiro (nouvelle observation), Ann. Pédiatr. (Paris) 18:645, 1971

Shapiro, W. R., et al.: Spontaneous recurrent hypothermia accompanying agenesis of corpus callosum, Brain 92:423, 1969

## 447 Sheehan-Syndrom

**Synonyme:** Hypophysäre Post-partum-Nekrose; postpartale Hypophyseninsuffizienz; Reye-Sheehan-Syndrom; Simmonds-Sheehan-Syndrom; Glinski-Simmonds-Syndrom.

**Pathologie:** *Hypophysennekrose während der postpartalen Periode* mit sekundärer Atrophie von Schilddrüse, Nebennierenrinde und Ovarien.

**Klinik:** *Akuter postpartaler Schock, gefolgt von Asthenie, Laktationsstörung, Amenorrhö oder unregelmäßigen Zyklen,* Blässe, Anorexie, Brachykardie, Hypotension, Gewichtsverlust, Kachexie, klinischen Zeichen einer Schilddrüsenunterfunktion, Nebennieren- und Gonadeninsuffizienz.

**Radiologie:** Bei 10–14 Patienten wurde einige Jahre nach Auftreten der Symptome eine *kleine Sella turcica* festgestellt.

### Literatur

Meador, C. K., et al.: The sella turcica in postmortem pituitary necrosis (Sheehan's syndrome), Ann. Intern. Med. 65:259, 1966

Reye, von: Die ersten klinischen Symptome bei Schwund des Hypophysenvorderlappens (Simmondssche Krankheit) und ihre erfolgreiche Behandlung, Dtsch. Med. Wochenschr. 54:696, 1928

Sheehan, H. L.: Post-partum necrosis of the anterior pituitary, J. Pathol. Bacteriol. (Edinb). 45:189, 1937

Sheehan, H. L.: Simmonds's disease due to postpartum necrosis of the anterior pituitary, Quart. J. Med. 8:277, 1939

Simmonds, M.: Über Hypophysisschwund mit tödlichem Ausgang, Dtsch. Med. Wochenschr. 40:322, 1914

## 448 Shwachman-Syndrom

**Synonyme:** Metaphysäre Chondrodysplasie mit Malabsorption und Neutropenie; pancreas-blood-bone syndrome; metaphysäre Dysostose mit Pankreasinsuffizienz; exokrine Pankreasinsuffizienz mit Neutropenie.

**Erbgang:** Wahrscheinlich autosomal rezessiv.

**Klinik:** Auftreten der Symptome im Säuglingsalter.

a) Wachstumsverzögerung;

b) *kurzgliedriger Zwergwuchs;*

c) *Malabsorptions-Syndrom wegen der exokrinen Pankreasinsuffizienz;*

d) rezidivierende Infektionen;

e) *Leukopenie und/oder Neutropenie (inkonstant und variabel);*

f) normaler Serumspiegel von Kalzium, Phosphat und alkalischer Phosphatase;

g) andere bekanntgewordene Veränderungen: Anämie, Ekzem, Galaktosurie.

**Radiologie:**

a) *Metaphysäre Chondrodysplasie* mit kleinen strahlentransparenten Flecken und skleroti-

Abb. **178** Shwachman-Syndrom. 8 Jahre alter Junge mit exokriner Pankreasinsuffizienz, flüchtiger Neutropenie und metaphysärer Chondrodysplasie. Man beachte die dichte und unregelmäßige Knochenzeichnung im Femurhals (aus *Taybi, H., A. D. Mitchell, G. D. Friedman:* Radiology 93 [1969] 563).

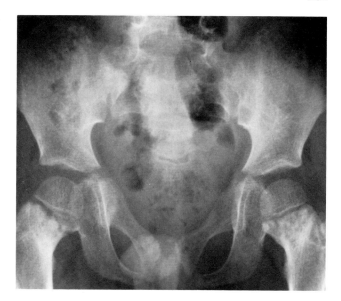

schen Auszackungen im Gebiet oder in der Umgebung der provisorischen Verkalkungszone, besonders in den Hüft- und Knieregionen;

b) unregelmäßige Ossifikation der kostochondralen Übergänge;

c) Coxa vara, ein Gleiten der Femurkopfepiphyse kann vorkommen (Abb. 178).

### Literatur

Burke, V., et al.: Association of pancreatic insufficiency and chronic neutropenia in childhood, Arch. Dis. Child. 42:147, 1967

Fellman, K., et al.: Unusual bone changes in exocrine pancreas insufficiency with cyclic neutropenia, Acta Radiol. 12:428, 1972

Giedion, A., et al.: Metaphysäre Dysostose und angeborene Pankreasinsuffizienz, Fortschr. Röntgenstr. 108:51, 1968

McLennan, T. W., et al.: Shwachman's syndrome: The broad spectrum of bony abnormalities, Radiology 112:167, 1974

Shmerling, D. H., et al.: The syndrome of exocrine pancreatic insufficiency, neutropenia, metaphyseal dysostosis and dwarfism, Helv. Paediatr. Acta 24:547, 1969

Shwachman, H., et al.: The syndrome of pancreatic insufficiency and bone marrow dysfunction, J. Pediatr. 65:645, 1964

Stanley, P., et al.: Metaphyseal chondrodysplasia with dwarfism, pancreatic insufficiency and neutropenia, Pediatr. Radiol. 1:119, 1973

Sutcliffe, J., et al.: Metaphyseal Chondrodysplasias, in Kaufmann, H. I. (ed.), *Progress in Pediatric Radiology*, Vol. 4 (Basel: Karger, 1973), p. 350

Taybi, H., Mitchell, A. D., and Friedman, G. D.: Metaphyseal dysostosis and associated syndrome of pancreatic insufficiency and blood disorders, Radiology 93:563, 1969

## 449 Sicherheitsgurt-Syndrom

**Synonym:** Seat belt syndrome.

**Klinik:** Akutes Trauma, das bei Personen mit über dem Schoß liegenden Sicherheitsgurt bei einem Zusammenstoß hoher Geschwindigkeit durch plötzliche Beugung über den Gurt eintritt; im allgemeinen kommt es zu einer Kontusion der vorderen Bauchwand.

**Radiologie:**

a) *„Chance-Fraktur"* der *Wirbelsäule* (Flexionsfraktur der Lendenwirbelsäule mit horizontaler Spaltung des Wirbelkörpers und hinteren Wirbelbogens, wobei die posterioren Fragmente dislozieren), einfache Kompressionsfrakturen der Lendenwirbelknochen, *unterschiedliche Absprengungsausmaße der posterioren Fragmente;*

b) *traumatische Schädigung intraabdominaler Organe* (Darm, Gefäße usw.).

### Literatur

Chance, G. Q.: Note on type of flexion fracture of the spine, Br. J. Radiol. 21:452, 1948

Dehner, J. R.: Seat belt injuries of the spine and abdomen, Amer. J. Roentgenol. 111:833, 1971

Doersch, K. B., et al.: Seat belt syndrome, Amer. J. Surg. 116:831, 1968

Garrett, J. W., et al.: Seat belt syndrome, J. Trauma 2:220, 1962

Smith, W. S., et al.: Patterns and mechanisms of lumbar injuries associated with lap seat belts, J. Bone Joint Surg. 51–A:239, 1969

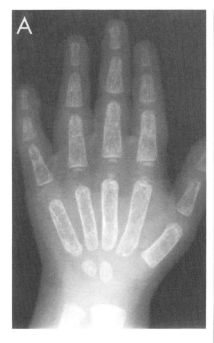
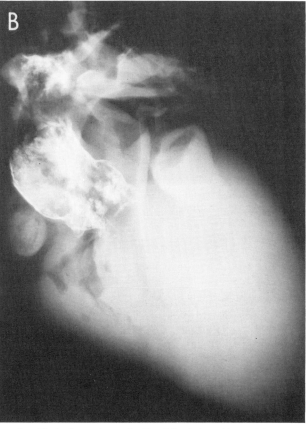

Abb. **179** Singleton-Merten-Syndrom. 2 Jahre altes Kind mit zunehmender Ermüdbarkeit und intermittierendem Fieber in der klinischen Vorgeschichte. **A** Beim Skelettstatus fand man eine diffuse Osteoporose. Man beachte die verdünnte Kortikalis und die strahlentransparente, aufgeweitete Markraumhöhle. **B** Ausgeprägte Kardiomegalie, ausgedehnte Verkalkung der Aorta im Gebiet der Aortenwurzel und der Aorta ascendens und Lungenödem im Alter von 4 Jahren. Die Röntgenaufnahme des postmortalen Präparats zeigt die Aortenverkalkung mit Verkalkung der Aortenklappe (aus *Singleton, E. B., D. F. Merten:* Pediatr. Radiol. 1 [1973] 2).

## 450 Singleton-Merten-Syndrom

**Erbgang:** Kein Erbfaktor bekannt.
**Klinik:** Auftreten der Symptome in der Kindheit.
a) Vorgeschichte mit *Fieber unklarer Genese in früher Kindheit, Muskelschwäche und Entwicklungsverzögerung;*
b) *anomale Dentition;*
c) normaler Serumspiegel von Kalzium, Phosphat und alkalischer Phosphatase.
**Radiologie:**
a) Entkalkung des Skeletts;
b) *aufgeweitete Diaphysen der Metakarpalia und Phalangen mit erweiterter Markraumhöhle;*
c) *Kardiomegalie;*
d) *intramurale Verkalkungen der proximalen Aorta* mit Übergreifen auf die Aorta descendens; Aorten- und Mitralklappenverkalkungen (Abb. 179).

### Literatur

Singleton, E. B., and Merten, D. F.: An unusual syndrome of widened medullary cavities of the metacarpals and phalanges, aortic calcification and abnormal dentition, Pediatr. Radiol. 1:2, 1973

# 451 Sipple-Syndrom

**Synonyme:** Medulläres Schilddrüsenkarzinom-Phäochromozytom-Syndrom; „PTC"-Syndrom; multiple endokrine Neoplasie, Typ II (Wermer, Typ I).
**Erbgang:** Autosomal dominant.
**Klinik:**
a) *Bilaterale Phäochromozytome* (in 75% der Fälle);
b) *amyloidbildendes medulläres Schilddrüsenkarzinom;*
c) andere bekannte einhergehende Krankheiten: Nebenschilddrüsenadenom, Neurinome, Neurofibrome, intestinale Ganglioneuromatosen, Brustkrebs;
d) Diarrhö.
**Radiologie:**
a) Große, dichte *Verkalkungen im primären Schilddrüsentumor* und in seinen Metastasen;
b) *Verkalkungen innerhalb des Phäochromozytoms;*
c) Tumorgefäße in der selektiven Schilddrüsenarteriographie;
d) *Blutentnahme aus dem Schilddrüsenvenensystem zum Nachweis einer hohen Kalzitoninsekretion;*
e) wegen ausbleibender Konzentration von $^{131}$J im medullären Schilddrüsenkarzinom kann die *Isotopenszintigraphie normal* ausfallen;
f) andere bekannte pathologische Veränderungen: Knochenmetastasen, Chondrokalzinose, Diarrhö mit beschleunigter Magen-Darm-Passage von Kontrastmittel, peptisches Geschwür, anomale Haustrierung, verdickte Schleimhautfalten und Kolondivertikel bei Patienten mit Ganglioneuromatose.

**Literatur**
Anderson, T. E., et al.: Roentgen findings in intestinal ganglioneuromatosis: Its association with medullary thyroid carcinoma and pheochromocytoma, Radiology 101:93, 1971
Gorlin, R. J., et al.: Multiple mucosal neuroma, pheochromocytoma, and medullary carcinoma of the thyroid: A syndrome, Cancer 22:293, 479, 1968
Kaye, R. H., et al.: Co-existent pheochromocytoma and thyroid carcinoma (Sipple's syndrome), J. Mount Sinai Hosp. 31:476, 1964
Lima, J. B., et al.: Sipple's syndrome (pheochromocytoma and thyroid carcinoma) with bilateral breast carcinoma, Amer. J. Surg. 121:732, 1971
Pearson, K. D., et al.: Familial medullary carcinoma of the thyroid, adrenal pheochromocytoma and parathyroid hyperplasia, Radiology 107:249, 1973
Schimke, R. N., et al.: Familial amyloid-producing medullary thyroid carcinoma and pheochromocytoma, a distinct genetic entity, Ann. Intern. Med. 63:1027, 1965
Schimke, R. N., et al.: Syndrome of bilateral pheochromocytoma, medullary thyroid carcinoma and multiple neuromas: A possible regulatory defect in differentiation of chromaffin tissue, New Engl. J. Med. 279:1, 1968
Sipple, J. H.: The association of pheochromocytoma with carcinoma of the thyroid gland, Amer. J. Med. 31:163, 1961

# 452 Sjögren-Larsson-Syndrom

**Erbgang:** Autosomal rezessiv.
**Klinik:**
a) *Kongenitale Ichthyose;*
b) *pyramidale Spastik;*
c) *geistige Retardierung;*
d) *Minderwuchs;*
e) andere bekannte Veränderungen: chorioretinale Pigmentdegeneration, kongenitale, zerebrale spastische Diplegie; Hypohidrosis außer im Gesichts- und Handrückenbereich.
**Radiologie:** Unspezifische Veränderungen wurden bei einigen Patienten beobachtet: kurze Metakarpalia und Metatarsalia, basiläre Impression, diffuse kortikale Hypertrophie, Hydrocephalus internus, epiphyseo-metaphysäre Dysplasie, Fußmißbildungen und Beugekontrakturen, Hypertelorismus, Symphysenerweiterung, Hypoplasie der Femurköpfe, verzögerte Skelettreifung, Zahnhypoplasien, Kyphose.

**Literatur**
Guilleminault, C., et al.: Sjögren-Larsson syndrome, Neurology 23:367, 1973
Heijer, A., et al.: Sjögren-Larsson syndrome, Arch. Dermatol. 92:545, 1965
Ozonoff, M. B., et al.: Sjögren-Larsson syndrome with epiphyseal-metaphyseal dysplasia, Amer. J. Roentgenol. 118:187, 1973
Selmanowitz, V. J., et al.: Sjögren-Larsson syndrome, Amer. J. Med. 42:412, 1967
Sjögren, T., and Larsson, T.: Oligophrenia in combination with congenital ichthyosis and spastic disorders, Acta Psychiatr. Scand. 32 (Suppl. 113):1, 1957
Zaleski, W. A.: Congenital ichthyosis, mental retardation and spasticity (Sjögren-Larsson syndrome), Can. Med. Assoc. J. 86:951, 1962

# 453 Sjögren-Syndrom

**Synonyme:** Sicca-Syndrom; Gougerot-Houwer-Sjögren-Syndrom; Gougerot-Sjögren-Syndrom; Gougerot-Mikulicz-Sjögren-Syndrom; Dacryosialadenopathia atrophicans; mucose-

264

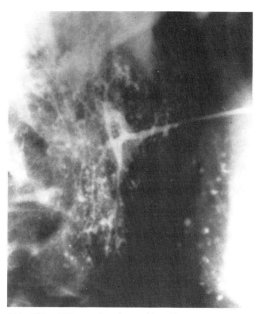

Abb. **180** Sjögren-Syndrom. Das Parotissialogramm zeigt peripher zylindrische und punktförmige Drüsenerweiterungen (aus *Gonzalez, L., A. H. Mackenzie, R. A. Tarar:* Radiology 97 [1970] 91).

rous dyssecretosis; rheumatische Sialose; secreto-inhibitor syndrome.

**Klinik:** Auftreten der Symptome gewöhnlich im mittleren Alter (besonders bei Frauen).
a) *Xerostomie;*
b) *Pharyngolaryngitis sicca;*
c) *Rhinitis sicca;*
d) *Keratokonjunktivitis;*
e) *schmerzlose Schwellung der Ohrspeicheldrüsen;*
f) *Polyarthritis* (Bei 50–60 % der Fälle);
g) schnell fortschreitende Zahnzerstörung;
h) trockene Haut und Vagina;
i) andere bekannte Veränderungen: renale Azidose (bei 20 %), lymphoproliferative Neoplasmen, Antigammaglobulin-Antikörper im Serum, antinukleäre Antikörper und hohe Gammaglobulinkonzentration.

**Radiologie:**
a) *Drüsenerweiterung* (punktförmige, kugelige, kavitäre und destruktive Formen), Atrophie der Drüsenausführungsgänge;
b) *verschiedenartige Thoraxbefunde:* retikulonoduläre Infiltrate, fleckige Infiltrate, hiläre Adenopathie, Bronchiektasen;
c) lymphographische Veränderungen (vergrößerte Lymphknoten mit schaumig-retikulärem Speichermuster);

d) destruierende juxta-artikuläre Veränderungen;
e) Nephrokalzinose;
f) renale Osteodystrophie;
g) Atrophie der Ösophagusschleimhaut (Abb. 180).

**Literatur**
Chisholm, D. M., et al.: Hydrostatic sialography as an index of salivary gland disease in Sjögren's syndrome, Acta Radiol. (Diag.) 11:577, 1971
Gonzalez, L., Mackenzie, A. H., and Tarar, R. A.: Parotid sialography in Sjögren's syndrome, Radiology 97:91, 1970
Hradský, M., et al.: Oesophageal abnormalities in Sjögren's syndrome, Scand J. Gastroenterol. 2:200, 1967
Koivukangas, T., et al.: Sjögren's syndrome and achalia of the cardia in two siblings, Pediatrics 51:943, 1973
Silbiger, M. L., et al.: Sjögren's syndrome: Its roentgenographic features, Amer. J. Roentgenol. 100:554, 1967
Sjögren, H.: Zur Kenntnis der Keratoconjunctivitis sicca, Acta Ophthalmol. Copenhagen, (Suppl. 2) pp. 1–151, 1933
Smith, L. H.: The clinical spectrum of Sjögren's syndrome (Medical Staff Conference), Calif. Med. 117:63, 1972
Whaley, K., et al.: Sialographic abnormalities in Sjögren's syndrome, rheumatoid arthritis, and other arthritides and connective tissue diseases: A clinical and radiological investigation using hydrostatic sialography, Clin. Radiol. 23:474, 1972

# 454 Sklerodermie

**Synonyme:** Progressive systemische Sklerose; systemische Sklerodermie; Akrosklerose-Syndrom
**Klinik:** Chronischer oder subakuter Verlauf mit *Beteiligung mehrerer Organsysteme*
a) *Ödematöse Schwellung der Haut, Induration und schließlich Atrophie;*
b) Gangrän der Extremitäten;
c) Gelenkschmerz;
d) *Raynaud-Phänomen* (bei etwa 60% der Patienten);
e) Dysphagie, Nausea und Erbrechen, Obstipation oder Diarrhoe, aufgetriebener Leib;
f) Herzmuskelschwäche;
g) verminderte Lungenventilation.
**Radiologie:**
1. *Extremitäten:*
   a) *Resorption der Endphalangen,* Resorption von Karpalia, distalem Radius und Ulna (selten),
   b) periartikuläre Weichteilschwellungen, *Gelenkdestruktionen,*

c) *Weichteilverkalkungen,*
d) generalisierte Osteoporose,
e) Synostose von Karpalia,
f) periostale Knochenneubildung der langen Röhrenknochen;
2. *Verdauungstrakt:*
   a) *weiter und atonischer Ösophagus* mit verminderter Peristaltik,
   b) *atonischer, dilatierter Magen,*
   c) gastroösophagealer Reflux,
   d) *Dilatation und Aussackungen des Dünndarms* mit verminderter Motilität und Peristaltik,
   e) *Aussackungen und Einengungen des Dickdarms* mit verbreiterten Longitudinalfalten im eingeengten Segment;
3. *Thorax:*
   a) Rippenerosionen,
   b) *Kardiomegalie,*
   c) *kleinzystische Aufhellungen in der Lunge,*
   d) *diffuse Lungenfibrose,* besonders der Unterlappen
   e) Perikarderguß;
4. Zähne: Verbreiterung des Alveolarperiosts.

## Literatur

Bjersand, A. J.: New bone formation and carpal synostosis in scleroderma: A case report, Amer. J. Roentgenol. 103:616, 1968

Fraser, G. M.: The radiological manifestations of scleroderma (diffuse systemic sclerosis), Br. J. Dermatol. 78:1, 1966

Gondos, B.: Roentgen manifestations in progressive systemic sclerosis (diffuse scleroderma), Amer. J. Roentgenol. 84:235, 1960

Horowitz, A. L., et al.: The "hide-bound" small bowel of scleroderma: Characteristic mucosal fold pattern, Amer. J. Roentgenol. 119:332, 1973

Keats, T. E.: Rib erosions in scleroderma, Amer. J. Roentgenol. 100:530, 1967

Meszaros, W. T.: The regional manifestations of scleroderma, Radiology 70:313, 1958

Poirier, T. J., et al.: Gastrointestinal manifestations of progressive systemic scleroderma based on a review of 364 cases, Amer. J. Gastroenterol. 58:30, 1972

Queloz, J. M., et al.: Sacculation of the small intestine in scleroderma, Radiology 105:513, 1972

Sackner, M. A., et al.: The heart in scleroderma, Amer. J. Cardiol. 17:542, 1966

Steinberg, I., et al.: Roentgen features of sclerodermal pericarditis with effusion, Radiology 83:292, 1964

# 455 Smith-Lemeli-Opitz-Syndrom

**Erbgang:** Autosomal rezessiv.
**Klinik:** Symptome liegen zum Geburtszeitpunkt vor.

a) *Niedriges Geburtsgewicht, Gedeihstörung;*
b) *Hypotonie bei Geburt,* progressive Spastik in der Kindheit;
c) mäßige bis schwere *geistige Retardierung;*
d) *typisches Aussehen:* Mikrozephalie, Blepharoptose, Epicanthus internus, Strabismus, kurze Nase mit breitem Nasensteg, nach vorne geneigte Nasenlöcher, breite vordere Alveolarleiste der Maxilla, Mikrognathie, Ohrmuscheldysplasie oder -tiefstand;
e) *Kurzhals;*
f) kurze schmale Schultern;
g) *urogenitale Anomalien* bei Männern: Hypospadie, Kryptorchismus, Skrotalspalte;
h) andere bekannte pathologische Veränderungen: Gaumenspalte, Steißgrübchen, Katarakte, anomales EKG, Akrozyanose von Händen und Füßen, Thymushypoplasie, Reizbarkeit, typisches schrilles Schreien, häufiges Erbrechen und Würgen, anomale Dermatoglyphen.

**Radiologie:**
a) *Mikrozephalie,* Skaphozephalie, Mikrognathie;
b) *Weichteilsyndaktylie der zweiten und dritten Zehen;*
c) Störung des Schluckaktes in früher Kindheit, gastroösophageales Regurgitieren und rezidivierende Pneumonien;
d) andere bekanntgewordene Veränderungen: kongenitaler Herzschaden, Pylorusstenose, Polydaktylie, Brachydaktylie, Daumenhypoplasie und -fehlansatz, Klumpfuß, getüpfelte Epiphysen, malrotierte Nieren, symmetrische, generalisierte Erweiterung der lateralen Ventrikel und des dritten Ventrikels.

## Literatur

Fine, R. N., et al.: Smith-Lemeli-Opitz syndrome: Radiologic and postmortem findings, Amer. J. Dis. Child. 115:483, 1968

Gorlin, R. J., et al.: Smith-Lemeli-Opitz syndrome, Modern Medicine, Sept. 18, 1972 p. 126

Nevo, S., et al.: Smith-Lemeli-Opitz syndrome in an inbred family, Amer. J. Dis. Child. 124:431, 1972

Smith, D. W., Lemeli, L., and Opitz, J. M.: A newly recognized syndrome of multiple congenital anomalies, J. Pediatr. 64:210, 1964

# 456 Sotos-Syndrom

**Synonyme:** Cerebral gigantism; zerebrales Gigantismus-Syndrom.
**Erbgang:** Die meisten bekanntgewordenen Fälle traten sporadisch auf.

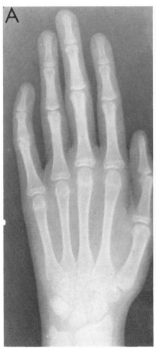

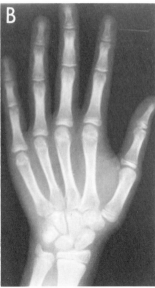

Abb. **181** Sotos-Syndrom. 12¹/₂ Jahre altes, geistig zurückgebliebenes Mädchen, das für ihr Alter zu groß ist. Man beachte die großen Hände **A** im Vergleich zu denen einer anderen Patienten gleichen Alters **B**. Das Skelettalter liegt im Standardvergleich bei 13 Jahren und 9 Monaten.

### Klinik:
a) *Akromegaloides Aussehen;*
b) *charakteristische Gesichtszüge* (großer Kopf, vorstehende Stirn und vorgewölbte Cristae supraorbitalia, antimongoloide Lidachsenstellung, okulärer Hypertelorismus, vorstehende Kinnbacken, Steilgaumen), Koordinationsstörung;
c) *sehr schnelle Größen- und Gewichtszunahme* (über der 90. Perzentile);
d) geistige Retardierung;
e) Fehlen einer frühzeitigen sexuellen Entwicklung.

### Radiologie:
a) *Großer dolichozephaler Schädel,* okulärer Hypertelorismus, hochansteigende Orbitadächer, normal große Sella turcica;
b) *beschleunigte Skelettreifung;*
c) *disproportioniert große Hände und Füße;*
d) andere bekannte pathologische Veränderungen: erweiterte Hirnventrikel, Cavum septum pellucidum, Cavum velum interpositum, nach posterior geneigtes Dorsum sellae, Verknöcherung der vorderen Fontanelle, Vertebra plana, Diskushernie, Kyphose oder Kyphoskoliose, Megakolon (Abb. 181).

### Literatur
Abraham, J. M., et al.: Soto's syndrome of cerebral gigantism, Arch. Dis. Child. 44:203, 1969
Evans, P. R.: Soto's syndrome (cerebral gigantism) with peripheral dysostosis, Arch. Dis. Child. 46:199, 1971
Poznanski, A. K., et al.: Radiographic findings in hypothalamic acceleration of growth associated with cerebral atrophy and mental retardation (cerebral gigantism), Radiology 88:446, 1967
Schneider, H., et al.: Cerebral gigantism, Helv. Paediatr. Acta 26:2, 1971
Sotos, J. F., et al.: Cerebral gigantism in childhood: A syndrome of excessively rapid growth with acromegalic features and a nonprogressive neurologic disorder, New Engl. J. Med. 271:109, 1964
Wiedemann, H.-R.: Exomphalos-Makroglossie-Gigantismus-Syndrom, Berardinelli-Seip Syndrom und Soto-Syndrom – eine vergleichende Betrachtung unter ausgewählten Aspekten, Z. Kinderheilkd. 115:193, 1973

## 457 Stanesco-Syndrom

**Synonyme:** Stanesco-Dysostose-Syndrom; Stanesco-Dysplasie.
**Erbgang:** Autosomal dominanter Erbgang wurde vorgeschlagen.
**Klinik:**
a) *Minderwuchs,* relativ kurze Oberarme und Hände;

b) vorstehende Augen;
c) überzählige Zähne, Zahnschmelzhypoplasie;
d) normale Intelligenz.

**Radiologie:**
a) *Dünner, kleiner brachyzephaler Schädel,* fehlende Pneumatisation der Stirn- und Keilbeinhöhlen, Vertiefung über den Kranz- und Lambdanähten, flache Orbitae, schmaler Oberkiefer, kleiner Unterkiefer;
b) *Kortikalisverdickung der Röhrenknochen.*

### Literatur

Smith, D. W.: *Recognizable Patterns of Human Malformation* (Philadelphia: Saunders, 1970).
Stanesco, V., et al.: Syndrome héréditaire dominant, réunissant une dysostose craniofaciale de type particulier, une insuffisance de croissance d'aspect chondrodystrophique et un épaississement massif de la corticale des os longs, Rev. Fr. Endocrinol. Clin. 4:219, 1963

## 458 Stein-Leventhal-Syndrom

**Synonyme:** Stein-Syndrom; bilateral polyzystisches Ovarium; sclerocystic ovarian syndrome.
**Pathologie:** *Polyzystische Ovarien.*
**Klinik:** Auftreten der Symptome während der Pubertät oder danach: *progressive Oligomenorrhö, Amenorrhö, Unfruchtbarkeit, Hirsutismus, Fettleibigkeit.*
**Radiologie:**
a) *Symmetrisch vergrößerte Ovarien* und kleiner Uterus bei der Beckenpneumographie nachweisbar;
b) mammographisch Rückbildung des Drüsenparenchyms nachweisbar (Abb. 182).

### Literatur

Balcar, V., et al.: Soft tissue radiography of the female breast and pelvic pneumoperitoneum in the Stein-Leventhal syndrome, Acta Radiol. (Diag.) 12:353, 1972
Berta, I., et al.: Pneumopelvigraphia Stein-Leventhal syndromában, Magy. Radiol. 19:150, 1967
Stein, I. F., and Leventhal, M. L.: Amenorrhea associated with bilateral polycystic ovaries, Amer. J. Obstet. Gynecol. 29:181, 1935
Weigen, J. F., et al.: Pelvic pneumography in the diagnosis of polycystic disease of the ovary, including Stein-Leventhal syndrome, Amer. J. Roentgenol. 100:680, 1967

## 459 Stevens-Johnson-Syndrom

**Synonyme:** Baader-Dermatostomatitis; Neumann-Aphthose; Baader-Syndrom; Erythema multiforme exsudativum; Erythema multiforme bullosum; Ectodermosis erosiva pluriorificialis; mucosal-respiratory syndrome; Klauder-Syndrom; Fiessinger-Rendue-Syndrom.
**Klinik:**
a) *Allgemeinerscheinungen;*
b) *Erythema multiforme;*
c) *vesikuläre Schleimhautläsionen* (Stomatitis, Urethritis, Konjunktivitis).
**Radiologie:**
a) Fleckige atypische Pneumonie;
b) Blasenwandverkalkungen (eine Fallbeobachtung).

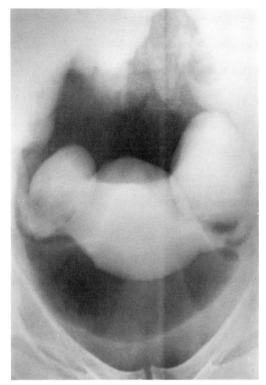

Abb. **182** Stein-Leventhal-Syndrom bei einer 25 Jahre alten Frau. Die Beckenpneumographie läßt die großen Ovarien erkennen (Aufnahme: Dr. *J. Farah,* Royal Oak, Michigan).

### Literatur

Baader, E.: Dermatostomatitis, Arch. Dermatol. Syph. Berlin 149:261, 1925
Claxton, R. C.: A review of 31 cases of Stevens-Johnson syndrome, Med. J. Aust. 1:963, 1963
Hessl, J. M., et al.: Stevens-Johnson syndrome with vesical calcification: A case report, J. Urol. 107:662, 1972
Stevens, A. M., and Johnson, F. C.: A new eruptive fever associated with stomatitis and ophthalmia: Report of two cases in children, Amer. J. Dis. Child. 24:526, 1922

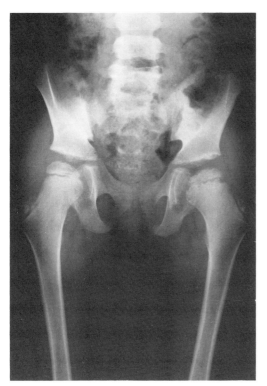

Abb. **183** Stickler-Syndrom bei einem 8 Jahre alten Mädchen. Man erkennt die Hypoplasie der Beckenschaufeln, die engen Incisurae ischiadicae, die Abflachung und Unregelmäßigkeit der Femurepiphysen, den breiten Femurhals und die Coxa valga (aus *Spranger, J.*: Ann. Radiol. [Paris] 11 [1968] 359).

## 460 Stewart-Morel-Syndrom

**Synonyme:** Morgagni-Stewart-Morel-Syndrom; Hyperostosis frontalis interna; Morgagni-Pende-Morel-Moore metabolic craniopathy syndrome; Morgagni-Syndrom; Craniopathia metabolica.
**Klinik:** Oft bei Frauen im fünften Lebensjahrzehnt vorkommend; kann verschiedene klinische Befunde aufweisen.
a) Menstruationsstörungen;
b) *Hirsutismus;*
c) *Fettleibigkeit;*
d) Kopfschmerzen, Schwindel, Müdigkeit;
e) Abnahme der Glukosetoleranz usw.
**Radiologie:** *Schrittweise Ausbildung einer symmetrischen Hyperostosis interna calvarii,* besonders ausgeprägt im Stirnbereich.

**Literatur**
Calamé, A.: *Le syndrome de Morgagni-Morel* (Paris: Masson & Cie, 1941).
Moore, S.: *Hyperostosis Cranii* (Springfield, Ill.: Charles C. Thomas, 1955).
Morel, F.: *L'Hyperostose Frontale Interne. Syndrome de l'Hyperostose Frontale Interne avec Adipose et Troubles Cérébraux* (Paris: Gaston Doin & Cie. 1930).
Morgagni, G. B.: *De Sedibus et Causis Morborum,* Book II, 1761.
Salmi, A., et al.: Hyperostosis cranii in a normal population, Am. J. Roentgenol. 87:1032, 1962
Stewart, R. M.: Localized cranial hyperostosis in the insane. J. Neurol. Psychopathol., London, 8:321, 1928

## 461 Stewart-Treves-Syndrom

Lymphangiosarkom auf der Basis eines Armlymphödems nach radikaler Mastektomie.

**Literatur**
Di Simone, R. N., et al.: The response of Stewart-Treves syndrome to radiotherapy, Radiology 97:121, 1970
Stewart, F. W., and Treves, N.: Lymphangiosarcoma after postmastectomy lymphedema: Report of 6 cases in elephantiasis chirurgica, Cancer 1:64, 1948

## 462 Stickler-Syndrom

**Synonyme:** Hereditäre Arthro-Ophthalmopathie; Arthro-Ophthalmopathie; hereditäre progressive Arthro-Ophthalmopathie; Arthro-Ophthalmopathia progressiva.
**Erbgang:** Autosomal dominant.
**Klinik:**
a) Schwere *progressive Myopie* bis zu minus 18 Dioptrien, Netzhautablösung, Glaukom, Amblyopie;
b) eingedrückter Nasensattel, Oberkieferhypoplasie, langes Philtrum;
c) progressive neurosensorische Schwerhörigkeit;
d) *Gaumenspalte;*
e) *geschwollene Handwurzel-, Knie- und Sprunggelenke bei der Geburt,* überstreckbare Gelenke, in einigen Fällen Bewegungseinschränkung der Gelenke, Gelenkschmerz, Patelladislokation.
**Radiologie:**
a) Schmale Diaphysen der langen Röhrenknochen, dünne Kortikalis, normal weite Metaphysen, *unregelmäßige Ossifikation, Abflachung und Minderentwicklung einiger Epiphysen,* Coxa valga, breite Femurhälse, Fe-

murköpfchensubluxation, Hypoplasie der Beckenschaufeln;

b) *Unregelmäßigkeit der Grund- und Deckplatten der Wirbelkörper,* scheuermannähnliche Veränderungen, BWS-Kyphose, anteriore Keilbildung der Wirbelkörper, Skoliose (Abb. 183).

### Literatur

Opitz, J. M., et al.: The Stickler syndrome, New Engl. J. Med. 286:546, 1972

Schreiner, R. L., et al.: Stickler syndrome in a pedigree of Pierre Robin syndrome, Am. J. Dis. Child. 126:86, 1973

Spranger, J.: Arthro-ophthalmopathia hereditaria, Ann. Radiol. (Paris) 11:359, 1968

Stickler, G. B., et al.: Hereditary progressive arthro-ophthalmopathy, Mayo Clin. Proc. 40:433, 1965

Stickler, G. B., et al.: Hereditary progressive arthro-ophthalmopathy II. Additional observations on vertebral abnormalities, a hearing defect, and a report of a similar case, Mayo Clin. Proc. 42:495, 1967

## 463 "Stiff-man"-Syndrom

**Synonyme:** Steifer-Mann-Syndrom; Moersch-Woltmann-Syndrom; fluktuierende Muskelrigidität; progressive muscular tautness.
**Erbgang:** Autosomal dominant.
**Klinik:**

a) *Progressive muskuläre Steife,* besonders der Rücken- (Extensoren) und Bauchwandmuskulatur;
b) *blockartige Bewegungen* (Zinnsoldaten);
c) paroxysmale schmerzhafte *Muskelspasmen* mit reichlichem Schweißausbruch und Tachykardie.

**Radiologie:**

a) *Frakturen als Folge der Muskelspasmen;*
b) hypertrophische Arthropathie der Wirbelsäule.

### Literatur

Bowler, D.: "Stiff man syndrome" in a boy, Arch. Dis. Child. 35:289, 1960

Gordon, E. E., et al.: A critical survey of stiffman syndrome, Am. J. Med. 42:582, 1967

Moersch, F. P., and Woltmann, H. W.: Progressive fluctuating muscular rigidity and spasm ("stiff-man" syndrome): Report of a case and some observations in 13 other cases, Proc. Staff Meet., Mayo Clin. 31:421, 1956

Moore, W. T., et al.: Familial dwarfism and "stiff joints": Report of a kindred, Arch. Intern. Med. 115:398, 1965

Olafson, R. A., et al.: "Stiff-Man" syndrome: A review of the literature: Report of three additional cases and discussion of pathophysiology and therapy, Proc. Staff Meet., Mayo Clin. 39:131, 1964

## 464 Still-Syndrom

**Synonyme:** Still-Krankheit; juvenile rheumatoide Arthritis; Chauffard-Still-Syndrom; Chauffard-Ramon-Syndrom; Arthritis deformans juvenilis; progressive splenoadenomegalic polyarthritis.
**Klinik:** Auftreten der Symptome in der Kindheit.

a) *Arthritis eines oder mehrerer Gelenke;*
b) *Allgemeinerscheinungen* (Fieber, Schwäche, Gewichtsverlust);
c) *vorübergehender Hautausschlag;*
d) Iridozyklitis, Hornhauttrübungen, Katarakt;
e) Muskelatrophie;
f) *Beugekontrakturen, Ankylose;*
g) andere bekanntgewordene pathologische Veränderungen: Pneumonie, Perikarditis, Splenomegalie, Gedeihstörung;
h) *Leukozytose, beschleunigte BSG,* erhöhte Serumkonzentration von Glykoproteinen und Plasmafibrinogen.

**Radiologie:**

a) *Weichteilschwellungen der Gelenke;*
b) Weichteilverkalkungen;
c) *periostale Knochenneubildung* der dem befallenen Gelenk benachbarten kleinen Röhrenknochen (in einigen Fällen stellt dies ein Röntgenfrühzeichen dar);
d) *metaphysäre Verdünnung;*
e) Subluxationen der Extremitäten;
f) Ankylosen der Extremitäten;
g) Protrusio acetabuli;
h) Beteiligung der temporomandibularen Gelenke (kleiner Unterkieferkörper mit kurzem vertikalem Ast, breite und flache Fossa articularis, wenig ausgebildete Kondylen, Mikrognathie);
i) *zervikale Spondylitis* (vertebrale Subluxationen, Ankylose der Apophysengelenke), sakroiliakale Arthritis;
j) Wirbelkörperkompressionsfrakturen, Epiphysenkompressionsfrakturen.

### Literatur

Chauffard, A., and Ramon, F.: Des adénopathies dans le rheumatisme chronique infectieux, Rev. Méd. Paris, 16:345, 1896

Kapusta, M. A., et al.: Periostitis: An early diagnostic sign of juvenile rheumatoid arthritis, J. Can. Assoc. Radiol. 18:268, 1967

Martel, W., et al.: Roentgenologic manifestations of juvenile rheumatoid arthritis, Am. J. Roentgenol. 88:400, 1962

Pazirandeh, M. et al.: The natural course of juvenile rheumatoid arthritis, Cleve. Clin. Q. 36:109, 1969

Still, G. F.: On a form of chronic joint disease in children, Med. Chir. Trans. (London) 80:47, 1897

## 465 Strasburger-Hawkins-Eldridge-Syndrom

Synonyme: Symphalangie-Taubheits-Syndrom; symphalangism-surdity syndrome; phalangeale Arthrose; hereditäre multiple ankylosierende Arthropathie; Vesell-Syndrom.
Erbgang: Autosomal dominant.
Klinik:
a) *Progressive in der Kindheit auftretende Schalleitungsschwerhörigkeit* durch Fixation der Fußplatte des Stapes am ovalen Fenster;
b) *partielles oder vollkommenes Fehlen eines oder mehrerer Interphalangealgelenke* („Talbot-Finger"), glänzende haarlose Haut über den anomalen Gelenken.
Radiologie:
a) *Proximale Symphalangie:* progressive Verschmälerung der Interphalangealgelenke mit Verschmelzung der Phalangen als Folgeerscheinung, gewöhnlich Beteiligung der proximalen Interphalangealgelenke der Finger und der distalen Interphalangealgelenke der Zehen; Daumen und Großzehen sind nicht befallen;
b) *Verschmelzung von Karpalia und Tarsalia;*
c) *Klinodaktylie.*

### Literatur
Cushing, H.: Hereditary anchylosis of proximal phalangeal joints (symphalangism), Genetics 1:90, 1916
Gorlin, R. J., et al.: Stapes fixation and proximal symphalangism, Z. Kinderheilkd. 108:12, 1970
Maroteaux, J. P., et al.: La maladie des synostoses multiples, Nouv. Presse Méd. 1:3041, 1972
Strasburger, A. K., et al.: Symphalangism: Genetic and clinical aspects, Bull. Johns Hopkins Hosp. 117:108, 1965
Vesell, E. S.: Symphalangism, strabismus and hearing loss in mother and daughter, New Engl. J. Med. 263:839, 1960

## 466 Sturge-Weber-Syndrom

Synonyme: Enzephalo-faziale Angiomatose; enzephalo-trigeminale Angiomatose; Dimitri-Sturge-Weber-Syndrom; Sturge-Weber-Krabbe-Syndrom; Sturge-Weber-Kalischer-Syndrom; fourth phacomatosis; Krabbe-Syndrom.
Klinik:
a) *Angiomatöse Herde (Portweinnaevi) des Gesichts* im Ausbreitungsgebiet des Nervus trigeminus;
b) *ipsilaterale venöse Angiome der Leptomeningen;*
c) Angiome der Chorioidea des Auges mit sekundärem Buphthalmus und Glaukom;
d) *kontralaterale Hemiplegie;*
e) *epileptiforme Anfälle;*
f) *geistige Retardierung;*
g) andere bekanntgewordene Anomalien: Ohrmuscheldysplasie, Coarctatio aortae, Iriskolobom.
Radiologie:
a) *Schädelasymmetrie* mit einer kleineren Hirnschädelhälfte der beteiligten Seite, vergrößerten Gefäßkanälen im Schädeldach und vergrößerten Stirnhöhlen (selten);
b) *doppelt konturierte „gyriforme" intrakranielle Verkalkungen* der subkortikalen Regionen, anfangs in der Scheitelbein- und Hinterhauptsregion;
c) *kleinere Hemisphäre* auf der betroffenen Seite, im Hirnszintigramm Aktivitätsanreicherung in einer darüberliegenden kappenförmig verbreiterten Zone;
d) *Erweiterung der Seitenventrikel auf der betroffenen Seite* und des Subarachnoidalraums durch Hirnatrophie;
e) Angiographie: Arterienverschluß (selten), *Kontrastierung von kapillaren oder venösen Angiomen, verschiedene Venenanomalien* (fehlende Füllung des oberen Sinus sagittalis, geschlängelte Gefäße, segmentale Ektasien, bizarrer Verlauf oder Fehlen von zerebralen Venen, Mißbildung oder Kaliberschwankungen von tiefen Venen) (Abb. 184).

### Literatur
Bentson, J. R., et al.: Cerebral venous drainage pattern of the Sturge-Weber syndrome, Radiology 101:111, 1971
Di Chiro, G., et al.: Radiographic findings in 14 cases of Sturge-Weber syndrome, Acta Radiol. 35:387, 1951
Hilal, S. K., et al.: Primary cerebral arterial occlusive disease in children: Part II. Neurocutaneous syndromes, Radiology 99:87, 1971
Kuhl, D. E., Bevilacqua, J. E., Mishkin, M. M., and Sanders, T. P.: The brain scan in Sturge-Weber syndrome, Radiology 103:621, 1972
Nellhaus, G., et al.: Sturge-Weber disease with bilateral intracranial calcifications at birth and unusual pathologic findings, Acta Neurol. Scand. 43:314, 1967
Piepgras, U., et al.: Das innere Hirnvenensystem beim neurokutanen Syndrom, Radiologe 11:457, 1971
Sturge, W. A.: A case of partial epilepsy apparently due to a lesion of one of the vasomotor centers of the brain, Trans. Clin. Soc. (London) 12:162, 1879; also Br. Med. J. 1:704, 1879
Weber, F. P.: Right-sided hemi-hypotrophy resulting from right-sided congenital spastic hemiplegia, with a morbid condition of the left side of the brain, revealed by radiograms, J. Neurol. Psychopathol. (London) 3:134, 1922

Abb. **184** Sturge-Weber-Syndrom. Die Schädelaufnahmen einer 24jährigen Frau zeigen ausgedehnte unilaterale gyriforme Verkalkungen, die fast die gesamte linke parieto-okzipitale Rinde ausfüllen (Film zum Vergleich mit dem Szintigramm umgedreht) und eine deutliche Atrophie der betreffenden Schädelhälfte. Die Hirnszintigramme zeigen eine kleine rechtsseitige Hemisphäre mit einer verbreiterten darüberliegenden, kappenförmigen Aktivitätsanreicherung und einer abgesetzten Region im Gebiet der Verkalkungen (aus *Kuhl, D. E., J. E. Bevilacqua, M. M. Mishkin, R. P. Sanders:* Radiology 103 [1972] 621).

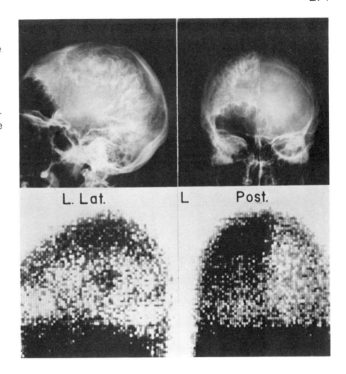

L. Lat.     L    Post.

Weber, F. P.: A note on the association of extensive haemangiomatous naevus of the skin with cerebral (meningeal) haemangioma, especially cases of facial vascular naevus with contralateral hemiplegia, Proc. R. Soc. Med. 22:431, 1928/29

## 467 Subklavia-Entzugs-Syndrom

**Synonyme:** Subclavian steal syndrome; subclavian steal effect; Anzapf-Syndrom der Arteria vertebralis; vertebral grand larceny.

**Pathophysiologie:** Blutzustrom zum Arm über die Arteria vertebralis bei Patienten mit einem Verschluß der Arteria subclavia oder Arteria innominata proximal des Ursprungs der Arteria vertebralis und zerebraler Ischämie als Folgeerscheinung (*Blutentzug über das Vertebralis-Basilaris-System*).

**Ursachen:** Arteriosklerose, Thrombose, Tumor, Takayasu-Syndrom, kongenitale Anomalie, Trauma, chirurgischer Eingriff (Blalock-Taussig-Operation) usw.

**Klinik:**

a) *Schmerzen und Taubheit in Armen und Händen, intermittierendes Hinken;*

b) *Schwindel, Benommenheit, synkopale Episoden, Kopfschmerzen;*

c) *niedriger Blutdruck*

**Radiologie:** *Angiographisch Nachweis eines Verschlusses einer den Arm versorgenden Arterie und einer Umkehr des Kontrastmittelstroms von der Arteria vertebralis zum Arm.*

**Literatur**

Becker, A. E., et al.: Congenital anatomic potentials for subclavian steal, Chest 60:4, 1971

Editorial: A new vascular syndrome: "The subclavian steal," New Engl. J. Med. 265:912, 1961

Gammill, S. L., et al.: The subclavian steal syndrome, or Curse you, Red Baron, Semin. Roentgenol. 6:1271, 1971

Heath, R. D.: The subclavian steal syndrome: Cause of symptoms in the arm, J. Bone Joint Surg. 54-A:1033, 1972

Killen, D. A., et al.: Subclavian steal syndrome due to anomalous isolation of the left subclavian artery, Arch. Surg. 104:342, 1972

Kinkhabwala, M., et al.: Subclavian steal syndrome: Three unusual cases in the pediatric age group, J. Can. Assoc. Radiol. 23:259, 1972

Pieroni, D. R., et al.: Congenital subclavian steal: Report of a case occurring in a neonate and review of the literature, Am. Heart J. 84:801, 1972

Reivich, M., et al.: Reversal of blood flow through the vertebral artery and its effect on cerebral circulation, New Engl. J. Med. 265:878, 1961

Shaher, R. M., et al.: Congenital pulmonary and subclavian arteries steal syndrome, Am. Heart J. 84:103, 1972

Sunderland, C. O., et al.: Congenital pulmonary artery-subclavian steal, J. Pediatr. 81:927, 1972

## 468 Sudeck-Syndrom

**Synonyme:** Sudeck-Atrophie; post-traumatic reflex dystrophy; sympathetic dystrophy; Sudeck-Kienböck-Syndrom; Sudeck-Leriche-Syndrom; Sudeck-Krankheit

**Ätiologie:** Trauma, Infektion, Immobilisierung, Verbrennung, Postmyokardinfarkt usw.

**Klinik:**
a) *Schmerzen, Schwellung, Steifheit;*
b) Vasokonstriktion;
c) *Weichteilatrophie;*
d) *Hyperhidrosis;*
e) Vasodilatation (gelegentlich).

**Radiologie:**
a) *Fleckige Osteoporose;*
b) *metaphysäre, subperiostale und subartikuläre strahlentransparente Streifen.*

**Literatur**

Arnstein, A. R.: Regional osteoporosis, Orthop. Clin. North Am. 3:585, 1972

Guntheroth, W. G., et al.: Post-traumatic sympathetic dystrophy: Dissociation of pain and vasomotor changes, Am. J. Dis. Child. 121:511, 1971

Kienböck, R.: Über akute Knochenatrophie bei Entzündungsprozessen an den Extremitäten (fälschlich sogenannte Inaktivitätsatrophie des Knochens) und ihre Diagnose nach dem Röntgenbilde, Wien Med. Wochenschr. 51:1346, 1389, 1427, 1462, 1508 und 1591, 1901

Plewes, L. W.: Sudeck's atrophy in the hand, J. Bone Joint Surg. 38-B:195, 1956

Stein, A. H., Jr.: Etiology of Sudeck's syndrome, Surg. Gynecol. Obstet. 115:713, 1962

Sudeck, P.: Über die akute entzündliche Knochenatrophie, Arch. Klin. Chir. (Berlin) 62:147, 1900

## 469 Supravalvuläre Pulmonalstenose mit Gesichtsanomalie

**Klinik:**
a) *Hypertelorismus, flacher Nasensattel, vorstehende Oberlippen, Ohrmuscheltiefstand;*
b) Pulmonalstenosegeräusch;
c) Körperentwicklungsverzögerung;
d) zusätzliche Herzfehler in einem Drittel der Fälle.

**Radiologie:** *Angiographisch Nachweis einer „diaphragmaähnlichen" Aufhellung im Pulmonalishauptstamm,* die wie „ein von der Seite betrachteter Pfannkuchen" aussieht und im Gebiet zwischen der Pulmonalisklappe und dem supravalvulären Diaphragma gelegen ist.

**Literatur**

Roberts, N., and Moes, C. A. F.: Supravalvular pulmonary stenosis, J. Pediatr. 82:838, 1973

## 470 Swyer-James-Syndrom

**Synonyme:** Swyer-James-Macleod-Syndrom; idiopathic unilateral hyperlucent lung syndrome; Macleod-Syndrom; einseitiges Lungenemphysem-Syndrom.

**Klinik:**
a) Rezidivierende Lungeninfektionen in der Kindheit als Vorgeschichte;
b) im Erwachsenenalter gewöhnlich asymptomatisch; jedoch können auch chronisch-rezidivierende Lungeninfektionen, verminderte Belastungsfähigkeit, Hämoptysen und arterielle Durchblutungsminderung vorkommen.

**Radiologie:**
a) *Verstärkte Transparenz eines Lungenlappens oder einer Lungenhälfte;*
b) *verminderte Lungenventilation* und geringer Dichteunterschied der Lungen zwischen In- und Exspiration;
c) *reduzierte Lungengefäßzeichnung und kleine Hilusschatten auf der betroffenen Seite;*
d) *bronchographisch Nachweis einer Dilatation der Bronchien und eines Füllungsdefektes in den Alveolen* (wie ein gestutzter Baum);
e) *angiographisch Nachweis einer größen- und zahlenmäßigen Reduzierung der Lungengefäße im beteiligten Lungenabschnitt;*
f) *verminderte Perfusion im Isotopenszintigramm der Lunge* (Abb. 185).

**Literatur**

Culiner, M. M.: The hyperlucent lung: A problem in differential diagnosis, Dis. Chest 49:578, 1966

Kogutt, M. S., Swischuk, L. E., and Goldblum, R.: Swyer-James syndrome (unilateral hyperlucent lung) in children, Am. J. Dis. Child. 125:614, 1973

Lepercq, G., et al.: Aspect évolutif du poumon hyperclair unilatéral, Ann. Pédiatr. 19:21, 1972

Macleod, W. M.: Abnormal transradiancy of one lung, Thorax 9:147, 1954

Macpherson, R. I., et al.: Unilateral hyperlucent lung: A complication of viral pneumonia, J. Can. Assoc. Radiol. 20:225, 1969

Margolin, H. N., et al.: Idiopathic unilateral hyperlucent lung: A roentgenologic syndrome, Am. J. Roentgenol. 82:63, 1959

Narin, J. R., et al.: Physiological study of Macleod's syndrome, Thorax 22:148, 1967

Swyer, P. R., and James, G. C. W.: A case of unilateral pulmonary emphysema, Thorax 8:133, 1953

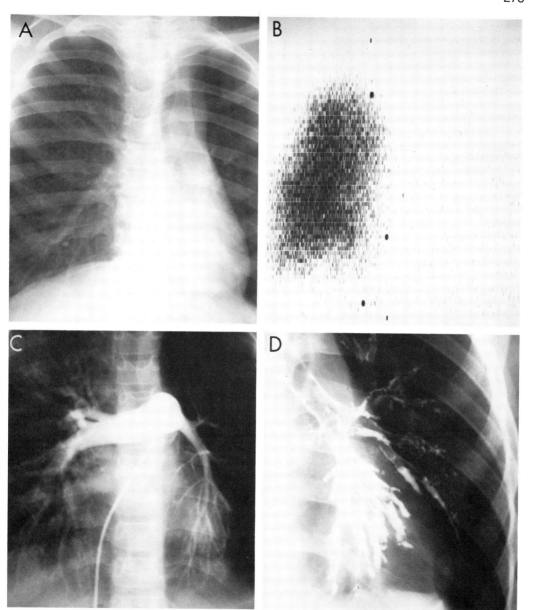

Abb. **185** Swyer-James-Syndrom. 7 Jahre alter Junge mit einer Vorgeschichte von multiplen rezidivierenden Pneumonien vom ersten Lebensjahr an. Zum Zeitpunkt dieser Untersuchung lagen keine Symptome vor. **A** Die linke Lunge ist klein und vermehrt strahlentransparent. **B** Im Lungenszintigramm erkennt man einen vollständigen Perfusionsausfall der linken Lunge. **C** Die linke Pulmonalhauptarterie ist klein, eine arterielle Füllung der Peripherie oder eine kapillare Füllung fehlt. **D** Im linken Unterlappen und in der Lingula liegen bronchiektatische Veränderungen vor, weniger ausgeprägte Veränderungen finden sich in der linken Restlunge (aus *Kogutt, M. S., L. E. Swischuk, R. Goldblum:* Amer. J. Dis. Child. 125 [1973] 614).

## 471 Syndrom der abführenden Schlinge

**Synonym:** Efferent loop (gastrojejunostomy) syndrome.

**Ätiologie:**
Funktionsstörung der abführenden Jejunumschlinge nach Gastrojejunostomie mit zeitweiser Entleerungsverzögerung, die einige Tage bis Wochen andauern kann.

**Klinik:** *Galliges Erbrechen* nach einer postoperativen Latenzzeit von 8–10 Tagen.

**Radiologie:**
a) *Geringe Füllung des schlaffen abführenden Segmentes* etwa 2–10 cm unterhalb der Gastroenterostomie.
b) *deutliche Entleerungsverzögerung;*
c) normales Schleimhautmuster;
d) fehlender oder generalisierter paralytischer Ileus.

**Literatur**
Bodon, G. R., et al.: The gastrojejunostomy efferent loop syndrome, Surg. Obstet. Gynecol. 134:777, 1972
Glenn, F., et al.: The surgical treatment of peptic ulcers, Ann. Surg. 132:36, 1950
Golden, R.: Functional obstruction of the efferent loop of jejunum following partial gastrectomy, JAMA 148:721, 1952
Lefebure, F.: La pathogénie de l'anse efférente actual: Hépato-Gastroentérologique de l'Hôtel-Dieu, 1:256, 1965.

## 472 Syndrom der blinden Schlinge

**Synonyme:** Blind loop syndrome; blind pouch syndrome.

**Pathologie:** Bildung eines Blindsacks nach Seit-zu-Seit-Anastomose des Darms.

**Klinik:**
a) *Gewichtsverlust;*
b) *Wachstumsverzögerung;*
c) *abdominale Krämpfe;*
d) *Malnutrition;*
e) aufgetriebener Leib;
f) Melaena;
g) Malabsorption;
h) *makrozytäre Anämie;*
i) Vitaminmangelzustände.

**Radiologie:**
a) Rundliche, tubuläre oder keulenförmige gashaltige Strukturen auf der Abdomenleeraufnahme;

b) Pseudotumor, falls Flüssigkeit oder Nahrungsbestandteile enthaltend;
c) *Nachweis des Blindsacks durch Kontrastmitteluntersuchung des Darms.*

**Literatur**
Bayes, B. J., et al.: Blind Loop syndrome in children, Arch. Dis. Child. 44:76, 1969
Cannon, W. B., et al.: The movements of the stomach and intestines in some surgical conditions, Ann. Surg. 43:512, 1907
Fromm, D.: Ileal resection, or disease, and the blind loop syndrome: Current concepts of pathophysiology, Surgery 73:639, 1973
LeVine, M., et al.: Blind pouch formation secondary to side to side intestinal anastomosis, Am. J. Roentgenol. 89:706, 1963
Whitaker, W. G., Jr., et al.: Late sequela of blind intestinal pouch, Am. J. Surg. 120:752, 1970

## 473 Syndrom der gelben Fingernägel

**Synonyme:** Yellow nail syndrome; gelbe Fingernägel – Bronchiektasen – Lymphödem.

**Klinik:** Auftreten der Symptome im Erwachsenenalter.

a) *Verdickte, glatte und gelb oder grün gefärbte Nägel mit Querriffelung und verstärkter Wölbung; Onycholyse;*
b) *primäres Lymphödem;*
c) chronischer Husten;
d) Neigung zu Malignomen.

**Radiologie:**
a) Rezidivierende Pleuraergüsse;
b) *Bronchiektasen;*
c) Sinusitis;
d) *Hypoplasie des lymphatischen Systems* (Abb. 186).

**Literatur**
Emerson, P. A.: Yellow nail, lymphedema, and pleural effusion, Thorax 21:247, 1966
Hiller, E., Rosenow, E. C., III, and Olsen, A. M.: Pulmonary manifestations of yellow nail syndrome, Chest 61:452, 1972
Kleinman, P. K.: Congenital lymphedema and yellow nails, J. Pediatr. 83:454, 1973
Samman, P. D., et al.: The "yellow nail" syndrome, Br. J. Dermatol. 76:153, 1964

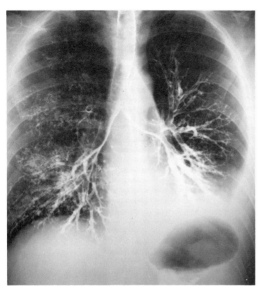

**Abb. 186** Syndrom der gelben Fingernägel bei einem 40 Jahre alten Mann. Man erkennt einen mäßigen linksseitigen Pleuraerguß und Bronchiektasen im linken Unterlappen, in der Lingula und in den anterioren Segmenten des linken Oberlappens (aus *Hiller, E., E. C. Rosenow III, A. M. Olsen:* Chest 61 [1972] 452).

# 474 Syndrom der zuführenden Schlinge

**Synonyme:** Afferent loop syndrome; iatrogenes Syndrom der zuführenden Schlinge.

**Klinik:** Symptome, die nach einer Gastrektomie und Gastrojejunostomie auftreten:

a) epigastrische Beschwerden;
b) *Oberbauchschmerzen;*
c) aufgetriebener Leib;
d) *galliges Erbrechen;*
e) Diarrhö;
f) Gewichtsverlust;
g) Anämie.

**Radiologie:**

a) *Deutliche Retention in der zuführenden Schlinge mit starker Dilatation;*
b) *verstärkte Peristaltik* der erweiterten proximalen Jejunumschlinge;
c) Verdünnung des Kontrastmittels in der zuführenden Schlinge durch Pankreas- und Gallensäfte;
d) jejunogastrischer Rückfluß;
e) *Retention von Kontrastmittel in der proximalen Jejunumschlinge.*

**Literatur**

Beranbaum, S. L., et al.: Roentgen exploration of the afferent loop, Radiology 91:932, 1968
Burhenne, H. J.: The iatrogenic afferent-loop syndrome, Radiology 91:942, 1968
Burhenne, H. J.: The Afferent Loop Syndrome, in Margulis, A. R., and Burhenne, H. J. (eds): *Alimentary Tract Roentgenology* (St. Louis: C. V. Mosby, 1973), pp. 774–775

# 475 Syndrom des engen lumbalen Spinalkanals

**Synonym:** Narrow lumbar spinal canal syndrome.

**Klinik:**

a) „Cauda-equina-Syndrom" *mit intermittierender neurogener Klaudikatio;*
b) schwierige Lumbalpunktion.

**Radiologie:**

a) *Abnahme des anterior-posterioren und transversalen Durchmessers des knöchernen Spinalkanals;*
b) Verbreiterung und vertikale Ausrichtung der Laminae sowie Verdickung der Facetten und Pedikel;
c) *kleine extradurale Läsionen zeigen in der Myelographie erhabene Defekte und eine Obstruktion unterschiedlichen Ausmaßes;*
d) im Gebiet der Cauda equina hervorstehende Nervenwurzeln.

**Literatur**

Leeds, M. A. N.: Lumbar spine stenosis, J. Bone Joint Surg. 55-B:506, 1973
Roberson, G. H., et al.: The narrow lumbar spinal canal syndrome, Radiology 107:89, 1973
Schlesinger, E. B., and Taveras, J. M.: Factors in the production of "cauda equina" syndromes in lumbar discs, Trans. Am. Neurol. Assoc. 78:263, 1953
Verbiest, H.: A radicular syndrome from developmental narrowing of the lumbar vertebral canal, J. Bone Joint Surg. 36-B:230, 1954

## 476 Syndrome des 1. Kiemen-
### bogens

Mißbildungen, die auf eine anomale Entwicklung des 1. Kiemenbogens zurückzuführen
sind, wie:

1. Treacher-Collins-Syndrom;
2. Pierre-Robin-Syndrom;
3. mandibulare Dysostose;
4. Mißbildungen der Ohrmuschel und des Mittelohrs;
5. kongenitale Taubstummheit;
6. Lippen- und Gaumenspalte;
7. Hypertelorismus;
8. kongenitale Taubheit mit Hypertelorismus.

### Literatur

McKenzie, J.: The first arch syndrome, Arch. Dis. Child.
33:477, 1958
McKenzie, J.: The first arch syndrome, Dev. Med.
Child. Neurol. 8:55, 1966

## 477 Takayasu-Syndrom

**Synonyme:** Takayasu's arteropathy; pulslose Krankheit; idiopathische Panarteriitis; Martorell-Syndrom II; Aortenbogen-Syndrom; middle aortic syndrome usw.

**Klinik:** Verhältnis von Frauen zu Männern 10:1.

a) *ZNS-Symptome:* Kopfschmerzen, Schwindel, synkopale Anfälle, Krämpfe, Amblyopie;

b) *ungleiche Pulse;*

c) systemische Hypertension;

d) periphere Gangräne;

e) Koronarinsuffizienz, Myokardinfarkt.

**Radiologie:** Multiple und diffuse Arterienbeteiligung.

a) *Partieller oder vollständiger systemischer Arterienverschluß,* uni- oder multilokulär, besonders der Aorta und ihrer größeren Äste (der Karotiden an ihrem Ursprung und der Subklaviaarterien dort, wo sie die Rippen überqueren);

b) Beteiligung der Pulmonalarterien und ihrer Äste möglich;

c) *ausgedehnter Kollateralkreislauf;*

d) seltene Manifestationen: Aneurysmenbildung, erworbene Coarctatio aortae, sekundäre Arteriosklerose, Aorteninsuffizienz, Mitralinsuffizienz, Verkalkung der Arterienwand (Abb. 187).

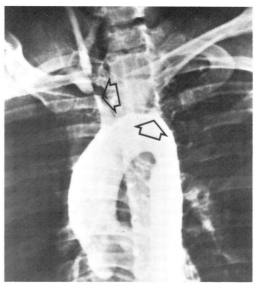

Abb. **187** Takayasu-Syndrom. 19 Jahre alte Frau mit rechtsseitiger Armschwäche und Aphasie. Die Aortenbogenarteriographie zeigt einen Verschluß der linken Arteria subclavia und Arteria carotis communis sowie eine partielle Obstruktion der Arteria innominata. Der Aortenbogen ist in seinem distalen Anteil gering eingeengt. Die Pfeile zeigen auf die Gefäße mit der für diese Krankheit charakteristischen flammenförmigen Konfiguration (aus *Grollman, J. H., Jr., W. Hanafee:* Radiology 83 [1964] 387).

**Literatur**

Gotsman, M. S., et al.: Selective angiography in arteritis of the aorta and its major branches, Radiology 88:232, 1967

Grollman, J. H., Jr., and Hanafee, W.: The roentgen diagnosis of Takayasu's arteritis, Radiology 83:387, 1964

Kaufman, J. J.: The middle aortic syndrome, J. Urol. 109:711, 1973

Kozuka, T., et al.: Aortic insufficiency as a complication of the aortitis syndrome, Acta Radiol. Diag. 8:49, 1969

Lande, A., et al.: Total aortography in the diagnosis of Takayasu's arteritis, Am. J. Roentgenol. 116:165, 1972

Martorell, F., et al.: Syndrome of obliteration of the supra-aortic branches, Angiology 5:39, 1954

Sano, K., et al.: Angiography in pulseless disease, Radiology 94:69, 1970

Takayasu, M.: Case with peculiar changes in retinal vessels, Acta Soc. Ophthalmol. Jap. 12:554, 1908

## 478 Taubheits-Syndrom mit Mutismus und euthyreoter Struma

**Erbgang:** Drei von sechs Geschwistern gingen aus einer Heirat von Blutsverwandten hervor.

**Klinik:**

a) *Taubstummheit;*

b) *Struma;*

c) *euthyreote Stoffwechsellage;*

d) *ungewöhnlich hohe Konzentration von proteingebundenem Jod.*

**Radiologie:**

a) *Getüpfelte Epiphysen ("stippled epiphyses");*

b) verzögerte Skelettreifung (Abb. 188).

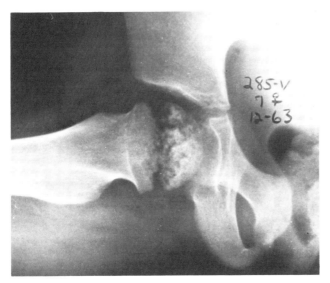

Abb. **188** Taubheits-Syndrom mit Mutismus und euthyreoter Struma. Deutlich getüpfelte Epiphysen des Femur und eine unregelmäßige Randbegrenzung der Physe sind zu erkennen (Aufnahme: Dr. *R. R. Schreiber*, Los Angeles, Kalifornien).

**Literatur**

Refetoff, S., et al.: Familial syndrome combining deaf-mutism, stippled epiphyses, goiter and abnormally high PBI: Possible target organ refractoriness to thyroid hormone, J. Clin. Endocrinol. Metab. 27:279, 1967

Refetoff, S., et al.: Studies of a sibship with apparent hereditary resistance to the intracellular action of thyroid hormone, Metabolism 21:723, 1972

## 479 Taussig-Bing-Syndrom

**Synonyme:** Taussig-Bing-Komplex; double-outlet right ventricle (Typ II A von NEUFELD).

**Pathologie:**
a) *Rechter Ventrikel mit doppelter Ausflußbahn und großem Ventrikelseptumdefekt,* der oberhalb der Crista supraventricularis des Septums und unmittelbar unterhalb der Pulmonalklappe gelegen ist;
b) *Transposition der Aorta mit kombinierter partieller Transposition der Pulmonalarterie.*

**Klinik:** *Zyanose, uncharakteristisches Geräusch,* betonter zweiter Pulmonaliston, *rechtslastige Herzachse und Hypertrophie des rechten Ventrikels.*

**Radiologie:**
a) Geringe bis deutliche *Kardiomegalie,* Betonung des pulmonalarteriellen Segmentes und *Hervorhebung der Lungengefäßzeichnung;*
b) Angiokardiographie: *Trennung der ventrikulären Ausflußbahnen durch „zungenähnlichen" Muskelsporn, simultane Kontrastie-*rung der beiden großen Gefäße, vom rechten Ventrikel aus, wobei sich die Aorta dichter kontrastiert als die Pulmonalarterie, Aorten- und Pulmonalisdruckwerte in gleicher Größenordnung, in der Seitenansicht vorne gelegene Aorta ascendens.*

**Literatur**

Carey, L. S., et al.: Roentgenographic features in cases with origin of both great vessels from the right ventricle without pulmonary stenosis, Am. J. Roentgenol. 93:269, 1965

Hallermann, F. J., et al.: Angiocardiographic and anatomic findings in origin of both great arteries from the right ventricle, Am. J. Roentgenol. 109:51, 1970

Neufeld, H. N., et al.: Origin of both great vessels from the right ventricle: I. Without pulmonary stenosis, II. With pulmonary stenosis, Circulation 23:399, 1961

Taussig, H. B., and Bing, R. J.: Complete transposition of the aorta and a levoposition of the pulmonary artery, Am. Heart J. 37:551, 1949

## 480 Tay-Sachs-Syndrom

**Synonyme:** $GM_2$-Gangliosidose; familiäre amaurotische Idiotie.

**Erbgang:** Autosomal rezessiv.

**Klinik:**
a) *„Puppenartiges" Aussehen* (durchscheinende, rosige Haut und lange Wimpern);
b) *psychomotorische Retardierung, die etwa im Alter von 3–6 Monaten einsetzt;*
c) anomal scharfes Gehör;

Abb. **189** Terry-Syndrom. Halbmond-förmige Verkalkung (Pfeile) im Alter von 4¹/₂ Jahren (aus *Taybi, H.*: Amer. J. Roentgenol. 76 [1956] 583).

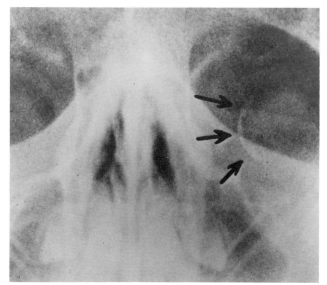

Abb. **190** Terry-Syndrom. Linsenverkal-kung (Pfeile) im Alter von 5 Jahren (aus *Taybi, H.*: Amer. J. Roentgenol. 76 [1956] 583).

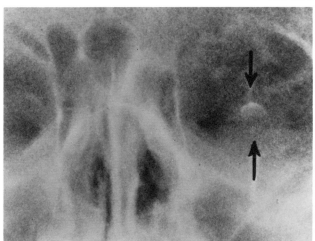

d) *Erblindung, kirschroter Makulafleck, Opti-kusatrophie nach dem ersten Lebensjahr;*

e) *deutliche überschießende Ablagerung von Gangliosiden und Kieselsäuren in verschie-denen Körpergeweben;* 90 % der Gangliosi-de im Gehirn gehören zum Typ $GM_2$; deutli-cher Hexosaminidase-A-Aktivitätsmangel im Serum.

**Radiologie:** Makrozephalie mit *Dickenzunah-me der Hirnrinde* im Pneumenzephalogramm.

**Literatur**

O'Brien, J. S., et al.: Tay-Sachs disease: Detection of heterozygotes and homozygotes by serum hexosami-nidase assay, New Engl. J. Med. 283:15, 1970

Sachs, B.: On arrested cerebral development, with spe-cial reference to its cortical pathology, J. Nerv. Ment. Dis. 14:541, 1887

Tay, W.: Symmetrical changes in the region of the yellow spot in each eye of an infant, Trans. Ophthal-mol. Soc. U. K. 1:55, 1881

Volk, B. W.: *Tay-Sachs Disease* (New York: Grune & Stratton, 1964).

## 481 Terry-Syndrom

**Synonyme:** Retrolentale Fibroplasie; Prämatu-renretinopathie.

**Pathologie:** Vaskuläre Stauung der Netzhaut mit nachfolgender Neubildung von Blutgefä-ßen, Glaskörpertrübung, Proliferation von

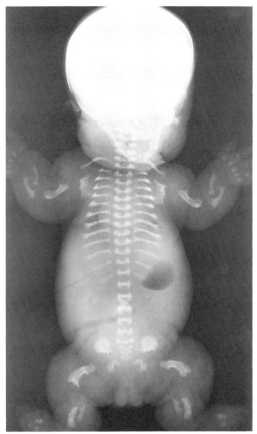

Abb. **191** Thanatophorer Zwergwuchs. Neugeborenes mit extrem kurzgliedrigem Zwergwuchs, besonders flachen Wirbelkörpern, kurzen Rippen mit breiten, schalenförmigen kostochondralen Übergängen, kurzen und kleinen Darmbeinschaufeln, horizontal verlaufenden Azetabulumdächern, besonders kurzen und gekrümmten langen Röhrenknochen der Gliedmaßen und unregelmäßigen und aufgetriebenen Metaphysen.

Netzhautgefäßen zur Linse hin, Ödem, Blutung und Ablösung der Retina und schließlich Narbenbildung und retrolentale Fibroplasie.
**Ätiologie:** Eine hohe Sauerstoffkonzentration in der Umgebung wird als ätiologischer Faktor betrachtet.
**Klinik:** *Erblindung* im Endstadium.
**Radiologie:** *Intraokuläre Verkalkungen* (Linse, Chorioidea, retrolentale Membran) (Abb. 189 u. 190).

**Literatur**
Taybi, H.: Ocular calcification and retrolental fibroplasia, Am. J. Roentgenol. 76:583, 1956

Terry, T. L.: Extreme prematurity and fibroblastic overgrowth of persistent vascular sheath behind each crystalline lens: Preliminary report, Am. J. Ophthalmol. 25:203, 1942

## 482 Thalidomid-Embryopathie

**Synonyme:** Lenz-Syndrom; Wiedemann-Syndrom
**Ätiologie:** Einnahme von Thalidomid (Alpha-Phthalylglutaminsäureimid) durch die Mutter in der frühen Schwangerschaft.
**Klinik:**
a) *Verschiedene Gliedmaßenanomalien;*
b) andere bekanntgewordene Mißbildungen: breiter Nasensattel, Mikrophthalmie, Ohrdysplasien, Zahndefekte, kardiale Anomalien, renale und intestinale Mißbildungen, zerebral bedingte Defekte usw.
**Radiologie:** *Gliedmaßenanomalien – präaxiale Reduktion der Skelettgliederzahl und -größe:* Amelie, proximale Phokomelie, radiale Unterarmanomalien, Digitalia sind im allgemeinen vorhanden, Hüftgelenkdislokation.

**Literatur**
Lenz, W., et al.: Die Thalidomid-Embryopathie, Dtsch. Med. Wochenschr. 87:1232, 1962
Lenz, W.: Das thalidomid-syndrom, Fortschr. Med. 81:148, 1963
McBride, W. G.: Thalidomide and congenital abnormalities, Lancet 2:1358, 1961
Taussig, H. B.: A study of German outbreak of phocomelia: The thalidomide syndrome, JAMA 180:1106, 1962
Wiedemann, H.-R., et al.: Zur Frage der derzeitigen Häufung von Gliedmaßenfehlbildungen, Med. Monatsschr. 12:816, 1961

## 483 Thanatophorer Zwergwuchs

**Synonyme:** Nanisme thanatophore; death-producing dwarfism.
**Erbgang:** Dominante Mutation, vorwiegend bei Männern.
**Klinik:**
a) *Besonders kurzgliedriger Zwergwuchs;*
b) *ausgeprägte Gliedmaßenkrümmung;*
c) *relativ großer Kopf und nahezu normal langer Rumpf;*
d) kurzer Brustkorb, Atemnot, respiratorische Azidose;
e) Tod oft kurz nach Geburt;
f) während der Schwangerschaft häufiges Vorkommen eines Hydramnion.

**Radiologie:**
a) Kleines Gesicht, kurze Schädelbasis, relativ langes Schädeldach, Vorwölbung der Stirn;
b) *langer, schlanker Rumpf, breite schalenförmige kostochondrale Übergänge,* kleine Schulterblätter;
c) *extrem flache Wirbelkörper* mit der geringsten Höhe in Wirbelkörpermitte, so daß in der a.-p. Projektion ein U- oder H-förmiges Aussehen resultiert, kleine und schmale Lendenwirbelkörper mit großen Zwischenwirbelräumen und engem Spinalkanal;
d) *kurze, kleine Darmbeinschaufeln* mit horizontal oder schalenförmig verlaufenden Azetabulumdächern, schmale Incisurae sacroischiadicae;
e) *besonders kurze und gekrümmte lange Röhrenknochen der Gliedmaßen, unregelmäßige und aufgetriebene Metaphysen;*
f) *besonders kurze, breite und deformierte Röhrenknochen von Händen und Füßen;*
g) vermehrtes subkutanes Fettgewebe (Abb. 191).

### Literatur

Brander, M., et al.: Neugeborene mit diastrophem, thanatophorem Zwergwuchs und pränataler Verbiegung der langen Röhrenknochen: Untersuchungen zur Todesursache, Fortschr. Röntgenstr. 119:451, 1973

Fruchter, Z.: Thanatophoric Dwarfism, in Kaufmann, H. J. (ed.), *Progress in Pediatric Radiology,* Vol. 4 (Basel: Karger, 1973), p. 125

Goard, K. E., et al.: Thanatophoric dwarfism, Pediatr. Radiol. 1:8, 1973

Kemperdick, H., et al.: Der thanatophore Zwergwuchs, Fortschr. Röntgenstr. 118:553, 1973

Langer, L. O., et al.: Thanatophoric dwarfism, Radiology 92:285, 1969

Maroteaux, P., et al.: Le nanisme thanatophore, Presse Méd. 75:2519, 1967

O'Malley, B. P., et al.: Thantophoric dwarfism, J. Assoc. Can. Radiol. 23:62, 1972

## 484 Thévenard-Syndrom

**Synonyme:** Akrodystrophische Neuropathie; hereditäre sensorische Radikuloneuropathie; Acropathia ulcero-mutilans familiaris; ulzerierende mutilierende Akropathie; acropathie ulcéromutilante familiale; plantar perforating disease.

**Erbgang:** Autosomal dominant; sporadische Fälle sind alltäglich.

**Klinik:** Auftreten der Symptome oft im Pubertätsalter.
a) *periphere Sensibilitätsstörungen;*

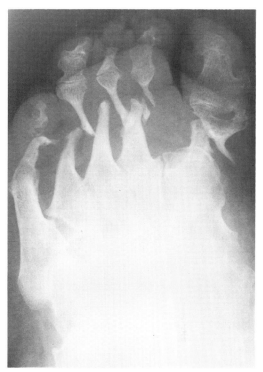

Abb. **192** Thévenard-Syndrom. 36 Jahre alte Frau mit peripheren Sensibilitätsstörungen und schmerzlosen, perforierenden Geschwüren an den Fußsohlen. Man erkennt extreme Knochendestruktionen der Metatarsophalangealköpfchen sowie einen Verlust der Metatarsalköpfchen und Phalangenbasen (aus *Banna, M., J. B. Foster:* Amer. J. Roentgenol. 115 [1972] 186).

b) *trophische Veränderungen und Geschwür an der Fußsohle als Primärlokalisation.*
c) *Elefantenfuß;*
d) vasomotorische Störungen;
e) Hypertrichose.

**Radiologie:** Läsionen betreffen oft nur die unteren Extremitäten
a) *Akroosteolysen;*
b) *Destruktion der Metatarsophalangealgelenke;*
c) Charcot-Arthropathie der unteren Gliedmaßen mit Gelenkergüssen;
d) Hämarthrose;
e) Osteoporose;
f) pathologische Frakturen;
g) Dislokationen (Abb. 192).

### Literatur

Banna, M., and Foster, J. B.: Roentgenologic features of acrodystrophic neuropathy, Amer. J. Roentgenol. 115:186, 1972

Thevenard, A.: L'acropathie ulcéro-mutilante familiale, Rev. Neurol. (Paris) 74:193, 1942

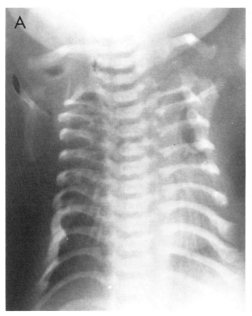
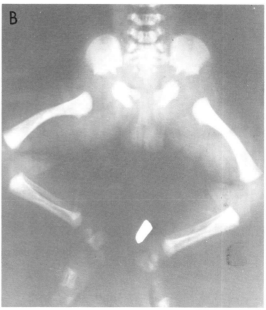

**Abb. 193** Thorax-Asphyxie-Syndrom. Weibliches Neugeborenes mit Atemnot. **A** Kleiner, glockenförmiger Thorax, horizontal stehende Rippen und knollige Rippenenden. **B** Kleines Becken, kurze und aufgetriebene Darmbeinschaufeln, dreizackartiges Aussehen der Azetabulumränder, inferior-lateraler Knochenanbau der Incisura ischiadica und kurze untere Gliedmaßen (Aufnahme: Dr. *R. A. Weintrau*, Concord, Kalifornien).

## 485 Thibierge-Weissenbach-Syndrom

**Klinik und Radiologie:** Kombinationsbild von Calcinosis cutis universalis mit Sklerodermie.

### Literatur

Semat, P., et al.: Le syndrome de Thibierge-Weissenbach, J. Radiol. Electrol. Med. Nucl. 52:27, 1971
Thibierge, G., and Weissenbach, R. J.: Concrétions calcaires sous-cutanées et sclérodermie, Ann. Dermatol. Syphiligr. (Paris) 2:129, 1911
Thomas, E. W. P.: Calcinosis cutis and scleroderma: Thibierge-Weissenbach syndrome, Lancet 2:389, 1942

## 486 Thiemann-Syndrom

**Synonyme:** Osteochondritis juvenilis of the epiphyses of the phalanges of the hand; jugendliche aseptische Epiphysennekrose.
**Klinik:** Auftreten der Symptome etwa zwischen dem 15. und 18. Lebensjahr. *Schwellung, Schmerzen und Bewegungseinschränkung der Interphalangealgelenke der Finger,* oft bilateral; selten Beteiligung der Daumen.
**Radiologie:**
a) *Deformierte Epiphysen der Finger mit unre-*

*gelmäßiger Ossifikation und abwechselnden Aufhellungs- und Verdichtungszonen,* schnabelförmige Epiphysenvorsprünge, Überlagerung durch die Metaphysen auf der lateralen Seite, *Epiphysenfragmentierungen;*
b) gleichmäßig dichte Epiphysen (bei einigen Patienten).

### Literatur

Cullen, J. C.: Thiemann's disease, J. Bone Joint Surg. 52-B:532, 1970
Thiemann, H.: Juvenile Epiphysenstörungen: Idiopathische Erkrankung der Epiphysenknorpel der Fingerphalangen, Fortschr. Röntgenstr. 14:79, 1907

## 487 Thorax-Asphyxie-Syndrom

**Synonyme:** Thoraxdystrophie mit Asphyxie; Jeune-Syndrom; Jeune-Krankheit; infantile Thoraxdystrophie; pelvino-thorakophalangeale Dystrophie; familiäre Thoraxdystrophie mit Asphyxie.
**Erbgang:** Autosomal rezessiv.
**Klinik:**
a) *Atemnot* verschiedenen Ausmaßes in der Neugeborenenperiode;
b) *schmaler, kleiner und langgestreckter Thorax;*

c) *kurzgliedriger Zwergwuchs;*

d) andere bekannte Mißbildungen: wiederholte Lungenentzündungen, Nephropathie in der Kindheit, Polydaktylie, Pectus carinatum, Situs inversus, Klumpfuß.

**Radiologie:**

a) *kleiner, glockenartiger Thorax, horizontal verlaufende Rippen mit knolligen und unregelmäßigen Enden;*

b) *kleines Becken, kurze und aufgetriebene Darmbeinschaufeln, dreizackartiges Aussehen der Hüftpfannenbegrenzung, inferior-lateraler Knochenanbau der Incisura ischiadica;*

c) frühe Ossifikation der Femurköpfe;

d) *zapfenförmige Epiphysen der Hände* mit frühzeitiger Fusion, kurze Phalangen (Abb. 193).

## Literatur

Jeune, M., et al.: Polychondrodystrophie avec blocage thoracique d'évolution fatale, Pédiatrie 9:390, 1954

Jeune, M., et al.: Distrophie thoracique asphyxiante de caractère familial, Arch. Fr. Pédiatr. 12:886, 1955

Jequier, J. C.: La dystrophie thoracique asphyxiante, Arch. Fr. Pédiatr. 27:177, 1970

Jequier, J. C., et al.: Asphyxiating Thoracic Dysplasia, in Kaufmann, H. J. (ed.): *Progress in Pediatric Radiology* (Basel: S. Karger, 1973), Vol. 4, p. 184

Karjoo, M., et al.: Pancreatic exocrine enzyme deficiency associated with asphyxiating thoracic dystrophy, Arch. Dis. Child. 48:143, 1973

Kohler, E., et al.: Dystrophic thoraces and infantile asphyxia, Radiology 94:55, 1970

Langer, L. O.: Thoracic-pelvic-phalangeal dystrophy: Asphyxiating thoracic dystrophy of the newborn, infantile thoracic dystrophy, Radiology 91:447, 1968

Pirnar, T., et al.: Asphyxiating thoracic dystrophy of the newborn, Amer. J. Roentgenol. 98:358, 1966

## 488 Thrombozytopenie-Radiusaplasie-Syndrom

**Synonyme:** Thrombocytopenia-absent radius (TAR) syndrome; kongenitales hypoplastisches Thrombozytopenie-Phokomelie-Syndrom; kongenitales Thrombopenie-Syndrom.

**Erbgang:** Autosomal rezessiv.

**Klinik:**

a) *Kongenitale Mißbildung der Unterarme und Hände;*

b) Blutungsneigung wegen *Thrombozytopenie,* die zur Geburt oder kurz danach auftritt;

c) *myeloisch-leukämische Veränderungen* und Eosinophilie;

d) *zellreiches Knochenmark und kongenital*

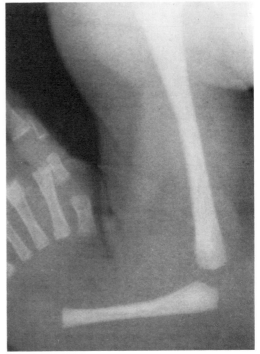

Abb. **194** Thrombozytopenie-Radiusaplasie-Syndrom. Weibliches Neugeborenes mit mißgebildeten oberen Gliedmaßen, Ekchymose, Blutung aus dem Rektum und sehr niedriger Plättchenzahl. Die Knochenmarkpunktion ergab fast nur Megakaryozyten. Radiusaplasie rechts. Links vollständig fehlende Verknöcherung von Radius und Ulna.

*fehlende oder spärlich vorhandene Megakaryozyten* ohne Verminderung der anderen zellulären Knochenmarkelemente;

**Radiologie:**

a) *Radiusaplasie;*

b) *andere bekanntgewordene Anomalien:* Verkürzung und Mißbildung der Ulnae, gelegentlich Aplasie sämtlicher langer Röhrenknochen der Arme, Phokomelie, kongenitaler Herzschaden, Hüftgelenksdislokation, Nierenanomalien, Ösophagusanomalien (Abb. 194).

## Literatur

Dignan, P. S. J., et al.: Phocomelia with congenital hypoplastic thrombocytopenia and myeloid leukemoid reactions, J. Pediatr. 70:561, 1967

Gross, H., et al.: Kongenitale hypoplastische Thrombopenie mit Radiusaplasie: Ein Syndrom multipler Abartungen. Neue Oester. Ztschr. Kinderheilkd. 1:574, 1956

Hall, J. G., et al.: Thrombocytopenia with absent radius (TAR), Medicine 48:411, 1969

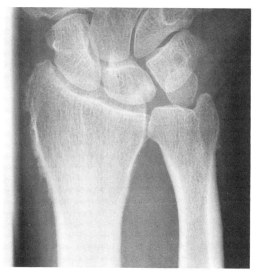

Abb. **195** Thyreoides Akropachie-Syndrom. Periostale Knochenneubildung von Radius und Ulna bei einer 72 Jahre alten Frau mit dem klinischen Befund einer thyreoiden Akropachie. Ausgedehntere Veränderungen fanden sich an den Phalangen (aus *Torres-Reyes, E., T. W. Staple:* Clin. Radiol. 21 [1970] 95).

Juif, J.-G., et al.: Thrombopénie hypoplastique congénitale avec aplasie du radius, Arch.-Fr. Pédiatr. 29:513, 1972

Omenn, G. S., et al.: Prospects for radiographic intrauterine diagnosis: The syndrome of thrombocytopenia with absent radii, New Engl. J. Med. 288:777, 1973

Rabinowitz, J. G., et al.: Trisomy 18, esophageal atresia, anomalies of the radius, and congenital hypoplastic thrombocytopenia, Radiology 89:488, 1967

Tönz, O., et al.: Beitrag zum Syndrom der kongenitalen Megakaryocytopenie mit Radiusaplasie, Helv. Paediatr. Acta 15:1, 1960

## 489  Thymus-Tumor-Syndrome

1. Myasthenia gravis;
2. Good-Syndrom (Immundefekt mit Thymom);
3. Thymom und Cushing-Syndrom;
4. erworbene reine Erythrozytenaplasie;
5. Hypergammaglobulinämie;
6. Plasmazellenmyelom, Erythrozytenaplasie und Malabsorptions-Syndrom;
7. generalisierter Lupus erythematodes;
8. rheumatoide Arthritis, Sjögren-Syndrom
9. hämolytische Anämie;
10. Erythrozytenhypoplasie.

**Literatur**

Gilbert, E. F., et al.: Thymoma, plasma cell myeloma, red cell aplasia and malabsorption syndrome, Amer. J. Med. 44:820, 1968

Good, R. A.: Agammaglobulinemia: A provocative experiment of nature, Bull. Univ. Minn. Hosp. 26:1, 1954

## 490  Thyreoides Akropachie-Syndrom

**Klinik:**
a) *Trommelschlegelfingerbildung;*
b) *Weichteilschwellung der Hände und Füße;*
c) manifeste oder behandelte *Schilddrüsenüberfunktion;*
d) Exophthalmus.

**Radiologie:** *Periostale Knochenneubildung* der Gliedmaßen mit besonderer Beteiligung der Metakarpalia, Metatarsalia und proximalen Phalangen und „blasigem" oder „spitzenartigem" Aussehen (Abb. 195).

**Literatur**

Gimlette, T. M. D.: Thyroid acropachy, Lancet 1:22, 1960

Moule, B., et al.: Thyroid acropachy, Clin. Radiol. 21:329, 1970

Thomas, J., et al.: Thyroid acropachy, Amer. J. Dis. Child. 125:745, 1973

Torres-Reyes, E., and Staple, T. W.: Roentgenographic appearance of thyroid acropachy, Clin. Radiol. 21:95, 1970

## 491  Tibialis-anterior-Syndrom

**Synonym:**  Syndrom des vorderen Tibiaabschnittes.

**Ätiologie:** Ursächlich Überanstrengung der Muskulatur, Trauma oder Störung der arteriellen Durchblutung.

**Klinik:**
a) *Schmerz;*
b) *Sensibilitätsstörungen;*
c) *Schwellung;*
d) *Druckschmerz;*
e) zunehmende Spannung und Durchblutungsmangel im vorderen Tibiaabschnitt;
f) ischämische Nekrose.

**Radiologie:**
a) *Frakturstelle (falls dies die Ursache ist);*
b) *Weichteilschwellung;*
c) *Arteriographie: Gefäßverschluß.*

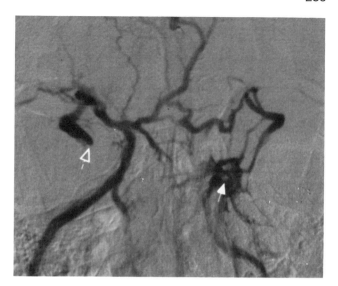

Abb. **196** Tolosa-Hunt-Syndrom. Die transfrontale Orbitaphlebographie bei einem 43 Jahre alten Mann mit symptomatischen Schmerzen hinter dem rechten Auge, Diplopie und herabhängendem rechten Oberlid zeigt einen vollständigen Verschluß der rechten Vena ophthalmica superior (offener Pfeil). Man erkennt die Arteria carotis (geschlossener Pfeil) als Füllungsdefekt in dem normalen rechten Sinus cavernosus (aus *Sondheimer, F. K., J. Knapp:* Radiology 106 [1973] 105).

## Literatur

Child, C. G., III: Noninfective gangrene following fractures of lower leg, Ann. Surg. 116:721, 1942

Greenbaum, E. I., et al.: Value of delayed filming in the anterior tibial compartment syndrome secondary to trauma, Radiology 93:373, 1969

Palmer, B. V., et al.: Anterior tibial compartment syndrome following femoral artery perfusion, Thorax 28:492, 1973

Paton, D. F.: The pathogenesis of anterior tibial syndrome, J. Bone Joint Surg. 50B:383, 1968

Wolfort, F. G., et al.: Anterior tibial compartment syndrome following muscle hernia repair, Arch. Surg. 106:97, 1973

## 492 Tietze-Syndrom

**Synonyme:** Chondropathia tuberosa; costochondral junction syndrome.

**Klinik:** Subakute oder akute *schmerzhafte und nichteitrige Anschwellung der Sternoklavikulargelenke oder einer oder mehrerer Rippenknorpel oder -knochen.*

**Radiologie:**

a) *Weichteilschwellung* aus tangentialer Sicht;

b) tomographisch Nachweis einer Hypertrophie des medialen Klavikulaendes, *klavikulare und kostale Osteosklerose, Periostreaktion, periartikulare Verkalkung;*

c) übermäßige Verkalkung der Rippenknorpel.

## Literatur

Cardona, P., et al.: Gli aspetti radiologici della sindrome di Tietze, Ann. Radiol. Diag. (Bologna) 43:3, 1970

Kayser, H. L.: Tietze's syndrome: A review of the literature, Amer. J. Med. 21:982, 1956

Kessel, I., et al.: Tietze's syndrome in childhood, Acta Paediatr. Scand. 56:557, 1967

Skorneck, A. B.: Roentgen aspects of Tietze's syndrome: Painful hypertrophy of costal cartilage and bone – osteochondritis?, Amer. J. Roentgenol. 83:748, 1960

Tietze, A.: Über eine eigenartige Häufung von Fällen mit Dystrophie der Rippenknorpel, Berl. Klin. Wochenschr. 58:829, 1921

Wiedemann, H.-R.: Tietze-Syndrom (Chondroosteopathia costalis tuberosa) im frühen Kindesalter, Helv. Paediatr. Acta 27:25, 1972

## 493 Tolosa-Hunt-Syndrom

**Synonym:** Schmerzhafte Ophthalmoplegie.

**Klinik:** Rezidivierende, *unilaterale, schmerzhafte Ophthalmoplegie* durch unspezifische Entzündung des Sinus cavernosus und der Fissura orbitalis superior.

**Radiologie:** *Verschluß der Vena ophthalmica und Obliteration des Sinus cavernosus* durch Orbitaphlebographie nachgewiesen (Abb. 196).

## Literatur

Hunt, W. E., et al.: Painful ophthalmoplegia: Its relation to indolent inflammation of the cavernous sinus, Neurology (Minneap.) 11:56, 1961

Sondheimer, F. K., and Knapp, J.: Angiographic finding in the Tolosa-Hunt syndrome: Painful ophthalmoplegia, Radiology 106:105, 1973

Tolosa, E.: Periarteritic lesion of carotid siphon with clinical features of carotid infraclinoidal aneurysm, J. Neurol. Neurosurg. Psychiatry 17:300, 1954

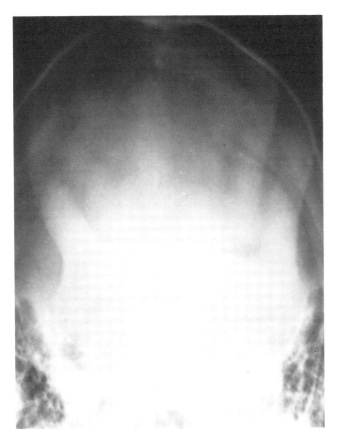

Abb. **197** Touraine-Solente-Golé-Syndrom. Die in H-Form verdickten Hautfalten über dem Hinterhaupt projizieren sich bei der nuchofrontalen Aufnahme (nach *Towne* ) auf den Schädel (aus *Harbison, J. B., C. M. Nice Jr.*: Amer. J. Roentgenol. 112 [1971] 532).

## 494 Touraine-Solente-Golé-Syndrom

**Synonyme:** Pachydermoperiostose; Pachydermoperiostosis plicata; idiopathische hypertrophische Osteo-Arthropathie.

**Erbgang:** Autosomal dominant mit ausgeprägter Veränderlichkeit der Expressivität; 85% der bekanntgewordenen Fälle traten bei Männern auf.

**Klinik:** Auftreten der Symptome im Pubertätsalter.

a) *Vergröberung der Gesichtszüge (dicke und faltige Haut);*
b) *„spatenförmige" Vergrößerung von Händen und Füßen;*
c) *keulenartige Verdickung der Digitalia;*
d) zylindrische Umfangzunahme der Beine und Unterarme;
e) *gefurchte und fettige Haut;*
f) extremes Schwitzen;
g) *Cutis verticis gyrata* (Bulldoggenkopfhaut);
h) Gelenkergüsse

**Radiologie:**

1. *Frühstadium: symmetrische exzessive subperiostale Knochenneubildung im distalen Anteil der langen Röhrenknochen und Metakarpalia, der Metatarsalia und proximalen Phalangen;*
2. *fortgeschrittenes Stadium:*
   a) *alle Knochen mit Ausnahme der Schädelknochen können eine ausgeprägte subperiostale Knochenneubildung aufweisen;*
   b) *Ossifikation von Ligamenten und Sehnen;*
   c) *Gelenkerguß;*
   d) *ankylosierte Gelenke* (Abb. 197).

### Literatur

Fournier, A.-M., et al.: Pachydermopériostose, J. Radiol. Electrol. Med. Nucl. 54:417, 1973

Friedreich, N.: Hyperostose des gesamten Skelettes, Virchows Arch. (Pathol. Anat.) 43:83, 1868 (quoted by Rimoin, D. L.)

Harbison, J. B., and Nice, C. M. Jr.: Familial pachydermoperiostosis presenting as an acromegaly-like syndrome, Am. J. Roentgenol. 112:532, 1971

Lazarus, J. H., et al.: Pachydermoperiostosis, Amer. J. Roentgenol. 118:308, 1973

Rimoin, D. L.: Pachydermoperiostosis (idiopathic clubbing and periostosis): Genetic and physiologic considerations, New Engl. J. Med. 272:923, 1965

Shawarby, K., et al.: Pachydermoperiostosis: A review of literature and report on four cases, Br. Med. J. 1:763, 1962

Susmano, A., et al.: Idiopathic osteoarthropathy: Touraine-Solente-Golé syndrome, Amer. Heart J. 76:582, 1968

Touraine, A., Solente, G., and Golé, L.: Un syndrome ostéodermopathique: La pachydermie plicaturée avec pachypériostose des extrémités, Presse Méd. 43:1820, 1935

# 495 Treacher-Collins-Syndrom

**Synonyme:** Mandibulo-faziale Dysostose; Franceschetti-Zwahlen-Klein-Syndrom; Syndrom des 1. Kiemenbogens; Berry-Treacher-Collins-Syndrom; Franceschetti-Klein-Syndrom.

**Erbgang:** Autosomal dominant; es kann sich auch um eine Mutation handeln.

**Klinik:**

a) *Gesichtshypoplasie mit eingesunkenen Wangenknochen, Ohrmißbildungen* (hypoplastische Ohrmuschel und Stenose oder Atresie des Meatus acusticus externus), Makrostomie, Steilgaumen und blind endenden Fistelgängen zwischen Ohrmuschel und Mundwinkel;

b) *antimongoloide Lidspaltenstellung mit Kolombombildung im äußeren Drittel am Unterlid* und in einigen Fällen am Oberlid, partielles oder vollkommenes Fehlen der unteren Augenwimpern;

c) Schalleitungsschwerhörigkeit;

d) Zahnanomalien, Malokklusion;

e) Übergreifen der Kopfbehaarung auf die lateralen Wangen;

f) andere bekanntgewordene Anomalien: Mikrophthalmie, Choanalatresie, Fehlen der Ohrspeicheldrüsen, kongenitaler Herzschaden, Gliedmaßenmißbildungen, Kryptorchismus, geistige Retardierung.

**Radiologie:**

a) *Hypoplasie der Wangenknochen,* Agenesie der Wangenknochen, Fehlen der Gaumenknochen, Gaumenspalte, *Hypogenesie oder Agenesie des Unterkiefers;*

b) *Unterentwicklung der Nasennebenhöhlen und Warzenfortsätze,* fehlende Mittelohrossikel, Kochlea und Vestibularapparat fehlen ebenfalls;

c) Wirbelkörperanomalien (bei einigen Patienten) (Abb. 198).

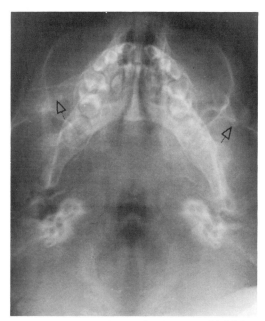

Abb. **198** Treacher-Collins-Syndrom. Weibliches Neugeborenes mit dem für das Syndrom typischen Gesichtsäußeren und einer Mikrognathie. Man erkennt bei dieser Basisprojektion die Hypoplasie der Wangenknochen (Pfeile) (aus dem Kinderkrankenhaus von San Francisco, Kalifornien).

## Literatur

Berry, G. A.: Note on congenital defect (coloboma) of lower lid. Royal London Ophthalmologic Hospital, Report XII, Part III, January, 1889, pp. 225–357

Franceschetti, A.: Un syndrome nouveau: La dysostose mandibulo-faciale, Bull. Schweiz. Akad. Med. Wiss. 1:60, 1944

Franceschetti, A., and Klein, D.: The mandibulo-facial dysostosis: A new hereditary syndrome (Copenhagen: E. Munksgaard, 1949).

Pavsek, E. J.: Mandibulofacial dysostosis (Treacher Collins syndrome), Amer. J. Roentgenol. 79:598, 1958

Rogers, B. O.: Berry-Treacher Collins syndrome (200 cases), Br. J. Plast. Surg. 17:109, 1964

Stovin, J. J., et al.: Mandibulofacial dysostosis, Radiology 74:225, 1960

Treacher Collins, E.: Case with symmetrical congenital notches in the outer part of each lower lid and defective development of malar bones, Trans. Ophthalmol. Soc. U. K. 20:190, 1900

288

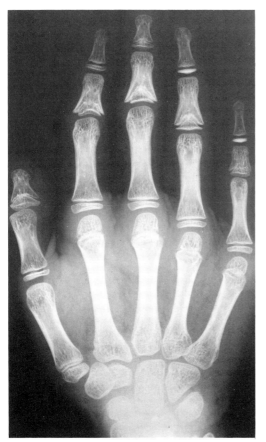

Abb. **199** Tricho-rhino-phalangeal-Syndrom (*Giedion*). 10 Jahre altes Mädchen mit Zapfenepiphysen. Man beachte die dichten Epiphysen der Endglieder des vierten und fünften Fingers (aus *Fontaine, G., P. Maroteaux, J.-P. Farriaux, J. Richard, B. Roelens*: Arch. Fr. Pediatr. 27 [1970] 635).

## 496 Tricho-rhino-phalangeal-Syndrom (Giedion)

**Synonyme:** Rhino-tricho-phalangeales Syndrom; TRP-Syndrom.
**Erbgang:** Autosomal dominant; weniger häufig autosomal rezessiv.
**Klinik:**
a) *Schüttere, langsam wachsende Kopfhaare,* medial dichte und lateral dünne Augenbrauen;
b) *Brachyphalangie,* dünne Nägel;
c) eigentümlich aussehende *„Birnennase";*
d) andere bekanntgewordene Veränderungen: Hypoplasie der Gesichtsmitte, geringe Zahnangleichung, perlmuttähnliche Entfärbung

der Fingernägel, Nierenerkrankung, kongenitales Herzleiden, idiopathische Hypoglykämie, geistige Retardierung;
e) Minderwuchs unterhalb der 3. Perzentile.
**Radiologie:**
a) *Zapfenepiphysen der Phalangen;*
b) Sklerose einiger terminaler Epiphysen vor Verschmelzung mit der Phalanx;
c) Perthes-ähnliche Veränderungen der Hüften;
d) Brachymetakarpalie, Brachymetatarsalie (Abb. 199).

### Literatur
Beals, R. K.: Tricho-rhino-phalangeal dysplasia, J. Bone Joint Surg. 55A:821, 1973
Fontaine, G., Maroteaux, P., Farrieux, J.-P., Richard, J., and Roelens, B.: Le syndrome tricho-rhino-phalangien, Arch. Fr. Pediatr. 27:635, 1970
Gellis, S. S., et al.: Picture of the Month, Amer. J. Dis. Child. 124:90, 1972
Giedion, A.: Das tricho-rhino-phalangeale syndrome, Helv. Paediatr. Acta 21:475, 1966
Giedion, A., et al.: Autosomal-dominant transmission of the tricho-rhino-phalangeal syndrome: Report of 4 unrelated families; review of 60 cases, Helv. Paediatr. Acta 28:249, 1973
Gorlin, R. J., et al.: Tricho-rhino-phalangeal syndrome, Amer. J. Dis. Child. 118:595, 1969
Kozlowski, K., et al.: Tricho-rhino-phalangeal syndrome, Austral. Radiol. 16:411, 1972

## 497 Troell-Junet-Syndrom

**Klinik und Radiologie:** Bevorzugung von Frauen
a) *Akromegalie;*
b) *toxische Struma* (gewöhnlich nodulär);
c) *Diabetes mellitus;*
d) *Hyperostose des Schädeldachs.*

### Literatur
Junet, R. M.: Histopathologie du squelette acromégalique et ses modifications sous l'influence de l'hyperthyroidisme, Thèse, No. 1681, Genève, 1938
Junet, R.: Une forme rare d'hyperthyreose: L'hyperostose de la voûte cranienne des acromégaliques hyperthyroïdiens (syndrom de Troell-Junet), Helv. Med. Acta 22:167, 1955
Moore, S.: The Troell-Junet syndrome, Acta Radiol. 39:485, 1953
Troell, A.: "Syndroma morgagni" hos patienter med samtidig akromegali och tyreotoxikos, Sven. Läk. (Swedish), 35:763, 1938

## 498 Trotter-Syndrom

**Synonyme:** Sinus of Morgagni syndrome; peritubal syndrome.

**Pathologie:** Tief infiltrierend wachsendes Neoplasma des lateralen Nasopharyngealraums mit Beteiligung des inferioren Nervus maxillaris.

**Klinik:** *Mittelohrschwerhörigkeit, Neuralgien, präaurikuläres Ödem, ipsilaterale Akinesie des weichen Gaumens, Anästhesie im Innervationsgebiet des 3. Trigeminusastes.*

**Radiologie:** *Knochendestruktion der Schädelbasis.*

### Literatur

Asherson, N.: Trotter's syndrome and associated lesions, J. Laryngol. Otol. 65:349, 1951

Trotter, W.: On certain clinically obscure malignant tumours of the naso-pharyngeal wall, Br. Med. J. 2:1057, 1911

## 499 Tumoröse Kalzinose

**Synonyme:** Teutschländer-Syndrom; Calcinosis interstitialis universalis; Lipoidkalkgicht; calcifying collagenolysis; Lipoidkalzinogranulomatose

**Klinik:** Auftreten der Symptome im ersten bis zweiten Lebensjahrzehnt

a) *Schmerzloser, harter, großer oder kleiner tumoröser Herd oder Herde über der Strecksehnenoberfläche der Gelenke;*

b) Bewegungseinschränkung der Gelenke;

c) progressive Größenzunahme der Herde.

**Radiologie:** *Dichte, rundliche oder ovaläre Kalziumdepots juxtaartikulär* von einigen Millimetern bis zu mehreren Zentimetern im Durchmesser; können multinodulär auftreten; Hüfte, Ellenbogen, Schulter, Knöchel, Handwurzel und Fuß sind die häufigsten Lokalisationen (Abb. 200).

### Literatur

Durat, M. H.: Tumeurs multiples et singulaires des bourses séreuses, Bull. Mém. Soc. Anat. Paris 74:725, 1899

Inclan, A.: Tumoral calcinosis, J. A. M. A. 121: 490, 1943

Kolawole, T. M., et al.: Tumoral calcinosis with "fluid levels" in the tumoral masses, Amer. J. Roentgenol. 120:461, 1974

Teutschländer, O.: Über progressive Lipogranulomatose der Muskulatur: Zugleich ein Beitrag zur Pathogenese der Myopathia osteoplastica progressiva, Klin. Wochenschr. 14:451, 1935

Yaghmai, I., and Mirbod, P.: Tumoral calcinosis, Amer. J. Roentgenol. 111:573, 1971

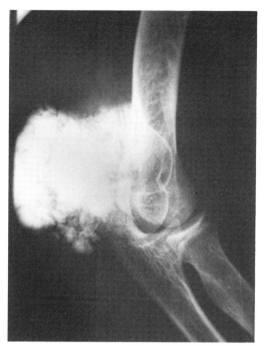

Abb. **200** Tumoröse Kalzinose. 15 Jahre alter Junge mit 2 tumorösen Herden, einer am linken Ellenbogen und ein weiterer an der rechten Gesäßbacke. Es liegen multilokuläre Verkalkungen ohne Beziehung zum Ellenbogengelenk vor. Man erkennt in dem kalzifizierten Tumor strahlentransparente Septen (aus *Yaghmai, I., P. Mirbod:* Amer. J. Roentgenol. 111 [1971] 573).

## 500 Turcot-Syndrom

**Erbgang:** Wahrscheinlich autosomal rezessiv.

**Klinik und Radiologie:** *Familiäre Polyposis des Dickdarms und maligner ZNS-Tumor.*

### Literatur

McKusick, V. A.: Genetic factors in intestinal polyposis, J. A. M. A. 182:271, 1962

Turcot, J., et al.: Malignant tumors of the central nervous system associated with familial polyposis of the colon: Report of two cases. Dis. Colon Rectum 2:465, 1959

# U

## 501 Ulno-fibulare Dysplasie (REINHARDT U. PFEIFFER)

**Erbgang:** Autosomal dominant.

**Klinik:** *Deformität von Unterarmen und Beinen,* Beinschmerzen (bei einigen Patienten), Myopie (bei einigen Patienten), normale Intelligenz.

**Radiologie:**

a) *Kurze, breite und untertubulisierte Ulna;*

b) *gekrümmter Radius mit nach lateral ausgerichteter Konvexität;*

c) *disloziertes Radiusköpfchen;*

d) *kurze Fibula, besonders proximal, Krümmung der Fibula nach lateral, breite Fibulametaphysen.*

**Literatur**

Reinhardt, K., and Pfeiffer, R. A.: Ulno-fibulare Dysplasie: Eine autosomal-dominant vererbte Mikromesomelie ähnlich dem Nievergeltsyndrom, Fortsch. Röntgenstr. 107:379, 1967

## 502 Ulrich-Feichtiger-Syndrom

**Synonyme:** Mikrognathie, Polydaktylie und Anomalien der Genitalia; Dyskranio-pygophalangie; Status degenerativus typus Rostokkiensis; Typus Rostockiensis.

**Erbgang:** Unbekannter Erbfaktor.

**Klinik:**

a) Maskenhaftes Gesicht, eingesunkene Nasenwurzel, *Mikrognathie;*

b) verschiedene Augenanomalien wie Anophthalmie, Mikrophthalmie, Kolobome, Aniridie, Hornhauttrübungen, okularer Hypertelorismus;

c) *Ohrmuschelmißbildungen, Taubheit;*

d) *Extremitätenanomalien;*

e) *Anomalien der Genitalia.*

**Radiologie:**

a) *Hexadaktylie,* Syndaktylie, rudimentäre Zehen, Klumpfuß;

b) *genitale Anomalien:* Hypospadie, Verdoppelung der weiblichen Genitalsysteme.

**Literatur**

Feichtiger, H.: Ein neuer, typischer, vorwiegend die Akren betreffender Fehlbildungskomplex, Inaug. Diss. Rostock, 1943

Lowry, R. B., et al.: Micrognathia, polydactyly, and cleft palate, J. Pediatr. 72:859, 1968

Ulrich, O.: Der Status Bonnevie-Ulrich im Rahmen anderer „Dyscranio-Dysphalangien." Ergeb. Inn. Med. Kinderheilkd. 2:412, 1951

Weber, J. W., et al.: Der Typus Rostockiensis Ulrich-Feichtiger: Dyskranio-pygo-phalangie, Helv. Paediatr. Acta 15:163, 1960

# V

## 503 Van-Buchem-Syndrom

**Synonyme:** Hyperostosis corticalis generalisata familiaris; chronische Hyperphosphatasämie.
**Erbgang:** Autosomal rezessiv.
**Klinik:** Auftreten der Symptome in der Pubertät.
a) *Breites und dickes Kinn;*
b) *Hirnnervenparalyse* durch schrittweise Einengung der Foramina cranii (Fazialisparese, Hörstörungen und Optikusatrophie);
c) keine Schmerzen;
d) *Hyperphosphatasämie* (bei einigen Patienten).
**Radiologie:**
a) *Generalisierte Zunahme der Knochendichte* (Osteosklerose);
b) *enostale Dickenzunahme und Kortikalisskle-*

*rose der Röhrenknochen* mit Einengung des Markraums;
c) enorme *Dickenzunahme des Schädels* einschließlich der Basis und der Gesichtsknochen;
d) normal große Sella turcica;
e) Vergrößerung des Unterkieferwinkels und der anterioren vertikalen Tiefe;
f) Torus palatinus (bei einigen Patienten) (Abb. 201).

### Literatur

Fosmoe, R. J., et al.: Van Buchem's disease (hyperostosis corticalis generalisata familiaris): A case report, Radiology 90:771, 1968
Van Buchem, F. S. P., et al.: An uncommon familial systemic disease of the skeleton: Hyperostosis corticalis generalisata familiaris, Acta Radiol. 44:109, 1955
Van Buchem, F. S. P., et al.: Hyperostosis corticalis generalisata: Report of seven cases, Amer. J. Med. 33:387, 1962

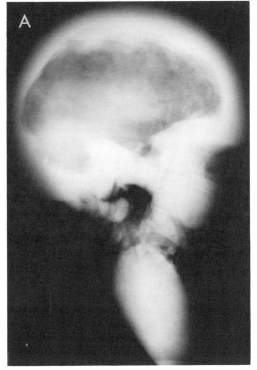
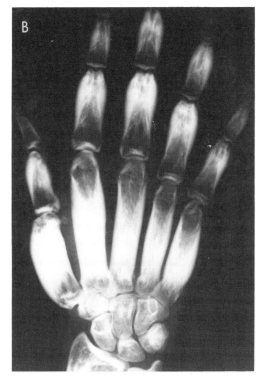

Abb. **201** Van-Buchem-Syndrom. 31 Jahre alter Mann mit besonders groteskem Aussehen. **A** Außergewöhnliche Dickenzunahme und Sklerose des Schädeldachs, der Gesichtsknochen und des Unterkiefers.
**B** Generalisierte Zunahme der Knochendichte und -größe mit übermäßigem Knochenwachstum der Hand (aus *Fosmoe, R. J., R. S. Holm, R. C. Hildreth:* Radiology 90 [1968] 771).

## 504 Vaquez-Osler-Syndrom

**Synonyme:** Polycythaemia vera; Morbus Osler; Vaquez-Krankheit; kryptogene Polyzythämie; Polycythaemia rubra; Polycythaemia rubra vera.

**Klinik:**

a) *Proliferation des hämatopoetischen Systems;*
b) *Erythrozytose;*
c) *erhöhte Blutviskosität;*
d) *Zyanose;*
e) Manifestation im Nervensystem (Schwindel, Kopfschmerzen);
f) Sehstörungen (verzerrte Gesichtsfeldskotome, Diplopie);
g) kardiovaskuläre Manifestationen (intermittierendes Hinken, Angina pectoris, Venenthrombose, Thrombophlebitis);
h) Blutungen unterschiedlicher Lokalisationen;
i) gastrointestinale Symptome;
j) Plethora;
k) *Splenomegalie;*
l) Hepatomegalie (bei einigen Patienten).

**Radiologie:**

a) *Erweiterung der Lungengefäße;*
b) Kardiomegalie (bei 25% der Fälle);
c) Lungeninfarkt;
d) Thrombosen;
e) Gicht;
f) Harnwegskonkremente.

### Literatur

Fiandra, O., et al.: Circulation pulmonaire dans la polyglobulie vraie: Étude angiocardiographique, Ann. Radiol. (Paris) 4:537, 1961

Glass, J. L., et al.: Primary Polycythemia, in Williams, W. J., et al., *Hematology* (New York: McGraw-Hill Book Co., 1972), pp. 527–544

Osler, W.: Chronic cyanosis with polycythaemia and enlarged spleen: A new clinical entity, Amer. J. Med. Sci. 126:187, 1903

Pitman, R. G., et al.: The radiological appearances of the chest in polychthemia vera, Clin. Radiol. 12:276, 1961

Vaquez, H. M.: Sur une forme speciale de cyanose s'accompagnant d'hyperglobulie excessive et persistante, C. R. Soc. Biol. (Paris) 44:384, 1892

## 505 Vena-cava-superior-Syndrom

**Synonym:** Superior mediastinal syndrome.

**Ätiologie:** Venenabflußhindernis durch Neoplasien, Lymphadenopathie, Fibrose, Thrombus, Aortenaneurysma, Mediastinalemphysem, Perikarditis, Mediastinitis, Anastomose zwischen Vena cava superior und rechter Pulmonalarterie und als Bestrahlungsfolge.

**Klinik:**

a) Kopfschmerzen, Schwindel, Somnolenz, Synkopen, Krämpfe;
b) Heiserkeit, Atemnot;
c) Epistaxis;
d) Zyanose und Ödeme von Gesicht, Hals, Schulter und Armen;
e) *Stauung und Schlängelung der Hals-, Thorax- und Armvenen;*
f) vaskuläre Stauung der Augen- und Nasenschleimhaut.

**Radiologie:**

a) Unregelmäßige *Verbreiterung des Mediastinums,* geschlängeltes dichtes Band parallel zur Wirbelsäule (Azygos und Hemiazygos), Dilatation der linken superioren Interkostalvenen, Rippenusuren (selten);
b) Hydrothorax, Hydroperikard;
c) *phlebographisch Nachweis der Verschlußlokalisation und Kollateralen* (zwischen Azygos- und Innominataabflüssen, zwischen Vena cava superior und Kollateralsystemen der Vena cava inferior entlang des Rumpfes posterior oder anterior, Kollateralen zwischen Arm und Thorax, zwischen den anterioren und posterioren Venen und Kollateralen über die Mittellinie).

### Literatur

Banker, V. P., et al.: Superior vena cava syndrome secondary to aortic disease: Report of two cases and review of the literature, Dis. Chest. 51:656, 1967

Berk, R. N.: Dilatation of the left superior intercostal vein in the plain-film diagnosis of chronic superior vena caval obstruction, Radiology 83:419, 1964

Boruchow, I. B., et al.: Late superior vena cava syndrome after superior vena cava-right pulmonary artery anastomosis, New Engl. J. Med. 281:646, 1969

Brown, R. C., et al.: Angiographic demonstration of collateral circulation in a patient with superior vena caval syndrome, Amer. J. Roentgenol. 119:543, 1973

Hansen, K. F.: Idiopathic fibrosis of the mediastinum as a cause of superior vena caval syndrome, Radiology 85:433, 1965

Okay, N. H., et al.: Collateral pathways in occlusion of the superior vena cava and its tributaries, Radiology 92:1493, 1969

Roberts, D. J., Jr., et al.: Superior vena cava and innominate veins: Angiographic study, Amer. J. Roentgenol. 66:341, 1951

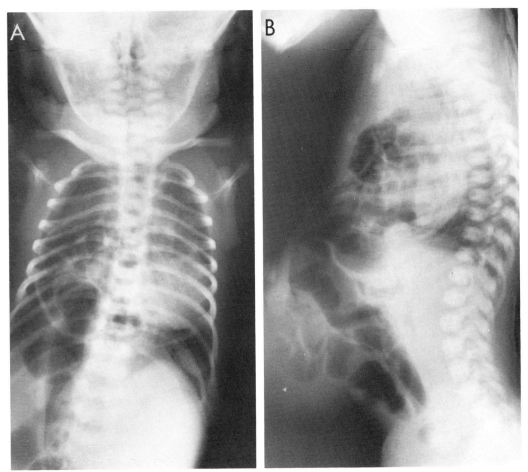

Abb. **202** Ventrales Defekt-Syndrom. Die Röntgenaufnahmen von Thorax und Abdomen in der a.-p. Projektion (**A**) und in Seitenansicht (**B**) zeigen den Bauchwanddefekt in der Mittellinie und die intraperikardiale Hernienbildung mit Darmschlingen bei einem Neugeborenen (Aufnahme: Dr. *J. Du Bois,* Letterman General Hospital, San Francisco, Kalifornien).

## 506 Ventrales Defekt-Syndrom

**Synonyme:** Thoraco-abdominal wall defect syndrome; cephalic fold defect; cephalic celosomia; thorako-abdominaler Wanddefekt.

**Klinik:** *Defekt der Brust- und Bauchwand in der Mittellinie, Defekt des Zwerchfells und Perikards, verschiedene Herzanomalien.*

**Radiology:**

a) *Brustbeindefekt;*

b) *Dextropositio cordis;*

c) intraperikardiale Hernienbildung von Bauchorganen (bei einigen Patienten);

d) *Herzanomalien* (Divertikel des linken Ventrikels in 20% der Fälle);

e) *Malrotation des Darms* (Abb. 202).

**Literatur**

Cantrell, J. R., et al.: A syndrome of congenital defects involving the abdominal wall, sternum, diaphragm, pericardium and heart, Surg. Gynecol. and Obstet. 107:602, 1958

Edgett, J. W., Jr., et al.: Diverticulum of the heart: Part of the syndrome of congenital cardiac and midline thoracic and abdominal defects, Amer. J. Cardiol. 24:580, 1969

Franken, E. A., Jr.: Anomalies of the anterior abdominal wall: Classification and roentgenology, Amer. J. Roentgenol. 112:58, 1971

Symbas, P. N., et al.: A syndrome of defects of the thoraco-abdominal wall, diaphragm, pericardium and heart, J. Thorac. Cardiovasc. Surg. 65:914, 1973

Toyama, W. M.: Combined congenital defects of the anterior abdominal wall, sternum, diaphragm, pericardium and heart: A case report and review of the syndrome, Pediatrics 50:778, 1972

294

## 507 Verner-Morrison-Syndrom

**Synonyme:** Syndrom mit wäßriger Diarrhö und Hypokaliämie; pankreatogene „Cholera"; WDHA-Syndrom (wäßrige Diarrhö, Hypokaliämie, Achlorhydrie).
**Klinik:**
a) *Wäßrige Diarrhö;*
b) *Hypokaliämie;*
c) *nichtinsulinproduzierender Beta-Inselzelltumor oder -Hyperplasie.*
**Radiologie:**
a) Schneeflockenphänomen und Segmentation des Kontrastbreis im Dünndarm;
b) *ungewöhnlich hohe Aktivitätsanreicherung über der Pankreasregion* im Pankreasszintigramm mit Selenomethionin.

### Literatur

Classen, M., et al.: Verner-Morrison-Syndrom (pankreatische Cholera; WDHA-Syndrom), Dtsch. Med. Wochenschr. 97:277, 1972
Matsumoto, K. K., et al.: Watery diarrhea and hypokalemia associated with pancreatic islet cell adenoma, Gastroenterology 50:231, 1966
Sircus, W., et al.: Two cases of "pancreatic cholera" with features of peptide adenomatosis of the pancreas, Gut 11:197, 1970
Verner, J. V., and Morrison, A. B.: Islet cell tumor and a syndrome of refractory watery diarrhea and hypokalemia, Am. J. Med. 25:374, 1958

## 508 Vernet-Syndrom

**Synonyme:** Fossa-jugularis-Syndrom; Foramen-jugulare-Syndrom.
**Pathologie:** Neoplasmen (besonders Tumoren des Glomus jugulare) im Gebiet der Fossa jugularis verursachen eine Paralyse des 9., 10. und 11. Hirnnerven.
**Klinik:** *Geschmacksverlust im hinteren Zungendrittel, Paralyse des Stimmbandes und Gaumens sowie Schwäche des Musculus trapezius und Musculus sternocleidomastoideus.*
**Radiologie:**
a) *Knochenerosion* und Vergrößerung des Foramen jugulare, besonders deutlich am unteren Rand der mittleren Felsenbeinregion;
b) *angiographisch Tumornachweis.*

### Literatur

Di Chiro, G., et al.: The jugular foramen, J. Neurosurg. 21:447, 1964
Placios, E.: Chemodectoma of the head and neck, Amer. J. Roentgenol. 110:129, 1970
Svien, H. J. et al.: Jugular foramen syndrome and allied syndromes, Neurology 13:797, 1963
Vernet, M.: Les paralysies laryngées associées, Thésis, Lyon, 1916

## 509 Vogelkopf-Zwergwuchs

**Synonyme:** Seckel-Syndrom; Virchow-Seckel-Zwergwuchs, bird-headed dwarfism.
**Erbgang:** Wahrscheinlich autosomal rezessiv.
**Klinik:**
a) *Niedriges Geburtsgewicht, Zwergwuchs;*
b) *geistige Retardierung;*
c) *vogelkopfartiges Aussehen* (Mikrozephalie, papageienartig vorspringende Nase, Hypoplasie der Wangenknochen, vorstehende Augen, okulärer Hypertelorismus, Mikrognathie;
d) andere bekannte Mißbildungen: tiefsitzende Ohrmuscheln ohne Läppchen, Steilgaumen oder Gaumenspalte, Kryptorchismus, verschiedene urogenitale Anomalien.
**Radiologie:**
a) *Kleiner Schädel, okulärer Hypertelorismus, Hypoplasie von Maxilla und Mandibula;*
b) andere bekannte Mißbildungen: frühzeitiger Schluß der Schädelnähte, fehlende oder atrophische Zähne, Kyphoskoliose, Sternumanomalien, Dislokation des Radiusköpfchens, Krümmung der distalen Phalangen, Trommelschlegelfingerbildung, Aplasie der Patella, Aplasie der tibiofibularen Gelenke, kurze Fibulaknochen.

### Literatur

Gorlin, R. J.: Bird-headed dwarfism (Virchow), Semin. Roentgenol. 8:234, 1973
Harper, R. G., et al.: Bird-headed dwarfs (Seckel's syndrome), J. Pediatr. 70:799, 1967
McKusick, V. A., et al.: Seckel's bird-headed dwarfism, New Engl. J. Med. 277:279, 1967
Seckel, H. P. G.: Bird-headed dwarfs: Studies in developmental anthropology including human proportions (Springfield, Ill.: Charles C. Thomas, 1960).

## 510 Vogelzüchterlunge

**Synonyme:** Taubenzüchterkrankheit; Syndrom des Vogelzüchters.
**Klinik:**
a) Allergische Pneumonien;
b) im akuten Stadium: *Schüttelfrost, Fieber, Dyspnoe, Husten, Müdigkeit in den ersten Stunden nach Exposition;*
c) Hautreaktionen und Antikörperbildung gegen Taubenantigene.

**Radiologie:** *Interstitielle und alveoläre Lungenerkrankung mit zahlreichen unterschiedlichen Manifestationsformen.*

a) Grobkörnig, stark hervortretende Gefäße und Bronchien;
b) retikulonoduläres Muster;
c) fleckige Verdichtungen;
d) wabenförmige Struktur;
e) Lungenszintigraphie: diffuse oder lokalisierte Reduktion des Blutzustroms zu verschiedenen Lungenabschnitten.

### Literatur

Hargreave, F., et al.: The radiological appearances of allergic alveolitis due to bird sensitivity (bird fancier's lung), Clin. Radiol. 23:1, 1972

Reed, C. E., et al.: Pigeon breeder's lung, J. A. M. A. 193:261, 1965

Unger, J. D., et al.: Pigeon breeder's disease: A review of the roentgenographic pulmonary findings, Radiology 90:683, 1968

## 511 Vohwinkel-Syndrom

**Synonyme:** Taubheit, Keratopachydermie und digitale Schnürfurchen; Keratoma hereditarium mutilans; mutilierendes Keratoderma; Keratopachydermie, digitale Schnürfurchen und Taubheit; digital constrictions, keratopachydermia and deafness.

**Erbgang:** Autosomal dominant.

**Klinik:** Auftreten im Säuglings- oder frühen Kindesalter.

a) Seesternähnliche *Keratose* der Hand- und Fußrücken, lineare Keratose über den Ellenbogen- und Kniegelenken;
b) im Jugendalter beginnende *Schnürfurchenbildung der Digitalia.*

**Radiologie:** *Schnürfurchenbildung der Phalangen.*

### Literatur

Gibbs, R. C., et al.: Keratoma hereditaria mutilans (Vohwinkel): Differentiating features of conditions with constriction of digits, Arch. Dermatol. 94:619, 1966

## 512 Von-Gierke-Syndrom

**Synonyme:** Glykogenspeicherkrankheit, Typ I; hepato-renale Glykogenose; hepato-nephromegalic glycogenica; Von-Gierke-van-Creveld-Syndrom.

**Erbgang:** Autosomal rezessiv.

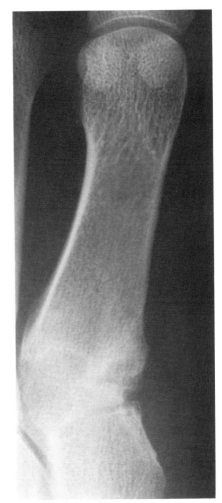

Abb. **203** Von-Gierke-Syndrom. 31 Jahre alter Mann mit Typ I der Glykogenspeicherkrankheit. Im Alter von 26 Jahren traten klinisch die Zeichen einer Gicht auf. Man erkennt erosive und zystische Veränderungen an der Basis des ersten Metatarsale (aus *Preger, L., G. W. Sanders, R. H. Gold, H. L. Steinbach, P. Pitman:* Amer. J. Roentgenol. 107 [1969] 840).

**Klinik:** Auftreten der Symptome im Säuglingsalter.

a) Gedeihstörung;
b) *gewaltige Hepatomegalie;*
c) Konvulsionen;
d) wiederholt auftretende *Hypoglykämie* und Azidose;
e) Hyperlipämie;
f) Hyperurikämie;

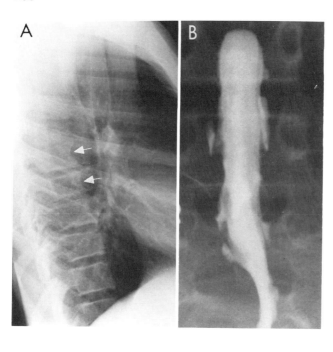

Abb. **204** Von-Recklinghausen-Syndrom. **A** 13 Jahre alter Mann mit bekannter Vorgeschichte einer Neurofibromatose und kürzlich aufgetretener zunehmender Gehbehinderung durch Schmerzen und Schwächegefühl im rechten Bein. Ausgeprägte konkave Einbuchtungen der anterioren Wirbelkörperränder im mittleren BWS-Bereich. **B** Gleicher Patient mit extraduralem Füllungsdefekt im lumbosakralen Übergangsbereich bei der Myelographie. Der Tumor (Neurofibrom) erstreckte sich entlang der Nervenwurzeln vom 4. LWK bis zum zweiten Sakralwirbel. Er wurde chirurgisch entfernt.

g) Gelenkgicht;

h) Nephritis;

i) *Glukose-6-Phosphatase-Mangel in Leber und Nieren.*

**Radiologie:**

a) *Hepatomegalie;*

b) *progressive Größenzunahme der Nieren;*

c) *Osteoporose;*

d) pathologische Frakturen;

e) verzögerte Knochenreifung;

f) Veränderungen im Rahmen der Gicht;

g) multiple Wachstumslinien (Abb. 203).

**Literatur**

Creveld, S., van: Chronische hepatogene Hypoglykämie im Kindesalter, Ztschr. Kinderheilkd. 52:299, 1932

Gierke, E., von: Hepato-nephromegalia glycogenica (Glycogenspeicherkrankheit der Leber und Nieren), Beitr. Pathol. Anat. 82:497, 1929

Lee, F. A., et al.: Four uncommon pediatric conditions associated with bilateral nephromegaly, Ann. Radiol. (Paris) 12:285, 1969

Preger, L., Sauders, G. W., Gold, R. H., Steinbach, H. L., and Pitman, P.: Roentgenographic skeletal changes in the glycogen storage diseases, Amer. J. Roentgenol. 107:840, 1969

## 513 Von-Recklinghausen-Syndrom

**Synonyme:** Neurofibromatose; Recklinghausen-Krankheit; multiple Neurofibromatose.

**Erbgang:** Autosomal dominant.

**Klinik:** *Beteiligung zahlreicher Organsysteme.*

a) *Haut:* „Café au lait"-Flecken, subkutane Neurofibrome, elefantenähnliches überschießendes Wachstum der Haut und Weichteilgewebe, Größenzunahme der Brust;

b) *Gastrointestinaltrakt:* Schmerzen, Blutungen, Nausea, Erbrechen, Auftreibung, Obstipation, Diarrhö;

c) *systemische arterielle Hypertension oder Hypotension;*

d) *Skelettsystem:* gekrümmte Gliedmaßen, Kyphoskoliose, Defekte und Mißbildungen des Schädels (temporale oder frontale Massenverdichtungen, pulsierender oder nichtpulsierender Exophthalmus, Augapfelverlagerung, Lidödeme und Ptosis, Sehstörung);

e) *Neurofibrome der peripheren Nerven,* Beteiligung des Nervus opticus, Krampfanfälle, geistige Retardierung;

f) Hypophysenbeteiligung mit Gigantismus, Phäochromozytom der Nebennieren.

**Radiologie:**

a) *Schädelkalotte und -organe:* Erosionen und Vergrößerung der Foramina, Knochendefekte, besonders der hinteren und oberen Orbitawand und entlang der Lambdanähte, vergrößerte Orbitae, Akustikusneurinome, Optikusgliome, Meningiome, verschiedene Gliome, Verschluß zerebraler Gefäße, Makrokranium;

b) *Wirbelsäule und Rückenmark:* Kyphoskoliose, Vergrößerung der Foramina intervertebralia, thorakale Meningozelen, Rückenmarkkompression, posteriore Wirbelkörpereinbuchtung durch Aussackung der dilatierten Dura, intramedulläre Neurofibromatose, Füllungsdefekte oder Defekte;

c) *Gliedmaßenknochen:* Knochenerosionen, S-förmige Krümmung der langen Röhrenknochen, unregelmäßige Periostverdickungen, intraossäre strahlentransparente Defekte, kongenitale Krümmung, Pseudarthrosen, Knochensklerose, subperiostale oder kortikale Zysten, intramedulläre Neurofibromatose, fehlende Patella, Radius- und Ulnadislokation, lokal überschießendes Wachstum;

d) *Verdauungstrakt:* einzelne oder multiple Tumoren; Füllungsdefekte der Submukosa oder intraluminal, Darmverschluß, Volvulus, Intussuszeption, Ulzerationen, Pseudo-Hirschsprung-Krankheit;

e) *Thorax:* hantelförmige Neurofibrome, interkostale Neurofibrome, fibrosierende Alveolitis (diffuse fleckige Verdichtungen, die später streifig aussehen und schließlich Bullae bilden);

f) *Herz und Kreislauf:* erworbene Obstruktion der rechtsventrikulären Ausflußbahn, verschiedene Arterienveränderungen (Stenosen, Aneurysmen, Coarctatio aortae abdominalis), Aneurysmen der Vena cava superior, renovaskulärer Hochdruck als Folge einer Neurofibromatose der Nierenarterien;

g) *Harntrakt:* Beteiligung der Blase mit unterschiedlichen radiologischen Befunden, in der Wand gelegene Massen oder diffuse Infiltration (Abb. 204 u. 205).

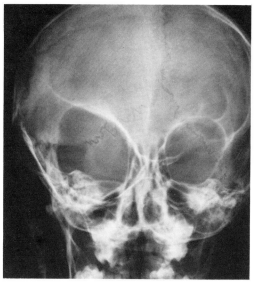

Abb. **205** Von-Recklinghausen-Syndrom. 2¹/₂ Jahre alter Junge mit rechtsseitigem Exophthalmus, Schädelasymmetrie, vergrößerter rechter Orbita und einem Defekt der Orbitalwand. Ein dreieckförmiger Defekt im Bereich der rechten lateralen Lambdanaht projiziert sich in die rechte Orbita (aus *Taybi, H., F. N. Silverman:* Amer. J. Dis. Child. 92 [1956] 138).

## Literatur

Binet, E. F., et al.: Orbital dysplasia in neurofibromatosis, Radiology 93:829, 1969

Capdeville, R., et al.: Lesions vasculaires diffuses dans la neurofibromatose de Recklinghausen, Ann. Pediatr. 20:561, 1973

Carlson, D. H.: Neurofibromatosis of the bladder in children, Radiology 105:401, 1972

Cornell, S. H., et al.: Neurofibromatosis of the renal artery: An unusual cause of hypertension, Radiology 88:24, 1967

Davidson, K. C.: Cranial and intracranial lesions in neurofibromatosis, Amer. J. Roentgenol. 98:550, 1966

Fienman, N. L., et al.: Neurofibromatosis in childhood, J. Pediatr. 76:339, 1970

Hilal, S. K., et al.: Primary cerebral arterial occlusive disease in children: II. Neurocutaneous syndrome, Radiology 99:87, 1971

Holt, J. F., et al.: The radiologic features of neurofibromatosis, Radiology 51:647, 1948

Hunt, J. C., et al.: Skeletal lesions in neurofibromatosis, Radiology 76:1, 1961

Massaro, D., et al.: Fibrosing alveolitis: Its occurrence, roentgenographic and pathologic features in von Recklinghausen's neurofibromatosis, Amer. Rev. Resp. Dis. 93:934, 1966

Mena, E., et al.: Neurofibromatosis and renovascular hypertension in children, Amer. J. Roentgenol. 118:39, 1973

Meszaros, W. T., et al.: Neurofibromatosis, Amer. J. Roentgenol. 98:557, 1966

Patchefsky, A. S., et al.: Interstitial pulmonary fibrosis and von Recklinghausen's disease, Chest 64:459, 1973

Recklinghausen, F., von: *Über die multiplen Fibromen der Haut und ihre Beziehung zu den multiplen Neuromen* (Berlin: A. Hirschwald, 1882)

Rosenquist, G. C., et al.: Acquired right ventricular outflow obstruction in a child with neurofibromatosis, Amer. Heart J. 79:103, 1970

Sane, S., et al.: Subperiosteal or cortical cyst and intramedullary neurofibromatosis – uncommon manifestations of neurofibromatosis: A case report. J. Bone Joint Surg. 53–A:1194, 1971

Taybi, H.: Solitary bone lesions in children. Semin. Roentgenol. 1:392, 1966

Taybi, H., and Silverman, F. N.: Congenital defect of the bony orbit and pulsating exophthalmos, Amer. J. Dis. Child. 92:138, 1956

Tilford, D. L., et al.: Renal artery stenosis in childhood neurofibromatosis, Amer. J. Dis. Child. 126:665, 1973

Weichert, K. A., et al.: Macrocranium and neurofibromatosis, Radiology 107:163, 1973

# W

## 514 Waardenburg-Syndrom

**Erbgang:** Autosomal dominant.

**Klinik:**

a) *Lateralversetzung der medialen Lidwinkel;*

b) *breite und hohe Nasenwurzel,.*

c) Hyperplasie der medialen Augenbrauensegmente, konfluierende Augenbrauen;

d) Heterochromia iridium;

e) *kongenitale partielle oder vollkommene neurosensorische Taubheit;*

f) *partieller Albinismus* (weiße Stirnlocke).

**Radiologie:** Tomographie des Mittel- und Innenohres: fehlendes ovales Fenster, Wandverdickung des Labyrinthes, Fehlen des normalerweise schlanken Aussehens der semizirkulären Kanäle.

### Literatur

Di George, A. M., et al. Waardenburg's syndrome, J. Pediatr. 57:649, 1960

Jensen, J.: Tomography of the inner ear in a case of Waardenburg's syndrome, Amer. J. Roentgenol. 101:828, 1967

Waardenburg, P. J.: A new syndrome combining development anomalies of the eyelids, eyebrows and nose root with pigmentary defects of iris and head hair and with congenital deafness, Amer. J. Hum. Genet. 3:195, 1951

## 515 Weber-Christian-Syndrom

**Synonyme:** Pfeifer-Weber-Christian-Krankheit; Pannikulitis.

**Pathologie:** Nichteitrige noduläre Pannikulitis.

**Klinik:** Meistens Frauen im mittleren Alter.

a) *Empfindliche, gerötete Haut, gefolgt von einer Pigmentierung mit späterem Übergang in eine Atrophie;*

b) Manifestationen in Lunge, Herz und Verdauungstrakt (selten);

c) Hepatosplenomegalie (bei einigen Patienten).

**Radiologie:** Unspezifische Befunde.

a) *Verkalkungen der Noduli;*

b) Myokardschaden mit myokardialer Dekompensation;

c) Koronararterienverschluß durch Perikardfibrose;

d) granulomatöse Pneumonie;

e) Ileus durch entzündliche Darmwandveränderungen oder entzündetes Mesenterium;

f) retroperitoneale Fibrose;

g) Leberzirrhose (Abb. 206).

### Literatur

Albrectsen, B.: The Weber-Christian syndrome, with particular reference to etiology, Acta Derm. Venereol. (Stockh.) 40:474, 1960

Christian, H. A.: Relapsing febrile nodular nonsuppurative panniculitis, Arch. Intern. Med. 42:338, 1928

Kaufman, P. A.: Replasing focal liponecrosis (Weber-Christian syndrome) of the breast, Arch. Surg. 80:219, 1960

Leonhardt, T.: A case of Weber-Christian disease with roentgenographically demonstrable mammary calcifications, Amer. J. Med. 44:140, 1968

Pfeifer, V.: Über einen Fall von herdweiser Atrophie des subkutanen Fettgewebes, Dtsch. Arch. Klin. Med. 50:438, 1892

Weber, F. P.: A case of relapsing nonsuppurative nodular panniculitis showing phagocytosis of subcutaneous fat-cells by macrophages, Br. J. Dermatol. 37:301, 1925

Zheutlin, N., et al.: X-Ray sign in Weber-Christian disease, J. A. M. A. 189:580, 1964

## 516 Wegener-Syndrom

**Synonyme:** Wegener-Granulomatose; letale Granulomatose; nichtinfektiöse nekrotisierende Granulomatose; allergische Angiitis und Granulomatose; malignes Granulom.

**Pathologie:** *Im Respirationstrakt beginnende Angiitis, fokale Nekrose und granulomatöse Läsion mit progressiver Beteiligung anderer Gewebe, einschließlich Entwicklung einer fokalen nekrotisierenden Glomerulonephritis.*

**Klinik:**

a) Allgemeines Krankheitsgefühl, Gewichtsverlust, Fieber, Nachtschweiß;

b) *Rhinorrhoe, Krustenbildung* und Obstruktion der Nasenluftwege, *Dysosmie, Ozaena;*

c) Dyspnoe, Hämoptysen;

d) Konjunktivitis;

e) Purpura, Teleangiektasien;

f) *Albuminurie, Hämaturie, Harnzylinder,* Urämie;

g) Anämie, Leukozytose, Eosinophilie.

**Radiologie:**

a) Initiale Osteoporose der mittleren Gesichtsknochen;

b) *tomographisch Nachweis eines tumorähnli-*

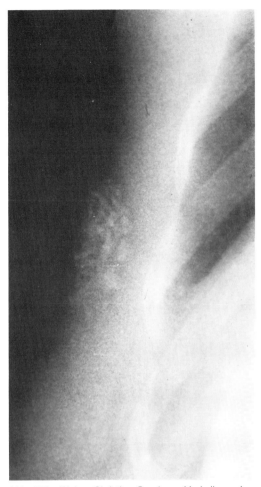

Abb. **206** Weber-Christian-Syndrom. Verkalkungsbe-zirk in der linken Mamma einer 22 Jahre alten Frau (aus *Leonhardt, T.:* Amer. J. Med. 44 [1968] 140).

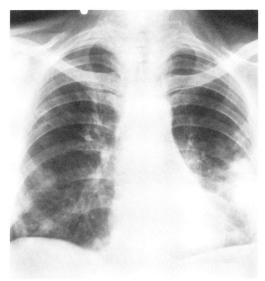

Abb. **207** Wegener-Syndrom. 52 Jahre alter Mann mit Mandelgeschwür, reichlichem Nasenausfluß, Husten und trübem Sputum in der Vorgeschichte. In den mittle-ren und unteren Lungenfeldern liegen multiple Noduli (aus *Gonzalez, L., H. S. van Ordstrand:* Radiology 107 [1973] 295).

### Literatur

Felson, B., et al.: Noninfectious necrotizing granuloma-tosis, Radiology 70:326, 1958

Gonzalez, L., and Van Ordstrand, H. S.: Wegener's granulomatosis: Review of 11 cases, Radiology 107:295, 1973

Hülse, R., et al.: Wegenersche Granulomatose in Bereich der Nasennebenhöhlen und der Schädelbasis: Rönt-genologische Aspekte, Fortschr. Röntgenstr. 115:561, 1971

McGregor, M. B. B., et al.: Wegener's granulomatosis: A clinical and radiological survey, Br. J. Radiol. 37:430, 1964

Roback, S. A., et al.: Wegener's granulomatosis in a child: Observation on pathogenesis and treatment, Am. J. Dis. Child. 118:608, 1969

Wegener, F.: Über generalisierte, septische Gegasser-krankungen, Verh. Dtsch. Ges. Pathol. 29:202, 1936

Wegener, F.: Über eine eigenartige rhinogene Granulo-matose mit besonderer Beteiligung des Arteriensy-stems und der Nieren, Beitr. Pathol. Anat. (Jena) 102:36, 1939

*chen Übergreifens des Weichteilgewebes auf die Nasenluftwege und Nasennebenhöhlen* mit reaktiven Knochenveränderungen (Skle-rose);

c) *Osteolysen* im fortgeschrittenen Stadium;

d) *granulomatöse Lungenveränderungen: soli-täre oder multiple, unregelmäßige, noduläre Verdichtungen, Höhlenbildung innerhalb der Noduli,* fleckige Infiltrationen, miliare Läsionen;

e) Lungenödem;

f) kleiner Pleuraerguß;

g) Bronchiektasen (Abb. 207).

## 517 Weill-Marchesani-Syndrom

**Synonyme:** Marchesani-Syndrom; Sphero-phakie-Brachymorphie-Syndrom.

**Erbgang:** Wahrscheinlich autosomal dominan-te Erbanlage, partielle Expression bei Hetero-zygoten möglich, in einigen Fällen dominant.

**Klinik:**

a) Minderwuchs mit disproportionierter Gliedmaßenverkürzung, besonders distal;

b) *Spherophakie, Mikrophakie, Myopie,* Ectopia lentis, Glaukom.

**Radiologie:**

a) *Brachyzephalie oder Skaphozephalie,* flache Orbitae, Hypotelorismus, kleine Oberkiefer- und Jochbeinbögen;

b) *kurze Metakarpalia, Metatarsalia und Phalangen;*

c) Skelettreifungsverzögerung.

**Literatur**

Gorlin, R. J.: Spherophakia-brachymorphia syndrome (Weill-Marchesani), Semin. Roentgenol. 8:236, 1973

Marchesani, O.: Brachydactylie und angeborene Kugellinse als Systemerkrankung, Klin. Monatsbl. Augenheilkd. 103:392, 1939

Rennert, O. M.: The Marchesani syndrome: A brief review. Amer. J. Dis. Child. 117:703, 1969

Weill, G.: Ectopie des cristallins et malformations générales, Ann. Ocul. (Paris) 169:21, 1932

## 518 Weingarten-Syndrom

**Synonyme:** Tropische Eosinophilie, tropical eosinophilic asthma; tropische Lungeneosinophilie; Lungeneosinophilie; Frimodt-Möller-Syndrom usw.

**Ätiologie:** In vielen Fällen sind Mikrofilarien wahrscheinlich der ätiologische Faktor.

**Klinik:** Im Nahen und Fernen Osten vorkommend.

a) Klinischer Verlauf mit Remission und Rezidiven; Allgemeinsymptome und *Symptome vom Asthmatyp* wie Husten, Dyspnoe, pfeifendes Atmen, Fieber und Gewichtsverlust;

b) *ausgeprägte Eosinophilie* als Laborbefund.

**Radiologie:**

a) Diffuse und *symmetrische retikulonoduläre Lungenzeichnung;*

b) hiläre Adenopathie (bei einigen Patienten).

**Literatur**

Frimodt-Möller, C., et al.: Pseudo-tuberculous condition associated with eosinophilia, Indian Med. Gaz. 75:607, 1940

Herlinger, H.: Pulmonary changes in tropical eosinophilia, Br. J. Radiol. 36:889, 1963

Khoo, F. Y., et al.: The roentgenographic appearance of eosinophilic lung (tropical eosinophilia), Amer. J. Roentgenol. 83:251, 1960

Udwadia, F. E.: Tropical eosinophilia: A correlation of clinical, histopathologic and lung function studies, Dis. Chest. 52:531, 1967

Weingarten, R. J.: Tropical eosinophilia, Lancet 1:103, 1943

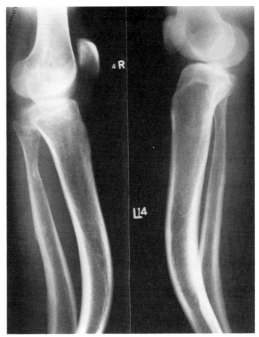

Abb. **208** Weismann-Netter-Syndrom. 93 Jahre alter Mann mit anteriorer Verbiegung beider Beine. Anteriore Krümmung von Tibia und Fibula mit posteriorer Kortikalisverdickung (aus *Alavi, S. M., T. E. Keats:* Amer. J. Roentgenol. 118 [1973] 314).

## 519 Weismann-Netter-Syndrom

**Synonyme:** Toxopachyostéose diaphysaire tibio-péronière; Weismann-Netter-Stuhl-Krankheit; tibiale und fibulare diaphysäre Dysmorphie; dwarfism with congenital anterior bowing of the legs.

**Klinik:**

a) *Zwergwuchs;*

b) bilaterale und symmetrische *säbelförmige* Deformität der Beine;

c) andere bekanntgewordene Veränderungen: geistige Retardierung, Anämie, Struma.

**Radiologie:**

a) *Anteriore Verbiegung und posteriore Verdickung der Kortikalis von Tibia und Fibula* mit Verzerrung der Knochentrabekel in Schaftmitte;

b) andere bekannte Manifestationen: Krümmung von Radius und Ulna mit Kortikalisverdickung, Kyphoskoliose, Duraverkalkungen (Abb. 208).

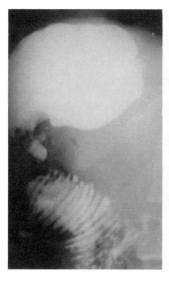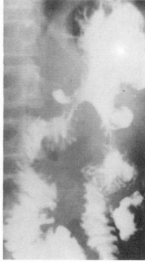

Abb. **209**  Wermer-Syndrom. 41 Jahre alter Mann mit einer Polyadenomatose und subtotaler Gastrektomie im Alter von 38 Jahren in der Vorgeschichte. Man erkennt multiple gastrojejunale Ulzerationen und eine Verbreiterung der Jejunumfalten (aus *Wermer, P.:* Radiol. Clin. North. Amer. 5 [1967] 349).

**Literatur**

Alavi, S. M., and Keats, T. E.: Toxopachyostéose diaphysaire tibio-péronière (Weismann-Netter syndrome). Amer. J. Roentgenol. 118:314, 1973

Keats, T. E., et al.: Toxopachyostéose diaphysaire tibio-péronière (Weismann-Netter syndrome), Amer. J. Roentgenol. 109:568, 1970

Weismann-Netter, R., and Stuhl, L.: D'une ostéopathie congénitale éventuellement familiale surtout définie par l'incurvation antéro-postérieure et l'épaississement des deux os de la jambe (toxopachyostéose diaphysaire tibio-péronière), Presse Méd. 62:1618, 1954

Weismann-Netter, R., and Stuhl, L.: Toxopachyostéose diaphysaire tibio-péronière, Presse Méd. 64:790, 1956

## 520  Werdnig-Hoffmann-Syndrom

**Synonyme:** Werdnig-Hoffmann-Krankheit; familiäre spinale Muskelatrophie.
**Erbgang:** Autosomal rezessiv.
**Pathologie:** Degeneration der Vorderhornzellen des Rückenmarks.
**Klinik:** Auftreten der Symptome bald nach Geburt.
a) Generalisierter *Muskelhypotonus;*
b) *Schwäche;*
c) *abgeschwächte Reflexe;*
d) rezidivierende Pneumonien;
e) Tod oft innerhalb der ersten drei Lebensjahre.
**Radiologie:**
a) Muskelatrophie mit *Ersatz der Muskelfasern durch intramuskuläres Fett;*
b) vermehrte Tubulisierung der langen Röhrenknochen;

c) glockenförmiger Thorax;
d) rezidivierende Lungenatelektase und Pneumonie.

**Literatur**

Di Chiro, G., et al.: Soft tissue radiography of extremities in neuromuscular disease with histological correlation, Acta Radiol. (Diag.) (Stockh.) 3:65, 1965

Gay, B. B., et al.: Roentgenologic evaluation of disorders of muscle, Semin. Roentgenol. 8:25, 1973

Hoffmann, J.: Weitere Beiträge zur Lehre von der progressiven neurotischen Muskeldystrophie, Deutsche Ztschr. Nervenh. 1:95, 1891

Werdnig, G.: Zwei frühinfantile hereditäre Fälle von progressiver Muskelatrophie unter dem Bilde der Dystrophie, aber auf neurotischer Grundlage, Arch. Psychiatr. (Berlin) 22:437, 1891

## 521  Wermer-Syndrom

**Synonyme:** Endokrines Adenom-Syndrom; Polyadenomatose; multiple endokrine Adenomatose (MEA-Ulkus-Syndrom); gastrointestinal tract-endocrine syndrome.
**Erbgang:** Autosomal dominant mit einem hohen Penetranzgrad.
**Klinik:**
a) *Multiple Tumoren oder Hyperplasie mehrerer endokriner Drüsen:* Hypophysenvorderlappen, Nebenschilddrüsen, Langerhans-Inselzellen, Nebennierenrinde, Schilddrüse und Thymus;
b) Lipomatose, Bronchialadenome, Karzinoid;
c) *peptisches Geschwür;*
d) schwere Diarrhö mit Wasser- und Elektrolytverlust.

**Radiologie:**

a) *Röntgenologisch Befund einer Endokrino-pathie;*

b) *Geschwüre im Verdauungstrakt mit unge-wöhnlicher Lokalisation* (Duodenum und Jejunum);

c) ausgeprägte Verbreiterung der Schleimhaut-falten von Magen, Duodenum und Jejunum;

d) noduläre Defekte der Intestinalwand;

e) Megaduodenum;

f) *gastrointestinale Dilatation und Hypersekre-tion* (Abb. 209).

### Literatur

Croisier, J.-C., et al.: L'adénomatose polyendocrinienne (syndrome of Wermer), Sem. Hôp. Paris 47:494, 1971

Lulu, D. J., et al.: Familial endocrine adenomatosis with associated Zollinger-Ellison syndrome: Wermer's syndrome. Amer. J. Surg. 115:695, 1968

Schlaeger, R., et al.: Upper gastrointestinal tract altera-tions in adenomatosis of endocrine glands, Radiology 75:517, 1960

Snyder, N., et al.: Five families with multiple endocrine adenomatosis, Ann. Intern. Med. 76:53, 1972

Underdahl, L. O., et al.: Multiple endocrine adenomas: Report of 8 cases in which parathyroid, pituitary and pancreatic islets were involved, J. Clin. Endocrinol. 13:20, 1953

Wermer, P.: Genetic aspects of adenomatosis of endo-crine glands, Amer. J. Med. 16:363, 1954

Wermer, P.: The diagnosis of polyadenomatosis of en-docrine glands, Radiol. Clin. North Amer. 5:349, 1967

## 522 Werner-Syndrom

**Synonym:** Progeria adultorum.
**Erbgang:** Autosomal rezessiv.
**Klinik:**

a) *Frühzeitig* im Erwachsenenalter *beginnende Vergreisung* (vorzeitiges Grauwerden der Haare, Alopezie, Ausfall der Schambein- und Achselbehaarung, Atrophie der Musku-latur und des subkutanen Gewebes);

b) *Katarakt;*

c) Hautverhärtung (Sklerodermie);

d) anomal *hohe Stimmlage;*

e) *Minderwuchs* mit relativ großem Rumpf und spindeldürren Extremitäten;

f) *Impotenz und Sterilität;*

g) Arteriosklerose;

h) organisches Hirn-Syndrom;

i) Koexistenz von malignen Tumoren (bei 10%);

j) Erwachsenendiabetes.

**Radiologie:**

a) Weichteilatrophie;

b) *Osteoporose;*

c) *Arteriosklerose mit Verkalkungen;*

d) Weichteilverkalkungen (besonders der Knie-gelenksligamente);

e) Osteoarthritis der peripheren Gelenke;

f) Spondylosis deformans.

### Literatur

Epstein, C. J., et al.: Werner's syndrome, Medicine 45:177, 1966

Fleischmajer, R., et al.: Werner's syndrome, Amer. J. Med. 54:111, 1973

Jacobson, H. G., et al.: Werner's syndrome: A clinical-roentgen entity, Radiology 74:373, 1961

Rosen, R. S., et al.: Werner's syndrome, Br. J. Radiol. 43:193, 1970

Werner, C. W. O.: *Über Katarakt in Verbindung mit Sklerodermie* (Doctoral dissertation, Kiel University) (Kiel: Schmidt & Klaunig, 1904).

## 523 Whipple-Syndrom

**Synonyme:** Intestinale Lipodystrophie; intesti-nale Lipogranulomatose; Steatorrhoea arthro-pericarditica.
**Pathologie:** Verdickung der Valvulae conniven-tes des Jejunum durch *Infiltration von PAS-positiven Makrophagen.*
**Klinik:**

a) Schüttelfrost, Fieber, Schwäche, Gewichts-verlust;

b) Bauchschmerzen, Nausea, Erbrechen, *Stea-torrhö;*

c) Polyarthritis;

d) vermehrte Hautpigmentierung;

e) Lymphknotenvergrößerung;

f) geringe Anämie;

g) biochemische Zeichen einer Malabsorption.

**Radiologie:**

a) *Ausgeprägte Vergröberung der Schleimhaut-falten im Jejunum und Duodenum mit oder ohne Segmentation und Schneeflockenbil-dung des Kontrastmittels im Dünndarm;*

b) Polyserositis: Pleura- und Perikarderguß, As-zites;

c) arthritische Veränderungen ähnlich einer rheumatoiden Arthritis;

d) Sklerosierung der Ileosakralgelenke;

e) mediastinale Lymphknotenvergrößerung;

f) Lymphangiographie: grobfleckige und form-lose Vergrößerung der retroperitonealen Lymphknoten (ähnlich den Veränderungen bei Lymphomatosen) (Abb. 210).

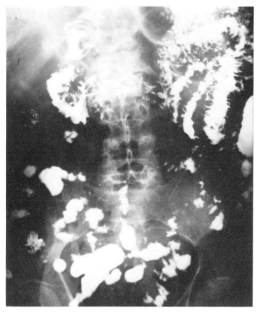

Abb. **210** Whipple-Syndrom bei einem 62 Jahre alten Mann. Vergröberung der Schleimhautfalten von Duodenum und Jejunum mit Segmentation und Ausflokkung von Kontrastmittel im distalen Dünndarm (aus *Rice, R. P., W. M. Roufail, R. J. Reeves:* Radiology 88 [1967] 295).

### Literatur
Clemett, A. R., et al.: Whipple's disease: Roentgen features and differential diagnosis, Radiol. Clin. North Amer. 7:105, 1969

Gold, R. H., et al.: Lymphographic manifestations of Whipple's disease simulating malignant neoplasm: Report of a case, Radiology 98:117, 1971

Martel, W., et al.: Edema of colon in Whipple's disease, Gastroenterology 45:421, 1963

Pastor, B. M., et al.: Whipple's disease presenting as pleuropericarditis, Amer. J. Med. 55:827, 1973

Rice, R. P., Roufail, W. M., and Reeves, R. J.: The roentgen diagnosis of Whipple's disease (intestinal lipodystrophy), Radiology 88:295, 1967

Whipple, G. H.: A hitherto undescribed disease characterized anatomically by deposits of fat and fatty acids in the intestinal and mesenteric lymphatic tissues, Bull. Johns Hopkins Hosp. 18:382, 1907

## 524 Wildervanck-Syndrom

**Synonym:** Zerviko-Okulo-Akustikus-Syndrom.
**Erbgang:** Wahrscheinlich geschlechtsgebundene dominante Übertragung; nahezu ausschließlich bei Frauen vorkommend.

**Klinik:**
a) *Innenohrschwerhörigkeit;*
b) *Abduzenslähmung,* ein- oder beidseitiger *Mikrophthalmus;*
c) andere bekanntgewordene Veränderungen: Gesichtshypoplasie, faziale und kraniale Asymmetrie, präaurikuläre Hautanhänge, subkonjunktivale Lipome, Zahndefekte.

**Radiologie:**
a) *HWS-Blockwirbel,* Blockwirbel der oberen BWS, okzipitozervikale Verschmelzung, okzipitale Wirbelkörper, Spina bifida occulta;
d) *unterentwickeltes knöchernes Labyrinth* (Kochlea und Vestibularapparat).

### Literatur
Kirkham, T. H.: Cervico-oculo-acusticus syndrome with pseudopapilloedema, Arch. Dis. Child. 44:504, 1969

Sherk, H. H., et al.: Cervico-oculo-acusticus syndrome, J. Bone Joint Surg. 54-A:1776, 1972

Wildervanck, L. S.: Een geval van aandoening van Klippel-Feil gecombinurd met abducens paralyse, retractio bulbi en doofstomheid, Tijdschr. Ned. Geneeskd. 96:2752, 1952

Wildervanck, L. S.: Een cervico-oculo-acousticus syndroom, Ned. Tijdschr. Geneeskd. 104:2600, 1960

Wildervanck, L. S., et al.: Radiological examination of the inner ear of deaf-mute presenting the cervico-oculo-acusticus syndrome, Acta Otolaryngol. (Stockh.) 61:445, 1966

## 525 Williams-Campbell-Syndrom

**Pathologie:** Knorpelmangel der Bronchien, der wahrscheinlich durch eine Entwicklungsstörung verursacht wird (betroffen ist die vierte bis sechste oder achte Teilungsgeneration der Bronchien).

**Klinik:** *Auftreten der Symptome oft im ersten Lebensjahr.*
a) *Persistierender Husten;*
b) *pfeifendes Atmen;*
c) starke Zunahme des Residualvolumens der Lungen;
d) hochpathologisch veränderte Sekundenkapazität.

**Radiologie:**
a) Überblähte Lungen;
b) lufthaltige *dilatierte Bronchien;*
c) *bronchographisch Nachweis einer ballonartigen Aufblähung der Bronchien in der Inspiration und eines exspiratorischen Kollapses.*

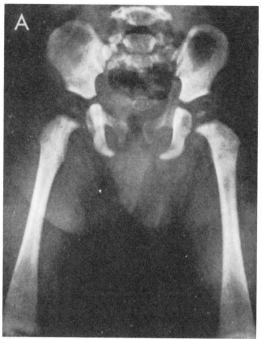
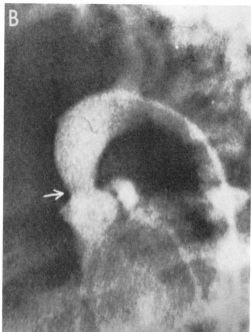

Abb. **211** Williams-Syndrom. 9 Monate alter Junge mit Elfengesicht, schwerer idiopathischer Hyperkalzämie, supravalvulärer Aortenstenose und valvulärer oder postvalvulärer Pulmonalstenose. **A** Diffuse Osteosklerose mit Streifen erhöhter Dichte in den metaphysären Enden der langen Röhrenknochen und in den epiphysären Randzonen der Wirbelkörper. **B** Supravalvuläre Aortenstenose (Pfeil) kurz oberhalb der Aortenklappe (aus *Garcia, R. E., W. F. Friedman, M. M. Kaback, R. D. Rowe:* New Engl. J. Med. 271 [1964] 117).

### Literatur

Dietzsch, H. J., et al.: Das Williams-Campbell-Syndrom: Eine Sonderform generalisierter angeborener Bronchiektasen, Z. Erkr. Atmungsorgane 130:387, 1969

Williams, H., and Campbell, P.: Generalized bronchiectasis associated with deficiency of cartilage in the bronchial tree, Arch. Dis. Child. 35:182, 1960

Williams, H. E., et al.: Generalized bronchiectasis due to extensive deficiency of bronchial cartilage, Arch. Dis. Child. 47:423, 1972

## 526 Williams-Syndrom

**Synonyme:** Supravalvuläre Aortenstenose – geistige Retardierung – charakteristische Gesichtsbildung; infantile Hyperkalzämie – charakteristische Gesichtsbildung – supravalvuläre Aortenstenose; supravalvuläres Aortenstenose-Syndrom (S. A. S.-Syndrom); Beuren-Syndrom.

**Klinik:**

a) *Charakteristische Gesichtsbildung:* breite Stirn, eingedrückter Nasensteg, volle hängende Wangen, spitzes Kinn, breite Mundöffnung, sichtbarer okulärer Hyperteloris-mus, aufgeworfene Lippen, abstehende Ohren, Malokklusion der Zähne;

b) Minderwuchs;

c) *geistige Retardierung;*

d) Hyperkalzämie (selten);

e) *Herzgeräusch.*

**Radiologie:**

a) Normale Herzgröße oder geringe Vergrößerung;

b) Dichteabnahme oberhalb des rechten Vorhofs wegen kleiner, nach medial verlagerter Aorta ascendens;

c) *angiokardiographischer Nachweis einer supravalvulären Aortenstenose, Aortenhypoplasie, Stenosierung der thorakalen oder abdominalen Aortenäste;*

d) periphere Coarctatio arteriae pulmonalis;

e) Coarctatio aortae oder Unterbrechung des Aortenbogens (sehr selten);

f) Osteosklerose (selten);

g) breiter Oberkieferbogen;

h) Zahnschmelzhypoplasie, kleine Pulpahöhlen, knospenförmige 1. Molaren des Oberkiefers;

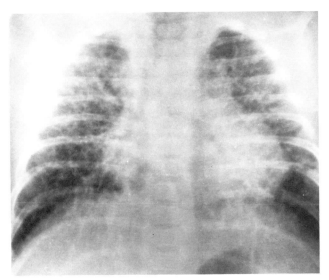

Abb. **212** Wilson-Mikity-Syndrom. Früh-
geborenes Kind, das nach der Geburt
keine Atemnot hatte. Etwa in der fünften
Woche Auftreten einer Tachypnoe, dunk-
ler Hautfarbe und geringer Nahrungsauf-
nahme. Man erkennt „blasige" Lungen
und eine Überblähung. Über einen Zeit-
raum von mehreren Monaten trat eine
langsame Besserung der klinischen und
radiologischen Befunde ein (aus dem
Kinderkrankenhaus von San Francisco,
Kalifornien).

i) andere vorkommende Anomalien: Prognathie, Kamptodaktylie, Talipes equinovarus,
Kyphoskoliose, Kraniostenose, ektopische
Verkalkungen (bei der idiopathischen Hyperkalzämie) (Abb. 211).

**Literatur**

Antia, A. U., et al.: Pathogenesis of the supravalvular
aortic stenosis syndrome, J. Pediatr. 71:431, 1967
Beuren, A. J., et al.: Supravalvular aortic stenosis in
association with mental retardation and a certain
facial appearance, Circulation 26:1235, 1962
Black, J. A., et al.: Association between aortic stenosis
and facies of severe infantile hypercalcemia, Lancet
2:745, 1963
Bliddal, J., et al.: Coarctation of aorta with multiple
artery anomalies in idiopatic hypercalcemia of infancy, Acta Paediatr. Scand. 58:632, 1969
Garcia, R. E., Friedman, W. F., Kaback, M. M., and
Rowe, R. D.: Idiopathic hypercalcemia and supravalvular aortic stenosis: Documentation of a new syndrome, New Engl. J. Med. 271:117, 1964
Harris, L. C., et al.: Idiopathic hypercalcemia of infancy
with interruption of the aortic arch, J. Pediatr. 73:84,
1968
Kostis, J. B., et al.: The syndrome of supravalvular
aortic stenosis: Report of two unusual cases with
comments on the etiology, Chest 57:253, 1970
Kurlander, G. J., et al.: Supravalvular aortic stenosis:
Roentgen analysis of twenty-seven cases, Amer. J.
Roentgenol. 98:782, 1966
Martin, E. C., et al.: Supravalvular aortic stenosis, Br.
Heart. J. 35:758, 1973
Singleton, E. B., et al.: Idiopathic hypercalcemia, Semin.
Roentgenol. 8:212, 1973
Williams, J. P. C., et al.: Supravalvular aortic stenosis,
Circulation 24:1311 , 1961
Wiltse, H. E., et al.: Infantile hypercalcemia syndrome
in twins, New Engl. J. Med. 275:1157, 1966
Wyler, F., et al.: Aortic aneurysms as a late complication
in the syndrome of supravalvular aortic stenosis, pe-
culiar facies and mental retardation, Amer. J. Roent-
genol. 119:524, 1973

# 527 Wilson-Mikity-Syndrom

**Synonyme:** Pulmonal dysmaturity; Syndrom
der unreifen Lunge; neonatale fokale Lungen-
überblähung; „zystisches Emphysem".

**Klinik:** Kommt gewöhnlich bei früh- oder unreifen Neugeborenen vor; Auftreten im allgemeinen nach einer asymptomatischen Latenz-
periode von einigen Tagen bis Wochen nach
Geburt.

a) *Tachypnoe,* Einziehungen, Husten, *flüchtige
zyanotische Perioden,* die in einigen Fällen
konstant bleiben können;
b) feinblasiges Rasseln;
c) flüchtiges Ödem;
d) Hepatomegalie. Der Verlauf kann einige Tage bis zu mehrere Wochen andauern.

**Radiologie:**

a) *Frühstadium: grobstreifige Infiltrate und
kleinzystische Aufhellungen in beiden
Lungen;*
b) *späteres Stadium:* Vergrößerung und Verschmelzung der besonders in den Unterlappen gelegenen zystischen Herde (Blasenlun-
ge) *mit überblähten Unterlappen, streifige
Verdichtungen in den Oberlappen;*

c) *Rückbildung: schrittweise* im Verlauf von 3 Monaten bis zu 2 Jahren;

d) kardiovaskuläre Komplikationen: Vergrößerung des rechten Ventrikels und Dilatation der Pulmonalarterien (pulmonale Hypertension) (Abb. 212).

### Literatur

Baghdassarian, O. M., et al.: A form of pulmonary insufficiency in premature infants: Pulmonary dysmaturity, Amer. J. Roentgenol. 89:1020, 1963

Fauré, C., et al.: L'emphysème bilatéral du prémature (syndrome de Wilson et Mikity), Ann. Radiol. (Paris) 9:731, 1966

Grossman, H., et al.: Neonatal focal hyperaeration of the lungs (Wilson-Mikity syndrome), Radiology 85:409, 1965

Grossman, H., et al.: Pulmonary hypertension in the Wilson-Mikity syndrome, Amer. J. Roentgenol. 114:293, 1972

Mikity, V. G., et al.: The radiological findings in delayed pulmonary maturation in premature infants, in Kaufmann, H. J. (ed.), *Progress in Pediatric Radiology*, Vol. 1 (Basel: Karger, 1967). p. 149

Weingartner, L., et al.: Zum Wilson-Mikity-Syndrom, Klin. Pädiatr. 185:1, 1973

Wilson, M. G., and Mikity, V. G.: A new form of respiratory disease in premature infants, Amer. J. Dis. Child. 99:489, 1960

## 528 Wilson-Syndrom

**Synonyme:** Hepato-lentikuläre Degeneration; Kinnier-Wilson-Syndrom; Westphal-Strumpell-Syndrom.

**Erbgang:** Autosomal rezessiv.

**Klinik:** Auftreten in der Kindheit.

a) Tremor, Dysarthrie, Dysphagie, Dystonie, Sabbern;

b) psychische Veränderungen;

c) *Kayser-Fleischer-Ringe am Limbus corneae* (pathognomonisch);

d) *Leberzirrhose;*

e) hämolytische Krisen;

f) Kupferausscheidung im Harn, Aminoazidurie, erhöhter „freier" Kupferspiegel und Coeruloplasminmangel.

**Radiologie:**

a) Osteoporose, *Osteomalazie oder Rachitis;*

b) Spontanfrakturen, gelenknahe Knochenzersplitterung, Osteochondritis dissecans, subartikuläre Zysten;

c) paraartikuläre Kalziumablagerung;

d) verzögerte Skelettreifung;

e) *portale Hypertension.*

### Literatur

Aksoy, M., et al.: Osseous changes in Wilson's disease: A radiologic study of nine patients, Radiology 102:505, 1972

Mindelzun, R., et al.: Skeletal changes in Wilson's disease: A radiological study, Radiology 94:127, 1970

Slovis, T. L., et al.: Varied manifestations of Wilson's disease, J. Pediatr. 78:578, 1971

Stein, H. L., et al.: Multiple intrasplenic arterial aneurysms in Wilson's disease, Amer. J. Roentgenol. 103:441, 1968

Wilson, S. A. K.: Progressive lenticular degeneration: A familial nervous disease associated with cirrhosis of the liver, Brain 34:295, 1911–12

## 529 Winchester-Grossman-Syndrom

**Synonym:** Pseudorheumatoide Arthritis „Mukopolysaccharidose".

**Erbgang:** Autosomal rezessiv.

**Klinik:**

a) *Grobe Gesichtszüge;*

b) *Hornhauttrübungen;*

c) *progressive groteske Verkrüppelung* durch Gelenkdestruktionen;

d) erhöhte intrazelluläre Uronsäurekonzentration als Zeichen eines abnorm hohen Mukopolysaccharidspiegels.

**Radiologie:** Ausgedehnte progressive Skeletterkrankung.

a) *Knochenresorptionen, die an den Rändern der Karpal- und Metakarpalgelenke besonders ausgeprägt sind;*

b) Osteoporose;

c) dünne, lange Röhrenknochen;

d) *Resorption der distalen Phalangen;*

e) Subluxation von C1 und C2, Kyphoskoliose;

f) mißgebildetes Becken, Destruktion der Femurköpfe;

g) weitgespannte Schlüsselbeine, breite, dünne Rippen;

h) verzögerter Schluß der vorderen Fontanelle, weit offene Schädelnähte und vorgewölbte Stirn, flache Unterkieferkondylen, verzögerter Zahndurchbruch (Abb. 213).

### Literatur

Grossman, H., et al.: The mucopolysaccharidoses and mucolipidoses, in Kaufmann, H. J. (ed.), *Progress in Pediatric Radiology*, Vol. 4 (Basel: Karger, 1973), p. 495

Hollister, D. W., et al.: The Winchester syndrome: A nonlysosomal connective tissue disease, J. Pediatr. 84:701, 1974

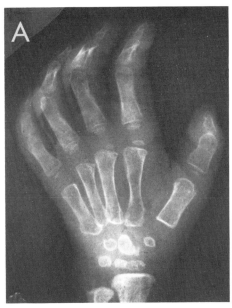
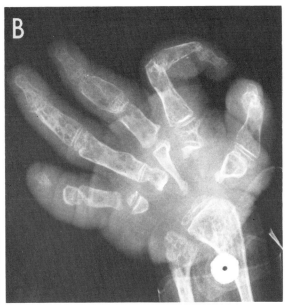

Abb. **213** Winchester-Grossman-Syndrom. **A** Destruktion der karpalen Ossifikationszentren im Alter von 2¹/₂ Jahren bei einer von zwei Zwillingsschwestern, die von dem Syndrom betroffen sind. **B** Im Alter von 12 Jahren sind nur noch wenige Reststrukturen der Metakarpalia übrig, und eine Destruktion der Phalangen des fünften Fingers ist eingetreten (aus *Winchester, P., H. Grossman, W. N. Lim, B. S. Danes:* Amer. J. Roentgenol. 106 [1969] 121).

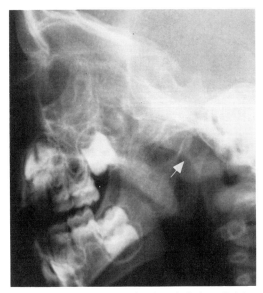

Abb. **214** Wiskott-Aldrich-Syndrom bei einem 3 Jahre alten Jungen. Trotz rezidivierender Infektionen der oberen und unteren Atemwege und trotz der klinischen und radiologischen Zeichen einer Sinusitis und Otitis media erkennt man nur sehr wenig adenoides Gewebe.

Winchester, P., and Grossman, H., et al.: A new acid mucopolysaccharidosis with skeletal deformities simulating rheumatoid arthritis, Amer. J. Roentgenol. 106:121, 1969

## 530 Wiskott-Aldrich-Syndrom

**Synonyme:** Aldrich-Syndrom; Wiskott-Aldrich-Huntley-Syndrom; Ekzem-Thrombozytopenie-Syndrom.

**Erbgang:** X-gebunden rezessiv, immer das männliche Geschlecht betroffen – einige sporadische Fälle wurden bekannt.

**Klinik:** Auftreten im Säuglings- oder frühen Kindesalter.

a) *Ekzem;*
b) *blutige Diarrhö;*
c) *rezidivierende Infektionen* (Otitis media, Sinusitis, Pneumonie);
d) *Purpura;*
e) kongenitale *Thrombozytopenie;*
f) *zellulärer und humoraler Immundefekt;*
g) Anämie;
h) Vorkommen von Malignomen.

**Radiologie:**

a) *Rezidivierende Pneumonie,* Sinusitis, Mastoiditis;

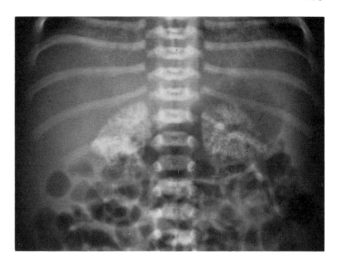

Abb. **215** Wolman-Syndrom. 2¹/₂ Monate altes männliches Kind mit Hepatosplenomegalie und unregelmäßig verteilten Verkalkungen in beiden Nebennieren (aus *Queloz, J. M., M. A. Capitano, J. A. Kirkpatrick:* Radiologiy 104 [1972] 357).

b) fehlende Weichteilschwellung im Gebiet der Adenoide;
c) Blutungen unterschiedlicher Lokalisation (subperiostal, Weichteilgewebe usw.) (Abb. 214).

### Literatur

Aldrich, R. A., et al.: Pedigree demonstrating sex-linked recessive condition characterized by draining ears, eczematoid dermatitis and bloody diarrhea, Pediatrics 13:133, 1954

Baker, D. H., et al.: Roentgen manifestation of the Aldrich syndrome, Amer. J. Roentgenol. 88:458, 1962

Bensel, R. W. T., et al.: The development of malignancy in the course of Aldrich syndrome, J. Pediatr. 68:761, 1966

Brand, M. M., et al.: Primary malignant reticulosis of the brain in Wiskott-Aldrich syndrome: Report of a case, Arch. Dis. Child. 44:536, 1969

Cooper, M. D., et al.: Wiskott-Aldrich syndrome, Amer. J. Med. 44:499, 1968

Rivera, A. M., et al.: Aldrich's syndrome: Report of a case with subperiosteal hemorrhage, J. Pediatr. 57:86, 1960

Wiskott, A.: Familiärer, angeborener Morbus Werlhoffii? Monatsschr. Kinderheilkd. 68:212, 1937

## 531 Wissler-Syndrom

**Synonyme:** Subsepsis allergica; Wissler-Fanconi-Syndrom.
**Klinik:** Meistens Kinder betroffen.
a) *Hohes intermittierendes Fieber;*
b) unregelmäßig wiederkehrendes *Exanthem* unterschiedlicher Formen;
c) *flüchtige Arthralgie;*
d) neutrophile Leukozytose;

e) beschleunigte BSG;
f) negative Kulturen;
g) unbekannte Ätiologie.
**Radiologie:** In einigen Fällen *Pleuritis und Perikarditis.*

### Literatur

Böttiger, L. E., et al.: Wissler's syndrome, Acta Med. Scand. 174:415, 1963

Campanacci, D.: Sindrome di Wissler-Fanconi in adulti, G. Clin. Med. 52:475, 1971

Fanconi, G.: Über einen Fall von Subsepsis allergica Wissler, Helv. Paediatr. Acta I: 532, 1946

Ström, J.: Wissler's syndrome, Acta Paediatr. Scand. 54:91, 1965

Wissler, H.: Über eine besondere Form sepsisähnlicher Krankheiten (Subsepsis hyperergica), Monatsschr. Kinderheilkd. 94:1, 1943

## 532 Wolman-Syndrom

**Synonyme:** Familiäre Xanthomatose; familiäre Lipoidose (WOLMAN).
**Erbgang:** Autosomal rezessiv.
**Pathologie:** Viszerale Schaumzellen (Leber, Milz, Nebenniere), die große Mengen von Triglyzeriden und Cholesterin enthalten.
**Klinik:** Auftreten im frühen Säuglingsalter.
a) *Gedeihstörung, Diarrhö;*
b) vorgewölbter Bauch;
c) Tod im Säuglingsalter;
**Radiologie:**
a) *Punktförmige Kalkherde, die in den vergrößerten Nebennieren verteilt sind,* Abflachung des oberen Nierenpols ohne Verlagerung der Nieren oder Verzerrung des NBKS (Nierenbeckenkelchsystems);

310

b) *Hepatosplenomegalie;*
c) wenig subkutanes Fettgewebe;
d) generalisierte Osteoporose;
e) multiple „Wachstumslinien" in den Kno-chen;
f) Involution des Thymus (Abb. 215).

## Literatur

Abramov, A., Schorr, S., and Wolman, M.: Generalized xanthomatosis with calcified adrenals, Am. J. Dis. Child. 91:282, 1956

Kamalian, N., et al.: Wolman disease with jaundice and subarachnoid hemorrhage, Amer. J. Dis. Child. 126:671, 1973

Neuhauser, E. B. D., et al.: Wolman's disease: A new lipoidosis, Ann. Radiol. (Paris) 8:175, 1965

Queloz, J. M., Capitano, M. A., and Kirkpatrick, J. A.: Wolman's disease, Radiology 104:357, 1972

Sadomenico, C.: La lipoidosi di Wolman, Rad. Med. 58:144, 1972

Wolman, M., et al.: Primary familial xanthomatosis with involvement and calcification of the adrenals, Pediatrics 28:742, 1961

# 533 Youssef-Syndrom

**Synonyme:** Menourie; Menourie nach Kaiserschnitt.

**Pathologie:** Verbindung zwischen Uterus und Harnblase nach Kaiserschnitt im unteren Segment usw.

**Klinik:**

a) *Zyklische Hämaturie;*

b) *ausbleibende Vaginalblutung;*

c) Harnkontinenz.

**Radiologie:** Nachweis einer *Verbindung zwischen Uterus und Harnblase* durch Zystographie oder Hysterosalpingographie.

## Literatur

Medeiros, A. De S., et al.: Youssef's syndrome, J. Urol. 109:828, 1973
Youssef, A. F.: "Menouria" following lower segment cesarean section: A syndrome, Amer. J. Obstet. Gynecol. 73:759, 1957

## Z

### 534 Zapfenepiphysen-Nephro-pathie-Retinitis pigmentosa

**Synonym:** Cone-shaped epiphyses, nephropathy, retinitis pigmentosa.
**Erbgang:** Familiär (zwei Geschwister, Bruder und Schwester).
**Klinik:**
a) *Nephronophthise;*
b) *Retinitis pigmentosa;*
c) zerebellare Ataxie.
**Radiologie:**
a) *Zapfenepiphysen der mittleren Phalangen an Händen und Füßen;*
b) abgeflachte Femurkopfepiphysen, breiter Femurhals, unregelmäßige Sklerosierungsbezirke im Gebiet der Metaphysen;
c) im Ausscheidungsurogramm *geringe Konzentrierung des ausgeschiedenen Kontrastmittels und Abnahme der Nierengröße.*

**Literatur**
Meier, D. A., et al.: Familial nephropathy with retinitis pigmentosa: A new oculorenal syndrome in adults, Amer. J. Med. 39:58, 1965
Saldino, R. M., et al.: Cone-shaped epiphyses (CSE) in siblings with hereditary renal disease and retinitis pigmentosa, Radiology 98:39, 1971

### 535 Zephalo-ossäre Dysplasie

**Synonyme:** Cephaloskeletal dysplasia; kongenitaler familiärer Zwergwuchs mit zephalo-ossärer Dysplasie.
**Erbgang:** Wahrscheinlich autosomal rezessiv.
**Pathologie:** Dysgenesie des Gehirns; schwere enchondrale Wachstumsstörungen.
**Klinik:**
a) *Niedriges Geburtsgewicht;*
b) *Mikrozephalie;*
c) ungewöhnliches Aussehen mit hervortretenden Augen, flachem Nasenrücken und Steilgaumen;
d) spatenförmige Hände und Füße;
e) *geistige und physische Retardierung.*
**Radiologie:**
a) *Schwere Mikrozephalie,* kleine Fontanellen;
b) *tiefe Intervertebralräume* mit relativer Höhenminderung der Wirbelkörper;

c) *kurze Röhrenknochen, gespreizte und unregelmäßig begrenzte Metaphysen der Röhrenknochen sowie schalenartige Enden der kurzen Röhrenknochen an Händen und Füßen* (Abb. 216).

**Literatur**
Taybi, H., and Lindner, D.: Congenital familial dwarfism with cephalo-skeletal dysplasia, Radiology 89:275, 1967

### 536 Zerebro-hepato-renal-Syndrom

**Synonyme:** Zellweger-Syndrom; Zellweger-Bowen-Syndrom.
**Erbgang:** Autosomal rezessiv.
**Pathologie:**
a) *Dysgenesie des Gehirns* (Lissenzephalie, Makrogyrie, Polymikrogyrie);
b) *Nierenrindenzysten;*
c) andere bekannte Mißbildungen: kongenitale Herzkrankheit, Pankreasinselzellenhyperplasie, Thymusanomalien, Kamptodaktylie, Cubitus valgus, tiefe Steißgrübchen, Hypospadie, Kryptorchismus, hypertrophische Pylorusstenose.
**Klinik:** Zum Geburtszeitpunkt erkennbare Mißbildungen:
a) *Das ungewöhnlich flache Gesicht und der Augenbefund (Brushfield-Flecken usw.) ähneln dem Mongolismus;*
b) *Gedeihstörung;*
c) *deutliche Hypotonie;*
d) *Hepatomegalie;*
e) andere bekannte Mißbildungen: Krampfanfälle, *Ohrmuscheldefekte, hoher Stirnschädel, große Fontanelle,* periorbitales Ödem, Beugekontraktur, Katarakt, Glaukom, *Proteinurie.*
**Radiologie:**
a) *Knorpelverkalkungen besonders im Bereich der Kniescheiben, Hüftpfannen und des Zungenbeins;*
b) Mißbildungen der Hand (Beugedeformitäten der Finger);
c) Mißbildungen des Fußes (Klumpfuß, Schaukelfuß, Metatarsus varus);
d) zurückgebliebenes Knochenalter;

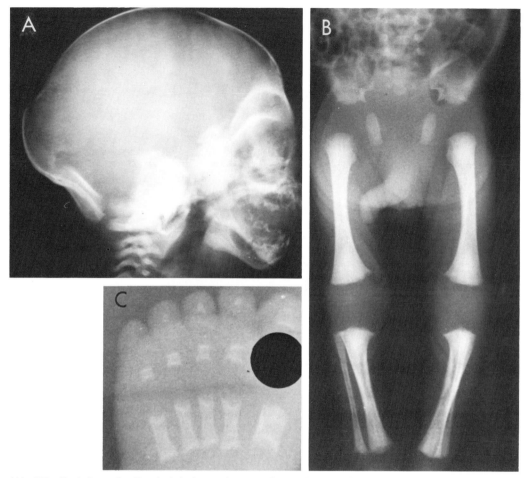

Abb. **216** Zephalo-ossäre Dysplasie bei neugeborenen Geschwistern. **A, B** männlich; **C** weiblich. **A** Mikrozephalie, kleine vordere Fontanelle und offene Schädelnähte. **B** Die Interpedikularabstände sind nicht verkürzt; die Darmbeinschaufeln sind kurz, die Azetabulumwinkel sind nahezu gleich Null, unregelmäßig begrenzte Hüftpfannendächer, enge Incisura ischiadica beidseits; die metaphysären Begrenzungen sind unregelmäßig, besonders im Bereich der Knieregion. **C** Konkave ossifizierte Enden der Metatarsalia und der Phalangenmetaphysen sowie einige nichtossifizierte Phalangen (aus *Taybi, H., D. Linder:* Radiology 89 [1967] 275).

e) Dolichozephalie, große Fontanelle, weite Schädelnähte;

f) Dilatation der Hirnventrikel (Abb. 217).

### Literatur

Bowen, P., Lee, C. S. N., Zellweger, H., and Lindenberg, R.: A familial syndrome of multiple congenital defects. Bull. Johns Hopkins Hosp. 114:402, 1964

Opitz, J. M., et al.: The Zellweger Syndrome (Cerebrohepatorenal syndrome), in *Birth Defects Original Article Series,* Vol. V, Part 2 (New York: The National Foundation – March of Dimes, 1969), p. 144

Patton, R. G., et al.: Cerebro-hepato-renal syndrome of Zellweger, Amer. J. Dis. Child. 124:840, 1972

Poznanski, A. K., et al.: Cerebro-hepato-renal syndrome (CHRS) (Zellweger's syndrome), Amer. J. Roentgenol. 109:313, 1970

Poznanski, A. K., et al.: Cerebrohepatorenal syndrome (Zellweger's syndrome), Semin. Roentgenol. 8:244, 1973

Vincens, A., et al.: À propos d'un cas de syndrome de Zellweger, Ann. Pédiatr. 20:553, 1973

Williams, J. P., et al.: Roentgenographic features of the cerebrohepatorenal syndrome of Zellweger, Amer. J. Roentgenol. 115:607, 1972

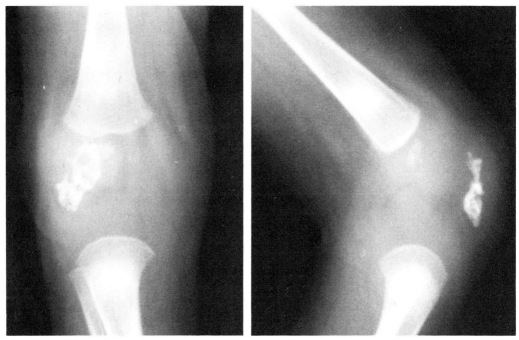

Abb. **217** Zerebro-hepato-renal-Syndrom bei einem 1 Monat alten weiblichen Kind. Ausgedehnte unregelmäßige Verkalkung der Patella (aus *Poznanski, A. K.,* et al.: Amer. J. Roentgenol. 109 [1970] 312).

## 537 Zerebro-kosto-mandibular-Syndrom

**Synonym:** Spaltrippenmißbildungen mit Mikrognathie.
**Erbgang:** Familiär.
**Pathologie:** Rippenspalten, die mit fibrösem oder kartilaginärem Gewebe überbrückt werden.
**Klinik:**
a) Mikrognathie;
b) Atemnot wegen Dreschflegelbrust;
c) geistige Behinderung;
d) Gaumendefekt mit Dysfunktion.
**Radiologie:**
a) *Mikrognathie;*
b) *Spalten in den dorsalen Rippen,* bruchstückhafte Ossifikation der Rippen, Fehlen der normalen kosto-vertebralen Artikulationen;
c) andere bekannte Anomalien: *Hirndefekte,* Wirbelsäulenanomalien, Subluxation der Ellenbogen, Zahndefekte, laryngeale und tracheale Mißbildungen (Abb. 218).

**Literatur**

Miller, K. E., Allen, R. P., and Davis, W. S.: Rib gap defects with micrognathia: The syndrome with rib dysplasia, Am. J. Roentgenol. 114:253, 1972
McNicholl, B., et al.: Cerebro-costo-mandibular syndrome: A new familial developmental disorder, Arch. Dis. Child. 45:421, 1970
Smith, D. W., et al.: Rib-gap defect with micrognathia, malformed tracheal cartilages, and redundant skin: A new pattern of defective development, J. Pediatr. 69:799, 1966

## 538 Zöliakie-Syndrom

**Synonyme:** Celiac disease; gluten-induced enteropathy; celiac sprue; Gee-Herter-Heubner-Syndrom; Gee-Thaysen-Krankheit; Gee-Herter-Krankheit.
**Ätiologie:** Intestinale Malabsorption von Fett wegen Unverträglichkeit gegenüber Gluten.
**Klinik:**
a) *Diarrhö;*
b) Malnutrition;
c) *Gewichtsverlust;*
d) *großes Abdomen;*
e) abdominale Krisen: plötzliches Auftreten einer Dehydratation oder Azidose.

Abb. **218** Zerebro-kosto-mandibular-Syndrom. Post-mortem-Thoraxröntgenbild eines 3 Monate alten männlichen Kindes mit kleinem Kiefer. Ausgedehnte Rippendefekte sind zu erkennen (aus *Miller, K. E., R. P. Allen, W. S. Davis:* Amer. J. Roentgenol. 114 [1972] 253).

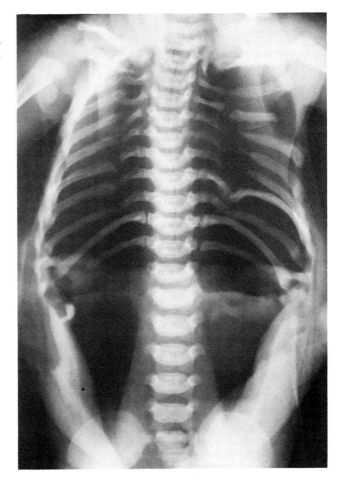

**Radiologie:**

a) *Störung der intestinalen motorischen Funktionen:* Dilatation (das Jejunum ist auf mehr als 65% des Durchmessers des dritten Lendenwirbelkörpers erweitert), flüchtige Dünndarmintussuszeption, verzögerte Magen-Darm-Passage;

b) *Zusammenballung und Flockenbildung des Kontrastmittels im Dünndarm;*

c) *Vergröberung des Schleimhautreliefs;*

d) unspezifische intestinale Ulzerationen (selten);

e) Demineralisation des Skeletts mit relativ dichten Verkalkungszonen;

f) verzögerte Skelettreifung.

**Literatur**

Anderson, C. M.: Cystic fibrosis and coeliac disease: Coexistence in two children, Arch. Dis. Child. 48:684, 1973

Gee, S.: On the coeliac affection, St. Bartholomew Hosp. Rep., London 24:17, 1888

Haworth, E. M., et al.: The value of radiological investigations of the alimentary tract in children with the coeliac syndrome, Clin. Radiol. 19:65, 1968

Herter, C. A.: *On Infantilism from Chronic Intestinal Infection* (New York: Macmillan, 1908)

Heubner, O. J.: Über schwere Verdauungsinsuffizienz beim Kinde jenseits des Säuglingsalters, Jb. Kinderheilkd. 70:667, 1909

McCrae, W. M., et al.: Radiology in celiac disease, Br. Med. J. 2:163, 1964

Osman, M. Z., et al.: Celiac disease (gluteninduced enteropathy), Semin. Roentgenol. 8:243, 1973

Stuber, J. L., et al.: Ulcers of the colon and jejunum in celiac disease, Radiology 99:339, 1971

Thaysen, T. E.: The "coeliac affection": Idiopathic steatorrhea, Lancet 1:1086, 1929

## 539 Zollinger-Ellison-Syndrom

**Synonyme:** Strøm-Zollinger-Ellison-Syndrom; ulcerogenic isletcell adenoma syndrome.

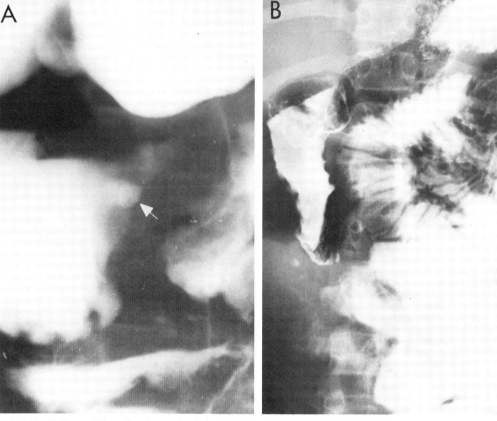

Abb. **219** Zollinger-Ellison-Syndrom. **A** 13 Jahre alter Junge mit Erbrechen, Diarrhö, Bauchschmerzen und Melaena. Man erkennt eine deutliche Deformierung der Pars horizontalis duodeni mit einer Ulzeration (Pfeil). **B** Gleicher Patient mit Dilatation der Jejunumschlingen und breiten Schleimhautfalten (Aufnahmen: Dr. *E. A. Franken Jr.,* Indianapolis, Ind.).

**Pathologie:**

a) *Nichtinsulinproduzierende Inselzellentumoren des Pankreas* (Adenokarzinom, Adenom oder Hyperplasie);

b) *peptisches Ulkus oder Ulzera.*

**Klinik:**

a) *Schwere rezidivierende peptische Ulzera;*

b) *wäßrige Diarrhö;*

c) Malabsorptions-Syndrom;

d) *Hypersekretion und Hyperchlorhydrie des Magens.*

**Radiologie:**

a) *Peptisches Ulkus oder Ulzera in Magen, Duodenum und Jejunum in atypischer Lokalisation, breite Schleimhautfalten in Magen, Duodenum und Jejunum, Hypersekretion des Magens,* Ödem des Dünndarms, *Mega-duodenum, vermehrte intraluminale Flüssigkeit, Dilatation des Jejunums und Ileums,* peptische Ösophagitis und Ösophagusgeschwüre;

b) Zöliakographie: *Anfärbung des Tumors,* besonders starke Kontrastierung des Magens und Intestinums in der venösen Phase (Abb. 219 u. 220).

**Literatur**

Alfidi, R. J., Skillern, P. G., and Crile, G., Jr.: Arteriographic manifestations of the Zollinger-Ellison syndrome, Cleve. Clin. Q. 36:41, 1969

Buchta, R. M., et al.: Zollinger-Ellison syndrome in a nine-year-old child: A case report and review of this entity in childhood, Pediatrics 47:594, 1971

Dodds, W. J., et al.: Severe peptic esophagitis in a patient with Zollinger-Ellison syndrome, Amer. J. Roentgenol. 113:237, 1971

Giacobazzi, P., et al.: Preoperative angiography in the Zollinger-Ellison syndrome, Amer. J. Surg. 126:74, 1973

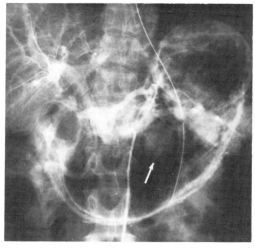

**Abb. 220** Zollinger-Ellison-Syndrom bei einer 29 Jahre alten Frau. In der spätarteriellen Phase erkennt man bei der selektiven Angiographie eine schwache Anfärbung von 2,5 cm Durchmesser am Übergang vom Pankreaskörper zum -schwanz. Hier fanden sich zahlreiche Pankreasadenome, die chirurgisch entfernt wurden. Man beachte die dichte Kontrastierung der großen Kurvatur im Korpusbereich des Magens (aus *Alfidi, R. J., P. G. Skillern, G. Crile Jr.:* Clev. Clin. Q. 36 [1969] 41).

Nelson, S. W., et al.: Roentgenologic features of the Zollinger-Ellison syndrome: Ulcerogenic tumor of the pancreas, Semin. Roentgenol. 3:254, 1968

Strøm, R.: A case of peptic ulcer and insuloma, Acta Chir. Scand. 104:252, 1952–1953

Zboralske, F. F., et al.: Detection of the Zollinger-Ellison syndrome: The radiologist's responsibility, Amer. J. Roentgenol. 104:529, 1968

Zollinger, R. M., and Ellison, E. H.: Primary peptic ulcerations of jejunum associated with islet cell tumors of pancreas, Ann. Surg. 142:709, 1955

# 540 Zwergwuchs-Mangel-Syndrom mit Pseudo-erhöhung des intra-kraniellen Druckes

**Klinik:**

a) *Zunahme des Kopfumfanges* mangelernährter junger Kinder nach Wiederaufnahme einer adäquaten Ernährung (Nachholwachstum);

b) *kein Papillenödem;*

c) Größenentwicklung des Schädels oft unter der dritten Perzentile gelegen.

**Radiologie:** *Aufweitung der Schädelnähte während der Behandlung* wegen Zwergwuchs-Mangel-Syndroms.

**Literatur**

Bray, P. F., et al.: Pseudotumor cerebri as a sign of "catch-up" growth in cystic fibrosis, Amer. J. Dis. Child. 126:78, 1973

Capitanio, M. A., et al.: Widening of the cranial sutures: A roentgen observation during periods of accelerated growth in patients treated for deprivation dwarfism, Radiology 92:53, 1969

De Levie, M., et al.: Rapid brain growth upon restoration of adequate nutrition causing false radiologic evidence of increased intracranial pressure, J. Pediatr. 76:523, 1970

Pearl, M., et al.: Temporary widening of cranial sutures during recovery from failure to thrive, Clin. Pediatr. 11:427, 1972

Tibbles, J. A. R., et al.: Deprivation dwarfism: an uncommon cause of pseudotumor cerebri, presented at the 46th Annual Meeting of Can. Pediat. Soc., July, 1969

# 541 Zwillings-Transfusions-Syndrom

**Synonyme:** Twin-to-twin transfusion syndrome; intrauterines parabiotisches Syndrom; parabiotisches Syndrom; arteriovenöses Transfusions-Syndrom.

**Klinik:**

a) Einer der an die Plazentazirkulation angeschlossenen Zwillinge ist *anämisch,* der andere *plethorisch.* Ursache ist eine Gefäßanastomose der Zwillinge untereinander und eine ungleichmäßige Plazentazirkulation mit Bevorzugung eines der beiden Zwillinge;

b) *ungleiche Körpergröße der Zwillinge, der Empfänger der größeren Blutmenge ist größer;*

c) Polyhydramnion;

d) in einem hohen Prozentsatz der Fälle Tod in der Perinatalperiode.

**Radiologie:**

a) *Kardiomegalie* und röntgenologisch Nachweis einer *Herzmuskelschwäche bei dem anämischen Zwilling;*

b) *Kardiomegalie bei dem plethorischen Zwilling.*

**Literatur**

Becker, A. H., et al.: Twin-to-twin transfusion syndrome, Amer. J. Dis. Child. 106:624, 1963

Klingberg, W. G., et al.: Placental parabiotic circulation of single-ovum human twins, Amer. J. Dis. Child. 90:519, 1955

Rausen, A. R., et al.: Twin transfusion syndrome, J. Pediatr. 66:613, 1965

Shorland, J.: Management of the twin transfusion syndrome, Clin. Pediatr. 10:160, 1971

# Anhang:
# Konstitutionelle (intrinsische) Knochen-
# erkrankungen

Bericht des „Committee on nomenclature of intrinsic diseases of bone", Paris, November 1969

Mitglieder des Komitees:
*C. Faure, H. J. Kaufmann, K. Kozlowski, L. O. Langer, J. Lefèbvre, P. Maroteaux, J. Sauvegrain, F. N. Silverman, J. Spranger*

## Konstitutionelle Knochenerkrankungen unbekannter Pathogenese

*Osteochondrodysplasie (Wachstums- und Entwicklungsstörungen von Knochen und/oder Knorpel)*

Wachstumsstörungen der Röhrenknochen und/oder Wirbelsäule, die bei Geburt vorliegen:

1. Achondrogenesis
2. Thanatophorer Zwergwuchs
3. Achondroplasie
4. Chondrodysplasia punctata (früher: „stippled epiphyses") (verschiedene Formen)
5. Metatropischer Zwergwuchs
6. Diastrophischer Zwergwuchs
7. Chondro-ektodermale Dysplasie (Ellis-van-Creveld-Syndrom)
8. Thorax-Asphyxie-Syndrom (JEUNE)
9. Dysplasia spondylo-epiphysaria congenita
10. Mesomeler Zwergwuchs: Typ Nievergelt; Typ Langer
11. Kleido-kraniale Dysplasie (früher: Kleidokraniale Dysostose).

Wachstumsstörungen der Röhrenknochen und/oder Wirbelsäule, die sich im späteren Leben manifestieren:

1. Hypochondroplasie
2. Dyschondrosteose
3. Metaphysäre Chondrodysplasie (JANSEN)
4. Metaphysäre Chondrodysplasie (SCHMID)
5. Metaphysäre Chondrodysplasie (McKusick) (früher: Knorpel-Haarhypoplasie-Syndrom)
6. Metaphysäre Chondrodysplasie mit Malabsorption und Neutropenie
7. Metaphysäre Chondrodysplasie mit Thymolymphopenie
8. Dysplasia spondylo-metaphysaria (Kozlowski)

9. Dysplasia epiphysealis multiplex (mehrere Formen)
10. Hereditäre Arthro-Ophthalmopathie
11. Pseudoachondroplastische Dysplasie (früher: Spondylo-epiphysäre pseudoachondroplastische Dysplasie)
12. Dysplasia spondylo-epiphysaria tarda
13. Akrodysplasie
    a) Tricho-rhino-phalangeal-Syndrom (GIEDION)
    b) Epiphysäre Akrodysplasie (Thiemann-Syndrom)
    c) Epiphyseo-metaphysäre Akrodysplasie (BRAILSFORD)

Desorganisierte Entwicklung von Knorpel und fibrösen Skelettbestandteilen

1. Dysplasia epiphysealis hemimelica
2. Multiple kartilaginäre Exostose
3. Enchondromatose (Ollier-Syndrom)
4. Enchondromatose mit Hämangiomen (Maffucci-Syndrom)
5. Fibröse polyostotische Dysplasie (Jaffé-Lichtenstein-Krankheit)
6. Fibröse Dysplasie mit Hautpigmentierung und Pubertas praecox (McCune-Albright-Syndrom)
7. Cherubismus-Syndrom
8. Fibromatosis multiplex

Dichteabweichungen der kortikalen Diaphysenstruktur und/oder Formveränderungen der Metaphysen

1. Osteogenesis imperfecta congenita (Vrolik-Krankheit, Porak-Durante-Syndrom)
2. Osteogenesis imperfecta tarda (LOBSTEIN)
3. Osteoporose (idiopathische, juvenile)
4. Osteopetrosis mit vorzeitiger Manifestation
5. Osteopetrosis mit verspäteter Manifestation

6. Pyknodysostose-Syndrom
7. Osteopoikilose
8. Melorheostose
9. Diaphysäre Dysplasie (Camurati-Engel-mann-Krankheit)
10. Kranio-diaphysäre Dysplasie
11. Enostale Hyperostose (Van-Buchem-Syndrom und andere Formen)
12. Tubuläre Stenose (Kenny-Caffay-Syndrom)
13. Osteodysplasie (Melnick-Needles-Syndrom)
14. Pachydermoperiostose
15. Osteoektasie mit Hyperphosphatasie
16. Metaphysäre Dysplasie (Pyle-Syndrom)
17. Kranio-metaphysäre Dysplasie (mehrere Formen)
18. Fronto-metaphysäre Dysplasie
19. Okulo-dento-ossäre Dysplasie (früher: Okulo-dento-digital-Syndrom)

*Dysostose (Mißbildung einzelner Knochen, alleine oder in Kombination mit anderen Veränderungen)*
Dysostose mit kraniellem und fazialem Befall
1. Kraniosynostose (mehrere Formen)
2. Kranio-faziale Dysostose (CROUZON)
3. Akrozephalosyndaktylie (PERT)
4. Akrozephalopolysyndaktylie (CARPENTER)
5. Mandibulo-faziale Dysostose (Treacher-Collins-Syndrom, Franceschetti-Zwahlen-Klein-Syndrom)
6. Mandibuläre Hypoplasie (einschließlich Pierre-Robin-Syndrom)
7. Okulo-mandibulo-fazial-Syndrom (Hallermann-Streiff-François-Syndrom)
8. Basalzellen-Naevus-Karzinom-Syndrom

Dysostose mit vorwiegend axialem Befall
1. Wirbelsäulen-Segmentationsstörungen (einschließlich Klippel-Feil-Syndrom)
2. Zerviko-Okulo-Akustikus-Syndrom (Wildervanck-Syndrom)
3. Sprengel-Deformität
4. Spondylo-kostale Dysostose (mehrere Formen)
5. Okulo-vertebral-Syndrom (WEYERS)
6. Osteo-Onychodysostose (früher: Nagel-Patella-Syndrom)

Dysostose mit vorwiegendem Befall der Extremitäten
1. Amelie
2. Hemimelie (mehrere Formen)
3. Acheirie
4. Apodie
5. Adaktylie und Oligodaktylie
6. Phokomelie
7. Aglossie-Adaktylie-Syndrom
8. Kongenitale Krümmung langer Röhrenknochen (mehrere Formen)
9. Familiäre radio-ulnare Synostose
10. Brachydaktylie (mehrere Formen)
11. Symphalangismus
12. Polydaktylie (mehrere Formen)
13. Syndaktylie (mehrere Formen)
14. Polysyndaktylie (mehrere Formen)
15. Kamptodaktylie
16. Klinodaktylie
17. Laurence-Moon-Syndrom
18. Popliteal-Pterygium-Syndrom
19. Pektoralisaplasie-Dysdaktylie-Syndrom (Poland-Syndrom)
20. Rubinstein-Taybi-Syndrom
21. Panzytopenie-Dysmelie-Syndrom (Fanconi-Anämie)
22. Thrombozytopenie-Radiusaplasie-Syndrom
23. Oro-digito-fazial-Syndrom I (PAPILLON u. LEAGE)
24. Kardiomelie-Syndrom (Holt-Oram-Syndrom)

*Idiopathische Osteolysen*
Akroosteolysen
1. Phalangeale Form
2. Tarso-karpale Form mit oder ohne Nephropathie
Multizentrische Osteolysen

*Primäre Wachstumsstörungen*
1. Primordialer Zwergwuchs (ohne einhergehende weitere Mißbildungen)
2. Cornelia-de-Lange-Syndrom
3. Vogelkopf-Zwergwuchs (Virchow-Seckel-Zwergwuchs)
4. Leprechaunismus
5. Russell-Silver-Syndrom
6. Progerie
7. Cockayne-Syndrom
8. Bloom-Syndrom
9. Geroderma osteodysplastica
10. Spherophakie-Brachymorphie-Syndrom (Weill-Marchesani-Syndrom)
11. Marfan-Syndrom

## Konstitutionelle Knochenerkrankungen bekannter Pathogenese

*Chromosomenaberrationen*
*Primäre Stoffwechselstörungen*
Kalzium-Phosphat-Stoffwechsel
1. Hypophosphatämische familiäre Rachitis
2. Pseudomangelrachitis (Typ Royer, Prader)
3. Spätrachitis (Typ McCance)
4. Idiopathische Hyperkalziurie
5. Hypophosphatasie (mehrere Formen)
6. Idiopathische Hyperkalzämie
7. Pseudohypoparathyreoidismus (normokalzämische und hyperkalzämische Formen)

Mukopolysaccharidosen
1. Mukopolysaccharidose I (MPS I–H) (Hurler-Syndrom)
2. Mukopolysaccharidose II (Hunter-Syndrom)
3. Mukopolysaccharidose III (Sanfilippo-Syndrom)
4. Mukopolysaccharidose IV (Morquio-Syndrom)
5. Mukopolysaccharidose V (Scheie-Syndrom)
6. Mukopolysaccharidose VI (Maroteaux-Lamy-Syndrom)

Mukolipidosen und Lipidosen
1. Mukolipidose I (SPRANGER u. WIEDEMANN)
2. Mukolipidose II (LEROYS „I-Zell"-Krankheit)
3. Mukolipidose III (Pseudo-Hurler-Polydystrophie)
4. Fukosidose
5. Mannosidose
6. Generalisierte $GM_1$ Gangliosidose (mehrere Formen)
7. Sulfatidosen mit Mukopolysaccharidurie (AUSTIN, THIEFFRY)
8. Zerebrosidose einschließlich Gaucher-Syndrom
Andere extraossäre Stoffwechselstörungen

*Sekundäre Knochenveränderungen durch primär nichtossäre Ursachen*
1. endokrine Ursachen
2. hämatologische Ursachen
3. neurologische Ursachen
4. renale Ursachen
5. gastrointestinale Ursachen
6. kardiopulmonale Ursachen

## Literatur

Langer, L. O., P. Maroteaux: Radiology 99 (1971) 699

## Ausgewählte Literatur

Gorlin, R. J., and Pindborg, J. J.: *Syndromes of the Head and Neck* (New York: McGraw-Hill Book Company, 1964).

Holmes, L. B., Moser, H. W., Halldorsson, S., Mack, C., Pant, S. S., and Matzilevich, B.: *Mental Retardation: An Atlas of Diseases with Associated Physical Abnormalities* (New York: The Macmillan Company, 1972).

Jablonski, S.: *Illustrated Dictionary of Eponymic Syndromes and Diseases and their Synonyms* (Philadelphia: W. B. Saunders Company, 1969)

Magalini, S.: *Dictionary of Medical Syndromes* (Philadelphia: J. B. Lippincott Company, 1971)

McKusick, V. A.: *Mendelian Inheritance in Man: Catalogs of Autosomal Dominant, Autosomal Recessive and X-Linked Phenotypes* (3d ed.; Baltimore: The Johns Hopkins Press, 1971)

Smith, D. W.: *Recognizable Patterns of Human Malformation: Genetic, Embryologic and Clinical Aspects* (Philadelphia: W. B. Saunders Company, 1970)

Spranger, J. W., Langer, L. O., Jr., and Wiedemann, H. R.: *Bone Dysplasias: An Atlas of Constitutional Disorders of Skeletal Development* (Philadelphia: W. B. Saunders Company, 1974)

Warkany, J.: *Congenital Malformations* (Chicago: Year Book Medical Publishers, 1971)

# Stichwortverzeichnis

Das Verzeichnis ist in die 15 unten aufgeführten Abschnitte unterteilt. Die Syndrome, bei denen klinische und radiologische Befunde besonders konstant auftreten, sind kursiv gedruckt. Die Ziffern verweisen auf Seitenzahlen.

Abdomen
Blut
Endokrinium
Haut, Haare und Nägel
Herz und Gefäße

Kopf und Hals
Lymphatisches System
Muskulatur
Skelett
Thorax

Tumoren
Urogenitalsystem
Verdauungssystem
Wirbelsäule
Verschiedenes

## Abdomen

### Aszites
*Budd-Chiari-Syndrom* 43
*Gaucher-Syndrom* 102
*Meigs-Syndrom* 177
Ménétrier-Syndrom 181
*Mittelmeerfieber (familiäres)* 190
Nephrotisches Syndrom 205
Nonne-Milroy-Meige-Syndrom 211
Turner-Syndrom 54
Whipple-Syndrom 303
### Hernien
Arthrochalasis multiplex congenita 25
Barrett-Syndrom 29
*Beckwith-Wiedemann-Syndrom* 32
Chondrodysplasia punctata 48
Cutis-laxa-Syndrom 64
Diastrophischer Zwergwuchs 67
Ehlers-Danlos-Syndrom 77
Gerodermia osteodysplastica hereditaria 104
Homozystinurie 120
Leprechaunismus 160
*Lumbo-kosto-vertebral-Syndrom* 168
Mukopolysaccharidose I (MPS I-H) 194
Mukopolysaccharidose II 196
Mukopolysaccharidose VI 200
Osteogenesis imperfecta tarda 221
Rieger-Syndrom 249
*Sandifer-Syndrom* 257
*Ventrales Defekt-Syndrom* 293
### Leber, Fibrose
*Hepatofibrose-Nierentubulus-ektasie-Syndrom* 115
### Leber, große
*Beckwith-Wiedemann-Syndrom* 32

*Budd-Chiari-Syndrom* 43
Chediak-Higashi-Syndrom 47
Farber-Syndrom 92
Felty-Syndrom 94
*Gaucher-Syndrom* 102
Geophagie-Zwergwuchs-Hypogo-nadismus-Syndrom 104
Hepatofibrose-Nierentubulus-ektasie-Syndrom 115
Histiozyten-Syndrom (meerblaue Histiozyten) 118
Homozystinurie 120
*Kasabach-Merrit-Syndrom* 143
Lawrence-Seip-Syndrom 159
*Letterer-Siwe-Syndrom* 164
Lipodystrophie-Syndrom (partielles) 165
*Mukolipidose, GM$_1$ Gangliosidose I* 192
*Mukolipidose II* 193
*Mukopolysaccharidose I (MPS I-H)* 194
Mukopolysaccharidose II 196
Mukopolysaccharidose III 197
Mukopolysaccharidose VI 200
Neutrophilendysfunktions-Syndrom: chronisch granulomatöse Krankheit des Kindesalters 207
*Niemann-Pick-Syndrom* 209
Osteopetrosis 226
*Pankreasinsuffizienz-Syndrom mit chronischer Atemwegs-erkrankung und Leberschaden* 230
*Rubella-Syndrom (kongenitales)* 253
Vaquez-Osler-Syndrom 292
*Von-Gierke-Syndrom* 295
*Waldenström-Syndrom* 135
Weber-Christian-Syndrom 299
*Wolman-Syndrom* 309
*Zerebro-hepato-renal-Syndrom* 312

### Leber, horizontale
*Alienie-Syndrom* 14
### Leber, Zirrhose
*Cruveilhier-Baumgarten-Syndrom* 62
Histiozyten-Syndrom (meerblaue Histiozyten) 118
Lawrence-Seip-Syndrom 159
Weber-Christian-Syndrom 299
*Wilson-Syndrom* 307
### Milzanomalien
*Alienie-Syndrom* 14
*Polylienie-Syndrom* 236
### Situs inversus
Aglossie-Adaktylie-Syndrom 7
Kartagener-Syndrom 141
Thorax-Asphyxie-Syndrom 282
### Splenomegalie
*Banti-Syndrom* 29
Chediak-Higashi-Syndrom 47
*Cruveilhier-Baumgarten-Syndrom* 62
Farber-Syndrom 92
*Felty-Syndrom* 94
*Gaucher-Syndrom* 102
Geophagie-Zwergwuchs-Hypogo-nadismus-Syndrom 104
*Hepatofibrose-Nierentubulus-ektasie-Syndrom* 115
Histiozyten-Syndrom (meerblaue Histiozyten) 118
*Hypersplenie-Syndrom* 126
Lawrence-Seip-Syndrom 159
*Letterer-Siwe-Syndrom* 164
*Mukolipidose, GM$_1$ Gangliosidose I* 192
*Mukopolysaccharidose I (MPS I-H)* 194
*Mukopolysaccharidose II* 196
Mukopolysaccharidose III 197
Mukopolysaccharidose VI 200

Neutrophilendysfunktions-Syndrom: chronisch granulomatöse Krankheit des Kindesalters 207
Niemann-Pick-Syndrom 209
Osteopetrosis 226
Pankreasinsuffizienz-Syndrom mit chronischer Atemwegserkrankung und Leberschaden 230
Rubella-Syndrom 253
Still-Syndrom 269
Vaquez-Osler-Syndrom 292
Waldenström-Syndrom 135
Wolman-Syndrom 309

**Verkalkungen**
Addison-Syndrom 5
Basalzellen-Naevus-Syndrom 30
Ellis-van-Creveld-Syndrom 81
Leriche-Syndrom 162
Lightwood-Syndrom 164
Milch-Alkali-Syndrom 187
Niemann-Pick-Syndrom 209
Sipple-Syndrom 263
Sjögren-Syndrom 263
Stevens-Johnson-Syndrom 267
Wolman-Syndrom 309


# Blut

**Alkalische Phosphatase, hoch**
Albright-Butler-Bloomberg-Syndrom 12
Fibrogenesis imperfecta ossium 94
Hyperphosphatasämie 124
Infantile kortikale Hyperostose (CAFFEY) 136
Van-Buchem-Syndrom 291
**Alkalische Phosphatase, niedrig**
Hypophosphatasämie 127
**Alkalose, hypokaliämische**
Bartter-Syndrom 30
Conn-Syndrom 9
**Ammoniak, hoch**
Hyperammonämie-Syndrom (kongenitales) 123
**Anämie**
Banti-Syndrom 29
Ceelen-Syndrom 46
Chediak-Higashi-Syndrom 47
Cronkhite-Canada-Syndrom 61
Diamond-Blackfan-Syndrom 66
Fabry-Syndrom 87
Fanconi-Anämie 90
Felty-Syndrom 94
Geophagie-Zwergwuchs-Hypogonadismus-Syndrom 104
Heiner-Syndrom 113
Hämolytisch-urämisches Syndrom 111
Histiozyten-Syndrom (meerblaue Histiozyten) 118

Hypoplastische Anämie – triphalangealer Daumen 129
Jejunumdivertikulose – makrozystische Anämie – Steatorrhö-Syndrom 138
Kwashiorkor 156
Letterer-Siwe-Syndrom 164
Ménétrier-Syndrom 181
Nephronophthisis (FANCONI) 205
Niemann-Pick-Syndrom 209
Osteopetrosis 226
Peutz-Jeghers-Syndrom 232
Plummer-Vinson-Syndrom 234
Rubella-Syndrom 253
Shwachman-Syndrom 260
Sichelzellenkrankheit 111
Syndrom der blinden Schlinge 274
Waldenström-Syndrom 135
Wegener-Syndrom 299
Weismann-Netter-Syndrom 301
Whipple-Syndrom 303
Wiskott-Aldrich-Syndrom 308
Zwillings-Transfusions-Syndrom 317
**Eosinophilie**
Eosinophile Lungeninfiltrat-Syndrome 83
Eosinophilie-Syndrome 84
Loeffler-Syndrom 167
Ménétrier-Syndrom 181
Thrombozytopenie-Radiusaplasie-Syndrom 283
Wegener-Syndrom 299
Weingarten-Syndrom 301
**Erythrozytämie**
„Humoral"-Syndrome 122
Vaquez-Osler-Syndrom 292
**Hyperkalzämie**
Besnier-Boeck-Schaumann-Syndrom 35
„Humoral"-Syndrome 122
Hyperkalzämie-Syndrom (idiopathisches) 123
Hypophosphatasämie 127
Metaphysäre Chondrodysplasie (JANSEN) 183
Milch-Alkali-Syndrom 187
Williams-Syndrom 305
**Hyperphosphatämie**
Hereditäre Osteodystrophie (ALBRIGHT) 115
Kenny-Caffey-Syndrom 144
Kortikale Hyperostose mit Hyperphosphatämie 151
Melnick-Needles-Syndrom 179
**Hypoglykämie**
Beckwith-Wiedemann-Syndrom 32
„Humoral"-Syndrome 122
Russel-Silver-Syndrom 255
**Hypokaliämie**
Fanconi-de-Toni-Syndrom 81
Kwashiorkor 156

Lightwood-Syndrom 164
Lignac-Fanconi-Syndrom 164
Verner-Morrison-Syndrom 294
**Hypokalzämie**
Di-George-Syndrom 133
Hereditäre Osteodystrophie (ALBRIGHT) 115
Kenny-Caffey-Syndrom 144
Lightwood-Syndrom 164
Nephronophthisis (FANCONI) 205
**Hypophosphatämie**
Albright-Butler-Bloomberg-Syndrom 12
Fanconi-de-Toni-Syndrom 81
„Humoral"-Syndrome 122
**Immunitätsstörungen**
Ataxia teleangiectatica 26
Besnier-Boeck-Schaumann-Syndrom 35
Bloom-Syndrom 38
Bruton-Agammaglobulinämie 132
Di-George-Syndrom 133
Dysgammaglobulinämie – kongenitale Anomalien – Zwergwuchs 134
Dysgammaglobulinämie und intestinale lymphatische Hyperplasie 133
Immundefekt und Zwergwuchs 133
Metaphysäre Chondrodysplasie (McKUSICK) 183
Sjögren-Syndrom 263
Waldenström-Syndrom 135
Wiskott-Aldrich-Syndrom 308
**Leukopenie**
Banti-Syndrom 29
Shwachman-Syndrom 260
**Neutropenie**
Chediak-Higashi-Syndrom 47
Metaphysäre Chondrodysplasie (McKUSICK) 183
Shwachman-Syndrom 260
**Neutrophilendysfunktion**
Chronisch granulomatöse Krankheit des Kindesalters 207
Job-Syndrom 209
Klassifizierung der Neutrophilendysfunktions-Syndrome 207
**Panzytopenie**
Fanconi-Anämie 90
Osteopetrosis 226
**Polyzythämie**
Ayerza-Syndrom 28
Beckwith-Wiedemann-Syndrom 32
„Humoral"-Syndrome 122
Pickwick-Syndrom 234
Polyzythämie mit gleichzeitigem Vorkommen von Tumoren und Zysten 236
Rendue-Osler-Weber-Syndrom 247

*Zwillings-Transfusions-Syndrom*
317
**Thrombozythämie**
Infantile kortikale Hyperostose
(CAFFEY) 136
**Thrombozytopenie**
*Banti-Syndrom* 29
*Chediak-Higashi-Syndrom* 47
*Fanconi-Anämie* 90
*Histiozyten-Syndrom (meerblaue
Histiozyten)* 118
*Kasabach-Merritt-Syndrom* 143
Osteopetrosis 226
*Rubella-Syndrom* 253
Shwachman-Syndrom 260
*Thrombozytopenie-Radiusaplasie-
Syndrom* 283
Trisomie 13 53
Trisomie 18 53
*Wiskott-Aldrich-Syndrom* 308

# Endokrinium
## Gonaden
### Amenorrhö
Amenorrhö-Galaktorrhö-Syn-
drome 17
### Gynäkomastie
*Klinefelter-Syndrom* 52
Reifenstein-Syndrom 246
### Hypogenitalismus
Akrozephalopolysyndaktylie II 9
Akrodysostose 8
Basalzellen-Naevus-Syndrom 30
Biemond-Syndrom II 37
De-Sanctis-Cacchione-Syndrom 66
Ektodermale hypohidrotische Dys-
plasie 79
*Fröhlich-Syndrom* 99
*Geophagie-Zwergwuchs-Hypo-
gonadismus-Syndrom* 104
Hereditäre Osteodystrophie
(ALBRIGHT) 115
*Klinefelter-Syndrom* 52
*Laurence-Moon-Biedl-Bardet-Syn-
drom* 158
Lentiginosis profusa 159
*Lorain-Levi-Syndrom* 167
*Myotone Dystrophie* 202
*Prader-Willi-Syndrom* 240
*Reifenstein-Syndrom* 246
Rothmund-Syndrom 252
*Turner-Syndrom* 54
*Werner-Syndrom* 303
XXXXY-Syndrom 57
### Ovarialtumoren oder -zysten
Meigs-Syndrom 177
*Stein-Leventhal-Syndrom* 267
### Pubertät, frühzeitige
„Humoral"-Syndrome 122
*McCune-Albright-Syndrom* 175
Shapiro-Syndrom 260

## Hypophyse
### Diabetes insipidus
Fröhlich-Syndrom 99
Hand-Schüler-Christian-Syndrom
112
Laurence-Moon-Biedl-Bardet-Syn-
drom 158
### Hypophysentumor
Amenorrhö-Galaktorrhö-Syndrom
17
*Fröhlich-Syndrom* 99
*Nelson-Syndrom* 204

## Nebennieren
### Aldosteron (Hyperaldostero-
nismus)
Bartter-Syndrom 30
Conn-Syndrom 59
### Cushing-Syndrome
„Humoral"-Syndrome 122
Nelson-Syndrom 204
### Nebenniereninsuffizienz
Adrenogenitales Syndrom (kongeni-
tales) 5
Sheehan-Syndrom 260
### Nebennierentumoren
*Conn-Syndrom* 59
*Cushing-Syndrom* 62
*Neuroendokrine Dysplasie* 206
Polyzythämie zusammen mit Tumo-
ren und Zysten 236
*Robertson-Kihara-Syndrom* 250
### Nebennierenverkalkungen
Addison-Syndrom 5
Cushing-Syndrom 62
Niemann-Pick-Syndrom 209
Wolman-Syndrom 309
### Virilismus
Adrenogenitales Syndrom (kongeni-
tales) 5

## Nebenschilddrüsen
### Hyperparathyreoidismus
„Humoral"-Syndrome 122
Lignac-Fanconi-Syndrom 164
### Hyperplasie der Nebenschild-
drüsen
Neuroendokrine Dysplasie 206
### Hypoparathyreoidismus
*Hypoparathyreoidismus- und Stea-
torrhö-Syndrom* 127

## Pankreas
### Diabetes mellitus
Lawrence-Seip-Syndrom 159
Prader-Willi-Syndrom 240

*Troell-Junet-Syndrom* 288
Werner-Syndrom 303
### Pankreasinsuffizienz (exokrine)
*Pankreasinsuffizienz-Syndrom mit
chronischer Atemwegserkran-
kung und Leberschaden* 230
*Shwachman-Syndrom* 260

## Schilddrüse
### Kropf
*Pendred-Syndrom* 232
*Taubheits-Syndrom mit Mutismus
und euthyreoter Struma* 277
Thyreoides Akropachie-Syndrom
284
*Troell-Junet-Syndrom* 288
Weismann-Netter-Syndrom 301
### Schilddrüsenfunktionsstörung
„Humoral"-Syndrome 122
Kocher-Debré-Sémélaigne-Syn-
drom 151
McCune-Albright-Syndrom 175
Taubheits-Syndrom mit Mutismus
und euthyreoter Struma 277
Thyreoides Akropachie-Syndrom
284
Troell-Junet-Syndrom 288
### Tumoren
*Cowden-Syndrom* 60
*Neuroendokrine Dysplasie* 206
### Verschiedenes
Ataxia teleangiectatica 26
Neuroendokrine Dysplasie 206
Pseudotumor cerebri 243
*Shapiro-Syndrom* 260
*Sheehan-Syndrom* 260
*Stein-Leventhal-Syndrom* 267
Thyreoides Akropachie-Syndrom
284
*Troell-Junet-Syndrom* 288
Werner-Syndrom 303

# Haut, Haare und
Nägel
## Haut
### Aplasie oder Hypoplasie der
Haut
Aplasia cutis congenita 21
Goltz-Syndrom 106
Trisomie 13 53
Wolf-Syndrom 56
### Atrophie der Haut
Hallermann-Streiff-Syndrom 110
*Progerie* 240
*Rothmund-Syndrom* 252
*Sklerodermie* 264

*Weber-Christian-Syndrom* 299
Werner-Syndrom 303

**„Café au lait"-Flecke**
Ataxia teleangiectatica 26
Bloom-Syndrom 38
Bourneville-Pringle-Syndrom 40
Hemihypertrophie-Syndrom (kongenitales) 114
McCune-Albright-Syndrom 175
Russel-Silver-Syndrom 255
Von-Recklinghausen-Syndrom 296

**„Coup de sabre"-Aussehen der Haut**
Fokales Sklerodermie-Syndrom 97
Romberg-Syndrom 251

**Cutis gyrata**
*Audry-Syndrom* 27
Leprechaunismus 160
*Touraine-Solente-Golé-Syndrom* 286

**Cutis laxa**
C-Syndrom mit multiplen kongenitalen Anomalien 45
*Cutis-laxa-Syndrom* 64
Diastrophischer Zwergwuchs 67
Ehlers-Danlos-Syndrom 77
Gerodermia osteodysplastica hereditaria 104
Osteogenesis imperfecta congenita 220
Potter-Syndrom 239
Turner-Syndrom 54

**Ektodermale Dysplasie**
*EEC-Syndrom* 77
*Ektodermale hypohidrotische Dysplasie* 79
Ellis-van-Creveld-Syndrom 81
Greig-Syndrom 109
Immundefekt und Zwergwuchs 133

**Fettgewebsmangel**
Dienzephalon-Syndrom 68
Lawrence-Seip-Syndrom 159

**Grübchen- und Dellenbildung der Haut**
Hypophosphatasie 127
Kamptomeler Zwergwuchs 139
Kaudale Dysplasie 144
Smith-Lemeli-Opitz-Syndrom 265
Zerebro-hepato-renal-Syndrom 312

**Hautausschlag, Erythem, Exanthem**
*De-Sanctis-Cacchione-Syndrom* 66
*Degos-Syndrom* 66
*Dystrophia dermo-chondro-cornealis* (François) 76
Ektromelie- und Ichthyosis-Syndrom 80
*Epidermolysis-bullosa-dystrophica-Syndrom* 84

*Fabry-Syndrom* 87
*Familiäre idiopathische Osteoarthropathie* 88
Farber-Syndrom 92
*Fokales Sklerodermie-Syndrom* 97
Fölling-Syndrom 97
*Histiozytäre familiäre Dermatoarthritis* 118
Histiozyten-Syndrom (meerblaue Histiozyten) 118
*Homozystinurie* 120
Horner-Syndrom 121
*Lentiginosis profusa* 159
*Letterer-Siwe-Syndrom* 164
*Lipoid-Dermato-Arthritis* 165
Macrodystrophia lipomatosa 169
Mittelmeerfieber (familiäres) 190
*Naevoxanthoendotheliom* 204
*Naevus-sebaceus-linearis-Syndrom* 204
Oro-digito-fazial-Syndrom I (Papillon u. Leage) 217
*Pseudoxanthoma elasticum* 243
Reiter-Syndrom 246
Rothmund-Syndrom 252
*Schönlein-Henoch-Syndrom* 257
*Stevens-Johnson-Syndrom* 267
*Still-Syndrom* 269
Wegener-Syndrom 299
*Wiskott-Aldrich-Syndrom* 308
*Wissler-Syndrom* 309

**Hyperhidrosis**
*Böök-Syndrom* 40
*Keratoderma palmaris et plantaris familiaris* 145
Sudeck-Syndrom 272
Touraine-Solente-Golé-Syndrom 286

**Hypohidrosis**
*Ektodermale hypohidrotische Dysplasie* 79
*Hypoplastischer, hypokalzifizierter Zahnschmelz, Onycholyse und funktionelle Hypohidrose* 129
Kraushaar-Syndrom 154
Sjögren-Larsson-Syndrom 263

**Ichthyosis**
Chondrodysplasia punctata 48
*Ektromelie- und Ichthyosis-Syndrom* 80
*Neuroichthyosis* 206
*Sjögren-Larsson-Syndrom* 263

**Keratosis**
*Keratoderma palmaris et plantaris familiaris* 145
*Papillon-Lefevre-Syndrom* 231
*Vohwinkel-Syndrom* 295

**Pigmentveränderungen**
Addison-Syndrom 5
Ataxia teleangiectatica 26
*Basalzellen-Naevus-Syndrom* 30
*Bloch-Sulzberger-Syndrom* 38
Bloom-Syndrom 38

Bourneville-Pringle-Syndrom 40
*Chediak-Higashi-Syndrom* 47
Cronkhite-Canada-Syndrom 61
Ektodermale hypohidrotische Dysplasie 79
*Fanconi-Anämie* 90
Farber-Syndrom 92
Fokales Sklerodermie-Syndrom 97
*Goltz-Syndrom* 106
Hemihypertrophie-Syndrom (kongenitales) 114
*Lawrence-Seip-Syndrom* 159
*Lentiginosis profusa* 159
*McCune-Albright-Syndrom* 175
*Naevus-sebaceus-linearis-Syndrom* 204
*Neurokutane Melanosis* 206
*Peutz-Jeghers-Syndrom* 232
Progerie 240
Romberg-Syndrom 251
*Rothmund-Syndrom* 252
Russell-Silver-Syndrom 255
Turner-Syndrom 54
*Von-Recklinghausen-Syndrom* 296
*Weber-Christian-Syndrom* 299
Whipple-Syndrom 303

**Teleangiektasien**
*Ataxia teleangiectatica* 26
*Bloom-Syndrom* 38
Hemihypertrophie-Syndrom (kongenitales) 114
Kalzinose – Raynaud-Phänomen – Sklerodaktylie – Teleangiektasie 139
Karzinoid-Syndrom 142
Klippel-Trenaunay-Syndrom 149
Rendue-Osler-Weber-Syndrom 247
Rothmund-Syndrom 252
Turner-Syndrom 54
Wegener-Syndrom 299

**Tumoren**
*Basalzellen-Naevus-Syndrom* 30
*Cowden-Syndrom* 60
Osteopathia condensans disseminata 225

**Haare**

**Alopezie, spärliche Behaarung**
*Acrodermatitis enteropathica* 4
*Bloch-Sulzberger-Syndrom* 38
Chondrodysplasia punctata 48
*Cockayne-Syndrom* 57
*Cronkhite-Canada-Syndrom* 61
*Ektodermale hypohidrotische Dysplasie* 79
Ellis-van-Creveld-Syndrom 81
Goltz-Syndrom 106
*Hallerman-Streiff-Syndrom* 110

*Homozystinurie* 120
*Kraushaar-Syndrom* 154
*Metaphysäre Chondrodysplasie*
(McKusick) 183
*Myotone Dystrophie* 202
Naevus-sebaceus-linearis-Syndrom
204
*Oro-digito-fazial-Syndrom I*
(Papillon u. Leage) 217
*Popliteal-Pterygium-Syndrom* 237
*Progerie* 240
Rothmund-Syndrom 252
*SC-Phokomelie-Syndrom* 257
*Tricho-rhino-phalangeal-Syndrom*
(Giedion) 288
Vogelkopf-Zwergwuchs 294
*Werner-Syndrom* 303

**Anomale Behaarung, verschiedenes**
*Down-Syndrom* 50
*Mukopolysaccharidose I*
*(MPS I-H)* 194
*Noonan-Syndrom* 212
Romberg-Syndrom 251
*Rubinstein-Taybi-Syndrom* 254
*Treacher-Collins-Syndrom* 287

**Farbabweichungen**
Diamond-Blackfan-Syndrom 66
Kwashiorkor 156
Metaphysäre Chondrodysplasie
(McKusick) 183
*Waardenburg-Syndrom* 299
*Werner-Syndrom* 303

**Hirsutismus**
Bloom-Syndrom 38
*Cornelia-de-Lange-Syndrom* 59
Fronto-metaphysäre Dysplasie 99
Gorlin-Chaudhry-Moss-Syndrom
108
*Lawrence-Seip-Syndrom* 159
Leprechaunismus 160
*Mukopolysaccharidose I*
*(MPS I-H)* 194
*Mukopolysaccharidose II* 196
*Mukopolysaccharidose V* 199
Naevus-sebaceus-linearis-Syndrom
204
Rubinstein-Taybi-Syndrom 254
Stein-Leventhal-Syndrom 267
Stewart-Morel-Syndrom 268
Trisomie 18 53

**Tiefer Haaransatz**
Cornelia-de-Lange-Syndrom 59
*Klippel-Feil-Syndrom* 149
Kryptophthalmie-Syndrom 155
Noonan-Syndrom 212
Turner-Syndrom 54

**Vorzeitiges Ergrauen**
Böök-Syndrom 40
Werner-Syndrom 303

**Nägel**
**Aplasie, Hypoplasie oder Mißbildung**
*Anonychie-Ektrodaktylie-Syndrom* 20
*Bloch-Sulzberger-Syndrom* 38
*Brachymesodaktylie-Nageldysplasie-Syndrom* 41
*Cronkhite-Canada-Syndrom* 61
*Ellis-van-Creveld-Syndrom* 81
Epidermolysis-bullosa-dystrophica-
Syndrom 84
Glossopalatine Ankylose, Mikro-
glossie, Hypodontie und Extre-
mitätenanomalien 105
*Goltz-Syndrom* 106
*Hypoplastischer, hypokalzifizierter
Zahnschmelz, Onycholyse und
funktionelle Hypohidrose* 129
*Larsen-Syndrom* 157
Leprechaunismus 160
*Metaphysäre Chondrodysplasie*
(McKusick) 183
*Osteo-Onychodysplasie* 219
Oto-palato-digital-Syndrom 229
*Popliteal-Pterygium-Syndrom* 237
*Progerie* 240
*Pyknodysostose-Syndrom* 244
Rothmund-Syndrom 252
*Senior-Syndrom* 260
*Syndrom der gelben Nägel* 274
Tricho-rhino-phalangeal-Syndrom
(Giedion) 288
*Trisomie 13* 53
*Trisomie 18* 54
*Turner-Syndrom* 54

**Verfärbung**
*Syndrom der gelben Nägel* 274
Tricho-rhino-phalangeal-Syndrom
(Giedion) 288

# Herz und Gefäße

## Arterien

**Aneurysmen**
Behçet-Syndrom 33
Bourneville-Pringle-Syndrom 40
Ehlers-Danlos-Syndrom 77
*Hughes-Stovin-Syndrom* 121
Marfan-Syndrom 171
Rendue-Osler-Weber-Syndrom
247
Turner-Syndrom 54
Von-Recklinghausen-Syndrom
296

**Aorteninsuffizienz**
Ehlers-Danlos-Syndrom 77
Marfan-Syndrom 171
Meyenburg-Syndrom 186

Mukolipidose III 194
Mukopolysaccharidose IV 198
Mukopolysaccharidose V 199
Osteogenesis imperfecta tarda 221
Reiter-Syndrom 246
Takayasu-Syndrom 277

**Aortenstenose**
Ehlers-Danlos-Syndrom 77
Hyperkalzämie-Syndrom (idio-
pathisches) 123
Mukopolysaccharidose V 199
Neutrophilendysfunktions-Syn-
drom: chronisch granulomatöse
Krankheit des Kindesalters 207
*Williams-Syndrom* 305

**Arteriosklerose**
Progerie 240
Pseudoxanthoma elasticum 243
Takayasu-Syndrom 277
Werner-Syndrom 303

**Arteriovenöse Fisteln**
Ehlers-Danlos-Syndrom 77
Fibröse polyostotische Dysplasie
95
Pseudoxanthoma elasticum 243
Rendue-Osler-Weber-Syndrom
247

**Coarctatio aortae**
Cutix-laxa-Syndrom 64
*Postkoarktektomie-Syndrom* 238
Sturge-Weber-Syndrom 270
Turner-Syndrom 54
Von-Recklinghausen-Syndrom
296
Williams-Syndrom 305

**Dilatation von Arterien**
Cutis-laxa-Syndrom 64
Kraushaar-Syndrom 154
Pseudoxanthoma elasticum 243
Rendue-Osler-Weber-Syndrom
247
Von-Recklinghausen-Syndrom
296

**Dissektion von Arterien**
Ehlers-Danlos-Syndrom 77
Marfan-Syndrom 171

**Elongation von Arterien**
Cutis-laxa-Syndrom 64
Kraushaar-Syndrom 154

**Entzugs-Syndrome, arterielle**
*Aortoiliakales Entzugs-Syndrom*
20
*Vaskuläre Entzugs-Syndrome*
83
*Subklavia-Entzugs-Syndrom* 271

**Hypertension, systemische**
Adrenogenitales Syndrom 5
*Conn-Syndrom* 59
Fabry-Syndrom 87
Hämolytisch-urämisches Syndrom
111
*Karzinoid-Syndrom* 142
Nephronophthisis (Fanconi) 205

326

Osteolyse-Syndrom: hereditäre
  Osteolysen 223
Osteolyse-Syndrom mit Nephro-
  pathie (nichtfamiliär) 224
*Postkoarktektomie-Syndrom* 238
Pseudoxanthoma elasticum 243
Riley-Day-Syndrom 249
*Robertson-Kihara-Syndrom* 250
Takayasu-Syndrom 277
Turner-Syndrom 54
Von-Recklinghausen-Syndrom
  296

**Hypotension, systemische**
Addison-Syndrom 5
Idiopathisches zyklisches Ödem
  132
Riley-Day-Syndrom 249
Sheehan-Syndrom 260
Subklavia-Entzugs-Syndrom 271
Von-Recklinghausen-Syndrom
  296

**Kalkeinlagerung in Arterien**
Chondrodysplasia punctata 48
Eisenmenger-Syndrom 79
Homozystinurie 120
Leriche-Syndrom 162
*Pseudoxanthoma elasticum* 243
*Singleton-Merten-Syndrom* 262
Takayasu-Syndrom 277

**Klaudikatio**
*Neurovaskuläres Kompressions-
  Syndrom* 206
Pseudoxanthoma elasticum 243
Subklavia-Entzugs-Syndrom 271
Vaquez-Osler-Syndrom 292

**Koronararterienanomalie**
*Bland-White-Garland-Syndrom*
  37

**Obstruktion (partiell oder voll-
kommen)**
Aortenbogen-Syndrom 20
Aortoiliakales Entzugs-Syndrom
  20
*Arteria-poplitea-Syndrom* 24
Ehlers-Danlos-Syndrom 77
Homozystinurie 120
*Hypothenar-Hammer-Syndrom*
  130
Kraushaar-Syndrom 154
*Leriche-Syndrom* 162
*Moya-Moya* 191
Neutrophilendysfunktions-Syn-
  drom: chronisch granulomatöse
  Krankheit des Kindesalters 207
Ormond-Syndrom 216
Pseudoxanthoma elasticum 243
Raynaud-Syndrom 246
Tibialis-anterior-Syndrom 284

**Offener Ductus arteriosus**
Aplasia cutis congenita 21
*Gorlin-Chaudhry-Moss-Syndrom*
  108
Noonan-Syndrom 212

*Rubella-Syndrom* 253
**Raynaud-Phänomen**
*Kalzinose – Raynaud-Phänomen –
  Sklerodaktylie – Teleangiektasie*
  139
*Raynaud-Syndrom* 246
*Sklerodermie* 264
**Ruptur von Arterien**
Ehlers-Danlos-Syndrom 77
**Schlängelung von Arterien**
Cutis-Laxa-Syndrom 64
Ehlers-Danlos-Syndrom 77
*Kraushaar-Syndrom* 154
Pseudoxanthoma elasticum 243
**Vasomotorische Symptome**
*Dumping-Syndrom* 69
Karzinoid-Syndrom 142
*Riley-Day-Syndrom* 249
Sudeck-Syndrom 272
Thévenard-Syndrom 281
**Zystische Medianekrose**
Ehlers-Danlos-Syndrom 77
Marfan-Syndrom 171


**Herz**
**Dextrokardie**
Kartagener-Syndrom 141
Ventrales Defekt-Syndrom 293
**Herzmuskelschwäche**
Abetalipoproteinämie 1
Adrenogenitales Syndrom 5
Alport-Syndrom 15
Ayerza-Syndrom 28
Bland-White-Garland-Syndrom 37
Broncho-pulmonale Dysplasie 42
Fabry-Syndrom 87
Hamman-Rich-Syndrom 111
Hämolytisch-urämisches Syndrom
  111
Herzklappenprolaps-Syndrom 116
*Hypoplastisches Linksherz-Syn-
  drom* 129
*Hypoplastisches Rechtsherz-Syn-
  drom* 129
Karzinoid-Syndrom 142
Kasabach-Merritt-Syndrom 143
Pickwick-Syndrom 234
Pseudohypertrophische Muskel-
  dystrophie (DUCHENNE) 242
Zwillings-Transfusions-Syndrom
  317
**Kalkeinlagerung**
Singleton-Merten-Syndrom 262
**Kardiomegalie**
Adrenogenitales Syndrom (kongeni-
  tales) 5
Alpha-1-Antitrypsinmangel-Syn-
  drom 14
Beckwith-Wiedemann-Syndrom
  32

Bernheim-Syndrom 35
*Bland-White-Garland-Syndrom* 37
Fabry-Syndrom 87
*Friedreich-Ataxie* 98
*Hämolytisch-urämisches Syndrom*
  111
Herzklappenprolaps-Syndrom 116
*Hypoplastisches Linksherz-Syn-
  drom* 129
*Hypoplastisches Rechtsherz-Syn-
  drom* 129
Kardio-respiratorisches Syndrom
  141
*Karzinoid-Syndrom* 142
Lutembacher-Syndrom 168
Meyenburg-Syndrom 186
Mitralklappenprolaps-Klick-Syn-
  drom 189
Mukolipidose II 193
Mukopolysaccharidose I
  (MPS I-H) 194
Naevoxanthoendotheliom 204
Pickwick-Syndrom 234
*Pompe-Syndrom* 236
*Postkardiotomie-Syndrom* 238
*Postmyokardinfarkt-Syndrom* 239
Pseudohypertrophische Muskel-
  dystrophie (DUCHENNE) 242
*Singleton-Merten-Syndrom* 262
Sklerodermie 264
Vaquez-Osler-Syndrom 292
*Zwillings-Transfusions-Syndrom*
  317
**Kardiomyopathie (obstruktive)**
Friedreich-Ataxie 98
Lentiginosis profusa 159
Noonan-Syndrom 212
**Kongenitale Herzkrankheit**
Akrozephalopolysyndaktylie,
  Typ II 9
*Alienie-Syndrom* 14
*Chondrodysplasia punctata* 48
*Cornelia-de-Lange-Syndrom* 59
*Di-George-Syndrom* 133
*Down-Syndrom* 50
*Eisenmenger-Syndrom* 79
Ellis-van-Creveld-Syndrom 81
Fallot-Syndrom 88
Fanconi-Anämie 90
Goltz-Syndrom 106
*Holt-Oram-Syndrom* 119
Hyperkalzämie-Syndrom (idio-
  pathisches) 123
*Kardio-auditives Syndrom* 140
*Kardio-faziales Syndrom* 140
Kardio-faziales Syndrom (Pulmo-
  nalklappendysplasie) 140
*Katzenschrei-Syndrom* 52
Larsen-Syndrom 157
Lentiginosis profusa 159
Lutembacher-Syndrom 168
Mukopolysaccharidose I
  (MPS I-H) 194

Myotone Dystrophie  202
Noonan-Syndrom  212
*Polylienie-Syndrom*  236
*Rubella-Syndrom* (kongenitales)
    253
Rubinstein-Taybi-Syndrom  254
Thrombozytopenie-Radiusaplasie-
    Syndrom  283
*Trisomie 13*  53
Trisomie 18  54
Turnier-Syndrom  54
*Ventrales Defekt-Syndrom*  293
Weill-Marchesani-Syndrom  300
XXXXY-Syndrom  57
*Zerebro-hepato-renal-Syndrom*
    312

**Mikrokardie**
Addison-Syndrom  5
Adrenogenitales Syndrom (kongeni-
    tales)  5

**Mitralinsuffizienz**
Ehlers-Danlos-Syndrom  77
*Herzklappenprolaps-Syndrom*  116
*Marfan-Syndrom*  171
Meyenburg-Syndrom  186
*Mitralklappenprolaps-Klick-Syn-
    drom*  189
Osteogenesis imperfecta tarda  221
Takayasu-Syndrom  277

**Myokardinfarkt**
*Bland-White-Garland-Syndrom*
    37
*Schulter-Hand-Syndrom*  258
Takayasu-Syndrom  277

**Perikarderguß**
Arteria-mesenterica-superior-Syn-
    drom  23
Behçet-Syndrom  33
Degos-Syndrom  66
Mittelmeerfieber (familiäres)  190
Nephrotisches Syndrom  205
Postkardiotomie-Syndrom  238
Postmyokardinfarkt-Syndrom  239
Sklerodermie  264
Turner-Syndrom  54
Waldenström-Syndrom  135
Whipple-Syndrom  303

**Perikarditis**
Behçet-Syndrom  33
Mittelmeerfieber (familiäres)  190
Reiter-Syndrom  246
Still-Syndrom  269
Wissler-Syndrom  309


**Pulmonalarterien**
**Aneurysmen**
*Hughes-Stovin-Syndrom*  121
**Embolie-Thrombose**
Behçet-Syndrom  33
Nephrotisches Syndrom  205

Vaquez-Osler-Syndrom  292
**Hypertension, pulmonale**
Alpha-1-Antitrypsinmangel-Syn-
    drom  14
Besnier-Boeck-Schaumann-Syn-
    drom  35
Ceelen-Syndrom  46
Cutis-laxa-Syndrom  64
*Eisenmenger-Syndrom*  79
Kardio-respiratorisches Syndrom
    141
Kranio-faziale Dysostose
    (CROUZON)  152
Robin-Syndrom  250

**Stenose**
Cutis-laxa-Syndrom  64
*Fallot-Syndrom*  88
*Hepato-arterielles Dysplasie-Syn-
    drom*  115
Hyperkalzämie-Syndrom (idio-
    pathisches)  123
*Kardio-faziales Syndrom (Pulmo-
    nalklappendysplasie)*  140
*Lentiginosis profusa*  159
Noonan-Syndrom  212
*Rubella-Syndrom* (kongenitales)
    253
*Supravalvuläre Pulmonalstenose
    mit Gesichtsanomalie*  272
Takayasu-Syndrom  277
Williams-Syndrom  305


**Venen**
**Anomalien**
Aplasia cutis congenita  21
*Cruveilhier-Baumgarten-Syndrom*
    62
*Obui-Himo-Syndrom*  214
*Scimitar-Syndrom*  259
**Obstruktion**
*Hughes-Stovin-Syndrom*  121
Neurovaskuläres Kompressions-
    Syndrom  206
*Obui-Himo-Syndrom*  214
Ormond-Syndrom  216
*Paget-Schroetter-Syndrom*  230
Pseudotumor cerebri  243
*Sturge-Weber-Syndrom*  270
*Tolsa-Hunt-Syndrom*  285
Vaquez-Osler-Syndrom  292
*Vena-cava-superior-Syndrom*  292
**Portale Hypertension**
*Banti-Syndrom*  29
*Cruveilhier-Baumgarten-Syndrom*
    62
Gaucher-Syndrom  102
*Hepatofibrose-Nierentubulus-
    ektasie-Syndrom*  115
Wilson-Syndrom  307

**Thrombose**
Behçet-Syndrom  33
Karpaltunnel-Syndrom  141
**Varizen (Ösophagus, Magen)**
*Banti-Syndrom*  29
*Budd-Chiari-Syndrom*  43
*Cruveilhier-Baumgarten-Syndrom*
    62
*Hepatofibrose-Nierentubulus-
    ektasie-Syndrom*  115
Ormond-Syndrom  216
**Varizen (periphere)**
*Fabry-Syndrom*  87
*Klippel-Trenaunay-Syndrom*  149
*Maffucci-Syndrom*  169
Rendue-Osler-Weber-Syndrom
    247


# Kopf und Hals
## Augen
**Aniridie**
*Aniridie-Wilms-Tumor-Syndrom*
    19
*Rieger-Syndrom*  249
Ulrich-Feichtiger-Syndrom  290
**Anophthalmie**
Lenz-Syndrom  160
Mikrophthalmie mit Digitalano-
    malien  186
Trisomie 13  53
Ulrich-Feichtiger-Syndrom  290
**Augenlider, anomale**
Distichiasis-Lymphödem-Syndrom
    69
Gorlin-Chaudhry-Moss-Syndrom
    108
*Kryptophthalmie-Syndrom*  155
Treacher-Collins-Syndrom  287
**Blaue Skleren**
Bloch-Sulzberger-Syndrom  38
Ehlers-Danlos-Syndrom  77
Hallermann-Streiff-Syndrom  110
Hypophosphatasämie  124
Marfan-Syndrom  171
*Osteogenesis imperfecta congenita*
    220
*Osteogenesis imperfecta tarda*  221
Trisomie 18  53
Turner-Syndrom  54
**Blepharophimose**
Freeman-Sheldon-Syndrom  97
Gorlin-Chaudhry-Moss-Syndrom
    108
*Schwartz-Jampel-Syndrom*  258
Smith-Lemeli-Opitz-Syndrom  265
**Exophthalmus**
Cornelia-de-Lange-Syndrom  59
Engelmann-Syndrom  82

*Kleeblattschädel-Syndrom* 147
*Kranio-faziale Dysostose*
(CROUZON) 152
Lippengaumenspalte, Tetraphoko-
melie und Genitalvergrößerung
166
*Melnick-Needles-Syndrom* 179
Metaphysäre Chondrodysplasie
(JANSEN) 183
*Thyreoides Akropachie-Syndrom*
284
Von-Recklinghausen-Syndrom
296

**Glaukom**
Homozystinurie 120
*Lowe-Syndrom* 168
Rieger-Syndrom 249
*Stickler-Syndrom* 268
Sturge-Weber-Syndrom 270
*Weill-Marchesani-Syndrom* 300
Zerebro-hepato-renal-Syndrom
312

**Hornhauttrübung, Dystrophie**
Acrodermatitis enteropathica 4
Akrozephalopolysyndaktylie,
Typ II 10
*Analgie-Syndrom* (kongenitales)
18
Becken-Schulter-Dysplasie 32
Cutis-laxa-Syndrom 64
Dystrophia dermo-chondro-cornea-
lis (FRANÇOIS) 76
*Fabry-Syndrom* 87
Fanconi-de-Toni-Syndrom 81
Gorlin-Chaudhry-Moss-Syndrom
108
Lowe-Syndrom 168
*Mietens-Weber-Syndrom* 186
*Mukolipidose III* 194
*Mukopolysaccharidose I*
*(MPS I-H)* 194
*Mukopolysaccharidose II* 196
*Mukopolysaccharidose III* 197
*Mukopolysaccharidose IV* 198
*Mukopolysaccharidose V* 199
*Mukopolysaccharidose VI* 200
*Ophthalmo-mandibulo-melische*
*Dysplasie* 215
*Rutherford-Syndrom* 256
SC-Phokomelie-Syndrom 257
Still-Syndrom 269
Ulrich-Feichtiger-Syndrom 290
*Winchester-Grossman-Syndrom*
307

**Hypertelorismus (okularer, orbi-
taler)**
*Akrodysostose* 8
*Akrozephalosyndaktylie, Typ I* 10
*Akrozephalosyndaktylie, Typ II*
10
*Akrozephalosyndaktylie, Typ III*
10
*Akrozephalosyndaktylie, Typ V* 12

Aminopterininduziertes Syndrom
17
Basalzellen-Naevus-Syndrom 30
Beckwith-Wiedemann-Syndrom
32
Chondrodysplasia punctata 48
Coffin-Syndrom 58
Diamond-Blackfan-Syndrom 66
Dysplasia spondylo-epiphysaria
congenita 73
Fazial-digital-genital-Syndrom 93
Freeman-Sheldon-Syndrom 97
G-Syndrom 101
Gorlin-Chaudhry-Moss-Syndrom
108
*Greig-Syndrom* 109
Hyperkalzämie-Syndrom (idio-
pathisches) 123
*Hypertelorismus, Mikrotie und*
*Gesichtsspalte* 126
*Hypertelorismus-Hypospadie-Syn-*
*drom* 126
*Kardio-faziales Syndrom (Pulmo-*
*nalklappendysplasie)* 140
*Katzenaugen-Syndrom* 143
Katzenschrei-Syndrom 52
Kleeblattschädel-Syndrom 147
Kleido-kraniale Dysplasie 148
Kranio-faziale Dysostose
(CROUZON) 152
Kranio-metaphysäre Dysplasie
152
Kryptophthalmie-Syndrom 155
Larsen-Syndrom 157
Lentiginosis profusa 159
Leprechaunismus 160
Lippen-Gaumen-Spalte, Tetra-
phokomelie und Genitalver-
größerung 166
Lissenzephalie 166
*Medianes Gesichtsspalten-Syn-*
*drom* 176
Metaphysäre Chondrodysplasie
(JANSEN) 183
Noonan-Syndrom 212
Okulo-dento-ossäre Dysplasie 214
Oro-digito-fazial-Syndrom I
(PAPILLON u. LEAGE) 217
Oto-palato-digital-Syndrom 229
*Potter-Syndrom* 239
*Robinow-Silverman-Syndrom* 251
Sjögren-Larsson-Syndrom 263
Sotos-Syndrom 265
*Supravalvuläre Pulmonalstenose*
*mit Gesichtsanomalie* 272
Syndrome des ersten Kiemen-
bogens 276
Trisomie 13 53
Ulrich-Feichtiger-Syndrom 290
Vogelkopf-Zwergwuchs 294
*Waardenburg-Syndrom* 299
Williams-Syndrom 305
*Wolf-Syndrom* 56

*XXXXY-Syndrom* 57
**Hypotelorismus (okularer, orbi-
taler)**
Down-Syndrom 50
Holoprosenzephalie 119
Myotone Dystrophie 202
Trisomie 13 53
Weill-Marchesani-Syndrom 300
**Iris, anomale**
*Aniridie-Wilms-Tumor-Syndrom*
19
*Goltz-Syndrom* 106
*Naevoxanthoendotheliom* 204
*Rieger-Syndrom* 249
Ulrich-Feichtiger-Syndrom 290
Waardenburg-Syndrom 299
**Kalkeinlagerungen**
Hippel-Lindau-Syndrom 117
Kryptophthalmie-Syndrom 155
*Milch-Alkali-Syndrom* 187
*Terry-Syndrom* 279
Von-Recklinghausen-Syndrom
296
**Katarakt**
Alport-Syndrom 15
Block-Sulzberger-Syndrom 38
Chondrodysplasia punctata 48
Cockayne-Syndrom 57
Down-Syndrom 50
*Hallermann-Streiff-Syndrom* 110
Hereditäre Osteodystrophie
(ALBRIGHT) 115
Histiozytäre familiäre Dermato-
arthritis 118
Homozystinurie 120
Kniest-Syndrom 150
Laurence-Moon-Biedl-Bardet-Syn-
drom 158
*Lowe-Syndrom* 168
*Marinesco-Sjögren-Syndrom* 174
Myotone Dystrophie 202
Osteo-Onychodysplasie 219
Osteogenesis imperfecta tarda
221
Progerie 240
Rieger-Syndrom 249
*Rothmund-Syndrom* 252
*Rubella-Syndrom* (kongenitales)
253
Rubinstein-Taybi-Syndrom 254
Smith-Lemeli-Opitz-Syndrom 265
Still-Syndrom 269
Trisomie 18 53
Turner-Syndrom 54
*Werner-Syndrom* 303
Zerebro-hepato-renal-Syndrom
312
**Kolobom**
Becken-Schulter-Dysplasie 32
*Biemond-Syndrom II* 37
Cornelia-de-Lange-Syndrom 59
*Goldenhar-Syndrom* 105
*Katzenaugen-Syndrom* 143

Naevus-sebaceus-linearis-Syndrom
204
Rieger-Syndrom 249
Sturge-Weber-Syndrom 270
Treacher-Collins-Syndrom 287
Ulrich-Feichtiger-Syndrom 290

**Konjunktivitis**
Acrodermatitis enteropathica 4
Meyenburg-Syndrom 186
*Reiter-Syndrom* 246
Wegener-Syndrom 299

**Linsendislokation**
Ehlers-Danlos-Syndrom 77
Homozystinurie 120
*Marfan-Syndrom* 171
Rieger-Syndrom 249
*Weill-Marchesani-Syndrom* 300

**Mikrophthalmie**
Becken-Schulter-Dysplasie 32
*Hallerman-Streiff-Syndrom* 110
Laurence-Moon-Biedl-Bardet-Syn-
drom 158
*Lenz-Syndrom* 160
Meckel-Syndrom 176
*Mikrophthalmie und Digitalano-
malien* 186
*Okulo-dento-ossäre Dysplasie*
214
Rubella-Syndrom (kongenitales)
253
Thalidomid-Embryopathie 280
Treacher-Collins-Syndrom 287
Trisomie 13 53
Ulrich-Feichtiger-Syndrom 290

**Myopie**
Aminopterininduziertes Syndrom
17
Cornelia-de-Lange-Syndrom 59
Dysplasia spondylo-epiphysaria
congenita 73
Ehlers-Danlos-Syndrom 77
Homozystinurie 120
Kenny-Caffey-Syndrom 144
Kniest-Syndrom 150
Marfan-Syndrom 171
*Stickler-Syndrom* 268
*Weill-Marchesani-Syndrom* 300

**Nystagmus**
*Biemond-Syndrom I* 37
*De-Morsier-Syndrom* 66
*Mietens-Weber-Syndrom* 186

**Optikusatrophie**
Bloch-Sulzberger-Syndrom 38
Chondrodysplasia punctata 48
Cornelia-de-Lange-Syndrom 59
*De-Morsier-Syndrom* 66
Homozystinurie 120
Kranio-metaphysäre Dysplasie
152
Rieger-Syndrom 249
*Tay-Sachs-Syndrom* 278

**Orbita, flache**
*Kleeblattschädel-Syndrom* 147

*Kranio-faziale Dysostose*
(CROUZON) 152
Larsen-Syndrom 157
Marshall-Syndrom 174
Mukopolysaccharidose I
(MPS I-H) 194
Stanesco-Syndrom 266
Weill-Marchesani-Syndrom 300

**Orbita, große**
Von-Recklinghausen-Syndrom
296

**Orbita, kleine**
Fibröse polyostotische Dysplasie
95
Hallermann-Streiff-Syndrom 110
Okulo-dento-ossäre Dysplasie 214
Trisomie 13 53

**Papillenödem**
Hughes-Stovin-Syndrom 121
*Riley-Syndrom (Pseudopapillen-
ödem)* 249

**Ptosis (Augenlid)**
Freeman-Sheldon-Syndrom 97
Horner-Syndrom 121
*Noonan-Syndrom* 212
Turner-Syndrom 54
Von-Recklinghausen-Syndrom
296

**Retinitis pigmentosa**
*Laurence-Moon-Biedl-Bardet-Syn-
drom* 158
Mukopolysaccharidose V 199
Zapfenepiphysen – Nephropathie –
Retinitis pigmentosa 312

**Strabismus**
Akrozephalosyndaktylie, Typ I 10
Basalzellen-Naevus-Syndrom 30
Biemond-Syndrom I 37
Bloch-Sulzberger-Syndrom 38
Ellis-van-Creveld-Syndrom 81
Freeman-Sheldon-Syndrom 97
Hypertelorismus-Hypospadie-Syn-
drom 126
Katzenschrei-Syndrom 52
Kranio-faziale Dysostose
(CROUZON) 152
Laurence-Moon-Biedl-Bardet-Syn-
drom 158
Mietens-Weber-Syndrom 186
Prader-Willi-Syndrom 240
Rieger-Syndrom 249
Rubinstein-Taybi-Syndrom 254
Smith-Lemeli-Opitz-Syndrom
265
Turner-Syndrom 54

**Tränenwege, anomale**
*Lakrimo-aurikulo-dento-digital-
Syndrom* 157
*Mikulicz-Syndrom* 187
Riley-Day-Syndrom 249

**Wimpern, anomale oder unge-
wöhnliche**
Cornelia-de-Lange-Syndrom 59

*Distichiasis-Lymphödem-Syn-
drom* 69
Treacher-Collins-Syndrom 287

**Gaumen**
**Gaumenspalte**
Aglossie-Adaktylie-Syndrom 7
Akrozephalosyndaktylie, Typ I 10
Aminopterininduziertes Syndrom
17
Cornelia-de-Lange-Syndrom 59
Diastrophischer Zwergwuchs 67
Dysmorphogenese-Syndrom von
Gelenken, Gehirn und Gaumen
70
Dysplasia spondylo-epiphysaria
congenita 73
*EEC-Syndrom* 77
Ellis-van-Creveld-Syndrom 81
Goldenhar-Syndrom 105
Greig-Syndrom 109
Hypertelorismus-Hypospadie-Syn-
drom 126
*Hypertelorismus, Mikrotie und
Gesichtsspalte* 126
Kamptomeler Zwergwuchs 139
Katzenschrei-Syndrom 52
Kleido-kraniale Dysplasie 148
Kniest-Syndrom 150
Lippen-Gaumen-Spalte, Tetra-
phokomelie und Genitalver-
größerung 166
*Lippen- und/oder Gaumenspalte
mit Lippenfistel* 166
Marfan-Syndrom 171
Meckel-Syndrom 176
Oro-digito-fazial-Syndrom I
(PAPILLON u. LEAGE) 217
*Oro-digito-fazial-Syndrom II*
(MOHR) 217
*Oto-palato-digital-Syndrom* 229
*Popliteal-Pterygium-Syndrom* 237
*Robin-Syndrom* 250
Smith-Lemeli-Opitz-Syndrom 265
*Stickler-Syndrom* 268
Syndrome des ersten Kiemen-
bogens 276
Treacher-Collins-Syndrom 287
Trisomie 13 53
Trisomie 18 53
Vogelkopf-Zwergwuchs 294
Wolf-Syndrom 56
XXXXY-Syndrom 57

**Steilgaumen**
Aglossie-Adaktylie-Syndrom 7
Akrozephalosyndaktylie, Typ I 10
Chondrodysplasia punctata 48
Cornelia-de-Lange-Syndrom 59
Cowden-Syndrom 60
Freeman-Sheldon-Syndrom 97

Gorlin-Chaudhry-Moss-Syndrom 108
Greig-Syndrom 109
Hallermann-Streiff-Syndrom 110
Kleido-kraniale Dysplasie 148
Kryptophthalmie-Syndrom 155
Mitralklappenprolaps-Klick-Syndrom 189
Oro-digito-fazial-Syndrom II (MOHR) 217
Rubinstein-Taybi-Syndrom 254
Sotos-Syndrom 265
Treacher-Collins-Syndrom 287
Trisomie 18 53
Vogelkopf-Zwergwuchs 294
Zephalo-ossäre Dysplasie 312

**Torus palatinus**
Glossopalatine Ankylose, Mikroglossie, Hypodontie und Extremitätenanomalien 105
*Hyperostosis corticalis generalisata (Typ Worth) 124*
Van-Buchem-Syndrom 291


**Gesicht**
**Asymmetrie**
*Dyke-Davidoff-Masson-Syndrom 70*
Klippel-Feil-Syndrom 149
*Romberg-Syndrom 251*
Sturge-Weber-Syndrom 270
Wildervanck-Syndrom 304
**Hypoplasie**
*Bloom-Syndrom 38*
*Cowden-Syndrom 60*
Down-Syndrom 50
*Familiäre Osteodysplasie 89*
*Fazial-digital-genital-Syndrom 93*
Freeman-Sheldon-Syndrom 97
*Goldenhar-Syndrom 105*
Goltz-Syndrom 106
*Gorlin-Chaudhry-Moss-Syndrom 108*
Hallermann-Streiff-Syndrom 110
*Hemifaziales Mikrosomie-Syndrom 114*
Holoprosenzephalie 119
Hypertelorismus, Mikrotie und Gesichtsspalte 126
Kleido-kraniale Dysplasie 148
Kranio-faziale Dysostose (CROUZON) 152
Larsen-Syndrom 157
*Lorain-Levi-Syndrom 167*
*Maxillo-nasale Dysplasie 174*
Osteolyse-Syndrom: kranio-ossäre Dysplasie mit Akroosteolysen 224
*Progerie 240*
*Pyknodysostose-Syndrom 244*

Rieger-Syndrom 249
Riley-Day-Syndrom 249
Stickler-Syndrom 268
*Treacher-Collins-Syndrom 287*
Tricho-rhino-phalangeal-Syndrom (GIEDION) 288
Trisomie 18 53
Vogelkopf-Zwergwuchs 294
Weill-Marchesani-Syndrom 300
Wildervanck-Syndrom 304
**Leontiasis**
Fibröse polyostotische Dysplasie 95
*Kranio-diaphysäre Dysplasie 152*


**Hals**
**Kurzhals**
Chondrodysplasia punctata 48
Dysplasia spondylo-epiphysaria congenita 73
Dysplasia spondylo-metaphysaria (KOZLOWSKI) 74
*Dysplasia spondylo-thoracica 76*
Freeman-Sheldon-Syndrom 97
Hyperphosphatasämie 124
*Klippel-Feil-Syndrom 149*
Kniest-Syndrom 150
Meckel-Syndrom 176
Noonan-Syndrom 212
Smith-Lemeli-Opitz-Syndrom 265
Turner-Syndrom 54
XXXXY-Syndrom 57
**Pterygium colli**
Freeman-Sheldon-Syndrom 97
Greig-Syndrom 109
Klippel-Feil-Syndrom 149
Lentiginosis profusa 159
*Noonan-Syndrom 212*
*Turner-Syndrom 54*


**Larynx**
**Anomalie**
Larsen-Syndrom 157
Zerebro-kosto-mandibular-Syndrom 314
**Stimmwechsel**
Cornelia-de-Lange-Syndrom 59
Cutis-laxa-Syndrom 64
*Farber-Syndrom 92*
*G-Syndrom 101*
*Katzenschrei-Syndrom 52*
*Lipoidproteinose 165*
Lorain-Levi-Syndrom 167
Lowe-Syndrom 168
Mukopolysaccharidose I (MPS I-H) 194
Smith-Lemeli-Opitz-Syndrom 265

*Werner-Syndrom 303*
**Verkalkung des Larynx**
Adrenogenitales Syndrom (kongenitales) 5
Chondrodysplasia punctata 48


**Lippen**
**Lippenfisteln oder -spalten**
*Lippen- und/oder Gaumenspalte mit Lippenfistel 166*
Oro-digito-fazial-Syndrom I (PAPILLON u. L) 217
*Popliteal-Pterygium-Syndrom 237*


**Mund**
**Frenula**
Ellis-van-Creveld-Syndrom 81
Oro-digito-fazial-Syndrom I (PAPILLON u. LEAGE) 217
Oro-digito-fazial-Syndrom II (MOHR) 217
Popliteal-Pterygium-Syndrom 237
**Makroglossie**
*Beckwith-Wiedemann-Syndrom 32*
Greig-Syndrom 109
Kocher-Debré-Sémélaigne-Syndrom 151
Mukopolysaccharidose I (MPS I-H) 194
Pompe-Syndrom 236
**Makrostomie**
Beckwith-Wiedemann-Syndrom 32
C-Syndrom mit multiplen kongenitalen Anomalien 45
Goldenhar-Syndrom 105
Hyperkalzämie-Syndrom (idiopathisches) 123
*Mukopolysaccharidose IV 198*
*Mukopolysaccharidose V 199*
Treacher-Collins-Syndrom 287
**Mikroglossie**
Freeman-Sheldon-Syndrom 97
*Glossopalatine Ankylose, Mikroglossie, Hypodontie und Extremitätenanomalien 105*
**Mikrostomie**
Cowden-Syndrom 60
Down-Syndrom 50
Freeman-Sheldon-Syndrom 97
*Hallermann-Streiff-Syndrom 110*
Hanhart-Syndrom 113
Leprechaunismus 160
*Oto-palato-digital-Syndrom 229*
*Trisomie 18 53*

**Stomatitis**
*Behçet-Syndrom* 33
*Letterer-Siwe-Syndrom* 164
**Zungenanomalien (verschiedene)**
*Aglossie-Adaktylie-Syndrom* 7
*Beckwith-Wiedemann-Syndrom* 32
*Down-Syndrom* 50
Freeman-Sheldon-Syndrom 97
*Glossopalatine Ankylose, Mikroglossie, Hypodontie und Extremitätenanomalien* 105
Greig-Syndrom 109
Kocher-Debré-Sémélaigne-Syndrom 151
Mukopolysaccharidose I (MPS I-H) 194
*Oro-digito-fazial-Syndrom I* (PAPILLON u. LEAGE) 217
*Oro-digito-fazial-Syndrom II* (MOHR) 217
**Zungenlappung**
*Oro-digito-fazial-Syndrom I* (PAPILLON u. LEAGE) 217
*Oro-digito-fazial-Syndrom II* (MOHR) 217

**Nase**
**Eingesunkener oder flacher Nasensteg**
*Achondrogenesis* 1
*Achondroplasie* 3
*Akrodysostose* 8
*Akrozephalosyndaktylie, Typ V* 12
Aminopterininduziertes Syndrom 17
Arthrochalasis multiplex congenita 25
C-Syndrom mit multiplen kongenitalen Anomalien 45
*Chondrodysplasia punctata* 48
*Down-Syndrom* 50
*Ektodermale hypohidrotische Dysplasie* 79
Familiäre Osteodysplasie 89
Greig-Syndrom 109
*Hereditäre Osteodystrophie* (ALBRIGHT) 115
Hyperphosphatasämie 124
*Kleeblattschädel-Syndrom* 147
*Kleido-kraniale Dysplasie* 148
Kranio-metaphysäre Dysplasie 152
*Larsen-Syndrom* 157
Leprechaunismus 160
Maxillo-nasale Dysplasie 174
Mietens-Weber-Syndrom 186
Mukolipidose, GM₁ Gangliosidose I 192

Mukolipidose II 193
Mukopolysaccharidose I (MPS I-H) 194
Robinow-Silverman-Syndrom 251
Rothmund-Syndrom 252
Stickler-Syndrom 268
Supravalvuläre Pulmonalstenose mit Gesichtsanomalie 272
Williams-Syndrom 305
XXXXY-Syndrom 57
Zephalo-ossäre Dysplasie 312
**Gespaltene Nase (partiell oder vollkommen)**
*Hypertelorismus, Mikrotie und Gesichtsspalte* 126
*Medianes Gesichtsspalten-Syndrom* 176
Oro-digito-fazial-Syndrom II (MOHR) 217
**Kleine Nase**
Achondrodysplasie 3
Akrodysostose 8
*Akrozephalosyndaktylie, Typ I* 10
*Cornelia-de-Lange-Syndrom* 59
Down-Syndrom 50
Fazial-digital-genital-Syndrom 93
Freeman-Sheldon-Syndrom 97
*Hallerman-Streiff-Syndrom* 110
*Hyperkalzämie-Syndrom (idiopathisches)* 123
Marshall-Syndrom 174
Mietens-Weber-Syndrom 186
Mukolipidose II 193
Okulo-dento-ossäre Dysplasie 214
Oto-palato-digital-Syndrom 229
Rothmund-Syndrom 252
Treacher-Collins-Syndrom 287
Trisomie 13 53
Trisomie 18 53
Waardenburg-Syndrom 299
XXXXY-Syndrom 57
**Polypen**
Kartagener-Syndrom 141
Peutz-Jeghers-Syndrom 232

**Nasennebenhöhlen**
**Sinusitis**
*Ataxia teleangiectatica* 26
*Kartagener-Syndrom* 141
Syndrom der gelben Nägel 274
Wiskott-Aldrich-Syndrom 308
**Unterentwickelte Nasennebenhöhlen**
Cockayne-Syndrom 57
Down-Syndrom 50
*Fibröse polyostotische Dysplasie* 95
Fronto-metaphysäre Dysplasie 99
Kleido-kraniale Dysplasie 148
Kranio-diaphysäre Dysplasie 152

Kranio-metaphysäre Dysplasie 152
Maxillo-nasale Dysplasie 174
Melnick-Needles-Syndrom 179
Osteolyse-Syndrom: kranio-ossäre Dysplasie mit Akroosteolysen 224
Osteopathia striata 225
*Osteopetrosis* 226
*Oto-palato-digital-Syndrom* 229
Prader-Willi-Syndrom 240
*Pyknodysostose-Syndrom* 244
Schwarz-Lélek-Syndrom 259
Stanesco-Syndrom 266
*Treacher-Collins-Syndrom* 287
**Vorangeschrittene Pneumatisation der Nasennebenhöhlen**
Adrenogenitales Syndrom (kongenitales) 5
Dyke-Davidoff-Masson-Syndrom 70
Greig-Syndrom 109
Homozystinurie 120
Lawrence-Seip-Syndrom 159
Marfan-Syndrom 171
Myotone Dystrophie 202

**Ohren**
**Innenohr, Anomalie**
Klippel-Feil-Syndrom 149
Pendred-Syndrom 232
Treacher-Collins-Syndrom 287
Waardenburg-Syndrom 299
*Wildervanck-Syndrom* 304
**Mastoid, fortgeschrittene Pneumatisation**
Adrenogenitales Syndrom (kongenitales) 5
Lawrence-Seip-Syndrom 159
**Mastoid, Unterentwicklung**
Cockayne-Syndrom 57
Engelmann-Syndrom 82
Fronto-metaphysäre Dysplasie 99
Kleido-kraniale Dysplasie 148
Kranio-diaphysäre Dysplasie 152
Kranio-metaphysäre Dysplasie 152
Mukopolysaccharidosen I–VI ab 194
Osteopathia striata 225
Osteopetrosis 226
Oto-palato-digital-Syndrom 229
Pyknodysostose-Syndrom 244
Treacher-Collins-Syndrom 287
Van-Buchem-Syndrom 291
**Mastoiditis**
*Gradenigo-Syndrom* 108
Letterer-Siwe-Syndrom 164
Wiskott-Aldrich-Syndrom 308

**Mittelohr, Anomalie**

Hypertelorismus, Mikrotie und
  Gesichtsspalte  126
Klippel-Feil-Syndrom  149
Kryptophthalmie-Syndrom  155
*Strasburger-Hawkins-Eldridge-Syn-
  drom*  270
Syndrome des ersten Kiemen-
  bogens  276
Treacher-Collins-Syndrom  287

**Ohrmuschel, Mißbildung**

Aniridie-Wilms-Tumor-Syndrom
  19
*Arachnodaktylie-Syndrom (konge-
  nital, kontraktural)*  21
*Aurikulo-Osteodysplasie-Syndrom*
  27
Beckwith-Wiedemann-Syndrom
  32
C-Syndrom mit multiplen kongeni-
  talen Anomalien  45
Di-George-Syndrom  133
*Distrophischer Zwergwuchs*  67
*Down-Syndrom*  50
Familiäre Osteodysplasie  89
G-Syndrom  101
Goldenhar-Syndrom  105
*Hemifaziales Mikrosomie-Syn-
  drom*  114
*Hypertelorismus, Mikrotie und
  Gesichtsspalte*  126
*Katzenaugen-Syndrom*  143
*Kryptophthalmie-Syndrom*  155
*Lakrimo-aurikulo-dento-digital-
  Syndrom*  157
Lissenzephalie-Syndrom  166
Melnick-Needles-Syndrom  179
*Meyenburg-Syndrom*  186
Mukolipidose, $GM_1$ Ganglio-
  sidose I  192
*Potter-Syndrom*  239
Rubinstein-Taybi-Syndrom  254
SC-Phokomelie-Syndrom  257
Smith-Lemeli-Opitz-Syndrom  265
Sturge-Weber-Syndrom  270
Syndrome des ersten Kiemen-
  bogens  276
Thalidomid-Embryopathie  280
Treacher-Collins-Syndrom  287
*Trisomie 18*  53
*Trisomie 22*  53
Turner-Syndrom  54
*Ulrich-Feichtiger-Syndrom*  290
Vogelkopf-Zwergwuchs  294
*Zerebro-hepato-renal-Syndrom*
  312

**Ohrmuschel, Tiefstand**

Aminopterininduziertes Syndrom
  17
Cornelia-de-Lange-Syndrom  59
Di-George-Syndrom  133
Hallermann-Streiff-Syndrom
  110

*Kardio-faziales Syndrom (Pulmo-
  nalklappendysplasie)*  140
Katzenschrei-Syndrom  52
Kleeblattschädel-Syndrom  147
Leprechaunismus  160
Lissenzephalie-Syndrom  166
Mukolipidose, $GM_1$ Ganglio-
  sidose I  192
*Noonan-Syndrom*  212
Smith-Lemeli-Opitz-Syndrom  265
*Supravalvuläre Pulmonalstenose
  mit Gesichtsanomalie*  272
*Trisomie 13*  53
*Trisomie 18*  53
*Trisomie 22*  54

**Ohrmuschel, Verkalkungen**

Addison-Syndrom  5
Meyenburg-Syndrom  186

**Taubheit (partielle oder voll-
ständige)**

*Alport-Syndrom*  15
*Anus imperforatus mit Hand- und
  Fußanomalien und Taubheit*  20
Cockayne-Syndrom  57
Engelmann-Syndrom  82
*Fronto-metaphysäre Dysplasie*  99
Goldenhar-Syndrom  105
Greig-Syndrom  109
*Jervell- und Lange-Nielsen-Syn-
  drom*  138
*Kardio-auditives Syndrom*  140
*Kartagener-Syndrom*  141
Kleido-kraniale Dysplasie  148
Klippel-Feil-Syndrom  149
*Kniest-Syndrom*  150
Kranio-diaphysäre Dysplasie  152
Kranio-metaphysäre Dysplasie
  152
*Lakrimo-aurikulo-dento-digital-
  Syndrom*  157
Laurence-Moon-Biedl-Bardet-Syn-
  drom  158
Lentiginosis-profusa-Syndrom  159
Mitralinsuffizienz mit Taubheit
  140
Mukopolysaccharidose I
  (MPS I-H)  194
Mukopolysaccharidose II  196
Mukopolysaccharidose VI  200
Oro-digito-fazial-Syndrom II
  (MOHR)  217
*Osteogenesis imperfecta tarda*  221
Osteopathia striata  225
Osteopetrosis  226
*Oto-palato-digital-Syndrom*  229
Pendred-Syndrom  232
*Rubella-Syndrom (kongenitales)*
  253
Stickler-Syndrom  268
*Strasburger-Hawkins-Eldridge-Syn-
  drom*  270
Syndrome des ersten Kiemen-
  bogens  276

*Taubheits-Syndrom mit Mutismus
  und euthyreoter Struma*  277
Treacher-Collins-Syndrom  287
Trotter-Syndrom  289
Turner-Syndrom  54
*Ulrich-Feichtiger-Syndrom*  290
*Waardenburg-Syndrom*  299
*Wildervanck-Syndrom*  304

**Schädel**

**Asymmetrie**

Akrozephalosyndaktylie, Typ IV
  12
*Dyke-Davidoff-Masson-Syndrom*
  70
*Fibröse polyostotische Dysplasie*
  95
Hypertelorismus-Hypospadie-Syn-
  drom  126
Naevus-sebaceus-linearis-Syndrom
  204
Sturge-Weber-Syndrom  270
Wildervanck-Syndrom  304

**Brachyzephalie**

Akrodysostose  8
Arthrogryposis-Syndrom  25
*Down-Syndrom*  50
*Familiäre Osteodysplasie*  89
Gorlin-Chaudhry-Moss-Syndrom
  108
Greig-Syndrom  109
*Hallermann-Streiff-Syndrom*  110
*Kleido-kraniale Dysplasie*  148
Metaphysäre Chondrodysplasie
  (JANSEN)  183
Stanesco-Syndrom  266
Weill-Marchesani-Syndrom  300

**Cranium bifidum**

Aminopterininduziertes Syndrom
  17
*Medianes Gesichtsspalten-Syn-
  drom*  176

**Defekte, erworbene**

Besnier-Boeck-Schaumann-Syn-
  drom  35
*Hand-Schüler-Christian-Syndrom*
  112
Infantile kortikale Hyperostose
  (CAFFEY)  136
*Letterer-Siwe-Syndrom*  164
Naevoxanthoendotheliom  204
*Trotter-Syndrom*  289
*Vernet-Syndrom*  294

**Defekte, kongenitale**

Aplasia cutis congenita  21
Goldenhar-Syndrom  105
*Hypophosphatasämie*  127
Laurence-Moon-Biedl-Bardet-Syn-
  drom  158

*Medianes Gesichtsspalten-Syndrom* 176
Noonan-Syndrom 212
Progerie 240
Rubinstein-Taybi-Syndrom 254
*Von-Recklinghausen-Syndrom* 296

**Dickes Schädeldach**
Akrodysostose 8
*Cockayne-Syndrom* 57
Dyke-Davidoff-Masson-Syndrom 70
*Engelmann-Syndrom* 82
Fanconi-Anämie 90
*Fibröse polyostotische Dysplasie* 95
*Fronto-metaphysäre Dysplasie* 99
Geophagie-Zwergwuchs-Hypogonadismus-Syndrom 104
Hereditäre Osteodystrophie (ALBRIGHT) 115
Homozystinurie 120
*Hyperphosphatasämie* 124
*Kranio-diaphysäre Dysplasie* 152
Kranio-metaphysäre Dysplasie 152
*Lawrence-Seip-Syndrom* 159
Megalozephalie-Syndrome 177
Mukolipidose II 193
*Mukopolysaccharidose I (MPS I-H)* 194
Mukopolysscharidose II 196
Mukopolysaccharidose III 197
*Mukopolysaccharidose VI* 200
*Myotone Dystrophie* 202
Osteogenesis imperfecta tarda 221
Osteopathia striata 225
*Osteopetrosis* 226
*Oto-palato-digital-Syndrom* 229
*Pyknodysostose-Syndrom* 244
Pyle-Syndrom 245
Riley-Syndrom 249
*Schwarz-Lélek-Syndrom* 259
Sjögren-Larsson-Syndrom 263
*Stewart-Morel-Syndrom* 268
Troell-Junet-Syndrom 288
*Van-Buchem-Syndrom* 291
XXXXY-Syndrom 57

**Dolichozephalie**
Akromesomeler Zwergwuchs 8
Freeman-Sheldon-Syndrom 97
Hallermann-Streiff-Syndrom 110
Marfan-Syndrom 171
Mukopolysaccharidose I (MPH I-H) 194
Mukopolysaccharidose IV 198
*Mukopolysaccharidose VI* 200
Noonan-Syndrom 212
*Osteolyse-Syndrom: kranio-ossäre Dysplasie mit Akroosteolysen* 224
Smith-Lemeli-Opitz-Syndrom 265
Sotos-Syndrom 265

Weill-Marchesani-Syndrom 300
**Dünnes Schädeldach**
Dandy-Walker-Syndrom 65
Familiäre Osteodysplasie 89
*Hallermann-Streiff-Syndrom* 110
*Hypophosphatasämie* 127
Osteogenesis imperfecta 221
*Progerie* 240
Stanesco-Syndrom 266
Trisomie 13 53
Trisomie 18 53
**Foramen magnum, großes**
*Arnold-Chiari-Syndrom* 22
Fronto-metaphysäre Dysplasie 99
Rubinstein-Taybi-Syndrom 254
**Foramen magnum, kleines**
Achondroplasie 3
Hypochondroplasie 127
**Fontanelle, verzögerter Schluß**
*Aminopterininduziertes Syndrom* 17
Chondrodysplasia punctata 48
*Down-Syndrom* 50
Familiäre idiopathische Osteo-Arthropathie 88
Goldenhar-Syndrom 105
*Hallermann-Streiff-Syndrom* 110
*Hypophosphatasämie* 127
*Kenny-Caffey-Syndrom* 144
*Kleido-kraniale Dysplasie* 148
*Melnick-Needles-Syndrom* 179
Oto-palato-digital-Syndrom 229
*Progerie* 240
*Pyknodysostose-Syndrom* 244
*Rubella-Syndrom* (kongenitales) 253
Rubinstein-Taybi-Syndrom 254
Russell-Silver-Syndrom 255
Stanesco-Syndrom 266
Trisomie 13 53
Trisomie 18 53
Winchester-Grossman-Syndrom 307
*Zerebro-hepato-renal-Syndrom* 312

**Kraniosynostose**
*Akrozephalopolysyndaktylie, Typ I* 9
*Akrozephalopolysyndaktylie, Typ II* 9
*Akrozephalopolysyndaktylie, Typ III* 9
*Akrozephalosyndaktylie, Typ I* 10
*Akrozephalosyndaktylie, Typ II* 10
*Akrozephalosyndaktylie, Typ III* 10
*Akrozephalosyndaktylie, Typ IV* 12
*Akrozephalosyndaktylie, Typ V* 12
Albright-Butler-Bloomberg-Syndrom 12

Aminopterininduziertes Syndrom 17
Chondrodysplasia punctata 48
De-Sanctis-Cacchione-Syndrom 66
Hallermann-Streiff-Syndrom 110
Hyperkalzämie-Syndrom (idiopathisches) 123
Hypophosphatasämie 127
Kleeblattschädel-Syndrom 147
*Kranio-faziale Dysostose (CROUZON)* 152
Lowe-Syndrom 168
Mukolipidose III 194
Mukopolysaccharidose I (MPS I-H) 194
Mukopolysaccharidose VI 200
Vogelkopf-Zwergwuchs 294
Williams-Syndrom 305
**Marmorknochen (wurmstichige Knochen)**
Aminopterininduziertes Syndrom 17
*Kleido-kraniale Dysplasie* 148
Kraushaar-Syndrom 154
*Osteogenesis imperfecta congenita* 220
*Osteogenesis imperfecta tarda* 221
*Osteolyse-Syndrom: Cheney-Syndrom* 222
*Osteolyse-Syndrom: kranio-ossäre Dysplasie mit Akroosteolysen* 224
Prader-Willi-Syndrom 240
Progerie 240
*Pyknodysostose-Syndrom* 244
**Megalozephalie**
Kniest-Syndrom 150
*Megalozephalie-Syndrome* 177
Noonan-Syndrom 212
Riley-Syndrom 249
Schwarz-Lélek-Syndrom 259
*Thanatophorer Zwergwuchs* 280
**Nähte, aberrierende**
Aminopterininduziertes Syndrom 17
Oro-digito-fazial-Syndrom II (MOHR) 217
**Nähte, Aufweitung und/oder verzögerter Schluß**
Dienzephalon-Syndrom 68
Down-Syndrom 50
*Familiäre idiopathische Osteo-Arthropathie* 88
*Hallermann-Streiff-Syndrom* 110
*Hypophosphatasämie* 127
*Kleido-kraniale Dysplasie* 148
*Osteolyse-Syndrom: Cheney-Syndrom* 222
*Osteolyse-Syndrom: kranio-ossäre Dysplasie mit Akroosteolysen* 224
Progerie 240
Pseudotumor cerebri 243

Pyknodysostose-Syndrom 244
Rubella-Syndrom (kongenitales) 253
Winchester-Grossman-Syndrom 307
Zerebro-hepato-renal-Syndrom 312
*Zwergwuchs-Mangel-Syndrom mit Pseudoerhöhung des intra-kraniellen Druckes* 317

**Sella turcica, kleine**
Cockayne-Syndrom 57
Lorain-Levi-Syndrom 167
*Myotone Dystrophie* 202
Prsder-Willi-Syndrom 240
*Sheehan-Syndrom* 260

**Sella turcica, vergrößerte**
Cushing-Syndrom 62
Mukolipidose II 193
Mukolipidose III 194
*Mukopolysaccharidose I (MPS I-H)* 194
Mukopolysaccharidose VI 200
Naevus-sebaceus-linearis-Syndrom 204

**Sklerosierung des Schädel-dachs**
Bourneville-Pringle-Syndrom 40
*Engelmann-Syndrom* 82
*Fibröse polyostotische Dysplasie* 95
Hyperostosis corticalis generalisata (Typ Worth) 124
*Kranio-diaphysäre Dysplasie* 152
*Kranio-metaphysäre Dysplasie* 152
*Melnick-Needles-Syndrom* 179
Osteopathia striata 225
*Osteopetrosis* 226
*Oto-palato-digital-Syndrom* 229
*Schwarz-Lélek-Syndrom* 259
*Troell-Junet-Syndrom* 288
*Van-Buchem-Syndrom* 291

**Stirnvorwölbung**
*Achondroplasie* 3
Basalzellen-Naevus-Syndrom 30
*Fronto-digital-Syndrom* 99
Fronto-metaphysäre Dysplasie 99
Goldenhar-Syndrom 105
*Hallermann-Streiff-Syndrom* 110
Hypochondroplasie 127
Larsen-Syndrom 157
Lissenzephalie-Syndrom 166
Lowe-Syndrom 168
Marshall-Syndrom 174
*Mukolipidose, GM$_1$ Ganglio-sidose I* 192
*Mukolipidose II* 193
*Mukopolysaccharidose I (MPS I-H)* 194
Mukopolysaccharidose VI 200
Oro-digito-fazial-Syndrom II (MOHR) 217

Osteolyse-Syndrom: hereditäre Osteolysen 223
*Osteopetrosis* 226
*Oto-palato-digital-Syndrom* 229
Pyknodysostose-Syndrom 244
*Riley-Syndrom* 249
Robinow-Silverman-Syndrom 251
Russel-Silver-Syndrom 255
Schwarz-Lélek-Syndrom 259
Sotos-Syndrom 265
Thanatophorer Zwergwuchs 280

**Speicheldrüsen**
**Drüsen, pathologische**
Aglossie-Adaktylie-Syndrom 7
Mikulicz-Syndrom 187
Treacher-Collins-Syndrom 287

**Gangektasien**
Besnier-Boeck-Schaumann-Syn-drom 35
Mikulicz-Syndrom 187
Sjögren-Syndrom 263

**Unterkiefer**
**Mikrognathie, Hypoplasie**
*Aglossie-Adaktylie-Syndrom* 7
*Aminopterininduziertes Syndrom* 17
Arthrochalasis multiplex con-genita 25
Arthrogryposis-Syndrom 25
C-Syndrom mit multiplen kongeni-talen Anomalien 45
Chondrodysplasia punctata 48
Cockayne-Syndrom 57
Cornelia-de-Lange-Syndrom 59
Cowden-Syndrom 60
Di-George-Syndrom 133
Diastrophischer Zwergwuchs 67
Freeman-Sheldon-Syndrom 97
Fronto-metaphysäre Dysplasie 99
*Goldenhar-Syndrom* 105
*Hallermann-Streiff-Syndrom* 110
*Hanhart-Syndrom* 113
Hyperkalzämie-Syndrom (idio-pathisches) 123
Hypertelorismus, Mikrotie und Gesichtsspalte 126
*Katzenschrei-Syndrom* 52
Klippel-Feil-Syndrom 149
Larsen-Syndrom 157
Marshall-Syndrom 174
Meckel-Syndrom 176
Melnick-Needles-Syndrom 179
Mesomeler Zwergwuchs (LANGER) 181

*Milz-Gonaden-Fusion mit Ektro-melie und Mikrognathie* 188
Noonan-Syndrom 212
*Ophthalmo-mandibulo-melische Dysplasie* 215
Oro-digito-fazial-Syndrom I (PAPILLON u. LEAGE) 217
Oro-digito-fazial-Syndrom II (MOHR) 217
Osteolyse-Syndrom: hereditäre Osteolysen 223
*Potter-Syndrom* 239
*Progerie* 240
*Pyknodysostose-Syndrom* 244
*Robin-Syndrom* 250
Rubinstein-Taybi-Syndrom 254
SC-Phokomelie-Syndrom 257
Smith-Lemeli-Opitz-Syndrom 265
Stanesco-Syndrom 266
Syndrome des ersten Kiemen-bogens 276
*Treacher-Collins-Syndrom* 287
*Trisomie 13* 53
Trisomie 18 53
*Trisomie 22* 54
Turner-Syndrom 54
Ulrich-Feichtiger-Syndrom 290
Vogelkopf-Zwergwuchs 294
*Wolf-Syndrom* 56
*Zerebro-kosto-mandibular-Syn-drom* 314

**Prognathie**
*Akrodysostose* 8
*Akrozephalosyndaktylie I* 10
Basalzellen-Naevus-Syndrom 30
Beckwith-Wiedemann-Syndrom 32
Epidermolysis-bullosa-dystrophica-Syndrom 84
*Familiäre Osteodysplasie* 89
„Happy puppet"-Syndrom 113
Kleeblattschädel-Syndrom 147
Kleido-kraniale Dysplasie 148
*Kranio-faziale Dysostose* (CROUZON) 152
Lentiginosis-profusa-Syndrom 159
Maxillo-nasale Dysplasie 174
Myotone Dystrophie 202
Neuroendokrine Dysplasie 206
Osteolyse-Syndrom: kranio-ossäre Dysplasie mit Akroosteolysen 224
Pyle-Syndrom 245
Rieger-Syndrom 249
Sotos-Syndrom 265
Williams-Syndrom 305
Wolf-Syndrom 56
XXXXY-Syndrom 57

**Temporo-mandibulare Gelenk-ankylose**
Arthrogryposis-Syndrom 25
Glossopalatine Ankylose, Mikro-glossie, Hypodontie und Extre-mitätenanomalien 105

Mandibulo-temporales Syndrom
171
*Ophthalmo-mandibulo-melische*
*Dysplasie* 215
Still-Syndrom 269

## Zähne
### Adontie und Hypodontie
Aglossie-Adaktylie-Syndrom 7
*Akro-faziale Dysostose* (WEYERS)
7
Bloch-Sulzberger-Syndrom 38
*Böök-Syndrom* 40
Cherubismus-Syndrom 47
*Ektodermale hypohidrotische Dys-*
*plasie* 79
*Glossopalatine Ankylose, Mikro-*
*glossie, Hypodontie und Extre-*
*mitätenanomalien* 105
*Goltz-Syndrom* 106
Kleido-kraniale Dysplasie 148
Oto-palato-digital-Syndrom 229
Pyknodysostose-Syndrom 244
*Rieger-Syndrom* 249
Rothmund-Syndrom 252
### Beschleunigte Entwicklung
*Adrenogenitales Syndrom (kon-*
*genitales)* 5
*Lawrence-Seip-Syndrom* 159
### Defekte
Albright-Butler-Bloomberg-Syn-
drom 12
*Basalzellen-Naevus-Syndrom* 30
*Bloch-Sulzberger-Syndrom* 38
*Cherubismus-Syndrom* 47
Down-Syndrom 50
Ehlers-Danlos-Syndrom 77
*Ektodermale hypohidrotische Dys-*
*plasie* 79
Ellis-van-Creveld-Syndrom 81
Familiäre Osteodysplasie 89
Fazial-digital-genital-Syndrom 93
Fronto-metaphysäre Dysplasie 99
Gardner-Syndrom 101
Gerodermia osteodysplastica here-
ditaria 104
Goldenhar-Syndrom 105
*Goltz-Syndrom* 106
*Gorlin-Chaudhry-Moss-Syndrom*
108
Greig-Syndrom 109
*Hallermann-Streiff-Syndrom* 110
Hanhart-Syndrom 113
Hereditäre Osteodystrophie
(ALBRIGHT) 115
Homozystinurie 120
*Hyperkalzämie-Syndrom (idio-*
*pathisches)* 123
*Hyperphosphatasämie* 124
*Hypophosphatasämie* 127

*Hypoplastischer, hypokalzifizierter*
*Zahnschmelz, Onycholyse und*
*funktionelle Hypohidrose* 129
*Kleido-kraniale Dysplasie* 148
Kranio-faziale Dysostose
(CROUZON) 152
Kranio-metaphysäre Dysplasie
152
*Lakrimo-aurikulo-dento-digital-*
*Syndrom* 157
Laurence-Moon-Biedl-Bardet-Syn-
drom 158
Lenz-Syndrom 160
Lorain-Levi-Syndrom 167
Lowe-Syndrom 168
Marinesco-Sjögren-Syndrom 174
*Mukopolysaccharidose I*
*(MPS I-H)* 194
*Mukopolysaccharidose IV* 198
Myositis ossificans progressiva
200
*Okulo-dento-ossäre Dysplasie* 214
Oro-digito-fazial-Syndrom I
(PAPILLON u. LEAGE) 217
Oro-digito-fazial-Syndrom II
(MOHR) 217
*Osteogenesis imperfecta tarda* 221
Osteolyse-Syndrom: Cheney-Syn-
drom 222
Osteolyse-Syndrom: kranio-ossäre
Dysplasie mit Akroosteolysen
224
Oto-palato-digital-Syndrom 229
*Papillon-Lefèvre-Syndrom* 231
*Prader-Willi-Syndrom* 240
*Progerie* 240
*Pyknodysostose-Syndrom* 244
*Pyle-Syndrom* 245
*Rieger-Syndrom* 249
Rothmund-Syndrom 252
Rutherford-Syndrom 256
*Singleton-Merten-Syndrom* 262
Sjögren-Larsson-Syndrom 263
Sklerodermie 264
Stanesco-Syndrom 266
Thalidomid-Embryopathie 280
Treacher-Collins-Syndrom 287
Vogelkopf-Zwergwuchs 294
*Weill-Marchesani-Syndrom* 300
*Werner-Syndrom* 303
Wildervanck-Syndrom 304
*Williams-Syndrom* 305
XXXXY-Syndrom 57
Zerebro-kosto-mandibular-Syn-
drom 314
### Frühzeitiger Zahnverlust
Analgie-Syndrom (kongenitales)
18
Hyperphosphatasämie 124
*Hypophosphatasämie* 127
Kleido-kraniale Dysplasie 148
Osteolyse-Syndrom: Cheney-Syn-
drom 222

Osteolyse-Syndrom: kranio-ossäre
Dysplasie mit Akroosteolysen
224
Papillon-Lefèvre-Syndrom 231
### Karies
Addison-Syndrom 5
Cockayne-Syndrom 57
Ellis-van-Creveld-Syndrom 81
Engelmann-Syndrom 82
Epidermolysis-bullosa-dystrophica-
Syndrom 84
Hypophosphatasämie 124
Kleido-kraniale Dysplasie 148
Mukopolysaccharidose IV 198
Naevus-sebaceus-linearis-Syndrom
204
Osteopetrosis 226
Prader-Willi-Syndrom 240
Sjögren-Syndrom 263
### Malokklusion
Beckwith-Wiedemann-Syndrom 32
*Hemifaziales Mikrosomie-Syndrom*
114
Kleido-kraniale Dysplasie 148
*Melnick-Needles-Syndrom* 179
*Mukopolysaccharidose I*
*(MPS I-H)* 194
Noonan-Syndrom 212
Rieger-Syndrom 249
Robinow-Silverman-Syndrom 251
Treacher-Collins-Syndrom 287
Tricho-rhino-phalangeal-Syndrom 288
Williams-Syndrom 305
### Natale Zähne
Aglossie-Adaktylie-Syndrom 7
Ellis-van-Creveld-Syndrom 81
### Verspäteter Zahndurchbruch
Bloch-Sulzberger-Syndrom 38
Down-Syndrom 50
*Ellis-van-Creveld-Syndrom* 81
Goltz-Syndrom 106
Hanhart-Syndrom 113
*Kleido-kraniale Dysplasie* 148
*Kocher-Debré-Sémélaigne-Syn-*
*drom* 151
*Lorain-Levi-Syndrom* 167
Pyknodysostose-Syndrom 244
Romberg-Syndrom 251
Winchester-Grossman-Syndrom
307
### Zysten
Basalzellen-Naevus-Syndrom 30
Kleido-kraniale Dysplasie 148
Mukopolysaccharidose I
(MPS I-H) 194

## Zentralnervensystem
### Analgie
Analgie-Syndrom (kongenitales)
18
### Arachnoidalzyste
„Bobble-head doll"-Syndrom 39

**Ataxie**
*Ataxia teleangiectatica* 26
*Biemond-Syndrom I* 37
De-Sanctis-Cacchione-Syndrom 66
„Happy puppet"-Syndrom 113
Hyperammonämie (kongenitale) 123
Laurence-Moon-Biedl-Bardet-Syndrom 158
*Marinesco-Sjögren-Syndrom* 174
*Okulo-zerebello-myoklonisches Syndrom* 215
Romberg-Syndrom 251
Zapfenepiphysen – Nephropathie – Retinitis pigmentosa 312

**Autonome Dysfunktion**
*Dumping-Syndrom* 69
*Karzinoid-Syndrom* 142
*Riley-Day-Syndrom* 249

**Corpus callosum, Agenesie**
Basalzellen-Naevus-Syndrom 30
Medianes Gesichtsspalten-Syndrom 176
Rubinstein-Taybi-Syndrom 254
Shapiro-Syndrom 260

**Dandy-Walker-Mißbildung**
Chondrodysplasia punctata 48
Dysmorphogenese-Syndrom von Gelenken, Gehirn und Gaumen 70

**Hemiplegie**
*Dyke-Davidoff-Masson-Syndrom* 70
*Sturge-Weber-Syndrom* 270

**Hirnatrophie**
Ataxia teleangiectatica 26
Chondrodysplasia punctata 48
Cushing-Syndrom 62
„Happy puppet"-Syndrom 113
*Hyperammonämie (kongenitale)* 123
Kraushaar-Syndrom 154
Lesch-Nyhan-Syndrom 163
*Lissenzephalie-Syndrom* 166
Metachromatische Leukodystrophie 181
Naevus-sebaceus-linearis-Syndrom 204
*Sturge-Weber-Syndrom* 270
Zerebro-hepato-renal-Syndrom 312

**Hirnnervenparese oder -paralyse**
*Hirnnerven-Syndrome* 118
Kardio-faziales Syndrom 140
Kranio-diaphysäre Dysplasie 152
Kranio-metaphysäre Dysplasie 152
Melkersson-Syndrom 206
Möbius-Syndrom 190
Osteopathia striata 225
Osteopetrosis 226
*Trotter-Syndrom* 289

*Van-Buchem-Syndrom* 291
Vernet-Syndrom 294
*Wildervanck-Syndrom* 304

**Hydrozephalus**
Achondroplasie 3
Akrozephalosyndaktylie, Typ I 10
Aplasia cutis congenita 21
*Arnold-Chiari-Syndrom* 22
Arthrochalasis multiplex congenita 25
Basalzellen-Naevus-Syndrom 30
Biemond-Syndrom II 37
Bloch-Sulzberger-Syndrom 38
„Bobble-head doll"-Syndrom 39
Bourneville-Pringle-Syndrom 40
*Dandy-Walker-Syndrom* 65
Dienzephalon-Syndrom 68
Farber-Syndrom 92
Huntington-Chorea 122
Kasabach-Merritt-Syndrom 143
*Kleeblattschädel-Syndrom* 147
Kranio-faziale Dysostose (CROUZON) 152
*Klüver-Bucy-Syndrom* 150
Laurence-Moon-Biedl-Bardet-Syndrom 158
Lissenzephalie-Syndrom 166
*Marie-Sée-Syndrom* 173
*Megalozephalie-Syndrome* 177
*Mukopolysaccharidose I (MPS I-H)* 194
Mukopolysaccharidose VI 200
Naevus-sebaceus-linearis-Syndrom 204
Oro-digito-fazial-Syndrom I (PAPILLON u. LEAGE) 217
Osteopetrosis 226
Rieger-Syndrom 249
Riley-Day-Syndrom 249
Sjögren-Larsson-Syndrom 263
Smith-Lemeli-Opitz-Syndrom 265
Sotos-Syndrom 265

**Krampfanfälle**
Audry-Syndrom 27
Bloch-Sulzberger-Syndrom 38
*Bourneville-Pringle-Syndrom* 40
De-Sanctis-Cacchione-Syndrom 66
Dyke-Davidoff-Masson-Syndrom 70
Fahr-Syndrom 87
Fölling-Syndrom 97
Friedreich-Ataxie 98
Hyperammonämie (kongenitale) 123
Kranio-diaphysäre Dysplasie 152
Lipoidproteinose 165
Lowe-Syndrom 168
*Naevus-sebaceus-linearis-Syndrom* 204
*Romberg-Syndrom* 251
*Sturge-Weber-Syndrom* 270
Takayasu-Syndrom 277
Von-Gierke-Syndrom 295

Von-Recklinghausen-Syndrom 296
Zerebro-hepato-renal-Syndrom 312

**Lissenzephalie**
Lissenzephalie-Syndrom 166
*Zerebro-hepato-renal-Syndrom* 312

**Megaloenzephalie**
*Megalozephalie-Syndrom* 177

**Mikrozephalie**
Beckwith-Wiedemann-Syndrom 32
Bloch-Sulzberger-Syndrom 38
Chondrodysplasia punctata 48
Cockayne-Syndrom 57
Cornelia-de-Lange-Syndrom 59
De-Sanctis-Cacchione-Syndrom 66
Down-Syndrom 50
Dysgammaglobulinämie – kongenitale Anomalien – Zwergwuchs 134
Fanconi-Anämie 90
Goltz-Syndrom 106
„Happy puppet"-Syndrom 113
Homozystinurie 120
Katzenschrei-Syndrom 52
*Kraushaar-Syndrom* 154
*Lenz-Syndrom* 160
*Lesch-Nyhan-Syndrom* 163
*Lissenzephalie* 166
Marinesco-Sjögren-Syndrom 174
*Meckel-Syndrom* 176
Noonan-Syndrom 212
Prader-Willi-Syndrom 240
Riley-Day-Syndrom 249
*Rubella-Syndrom (kongenitales)* 253
Rubinstein-Taybi-Syndrom 254
Smith-Lemeli-Opitz-Syndrom 265
Stanesco-Syndrom 266
Trisomie 13 53
Trisomie 18 53
Trisomie 22 54
*Vogelkopf-Zwergwuchs* 294
Wolf-Syndrom 56
Zephalo-ossäre Dysplasie 312
Zwergwuchs-Mangel-Syndrom mit Pseudoerhöhung des intrakraniellen Druckes 317

**Myoklonus**
Okulo-zerebello-myoklonisches Syndrom 215

**Opsoklonus**
*Okulo-zerebello-myoklonisches Syndrom* 215

**Verkalkungen, intrakranielle**
*Basalzellen-Naevus-Syndrom* 30
*Bourneville-Pringle-Syndrom* 40
Cockayne-Syndrom 57
*Fahr-Syndrom* 87
Hallermann-Streiff-Syndrom 110

Hereditäre Osteodystrophie
(ALBRIGHT)  115
Hippel-Lindau-Syndrom  117
Hypoparathyreoidismus- und
Steatorrhö-Syndrom  127
Lawrence-Seip-Syndrom  159
*Lipoidproteinose*  165
*Lissenzephalie-Syndrom*  166
Papillon-Lefèvre-Syndrom  231
*Sturge-Weber-Syndrom*  270
Weismann-Netter-Syndrom  301


# Lymphatisches System

**Adenoide Gewebe, Fehlen oder mangelnde Ausbildung**
Bruton-Agammaglobulinämie  132
Wiskott-Aldrich-Syndrom  308
**Lymphatische Normabweichungen**
*Distichiasis-Lymphödem-Syndrom*  69
*Idiopathisches zyklisches Syndrom*  132
Klippel-Trenaunay-Syndrom  149
*Nonne-Milroy-Meige-Syndrom*  211
Ormond-Syndrom  216
Sjögren-Syndrom  263
Syndrom der gelben Fingernägel  274
Turner-Syndrom  54
Waldenström-Syndrom  135
Whipple-Syndrom  303
**Lymphknotenvergrößerung**
Behçet-Syndrom  33
Besnier-Boeck-Schaumann-Syndrom  35
Chediak-Higashi-Syndrom  47
Felty-Syndrom  94
Hand-Schüler-Christian-Syndrom  112
*Histiozyten-Syndrom (meerblaue Histiozyten)*  118
*Letterer-Siwe-Syndrom*  164
*Neutrophilendysfunktions-Syndrom: chronisch granulomatöse Krankheit des Kindesalters*  207
*Waldenström-Syndrom*  135
Weingarten-Syndrom  301
Whipple-Syndrom  303
**Lymphödem**
*Nonne-Milroy-Meige-Syndrom*  211
*Stewart-Treves-Syndrom*  268
*Syndrom der gelben Fingernägel*  274
*Turner-Syndrom*  54
**Lymphoide intestinale Hyperplasie**
*Dysgammaglobulinämie und intestinale lymphatische Hyperplasie*  133

# Muskulatur

**Atrophie**
Arthrogryposis-Syndrom  25
Kuskokwim-Syndrom  155
*Myotone Dystrophie*  202
*Pancoast-Syndrom*  230
Progerie  240
*Pseudohypertrophische Muskeldystrophie* (DUCHENNE)  242
Rieger-Syndrom  249
*Schwartz-Jampel-Syndrom*  258
Still-Syndrom  269
*Werdnig-Hoffmann-Syndrom*  302
Werner-Syndrom  303
**Fehlende oder mangelhaft angelegte Muskulatur**
Bauchdeckenaplasie-Syndrom  30
Möbius-Syndrom  190
Poland-Syndrom  235
Potter-Syndrom  239
**Hypertonizität**
Cornelia-de-Lange-Syndrom  59
Fahr-Syndrom  87
Kraushaar-Syndrom  154
Sjögren-Larsson-Syndrom  263
„Stiff-man"-Syndrom  269
Trisomie 13  53
Trisomie 18  53
**Hypotonizität**
*Achondroplasie*  3
*Down-Syndrom*  50
Dysplasia spondylo-epiphysaria congenita  73
Engelmann-Syndrom  82
Gerodermia osteodysplastica hereditaria  104
Greig-Syndrom  109
Hyperkalzämie-Syndrom (idiopathisches)  123
Katzenschrei-Syndrom  52
*Lowe-Syndrom*  168
*Marfan-Syndrom*  171
*Marinesco-Sjögren-Syndrom*  174
*Mukolipidose, GM$_1$ Gangliosidose*  192
Myotone Dystrophie  202
Pompe-Syndrom  236
*Prader-Willi-Syndrom*  240
*Rieger-Syndrom*  249
Smitz-Lemeli-Opitz-Syndrom  265
Trisomie 13  53
Werdnig-Hoffmann-Syndrom  302
*XXXXY-Syndrom*  57
*Zerebro-hepato-renal-Syndrom*  312
**Zunahme der Muskelmasse**
*Kocher-Debré-Sémélaigne-Syndrom*  151
Lawrence-Seip-Syndrom  159

# Skelett
# Allgemeines

**Asymmetrie der Gliedmaßen**
Beckwith-Wiedemann-Syndrom  32
Bloch-Sulzberger-Syndrom  38
*Hemihypertrophie-Syndrom (kongenitales)*  114
*Klippel-Trenaunay-Syndrom*  149
*Macrodystrophia lipomatosa*  169
Prader-Willi-Syndrom  240
Romberg-Syndrom  251
*Russel-Silver-Syndrom*  255
**Brüchige Knochen**
Arthrogryposis-Syndrom  25
*Cushing-Syndrom*  62
Familiäre Osteodysplasie  89
Fibröse polyostotische Dysplasie  95
Gaucher-Syndrom  102
*Gerodermia osteodysplastica hereditaria*  104
Homozystinurie  120
*Hyperphosphatasämie*  124
Hypophosphatasämie  127
Kleido-kraniale Dysplasie  148
*Osteogenesis imperfecta congenita*  220
*Osteogenesis imperfecta tarda*  221
Osteopetrosis  226
*Osteoporose (idiopathische, juvenile)*  227
Pyknodysostose-Syndrom  244
**Dolichostenomelie**
*Arachnodaktylie (kongenital, kontraktural)*  21
*Homozystinurie*  120
*Marfan-Syndrom*  171
**Enchondrome**
*Maffucci-Syndrom*  169
*Ollier-Syndrom*  215
**Exostosen**
Albright-Butler-Bloomberg-Syndrom  12
Bourneville-Pringle-Syndrom  40
Ellis-van-Creveld-Syndrom  81
*Exostosen (multiple, kartilaginäre)*  86
Macrodystrophia lipomatosa  169
Myositis ossificans progressiva  200
Turner-Syndrom  54
**Frakturen**
Analgie-Syndrom (kongenitales)  18
Arthrogryposis-Syndrom  25
*Cushing-Syndrom*  62
Familiäre Osteodysplasie  89
Fibröse polyostotische Dysplasie  95
Gaucher-Syndrom  102
Gerodermia osteodysplastica hereditaria  104
Homozystinurie  120

Hypophosphatasämie  127
*Kindsmißhandlungs-Syndrom*  145
Kleido-kraniale Dysplasie  148
Lightwood-Syndrom  164
Lowe-Syndrom  168
McCune-Albright-Syndrom  175
Niemann-Pick-Syndrom  209
Ollier-Syndrom  215
*Osteogenesis imperfecta congenita*
  220
*Osteogenesis imperfecta tarda*  221
*Osteopetrosis*  226
*Osteoporose (idiopathische,*
  *juvenile)*  227
Progerie  240
Pyknodysostose-Syndrom  244
Riley-Day-Syndrom  249
„Stiff-man"-Syndrom  269
Still-Syndrom  269
Thévenard-Syndrom  281
Von-Gierke-Syndrom  295
Wilson-Syndrom  307
**Gicht**
*Lesch-Nyhan-Syndrom*  163
*Vaquez-Osler-Syndrom*  292
*Von-Gierke-Syndrom*  295
**Gigantismus (generalisierter)**
Beckwith-Wiedemann-Syndrom
  32
*Sotos-Syndrom*  265
Von-Recklinghausen-Syndrom
  296
**Gliedmaßenanomalien**
*Aglossie-Adaktylie-Syndrom*  7
Cornelia-de-Lange-Syndrom  59
*Ektromelie- und Ichthyosis-Syn-*
  *drom*  80
*Lippen-Gaumen-Spalte, Tetra-*
  *phokomelie und Genitalver-*
  *größerung*  166
*Milz-Gonaden-Fusion mit Ektro-*
  *melie und Mikrognathie*  188
*SC-Phokomelie-Syndrom*  257
*Thalidomid-Embryopathie*  280
*Thrombozytopenie-Radiusaplasie-*
  *Syndrom*  283
Treacher-Collins-Syndrom  287
*Ulno-fibulare Dysplasie*
  (REINHARDT u. PFEIFFER)  290
*Ulrich-Feichtiger-Syndrom*  290
**Hemihypertrophie (lokalisierte**
**oder generalisierte)**
Beckwith-Wiedemann-Syndrom
  32
*Hemihypertrophie-Syndrom*
  *(kongenitales)*  114
*Klippel-Trenaunay-Syndrom*  149
*Macrodystrophia lipomatosa*  169
**Lytische Herde**
*Besnier-Boeck-Schaumann-Syn-*
  *drom*  35
*Bourneville-Pringle-Syndrom*  40
*Farber-Syndrom*  92

*Gaucher-Syndrom*  102
*Hand-Fuß-Syndrom*  111
*Hand-Schüler-Christian-Syndrom*
  112
Kasabach-Merritt-Syndrom  143
Letterer-Siwe-Syndrom  164
*Lipoid-Dermato-Arthritis*  165
Macrodystrophia lipomatosa  169
Meyenburg-Syndrom  186
*Phalangeales Mikrogeoden-Syn-*
  *drom (des Kleinkindesalters)*
  233
Rothmund-Syndrom  252
Sjögren-Syndrom  263
Von-Recklinghausen-Syndrom
  296
*Waldenström-Syndrom*  135
**Osteolysen**
Ehlers-Danlos-Syndrom  77
*Keratoderma palmaris et plantaris*
  *familiaris*  145
*Kuskokwim-Syndrom*  155
*Osteolyse-Syndrom: Akroosteo-*
  *lysen (familiäre)*  222
*Osteolyse-Syndrom: Cheney-Syn-*
  *drom*  222
Osteolyse-Syndrom: Gorham-
  Krankheit  223
Osteolyse-Syndrom: hereditär
  multizentrisches Osteolyse-Syn-
  drom  223
*Osteolyse-Syndrom: hereditäre*
  *Osteolysen*  223
*Osteolyse-Syndrom: kranio-ossäre*
  *Dysplasie mit Akroosteolysen*
  224
*Osteolyse-Syndrom mit Nephro-*
  *pathie (nichtfamiliär)*  224
*Progerie*  240
Pseudoxanthoma elasticum  243
Rothmund-Syndrom  252
*Sklerodermie*  264
*Thévenard-Syndrom*  281
*Wegener-Syndrom*  299
*Winchester-Grossman-Syndrom*
  307
**Osteomalazie**
*Albright-Butler-Bloomberg-Syn-*
  *drom*  12
*Fanconi-de-Toni-Syndrom*  81
*Milkman-Syndrom*  188
*Wilson-Syndrom*  307
**Osteoporose**
Arachnodaktylie (kongenital,
  kontraktural)  21
Arthrogryposis-Syndrom  25
*Cockayne-Syndrom*  57
*Cushing-Syndrom*  62
*Epidermolysis-bullosa-dystrophica-*
  *Syndrom*  84
Fanconi-Anämie  90
*Fibrogenesis imperfecta ossium*  94
*Fokales Sklerodermie-Syndrom*  97

*Gerodermia osteodysplastica here-*
  *ditaria*  104
Hallermann-Streiff-Syndrom  110
Hereditäre Osteodystrophie
  (ALBRIGHT)  115
Homozystinurie  120
*Hypophosphatasämie*  127
Kalzinosis – Raynaud-Phänomen –
  Sklerodaktylie – Teleangi-
  ektasien  139
Kraushaar-Syndrom  154
*Leprechaunismus*  160
Lightwood-Syndrom  164
*Lowe-Syndrom*  168
Myositis ossificans progressiva
  200
*Neurovaskuläres Kompressions-*
  *Syndrom*  206
*Niemann-Pick-Syndrom*  209
*Osteogenesis imperfecta congenita*
  220
*Osteogenesis imperfecta tarda*  221
Osteolyse-Syndrom: Cheney-Syn-
  drom  222
*Osteolyse-Syndrom: hereditär*
  *multizentrisches Osteolyse-Syn-*
  *drom*  223
*Osteoporose (idiopathische,*
  *juvenile)*  227
*Osteoporose der Hüfte (flüchtige)*
  227
Papillon-Lefevre-Syndrom  231
Parastremmatischer Zwergwuchs
  231
Prader-Willi-Syndrom  240
Progerie  240
Pseudohypertrophische Muskel-
  dystrophie (DUCHENNE)  242
Rothmund-Syndrom  252
Schulter-Hand-Syndrom  258
Singleton-Merten-Syndrom  262
Sklerodermie  264
*Sudeck-Syndrom*  272
Thévenard-Syndrom  281
Turner-Syndrom  54
Von-Gierke-Syndrom  295
*Waldenström-Syndrom*  135
Wegener-Syndrom  299
Wilson-Syndrom  307
Winchester-Grossman-Syndrom
  307
Wolman-Syndrom  309
**Osteosklerose**
Albright-Butler-Bloomberg-Syn-
  drom  12
*Bourneville-Pringel-Syndrom*  40
*Familiäre Osteodysplasie*  89
Fibrogenesis imperfecta ossium
  94
*Fibröse polyostotische Dysplasie*
  95
Gaucher-Syndrom  102
Hand-Fuß-Syndrom  111

Hereditäre Osteodystrophie
(ALBRIGHT) 115
Hyperkalzämie-Syndrom (idio-
pathisches) 123
Hyperostosis corticalis generalisata
(Typ Worth) 124
*Infantile kortikale Hyperostose
(CAFFEY)* 136
*Kortikale Hyperostose mit Hyper-
phosphatämie* 151
*Lawrence-Seip-Syndrom* 159
*Osteopathia condensans dis-
seminata* 225
*Osteopathia striata* 225
*Osteopetrosis* 226
*Pyknodysostose-Syndrom* 244
*Rothmund-Syndrom* 252
*Van-Buchem-Syndrom* 291
Von-Recklinghausen-Syndrom
296
Williams-Syndrom 305
**Patella, dislozierte**
Akrozephalopolysyndaktylie,
Typ II 9
Dysplasia epiphysealis multiplex
72
Rubinstein-Taybi-Syndrom 254
Stickler-Syndrom 268
**Patella, doppelschichtige oder
zweigeteilte**
Dysplasia epiphysealis multiplex
72
Popliteal-Pterygium-Syndrom 237
**Patella, fehlende**
*Osteo-Onychodysplasie* 219
Popliteal-Pterygium-Syndrom 237
Vogelkopf Zwergwuchs 294
Von-Recklinghausen-Syndrom
296
**Patella, hypoplastische**
Kuskokwim-Syndrom 155
*Osteo-Onychodysplasie* 219
**Pseudarthrosen**
*Generalisierte familiäre Dysostose
mit Pseudarthrose und Hyper-
cholesterinämie* 104
Kleido-kraniale Dysplasie 148
Kuskokwim-Syndrom 155
Von-Recklinghausen-Syndrom
296
**Rachitis**
*Albright-Butler-Bloomberg-Syn-
drom* 12
*Fanconi-de-Toni-Syndrom* 81
*Hypophosphatasämie* 127
*Lignac-Fanconi-Syndrom* 164
*Lowe-Syndrom* 168
*Sjögren-Syndrom* 263
*Wilson-Syndrom* 307
**Skelettreifung, beschleunigte**
Adrenogenitales Syndrom (kongeni-
tales) 5
Akrodysostose 8

Beckwith-Wiedemann-Syndrom
32
Cockayne-Syndrom 57
Cushing-Syndrom 62
Homozystinurie 120
Lawrence-Seip-Syndrom 159
Marshall-Syndrom 174
McCune-Albright-Syndrom 175
Periphere Dysostose (BRAILSFORD)
232
*Sotos-Syndrom* 265
**Skelettreifung, verzögerte**
Aminopterininduziertes Syndrom
17
Arteria-coeliaca-Syndrom 23
Bloch-Sulzberger-Syndrom 38
*Cornelia-de-Lange-Syndrom* 59
Cushing-Syndrom 62
De-Sanctis-Cacchione-Syndrom 66
Dysgammaglobulinämie – kongeni-
tale Anomalie – Zwergwuchs
133
*Dysplasia spondylo-metaphysaria
(KOZLOWSKI)* 74
Fanconi-Anämie 90
Freeman-Sheldon-Syndrom 97
*Fröhlich-Syndrom* 99
Geophagie-Zwergwuchs-Hypo-
gonadismus-Syndrom 104
Kleido-kraniale Dysplasie 148
*Kocher-Debré-Sémélaigne-Syn-
drom* 151
Lentiginosis-profusa-Syndrom 159
*Leprechaunismus* 160
Lesch-Nyhan-Syndrom 163
Lightwood-Syndrom 164
*Lorain-Levi-Syndrom* 167
Metatropischer Zwergwuchs 185
Mukolipidose III 194
Noonan-Syndrom 212
Papillon-Lefèvre-Syndrom 231
Prader-Willi-Syndrom 240
Riley-Day-Syndrom 249
Rubinstein-Taybi-Syndrom 254
*Russell-Silver-Syndrom* 255
Taubheits-Syndrom mit Mutismus
und euthyreoter Struma 277
Turner-Syndrom 54
Von-Gierke-Syndrom 295
Weill-Marchesani-Syndrom 300
Wilson-Syndrom 307
XXXXY-Syndrom 57
Zerebro-hepato-renal-Syndrom
312

Akrozephalopolysyndaktylie,
Typ II 9
Akrozephalosyndaktylie, Typ V 12
Aminopterininduziertes Syndrom
17
Arthrogryposis-Syndrom 25
Bauchdeckenaplasie-Syndrom 30
Cornelia-de-Lange-Syndrom 59
*Down-Syndrom* 50
Dysplasia spondylo-epiphysaria
congenita 73
*Ellis-van-Creveld-Syndrom* 81
Hypophosphatasämie 127
Kaudale Dysplasie 144
*Melnick-Needles-Syndrom* 179
*Metatropischer Zwergwuchs* 185
Osteo-Onychodysplasie 219
Popliteal-Pterygium-Syndrom 237
Rubinstein-Taybi-Syndrom 254
*Thanatophorer Zwergwuchs* 280
*Thorax-Asphyxie-Syndrom* 282
Trisomie 13 53
*Zephalo-ossäre Dysplasie* 312
**Becken, große „interpubische"
Distanz**
Bauchdeckenaplasie-Syndrom 30
Dysplasia spondylo-epiphysaria
congenita 73
Ehlers-Danlos-Syndrom 77
*Kleido-kraniale Dysplasie* 148
Kryptophthalmie-Syndrom 155
Sjögren-Larsson-Syndrom 263
Wolf-Syndrom 56
**Becken, kleines, hypo-
plastisches**
*Becken-Schulter-Dysplasie* 32
Dysplasia spondylo-epiphysaria
tarda 74
Ektromelie- und Ichthyosis-Syn-
drom 80
Goltz-Syndrom 106
*Hypochondroplasie* 127
Kamptomeler Zwergwuchs 139
Metaphysäre Chondrodysplasie
(McKUSICK) 183
*Metatropischer Zwergwuchs* 185
Stickler-Syndrom 268
*Thanatophorer Zwergwuchs* 280
*Thorax-Asphyxie-Syndrom* 282
*Trisomie 13* 53
*Trisomie 18* 53
Wolf-Syndrom 56
**Beckenhörner**
*Osteo-Onychodysplasie* 219
**Beckenschaufeln, aufgetriebene**
*Achondroplasie* 3
Bauchdeckenaplasie-Syndrom 30
*Down-Syndrom* 50
Dysplasia spondylo-epiphysaria
congenita 73
Dysplasia spondylo-metaphysaria
(KOZLOWSKI) 74
*Ellis-van-Creveld-Syndrom* 81

## Becken und Hüften

**Azetabulumwinkel, kleine**

*Achondrogenesis* 1
*Achondroplasie* 3

*Fronto-metaphysäre Dysplasie*  99
*Melnick-Needles-Syndrom*  179
*Metatropischer Zwergwuchs*  185
*Mukolipidose II*  193
Mukolipidose III  194
*Mukopolysaccharidose I
  (MPS I-H)*  194
Mukopolysaccharidose III  197
*Mukopolysaccharidose IV*  198
*Osteo-Onychodysplasie*  219
*Rubinstein-Taybi-Syndrom*  254
*Thorax-Asphyxie-Syndrom*  282
**Coxa valga**
Akrozephalopolysyndaktylie,
  Typ II  9
Arthrogryposis-Syndrom  25
Fronto-metaphysäre Dysplasie  99
Hereditäre Osteodystrophie
  (ALBRIGHT)  115
Kleido-kraniale Dysostose  148
Léri-Weill-Syndrom  161
Melnick-Needles-Syndrom  179
Mukopolysaccharidose I
  (MPS I-H)  194
*Mukopolysaccharidose IV*  198
Niemann-Pick-Syndrom  209
Ophthalmo-mandibulo-melische
  Dysplasie  215
Oto-palato-digital-Syndrom  229
Prader-Willi-Syndrom  240
*Progerie*  240
Schwartz-Jampel-Syndrom  258
Stickler-Syndrom  268
XXXXY-Syndrom  57
**Coxa vara**
Arthrogryposis-Syndrom  25
Dysplasia spondylo-epiphysaria
  congenita  73
Dysplasia spondylo-epiphysaria
  tarda  74
Hereditäre Osteodystrophie
  (ALBRIGHT)  115
Kleido-kraniale Dysostose  148
*Metaphysäre Chondrodysplasie*
  (SCHMID)  184
Pseudoachondroplastische Dys-
  plasie  241
Schwartz-Jampel-Syndrom  258
Shwachman-Syndrom  260
**Hüften, Dislokation oder Sub-
luxation**
Aminopterin-induziertes Syndrom
  17
Aurikulo-Osteodysplasie-Syndrom
  27
Bauchdeckenaplasie-Syndrom  30
Chondrodysplasia punctata  48
Cutis-laxa-Syndrom  64
Ehlers-Danlos-Syndrom  77
Fanconi-Anämie  90
Farber-Syndrom  92
Gerodermia osteodysplastica here-
  ditaria  104

Kamptomeler Zwergwuchs  139
Kaudale Dysplasie  144
Kleeblattschädel-Syndrom  147
Kniest-Syndrom  150
*Larsen-Syndrom*  157
Marfan-Syndrom  171
Möbius-Syndrom  190
Mukolipidose II  193
Mukopolysaccharidose I
  (MPS I-H)  194
Prader-Willi-Syndrom  240
Rieger-Syndrom  249
Riley-Day-Syndrom  249
Russell-Silver-Syndrom  255
Thalidomid-Embryopathie  280
Thrombozytopenie-Radiusaplasie-
  Syndrom  283

**Fuß**
**Fusion der Tarsalia**
Arthrogryposis-Syndrom  25
*F-Syndrom*  87
Hand-Fuß-Uterus-Syndrom  112
Nievergelt-Syndrom  211
Turner-Syndrom  54
**Klumpfuß**
Aminopterininduziertes Syndrom
  17
Aplasia cutis congenita  21
Arthrochalasis multiplex con-
  genita  25
Arthrogryposis-Syndrom  25
Bloom-Syndrom  38
Chondrodysplasia punctata  48
Diastrophischer Zwergwuchs  67
Ehlers-Danlos-Syndrom  77
Freeman-Sheldon-Syndrom  97
Kamptomeler Zwergwuchs  139
Kaudale Dysplasie  144
Larsen-Syndrom  157
Möbius-Syndrom  190
Mukolipidose, GM₁ Ganglio-
  sidose I  192
Nievergelt-Syndrom  211
Noonan-Syndrom  212
Osteo-Onychodysplasie  219
Popliteal-Pterygium-Syndrom  237
Potter-Syndrom  239
Smith-Lemeli-Opitz-Syndrom  265
Thorax-Asphyxie-Syndrom  282
Trisomie 13  53
Trisomie 18  53
Ulrich-Feichtiger-Syndrom  290
Vogelkopf-Zwergwuchs  294
Williams-Syndrom  305
Wolf-Syndrom  56
XXXXY-Syndrom  57
Zerebro-hepato-renal-Syndrom
  312

**Metatarsalia, kurze**
*Akromesomeler Zwergwuchs*  8
*Biemond-Syndrom I*  37
Cockayne-Syndrom  57
*Diastrophischer Zwergwuchs*  67
Dysplasia epiphysealis multiplex
  72
Hand-Fuß-Uterus-Syndrom  112
*Hereditäre Osteodystrophie*
  (ALBRIGHT)  115
Larsen-Syndrom  157
Léri-Weill-Syndrom  161
Myositis ossificans progressiva
  200
Rothmund-Syndrom  252
Sjögren-Larsson-Syndrom  263
*Thanatophorer Zwergwuchs*  280
Tricho-rhino-phalangeal-Syndrom
  (GIEDION)  288
Turner-Syndrom  54
*Weill-Marchesani-Syndrom*  300
**Pes cavus**
Friedreich-Ataxie  98
Homozystinurie  120
Mukopolysaccharidose II  196
Neuroendokrine Dysplasie  206
Osteolyse-Syndrom: hereditäre
  Osteolysen  223
Riley-Day-Syndrom  249
**Plattfuß**
Arthrochalasis multiplex con-
  genita  25
Chondrodysplasia punctata  48
Gerodermia osteodysplastica here-
  ditaria  104
Kuskokwim-Syndrom  155
Marinesco-Sjögren-Syndrom  174
Mietens-Weber-Syndrom  186
Mitralklappenprolaps-Klick-Syn-
  drom  189
Osteogenesis imperfecta tarda  221
**Zehen, breite**
*Akrozephalosyndaktylie,* Typ V  12
*Fronto-digital-Syndrom*  99
*Oto-palato-digital-Syndrom*  229
*Rubinstein-Taybi-Syndrom*  254
XXXXY-Syndrom  57
**Zehen, kurze**
*Hand-Fuß-Uterus-Syndrom*  112
Hereditäre Osteodystrophie
  (ALBRIGHT)  115
Juberg-Hayward-Syndrom  138
*Myositis ossificans progressiva*
  200
Okulo-dento-ossäre Dysplasie  214
*Oto-palato-digital-Syndrom*  229

**Gelenke**
**Arthritis**
Behçet-Syndrom  33

Besnier-Boeck-Schaumann-Syn-
drom 35
*Caplan-Syndrom* 45
*Coxitis fugas* 61
Familiäre idiopathische Osteo-
arthropathie 88
*Histiozytäre familiäre Dermato-
arthritis* 118
Immundefekt-Syndrom: Bruton-
Agammaglobuanämie 132
*Mittelmeerfieber (familiäres)* 190
*Reiter-Syndrom* 246
*Sjögren-Syndrom* 263
*Still-Syndrom* 269
Whipple-Syndrom 303
Wissler-Syndrom 309
**Cubitus valgus**
*Noonan-Syndrom* 212
*Pleonosteose* 234
Trisomie 22 54
*Turner-Syndrom* 54
Zerebro-hepato-renal-Syndrom
312
**Degenerative Gelenkver-
änderungen**
Analgie-Syndrom (kongenitales)
18
Fibrogenesis imperfecta ossium 94
Gaucher-Syndrom 102
Kashin-Bek (Kashin-Beck)-Syn-
drom 143
*Lipoid-Dermato-Arthritis* 165
*Macrodystrophia lipomatosa* 169
Mittelmeerfieber (familiäres) 190
Riley-Day-Syndrom 249
Sklerodermie 264
Thévenard-Syndrom 281
**Dislokation, Subluxation**
*Arthrochalasis multiplex con-
genita* 25
Arthrogryposis-Syndrom 25
Diastrophischer Zwergwuchs 67
Dystrophia dermo-chondro-cor-
nealis (FRANÇOIS) 76
*Ehlers-Danlos-Syndrom* 77
Fronto-metaphysäre Dysplasie 99
Keratoderma palmaris et plantaris
familiaris 145
*Larsen-Syndrom* 157
Marfan-Syndrom 171
Still-Syndrom 269
Thévenard-Syndrom 281
**Ellenbogen, Dislokation**
Akromesomeler Zwergwuchs 8
Aminopterininduziertes Syndrom
17
Aurikulo-Osteodysplasie-Syndrom
27
Cornelia-de-Lange-Syndrom 59
Dysplasia epiphysealis multiplex
72
Fronto-metaphysäre Dysplasie 99
Kamptomeler Zwergwuchs 139

*Kleeblattschädel-Syndrom* 147
*Larsen-Syndrom* 157
Léri-Weill-Syndrom 161
*Mietens-Weber-Syndrom* 186
Nievergelt-Syndrom 211
Noonan-Syndrom 212
Ophthalmo-mandibulo-melische
Dysplasie 215
Osteo-Onychodysplasie 219
Oto-palato-digital-Syndrom 229
Russell-Silver-Syndrom 255
Vogelkopf-Zwergwuchs 294
Von-Recklinghausen-Syndrom
296
XXXXY-Syndrom 57
Zerebro-kosto-mandibular-Syn-
drom 314
**Genu recurvatum**
C-Syndrom mit multiplen kongeni-
talen Anomalien 45
Larsen-Syndrom 157
Pleonosteose 234
Potter-Syndrom 239
Schwarz-Lélek-Syndrom 259
**Genu valgum**
Akrozephalopolysyndaktylie,
Typ II 9
Chondrodysplasia punctata 48
Dysplasia epiphysealis multiplex
72
Ellis-van-Creveld-Syndrom 81
Engelmann-Syndrom 82
Laurence-Moon-Biedl-Bardet-Syn-
drom 158
Léri-Weill-Syndrom 161
*Parastremmatischer Zwergwuchs*
231
Pyle-Syndrom 245
**Hüftgelenk, Dislokation**
(siehe Becken und Hüften)
**Kalkablagerungen, chondrale
und/oder periartikuläre**
*Chondrodysplasia punctata* 48
Mukolipidose, GM$_1$ Ganglio-
sidose I 192
Niemann-Pick-Syndrom 209
*Pseudogicht-Syndrom* 242
Sipple-Syndrom 263
**Kontrakturen oder Gelenksteife**
Akrozephalosyndaktylie, Typ IV 12
*Arachnodaktylie-Syndrom (kon-
genital, kontraktural)* 21
*Arthrogryposis-Syndrom* 25
*Chondrodysplasia punctata* 48
Cockayne-Syndrom 57
*Diastrophischer Zwergwuchs* 67
*Dysmorphogenese-Syndrom von
Gelenken, Gehirn und Gaumen*
70
Dysplasia epiphysealis multiplex
72
Dysplasia spondylo-metaphysaria
(KOZLOWSKI) 74

Dystrophia dermo-chondro-cor-
nealis (FRANÇOIS) 76
Epidermolysis-bullosa-dystrophica-
Syndrom 84
*Farber-Syndrom* 92
*Freeman-Sheldon-Syndrom* 97
Fronto-metaphysäre Dysplasie 99
Histiozytäre familiäre Dermato-
arthritis 118
Kniest-Syndrom 150
*Kuskokwim-Syndrom* 155
*Macrodystrophia lipomatosa* 169
Metaphysäre Chondrodyspla-
sie (JANSEN) 183
*Mukolipidose, GM$_1$ Ganglio-
sidose I* 192
Mukolipidose II 193
Mukolipidose III 194
*Mukopolysaccharidose I
(MPS I-H)* 194
*Mukopolysaccharidose II* 196
*Mukopolysaccharidose III* 197
*Mukopolysaccharidose IV* 198
*Mukopolysaccharidose V* 199
*Mukopolysaccharidose VI* 200
*Myositis ossificans progressiva*
200
*Parastremmatischer Zwergwuchs*
231
*Pleonosteose* 234
*Progerie* 240
Pseudohypertrophische Muskel-
dystrophie (DUCHENNE) 242
SC-Phokomelie-Syndrom 257
*Sklerodermie* 264
Stickler-Syndrom 268
*Still-Syndrom* 269
*Strasburger-Hawkins-Eldridge-Syn-
drom* 270
*Touraine-Solente-Golé-Syndrom*
286
Tumoröse Kalzinose 289
*Winchester-Grossman-Syndrom*
307
Zerebro-hepato-renal-Syndrom
312
**Schlottergelenk, Überbeweg-
lichkeit**
*Arthrochalasis multiplex con-
genita* 25
*Ehlers-Danlos-Syndrom* 77
*Gerodermia osteodysplastica here-
ditaria* 104
Hallermann-Streiff-Syndrom 110
Hypochondroplasie 127
Lentiginosis-profusa-Syndrom 159
Lowe-Syndrom 168
*Marfan-Syndrom* 171
Osteo-Onychodysplasie 219
*Osteogenesis imperfecta congenita* 220
Osteogenesis imperfecta tarda 221
Stickler-Syndrom 268
XXXXY-Syndrom 57

342

## Hand und Handgelenk
### Adaktylie
*Aglossie-Adaktylie-Syndrom* 7
Aplasia cutis congenita 21
Cornelia-de-Lange-Syndrom 59
Glossopalatine Ankylose, Mikroglossie, Hypodontie und Extremitätenanomalien 105
Hanhart-Syndrom 113
Möbius-Syndrom 190
Oro-digito-fazial-Syndrom I (PAPILLON u. LEAGE) 217
Poland-Syndrom 235
Popliteal-Pterygium-Syndrom 237
### Amputation
Ainhum-Syndrom 7
Keratoderma palmaris et plantaris familiaris 145
*Lesch-Nyhan-Syndrom* 163
### Arachnodaktylie
*Arachnodaktylie-Syndrom (kongenital, kontraktural)* 21
*Homozystinurie* 120
*Marfan-Syndrom* 171
Myotone Dystrophie 202
Neuroendokrine Dysplasie 206
Rieger-Syndrom 249
Sotos-Syndrom 265
### Brachydaktylie
Akro-renale Mißbildung 7
Akromesomeler Zwergwuchs 8
Akrozephalopolysyndaktylie, Typ II 9
Akrozephalopolysyndaktylie, Typ III 9
Akrozephalosyndaktylie, Typ IV 12
Analgie-Syndrom (kongenitales) 18
Biemond-Syndrom I 37
Brachymesodaktylie-Nageldysplasie-Syndrom 41
C-Syndrom mit multiplen kongenitalen Anomalien 48
Diastrophischer Zwergwuchs 67
Down-Syndrom 50
Dysgammaglobulinämie – kongenitale Anomalien – Zwergwuchs 134
Fanconi-Anämie 90
Goltz-Syndrom 106
Hand-Fuß-Uterus-Syndrom 112
Hereditäre Osteodystrophie (ALBRIGHT) 115
Holt-Oram-Syndrom 119
Kleido-kraniale Dysplasie 148
Klinefelter-Syndrom 52
Lesch-Nyhan-Syndrom 163
Möbius-Syndrom 190
Myositis ossificans progressiva 200
Noonan-Syndrom 212
Okulo-dento-ossäre Dysplasie 214

Oro-digito-fazial-Syndrom I und II 217
Osteolyse-Syndrome 223
Oto-palato-digital-Syndrom 229
Periphere Dysostose (BRAILSFORD) 232
Poland-Syndrom 235
Popliteal-Pterygium-Syndrom 237
Progerie 240
Pyknodysostose-Syndrom 244
Rieger-Syndrom 249
Rubinstein-Taybi-Syndrom 254
Russell-Silver-Syndrom 255
Smith-Lemeli-Opitz-Syndrom 265
Thorax-Asphyxie-Syndrom 282
Thrombozytopenie-Radiusaplasie-Syndrom 283
Tricho-rhino-phalangeal-Syndrom (GIEDION) 288
Trisomie 13 53
Trisomie 18 53
XXXXY-Syndrom 57
### Brachymesomelie
*Léri-Weill-Syndrom* 161
*Mesomeler Zwergwuchs* (LANGER) 181
*Robinow-Silverman-Syndrom* 251
### Brachymetakarpalie
*Akromesomeler Zwergwuchs* 8
Aplasia cutis congenita 21
Basalzellen-Naevus-Syndrom 30
Beckwith-Wiedemann-Syndrom 32
*Biemond-Syndrom I* 37
*C-Syndrom mit multiplen kongenitalen Anomalien* 45
Cockayne-Syndrom 57
*Cornelia-de-Lange-Syndrom* 59
*Diastrophischer Zwergwuchs* 67
*Dysplasia epiphysealis multiplex* 72
Fanconi-Anämie 90
*Hand-Fuß-Uterus-Syndrom* 112
*Hereditäre Osteodystrophie* (ALBRIGHT) 115
Juberg-Hayward-Syndrom 138
Katzenschrei-Syndrom 52
*Larsen-Syndrom* 157
Léri-Weill-Syndrom 161
*Mukolipidose II* 193
*Mukopolysaccharidose I (MPS I-H)* 194
Mukopolysaccharidose II 196
*Myositis ossificans progressiva* 200
Myotone Dystrophie 202
Poland-Syndrom 235
Rothmund-Syndrom 252
Russell-Silver-Syndrom 255
Sjögren-Larsson-Syndrom 263
Tricho-rhino-phalangeal-Syndrom (GIEDION) 288
Trisomie 18 53

*Turner-Syndrom* 54
Weill-Marchesani-Syndrom 300
### Daumen, Anomalien
*Akrozephalopolysyndaktylie, Typ II* 9
*Akrozephalosyndaktylie, Typ I* 10
Basalzellen-Naevus-Syndrom 30
Brachymesodaktylie-Nageldysplasie-Syndrom 41
Cornelia-de-Lange-Syndrom 59
Diastrophischer Zwergwuchs 67
*Fanconi-Anämie* 90
Freeman-Sheldon-Syndrom 97
Fronto-digital-Syndrom 99
Hand-Fuß-Uterus-Syndrom 112
*Holt-Oram-Syndrom* 119
*Hypoplastische Anämie – triphalangeale Daumen* 129
Larsen-Syndrom 157
Myositis ossificans progressiva 200
Oto-palato-digital-Syndrom 229
Pleonosteose 234
Prader-Willi-Syndrom 240
*Rubinstein-Taybi-Syndrom* 254
Smith-Lemeli-Opitz-Syndrom 265
Trisomie 18 53
Trisomie 22 53
### Daumen, breite
*Akrozephalosyndaktylie, Typ V* 12
*Fronto-digital-Syndrom* 99
*Oto-palato-digital-Syndrom* 229
*Pleonosteose* 234
*Rubinstein-Taybi-Syndrom* 254
### Daumen, fingerähnliche
*Holt-Dram-Syndrom* 119
*Hypoplastische Anämie – triphalangealer Daumen* 129
Trisomie 22 53
### Kamptodaktylie
*Fazial-digital-genital-Syndrom* 93
Freeman-Sheldon-Syndrom 97
Glossopalatine Ankylose, Mikroglossie, Hypodontie und Extremitätenanomalien 105
Goltz-Syndrom 106
Holt-Oram-Syndrom 119
Leprechaunismus 160
Marfan-Syndrom 171
*Okulo-dento-ossäre Dysplasie* 214
*Oro-digito-fazial-Syndrom I (PAPILLON u. LEAGE)* 217
Osteo-Onychodysplasie 219
Poland-Syndrom 235
Popliteal-Pterygium-Syndrom 237
*Trisomie 13* 53
Williams-Syndrom 305
*Zerebro-hepato-renal-Syndrom* 312
### Karpale Fusion
Akrozephalosyndaktylie, Typ I 10
Arthrogryposis-Syndrom 25
Diastrophischer Zwergwuchs 67

Ellis-van-Creveld-Syndrom   81
F-Syndrom   87
Fronto-metaphysäre Dysplasie   99
Hand-Fuß-Uterus-Syndrom   112
Holt-Oram-Syndrom   119
Keratoderma palmaris et plantaris
    familiaris   145
Nievergelt-Syndrom   211
Oto-palato-digital-Syndrom   229
Sklerodermie   264
Strasburger-Hawkins-Eldridge-Syn-
    drom   270
Turner-Syndrom   54

**Kirner-Deformität**
Cornelia-de-Lange-Syndrom   59
Kirner-Syndrom   146
Russell-Silver-Syndrom   255

**Klinodaktylie**
Akrozephalosyndaktylie, Typ III
    10
Bloom-Syndrom   38
Cornelia-de-Lange-Syndrom   59
Down-Syndrom   50
Dysgammaglobulinämie – kongeni-
    tale Anomalien – Zwergwuchs
    134
Fanconi-Anämie   90
Fazial-digital-genital-Syndrom   93
Glossopalatine Ankylose, Mikro-
    glossie, Hypodontie und Extre-
    mitätenanomalien   105
Goltz-Syndrom   106
Hand-Fuß-Uterus-Syndrom   112
Holt-Oram-Syndrom   119
Kamptomeler Zwergwuchs   139
Katzenschrei-Syndrom   52
Klinefelter-Syndrom   52
Laurence-Moon-Biedl-Bardet-Syn-
    drom   158
Marfan-Syndrom   171
Mietens-Weber-Syndrom   186
Mitralklappenprolaps-Klick-Syn-
    drom   189
Myositis ossificans progressiva
    200
Nievergelt-Syndrom   211
Noonan-Syndrom   212
Okulo-dento-ossäre Dysplasie   214
Oro-digito-fazial-Syndrom I
    (PAPILLON u. LEAGE)   217
Oro-digito-fazial-Syndrom II
    (MOHR)   217
Osteo-Onychodysplasie   219
Oto-palato-digital-Syndrom   229
Poland-Syndrom   235
Popliteal-Pterygium-Syndrom   237
Rieger-Syndrom   249
Russell-Silver-Syndrom   255
Senior-Syndrom   260
Thrombozytopenie-Radiusaplasie-
    Syndrom   283
Tricho-rhino-phalangeal-Syndrom
    (GIEDION)   288

Trisomie 13   53
Trisomie 18   53
Vogelkopf-Zwergwuchs   294
Wolf-Syndrom   56
XXXXY-Syndrom   57
Zerebro-hepato-renal-Syndrom
    312

**Makrodaktylie**
Klippel-Trenaunay-Weber-Syn-
    drom   149
Macrodystrophia lipomatosa   169
Von-Recklinghausen-Syndrom
    296

**Metakarpalia, lange**
Arachnodaktylie-Syndrom (kon-
    genital, kontraktural)   21
Homozystinurie   120
Marfan-Syndrom   171
Sotos-Syndrom   265

**Metakarpalzeichen, positives**
Hereditäre Osteodystrophie
    (ALBRIGHT)   115
Klinefelter-Syndrom   52
Myotone Dystrophie   202
Turner-Syndrom   54

**Phalangen, fehlende**
Aglossie-Adaktylie-Syndrom   7
Anonychie-Ektrodaktylie-Syn-
    drom   20
Brachymesodaktylie-Nageldys-
    plasie-Syndrom   41
Goltz-Syndrom   106
Hand-Fuß-Uterus-Syndrom   112
Lippen-Gaumen-Spalte, Tetra-
    phokomelie und Genitalver-
    größerung   166
Poland-Syndrom   235
Pyknodysostose-Syndrom   244

**Phalangen (distale), kurze**
Akrozephalopolysyndaktylie,
    Typ II   9
Akrozephalosyndaktylie, Typ I   10
Analgie-Syndrom (kongenitales)
    18
Coffin-Syndrom   58
Cornelia-de-Lange-Syndrom   59
Diastrophischer Zwergwuchs   67
Fanconi-Anämie   90
Hand-Fuß-Uterus-Syndrom   112
Holt-Oram-Syndrom   119
Kleido-kraniale Dysplasie   148
Myositis ossificans progressiva
    200
Oto-palato-digital-Syndrom   229
Progerie   240
Pseudoxanthoma elasticum   243
Pyknodysostose-Syndrom   244
Raynaud-Syndrom   246
Rothmund-Syndrom   252
Rubinstein-Taybi-Syndrom
    254
Trisomie 13   53
Trisomie 18   53

**Phalangen (mittlere), kurze**
Akrozephalopolysyndaktylie,
    Typ II   9
Akrozephalosyndaktylie, Typ I   10
Bloom-Syndrom   38
Cornelia-de-Lange-Syndrom   59
Down-Syndrom   50
Glossopalatine Ankylose, Mikro-
    glossie, Hypodontie und Extre-
    mitätenanomalien   105
Goltz-Syndrom   106
Holt-Oram-Syndrom   119
Myositis ossificans progressiva
    200
Noonan-Syndrom   212
Okulo-dento-ossäre Dysplasie   214
Oto-palato-digital-Syndrom   229
Poland-Syndrom   235
Popliteal-Pterygium-Syndrom   237
Russell-Silver-Syndrom   255
Thrombozytopenie-Radiusaplasie-
    Syndrom   283
Treacher-Collins-Syndrom   287
Tricho-rhino-phalangeal-Syndrom
    (GIEDION)   288
Trisomie 18   53
XXXXY-Syndrom   57

**Polydaktylie**
Akro-faziale Dysostose (WEYERS)
    7
Akro-renale Mißbildung   7
Akrozephalopolysyndaktylie, Typ I,
    II, III   9
Anonychie-Ektrodaktylie-Syn-
    drom   20
Arthrogryposis-Syndrom   25
Bauchdeckenaplasie-Syndrom   30
Biemond-Syndrom II   37
Bloom-Syndrom   38
C-Syndrom mit multiplen kongeni-
    talen Anomalien   45
Diamond-Blackfan-Syndrom   66
Ellis-van-Creveld-Syndrom   81
F-Syndrom   87
Fanconi-Anämie   90
Fronto-digital-Syndrom   99
Goltz-Syndrom   106
Grebe-Syndrom   108
Holt-Oram-Syndrom   119
Hydrometrokolpos mit hereditärer
    Polydaktylie   123
Laurence-Moon-Biedl-Bardet-Syn-
    drom   158
Lissenzephalie-Syndrom   166
Meckel-Syndrom   176
Möbius-Syndrom   190
Myositis ossificans progressiva
    200
Oro-digito-fazial-Syndrom II   217
Poland-Syndrom   235
Polydaktylie – Anus imperforatus –
    Wirbelsäulenanomalien   236
Rieger-Syndrom   249

Rubinstein-Taybi-Syndrom  254
Smith-Lemeli-Opitz-Syndrom  265
Thorax-Asphyxie-Syndrom  282
Trisomie 13  53
Ulrich-Feichtiger-Syndrom  290
**Symphalangismus**
Akrozephalosyndaktylie, Typ I, II,
  III, IV, V  10–12
Diastrophischer Zwergwuchs  67
Popliteal-Pterygium-Syndrom  237
Senior-Syndrom  260
*Strasburger-Hawkins-Eldridge-Syn-*
  *drom*  270
**Syndaktylie**
Aglossie-Adaktylie-Syndrom  7
*Akrozephalopolysyndaktylie, Typ I,*
  *II, III*  9
*Akrozephalosyndaktylie, Typ I, II,*
  *III, IV, V*  10–12
Aminopterininduziertes Syndrom
  17
Anonychie-Ektrodaktylie-Syn-
  drom  20
Aplasia cutis congenita  21
Arthrogryposis-Syndrom  25
Basalzellen-Naevus-Syndrom  30
Bloch-Sulzberger-Syndrom  38
Bloom-Syndrom  38
*C-Syndrom mit multiplen kongeni-*
  *talen Anomalien*  45
Chondrodysplasia punctata  48
Cornelia-de-Lange-Syndrom  59
Ellis-van-Creveld-Syndrom  81
*Epidermolysis-bullosa-dystrophica-*
  *Syndrom*  84
F-Syndrom  87
Fanconi-Anämie  90
Fazial-digital-genital-Syndrom  93
Fronto-digital-Syndrom  99
Glossopalatine Ankylose, Mikro-
  glossie, Hypodontie und Extre-
  mitätenanomalien  105
Goltz-Syndrom  106
Greig-Syndrom  109
Hereditäre Osteodystrophie
  (ALBRIGHT)  115
Holt-Oram-Syndrom  119
Kleeblattschädel-Syndrom  147
*Kryptophthalmie-Syndrom*  155
Laurence-Moon-Biedl-Bardet-Syn-
  drom  158
Lenz-Syndrom  160
Leprechaunismus  160
Lippen-Gaumen-Spalte, Tetra-
  phokomelie und Genitalver-
  größerung  166
Meckel-Syndrom  176
Möbius-Snydrom  190
Myositis ossificans progressiva
  200
*Okulo-dento-ossäre Dysplasie*  214
*Oro-digito-fazial-Syndrom I*
  (PAPILLON u. LEAGE)  217

*Oro-digito-fazial-Syndrom II*
  (MOHR)  217
Osteogenesis imperfecta tarda  221
Oto-palato-digital-Syndrom  229
*Poland-Syndrom*  235
Popliteal-Pterygium-Syndrom  237
Prader-Willi-Syndrom  240
Robin-Syndrom  250
Rothmund-Syndrom  252
Rubinstein-Taybi-Syndrom  254
Russell-Silver-Syndrom  255
Smith-Lemeli-Opitz-Syndrom  265
Thromobozytopenie-Radiusaplasie-
  Syndrom  283
Trisomie 13  53
Trisomie 18  53
Ulrich-Feichtiger-Syndrom  290
**Trommelschlegelfingerbildung**
*Alveolarkapillar-Block-Syndrom*
  17
*Familiäre idiopathische Osteo-*
  *Arthropathie*  88
Hamman-Rich-Syndrom  111
Marie-Bamberger-Syndrom  173
*Osteolyse-Syndrom: Cheney-Syn-*
  *drom*  222
*Osteolyse-Syndrom: kranio-ossäre*
  *Dysplasie mit Akroosteolysen*
  224
Rendue-Osler-Weber-Syndrom
  247
*Thyreoides Akropachie-Syndrom*
  284
Touraine-Solente-Golé-Syndrom
  286
Vogelkopf-Zwergwuchs  294


# Röhrenknochen
**Breite Röhrenknochen**
Fibrogenesis imperfecta ossium  94
Freeman-Sheldon-Syndrom  97
*Hyperphosphatasämie*  124
Kleido-kraniale Dysplasie  148
Mesomeler Zwergwuchs (LANGER)
  181
*Mukolipidose, GM$_1$ Ganglio-*
  *sidose I*  192
*Mukopolysaccharidose I*
  *(MPS I-H)*  194
Mukopolysaccharidose II  196
Mukopolysaccharidose III  197
Mukopolysaccharidose IV  198
Mukopolysaccharidose VI  200
*Okulo-dento-ossäre Dysplasie*  214
*Pleonosteose*  234
*Ribbing-Syndrom*  249
Schwarz-Lélek-Syndrom  259
*Thanatophorer Zwergwuchs*  280
*Ulno-fibulare Dysplasie*
  (REINHARDT u. PFEIFFER)  290

Van-Buchem-Syndrom  291
**Epiphysen, aseptische Nekrosen**
Cushing-Syndrom  62
Dysplasia epiphysealis capitis
  femoris  70
Gaucher-Syndrom  102
*Mukopolysaccharidose IV*  198
Mukopolysaccharidose VI  200
*Thiemann-Syndrom*  282
Tricho-rhino-phalangeal-Syndrom
  (GIEDION)  288
Winchester-Grossman-Syndrom
  307
**Epiphysen, Elfenbeinepiphysen
(Sklerose)**
Cockayne-Syndrom  57
Thiemann-Syndrom  282
Tricho-rhino-phalangeal-Syndrom
  (GIEDION)  288
**Epiphysen, Zapfenepiphysen**
*Akrodysostose*  8
*Ellis-van-Creveld-Syndrom*  81
*Hereditäre Osteodystrophie*
  (ALBRIGHT)  115
Kleido-kraniale Dysplasie  148
Metaphysäre Chondrodysplasie
  (McKUSICK)  183
Oro-digito-fazial-Syndrom I
  (PAPILLON u. LEAGE)  217
Oto-palato-digital-Syndrom  229
*Periphere Dysostose*
  (BRAILSFORD)  232
*Thorax-Asphyxie-Syndrom*  282
*Tricho-rhino-phalangeal-Syndrom*
  (GIEDION)  288
*Zapfenepiphysen – Nephropathie –*
  *Retinitis pigmentosa*  312
**Epiphysentüpfelung oder -frag-
mentation**
Albright-Butler-Bloomberg-Syn-
  drom  12
*Chondrodysplasia punctata*  48
*Dysplasia epiphysealis capitis*
  *femoris*  70
*Dysplasia epiphysealis multiplex*
  72
Kniest-Syndrom  150
Smith-Lemeli-Opitz-Syndrom
  265
*Taubheits-Syndrom mit Mutismus*
  *und euthyreoter Struma*  277
Thiemann-Syndrom  282
**Erlenmeyer-Kolben-Mißbildung
der Metaphysen**
*Fronto-metaphysäre Dysplasie*  99
*Gaucher-Syndrom*  102
*Kranio-metaphysäre Dysplasie*
  152
*Melnick-Needles-Syndrom*  179
*Niemann-Pick-Syndrom*  209
*Osteopetrosis*  226
*Pyle-Syndrom*  245
*Schwarz-Lélek-Syndrom*  259

**Gekrümmte Röhrenknochen**
Akromesomeler Zwergwuchs 8
Arachnodaktylie-Syndrom (kongenital, kontraktural) 21
Ellis-van-Creveld-Syndrom 81
*Fibröse polyostotische Dysplasie* 95
Hereditäre Osteodystrophie (ALBRIGHT) 115
Homozystinurie 120
Hyperphosphatasämie 124
Hypophosphatasämie 127
*Kamptomeler Zwergwuchs* 139
Kleeblattschädel-Syndrom 147
Larsen-Syndrom 157
*Léri-Weill-Syndrom* 161
Melnick-Needles-Syndrom 179
Mesomeler Zwergwuchs (LANGER) 181
Metaphysäre Chondrodysplasie (JANSEN) 183
Metaphysäre Chondrodysplasie (MCKUSICK) 183
Metaphysäre Chondrodysplasie (SCHMID) 184
Mukolipidose, GM$_1$ Gangliosidose I 192
Mukopolysaccharidose VI 200
*Osteogenesis imperfecta congenita* 220
*Osteogenesis imperfecta tarda* 221
Osteolyse-Syndrom mit Nephropathie (nichtfamiliär) 224
Oto-palato-digital-Syndrom 229
*Parastremmatischer Zwergwuchs* 231
*Schwarz-Lélek-Syndrom* 259
*Thanatophorer Zwergwuchs* 280
Ulno-fibulare Dysplasie (REINHARDT u. PFEIFFER) 290
Von-Recklinghausen-Syndrom 296
*Weismann-Netter-Syndrom* 301
**Grazile (schlanke) Knochen**
Arachnodaktylie-Syndrom (kongenital, kontraktural) 21
Arthrogryposis-Syndrom 25
Cockayne-Syndrom 57
*Hallermann-Streiff-Syndrom* 110
Marshall-Syndrom 174
*Progerie* 240
Werdnig-Hoffmann-Syndrom 302
Winchester-Grossman-Syndrom 307
**Kortikalisverdickung, Hyperostose**
Beckwith-Wiedemann-Syndrom 32
Engelmann-Syndrom 82
Familiäre idiopathische Osteoarthropathie 88
*Familiäre Osteodysplasie* 89
*Fronto-metaphysäre Dysplasie* 99

Gaucher-Syndrom 102
*Hyperostosis corticalis generalisata (Typ Worth)* 124
Infantile kortikale Hyperostose (CAFFEY) 136
*Kortikale Hyperostose mit Hyperphosphatämie* 151
*Lawrence-Seip-Syndrom* 159
Melorheostose 180
Pyknodysostose-Syndrom 244
*Ribbing-Syndrom* 249
*Stanesco-Syndrom* 266
*Van-Buchem-Syndrom* 291
*Weismann-Netter-Syndrom* 301
**Kortikalisverdünnung**
*Fibrogenesis imperfecta ossium* 94
*Fibröse polyostotische Dysplasie* 95
Hyperphosphatasämie 124
*Kranio-diaphysäre Dysplasie* 152
Leprechaunismus 160
Mukolipidose, GM$_1$ Gangliosidose I 192
*Niemann-Pick-Syndrom* 209
*Osteogenesis imperfecta congenita* 220
*Osteogenesis imperfecta tarda* 221
*Osteolyse-Syndrom: herditär multizentrisches Osteolyse-Syndrom* 223
Osteolyse-Syndrom: kranio-ossäre Dysplasie mit Akroosteolysen 224
*Singleton-Merten-Syndrom* 262
Stickler-Syndrom 268
Winchester-Grossman-Syndrom 307
**Kurze Röhrenknochen**
*Achondrogenesis* 1
*Achondroplasie* 3
*Akrodysostose* 8
*Akromesomeler Zwergwuchs* 8
Aminopterininduziertes Syndrom 17
Bloch-Sulzberger-Syndrom 38
Bloom-Syndrom 38
*Chondrodysplasia punctata* 48
*Diastrophischer Zwergwuchs* 67
*Dysplasia epiphysealis multiplex* 72
*Dysplasia spondylo-epiphysaria congenita* 73
Ellis-van-Creveld-Syndrom 81
Exostosen (multiple, kartilaginäre) 86
*Grebe-Syndrom* 108
*Hypochondroplasie* 127
*Kamptomeler Zwergwuchs* 139
*Kniest-Syndrom* 150
*Leprechaunismus* 160
*Léri-Weill-Syndrom* 161
Lippen-Gaumen-Spalte, Tetraphokomelie und Genitalvergrößerung 166

*Mesomeler Zwergwuchs* (LANGER) 181
*Metaphysäre Chondrodysplasie* (JANSEN) 183
*Metaphysäre Chondrodysplasie* (MCKUSICK) 183
*Metaphysäre Chondrodysplasie* (SCHMID) 184
*Metatropischer Zwergwuchs* 185
*Mukolipidose, GM$_1$ Gangliosidose I* 192
*Mukolipidose II* 193
*Mukolipidose III* 194
*Nievergelt-Syndrom* 211
Oro-digito-fazial-Syndrom I (PAPILLON u. LEAGE) 217
*Pseudoachondroplastische Dysplasie* 241
*Robinow-Silverman-Syndrom* 251
*SC-Phokomelie-Syndrom* 257
*Thanatophorer Zwergwuchs* 280
*Ulno-fibulare Dysplasie* (REINHARDT u. PFEIFFER) 290
*Zephalo-ossäre Dysplasie* 312
**Markraumstenose**
Aminopterininduziertes Syndrom 17
Kenny-Caffey-Syndrom 144
Van-Buchem-Syndrom 291
**Synostosen**
Infantile kortikale Hyperostose (CAFFEY) 136
*Kleeblattschädel-Syndrom* 147
Klinefelter-Syndrom 52
XXXXY-Syndrom 57
**Synostosen, radioulnare**
Ehlers-Danlos-Syndrom 77
Holt-Oram-Syndrom 119
*Kleeblattschädel-Syndrom* 147
Klinefelter-Syndrom 52
Nievergelt-Syndrom 211
*XXXXY-Syndrom* 57

## Thorax

### Lungen

#### Hämoptysen

Behçet-Syndrom 33
*Ceelen-Syndrom* 46
Fabry-Syndrom 87
*Goodpasture-Syndrom* 106
*Hughes-Stovin-Syndrom* 121
Rendue-Osler-Weber-Syndrom 247
*Wegener-Syndrom* 299

#### Hämosiderose

Alveolarkapillar-Block-Syndrom 17
*Ceelen-Syndrom* 46

Heiner-Syndrom  113
**Hyaline Membranen**
*Atemnot-Syndrom (des Er-
wachsenen)*  26
*Atemnot-Syndrom (des Neuge-
borenen)*  26
**Lungenfibrose**
Alveolarkapillar-Block-Syndrom
17
Ataxia teleangiectatica  26
Besnier-Boeck-Schaumann-Syn-
drom  35
*Broncho-pulmonale Dysplasie*  42
Caplan-Syndrom  45
*Ceelen-Syndrom*  46
*Hamman-Rich-Syndrom*  111
Mounier-Kuhn-Syndrom  191
Sklerodermie  264
**Pleuraerguß**
Boerhaave-Syndrom  39
Degos-Syndrom  66
Meigs-Syndrom  177
*Mittelmeerfieber (familiäres)*  190
Nephrotisches Syndrom  205
Nonne-Milroy-Meige-Syndrom
211
Osteolyse-Syndrom: Gorham-
Krankheit  223
Postkardiotomie-Syndrom  238
Postmyokardinfarkt-Syndrom  239
Turner-Syndrom  54
Vena-cava-superior-Syndrom  292
Waldenström-Syndrom  135
Wegener-Syndrom  299
Whipple-Syndrom  303
Wissler-Syndrom  309
**Situs inversus**
Aglossie-Adaktylie-Syndrom  7
*Kartagener-Syndrom*  141
Thorax-Asphyxie-Syndrom  282


**Mamma und Mamillen**
**Mamillenanomalien**
Cornelia-de-Lange-Syndrom  59
Ektodermale hypohidrotische Dys-
plasie  79
Kryptophthalmie-Syndrom  155
*Leprechaunismus*  160
Mukolipidose II  193
Poland-Syndrom  235
Trisomie 22  54
Turner-Syndrom  54
**Mammaveränderungen**
*Cowden-Syndrom*  60
Stein-Leventhal-Syndrom  267
Von-Recklinghausen-Syndrom
296

**Thoraxwand**
**Pectus carinatum**
Bauchdeckenaplasie-Syndrom  30
Coffin-Syndrom  58
*Dysplasia spondylo-epiphysaria
congenita*  73
Homozystinurie  120
Hyperphosphatasämie  124
Lentiginosis-profusa-Syndrom  159
Marfan-Syndrom  171
*Mukopolysaccharidose IV*  198
*Noonan-Syndrom*  212
Osteogenesis imperfecta tarda  221
Schwartz-Jampel-Syndrom  258
Thorax-Asphyxie-Syndrom  282
**Pectus excavatum**
Ehlers-Danlos-Syndrom  77
F-Syndrom  87
Freeman-Sheldon-Syndrom  97
Homozystinurie  120
Lentiginosis-profusa-Syndrom  159
Leprechaunismus  160
Marfan-Syndrom  171
Myotone Dystrophie  202
Noonan-Syndrom  212
Osteogenesis imperfecta tarda  221
**Pektoalismuskulatur, mangel-
hafte Anlage**
Möbius-Syndrom  190
*Poland-Syndrom*  235
**Rippen, breite oder verdickte**
*Kranio-diaphysäre Dysplasie*  152
Mukolipidose II  193
Mukolipidose III  194
*Mukopolysaccharidose I
(MPS I-H)*  194
*Mukopolysaccharidose II*  196
*Mukopolysaccharidose III*  197
*Mukopolysaccharidose IV*  198
*Mukopolysaccharidose V*  199
*Mukopolysaccharidose VI*  200
Okulo-dento-ossäre Dysplasie  214
Pseudoachondroplastische Dys-
plasie  241
Pyle-Syndrom  245
**Rippen, schlanke oder dünne**
Aminopterininduziertes Syndrom
17
Cockayne-Syndrom  57
Down-Syndrom  50
*Familiäre Osteodysplasie*  89
Myotone Dystrophie  202
*Progerie*  240
Trisomie 13  53
Trisomie 18  53
Turner-Syndrom  54
**Rippenanomalien**
Basalzellen-Naevus-Syndrom  30
Becken-Schulter-Syndrom  32
Bloch-Sulzberger-Syndrom  38
C-Syndrom mit multiplen kongeni-
talen Anomalien  45
Down-Syndrom  50

*Dysplasia spondylo-thoracica*  76
Ektromelie- und Ichthyosis-Syn-
drom  80
Fronto-metaphysäre Dysplasie  99
Goldenhar-Syndrom  105
Goltz-Syndrom  106
Kamptomeler Zwergwuchs  139
Klinefelter-Syndrom  52
Klippel-Feil-Syndrom  149
*Lumbo-kosto-vertebral-Syndrom*
168
*Melnick-Needles-Syndrom*  179
Mukolipidose II  193
Neurovaskuläres Kompressions-
Syndrom  206
Noonan-Syndrom  212
Poland-Syndrom  235
Zerebro-kosto-mandibular-Syn-
drom  314
**Rippenauftreibungen**
*Achondroplasie*  3
Farber-Syndrom  92
Kraushaar-Syndrom  154
Metaphysäre Chondrodysplasie
(MCKUSICK)  183
Metatropischer Zwergwuchs  185
Mukolipidose, GM$_1$ Ganglio-
sidose I  192
Mukolipidose II  193
*Mukopolysaccharidose IV*  198
Shwachman-Syndrom  260
*Thanatophorer Zwergwuchs*  280
*Thorax-Asphyxie-Syndrom*  282
**Rippenusuren oder -erosionen**
Marfan-Syndrom  171
Sklerodermie  264
Vena-cava-superior-Syndrom  292
**Schildthorax**
Noonan-Syndrom  212
Trisomie 18  53
Turner-Syndrom  54
**Schlüsselbein, Aplasie oder
Hypoplasie**
*Becken-Schulter-Dysplasie*  32
Goltz-Syndrom  106
Holt-Oram-Syndrom  119
*Kleido-kraniale Dysplasie*  148
Pyknodysostose-Syndrom  244
**Schlüsselbein, breites oder ver-
dicktes**
Holt-Oram-Syndrom  119
Kraushaar-Syndrom  154
Melnick-Needles-Syndrom  179
Mukolipidose III  194
Mukopolysaccharidose I
(MPS I-H)  194
Mukopolysaccharidose V  199
Mukopolysaccharidose VI  200
Okulo-dento-ossäre Dysplasie
214
Pyle-Syndrom  245
Winchester-Grossman-Syndrom
307

**Schlüsselbein, Osteolysen**
Progerie 240
**Schlüsselbein, schlankes**
Cockayne-Syndrom 57
Progerie 240
Trisomie 18 53
Turner-Syndrom 54
**Schulterblattfehlbildung**
Basalzellen-Naevus-Syndrom 30
*Becken-Schulter-Dysplasie* 32
Ektromelie- und Ichthyosis-Syn-
drom 80
Hallermann-Streiff-Syndrom 110
Holt-Oram-Syndrom 119
*Kamptomeler Zwergwuchs* 139
Kleido-kraniale Dysplasie 148
Klippel-Feil-Syndrom 149
Kraushaar-Syndrom 154
Lentiginosis-profusa-Syndrom 159
Mukolipidose II 193
Mukopolysaccharidose I
(MPS I-H) 194
Mukopolysaccharidose VI 200
Osteo-Onychodysplasie 219
**Sternumanomalie**
C-Syndrom mit multiplen kongeni-
talen Anomalien 45
Cornelia-de-Lange-Syndrom 59
Down-Syndrom 50
Greig-Syndrom 109
Metaphysäre Chondrodysplasie
(McKusick) 183
Metatropischer Zwergwuchs 185
*Noonan-Syndrom* 212
Rubinstein-Taybi-Syndrom 254
Trisomie 18 53
*Ventrales Defekt-Syndrom* 293
Vogelkopf-Zwergwuchs 294
XXXXY-Syndrom 57
**Thoraxdysplasie mit Atemnot**
Achondrogenesis 1
Achondroplasie (schwere Form) 3
Chondrodysplasia punctata 48
Diastrophischer Zwergwuchs 67
Ellis-van-Creveld-Syndrom 81
Hypophosphatasämie (schwere
Form) 127
Kamptomeler Zwergwuchs 139
Kleido-kraniale Dysplasie 148
Metatropischer Zwergwuchs 185
Noonan-Syndrom 212
Osteogenesis imperfecta congenita
220
Thanatophorer Zwergwuchs 280
Thorax-Asphyxie-Syndrom 282
**Zwerchfellfehlbildungen**
Arthrochalasis multiplex con-
genita 25
Beckwith-Wiedemann-Syndrom
32
Ventrales Defekt-Syndrom 293

**Thymus**
**Anomalien**
*Di-George-Syndrom* 133
Immundefekt-Syndrom mit Zwerg-
wuchs 133
Zerebro-hepato-renal-Syndrom
312
**Tumoren**
Thymus-Tumor-Syndrome 284

**Tracheobronchialbaum**
**Trachea, anomale**
Diastrophischer Zwergwuchs 67
Kamptomeler Zwergwuchs 139
Larsen-Syndrom 157
Mayenburg-Syndrom 186
*Mounier-Kuhn-Syndrom* 191
Zerebro-kosto-mandibular-Syn-
drom 314
**Trachea, Verkalkung**
Chondrodysplasia punctata 48
**Bronchien, anomale**
*Alienie-Syndrom* 14
Marfan-Syndrom 171
*Mounier-Kuhn-Syndrom* 191
*Polylienie-Syndrom* 236
*Swyer-James-Syndrom* 272
*Williams-Campbell-Syndrom* 304
**Bronchiektasen**
Ataxia teleangiectatica 26
Ehlers-Danlos-Syndrom 77
*Kartagener-Syndrom* 141
Marfan-Syndrom 171
Mounier-Kuhn-Syndrom 191
*Syndrom der gelben Fingernägel*
274
Wegener-Syndrom 299
Williams-Campbell-Syndrom 304

**Tumoren**
**Hamartome**
Aniridie-Wilms-Tumor-Syndrom
19
Bourneville-Pringle-Syndrom 40
Hemihypertrophie-Syndrom (kon-
genitales) 114
Naevus-sebaceus-linearis-Syndrom
204
**Hämangiome**
Aplasia cutis congenita 21
Beckwith-Wiedemann-Syndrom
32
Gefäß-Syndrome 103
Hemihypertrophie-Syndrom (kon-
genitales) 114
*Hippel-Lindau-Syndrom* 117

Hypertelorismus-Hypospadie-Syn-
drom 126
*Kasabach-Merritt-Syndrom* 143
*Maffucci-Syndrom* 169
*Osteolyse-Syndrom: Gorham-
Krankheit* 223
Polyzythämie mit gleichzeitigem
Vorkommen von Tumoren und
Zysten 236
Pseudoxanthoma elasticum 243
Rendue-Osler-Weber-Syndrom
247
*Riley-Syndrom* 249
*SC-Phokomelie-Syndrom* 257
Sturge-Weber-Syndrom 270
Trisomie 13 53
**Malignome, Entartungsneigung**
Aniridie-Wilms-Tumor-Syndrom
19
Ataxia teleangiectatica 26
Basalzellen-Naevus-Syndrom 30
Beckwith-Wiedemann-Syndrom
32
Behçet-Syndrom 33
Bloch-Sulzberger-Syndrom 38
Bloom-Syndrom 38
Bourneville-Pringle-Syndrom 40
Chediak-Higashi-Syndrom 47
Cronkhite-Canada-Syndrom 61
De-Sanctis-Cacchione-Syndrom 66
Exostosen (multiple, kartilaginäre)
86
Fanconi-Anämie 90
Gardner-Syndrom 101
Hemihypertrophie-Syndrom (kon-
genitales) 114
Hippel-Lindau-Syndrom 117
„Humoral"-Syndrome 122
Maffucci-Syndrom 169
McCune-Albright-Syndrom 175
Naevus-sebaceus-linearis-Syndrom
204
Neuroendokrine Dysplasie 206
Peutz-Jeghers-Syndrom 232
Sipple-Syndrom 263
Sjögren-Syndrom 263
Syndrom der gelben Fingernägel
274
Thymus-Tumor-Syndrome 284
Turcot-Syndrom 289
Von-Recklinghausen-Syndrom
296
Werner-Syndrom 303
Wiskott-Aldrich-Syndrom 308
**Neuroblastome**
*Okulo-zerebello-myoklonisches
Syndrom* 215
**Osteome**
*Gardner-Syndrom* 101
**Phakomatosen**
Bourneville-Pringle-Syndrom 40
Hemihypertrophie-Syndrom (kon-
genitales) 114

*Neurokutane Syndrom* 206
**Phäochromozytome**
Hippel-Lindau-Syndrom 117
*Neuroendokrine Dysplasie* 206
*Sipple-Syndrom* 263
Von-Recklinghausen-Syndrom 296
**Pseudotumoren**
Marie-Seé-Syndrom 173
Pseudotumor cerebri 243
Syndrom der blinden Schlinge 274

# Urogenitalsystem

**Blase, Divertikel**
Cutis-laxa-Syndrom 64
Ehlers-Danlos-Syndrom 77
**Blase, Dysfunktion**
*Bauchdeckenaplasie-Syndrom* 30
Cutis-laxa-Syndrom 64
*Kaudale Dysplasie* 144
*Megazystitis-Syndrom* 177
Myotone Dystrophie 202
**Genitale Anomalien**
*Adrenogenitales Syndrom (kongenitales)* 5
Bauchdeckenaplasie-Syndrom 30
Down-Syndrom 50
Ellis-van-Creveld-Syndrom 81
*Fazial-digital-genital-Syndrom* 93
*Gorlin-Chaudhry-Moss-Syndrom* 108
*Hand-Fuß-Uterus-Syndrom* 112
*Hydrometrokolpos mit hereditärer Polydaktylie* 123
Klinefelter-Syndrom 52
*Kryptophthalmie-Syndrom* 155
Laurence-Moon-Biedl-Bardet-Syndrom 158
Lentiginosis-profusa-Syndrom 159
*Lippen-Gaumen-Spalte, Tetraphokomelie und Genitalvergrößerung* 166
*Milz-Gonaden-Fusion mit Ektromelie und Mikrognathie* 188
*Popliteal-Pterygium-Syndrom* 237
*Robinow-Silverman-Syndrom* 251
*Smith-Lemeli-Opitz-Syndrom* 265
Trisomie 13 53
Trisomie 18 53
*Turner-Syndrom* 54
*Ulrich-Feichtiger-Syndrom* 290
*Vogelkopf-Zwergwuchs* 294
Wolf-Syndrom 56
XXXXY-Syndrom 57
**Hypospadie**
Biemond-Syndrom II 37
G-Syndrom 101
*Hypertelorismus-Hypospadie-Syndrom* 126
Lentiginosis-profusa-Syndrom 159

Lenz-Syndrom 160
*Reifenstein-Syndrom* 246
Russell-Silver-Syndrom 255
Smith-Lemeli-Opitz-Syndrom 265
Ulrich-Feichtiger-Syndrom 290
Zerebro-hepato-renal-Syndrom 312
**Klitoris, große**
Adrenogenitales Syndrom (kongenitales) 5
Lawrence-Seip-Syndrom 159
Lippen-Gaumen-Spalte, Tetraphokomelie und Genitalvergrößerung 166
**Kryptorchismus**
*Akrozephalopolysyndaktylie, Typ II* 9
*Bauchdeckenaplasie-Syndrom* 30
Cockayne-Syndrom 57
Cornelia-de-Lange-Syndrom 59
Diastrophischer Zwergwuchs 67
Down-Syndrom 50
Fanconi-Anämie 90
Hallermann-Streiff-Syndrom 110
Hypertelorismus-Hypospadie-Syndrom 126
Katzenschrei-Syndrom 52
*Kryptophthalmie-Syndrom* 155
*Lenz-Syndrom* 160
*Lowe-Syndrom* 168
*Noonan-Syndrom* 212
Popliteal-Pterygium-Syndrom 237
*Rubinstein-Taybi-Syndrom* 254
*Smith-Lemeli-Opitz-Syndrom* 265
Treacher-Collins-Syndrom 287
Trisomie 13 53
Trisomie 18 53
*Vogelkopf-Zwergwuchs* 294
Zerebro-hepato-renal-Syndrom 312
**Nephropathie**
*Alport-Syndrom* 15
*Bartter-Syndrom* 30
*Fabry-Syndrom* 87
*Fanconi-de-Toni-Syndrom* 81
*Goodpasture-Syndrom* 106
Hämolytisch-urämisches Syndrom 111
*Hepatofibrose-Nierentubulusektasie-Syndrom* 115
Hyperkalzämie-Syndrom (idiopathisches) 123
*Lignac-Fanconi-Syndrom* 164
*Lowe-Syndrom* 168
Milch-Alkali-Syndrom 187
*Nephronophthisis* (FANCONI) 205
Nephrotisches Syndrom 205
Osteo-Onychodysplasie 219
*Osteolyse-Syndrom: hereditäre Osteolysen* 223
*Osteolyse-Syndrom mit Nephropathie (nichtfamiliär)* 224
*Schönlein-Henoch-Syndrom* 257

Thorax-Asphyxie-Syndrom 282
Von-Gierke-Syndrom 295
Waldenström-Syndrom 135
*Wegener-Syndrom* 299
*Zapfenepiphysen – Nephropathie – Retinitis pigmentosa* 312
**Nieren, große**
Bartter-Syndrom 30
Beckwith-Wiedemann-Syndrom 32
Besnier-Boeck-Schaumann-Syndrom 35
*Lawrence-Seip-Syndrom* 159
*Von-Gierke-Syndrom* 295
**Nieren, kleine**
Nephronophthisis (FANCONI) 205
Zapfenepiphysen – Nephropathie – Retinitis pigmentosa 312
**Nierentumoren**
*Aniridie-Wilms-Tumor-Syndrom* 19
Polyzythämie mit gleichzeitigem Vorkommen von Tumoren und Zysten 236
**Nierenzysten**
Aplasia cutis congenita 21
Hemihypertrophie-Syndrom (kongenitales) 114
Hepatofibrose-Nierentubulusektasie-Syndrom 115
Hippel-Lindau-Syndrom 117
„Humoral"-Syndrome 122
*Meckel-Syndrom* 176
*Nephronophthisis* (FANCONI) 205
Oro-digito-fazial-Syndrom I (PAPILLON u. LEAGE) 217
*Polyzythämie mit gleichzeitigem Vorkommen von Tumoren und Zysten* 236
*Potter-Syndrom* 239
*Retinablindheit mit polyzystischen Nieren und Hirnmißbildung* 248
*Zerebro-hepato-renal-Syndrom* 312
**Penis, großer**
*Adrenogenitales Syndrom (kongenitales)* 5
Lawrence-Seip-Syndrom 159
*Leprechaunismus* 160
Lippen-Gaumen-Spalte, Tetraphokomelie und Genitalvergrößerung 166
**Ulkus, genitales**
*Behçet-Syndrom* 33
Epidermolysis-bullosa-dystrophica-Syndrom 84
**Urethritis**
Reiter-Syndrom 246
**Urogenitale Anomalien**
*Akro-renale Mißbildung* 7
*Bauchdeckenaplasie-Syndrom* 30
Chondrodysplasia punctata 48

Ehlers-Danlos-Syndrom  77
Ellis-van-Creveld-Syndrom  81
*Fanconi-Anämie*  90
Greig-Syndrom  109
Hemihypertrophie-Syndrom (kon-
    genitales)  114
*Katzenaugen-Syndrom*  143
Katzenschrei-Syndrom  52
Klippel-Feil-Syndrom  149
*Kryptophthalmie-Syndrom*  155
Laurence-Moon-Biedl-Bardet-Syn-
    drom  158
*Lenz-Syndrom*  160
*Ormond-Syndrom*  216
Popliteal-Pterygium-Syndrom  237
*Potter-Syndrom*  239
Rubinstein-Taybi-Syndrom  254
Smitz-Lemeli-Opitz-Syndrom  265
Thalidomid-Embryopathie  280
Thrombozytopenie-Radiusaplasie-
    Syndrom  283
Trisomie 13  53
*Trisomie 18*  53
Turner-Syndrom  54
Wolf-Syndrom  56
*Zerebro-hepato-renal-Syndrom*
    312

**Verkalkungen im Urogenital-**
**system**
Ellis-van-Creveld-Syndrom  81
Hepatofibrose-Nierentubulus-
    ektasie-Syndrom  115
„Humoral"-Syndrome  122
*Lightwood-Syndrom*  164
*Milch-Alkali-Syndrom*  187
Sjögren-Syndrom  263
Stevens Johnson-Syndrom  267
Vaquez-Osler-Syndrom  292


## Verdauungssystem

**Anorektale Anomalien**
*Anus imperforatus mit Hand- und*
    *Fußanomalien und Taubheit*  20
Katzenaugen-Syndrom  143
Kryptophthalmie-Syndrom  155
Laurence-Moon-Biedl-Bardet-Syn-
    drom  158
*Polydaktylie – Anus imperforatus –*
    *Wirbelsäuleanomalien*  236
Potter-Syndrom  239
Rieger-Syndrom  249
**Divertikel**
Cutis-laxa-Syndrom  64
Ehlers-Danlos-Syndrom  77
*Jejunumdivertikulose – makro-*
    *zystische Anämie – Steatorrhö-*
    *Syndrom*  138
Neuroendokrine Dysplasie  206
Sipple-Syndrom  263

**Eiweißverlust, intestinaler**
Klippel-Trenaunay-Syndrom  149
Nonne-Milroy-Meige-Syndrom
    211
Noonan-Syndrom  212
**Funktionelle Störungen**
Ehlers-Danlos-Syndrom  77
Myotone Dystrophie  202
Riley-Day-Syndrom  249
Sklerodermie  264
**Gallenblase, fehlende Dar-**
**stellung oder geringe Kontra-**
**stierung**
Dubin-Johnson-Syndrom  69
Ganglio-biliäres Syndrom
    (DE VINCENTI)  101
*Metachromatische Leukodys-*
    *trophie*  181
*Mirizzi-Syndrom*  188
**Gallensteine**
Ellis-van-Creveld-Syndrom  81
*Mirizzi-Syndrom*  188
**Gallenwege, anomale**
Alienie-Syndrom  14
Laurence-Moon-Biedl-Bardet-Syn-
    drom  158
Polylienie-Syndrom  236
**Geophagie**
*Geophagie-Zwergwuchs-Hypo-*
    *gonadismus-Syndrom*  104
**Hämorrhagien**
Banti-Syndrom  29
Barrett-Syndrom  29
Budd-Chiari-Syndrom  43
*Hämolytisch-urämisches Syndrom*
    111
Karzinoid-Syndrom  142
Malabsorptions-Syndrom  170
*Mallory-Weiss-Syndrom*  170
Peutz-Jeghers-Syndrom  232
*Postkoarktektomie-Syndrom*  238
Pseudoxanthoma elasticum  243
Rendue-Osler-Weber-Syndrom
    247
*Schönlein-Henoch-Syndrom*  257
Syndrom der blinden Schlinge  274
Von-Recklinghausen-Syndrom
    296
*Wiskott-Aldrich-Syndrom*  308
**Kolitis**
Behçet-Syndrom  33
Hämolytisch-urämisches Syndrom
    111
Irritables Kolon-Syndrom  137
**Kolon, Interposition**
Chilaiditi-Syndrom  47
Milzflexur-Syndrom  188
**Lymphatische Hyperplasie**
Besnier-Boeck-Schaumann-Syn-
    drom  34
Dysgammaglobulinämie und intesti-
    nale lymphatische Hyperplasie
    133

**Malabsorption**
Acrodermatitis enteropathica  4
Arteria-coeliaca-Syndrom  23
Bruton-Agammaglobulinämie  132
Cronkhite-Canada-Syndrom  61
*Jejunumdivertikulose – makro-*
    *zystische Anämie – Steatorrhö-*
    *Syndrom*  138
Kwashiorkor  156
*Malabsorptions-Syndrom*  170
Metaphysäre Chondrodysplasie
    (MCKUSICK)  183
Neutrophilendysfunktions-Syn-
    drom: chronisch-granulomatöse
    Krankheit des Kindesalters  207
Postgastrektomie-Syndrom  238
*Shwachman-Syndrom*  260
Sipple-Syndrom  263
Syndrom der blinden Schlinge  274
*Verner-Morrison-Syndrom*  294
*Whipple-Syndrom*  303
*Zöliakie-Syndrom*  314
Zollinger-Ellison-Syndrom  315
**Malrotation**
*Alienie-Syndrom*  14
*Bauchdeckenaplasie-Syndrom*  30
*Coecum-mobile-Syndrom*  58
*Ventrales Defekt-Syndrom*  293
**Megakolon**
*Megasigmoid-Syndrom*  177
Metachromatische Leukodys-
    trophie  181
Metaphysäre Chondrodysplasie
    (MCKUSICK)  183
Neuroendokrine Dysplasie  206
Riley-Day-Syndrom  249
Sotos-Syndrom  265
Von-Recklinghausen-Syndrom
    296
**Obstruktion, intestinale**
Arteria-mesenterica-superior-Syn-
    drom  23
*Kombinierter Dünn-/Dickdarm-*
    *volvulus*  151
*Mekonium-Pfropf-Syndrom*  178
*Milchpfropf-Syndrom*  187
Mittelmeerfieber (familiäres)
    190
Naevoxanthoendotheliom  204
Von-Recklinghausen-Syndrom
    296
**Ösophagus, Funktionsstörung**
*Barsony-Polgár-Syndrom*  29
Behçet-Syndrom  33
Cutis-laxa-Syndrom  64
Ehlers-Danlos-Syndrom  77
*G-Syndrom*  101
Kalzinose – Raynaud-Phänomen –
    Sklerodaktylie – Teleangi-
    ektasien  138
*Myotone Dystrophie*  202
*Riley-Day-Syndrom*  249
*Sklerodermie*  264

**Ösophagus, Membran**
Plummer-Vinson-Syndrom 234
**Ösophagus, Ruptur**
*Boerhaave-Syndrom* 39
*Mallory-Weiss-Syndrom* 170
**Ösophagus, Varizen**
Banti-Syndrom 29
Budd-Chiari-Syndrom 43
Cruveilhier-Baumgarten-Syndrom 62
Hepatofibrose-Nierentubulus-ektasie-Syndrom 115
Ormond-Syndrom 216
Vena-cava-superior-Syndrom 292
**Polypen**
*Cowden-Syndrom* 60
*Cronkhite-Canada-Syndrom* 61
*Gardner-Syndrom* 101
*Peutz-Jeghers-Syndrom* 232
*Turcot-Syndrom* 289
**Steatorrhoe**
*Abetalipoproteinämie* 1
Dysgammaglobulinämie und intestinale lymphatische Hyperplasie 133
*Hypoparathyreoidismus- und Steatorrhö-Syndrom* 127
Jejunumdivertikulose – makrozystische Anämie – Steatorrhö-Syndrom 138
Waldenström-Syndrom 135
**Ulkus, gastrointestinales**
Besnier-Boeck-Schaumann-Syndrom 35
Cutis-laxa-Syndrom 64
*Degos-Syndrom* 66
*Werner-Syndrom* 303
*Zollinger-Ellison-Syndrom* 315
**Ulkus, ösophageales**
*Barrett-Syndrom* 29
*Epidermolysis-bullosa-dystrophica-Syndrom* 84
Zollinger-Ellison-Syndrom 315

# Wirbelsäule

**Anomalien der Wirbelkörper**
*Achondrogenesis* 1
*Achondroplasie* 3
Akrodysostose 8
Arnold-Chiari-Syndrom 22
Basalzellen-Naevus-Syndrom 30
Bloch-Sulzberger-Syndrom 38
*Chondrodysplasia punctata* 48
Cockayne-Syndrom 57
Diastrophischer Zwergwuchs 67
Down-Syndrom 50
*Dysplasia spondylo-epiphysaria congenita* 73
*Dysplasia spondylo-epiphysaria tarda* 74

*Dysplasia spondylo-metaphysaria* (KOZLOWSKI) 74
*Dysplasia spondylo-thoracica* 76
*Fazial-digital-genital-Syndrom* 93
*Freeman-Sheldon-Syndrom* 97
*Goldenhar-Syndrom* 105
Goltz-Syndrom 106
Hallermann-Streiff-Syndrom 110
Hypochondroplasie 127
Hypophosphatasämie 127
Kamptomeler Zwergwuchs 139
Katzenschrei-Syndrom 52
*Kaudale Dysplasie* 144
*Kleido-kraniale Dysplasie* 148
*Klippel-Feil-Syndrom* 149
Kniest-Syndrom 150
*Kuskokwim-Syndrom* 155
Larsen-Syndrom 157
Lenz-Syndrom 160
*Lumbo-kosto-vertebral-Syndrom* 168
Melnick-Needles-Syndrom 179
*Metatropischer Zwergwuchs* 185
*Mukolipidose* 192–194
*Mukopolysaccharidose* 194–200
Neurovaskuläres Kompressions-Syndrom 206
Noonan-Syndrom 212
*Osteogenesis imperfecta congenita* 220
Osteogenesis imperfecta tarda 221
*Oto-palato-digital-Syndrom* 229
*Parastremmatischer Zwergwuchs* 231
*Polydaktylie – Anus imperforatus – Wirbelsäulenanomalien* 236
*Pseudoachondroplastische Dysplasie* 241
Rubinstein-Taybi-Syndrom 254
Stickler-Syndrom 268
*Thanatophorer Zwergwuchs* 280
Treacher-Collins-Syndrom 287
Trisomie 13 53
Trisomie 18 53
Turner-Syndrom 54
*Wildervanck-Syndrom* 304
*Zephalo-ossäre Dysplasie* 312
Zerebro-kosto-mandibular-Syndrom 314
**Atlanto-axiale Subluxation oder Dislokation**
Chondrodysplasia punctata 48
Diastrophischer Zwergwuchs 67
Down-Syndrom 50
*Grisel-Syndrom* 109
Metaphysäre Chondrodysplasie (MCKUSICK) 183
Mukopolysaccharidose IV 198
Still-Syndrom 269
Winchester-Grossman-Syndrom 307
**Fehlhaltung**
*Achondroplasie* 3

Akrodysostose 8
*Arachnodaktylie-Syndrom (kongenital, kontraktural)* 21
*Cast-Syndrom* 46
*Diastrophischer Zwergwuchs* 67
*Dysplasia spondylo-epiphysaria congenita* 73
Dysplasia spondylo-epiphysaria tarda 74
Dysplasia spondylo-metaphysaria (KOZLOWSKI) 74
Ehlers-Danlos-Syndrom 77
*Familiäre Osteodysplasie* 89
Fibröse polyostotische Dysplasie 95
Flachrücken-Syndrom 95
Freeman-Sheldon-Syndrom 97
Friedreich-Ataxie 98
Hallermann-Streiff-Syndrom 110
Hyperphosphatasämie 124
*Hypochondroplasie* 127
Kleido-kraniale Dysplasie 148
*Kniest-Syndrom* 150
*Lentiginosis-profusa-Syndrom* 159
*Lumbo-kosto-vertebral-Syndrom* 168
Marfan-Syndrom 171
Metaphysäre Chondrodysplasie (MCKUSICK) 183
*Metatropischer Zwergwuchs* 185
Mitralklappenprolaps-Klick-Syndrom 189
Mukolipidose 192–194
Mukopolysaccharidose 194–200
Noonan-Syndrom 212
Ollier-Syndrom 215
Osteogenesis imperfecta tarda 221
*Parastremmatischer Zwergwuchs* 231
Peitschenhieb-Syndrom 231
Prader-Willi-Syndrom 240
*Pseudoachondroplastische Dysplasie* 241
Pseudohypertrophische Muskeldystrophie (DUCHENNE) 242
Pyle-Syndrom 245
Rieger-Syndrom 249
Riley-Day-Syndrom 249
Sotos-Syndrom 265
Stickler-Syndrom 268
Turner-Syndrom 54
Vogelkopf-Zwergwuchs 294
Von-Recklinghausen-Syndrom 296
Weismann-Netter-Syndrom 301
Williams-Syndrom 305
Winchester-Grossman-Syndrom 307
Wolf-Syndrom 56
XXXXY-Syndrom 57
**Interpedikularabstand, kurzer**
*Achondroplasie* 3
Akrodysostose 8

Akromesomeler Zwergwuchs 8
Cauda-equina-Syndrom 46
Diastrophischer Zwergwuchs 67
Hypochondroplasie 127
Kniest-Syndrom 150
Lawrence-Seip-Syndrom 159
Syndrom des engen lunbalen Spinal-
kanals 275
**Platyspondylie**
Cushing-Syndrom 62
Diastrophischer Zwergwuchs 67
Dysplasia spondylo-epiphysaria
congenita 73
Dysplasia spondylo-epiphysaria
tarda 74
Dysplasia spondylo-metaphysaria
(Kozlowski) 74
Freeman-Sheldon-Syndrom 97
Gaucher-Syndrom 102
Gerodermia osteodysplastica here-
ditaria 104
Hallermann-Streiff-Syndrom 110
Hand-Schüler-Christian-Syndrom
112
Homozystinurie 120
Hyperphosphatasämie 124
Kniest-Syndrom 150
Larsen-Syndrom 157
Letterer-Siwe-Syndrom 164
Lorain-Levi-Syndrom 167
Metatropischer Zwergwuchs 185
Mukopolysaccharidose IV 198
Osteogenesis imperfecta congenita
220
Osteoporose (idiopathische,
juvenile) 227
Parastremmatischer Zwergwuchs
231
Rothmund-Syndrom 252
Schwartz-Jampel-Syndrom 258
Sotos-Syndrom 265
Thanatophorer Zwergwuchs 280
Zephalo-ossäre Dysplasie 312
**Schwanz (kaudale Appendix)**
Goltz-Syndrom 106
Metatropischer Zwergwuchs 185

# Verschiedenes

**Chromosomenanomalien**
Bloom-Syndrom 38
Down-Syndrom 50
Katzenaugen-Syndrom 143
Katzenschrei-Syndrom 52
Klinefelter-Syndrom 52
Trisomie 13 53
Trisomie 18 53
Trisomie 22 54
Turner-Syndrom 54
Wolf-Syndrom 56
XXXXY-Syndrom 57

**Fettgewebsmangel oder mangel-
hafte Anlage**
Dienzephalon-Syndrom 68
Lawrence-Seip-Syndrom 159
Leprechaunismus 160
**Fettsucht**
Biemond-Syndrom II 37
Cushing-Syndrom 62
Fröhlich-Syndrom 99
Laurence-Moon-Biedl-Bardet-Syn-
drom 158
Pickwick-Syndrom 234
Prader-Willi-Syndrom 240
Stein-Leventhal-Syndrom 267
Stewart-Morel-Syndrom 268
**Geistesschwäche**
Audry-Syndrom 27
Biemond-Syndrom I 37
Biemond-Syndrom II 37
Bloch-Sulzberger-Syndrom 38
Bourneville-Pringle-Syndrom 40
Chondrodysplasia punctata 48
Cockayne-Syndrom 57
Coffin-Syndrom 58
Cornelia-de-Lange-Syndrom 59
Cutis-laxa-Syndrom 64
De-Sanctis-Cacchione-Syndrom 66
Down-Syndrom 50
Dyke-Davidoff-Masson-Syndrom
70
Dysgammaglobulinämie – kongeni-
tale Anomalien – Zwergwuchs
134
Ektodermale hypohidrotische Dys-
plasie 79
Ellis-van-Creveld-Syndrom 81
Fanconi-Anämie 90
Farber-Syndrom 92
Fölling-Syndrom 97
Fröhlich-Syndrom 99
Greig-Syndrom 109
Hallermann-Streiff-Syndrom 110
„Happy Puppet"-Syndrom 113
Homozystinurie 120
Hyperammonämie (kongenitale)
123
Hyperkalzämie-Syndrom (idio-
pathisches) 123
Hypertelorismus, Mikrotie und
Gesichtsspalte 126
Hypertelorismus-Hypospadie-Syn-
drom 126
Kardio-faziales Syndrom (Pulmo-
nalklappendysplasie) 140
Katzenschrei-Syndrom 52
Kleeblattschädel-Syndrom 147
Klinefelter-Syndrom 52
Kranio-diaphysäre Dysplasie 152
Kranio-faziale Dysostose
(Crouzon) 152
Kranio-metaphysäre Dysplasie
152
Kraushaar-Syndrom 154

Laurence-Moon-Biedl-Bardet-Syn-
drom 158
Lawrence-Seip-Syndrom 159
Lenz-Syndrom 160
Leprechaunismus 160
Lesch-Nyhan-Syndrom 163
Lipodystrophie-Syndrom (par-
tielles) 165
Lipoidproteinose 165
Lissenzephalie-Syndrom 166
Lowe-Syndrom 168
Marinesco-Sjögren-Syndrom 174
Marshall-Syndrom 174
Metachromatische Leukodys-
trophie 181
Metaphysäre Chondrodysplasie
(Jansen) 183
Mietens-Weber-Syndrom 186
Möbius-Syndrom 190
Mukolipidose, GM₁ Ganglio-
sidose I 192
Mukolipidose II 193
Mukolipidose III 194
Mukopolysaccharidose I
(MPH I-H) 194
Mukopolysaccharidose II 196
Mukopolysaccharidose III 197
Mukopolysaccharidose IV 198
Naevus-sebaceus-linearis-Syndrom
204
Niemann-Pick-Syndrom 209
Noonan-Syndrom 212
Oro-digito-fazial-Syndrom I
(Papillon u. Leage) 217
Pankreasinsuffizienz-Syndrom mit
chronischer Atemwegserkran-
kung und Leberschaden 230
Pompe-Syndrom 236
Prader-Willi-Syndrom 240
Retinablindheit, polyzystische
Nieren- und Hirnmißbildung
248
Riley-Day-Syndrom 249
Robin-Syndrom 250
Rothmund-Syndrom 252
Rubella-Syndrom (kongenitales)
253
Rubinstein-Taybi-Syndrom 254
Russell-Silver-Syndrom 255
SC-Phokomelie-Syndrom 257
Schwartz-Jampel-Syndrom 258
Smith-Lemeli-Opitz-Syndrom 265
Sotos-Syndrom 265
Sturge-Weber-Syndrom 270
Tay-Sachs-Syndrom 278
Treacher-Collins-Syndrom 287
Tricho-rhino-phalangeal-Syndrom
(Giedion) 288
Trisomie 13 53
Trisomie 18 53
Trisomie 22 54
Turner-Syndrom 54
Vogelkopf-Zwergwuchs 294

Von-Recklinghausen-Syndrom
  296
Weismann-Netter-Syndrom 301
*Williams-Syndrom* 305
Wilson-Syndrom 307
Wolf-Syndrom 56
*XXXXY-Syndrom* 57
Zephalo-ossäre Dysplasie 312

**Ikterus**
Budd-Chiari-Syndrom 43
*Dubin-Johnson-Syndrom* 69
*Gallenpfropf-Syndrom* 101
*Ganglio-biliäres Syndrom*
  (DE VINCENTI) 101
*Gilbert-Syndrom* 104
Hepato-arterielles Dysplasie-Syn-
  drom 115
Histiozyten-Syndrom (meerblaue
  Histiozyten) 118
*Mirizzi-Syndrom* 188
Osteopetrosis 226

**Lipodystrophie**
*Lawrence-Seip-Syndrom* 159
*Lipodystrophie-Syndrom (par-
  tielles)* 165

**Lipomatose**
Hypertelorismus-Hypospadie-Syn-
  drom 126
*Macrodystrophia lipomatosa* 169
*Madelung-Syndrom* 169

**Marfan-ähnliches Aussehen**
Homozystinurie 120
*Neuroendokrine Dysplasie* 206
*Osteolyse-Syndrom: hereditäre
  Osteolysen* 223

**Mukolipidosen**
Mukolipidose, GM$_1$ Ganglio-
  sidose I 192
Mukolipidose II 193
Mukolipidose III 194

**Mukopolysaccharidosen**
Erbliche Mukopolysaccharidosen
  (Tab. 4) 196
Mukopolysaccharidose I
  (MPS I-H) 194
Mukopolysaccharidose II 196
Mukopolysaccharidose III 197
Mukopolysaccharidose IV 198
Mukopolysaccharidose V 199
Mukopolysaccharidose VI 200

**Ödeme**
Budd-Chiari-Syndrom 43
Cronkhite-Canada-Syndrom 61
*Distichiasis-Lymphödem-Syn-
  drom* 69
*Idiopathisches zyklisches Ödem*
  132
Kwashiorkor 156
Ménétrier-Syndrom 181
Nephrotisches Syndrom 205

**Pterygium**
Freeman-Sheldon-Syndrom 97
Greig-Syndrom 109
Klippel-Feil-Syndrom 149
Lentiginosis-profusa-Syndrom 159
*Noonan-Syndrom* 212
*Popliteal-Pterygium-Syndrom* 237
*Turner-Syndrom* 54

**Senile Gesichtszüge**
*Gerodermia osteodysplastica here-
  ditaria* 104
*Progerie* 240
*Werner-Syndrom* 303

**Weichteilverkalkungen**
Basalzellen-Naevus-Syndrom 30
*Calcinosis universalis* 45
*Chondrodysplasia punctata* 48
*Ehlers-Danlos-Syndrom* 77
*Fokales Sklerodermie-Syndrom* 97
Hereditäre Osteodystrophie
  (ALBRIGHT) 115
*Kalzinose – Raynaud-Phänomen –
  Sklerodaktylie – Teleangi-
  ektasien* 139
*Maffucci-Syndrom* 169
Melorheostose 180
*Milch-Alkali-Syndrom* 187
*Myositis ossificans progressiva*
  200
*Neutrophilendysfunktions-Syn-
  drom: chronisch granulomatöse
  Krankheit des Kindesalters* 207
Nieman-Pick-Syndrom 209
Pseudogicht-Syndrom 242
*Pseudoxanthoma elasticum* 243
Rothmund-Syndrom 252
*Sklerodermie* 264
Sipple-Syndrom 263
Still-Syndrom 269
*Thibierge-Weissenbach-Syndrom*
  282
Tietze-Syndrom 285
*Tumoröse Kalzinose* 289
*Weber-Christian-Syndrom* 299
Wilson-Syndrom 307

**Weichteilverknöcherungen**
Ehlers-Danlos-Syndrom 77
*Hereditäre Osteodystrophie*
  (ALBRIGHT) 115
Melorheostose 180
*Myositis ossificans progressiva*
  200
Touraine-Solente-Golé-Syndrom
  286

**Zwergwuchs, Wachstums-
störung**
*Achondrogenesis* 1
*Achondroplasie* 3
*Akromesomeler Zwergwuchs* 8
*Albright-Butler-Bloomberg-Syn-
  drom* 12
*Aminopterininduziertes Syndrom*
  17

*Aurikulo-Osteodysplasie-Syndrom*
  27
Bartter-Syndrom 30
*Bloom-Syndrom* 38
*C-Syndrom mit multiplen kongeni-
  talen Anomalien* 45
*Chondrodysplasia punctata* 48
Cockayne-Syndrom 57
*Cornelia-de-Lange-Syndrom* 59
*Cutis-laxa-Syndrom* 64
*De-Sanctis-Cacchione-Syndrom*
  66
*Diastrophischer Zwergwuchs* 67
*Dysplasia epiphysealis multiplex*
  72
*Dysplasia spondylo-epiphysaria
  congenita* 73
*Dysplasia spondylo-epiphysaria
  tarda* 74
*Dysplasia spondylo-metaphysaria*
  (KOZLOWSKI) 74
*Ellis-van-Creveld-Syndrom* 81
Exostosen (multiple, kartilaginäre)
  86
Fanconi-de-Toni-Syndrom 81
Farber-Syndrom 92
*Fazial-digital-genital-Syndrom* 93
Freeman-Sheldon-Syndrom 97
*Geodermia osteodysplastica here-
  ditaria* 104
*Geophagie-Zwergwuchs-Hypo-
  gonadismus-Syndrom* 104
*Grebe-Syndrom* 108
*Hallermann-Streiff-Syndrom* 110
*Hereditäre Osteodystrophie*
  (ALBRIGHT) 115
*Hyperphosphatasämie* 124
Hypertelorismus, Mikrotie und
  Gesichtsspalte 126
Hypochondroplasie 127
*Hypophosphatasämie* 127
Hypoplastische Anämie – tri-
  phalangealer Daumen 129
*Immundefekt-Syndrom mit Zwerg-
  wuchs* 133
*Kamptomeler Zwergwuchs* 139
*Kardio-faziales Syndrom (Pulmo-
  nalklappendysplasie)* 140
*Katzenschrei-Syndrom* 52
*Kenny-Caffey-Syndrom* 144
Kleeblattschädel-Syndrom 147
Kleido-kraniale Dysplasie 148
*Kniest-Syndrom* 150
*Kranio-diaphysäre Dysplasie* 152
*Kraushaar-Syndrom* 154
*Kwashiorkor* 156
Laurence-Moon-Biedl-Bardet-Syn-
  drom 158
Lenz-Syndrom 160
*Leprechaunismus* 160
*Léri-Weill-Syndrom* 161
*Lightwood-Syndrom* 164
*Lignac-Fanconi-Syndrom* 164

*Lorain-Levi-Syndrom* 167
*Lowe-Syndrom* 168
*Marinesco-Sjögren-Syndrom* 174
*Marshall-Syndrom* 174
McCune-Albright-Syndrom 175
Meckel-Syndrom 176
*Mesomeler Zwergwuchs* (LANGER) 181
*Metaphysäre Chondrodysplasie* (JANSEN) 183
*Metaphysäre Chondrodysplasie* (McKUSICK) 183
*Metaphysäre Chondrodysplasie* (SCHMID) 184
*Metaphysäre Chondrodysplasien* (Tab. 3) 182
*Metatropischer Zwergwuchs* 185
Mietens-Weber-Syndrom 186
*Mukolipidose, GM₁ Gangliosidose I* 192
*Mukolipidose II* 193
*Mukolipidose III* 194
*Mukopolysaccharidose I (MPS I-H)* 194
*Mukopolysaccharidose II* 196
*Mukopolysaccharidose III* 197
*Mukopolysaccharidose IV* 198
Nephronophthisis (FANCONI) 205
Niemann-Pick-Syndrom 209
*Nievergelt-Syndrom* 211
*Noonan-Syndrom* 212
*Osteogenesis imperfecta congenita* 220
Osteolyse-Syndrom: Cheney-Syndrom 222

Osteoporose (idiopathische, juvenile) 227
*Oto-palato-digital-Syndrom* 229
Pankreasinsuffizienz-Syndrom mit chronischer Atemwegserkrankung und Leberschaden 230
*Parastremmatischer Zwergwuchs* 231
Periphere Dysostose (BRAILSFORD) 232
*Pleonosteose* 234
Prader-Willi-Syndrom 240
*Progerie* 240
*Pseudoachondroplastische Dysplasie* 241
*Pyknodysostose-Syndrom* 244
Riley-Day-Syndrom 249
*Robinow-Silverman-Syndrom* 251
Rothmund-Syndrom 252
Rubella-Syndrom (kongenitales) 253
Rubinstein-Taybi-Syndrom 254
*Russell-Silver-Syndrom* 255
SC-Phokomelie-Syndrom 257
*Schwartz-Jampel-Syndrom* 258
Senior-Syndrom 260
Shapiro-Syndrom 260
*Shwachman-Syndrom* 260
Singleton-Merten-Syndrom 262
*Sjögren-Larsson-Syndrom* 263
*Smith-Lemeli-Opitz-Syndrom* 265
*Stanesco-Syndrom* 266
Supravalvuläre Pulmonalstenose mit Gesichtsanomalie 272
*Thanatophorer Zwergwuchs* 280

*Thorax-Asphyxie-Syndrom* 282
Tricho-rhino-phalangeal-Syndrom (GIEDION) 288
*Trisomie 13* 53
*Trisomie 18* 53
*Trisomie 22* 54
Turner-Syndrom 54
*Vogelkopf-Zwergwuchs* 294
*Weill-Marchessni-Syndrom* 300
*Weismann-Netter-Syndrom* 301
Werner-Syndrom 303
Williams-Syndrom 305
Wolf-Syndrom 56
Wolman-Syndrom 309
XXXXY-Syndrom 57
Zephalo-ossäre Dysplasie 312
*Zerebro-hepato-renal-Syndrom* 312
*Zwergwuchs-Mangel-Syndrom mit Pseudoerhöhung des intrakraniellen Druckes* 317

**Zyanose**
*Alienie-Syndrom* 14
*Alveolarkapillar-Block-Syndrom* 17
*Ayerza-Syndrom* 28
*Eisenmenger-Syndrom* 79
*Pickwick-Syndrom* 234
Polylienie-Syndrom 236
Pompe-Syndrom 236
Rendue-Osler-Weber-Syndrom 247
*Vaquez-Osler-Syndrom* 292